P. MacKinnon / J. Morris

Oxford Lehrbuch der klinischen Anatomie

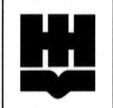

Pamela MacKinnon
John Morris

Oxford Lehrbuch der klinischen Anatomie

Aus dem Englischen übersetzt von Peter Posel

Verlag Hans Huber
Bern · Göttingen · Toronto · Seattle

Die englischsprachige Originalausgabe erschien 1988, 1990 und 1994 bei Oxford University Press unter dem Titel «Oxford Textbook of Functional Anatomy», Vol. 1–3.

Die Deutsche Bibliothek – CIP-Einheitsaufnahme

MacKinnon, Pamela:
Oxford Lehrbuch der klinischen Anatomie /
Pamela MacKinnon ; John Morris.
Aus dem Engl. übers. von Peter Posel. –
Bern ; Göttingen ; Toronto ; Seattle : Huber, 1997
  Einheitssacht.: Oxford textbook of functional anatomy <dt.>
  ISBN 3-456-82537-4
NE: Morris, John:

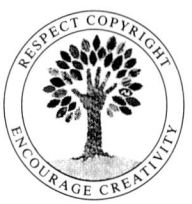

© 1997 Verlag Hans Huber
Herstellung und Gestaltung: Kurt Thönnes, die Werkstatt, Bern
Satz, Druck und Buchbindung: Kösel GmbH, Kempten
Printed in Germany

Inhalt

Vorwort zur deutschsprachigen Ausgabe 7

1. Einführung 9

2. Allgemeine Gewebelehre 13

3. Einfache experimentelle Untersuchungen 23

4. Bildgebende Verfahren 27

5. Entwicklung des aktiven und passiven Bewegungsapparates 35

6. Obere Extremität 41

6.1 Skelettelemente 43

6.2 Befestigung am Rumpf 48

6.3 Schultergelenk 53

6.4 Ellenbogengelenk 57

6.5 Gelenke des Unterarms und Handgelenk 62

6.6 Muskeln und Bewegungsmöglichkeiten von Unterarm, Handgelenk und Hand 66

6.7 Gelenke, Muskeln und Bewegungsmöglichkeiten der Hand 72

6.8 Blutversorgung und Lymphbahnen 79

6.9 Innervation I: Plexus brachialis 86

6.10 Innervation II: Fasciculus lateralis 91

6.11 Innervation III: Fasciculus medialis 94

6.12 Innervation IV: Fasciculus posterior 96

7. Untere Extremität 99

7.1 Knochen 100

7.2 Gelenke 106

7.3 Regio glutaealis und Hüftmuskulatur 115

7.4 Oberschenkelmuskulatur und Bewegungen im Kniegelenk 118

7.5 Unterschenkelmuskulatur und Bewegungen im Sprunggelenk 123

7.6 Fuß 127

7.7 Blut- und Lymphbahnen 131

7.8 Innervation I: Plexus lumbosacralis, N. femoralis und N. obturatorius 138

7.9 Innervation II: Nervus ischiadicus 141

8. Wirbelsäule 145

9. Stehen, Sitzen und Fortbewegung 159

10. Entwicklung der Körperhöhlen 163

11. Thorax 167

11.1   Thoraxuntersuchung am Lebenden 168

11.2   Mamma 173

11.3   Brustkorb und Diaphragma 176

11.4   Pleura und Lunge 182

11.5   Herz und große Gefäße 190

11.6   Hinteres und oberes Mediastinum 199

11.7   Schnittanatomie des Thorax im CT 203

12. Abdomen und Becken 205

12.1   Untersuchung des Abdomen am Lebenden 207

12.2   Vordere Bauchwand und Leistenregion 212

12.3   Begrenzungen der Bauchhöhle, Peritoneum 217

12.4   Verdauungstrakt I: Ösophagus, Magen und Duodenum 224

12.5   Verdauungstrakt II: Dünndarm und Dickdarm 233

12.6   Leber und Gallenwege 242

12.7   Pankreas und Milz 247

12.8   Niere und ableitende Harnwege 250

12.9   Männliches Genitalsystem 259

12.10 Weibliches Genitalsystem 264

12.11 Hintere Bauchwand und Beckenwände 270

12.12 Perineum 273

12.13 Schnittanatomie des Abdomen im CT 279

13. Kopf und Hals 281

13.1   Embryonalentwicklung 284

13.2   Schädel und Halswirbelsäule 292

13.3   Bewegungen und Muskeln von Kopf, Hals und Mandibula 305

13.4   Gesicht, Nase und Nasennebenhöhlen 313

13.5   Mundregion 322

13.6   Pharynx und Ösophagus 331

13.7   Larynx, Trachea und Schilddrüse 339

13.8   Das Innere des Schädels 348

13.9   Auge und Orbita 354

13.10 Ohr 365

13.11 Blutversorgung und lymphatische Entsorgung der Kopf-Hals-Region 372

13.12 Innervation 383

13.13 Querschnittsanatomie von Kopf- und Halsregion anhand computertomographischer
       Schnittbilder 403

14. Anatomische Grundlagen ausgewählter Reflexe 409

Antworten zu den Testfragen 419

Schlüssel zum Gegenstandskatalog 441

Register 444

Vorwort zur deutschsprachigen Ausgabe

Anatomie wird im Oxford English Dictionary als «…Wissenschaft vom Bau des Körpers» definiert. Diese Definition bezieht sich nicht nur auf die Kenntnis der verschiedenen Abschnitte unseres Körpers, sondern auch auf das Verstehen von Eigenheiten und funktionellen Möglichkeiten am Lebenden. Die Wahl des Begriffs «Wissenschaft» umfaßt dabei zudem das Element von Nachforschen und Experimentieren.

Es ist für alle Menschen, die sich mit Anatomie (Morphologie) beschäftigen, unerläßlich, sich mit dem grundsätzlichen funktionellen Aufbau ihres eigenen Körpers und dem Organismus ihrer Patienten, denen sie ja verpflichtet sind, auseinanderzusetzen und ihn zu verstehen. Dies gilt für Studierende der Medizin und Zahnmedizin, für Physiotherapeuten und Röntgenpersonal, für Pflegekräfte oder jeden anderen Personenkreis, der sich mit Biologie des Menschen beschäftigt. Nur mit einem sicheren Wissen über die Vielfalt und das Spektrum der morphologischen Normalbefunde kann man begreifen, wo pathologische Veränderungen und dysfunktionelle Störungen beginnen.

In diesem Jahrhundert ist in allen Teilgebieten der vorklinischen und klinischen Fächer das Wissen enorm gewachsen, und es scheint sich auch in Zukunft enorm zu vergrößern. Viele Lehr- und Lerninhalte müssen deshalb laufend auf den neuesten Stand gebracht und überarbeitet werden. Das Verständnis der anatomischen Zusammenhänge und Grundlagen sich mit Hilfe einer sorgfältigen Präparation eines gesamten menschlichen Leichnams anzueignen, wird durch die zeitlichen Zwänge immer schwieriger. Ferner enthält dieser Weg auch immer das Risiko, sich in Details bestimmter Regionen an der Leiche zu verzetteln und weniger die strukturelle Basis für die funktionellen Zusammenhänge des lebenden Körpers zu legen. Auch besteht u.U. die Gefahr, daß die ausschließliche Präparation das rein mechanische Lernen von Fakten fördert und das Interesse am menschlichen Körper als funktioneller Einheit an sich in den Hintergrund treten läßt. Wir meinen, daß sich die Studierenden ihr Wissen und die Zusammenhänge im Fach Anatomie vornehmlich auch durch das Studium von anatomischen Sachverhalten am Lebenden aneignen sollten. Außerdem sollten Studierende den menschlichen Körper mit Hilfe der immer zahlreicher vorhandenen Darstellungsmöglichkeiten durch bildgebende und endoskopische Verfahren erforschen. Sie sollten aber auch Skelette, Präparate und einige Schnittpräparate sowie Modelle und Videos benutzen. Alle diese Elemente helfen den Studierenden, die einzelnen Bauteile unseres menschlichen Körpers besser zu verstehen, die ja zusammen die Funktion des ganzen Organismus ermöglichen.

Die Inhalte dieses Buches sind so gegliedert, daß das Studium der funktionellen Zusammenhänge der einzelnen Systeme unseres Körpers vor der rein regionalen, topographischen Gliederung den Vorzug erhält. Doch wird, wenn es dem Verständnis dient, auch eine regionale, topographische Betrachtungsweise gewählt. Einführende Kapitel behandeln allgemeine Fakten, wie z.B. die anatomische Nomenklatur; einen knappen Beitrag zur Struktur der verschiedenen Gewebe, einige Experimente zur funktionellen Anatomie sowie verschiedene Möglichkeiten, den menschlichen Körper mit bildgebenden Verfahren darzustellen. Die Kapitel, die sich mit den verschiedenen Regionen unseres Körpers beschäftigen, sind in einzelne Unterkapitel gegliedert. Jedes Unterkapitel erfordert eine Bearbeitungszeit von ungefähr zwei bis drei Stunden. Ferner enthält jedes Unterkapitel Fragen, die das angeeignete Wissen vertiefen sollen. Ein kurzer Exkurs zu embryologischen Sachverhalten ist jedem Abschnitt dieses Buches vorangestellt. Dadurch soll das Verständnis der anatomischen Gegebenheiten beim Erwachsenen gefördert, und entwicklungsbedingte Anomalien sollen transparenter werden.

Besonderer Wert wurde im gesamten vorliegenden Buch darauf gelegt, ein Verständnis für die Zusammenhänge durch aktives Tun zu gewinnen. Mit Ausnahme von einzelnen Menschen, deren Erinnerungsvermögen auf unüblichen Methoden basiert, erinnert man sich im allgemeinen nicht leicht an früher Erlerntes, wenn man es später nie mehr gebraucht hat. Jedoch sollte man Sachverhalte, die man einmal gelernt und verstanden hat, relativ rasch wieder aus dem Gedächtnis hervorholen können, wenn sie durch persönliche Merksätze bzw. Randereignisse («Gedächtnisstützen») besonders gekennzeichnet worden sind. Aus diesem Grund legen wir dem Leser nahe, bei der aktiven Bearbeitung dieses Buches selbst derartige persönliche Gedächtnisstützen einzuflechten. Dies kann durch eigene Randbemerkungen, das Festhalten persönlicher Beobachtungen und erlebter Ereignisse geschehen. So kann dieses Buch im späteren Leben nicht nur Informationsquelle allgemeiner Art sein, sondern auch als Hilfe dienen, sich früher erlernte Sachverhalte wieder ins Gedächtnis zurückzurufen.

Es ist eine Vielzahl von Informationen, einschließlich vieler neuer Begriffe, mit denen Sie vertraut werden sollten. Nur so können Sie Ihr persönliches Ziel erreichen, die strukturellen Grundlagen unseres funktionierenden Körpers zu verstehen. Wir sind überzeugt, daß Sie mit dem vorliegenden Buch dieses Ziel erreichen. Dieses Ziel ist zudem ein notwendiger Ausgangspunkt, wenn Sie sich vernünftig mit diesem großartigen biologischen Gefüge, unserem eigenen Körper, beschäftigen wollen.

Pamela MacKinnon und John Morris

1. Einführung

Unsere Erwartungen und Hinweise zum effektiven Gebrauch dieses Buches

Beim Schreiben dieses Buches sind wir von herkömmlichen Vorgehensweisen abgewichen. Wir haben hier versucht, die funktionelle Anatomie sowie die Anatomie am Lebenden und deren Stellenwert in der täglichen Arbeit des Mediziners klar herauszustellen. Dieses Buch wurde so konzipiert, Lernenden die morphologischen Zusammenhänge nahezubringen, ob sie nun Studierende der Medizin oder Zahnmedizin, Physiotherapeuten oder Radiologieassistenten, Krankenschwestern/-pfleger oder Studierende der Biologie sind. Sie alle sollen mit dem vorliegenden Buch die grundlegenden funktionellen Zusammenhänge ihres eigenen Körpers und des Körpers anderer Menschen verstehen.

Dieses Buch begleitet seine Leser durch die Grundlagen der Anatomie mit Hilfe von Untersuchungen des eigenen Körpers oder des Körpers eines Partners, durch das Studium von entsprechenden Präparaten und zum Teil durch gelegentliches Präparieren an der Leiche sowie durch den Einsatz einer Fülle von Darstellungen der derzeit gängigen bildgebenden Verfahren. Jedes Unterkapitel ist so konzipiert, daß ein Bereich unseres Körpers umfassend besprochen wird und in etwa zwei bis drei Stunden intensiv bearbeitet werden kann. Dabei wird die Mischung der einzelnen Themen nicht langweilig. Verschiedene Unterkapitel setzen auf die Präparation an der Leiche und verschiedene Präparate in unterschiedlichem Maße; doch kann der Student der Medizin und Zahnmedizin durchaus auch schon früher mit dem Präparieren beginnen. Das vorliegende Buch soll weder ein streng gegliederter Leitfaden zur Präparation noch ein kurzgefaßtes Handbuch der Anatomie sein. Der Schwerpunkt im vorliegenden Buch liegt im Verstehen der Art und Weise, wie unser Körper aufgebaut ist. Denn wir glauben, daß dieser Weg, eher als z. B. das rein mechanische Aneinanderreihen und Lernen von Fakten, der Schlüssel ist, um die wichtigsten Grundlagen lange im Gedächtnis zu behalten.

Da wir annehmen, daß man sich mit der oberen Extremität zuerst beschäftigen wird, haben wir das Kapitel «Obere Extremität» stärker als das Kapitel «Untere Extremität» gegliedert. Wenn man einmal die Bauprinzipien an der oberen Extremität verstanden hat, ist das Studium der unteren Extremität nachgewiesenermaßen entsprechend erleichtert, da ja die Grundprinzipien des Aufbaus einander entsprechen. Auch wenn wir im vorliegenden Buch das Studium der Wirbelsäule hinter das Studium der Extremitäten stellen, kann man die Reihenfolge durchaus auch individuell umkehren.

Wenn Sie keine Präparate und keine unterschiedlichen Darstellungen der verschiedenen bildgebenden Verfahren zur Hand haben, können Sie mit dem vorliegenden Buch auch nur anhand der Befunde Ihres eigenen Körpers und dem Ihres Partners sowie anhand der im Buch vorhandenen eindrucksvollen Abbildungen arbeiten. Im vorliegenden Buch wird in entsprechenden Passagen auch kurz auf embryologische, histologische sowie neuroanatomische Fakten eingegangen, und man sollte zudem auch entsprechende Sachverhalte der Physiologie und der Biochemie nachlesen. Besonders wichtig ist es, daß Sie die Fragen, die immer wieder im Text plaziert sind, beantworten können. Wenn man den vorherigen Text gelesen und verstanden hat, sollte sich die Beantwortung der Fragen als nicht schwer erweisen. Persönliche Notizen aufgrund Ihrer eigenen Auseinandersetzung mit anatomischen Sachverhalten, die Sie am Rand einer Seite festhalten, werden dieses Buch weiter erheblich verbessern. Später sollte dann ein rasches Durchlesen eines Unterkapitels mit Ihren eigenen Kommentaren ein rasches Wiederauffrischen des Basiswissens ermöglichen. Das Buch hat deshalb, zusammen mit Ihren persönlichen Anmerkungen, einen besonderen Stellenwert während Ihres ganzen klinischen Lebens.

Funktionelle Anatomie verknüpft Struktur und Funktion unseres Körpers am Lebenden: sie umfaßt 1. das Studium des Skelettsystems, das die lebenswichtigen Organe schützt und das den Muskeln Anheftungsflächen bietet; 2. das Studium von Muskeln und Gelenken, die Bewegungen der knöchernen Skelettelemente ermöglichen; 3. das Studium des Herz-Kreislaufsystems, mit dessen Hilfe Sauerstoff und Nährstoffe zu den einzelnen Zellen unseres Körpers gebracht und Schadstoffe bzw. Schlacken zu den Ausscheidungsorganen transportiert werden; 4. das Studium verschiedener Organe der Kopf-Hals-Region, des Thorax sowie des Abdomen, die letztlich unseren Körper dadurch lebensfähig erhalten, daß sie die Homöostase für jede einzelne Körperzelle aufrechterhalten; 5. das Studium der Fortpflanzung, die den Erhalt der Art garantiert; sowie letztlich 6. das Studium von Nervensystem und Hormonsystem, die Informationen aus dem Inneren des Körpers und aus seiner Umgebung erhalten und verarbeiten sowie die Reaktion unseres Körpers auf innere und äußere Einflüsse koordinieren. So können wir letztendlich durch individuelle Sprache, Bewegungen und individuelles Verhalten unseren persönlichen Charakter und unsere eigene Persönlichkeit überzeugend darstellen.

Veränderungen in Körperform und Funktion

Machen Sie sich immer wieder bewußt, daß jeder Organismus ein eigenständiges Individuum und nicht ein Fließbandprodukt ist. Der Organismus beginnt mit seiner Entwicklung im Uterus; dieser Entwicklungsprozeß läßt in der Regel ein «normales» Individuum entstehen. Dieses setzt seine Entwicklung und sein Wachstum im Laufe von Kindheit und Jugend fort; dabei erfolgt in Wachstumsschüben eine geschlechtsspezifische Entwicklung, die letzlich das Erscheinungsbild eines Erwachsenen bei beiden Geschlechtern herausbildet. Gelegentlich kann jeder Schritt im Laufe dieses Entwicklungsprozesses mehr oder weniger gestört sein. Es ist auch verständlich, daß innerhalb der Normalpopulation eine Variationsbreite besteht. Daher ist es wichtig, daß Sie sich ein Bild dieser **normalen Variationsbreite** machen, so daß Sie auch bestimmen können, was pathologisch ist. Deshalb finden Sie im vorliegenden Buch viele Darstellungen von pathologischen Situationen.

Im weiter fortgeschrittenen Alter führen entsprechende Altersveränderungen ins Greisenalter. Die meisten Vermächtnisse für Zwecke der anatomischen Präparation stammen von älteren Personen. Die äußeren Geschlechtsmerkmale von Mann und Frau sind in den meisten Fällen eindeutig zuzuordnen. Der Organismus beider Geschlechter unterliegt jedoch vielen zyklisch wiederkehrenden Umbauvorgängen (die im Bereich von Stunden oder einem Tag liegen); es gibt jedoch bei der Frau zusätzlich auch einen monatlich ablaufenden Regelzyklus. Der Körper reagiert das ganze Leben hindurch mit morphologischen Basisreaktionen auf funktionelle Erfordernisse (z. B. mit einer Hypertrophie der Muskulatur) sowie mit Wiederherstellungs- und Heilungsprozessen auf Mißbrauch und Verletzungen.

Sie sollten immer davon ausgehen, daß «der Körper» schlechthin aus diesen oben dargestellten Überlegungen heraus nicht der statische, in der Regel ältere Organismus ist, wie Sie ihn im Präpariersaal vorfinden. Unser Körper ist vielmehr ein lebendiger, dynamischer Organismus, der sich ständig verändert und sich permanent den funktionellen Herausforderungen seiner Umwelt anpaßt.

Jede Körperregion besteht aus vielen unterschiedlichen Geweben/Organen. Die anatomische Gestalt, die diese Gewebe/Organe in jeder Körperregion darstellen, ist Ausdruck eines dauernden Evolutionsprozesses, um die funktionellen Aufgaben zu erfüllen. Die Gewebsstruktur an sich läßt sich grundsätzlich auf zwei Ebenen betrachten. Die zelluläre Ebene (mikroskopischer Aufbau) ist Gegenstand der histologischen Betrachtungsweise. Die makroskopische Ebene (Betrachtung mit dem bloßen Auge) und auch die radiologische Ebene sind Gegenstand der folgenden Kapitel.

Zur anatomischen Beschreibung verwendete Begriffe

In der deskriptiven Anatomie wurde zur leichten Verständigung und zur allgemeinen Übereinstimmung vereinbart, daß der Körper immer aufrecht und mit nach vorne gerichtetem Gesicht steht; dabei sind die Arme beidseits angelegt, wobei die Handinnenflächen bei gestreckten Fingern nach vorne zeigen. Stellen Sie sich einmal so hin, und Sie werden bemerken, daß diese Körperhaltung an zahlreichen Stellen von Ihrer normalen Körperhaltung abweicht.

Die Begriffe **anterior** (ventral) und **posterior** (dorsal) beziehen sich auf Strukturen, die am Körper nach vorne bzw. nach hinten gerichtet sind. Strukturen, die in der Körpermitte (bezogen auf eine sagittale Richtung) liegen, bezeichnet man als in der **Medianen** gelegen, jene nahe zur Mittellinie als **medial** und jene von der Mittellinie weg als **lateral** gelegen. Oben gelegene Strukturen sind in der Regel als **superior** oder **kranial** zu bezeichnen, oder, wenn sie oben und vorne liegen, als **rostral**. Unten gelegene Strukturen sind als **inferior** oder kaudal zu bezeichnen. Näher zum Rumpf gelegene Strukturen bezeichnet man bei Extremitäten als **proximal**, entfernter gelegene als **distal**. Ein weiteres Begriffspaar ist **superfizial** (näher zur Haut gelegen) und als Gegensatz **profund** (tief).

Anatomische Ebenen (Abb. 1-1)

Sagittale Ebene: eine vertikal ausgerichtete Ebene, die in sagittaler (anterior-posteriorer) Richtung gestellt ist. Die **Medianebene** ist diejenige Sagittalebene, die den Körper in zwei seitengleiche Hälften teilt.

Frontale (= koronare) Ebene: eine vertikale Ebene, die im rechten Winkel zu einer sagittalen Ebene ausgerichtet ist.

Transversale (= horizontale) Ebene: eine horizontale Ebene, die senkrecht zu den beiden vorgenannten Ebenen ausgerichtet ist.

Schräge Ebene: jede Ebene, die nicht einer sagittalen, frontalen oder transversalen Ebene parallel läuft.

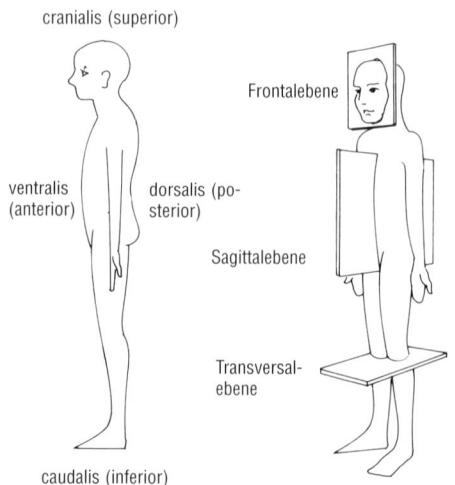

1-1
Anatomische Richtungsbezeichnungen und Ebenen.

Hauptbewegungen, Bewegungsachsen (Abb. 1-2)

Die Bewegung einer Extremität von der Mittelachse des Körpers nach außen bezeichnet man als **Abduktion; Adduktion** ist die Bewegung, die die Extremität wieder zu ihrer Ausgangsposition oder zur Mittelachse des Körpers zurückführt. Eine Bewegung nach vorne oder ventral des Rumpfes oder einer Extremität nennt man Beugung **(Flexion)** und eine Bewegung nach hinten oder dorsal Streckung **(Extension)**. Eine kombinierte Bewegung aus Flexion, Extension, Adduktion und Abduktion (aber keine Rotation) nennt man Umgreifbewegung **(Zirkumduktion)**. Der Unterarm läßt sich **pronieren**, so daß die Handinnenflächen nach dorsal zeigen, oder **supinieren**, so daß sie nach ventral zeigen. Wenn die Fußsohle nach medial gerichtet ist, ist sie **invertiert** (= supiniert), falls sie nach außen gerichtet ist, ist sie **evertiert** (= proniert). Eine Rotationsbewegung ist nur bei bestimmten Gelenken möglich. Ist die Rotationsrichtung nach medial/innen (zur Körperachse hin) ausgerichtet, spricht man von der **Innenrotation** eines Gelenkes oder eines Körperteils; ist die Rotationsrichtung aber nach außen/lateral (von der Körperachse weg) ausgerichtet, spricht man von **Außenrotation**. Außen- und Innenrotation lassen sich anschaulich am Schultergelenk demonstrieren; man läßt den Arm bei gebeugtem Ellenbogen zum Thorax hin- und vom Thorax wegschwingen.

Die Drehbewegung des Kopfes auf dem Hals wird als **Zapfenbewegung** bezeichnet. Eine Vorwärtsbewegung des Kopfes, des Kiefers oder der Schulter bezeichnet man als **Protraktion**; die entsprechende Rückwärtsbewegung als **Retraktion**.

Falls das nicht gekippte Becken festgestellt ist und Kopf oder Rumpf zu einer Seite neigen, bezeichnet man diese Bewegung als Seitwärtsneigung **(Lateralflexion)**.

Zu den Bewegungen des Daumens und der anderen Finger siehe Seite 72.

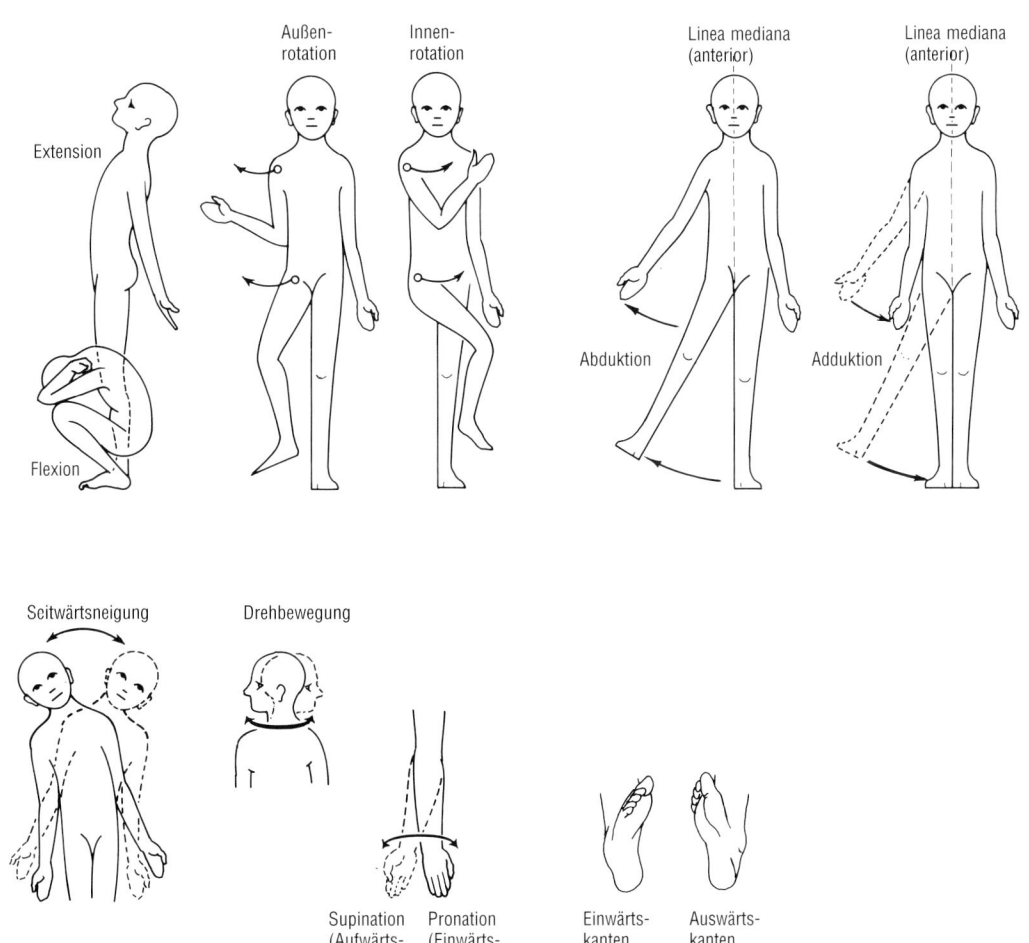

1-2
Bewegungsmöglichkeiten am menschlichen Körper.

2. Allgemeine Gewebelehre

Ziel dieses Kapitels ist die Darstellung der Gewebe, die am Aufbau des aktiven und passiven Bewegungsapparates (und so auch am Aufbau der Extremitäten) beteiligt sind. Es soll hierbei punktuell auf die Bedeutung der einzelnen Gewebearten eingegangen werden. Dieser kurze Abriß muß unbedingt durch das Studium des histologischen Aufbaus vertieft werden.

Haut

Die Haut besteht aus einem Epithel (**Epidermis**, vom Ektoderm stammend) und einer darunterliegenden Bindegewebsschicht (**Dermis**, vom Mesoderm stammend).
Achten Sie auf:
- **Hautfarbe**: schwarze, braune oder gelbe Haut ist in erster Linie das Ergebnis des Gehalts an Melaninpigment, das durch die Melanozyten der Epidermis freigesetzt wird (diese wandern aus der Neuralleiste in die Epidermis ein). Melanin beteiligt sich am Schutz der tieferen Epidermisschichten vor den schädlichen Wirkungen der ultravioletten Strahlung.
- **Verhornungsgrad**: die Verhornung stellt einen Schutzmechanismus dar (vergleichen Sie die Verhornung von Fußsohle und Augenlid); sie wird durch die Belastungen aus der Umwelt gesteuert, wie z.B. die Schwielen an der Hand bei schwerer körperlicher Arbeit.
- **Nägel** (Ungues) sind Hornplatten einer spezifisch gestalteten Epidermis; sie bedecken die dorsalen Endabschnitte der distalen Phalangen (von Fingern und Zehen) und schaffen so eine feste Basis für Finger- und Zehenspitzen. Die Wachstumszone eines Nagels (Nagelbett) reicht bis an den Rand der hellen, distal konvexen Lunula und ist durch eine Epidermistasche (Nageltasche, Eponychium) überlappt. Der distale Teil des Nagelbetts schimmert (wegen der darunterliegenden Kapillaren) hellrosa; diese versorgen das Nagelbett. Nägel entwickeln sich an den Finger- und Zehenspitzen, sie wandern aber an die dorsalen Abschnitte der Endphalangen, wobei sie ihre versorgenden Nerven mitnehmen. Die Fingernägel wachsen schneller als die Zehennägel.
- **Grad der Behaarung und Haartyp**: Handinnenflächen, Fußsohlen, Augenlider und Penis sind unbehaart. Dichte und Sprödigkeit der Haare unterscheiden sich in den jeweiligen Hautbezirken. Die Verteilung der Körperbehaarung ist bei beiden Geschlechtern unterschiedlich; das männliche Verteilungsmuster wird vom Androgengehalt im Blut beeinflußt. Ein abnormer Behaarungstyp läßt deshalb Rückschlüsse auf Störungen im Hormonhaushalt zu.
- **Hautleisten** an Händen und Füßen: diese haben wichtige Aufgaben beim Zupacken und bei der Erkennung von Oberflächenstrukturen (Gleiten der mit Hautleisten besetzten Haut über einen Gegenstand erzeugt Vibrationen, die durch Nervenendigungen in der Haut [Rezeptoren] wahrgenommen werden). Das Muster der Hautleisten erzeugt den Fingerabdruck und/oder den «Hautlinien-Abdruck»; beide sind für den einzelnen Menschen charakteristisch (außer bei eineiigen Zwillingen).
- **Schweißdrüsen** und ihre Öffnungen: ekkrine Schweißdrüsen findet man beim Menschen fast überall an der Körperoberfläche; sie sezernieren eine farblose, salzhaltige Flüssigkeit. Die Öffnungen der ekkrinen Schweißdrüsen (Poren) kann man (z.B.) an den Hautleisten sehen. Die Zahl der offenen, aktiven ekkrinen Schweißdrüsen läßt sich in den meisten Körperregionen bei Anstrengung (Training) erhöhen und ist zur Regulation der Körpertemperatur von großer Bedeutung. Gesteigerte Erregung oder erhöhte Aufmerksamkeit (Anspannung) verursachen jedoch ebenfalls eine Zunahme der Sekretion der ekkrinen Schweißdrüsen an Handinnenflächen und Fußsohlen (siehe Kapitel 3). Apokrine Schweißdrüsen (Duftdrüsen) in der Achselhöhle, im Anogenitalbereich und um die Brustwarze entwickeln sich in der Pubertät unter dem Einfluß der Sexualhormone. Sie öffnen sich in Haarfollikel; außerdem sezernieren sie ein Sekret mit einem höheren Anteil an organischen Bestandteilen. So können bakterielle Enzyme angreifen, wodurch es zur Geruchsbildung kommt.
- **Talgdrüsen**: Talgdrüsen öffnen sich in Haarfollikel. Die Zellen einer Talgdrüse gehen unter Bildung eines fetthaltigen Sekrets (Talg) zugrunde (holokrine Sekretion); Talg ist ein Gleitmittel für Haare und Haut. Die Talgproduktion erhöht sich in der Pubertät durch den Einfluß der Androgene deutlich und spielt beim Krankheitsbild der Akne eine wesentliche Rolle. Die Glandulae areolares der Brustwarzenregion sind freie Talgdrüsen mit besonderer Funktion; ihre Bedeutung wird in der Schwangerschaft und beim Stillen (Laktation) deutlich.
- **Hautfalten**: an diesen markanten Linien, die man insbesondere in der Umgebung von Gelenken findet, ist die Haut stärker mit ihren darunterliegenden Schichten verbunden. Unterscheiden Sie Hautfalten (wie in der Ellenbeuge, Achselhöhle) von feinen Hautfalten, die man insbesondere an der Altershaut sieht. Die letzten sind Ausdruck einer Degeneration kollagener Fasern und einer verminderten Fixation der Haut mit den darunterliegenden Gewebsschichten.
- **Spalten und Spaltlinien der Haut**: die Kollagenfaserbündel der Haut, die darunterliegenden Muskeln und die Bindegewebszüge zwischen der Muskulatur sowie die darüberliegende Haut zeigen eine bestimmte Ausrichtung. Wenn man deshalb punktförmige Stichläsionen setzt, ist die daraus resultierende Hautverletzung meist elliptisch. Im Gesicht zeigen sich die Spaltlinien der Haut als Hautfalten. Die Linien maximaler Spannung ziehen im allgemeinen gürtelförmig um

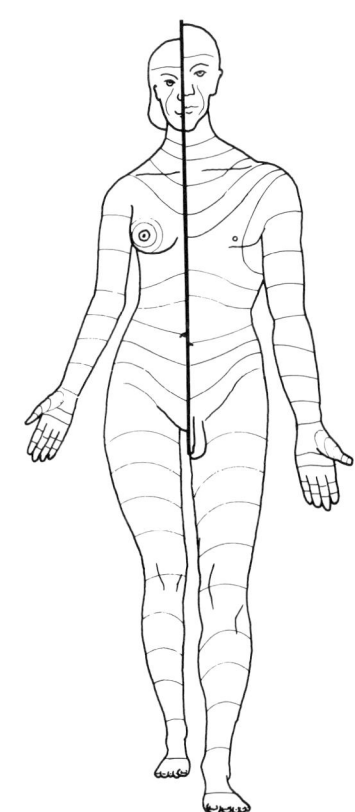

2-1
Spaltlinien der Haut.

Rumpf und Extremitäten (Abb. 2-1). Inzisionen in Richtung der Linien maximaler Spannung heilen in der Regel mit einer diskreten, unauffälligen Narbe ab; Inzisionen senkrecht zu den Linien maximaler Spannung neigen zu einer eher überschießenden Narbenbildung.

● **Blutversorgung der Haut**: diese geschieht über lokale Gefäßnetze. Kapillarschlingen im Nagelbett lassen sich direkt betrachten, wenn man die Haut mit einem Tropfen Öl säubert und unter einem Mikroskop beobachtet. Die Wärmeempfindlichkeit der Hautgefäße läßt sich leicht durch Eintauchen in heißes oder kaltes Wasser demonstrieren. Bei kalter Umgebung wird ein Großteil der Hautdurchblutung direkt von Arteriolen auf Venolen über arteriovenöse Anastomosen übergeleitet (Kurzschlüsse in der Durchblutung).

● **Hautinnervation**: Hautstimuli unterscheiden sich hinsichtlich ihrer Energie (mechanische oder thermische Energie), ihrer räumlichen Verteilung, ihrer Intensität und ihrer unterschiedlichen Wirkstärke. Viele Hautrezeptoren reagieren sehr stark auf mechanische Reize. Wieder andere Hautrezeptoren sind dagegen eher unspezifisch. Einige Hautrezeptoren reagieren rasch und kurz, andere eher verzögert und länger. Unterschiede in der Rezeptordichte führen zu erheblichen Unterschieden in der Möglichkeit der Zwei-Punkt-Diskrimination in verschiedenen Hautbezirken. Diese Unterscheidung zweier Punkte (Zwei-Punkt-Diskrimination) läßt sich in der Regel durch einen Schwellenwert in der Erkennung zweier Stimuli bestimmen – die kürzeste Entfernung zwischen zwei gleichzeitig gesetzten mechanischen Reizen, die man eher als zwei eigenständige Reize wahrnimmt als einen gemeinsamen Reiz (Kap. 3).

Sie sollten sich in diesem Zusammenhang mit folgenden Strukturen beschäftigen: 1. dem jeweiligen peripheren **Hautnerven**, der ein Hautareal versorgt; wichtig für die Diagnose von Nervenläsionen und zum Setzen einer Lokalanästhesie; 2. dem entsprechenden **Spinalnerven** (Rückenmarksnerven), der dieses Hautareal versorgt; wichtig für die Diagnose von Rückenmarkläsionen und Läsionen der Spinalnerven. Man bezeichnet den Hautbezirk, der von einem Spinalnerven versorgt wird, als Dermatom (S. 38).

Oberflächenfaszie

Die «Oberflächenfaszie» ist subkutanes Bindegewebe, das mit der Dermis verschmilzt. Sie besteht aus einer flüssigkeitshaltigen Matrix, die mit Fettzellen, Fibroblasten und deren Kollagenfaserbündel, Plasmazellen, Mastzellen sowie Makrophagen durchsetzt ist. Das Vorkommen der einzelnen Komponenten variiert in den einzelnen Regionen stark. So bildet dieses subkutane Bindegewebe ein Kompartiment, das entweder die Haut stärker fixiert oder es der Haut eher ermöglicht, sich gegenüber den darunterliegenden Gewebsschichten zu verschieben; zudem ist dieses Bindegewebe ein Energiespeicher (Fettgewebe) und ein Reservoir für Abwehrzellen, die gegen eindringende Mikroorganismen gerichtet sind.

Denken Sie an folgende Punkte:

● der **Bindegewebsanteil**: dadurch ist der Fixierungsgrad an die tiefer gelegenen Gewebsschichten bestimmt. Vergleichen Sie die Situation der Handinnenfläche (dort ist die Haut straff fixiert, um das Zupacken zu erleichtern) mit der Situa-

tion am Handrücken. Bindegewebsfixationen sind an den Hautleisten auffällig und bilden die «Haltebänder» im Bereich der Axilla, der Mamma und des Penis. In Regionen, wie z. B. an der vorderen Bauchwand, findet man abgrenzbare, fibroelastische Bindegewebsscheiden.

● das Ausmaß der **Fettablagerung** und deren regionale Verteilung: Vergleichen Sie Oberschenkel und vordere Bauchwand mit Augenlidern, Handrücken und Penis. Der Großteil des subkutanen Fettgewebes ist sog. «weißes» Fettgewebe; hier speichern die Fettzellen das Fett in univakuolären Tropfen («Siegelringzellen»). Die Verteilung des weißen Fettgewebes geschieht in der Pubertät bei beiden Geschlechtern unterschiedlich; das Ausmaß der Fetteinlagerung hängt größtenteils vom Gleichgewicht zwischen Nahrungsaufnahme und Energieverbrauch des Organismus ab. Ein Teil sog. «braunen» Fettgewebes findet man bei Neugeborenen. In den Fettzellen des braunen Fettgewebes (Baufett) finden sich viele, kleine Fettvakuolen und Mitochondrien. Das braune Fettgewebe ist gut kapillarisiert und reichlich mit sympathischen Nervenfasern versorgt; es stellt somit eine für den Organismus rasch verfügbare Energiequelle dar.

● das Vorhandensein **flüssigkeitsgefüllter** Räume: diese subkutan gelegenen Schleimbeutel ermöglichen ein reibungsarmes Gleiten der Haut über knöchernen Strukturen.

● **oberflächliche Gefäße und Nerven**: sie ziehen durch die Oberflächenfaszie und erreichen die Haut. Ein oberflächlich gelegenes Netzwerk aus Venen, Lymphgefäßen und Nerven zieht in der Oberflächenfaszie und ebenso feine Endarterien.

Tiefe Faszien

Tiefe Faszien sind straffes, kollagenes Bindegewebe, das Muskeln bedeckt oder einscheidet und am Knochen fixiert ist. In einigen Hautregionen ist die Haut fest mit der tiefen Faszie verbunden. Die tiefe Faszie stellt Ursprungs-/Ansatzflächen für Muskelfasern bereit, schafft Untergliederungen in einzelne Muskelgruppen (intermuskuläre Septen) und bildet Bänder (Retinacula) aus, die Muskelsehnen lokal fixieren. An den meisten Stellen sind tiefe Faszien meist aus Bindegewebe aufgebaut, aber sie enthalten auch immer einen geringen Fettgewebs- und Flüssigkeitsanteil.

Ihre Dicke variiert beträchtlich. Um Organe, die sich stark ausdehnen können, ist sie sehr dünn, aber in Bereichen, wie z. B. am Bein, bildet sie eine nahezu undehnbare Hülle, was für die Vorgänge hinsichtlich des Rücktransports von venösem Blut von peripher nach zentral sehr bedeutsam ist. In vielen Büchern werden Anteile der tiefen Faszie nach ihren entsprechenden Muskeln benannt, doch nur wenige dieser Bezeichnungen lohnt es sich zu merken.

Knochen

Knochen ist gefäßreiches Binde- und Stützgewebe; er verdankt seine große Belastbarkeit einer Matrixstruktur, die aus einem Kollagenfasergerüst mit eingelagerten Kalziumhydroxylapatit-Kristallen besteht. Bei den meisten ausgebildeten Knochen werden die Kollagenfasern durch Osteoblasten in Osteonen abgelagert (Havers-System); diese Osteone bestehen aus konzentrisch um einen Zentralkanal angeordnete Lamellen der Knochengrundsubstanz (Matrix) und den entsprechenden Zellen (Osteozyten) sowie Osteoklasten (die Knochen wieder abbauen). Im Zentralkanal (Havers-Kanal) ziehen Blutgefäße und Nerven. In den Frühstadien der Knochenentwicklung und im Knochen, der sich unmittelbar nach Frakturen bildet, sind die Kollagenfasern ziellos angeordnet, wobei sich Geflechtknochen bildet. **Lamellenknochen** (kompakte Knochen) bilden eine Kortikalis und den größten Teil des Schaftes langer Röhrenknochen. In den meisten Knochen bildet sich eine Markhöhle aus, die von Trabekeln verstärkt wird. Die **Trabekel** (knöcherne Streben) sind entsprechend den Kraftlinien angeordnet. Knochen befindet sich in ständigem Umbau und kann sich so an die sich ständig verändernden äußeren Bedingungen hervorragend anpassen.

Entwicklung der Knochen

Knochen entwickeln sich aus dem embryonalen Mesoderm. Alle entwickeln sich im ersten Schritt als mesenchymales Modell (lockeres Mesoderm). In den weitaus meisten Fällen gestaltet sich das Mesoderm zu Knorpel um und bildet so ein knorpeliges Knochenmodell, das im Verlauf der weiteren Entwicklung schließlich verknöchert (**enchondrale Ossifikation**). Im Gegensatz dazu verknöchern Schlüsselbein und Schädelkalotte (nicht die Knochen der Schädelbasis) unmittelbar aus dem verdichteten Mesenchym (**desmale Ossifikation**).
Die Knochenbildung beginnt immer um einen sog. **enchondralen Knochenkern**, der häufig zentral im Bindegewebs-Knochenmodell liegt und der sich anschließend zentrifugal ausbreitet. Viele Knochen, insbesondere die kurzen Knochen (wie die Knochen der Handwurzel, der Fußwurzel und die Gehörknöchelchen), entstehen aus einem einzigen Knochenkern. Diese enchondralen Knochenkerne treten nach und nach über einen weiten Zeitraum erstmals auf (von der 6. Embryonalwoche bis zum 10. Lebensjahr); dabei zeigen sich die Knochenkerne der kurzen Knochen meist später. Viele andere Knochen (insbesondere die langen Knochen und die Knochen von Schulter- und Beckengürtel) verknöchern von mehreren Knochenzentren aus. Das sog. **primäre Knochenzentrum** zeigt sich hierbei meist sehr frühzeitig in der Entwicklung in der Knochenmitte (bei langen Knochen in der Mitte des Schafts), zwischen der 6. Embryonalwoche (Clavicula) und der 16. Fetalwoche. Von diesem primären Knochenzentrum aus schreitet die Verknöcherung in Richtung der Knochenenden proximal und distal voran. **Sekundäre Knochenzentren** bilden sich jeweils aus den Knochenenden (Peripherie) in einem Zeitraum, der von unmittelbar vor der Geburt (Knochenzentrum im distalen Femur) bis ins späte Jugendalter reicht. Dies ist der Prozeß der Ossifikation langer Röhrenknochen, der Mittelhandknochen, der Mittelfußknochen und der Phalangen, der Rippen und der Clavicula. Zwischen dem sich knöchern umbildenden Schaft (**Diaphyse**) und den proximal/distal gelegenen Knochenenden (**Epiphysen**) bleiben Knorpelscheiben (**Epiphysenfugen**) erhalten; an allen diesen Epiphysenfugen geschieht das Längenwachstum der Knochen. Dieses Längenwachstum geschieht meist deutlicher an einem Ende eines langen Röhrenknochens («Wachstumsende»). Das Knochenwachstum endet mehr oder minder bis zum Beginn der Pubertät, und die Epiphysenfugen verknöchern, so daß sich der Knochenschaft mit den Epiphysen verbindet. Diese Vorgänge geschehen bei Mädchen meist früher als bei Jungen. Die Verschmelzung der Epiphysenfugen mit dem entsprechenden Knochenschaft ist in der Regel zwischen dem 18. bis 21. Lebensjahr abgeschlossen. Das Dickenwachstum eines Knochens geschieht durch Apposition (**appositionelles Wachstum**); hier lagert sich Knochenmaterial durch Osteoblasten ab, die unmittelbar unter dem Periost liegen. Gleichzeitig vergrößert sich die Markhöhle, indem Osteoklasten von innen her Knochengewebe wieder abbauen. Während des gesamten Knochenwachstums unterliegen Knochenanlage und Knochenentwicklung einem permanenten Umstrukturierungsprozeß, um mit dem Wachstum generell Schritt zu halten. Sich ändernde Kraftentwicklungen auf den Knochen, wie etwa durch die Insertionen von Muskeln, Sehnen oder Bändern ausgelöst, verändern in diesem Bereich die Knochenoberfläche, wie dies z.B. an der Tuberositas deltoidea zu sehen ist. Pathologische Spannungen und Kräfte können makroskopisch sichtbare Knochenveränderungen bewirken. Kenntnisse über das erstmalige Auftreten, den Fortschritt des Wachstums und die entsprechenden Zeitpunkte der Verschmelzung sekundärer Knochenzentren werden oft im klinischen Alltag benötigt; so z.B. zur Bestimmung des **Skelettalters** eines Kindes (Reifung) im Vergleich zu seinem tatsächlichen Lebensalter oder in der Gerichtsmedizin. Über diese Fakten können Sie sich zu gegebener Zeit vertraut machen. Der Radiologe wird oft ein Röntgenbild beider Extremitäten – der gesunden und der kranken – anfertigen, um auf einem Bild die Symmetrie bestimmen zu können.

Einzelknochen

Sie sollten jeden Knochen des Körpers bestimmen und ihn so halten können, wie er am Lebenden plaziert ist.
Machen Sie sich klar:

- die Lage der **Gelenkflächen** und der Knochen, mit denen diese gegenseitig eine gelenkige Verbindung eingehen
- **bezeichnete Knochenabschnitte** und **Knochenvorsprünge**, insbesondere die, die man auch am Lebenden tasten kann!
- die wichtigen Stellen von **Muskelansätzen/ -ursprüngen**, die u.U. mit Rauhigkeiten am Knochen oder an Knochenvorsprüngen gekennzeichnet sein können
- die Lage wichtiger **Bandinsertionen** und **Membranfixationen**
- die **Blutversorgung** und die Lage der Aa. nutriciae
- die **Markhöhle** und deren Inhalt (rotes und gelbes Knochenmark) sowie die Ausdehnung der Markhöhle beim Kind und beim Erwachsenen
- jede spezielle Anordnung der **Trabekel** im Knochen und jede Verdickung der Kortikalis, die ja bestimmte Krafteinflüsse auf den Knochen verdeutlichen
- das **Ossifikationsmuster** eines Knochens und ob der jeweilige Knochen durch **enchondrale** oder durch **desmale** Ossifikation entstanden ist.

Knorpel

Knorpel ist ein gefäßloses Binde- und Stützgewebe, das die Gelenkflächen der Gelenke, die Knorpelmodelle in der Knochenentwicklung, das Knorpelskelett der Nase, das äußere Ohr und die Kehlkopfknorpel bildet. Die Knorpelzellen (Chondrozyten) liegen in einer elastischen, sehr flüssigkeitshaltigen Grundsubstanz, die sehr viele Kollagenfasern aufweist; die Knorpelgrundsubstanz enthält auch viele Glykosaminoglykane wie Hyaluronsäure mit Proteoglykanen (**hyaliner Knorpel**). Andere Knorpelformen haben sehr viele kollagene Faserelemente (**Faserknorpel**) oder elastische Fasern (**elastischer Knorpel**).

Gelenke und Gelenkbewegungen

Gelenke sind die Diarthrosen zwischen Knochen. Sie bestehen somit aus verschiedenen Geweben. Ihre Form und Gestalt variiert entsprechend den jeweiligen funktionellen Erfordernissen des Gelenks außerordentlich. Der Bewegungsumfang variiert ebenfalls sehr stark: einige Gelenke erlauben nahezu keine Bewegung; bei anderen Gelenken ist nur leichtes Gleiten oder leichtes Einbeugen/Strecken möglich; bei der weitaus größten Zahl von Gelenken ist ein großer Bewegungsumfang in den verschiedenen Hauptebenen möglich. Überlegen Sie sich die Faktoren, die 1. den möglichen **Bewegungstyp** und 2. den entsprechenden **Bewegungsumfang** beeinflussen können! Bei jedem Gelenk ist der mögliche Bewegungsumfang erstens von der Verformbarkeit der Gewebe, die die knöchernen Skelettelemente miteinander verbinden, und zweitens von der Muskelkraft abhängig, die diese Verformbarkeit auslösen kann. Ferner müssen alle Gelenke **stabil** sein. Zu den Gelenken, bei denen eine deutliche Beweglichkeit besteht, muß man immer die spezifischen Einrichtungen kennen, die den beweglichen Gelenkelementen Stabilität verleihen.

Knochenverbindungen lassen sich auf vielfältige Weise beschreiben. Eine der am häufigsten angewandten Charakterisierungen bezieht sich auf das «Füllmaterial» zwischen den Knochen (Bindegewebe, Knorpel oder eine tatsächlich mit Synovia ausgekleidete Gelenkhöhle). Knochenverbindungen (Gelenke) kann man auch durch deren jeweiligen Bewegungstyp oder Bewegungsumfang charakterisieren und anhand der Tatsache, ob die Knochenverbindung nur zeitlich begrenzt oder auf Dauer besteht.

Syndesmosen (Bandhaften)

Die Knochen stehen über Bindegewebsbrücken miteinander in Verbindung. Der mögliche Bewegungsspielraum korreliert zwischen Länge des Bindegewebsbereiches zur entsprechenden Querschnittsfläche. Ist dieses Bindegewebsareal lang, wie bei den Schädelnähten eines Neugeborenen oder wie bei der Membrana interossea antebrachii zwischen Radius und Ulna, ist an diesen Orten ein beträchtlicher Bewegungsumfang möglich. Ist dagegen das Bindegewebsareal kurz, wie bei den Schädelnähten eines Erwachsenen, bei den Verbindungen der Zähne mit dem Kiefer (Alveolarsäckchen) oder wie bei den interossären Verbindungsbändern im unteren Sprunggelenk, dann ist nur ein geringer Bewegungsumfang möglich.

Synchondrosen (Knorpelhaften)

Bei «primär» knorpeligen Knochenverbindungen stehen die knöchernen Anteile durch hyalinen Knorpel miteinander in Verbindung. Derartige Knochenverbindungen gestalten sich zeitlich begrenzt zwischen Epiphysen und Diaphysen langer Röhrenknochen und zeitlich unbegrenzt an anderen Stellen, wie etwa zwischen 1. Rippe und Manubrium sterni. Eine geringe Auslenkung (Beugung) findet zwischen 1. Rippe und Manubrium sterni während der Atmung statt (Kap. 11.3); aber es sollte normalerweise zu keiner Bewegung im Bereich der Epiphysenfugen kommen, vorausgesetzt, daß der Knorpelaufbau normal ist.

Bei «sekundär» knorpeligen Knochenverbindungen sind die miteinander in gelenkiger Verbindung stehenden Skelettelemente mit hyalinem Knorpel überzogen und mit Faserknorpel verbunden. Derartige Synchondrosen finden sich alle in der Körpermedianen: zwischen den beiden Schambeinen (Ossa pubis) als Schambeinfuge (Symphysis pubica); zwischen den Wirbelkörpern als Zwischenwirbelscheiben (Disci intervertebrales) sowie zwischen dem Manubrium sterni und dem Corpus sterni als Symphysis manubriosternalis. Eine minimale Bewegung ist in allen drei oben genannten Synchondrosen möglich; einen größeren Bewegungsspielraum jedoch ermöglichen hormon-gesteuerte Veränderungen in der Schambeinfuge am Ende der Schwangerschaft und bei der Geburt.

Diarthrosen (Gelenke)

Bei Gelenken sind die Knochen, die an der gelenkbildenden Seite von Faserknorpel überzogen sind, durch eine flüssigkeitsgefüllte Gelenkhöhle voneinander getrennt. Diarthrosen sind die häufigsten Knochenverbindungen in unserem Körper. Viele erlauben einen beträchtlichen Bewegungsumfang zwischen den Knochen, doch bei einigen findet eigentlich keine Bewegung statt. Eine weitere Einteilung der Gelenke basiert auf der Gestalt der Gelenkflächen: **planes Gelenk, Scharniergelenk, Radgelenk, Winkelgelenk (Radscharniergelenk), Ellipsoidgelenk, Sattelgelenk, Kugelgelenk**. Diese Beschreibungen sind natürlich nur grobe Darstellungen; alle Gelenkflächen sind bis zu einem gewissen Grad ovoid. In einer bestimmten Position passen die Gelenkflächen am besten zueinander, und das Gelenk ist dann am stabilsten.

Überlegen Sie sich für jedes Gelenk:

1. den **Typ** des Gelenks und den möglichen **Bewegungsumfang**. Dieser hängt ab:

- von der Gestalt der Gelenkflächen
- von der Elastizität der das Gelenk umgebenden Gewebe
- von Bewegungseinschränkungen durch Bänder
- von Bewegungseinschränkungen durch Bindegewebsanlagerungen (wie die Bewegungseinschränkung des Arms gegen den Rumpf bei Adduktion im Schultergelenk)
- von der mechanisch-aktiven Bewegungsmöglichkeit durch die Muskeln, die die Bewegungsachse des Gelenks kreuzen

Alle Bewegungen lassen sich als **Gleit-, Roll- oder Drehbewegung** von einer Gelenkfläche mit der anderen Gelenkfläche einteilen. Diese Grundmuster von Bewegungsabläufen sind bei der Gestaltung von Gelenkbewegungen kombiniert.

Als Gelenkbewegungen kann man abgrenzen:

- Flexion (Beugung) – Extension (Streckung)
- Lateralflexion (Seitwärtsneigung)
- Abduktion (Wegführen) – Adduktion (Heranführen)
- Innenrotation (Einwärtsrollen) – Außenrotation (Auswärtsrollen)
- Drehen (des Kopfes, des Rumpfes)
- Pronation (Einwärtsdrehen) – Supination (Auswärtsdrehen des Unterarms)
- Einwärtskanten – Auswärtskanten (des Fußes)
- Vorwärtsneigen – Rückwärtsneigen (von Schulter, Kopf, Kiefer)
- Elevation – Senken (der Schulter, des Kiefers)
- Opposition des Daumens (und des kleinen Fingers)

2. die **Stabilität** des Gelenks. Sie hängt von der Gestalt der Gelenkflächen, den Bändern und den Muskeln ab. Von diesen drei Komponenten stehen nur die Muskeln als eine aktive Unterstützung zur Verfügung. Falls die Muskulatur (z. B. durch Lähmung) ausfällt, wird der Bandapparat bald gedehnt, und es wird im Anschluß daran eine Arthrose (Gelenkdeformität) entstehen. Der Gelenkaufbau spiegelt einen evolutionären Kompromiß zwischen Beweglichkeit und Stabilität im Hinblick auf die jeweilige Gelenkfunktion wider.

3. die in gelenkige Verbindung tretenden **Gelenkflächen**: die an der Gelenkbildung beteiligten Knochen und die Gestalt ihrer Gelenkflächen. Bei einigen Gelenken sind die (wechselnden) Kontaktflächen bei den jeweiligen Bewegungen bedeutsam.

4. die **Gelenkkapsel**: ihre Ausdehnung, ihre Anheftungsareale, ihre Festigkeit und ihre Schwachstellen. Die Kapsel besteht aus Bindegewebe und ist in der Regel an den Rändern der (knorpelüberzogenen) Gelenkflächen fixiert. Achten Sie insbesondere darauf, wenn dieser Regelfall nicht vorliegt.

5. die **Bänder**: Kapselverstärkungen sind in die Gelenkkapsel integriert und sind an besonders belasteten Stellen der Gelenkkapsel zu finden. Zusätzliche Bänder schränken auch den Bewegungsumfang im Gelenk ein, sind aber nicht mit der Gelenkkapsel verbunden.

6. die **Gelenkhöhle** und die **Synovialmembran** (Gelenkinnenhaut): Die Synovialmembran überzieht in der Regel alle nicht direkt artikulierenden Flächen in einem Gelenk; die Menge von Synovia, die von den Zellen der Synovialmembran produziert wird, ist von den jeweiligen Knochenkonturen in der Gelenkhöhle abhängig; aber einige größere Unstimmigkeiten hinsichtlich der Gelenkkongruenz werden durch (intraartikulär gelegene) bewegliche Fettpolster, die mit Synovialmembran überzogen sind, aufgefangen; dadurch ist die tatsächliche Menge von Synovia sehr niedrig und ist kaum mehr als ein dünner Flüssigkeitsfilm zwischen den artikulierenden Gelenkflächen. Die Synovia besitzt thixotropische Eigenschaften: setzt man z. B. die Synoviamoleküle unter Druck, brechen molekulare Quervernetzungen, und die Synovia wird flüssiger. Der Gelenkspalt zwischen den artikulierenden Skeletelementen, den man in Röntgenbildern sieht, ist größtenteils mit Gelenkknorpel gefüllt; denn Gelenkknorpel ist röntgendurchlässig.

7. die **Schleimbeutel** (Bursa): einige sind Ausbuchtungen der Gelenksynovia bzw. der Gelenkkapsel, die so flüssigkeitsgefüllte Hohlräume liefert; dadurch ist ein reibungsarmes Gleiten, z. B. der Sehnen über den Knochen, möglich. Andere Schleimbeutel können zwar gelenknah liegen, jedoch keine direkte Verbindung zum Gelenkinnenraum besitzen.

8. **intraartikuläre Gelenkstrukturen**: intraartikuläre Fettkörper, die von Synovialmembran überzogen sind, helfen, die Synovia zu verteilen. Zwischengelenksscheiben (Disci intra-articulares, Menisci intra-articulares) bestehen aus Faserknorpel und untergliedern die Gelenkhöhle von Gelenken, bei denen Gelenkbewegungen in zwei unterschiedlichen Hauptachsen möglich sind.

9. die **Blutversorgung** eines Gelenks: es besteht in der Regel eine gute arterielle Kollateralversorgung (Anastomosen) um die Gelenke, die einen großen Bewegungsumfang aufweisen; viele dort verlaufende Arterien haben zudem Äste zur Gelenkkapsel. Dieses Gefäßmuster ermöglicht eine kontinuierliche Blutversorgung auch dann distal vom Gelenk, wenn durch eine (extreme) Gelenkstellung der Blutfluß in einigen größeren Gefäßen eingeschränkt wird.

10. die **nervale Versorgung** eines Gelenks: Die Gelenkkapsel besitzt eine wichtige sensible Innervation. Sie übermittelt Informationen von Mechanorezeptoren (wie Auslenkung, Häufigkeit, Schnelligkeit jeder Gelenkbewegung) an das zentrale Nervensystem (ZNS). Diese Innervation übermittelt auch extreme Bewegungen über Schmerzfasern an das ZNS. Ein Nerv, der einen auf ein bestimmtes Gelenk wirkenden Muskel versorgt, führt auch sensible Fasern für dieses Gelenk mit sich. Genauer gesagt, ein Nerv versorgt (sensibel) den Abschnitt der Gelenkkapsel, der sich auch durch Kontraktionen der Muskeln lockert, die derselbe Nerv auch motorisch innerviert. So versorgt z. B. der N. musculocutaneus den M. biceps brachii motorisch und gleichzeitig den vorderen Kapselanteil des Ellenbogengelenks sensibel; dadurch läßt sich einer Überdehnung der Gelenkkapsel durch (gleichzeitige) reflektorische Kontraktion des M. biceps brachii entgegenwirken. Eine intakte Innervation ist zum Schutz eines Gelenks vor Traumatisierung durch überschießende Bewegungen nahezu unerläßlich. Sympathische, vasomotorische Nervenfasern versorgen die Arteriolen der Synovialmembran.

Muskeln und ihre Bewegungen

Quergestreiftes Skelettmuskelgewebe bildet sich aus länglichen Synzytien, die Proteinfilamente aus Aktin und Myosin enthalten. Aktin- und Myosinfilamente gleiten ineinander, wenn das intrazelluläre Kalzium ansteigt, und erzeugen so eine Muskelkontraktion. Beim quergestreiften Skelettmuskelgewebe sind die Myosinfilamente regelrecht in parallelen Bündeln angeordnet; daraus ergibt sich die im Lichtmikroskop sichtbare Querstreifung. Skelettmuskulatur kontrahiert bei entsprechendem nervalen Reiz rasch. «Helle» Muskelfasern kontrahieren meist schnell, «dunkle» Muskelfasern kontrahieren langsamer, sind aber weniger leicht ermüdbar und finden sich deshalb mehr in der Haltungsmuskulatur. **Glatte Muskulatur** findet sich in der Gefäßwand und in der Wand vieler Organe. Die Proteinfilamente der glatten Muskulatur sind nicht parallel angeordnet. Sie kontrahieren langsam und eher rhythmisch; man kann verschiedene Untergruppen glatter Muskulatur mehr oder weniger nach ihrem Erregungsmuster und der Anordnung der glatten Muskelzellen unterscheiden, d.h. mehr oder weniger hinsichtlich eines funktionellen Synzytiums. In der **quergestreiften Herzmuskulatur** findet man viele Elemente der quergestreiften Skelettmuskulatur; aber die Einzelzellen der quergestreiften Herzmuskulatur sind verzweigt und miteinander mechanisch und elektrisch verbunden, so daß sich das Herz als Ganzes koordiniert kontrahieren kann.

Viele topographische Details der Skelettmuskulatur für den klinischen Alltag nicht bedeutsam; doch es gibt augenfällige Ausnahmen, wie z.B. Lage und Verlauf der Muskelsehnen am Handgelenk in der Traumatologie sowie die Anordnung der Muskelschichten im Bereich des Leistenkanals, was für das Verständnis der Hernien wichtig ist. Im allgemeinen ist es viel wichtiger, **Muskelgruppen** zu verstehen, die in einem Gelenk bestimmte Bewegungen veranlassen, und auch die Innervation derartiger Muskelgruppen.

Überlegen Sie folgende Punkte:
1. die **Muskelwirkung** bei einer Bewegung. Diese läßt sich wie folgt einteilen:
● **Agonist:** er bewirkt die gewünschte Bewegung.
● **Synergist**: er schützt vor unerwünschten Bewegungen, die u.U. entstehen, wenn der Agonist alleine tätig ist.
● **essentieller Haltemuskel**: hält bestimmte Körperteile in einer Position, von der aus andere Körperteile bewegt werden.
● **Haltungsmuskel** (z.B. des Rumpfes): schützt den Körper davor, aus dem Gleichgewicht zu geraten durch Bewegungen schwerer Körperteile, die den Körperschwerpunkt verschieben.
● **Antagonist**: wirkt dem Agonisten bei einer bestimmten Bewegung entgegen. Während eines Bewegungsablaufes sind die Antagonisten im Regelfall, je nach Stärke des Agonisten, entspannt.
● **«Paradoxe» Muskelaktionen** wirken der Schwerkraft entgegen (so kontrahiert z.B. der M. biceps brachii, wenn der Ellenbogen langsam gestreckt wird, um eine schwere Last abzusetzen).

Ein bestimmter Muskel kann bei einer Bewegung ein Agonist, bei einer anderen Bewegung ein Antagonist und bei einer weiteren Bewegung sogar ein Synergist oder ein essentieller Haltemuskel sein. Abhängig von der Korrelation, wo ein Muskel inseriert und wie er auf ein Gelenk wirkt, kann der Hauptanteil einer vom Muskel ausgehenden Kontraktion eine Bewegung auslösen oder aber eine Gelenkfläche bei einer Bewegung in Kontakt halten (Abb. 2-2). Muskeln, deren Hauptaufgabe die Bewegungsinduktion ist (Agonisten), sind deshalb in der Regel so positioniert, daß sie aus biomechanischer Sicht einen deutlichen Vorteil haben (z.B. der M. biceps brachii); Muskeln mit primären Haltefunktionen sind im Regelfall kürzer und liegen dichter am Gelenk; insbesondere an den autochthonen Rückenmuskeln läßt sich dies gut demonstrieren (S. 153).
2. **Ursprung** (Origo) und **Ansatz** (Insertio) der Skelettmuskeln finden sich im Regelfall an zwei verschiedenen Knochen, so daß der entsprechende Muskel über ein Gelenk zieht. Skelettmuskeln können zudem Ursprünge und Ansätze

an Bindegewebsstrukturen haben, aber Details sind in der Regel nur zweitrangig. Einige Muskeln (besonders im Gesicht) sind an der Haut fixiert. Man definiert den Ursprung eines Muskels als seine proximalere Anheftungsfläche oder als das Areal, das in der Regel fixiert bleibt, wenn eine Bewegung durch den entsprechenden Muskel ausgelöst wird. Die Insertionsfläche eines Muskels ist die distalere Fläche bzw. das Areal, das in der Regel bewegt wird. Diese Begriffe verwendet man tatsächlich nur dafür, um eine gewisse Übereinstimmung bei der topographischen Beschreibung zu erhalten, da ja Muskeln sehr unterschiedlich bei verschiedenen Bewegungen wirken.

Eine einzelne Muskelfaser kann sich nur bis zu einem Drittel ihrer ursprünglichen Länge kontrahieren. Ein Muskel kann deshalb seinen Ursprung nicht näher an seinem Ansatz haben als an der Stelle, bei der die maximale Auslenkung des Gelenks eine etwa dreißigprozentige Verkürzung seiner Einzelfasern erfordert. Aus diesem Grunde müssen Muskeln, die um sehr gut bewegliche Gelenke angeordnet sind, ihr Ursprungsfeld weiter entfernt haben. Machen Sie sich diese Tatsache z.B. anhand der kurzen Muskeln der Scapula bewußt, die von den medialen zwei Dritteln der Fossa supraspinata und der Fossa infraspinata entspringen. Muskelfasern, die näher am Gelenk anheften, könnten sich nicht wirkungsvoll verkürzen, um einen vollen Umfang der Innen- und der Außenrotation ohne Einschränkung zu gewährleisten (Abb. 2-3).
3. Die **Art der Anheftung**: einige Muskeln inserieren anscheinend direkt am Knochen, aber auch hier liegt immer ein deutlicher Saum von Bindegewebsfasern (Mikrosehnen) dazwischen. Andere Muskeln inserieren über **Sehnen** (runde Bündel straffer, kollagener Fasern) oder über **Aponeurosen** (flächenhafte Sehnen aus straffem, kollagenem Bindegewebe). Diese kollagenen Faserelemente ermöglichen, a) daß der Muskelbauch von seinem Bewegungspunkt getrennt ist; b) daß die Zugrichtung des Muskels auf ein kleines Areal fokussiert ist und c) daß sich die Richtung der Muskelaktion ändern kann.
4. die **Form des Muskels** und seine **Faserarchitektur**: zwei grundlegende Prinzipien bestimmen die Form eines Muskels. Beide legen zudem den Winkel fest, in dem die Muskelfasern angeordnet sind:
● Das Verkürzungsmaximum ist proportional der Länge der entsprechenden Muskelfasern.
● Das Kraftmaximum eines Muskels ist proportional der Anzahl seiner Muskelfasern.
Parallelfaserige Muskeln (Abb. 2-4a) können sich am meisten verkürzen; aber bei vorgegebenem Muskelvolumen läßt sich die Anzahl der Muskelfasern erhöhen, wenn man die Muskelfasern schräg zur Zugrichtung des Muskels anord-

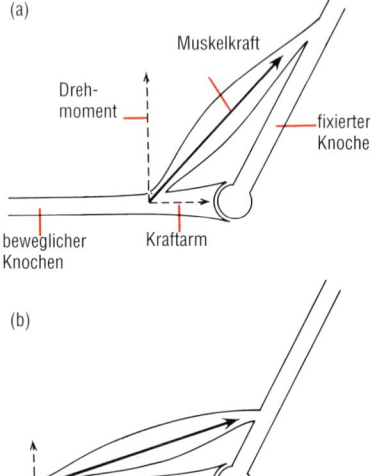

(a)

Muskelkraft

Drehmoment

fixierter Knochen

beweglicher Knochen

Kraftarm

(b)

2-2
Kraftvektoren der Muskelwirkung auf ein Gelenk in Abhängigkeit vom Muskelansatz: (a) nahe am Gelenk, (b) weiter entfernt.

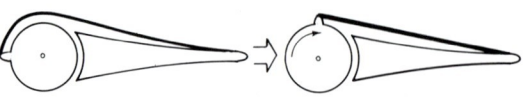

2-3
Muskelansätze in bezug auf ein bewegliches Gelenk (Schultergelenk). Muskeln inserieren immer mindestens so weit vom Gelenk entfernt, daß sie sich bei maximaler Bewegung nicht mehr als 25–30% verkürzen müssen.

net (gefiederter Muskel; Abb. 2-4b), obgleich dieses Anordnungsmuster die Muskelfaserlänge vermindert und so den möglichen Verkürzungsgrad einschränkt.

Man beschreibt oft Muskeln nach ihrer Form. Wenn man auch die Funktion (und somit auch die Form) der Muskeln verstanden haben muß, ist doch eine genaue Kenntnis der Muskelformen nicht generell zwingend notwendig; doch einige klassische Beispiele verschiedener Muskelformen sollte man im Gedächtnis behalten.

5. die **Innervation** der Muskeln. Sie müssen den jeweiligen Nerven, der einen Muskel versorgt, kennen, um Verletzungen **peripherer Nerven** diagnostizieren zu können. Das Verständnis der **Spinalnerven** und ihres jeweiligen Versorgungsgebietes (Myotom) ist zur Diagnose von Läsionen der Spinalnerven bzw. des Rückenmarks unerläßlich. Man lernt dieses Stoffgebiet am besten anhand von bestimmten Muskelgruppen (Tab. 1, 2; S. 88, 138). Alle Muskeln, die eine bestimmte Gelenkbewegung hervorrufen, haben dieselbe Innervation aus einem/mehreren Spinalnerven (z. B. sind die Beugemuskeln am Ellenbogen durch Nerven aus C5, C6 versorgt), und die Antagonisten werden durch Nerven aus benachbarten Rückenmarkssegmenten innerviert (z. B. die Streckmuskeln am Ellenbogen durch Nerven aus C7, C8). Die **Rami posteriores** der Spinalnerven (Nn. spinales) versorgen die autochthone Rückenmuskulatur an der Wirbelsäule (M. erector trunci), alle anderen Muskeln werden durch die **Rami anteriores** der Spinalnerven innerviert. Flexoren (Beuger) und Extensoren (Strecker) jeder Extremität, die beiden embryologisch ursprünglichen Muskelgruppen, werden durch ventrale bzw. dorsale Anteile der Rami anteriores der Spinalnerven versorgt; daher bilden die Rami anteriores der Spinalnerven **Plexus** (z. B. Plexus brachialis; Plexus lumbosacralis).

Die **Größe der motorischen Einheit** (d.h. die Zahl der Muskelfasern, die von einem einzigen Axon versorgt werden) legt die Genauigkeit einer möglichen Muskelaktion fest. Die Muskeln, die eine Fingerbewegung steuern, haben z. B. kleine motorische Einheiten, während jene motorischen Einheiten im großen Gesäßmuskel (M. glutaeus maximus) sehr groß sind.

6. die **Blutversorgung** der Muskeln: Muskeln brauchen eine hervorragende Blutversorgung, aber eine detaillierte Kenntnis der lokalen Arterien, die zur Blutversorgung einzelner Muskeln beitragen, ist selten notwendig. Im allgemeinen versorgen topographisch benachbart liegende Arterien einen Muskel; ferner gibt es eine bevorzugte Stelle, an der der neurovaskuläre Versorgungsstrang einen Muskel erreicht. Die beiden Endbezirke eines Muskels (Origo, Insertio) sind mit einer lokalen Gefäß-Nerven-Versorgung ausgestattet.

Gefäße

Die Gefäße, in denen Blut und Lymphe fließen, bestehen aus drei Schichten: einem Endothel (Tunica intima); es liefert die reibungsmindernde Auskleidung eines Gefäßes und – mit seiner Basalmembran – die Austauschfläche der Kapillaren; alle anderen Gefäße (außer den Kapillaren) haben zudem eine Tunica media; sie besteht aus elastischen und kollagenen Bindegewebsfasern sowie aus mehr oder weniger zahlreich vorhandener glatter Muskulatur; schließlich besitzen alle anderen Gefäße noch eine bindegewebige Außenschicht, Tunica adventitia; in ihr ziehen Gefäße (Vasa privata) und Nerven, die die Versorgung der Wand großer Gefäße sicherstellen.

Arterien

Die Arterien stellen ein Versorgungssystem mit hohem Druck dar. Die großen, herznahen Arterien besitzen eine sehr ausgeprägte Tunica media mit vielen elastischen Fasern (Arterien vom elastischen Typ); so soll die Druckwelle, die durch die Herzkontraktion ausgelöst wird, abgefangen werden (Windkesselfunktion der Aorta). Die kleineren, mehr peripheren Arterien haben einen stärkeren Muskelmantel (Arterien vom muskulären Typ). Die Arteriolen, die sich aus Arterien vom muskulären Typ bilden und die zu einem gewissen Teil den Blutfluß steuern, besitzen eine ausgeprägte Muskelwand; diese ist im Vergleich zu dem Innendruckmesser der Arteriolen groß und unterliegt der Kontrolle des vegetativen Nervensystems (Truncus sympatheticus).

Für jede Arterie sollte Ihnen vertraut sein:
- deren **Ursprung** und das Gefäß, aus dem die jeweilige Arterie hervorgeht
- deren **Gefäßverlauf**, insbesondere die Stellen, an denen der Gefäßpuls zu tasten ist oder an denen das jeweilige Gefäß besonders verletzungsgefährdet ist. Gefäßpulse kann man nur an bestimmten Stellen tasten; meistens dort, wo die Gefäße knöcherne Strukturen kreuzen. Derartige Stellen sind nützliche «Druckpunkte», an denen mit dem Druck der Finger der Blutfluß (zeitweise) unterbrochen werden kann. Der Verlauf großer Gefäße läßt sich bequem am Lebenden durch Einsatz der Ultraschalltechnik dokumentieren (Dopplersonographie in der Angiologie). Gefäße lassen sich auch radiologisch durch Injektion von Kontrastmittel in den Blutkreislauf (an einer geeigneten Stelle; S. 29) darstellen (Gefäßangiographie).
- deren **Hauptäste** und **Verzweigungsmuster**
- deren **Versorgungsgebiet**
- deren Ausbildung von **Anastomosen** mit anderen großen Gefäßen. Einige Gefäße, wie die A. centralis retinae, sind **Endarterien**; andere Arterien sind funktionelle Endarterien, da sie nur in einem unbedeutenden Ausmaß Anastomosen ausbilden. Aber es gibt auch Gefäße, die sehr viele Anastomosen ausbilden. Man kann die Retinagefäße (Gefäße der Netzhaut am Auge) direkt mit einem Augenspiegel am Augenhintergrund betrachten; Kapillarschlingen sind im Nagelbett zu sehen. Das Kapillarbett, arteriovenöse Anastomosen sowie andere kleine Gefäße des Kreislaufs kann man nicht mit bloßem Auge betrachten.
- deren **Sauerstoff- und Hämoglobingehalt**; diese beiden Blutparameter lassen sich am besten dort studieren, wo die Haut sehr dünn ist, wie z. B. in den Hautfalten der Handinnenfläche und in der Conjunctiva der Augenlider.

Venen

Die Venen bilden ein Niederdruck- und Reservesystem. An den Extremitäten ist ein Geflecht von Hautvenen (oberflächliche Venen) von den tiefen Venen durch eine Faszie abgetrennt. Die Venen sind wie die Arterien innen mit einem Endothel ausgekleidet. In kleineren Venen, die kaudal des Herzens liegen, gestaltet das Endothel

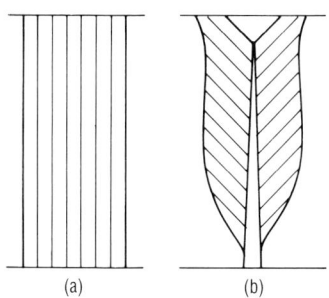

2-4
(a) Parallele, (b) doppelseitig gefiederte Anordnung der Muskelfasern.

Venenklappen, die die hydrostatisch bedingte Blutsäule unterteilen. Die Tunica media der Venen ist schmäler als die der Arterien, weil der venöse Druck wesentlich geringer als der arterielle Druck ist.

Überlegen Sie sich für jede Vene:

● die **Art ihres Beginns**; wobei Sie sich daran erinnern, daß der Beginn einer Vene immer distal ist

● den **Venenverlauf**; insbesondere an welcher Stelle man eine Vene zur i.v.-Gabe (von Substanzen) oder zur Blutentnahme (für Untersuchungen) punktieren kann; ebenso die Bereiche, an denen Venen verletzungsgefährdet sind

● jede Form von **Venenklappen** im Lumen; wobei Sie insbesondere darauf achten, daß es deutliche, regionale Unterschiede im Auftreten der Venenklappen gibt

● die **Art des Abflusses** und der **wichtigen Zuflüsse** zu der entsprechenden Vene

● das **Entsorgungsgebiet** der Vene

● das Ausmaß der **Anastomosen** mit anderen Venen; insbesondere das Vorhandensein von Vv. communicantes, die durch die Faszie tiefe Venen mit oberflächlichen Venen an den Extremitäten miteinander verbinden.

Lymphgefäße

Das Lymphgefäßsystem ist ein Gefäßsystem mit einem sehr niedrigen Druck. Es führt Extrazellularflüssigkeit, Proteine und Zellen wieder dem Blutkreislauf zu. Es ähnelt dem venösen System bis auf die Tatsache, daß das Endothel der blindendenden Lymphkapillaren gefenstert ist und deshalb die Lymphkapillaren durchlässiger sind. Außerdem sind Lymphkapillaren sehr viel kleiner und besitzen wesentlich mehr Klappen.

Die Wände der Lymphkapillaren sind mit dem umgebenden Bindegewebe derart verwoben, daß vorhandene Extrazellularflüssigkeit an diesen Verbindungen zieht und so die Lymphgefäße eröffnet. Das Blutgefäßsystem wird vor einer bakteriellen Besiedlung über die Lymphgefäße dadurch wirkungsvoll geschützt, daß im Verlauf der Lymphgefäße **Lymphknoten** (quasi als Filterstationen) eingeschaltet sind. Lymphknoten stellen Ansammlungen von Zellen des lymphatischen Systems dar, die die Lymphe filtern und auf Fremdproteine (Antigene) mit einer (körpereigenen) Immunantwort reagieren. Viele Lymphgefäße erreichen einen einzigen Lymphknoten (Afferenzen), aber nur wenige Lymphgefäße verlassen am Hilus den Lymphknoten (Efferenzen). Nur wenn Lymphgefäße entzündet oder vergrößert sind, kann man sie beim Lebenden durch eine routinemäßige, körperliche Untersuchung sehen. Sie lassen sich auch nur schwer eröffnen. Man kann aber Lymphgefäße nach entsprechender Kontrastmittelgabe radiologisch darstellen (Lymphangiographie). Es ist jedoch von eminenter Bedeutung, daß Sie die (wichtigen) Abflußwege der Lymphe aus den einzelnen Körperregionen kennen, da bei Infektionen und bei Tumoren die Lymphgefäße wichtige Ausbreitungswege sind.

Machen Sie sich bewußt:

● die Lymphgefäße, die eine Körperregion entsorgen: oberflächliche Lymphgefäße ziehen in der Regel mit Hautvenen, tiefe Lymphgefäße mit Arterien (und auch mit Venen, wobei oberflächliche und tiefe Lymphgefäße durch die Körperfaszie voneinander getrennt sind)

● die primären Lymphknoten als erste Sammelstationen und deren Ausbreitung, d.h. wo man sie palpieren kann

● den Verlaufsweg, über den die Lymphe wieder dem Kreislauf zugeführt wird

● die Art der Anastomosenbildung: im allgemeinen bestehen sehr suffiziente Anastomosen zwischen Lymphgefäßen, die benachbarte Regionen entsorgen; so können, wenn z.B. Lymphgefäße durch einen Tumor blockiert werden, Lymphknoten beteiligt werden, die von Haus aus nicht diese betroffene Körperregion entsorgen. Im Bereich der unteren Extremität gibt es jedoch nur eine relativ kleine Anastomose zwischen oberflächlichen und tiefen Lymphgefäßen.

Nerven

Aus dem zentralen Nervensystem gehen 12 **Hirnnervenpaare** und etwa 30 Paare **segmentaler Spinalnerven** ab (8 zervikale, 12 thorakale, 5 lumbale und 5 sakrale Spinalnerven). **Periphere Nerven** bestehen aus Neuriten unterschiedlicher Qualität, sowie aus den sie umgebenden Schwann-Zellen und einem feinen Netzwerk von Gefäßen und Bindegewebe, das sie umgibt.

Somatische Nervenfasern versorgen Haut sowie aktiven und passiven Bewegungsapparat. **Vegetative Nervenfasern** innervieren Organe, Drüsen und Blutgefäße. Das vegetative Nervensystem gliedert sich in das **sympathische**, das **parasympathische** und das **enterische** Nervensystem; nur sympathische Nervenfasern erreichen die Extremitäten. In allen Nervensystemen gibt es **motorische** (efferente) und **sensible** (afferente) Bahnen. Die Perikaryen der somatomotorischen Bahnen (alpha-Motoneurone) befinden sich im Vorderhorn der grauen Substanz des Rückenmarks; ihre Axone (Neuriten) sind lang und stark myelinisiert. Kleinere somatische Motoneurone (gamma-Motoneurone) innervieren die kontraktilen Elemente in den Muskelspindeln. Die Perikaryen der somatosensiblen Bahnen befinden sich in den Spinalganglien der Hinterwurzel; ihre Axone sind einerseits lange, stark myelinisierte Fasern aus Mechanorezeptoren, andererseits aber auch dünne, nicht myelinisierte Schmerzfasern. Die Perikaryen der sympathischen, präganglionären Fasern liegen im Rückenmark zwischen Th1 und L2; deren myelinisierte Fasern sind relativ kurz und enden an den sympathischen Ganglienzellen des paravertebral gelegenen Truncus sympatheticus oder an den in der Medianen gelegenen viszeralen Ganglien (Plexus coeliacus, Plexus hypogastricus superior/inferior). Aus den Ganglienzellen gehen nichtmyelinisierte, postganglionäre Fasern hervor, die Blutgefäße und Eingeweide (sympathisch) innervieren. Die Perikaryen der parasympathischen, präganglionären Fasern befinden sich im Hirnstamm oder im sakralen Abschnitt des Rückenmarks; deren myelinisierte Axone erreichen entweder eines der vier parasympathischen Kopfganglien oder ihr jeweiliges Zielorgan. Postganglionäre, parasympathische Axone haben deshalb kurze Fasern, die zu ihren jeweiligen Erfolgsorganen ziehen.

Die Hirnnerven versorgen Teile von Kopf und Hals sowie einige Organe (Kap. 13.12.1 und 13.12.2). Jeder gemischte (motorische und sensible) Spinalnerv teilt sich kurz nach Verlassen der Wirbelsäule in vier Äste (Ramus anterior, Ramus posterior, Ramus meningeus, Ramus communicans). Die **Rami posteriores** versorgen die autochthone Rückenmuskulatur (M. erector trunci) sowie die darüberliegenden Hautbezirke. Die **Rami anteriores** versorgen alle übrigen Muskeln, einschließlich die der Extremitäten. In den **Plexus**, die die Extremitäten versorgen, werden die Rami anteriores der Spinalnerven umgruppiert, sie bilden so Trunci und Fasciculi (vordere und hintere Anteile), die die Innervation der Muskulatur und der Haut des jeweiligen (entwicklungsgeschichtlichen) Beuger- bzw. Strecker-Kompartments sicherstellen.

Machen Sie sich für jeden Nerven klar:
● die **Faserqualitäten**, die er mit sich führt. In den Extremitäten können die somatischen Fasern motorisch, sensibel oder gemischt sein. Die Nerven führen ebenso sympathische Anteile mit sich.
● den **Ursprung** der verschiedenen Fasern: für somatische Nerven sind dies der Ramus anterior/Ramus posterior des Spinalnerven und der zugehörige, periphere Nerv; für vegetative Nerven sind es die vegetativen Ganglien und ihre Hirnnerven.
● den **Nervenverlauf**; insbesondere die Stellen, an denen der jeweilige Nerv zu palpieren oder verletzungsgefährdet ist. Beachten Sie, daß viele sympathische Nervenfasern wie ein Plexus in der Adventitia der großen Gefäße ziehen.
● die **Hauptäste** des Nerven
● die **Muskeln**, die der jeweilige Nerv versorgt, und die Bewegungseinschränkung, die die Läsion des betreffenden Nerven hervorruft
● das **Hautversorgungsgebiet** des Nerven und den Sensibilitätsausfall, der die Läsion des betreffenden Nerven hervorruft
● die entsprechenden Organe, die von den vegetativen Nerven versorgt werden, und deren Wirkungen auf die jeweilige(n) Organfunktion(en). Erinnern Sie sich, daß in den Extremitäten nicht nur Blutgefäße, sondern auch Schweißdrüsen und die Mm. erectores pilorum von sympathischen Nervenfasern versorgt werden.

3. Einfache experimentelle Untersuchungen

Ziel dieses Kapitels ist es, sich über einige einfache Experimente Gedanken zu machen, die die Funktion von Geweben am Lebenden untersuchen.

Muskelaktion

Die Aktionen der Muskulatur lassen sich auf vielfältige Art und Weise untersuchen: durch Ausführung verschiedener Bewegungsmuster und durch Tasten, welche Muskeln sich dabei kontrahieren; durch Schlußfolgerungen aus der Morphologie und an der Zugkraft der entnommenen Sehnen; durch elektrische Stimulation; sowie durch Elektromyographie, durch Kinematographie, durch Zeitrafferaufnahmen und durch Kinesiologie. Jedes der genannten Verfahren hat seine Stärken, aber auch seine Schwächen. Die zusammengetragenen Ergebnisse liefern ein besseres Verständnis der Zusammenhänge, als es ein einziges dieser Verfahren alleine erbringen könnte.

Bedenken Sie immer, daß ein einzelner Muskel niemals isoliert wirkt, sondern immer als Teil einer Gruppe von Muskeln, die gemeinsam an einer Bewegung beteiligt sind. Behalten Sie dabei auch immer im Auge, daß viele Muskeln über mehr als ein Gelenk Einfluß ausüben. Falls derartige Muskeln am Aufbau eines Bewegungsablaufes in einem einzigen Gelenk mitwirken, sollte man ihren Aktionen an den anderen Gelenken, über die sie ihre Wirkung ausüben, durch das Muskelspiel der Synergisten vorbeugen (S. 18).

Körperliche Untersuchung

Wenn Sie irgendeinen Bewegungsablauf studieren, tasten Sie die Muskeln an Ihrem eigenen Körper oder an dem Ihres Partners, um unterscheiden zu können, welche Muskeln sich bei einer Bewegung gegen einen Widerstand kontrahieren.

Präparationen: Zugkräfte auf Sehnen

Im Präpariersaal können Sie die Wirkungen einer Zugkraft auf Sehnen studieren; stellen Sie Zusammenhänge aus diesen Ergebnissen mit anderen Schlußfolgerungen her; z.B. mit dem wahrscheinlichen Effekt der Verkürzung der Strecke zwischen Ursprung und Ansatz eines Muskels in Relation zu möglichen Gelenkbewegungen, über die dieser Muskel zieht. Da jedoch im Regelfall Muskeln nie isoliert arbeiten, läßt diese Methode keinen Rückschluß auf kombinierte Bewegungsabläufe von Muskeln zu, wie diese üblicherweise schon beim einfachsten Reflexgeschehen oder einer willkürlichen Bewegung von Haus aus von den Muskeln initiiert werden.

Elektrische Stimulationen der motorischen Nerven an Muskeln

Die Nerven zu oberflächlich gelegenen Muskeln kann man bereits häufig durch die Haut hindurch stimulieren. Dies läßt sich durch den Einsatz eines elektrischen Reizstromgenerators bewerkstelligen, der 35 Rechteckstromimpulse pro Sekunde liefert; dabei dauert jeder Impuls 0,5 msec. Die erzeugte Spannung wird kontrolliert im Bereich zwischen 5 und 40 Volt gehalten. Eine große Stahlanode wird mit einem feuchten Tuch bedeckt, das mit gesättigter NaCl-Lösung getränkt ist, und an einem Körperteil befestigt, der (weit genug) von der Körperregion entfernt ist, die gereizt werden soll. Eine punktförmige, in gesättigter NaCl-Lösung getränkte Kathode aus Baumwolle, die sich in einer Plexiglasröhre befindet und aus ihr herausträufelt, wird auf den Reizpunkt gesetzt (Abb. 3-1). Die tatsächlichen «Reizpunkte» sind an oder in der Nähe des Eintritts der motorischen Nerven in die Muskeln. Beginnen Sie mit niedrigen Spannungen und studieren Sie – unter starkem Druck – diese Punkte, wobei Sie die Spannung kontinuierlich, soweit nötig, erhöhen, um schwache Kontraktionen auszulösen. Die Wirkungen einer Stimulation motorischer Nerven auf individuelle Muskeln läßt sich ebenfalls beobachten, wenn die Muskeln intraoperativ freigelegt werden.

Da im Regelfall kein Muskel als einzelner arbeitet, kann eine überschießende Elektrostimulation, die eine isolierte, starke Kontraktion eines einzelnen Muskels auslöst, u.U. Dislokationen zur Folge haben. So kann z.B. eine starke Stimulation des M. deltoideus u.U. eine Luxation der Schulter auslösen! Bei einer körpereigenen, induzierten Abduktion der Schulter verhindern synergistische Aktionen anderer Muskeln diese Auswirkung.

Aufzeichnung der Muskelaktivität

Die moderne Forschung menschlicher Bewegungsabläufe umfaßt die Aufzeichnung von Kräften und Bewegungen auf Gelenke mit Hilfe von Druckaufnehmern, Lagesensoren und Beschleunigungsmessern («Kinesiologie»); diese Methoden kombiniert man mit der zeitgleichen Aufzeichnung der elektrischen Aktivität verschiedener, dabei beteiligter Muskeln (Elektromyographie). Bewegungsabläufe in mehreren Gelenken oder des gesamten Körpers lassen sich durch Zeitrafferaufzeichnungen (mit Filmen), die an den sich bewegenden Körperteilen befestigt werden, oder durch Kinematographie, die mit der Elektromyographie zeitgleich gekoppelt ist, analysieren.

Man kann die elektrische Aktivität eines jeden Muskels aufzeichnen. Im klinischen Alltag muß man Nadelelektroden für die Ableitung aus tiefer gelegenen Muskeln benutzen; aber man leitet

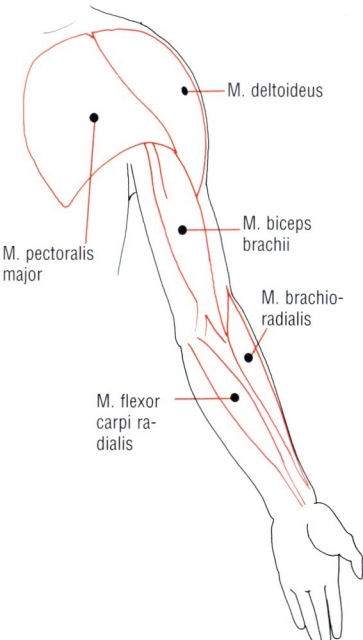

3-1
Muskelreizpunkte zur Positionierung von Elektroden (bei der Elektromyographie).

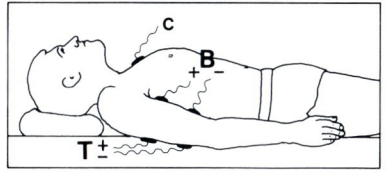

3-2
Ableitungspunkte zur Aufzeichnung der Aktionspotentiale von Muskeln mit Handelektroden. B = M. biceps brachii; T = M. triceps brachii; c = Nullelektrode.

3-3
Elektromyogramm. Oberflächen-
ableitung vom M. biceps brachii
und M. triceps brachii bei Bewegungen der oberen Extremität;
Kalibrierung 1mV.

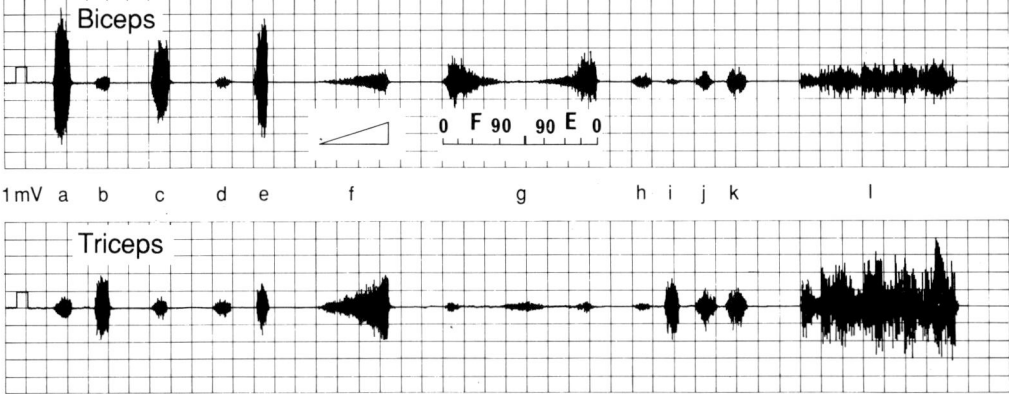

von ein paar wenigen Muskeln auch direkt durch die Haut Potentiale ab (M. biceps brachii und M. triceps brachii sind hier besonders geeignet). Der Proband sollte in einem warmen Raum bequem auf einer Liege ruhen und versuchen, seine Muskulatur zu entspannen. Die Muskeln, die man untersuchen will, sollte man zuerst palpatorisch abgrenzen, wobei man Bewegungen gegen den manuellen Widerstand des Untersuchers durchführen läßt.

Die Hautareale, auf denen man die Elektroden plaziert (Abb. 3-2), sollte man mit 70prozentigem Alkohol säubern und abtrocknen lassen. Eine große, scheibenförmige Nullelektrode wird man auf dem Manubrium sterni, kleine Oberflächenelektroden an jedem Ende des Muskelbauches der Muskeln plazieren, die man untersuchen will. Diese Elektroden werden dann an einen Verstärker oder einen Schreiber (Aufzeichnungsgerät) oder aber an einen Lautsprecher angeschlossen.

Eine mögliche Untersuchungsreihe des M. biceps brachii und des M. triceps brachii – beide Muskeln haben Anteile, die über zwei Gelenke wirken – kann große Erkenntnisse hinsichtlich Starterreaktion, Synergismus, essentieller Haltefunktion und Aktion gegen die Schwerkraft liefern. Studieren Sie eingehend die Aufzeichnungen der Muskelaktivität in Abbildung 3-3:

● bei Flexion (a) und Extension (b) des Ellenbogens gegen Widerstand mit dem Unterarm in Supinationsstellung und Flexion in Pronationsstellung (c);
● bei Pronation (d) und Supination (e) gegen Widerstand;
● bei zunehmendem Druck auf einen Gegenstand (idealerweise einen Kraftmesser), den man in der Hand hält (f);
● bei der Bewegung des Ellenbogens aus völliger Streckung in maximale Beugung und wieder zurück in völlige Streckung; dabei ist der Unterarm mit einem Gewicht belastet (der Unterarm läßt sich z.B. bequem in eine Röhre mit einem Gewicht von 1kg an deren distalem Ende legen) (g);
● während Beugung (h), Streckung (i), Adduktion (j) sowie Abduktion (k) im Schultergelenk. Es gibt natürlich zahlreiche andere Möglichkeiten. Liegestützen (l) liefern eine sehr eindrucksvolle Aufzeichnung, sie führen oft zu einer stärkeren Aktivität des M. triceps brachii als bei willkürlicher Streckung im Ellenbogen. Ziel dieser Experiment ist das Verständnis dafür, daß ein Muskel an vielen unterschiedlichen Bewe-

gungsabläufen beteiligt ist, während ihm in der Regel eine einzige, vorzugsweise ausgeübte Betätigung zugeschrieben wird.

Haut

Schweißdrüsen und Hautleisten

Man kann einen Hautabdruck (Abb. 3-4) leicht erhalten; er zeigt Hautleisten und zahlreiche Poren; diese sind die Öffnungen der aktiv-sezernierenden (ekkrinen) Schweißdrüsen. Bestreichen Sie ein Hautareal mit einer vierprozentigen Formvar-Lösung in Äthylendichlorid, plus Sudanschwarz-Tinte (1,5%) sowie Dibutylphthalat (2%) (eine Abdruckmasse). Nach einer Trocknungsphase läßt sich der Abdruck abziehen, auf einen Objektträger aufbringen und unter dem Mikroskop bei niedriger Vergrößerung (4x) betrachten. Man kann nun die unterschiedliche Verteilung der Schweißdrüsen in verschiedenen Hautarealen (z.B. Finger, Handrücken, Stirn) studieren. Um die Auswirkung von Training zu demonstrieren, fertigen Sie einen Abdruck an, nachdem der Proband die Treppen hinauf- und hinuntergerannt ist. Sie können dann die Anzahl der offenen Poren im vorher definierten Hautareal des Abdrucks vergleichen.

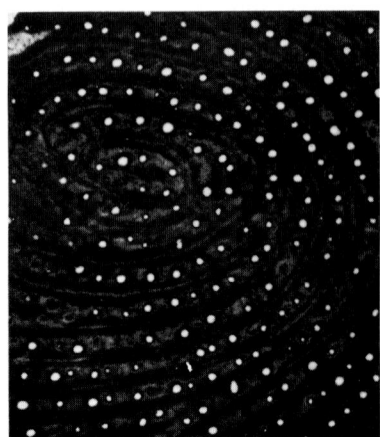

3-4
Plastikabdruck von der Haut der
Fingerbeere. Man sieht die
Öffnungen der ekkrinen
Schweißdrüsen (Poren) auf den
Hautleisten.

Hautinnervation

Sie können das Vorhandensein einer sensiblen Hautinnervation (Rezeptoren) mit verschiedenen Reizen testen, indem Sie 1. ein Hautareal mit einer feinen Borste bestreichen bzw. 2. mit einem (etwa 40°C) warmen Gegenstand (z.B. aus Kupfer) und einem (etwa 15–25°C) kalten Gegenstand berühren und 3. sanft mit einer Nadel vorgehen. Machen Sie Ihre Beobachtungen an Stirn und Hand mehrmals und achten Sie auf die räumlich unterschiedliche Perzeptionsschwelle auf einen Berührungsreiz, die – neben anderen Parametern – mit der Verteilung der Haare korreliert. Kältereize sind sehr exakt zu lokalisieren, da die Rezeptoren sehr oberflächlich liegen; Wärmereize dagegen sind nicht so genau zu orten. Sie werden wahrscheinlich herausfinden, daß Sie zwar getrennte Reize an der Handinnenfläche lokalisieren können, daß diese Testpunkte aber am Gesicht zu dicht angeordnet sind, um als Einzelreize perzipiert zu werden.

Die Zwei-Punkt-Diskrimination läßt sich z.B. mit einem Steckzirkel testen. Testen Sie das Auflösungsvermögen (auf Druck- und Berührungsempfindungen) an verschiedenen Körperstellen (wie z.B. Zunge, Fingerspitze, Handinnenfläche, Unterarm, Oberarm und Gesäß). Man kann die Sensibilitätseinschränkung bei der Zwei-Punkt-Diskrimination testen. Legen Sie einen Hautnerven, der ja einen bestimmten Hautbezirk, z.B. am Unterarm, versorgt, fest und markieren Sie ihn; dabei setzen Sie entlang dem Hautnervenverlauf wiederholt Reize mit einer unipolaren Elektrode (Abb. 3-5a). Die elektrische Stimulation über dem Nerven löst ein Kribbeln in einem anderen, weiter distal gelegenen Hautareal aus. Zeichnen Sie Quadrate mit 2 cm Seitenlänge am Unterarm, wobei das vom entsprechenden Nerven versorgte Hautareal im Zentrum liegt (Abb. 3-5b). Bestimmen Sie die Veränderungen der Reizschwelle bei der Zwei-Punkt-Diskrimination im Bereich des (gelegten) Hautrasters, am besten sowohl in Längs- als auch in Querausdehnung, da diese sich unterscheiden können. Fragen Sie nun einen entsprechend qualifizierten Arzt, und lassen Sie um den markierten Hautnerven etwas Lokalanästhetikum infiltrieren (Abb. 3-5c). Ein Hautareal innerhalb des Rasters sollte innerhalb weniger Minuten völlig unempfindlich sein. Bestimmen und markieren Sie die Ausdehnung des anästhesierten Hautareals (falls ein kleiner Hautast umspritzt wurde, kann u.U. das Hautareal nicht vollständig unempfindlich sein). Bestimmen Sie nun erneut die Reizschwelle bei der Zwei-Punkt-Diskrimination im Bereich des markierten Rasters, das das anästhesierte Hautareal umgibt, und überprüfen Sie auch, daß das anästhesierte Hautareal dieselbe Ausdehnung behalten hat. Vergleichen Sie nun die Meßergebnisse der beiden Untersuchungen. Sie werden sehen, daß sich die Reizschwelle der Zwei-Punkt-Diskrimination über einen ausgedehnteren Hautbezirk verringert hat, verglichen mit dem Hautareal, das komplett anästhesiert wurde. Dieses Ergebnis kommt deshalb zustande, weil Hautnerven sich überlappende Hautbezirke versorgen.

Gefäße

Sie sollten an sich selbst oder bei einem Kollegen alle Druckpunkte aufsuchen, an denen man arterielle Pulse fühlen kann; studieren Sie auch in derselben Art und Weise den Verlauf der wichtigsten, oberflächlich verlaufenden Hautvenen, indem Sie den Rückstrom des venösen Blutes durch leichten Druck in einem Hautareal unterbinden. Zur Untersuchung der Venen und Venenklappen siehe Seite 82.

Die Sonde eines Ultraschalldopplergerätes läßt sich einsetzen, um den Verlauf größerer Gefäße darzustellen. Falls eine derartige Sonde verfügbar ist, wählen Sie ein Areal aus (wie z.B. Oberarm, Unterarm oder Handinnenfläche), und stellen Sie den Arterienverlauf sowie den Verlauf der arteriellen Gefäßbögen dar (S. 79 und 83).

Sie sollten auch das Kapillarbett an den beiden leicht zugänglichen Stellen studieren. Säubern Sie die Haut des Nagelbettes mit ein wenig Öl, und beobachten Sie die Kapillarschlingen mit einem binokularen Schnittmikroskop. Mit einem Augenspiegel sehen Sie die Retinagefäße durch die Pupille des Auges (S. 357).

Wenn Sie oder einer Ihrer Kollegen gerade einen Entzündungsherd wie z.B. einen entzündeten Finger oder einen geröteten Hals haben, kann man u.U. vergrößerte, pralle und möglicherweise druckschmerzhafte Lymphknoten tasten, die man etwa in der Achselhöhle bzw. in der seitlichen Halsregion, direkt unterhalb des Kiefergelenkes aufsucht; dort gelegene Lymphknoten entsorgen die oben genannten Entzündungsgebiete.

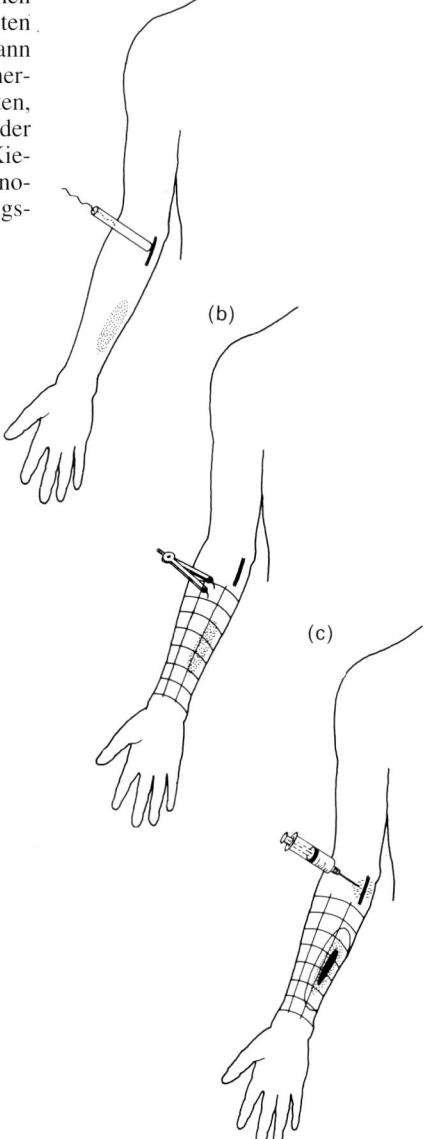

(a)

(b)

(c)

3-5
Untersuchung der sensiblen Zwei-Punkt-Diskrimination an der Haut.

4. Bildgebende Verfahren

Eines der wichtigsten, zusätzlichen Hilfsmittel bei einer körperlichen Untersuchung zum Studium der anatomischen Verhältnisse eines Menschen sind die bildgebenden Verfahren. Seit der Jahrhundertwende sind Bilder (Röntgenbilder), die durch Röntgenstrahlen erstellt werden, zur Standardmethode für die Darstellung zahlreicher, innerer Körperregionen geworden. Bilder lassen sich auch aus Ultraschallwellen erstellen (Sonographie) oder aber auch durch Strahlen, die durch Substanzen erzeugt werden, die man einem Patienten verabreicht (Nuklearmedizin). In neuerer Zeit hat man computergestützte Techniken entwickelt, die Querschnitte des menschlichen Körpers liefern. Die erste dieser Techniken, die sog. Computertomographie (CT), basiert auf herkömmlichen Röntgenstrahlen; die Grundlagen dieses Verfahrens wurden in Richtung Nuklearmedizin erweitert, was zur Emissions-Computertomographie führte; ebenso wurde in Richtung magnetfeldorientierter Techniken geforscht: dieses bildgebende Verfahren ist heute unter dem Namen Kernspintomographie oder Magnetresonanztomographie bekannt.

Röntgen

Als Wilhelm Conrad Röntgen (1845–1923) im November 1895 mit Elektronenstrahlen, die in einer Crook-Röhre entstanden, experimentierte, bemerkte er Licht, das von Material auf einem in der Nähe befindlichen Arbeitstisch abstrahlte. Er erkannte, daß eine weitere, von Elektronen unterschiedliche Strahlenart durch die Röhre floß und das auf dem Arbeitstisch befindliche Material zur Fluoreszenz anregte. Er brachte seine Hand in den Strahlengang zwischen Röhre und fluoreszierendem Material und sah den Schattenriß seiner Knochen; er erkannte sofort die Anwendungsmöglichkeiten seiner Beobachtung. Zum Jahresende hatte er seine wichtige Entdeckung, die sich mit den eben entdeckten Röntgenstrahlen beschäftigte, publiziert. Diese Veröffentlichung führte dazu, daß in vielen Krankenhäusern einfach ausgestattete Röntgenabteilungen ihre Arbeit begannen.
Röntgenstrahlen sind bestimmte, elektromagnetische Wellen; sie entstehen, indem man eine Tungsten-Anode mit Elektronen – bei hoher Betriebsspannung – beschießt. Wenn die Elektronen auf die Anode treffen, wird ihre kinetische Energie in Hitze und Strahlung, u.a. auch in Röntgenstrahlung, umgewandelt.
Im medizinisch angewandten Röntgen wird die Tungsten-Anode über/vor dem Patienten plaziert, so daß die Röntgenstrahlen durch den Körper gelangen; die erzeugte Strahlung wird anschließend mit Hilfe eines Detektors gemessen; dieser ist meist ein sog. Röntgenfilm (Abb. 4-2). Da der Röntgenfilm für Röntgenstrahlen empfindlich ist, hängt die Belichtung des Films davon ab, wieviel Strahlung tatsächlich durch den

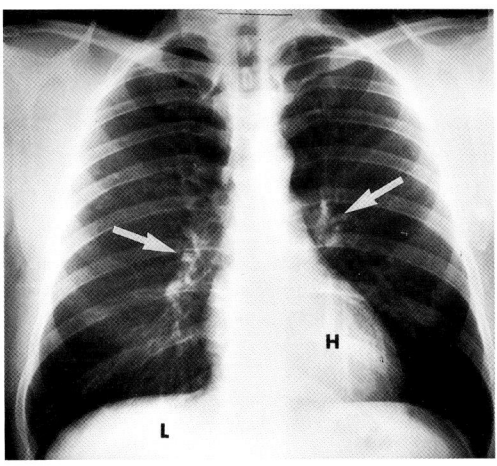

4-1
Thoraxübersichtsaufnahme.

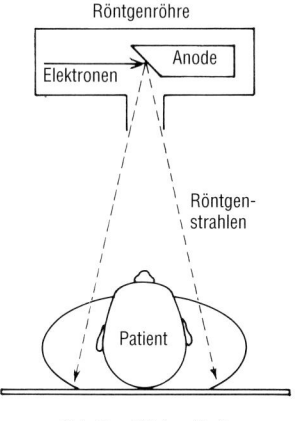

4-2
Konventionelle Radiologie.

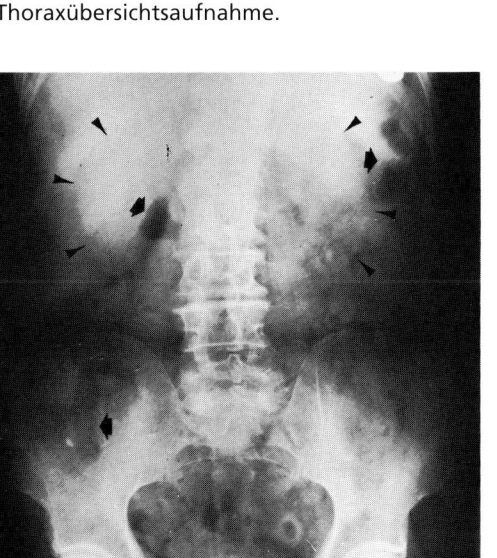

4-3
Abdomenübersichtsaufnahme.

Patienten gelangt und wieviel Strahlung durch verschiedene Körpergewebe absorbiert wird. Luft ist strahlendurchlässig, Knochengewebe und Metall sind röntgendicht. Im Thorax ergibt sich ein guter Kontrast durch die Knochen, die Weichteile sowie die lufthaltigen Lungen; ferner ergibt sich eine klare Darstellung der wichtigsten sich im Thorax befindlichen Organe wie Herz (H), Leber (L) und Lungengefäße (Pfeile) (Abb. 4-1). Im Bauchraum haben jedoch die meisten Organe dieselbe Röntgendichte; wenn man auch in einer Abdomenübersichtsaufnahme (Abb. 4-3) Gasbildung im Dickdarm (breite Pfeile) und Knochen abgrenzen kann, so lassen sich doch nur sehr wenige, zusätzliche Infor-

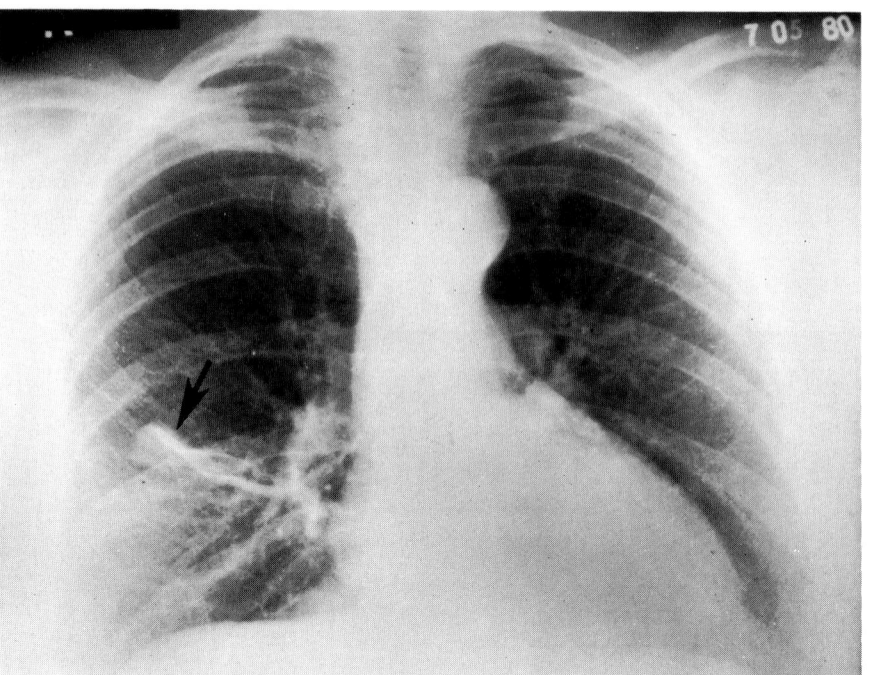

4-4
Thoraxübersichtsaufnahme: Verschattung in der rechten Lunge.

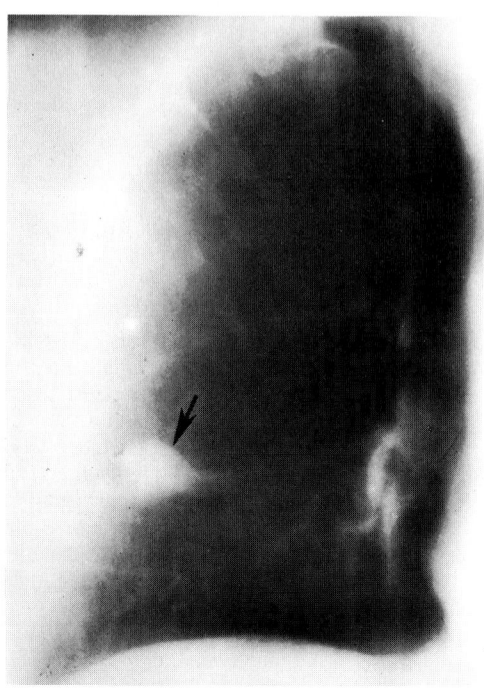

4-5
Tomogramm der Verschattung
aus Abbildung 4-4.

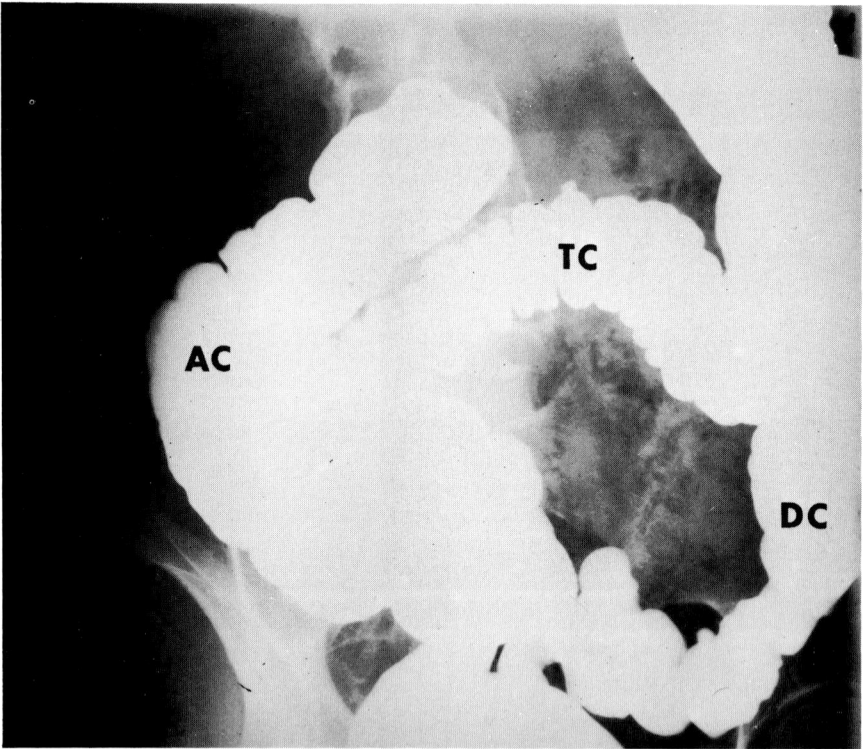

AC

TC

DC

4-6
Abdomenübersichtsaufnahme nach Bariumkontrasteinlauf.

mationen über die Weichteile/Organe erhalten, wenngleich die Nierenkonturen (schmale Pfeile) doch zu sehen sind.

Durchleuchtung

Wenn ein Leuchtschirm den Röntgenfilm ersetzt, wird ein direktes Bild erzeugt. Dieses Verfahren ermöglicht das Studium von Organbewegungen. Heutzutage ist es allgemein üblich, dafür einen Fernsehschirm einzusetzen; man verwendet im allgemeinen ein Verstärkersystem oder einen sog. «Bildverstärker» (Röntgenbildverstärker, Bildwandler), der ein gutes Bild bei Reduktion der Strahlendosis liefert. Man kann das Durchleuchtungsbild anschließend mit Film oder Video aufzeichnen, aber auch über Computer digitalisieren und so die Information aufbewahren (digitale Röntgenverfahren).

Tomographie

Mit Hilfe der Tomographie lassen sich Überlagerungseffekte, die im konventionellen Röntgenbild vorkommen, ausschalten. Röntgenröhre und Röntgenfilm bewegen sich um den Patienten in einem konstanten Abstand hinsichtlich der Betrachtungsebene, die von Interesse ist; diese wird somit als scharfes Bild dargestellt, während die darüber- und darunterliegenden Schichten sich relativ zur Röntgenröhre und zum Film bewegen, wodurch ihr Bild unscharf wird. Der positive Effekt der Tomographie ist somit die Erstellung eines deutlichen Bildes einer einzigen Ebene. Allgemein setzt man die Tomographie bei der Untersuchung des Thorax, der Nieren und des Skelettsystems ein. Studieren Sie die konventionelle Thoraxübersichtsaufnahme der Abbildung 4-4, die eine Verschattung in der rechten Lunge (Pfeil) zeigt. Betrachten Sie nun diesen verdächtigen Befund im Tomogramm (Abb. 4-5); die Fokusebene ist so gewählt, daß man nur die knotige Verschattung deutlich sieht.

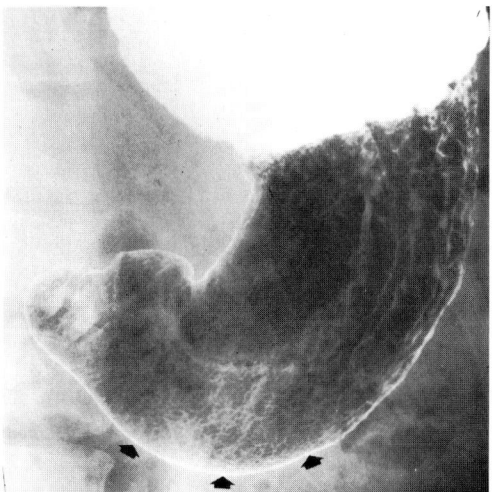

4-7
Doppelkontrastdarstellung des
Magens. Der Patient wurde nach
kranial gekippt, damit sich das
bariumhaltige Röntgenkontrastmittel im Fundus ansammeln
konnte.

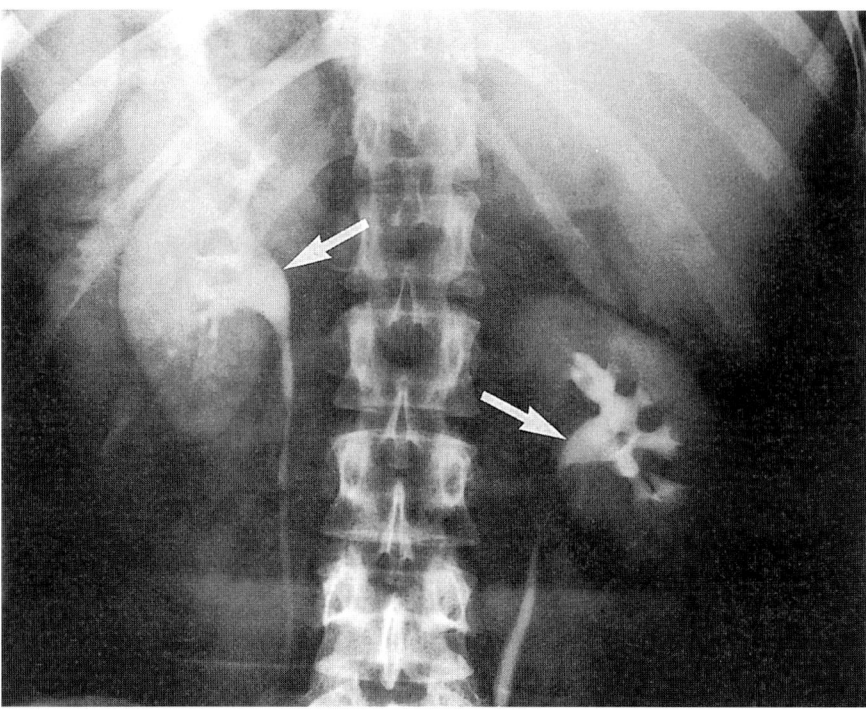

4-8
i.v.-Urogramm.

Röntgenkontrastmittel

Oft ist es unmöglich, viele Organe, insbesondere
im Abdomen, mit Hilfe der konventionellen
Radiologie voneinander abzugrenzen. Dieses
Problem läßt sich durch die Gabe von Kontrastmitteln lösen; Kontrastmittel sind meist Sus-
pensionen mit anorganischen Bariumsalzen zur
rektalen oder oralen Anwendung, oder es sind
organische Verbindungen, die Jod enthalten, zur
intravenösen Applikation. Zur Darstellung von
Ösophagus und Magen läßt man den Patienten
eine Bariumsulfat-haltige Lösung schlucken.
Das Colon kann man auf ähnliche Weise untersuchen, wobei hier das Bariumsulfat-haltige
Röntgenkontrastmittel über das Rectum appliziert wird; beachten Sie, daß das Kontrastmittel
Colon descendens (DC), Colon transversum
(TC) und Colon ascendens (AC) gefüllt hat
(Abb. 4-6). Man kann über das Schleimhautrelief
des Darms noch mehr Informationen gewinnen,
wenn man eine kleinere Menge von Kontrastmittel gibt und anschließend den Verdauungstrakt
durch Luft erweitert; dies ist die sog. Doppelkontrastdarstellung. In Abbildung 4-7 ist der
obere Magenabschnitt eines liegenden Patienten
mit bariumhaltigem Kontrastmittel gefüllt, während im unteren Magenabschnitt eine Mischung
aus Gas und bariumhaltigem Kontrastmittel
Details des Schleimhautreliefs sichtbar macht.
Jodhaltige Kontrastmittel setzt man bei vielen
Anwendungen ein; man kann sie intravenös
applizieren, damit sie über die Nieren ausgeschieden werden (i.v.-Urogramm) (Abb. 4-8).
Das Kontrastmittel reichert sich im Nierenparenchym an und macht so die Niere (verglichen mit Abb. 4-3) röntgendichter; anschließend
wird das Kontrastmittel in das harnableitende
System – Nierenkelche, Nierenbecken, Ureteren
(Pfeile) – ausgeschieden.
Man kann Kontrastmittel auch in ein Gelenk
(Arthrogramm, Abb. 7-31), in den Bronchialbaum (Bronchogramm) oder in die Umgebung

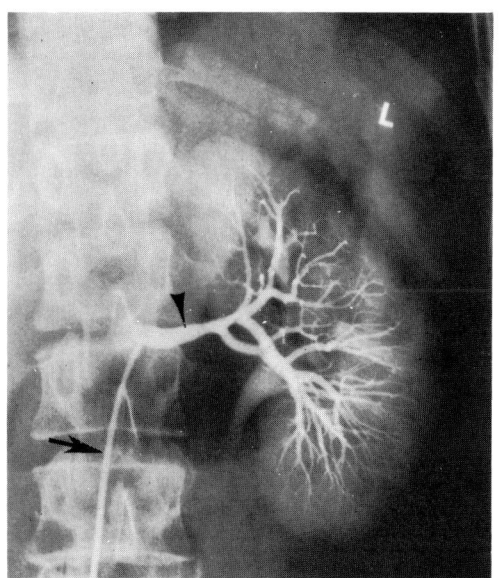

4-9
Arteriogramm der linken Niere.

des Rückenmarks (Myelogramm, Abb. 8-30)
applizieren.
Auch das Studium der Blutgefäße ist möglich,
indem man einen dünnen Katheter in ein geeignetes Gefäß, z.B. in die A. femoralis, einführt
und die Spitze des Katheters zu dem gewünschten Gefäß vorschiebt, in das man dann Kontrastmittel injiziert (Abb. 4-9). Der Katheter (Pfeil)
hat die linke A. renalis (Pfeilspitze) erreicht, und
das Kontrastmittel stellt die feinen, intrarenalen
Gefäße dar. Dieses radiologische Verfahren
nennt man Angiographie; es läßt sich zur Darstellung der Gefäße des Verdauungstraktes oder
des Kopfes und Halses und sogar zur Darstellung der Herzräume einsetzen.

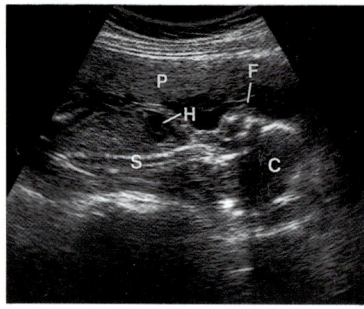

4-10
Sonographie
(Ultraschalldiagnostik).

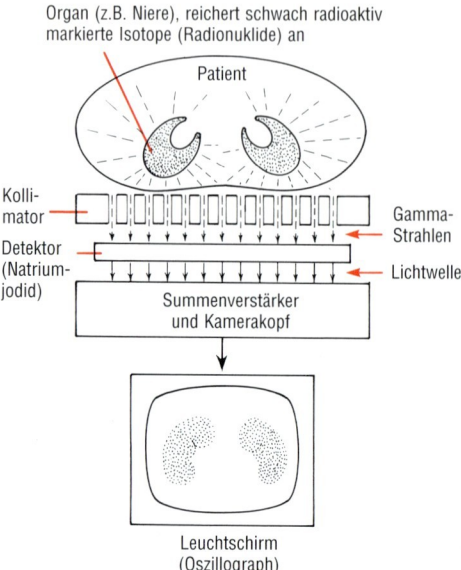

4-12
Szintigraphie.

Sonographie

Ultraschallwellen, die sich in einem Medium ausbreiten, werden teilweise reflektiert, wenn sie auf ein anderes Medium unterschiedlicher Dichte treffen. Dieser Vorgang liefert ein Schallecho, und die Zeit, die dieses Schallecho benötigt, wieder die (ursprüngliche) Schallquelle zu erreichen, gibt die Entfernung der reflektierenden Oberfläche an. Ultraschallverfahren nehmen diese Schallechos auf und analysieren sie. Ian Donald, Professor für Geburtshilfe in Glasgow, erkannte die Bedeutung dieser Technik und entwickelte ein Verfahren, um den schwangeren Uterus und den Fetus zu studieren.

Ultraschall besteht aus hochfrequenten Schallwellen, die nicht mit dem menschlichen Ohr wahrgenommen werden können. Sendet man Ultraschallwellen durch menschliches Gewebe, werden sie an den Gewebegrenzen reflektiert; so wird ein Teil der Ultraschallwellen als Schallecho zurückgeworfen, während sich ein anderer Teil weiter im Körper ausbreitet (Abb. 4-10). Knochen absorbieren Ultraschallwellen nahezu vollständig; daher kann man keine Signale von Knochen bzw. unmittelbar daneben liegenden Strukturen aufzeichnen. Auch aus mit Luft gefüllten (geblähten) Organen kann man keine Signale erhalten. Diese beiden Faktoren zeigen auch klar die Einschränkungen dieses bildgebenden Verfahrens. Dennoch bietet die Ultraschalltechnik den großen Vorteil, daß die eingesetzten Schallenergien keinen Schaden im Körper verursachen und somit der Einsatz in der Gynäkologie zur Überwachung des sich entwickelnden Fetus bedenkenlos möglich ist. In Abbildung 4-11 kann man den Schädel (C), den Rumpf (R), das Gesicht (F), die Wirbelsäule (S), das Herz (H) sowie die Plazenta (P) eines 20-Wochen-alten Fetus abgrenzen. Die Bilder sind Schnittbilder, sie geben einen Schnitt durch den menschlichen Körper in der Ebene der Ultraschallwellen wieder. Neben dem Einsatz der Ultraschalltechnik in der Gynäkologie und Geburtshilfe wird dieses Verfahren auch zur Untersuchung der Nieren, der Leber und der extrahepatischen Gallenwege eingesetzt. In neuerer Zeit hat man Geräte mit einer sich schnell wiederholenden Schallquelle entwickelt; damit ist die Betrachtung der Bewegung verschiedener Organe, wie z.B. der Herzklappen, möglich (real-time-scan).

Szintigraphie

Nuklearmedizin läßt sich allgemein als der Einsatz (schwach) radioaktiver Isotope («Radionuklide») bei Diagnose und Therapie von Krankheiten definieren. Das Interesse von Studierenden der Anatomie wird von dem Teilgebiet der Nuklearmedizin geweckt, das man als «Szintigraphie» bezeichnet; hier kann man eine «Landkarte» der Aufnahme von Radionukliden oder die pathologische Schädigung in einem bestimmten Organsystem mit einem Gerät, das man Gammakamera nennt, darstellen. Die genaue Analyse eines derartigen Bildes (das nicht nur auf morphologischen, sondern auch auf funktionellen Gegebenheiten beruht) wird dann vom diagnostizierenden Arzt eingesetzt, um die Ursache des vom Patienten beschriebenen Problems aufzuhellen.

Geschichtlich betrachtet begann das Verfahren 1896 mit der Entdeckung der Radioaktivität durch den französischen Physiker Antoine Henri Becquerel (1852–1908), danach mit der Entwicklung der radionukleären Tracermethode durch Georg von Hevesy, mit der Entdeckung künstlicher Radionuklide durch Irène Curie und ihren Ehemann Frédéric Joliot und durch die Entwicklung der Gammakamera durch Hal Anger (1958).

Basis der Gammakamera ist ein großer, flacher Szintillationskristall (Jodsalz), der die aus den Radionukliden freigesetzten Gammastrahlen in Lichtstrahlen umsetzt; die Radionuklide wurden vorher einem Patienten intravenös appliziert. Diese Lichtstrahlen treffen eine photosensible Oberfläche und verursachen die Freisetzung von Elektronen. Diese werden durch einen Photo-

4-11
Ultraschallbild des Uterus einer Schwangeren mit einem 20 Wochen alten Fetus.

4-13
Knochenszintigramme von Becken und Wirbelsäule. Man sieht Bezirke mit einer verstärkten Anreicherung der Radionuklide, die die Lage von Knochenmetastasen nachweisen.

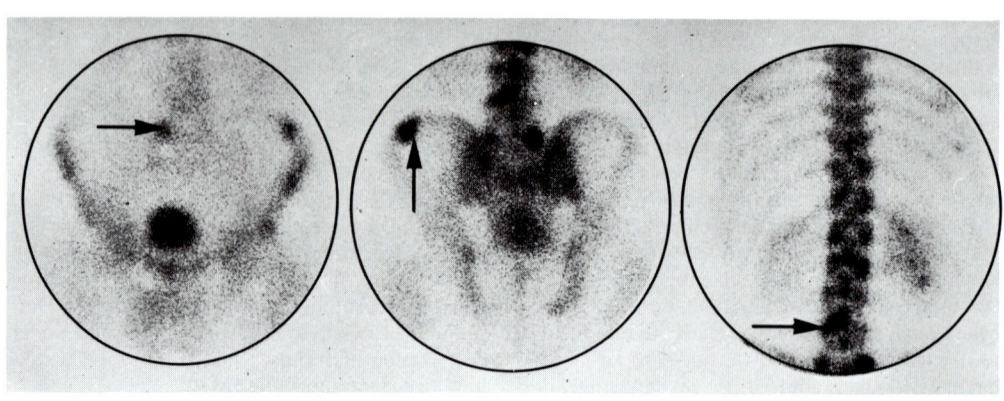

multiplier verstärkt und u. U. in Stromstöße umgewandelt. Diese Stromstöße können zu einem Bild auf einem Bildschirm verarbeitet werden oder in ein Computersystem gespeichert werden (Abb. 4-12).

Zahlreiche Radionuklide werden als sog. «Radiopharmazeutika» eingesetzt. Das wichtigste eingesetzte Radionuklid ist das Technetium-99m. Es ist ein für den Patienten sehr sicheres Radionuklid, was die absorbierte Strahlendosis betrifft; zudem hat es mit 6 Stunden eine vernünftige Halbwertszeit. Andere Radionuklide sind jedoch auch einsetzbar: z. B. Jod-123, Thallium-201, Gallium-67 und Indium-111. Diese Radionuklide koppelt man in der Regel an verschiedene Strukturen, die so gestaltet, daß sie sich in den interessierenden Organen anreichern. So wird z. B. Technetium-99m, das an kolloidalen Schwefel gekoppelt ist, durch Makrophagen phagozytiert und so im retikuloendothelialen System unseres Körpers abgelagert. Technetium-99m-Phosphat wird im Skelettsystem angereichert. Beachten Sie in Abbildung 4-13 die örtlich umschriebene, erhöhte Isotopenanreicherung in der Wirbelsäule und im Becken (Pfeile), die auf Metastasen eines Mammakarzinoms zurückzuführen ist. Jod-123 als Jodsalz wird von der Schilddrüse aufgenommen. Der Nuklearmediziner muß die normale Anreicherung eines derartigen Radiopharmazeutikums in einem bestimmten Organ genau kennen, um so jede Abweichung des normalen Anreicherungsverhaltens so rasch wie möglich zu entdecken. Man kann auch Schnittbilder erstellen, indem man Verfahren, die denen der Emissionscomputertomographie sehr ähneln, einsetzt.

Computergesteuerte Schnittaufnahmeverfahren

Computertomographie (CT)

In den frühen siebziger Jahren entdeckte Godfrey Hounsfield von EMI Ltd. einen Weg, wie man sehr klare, detailgetreue Querschnittsbilder des menschlichen Körpers mit Röntgenstrahlen erhalten kann. Diese Entwicklung wurde als der bedeutendste Fortschritt in der Röntgenologie seit der Entdeckung von Röntgen gewürdigt, und Hounsfield wurde wie Röntgen, das Ehepaar Curie und auch von Hevesy mit dem Nobelpreis ausgezeichnet.

Die Computertomographie ähnelt der konventionellen Radiologie, bei der ein Bündel von Röntgenstrahlen durch den Körper hindurchdringt und man den Teil mißt, der wieder auftaucht. Die Unterschiede zwischen CT und konventionellen radiologischen Verfahren sind, daß man zum einen beim CT ein sehr schmales Strahlenbündel benützt und zum anderen eine Anordnung hochsensibler Photoelektroden anstelle eines Röntgenfilms einsetzt. Das Röntgenstrahlenbündel wird um den Patienten herumgeführt, und man mißt Strahlungsschwächungsprofile von vielen verschiedenen Winkeln. Die Daten (etwa 100000 Meßwerte pro Schnittbild) werden durch einen Computer analysiert, und das ganze Schnittbild wird auf einen Fernsehmonitor übertragen (Abb. 4-14); dabei werden röntgendichte Gewebe, wie z. B. Knochen, in herkömmlicher Art und Weise im weißen Bereich des Spektrums gezeigt.

CT-Bilder sind in der Regel richtige Horizontalschnitte, jedoch kann man auch Frontalschnitte des Kopfes erhalten, wenn man den Patienten entsprechend lagert. Es sind aber auch Computertomogramme verfügbar, die ein sagittales oder frontales Schnittbild aus den Daten aufeinanderfolgender Querschnittsbilder errechnen. Das CT liefert außerordentlich deutliche und sehr detailgetreue Horizontalschnitte ohne jede Überlagerung durch benachbarte Strukturen. So wird es möglich, Organe und nur diskrete Dichteveränderungen, die durch Krankheiten entstehen, zu sehen. Derartige, unmerkliche Dichteveränderungen sind mit herkömmlichen radiologischen Techniken beinahe unmöglich darzustellen. Die Abbildung 4-15 zeigt einen CT-Horizontalschnitt durch das Abdomen, bei dem Nieren (K), Leber (L), Pankreas (P) und Dünndarm (B) klar zu erkennen sind, da sie alle durch Körperfett abgegrenzt sind.

Emissionscomputertomographie

Dieses Verfahren basiert auf denselben Prinzipien wie die Transmissionscomputertomographie, die oben beschrieben wurde. Die einzige Ausnahme besteht darin, daß die Emissionscomputertomographie auf Gammastrahlen beruht, die von einem Radionuklid stammen, das sich in einem Organ angereichert hat, und nicht von durch den Körper geschickten Röntgenstrahlen (Abb. 4-16). In Abbildung 4-17 ist vom knöchernen Thorax Technetium-gekoppeltes Methylen-Diphosphat in der gleichen Weise aufgenommen worden wie in der Bildfolge von Abbildung 4-13. Das Bild 4-17 ist jedoch ein Querschnittsbild, so daß Sie die Radioaktivität des Technetiums im Wirbelkörper (V) (dorsal) und im Sternum (S) (ventral) sehen können. Die Anreicherung innerhalb der linken Thoraxhälfte (Pfeil) ist ein Infarktgebiet des Herzmuskels. Diese Befunde sind in einem konventionellen Szintigramm nicht zu sehen, da sie durch die Aktivität der darüberliegenden Rippen verdeckt würden.

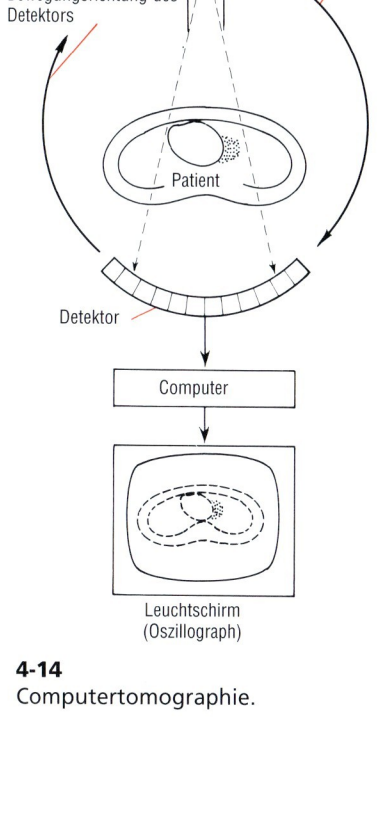

4-14
Computertomographie.

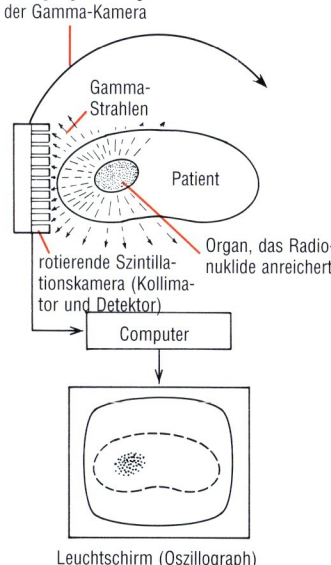

4-16
Emissionscomputertomographie.

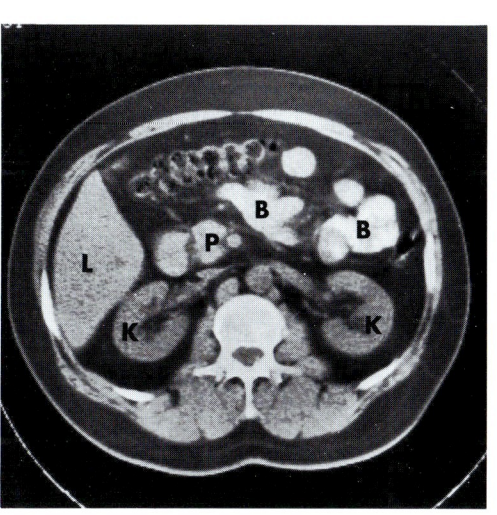

4-15
Computertomogramm des Abdomen.

Magnetresonanztomographie (MR)

Die Magnetresonanztomographie ist ein neues, diagnostisches Verfahren, das auf Radiowellen basiert, die von angeregten Atomen im Körper stammen. Das Phänomen der Magnetresonanz von Atomkernen ist seit einiger Zeit bekannt und wurde durch Sir Rex Richards, Oxford, als ein Mittelwertsverfahren zur biochemischen Bestimmung verschiedener Substanzen entwickelt. In den späten sechziger Jahren wurde dieses Verfahren auch zur Analyse menschlicher Gewebe eingesetzt; das erste MR-Bild wurde von Paul Lauterbur von der New York State University angefertigt.

Der Magnetresonanzeffekt beruht auf der Tatsache, daß Atome eine Ladung tragen und deshalb als kleine Magneten betrachtet werden können. Wenn ein großes Magnetfeld auf den Körper einwirkt, besteht für die Atomkerne die Tendenz, sich in diesem Magnetfeld (entsprechend ihrem magnetischen Kernmoment) auszurichten. Kernspin (= Gesamtdrehimpuls des Kerns) und magnetische Dipolmomente können durch ein Magnetfeld, das in einem Winkel zum Hauptfeld angelegt wird, aus ihren jeweiligen Achsen verschoben werden. Falls das zweite Magnetfeld eine entsprechende Frequenz hat, kann man die Atome in Resonanzschwingungen versetzen. Da ja die Atome eine Ladung tragen, erzeugt jede Schwingung Radiowellen (= elektromagnetische Wellen), die man außerhalb des Körpers aufzeichnen kann. Der interessante Punkt der magnetischen Resonanzkörper besteht darin, daß das Resonanzverhalten der schwingenden Atomkerne von den jeweils sie umgebenden Atomen abhängt, oder anders gesagt, von ihrem chemischen Umfeld. So kann man über die elektromagnetischen Wellen, die man außerhalb des Körpers aufzeichnet, auf die biochemischen Verhältnisse der gerade untersuchten Region schließen.

Der Kernspintomograph sieht annähernd wie ein Computertomograph aus, in dem der Patient auf einer Liege liegt und in eine Röhre hineingeschoben wird, die in diesem Fall ein sehr starker Elektromagnet ist. Man fertigt Schnitte durch die zu untersuchende Region an, und die daraus entstehenden Magnetresonanztomogramme gleichen auf den ersten Blick Computertomogrammen. Das CT basiert jedoch auf der Dichte von Geweben gegenüber Röntgenstrahlen, während Magnetresonanztomogramme einige Eindrücke biochemischer Vorgänge in Geweben wiedergeben. Die Abfolge magnetischer Impulse läßt sich verändern (T1- und T2-Gewichtung), um die elektromagnetischen Wellen aus den verschiedenen Geweben zu verändern; aber sowohl bei T1- als auch bei T2-Gewichtung liefert Fettgewebe (auch gelbes Knochenmark) Signale hoher Intensität (weiß), Muskulatur Signale mittlerer Intensität und Kortikalis von Knochen und Bindegewebe Signale geringer Intensität (schwarz). Unter T2-Gewichtung erzeugt man Signale hoher Intensität aus Flüssigkeiten, die unter T1-Gewichtung Signale geringer Intensität abgeben. Die Abbildung 4-18 zeigt ein Magnetresonanztomogramm durch das Abdomen; man sieht Leber (L), Milz (S), Magen (St) und Lebervenen sowie intrahepatische Gallengänge (Pfeil).

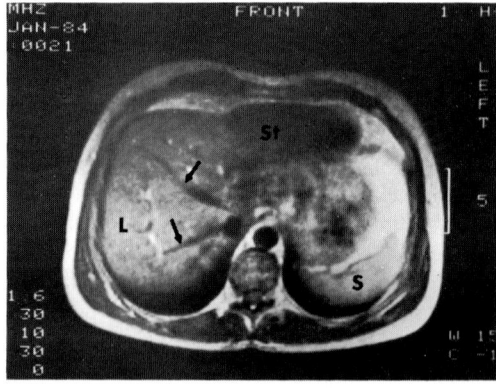

4-18
Kernspintomogramm des Abdomen.

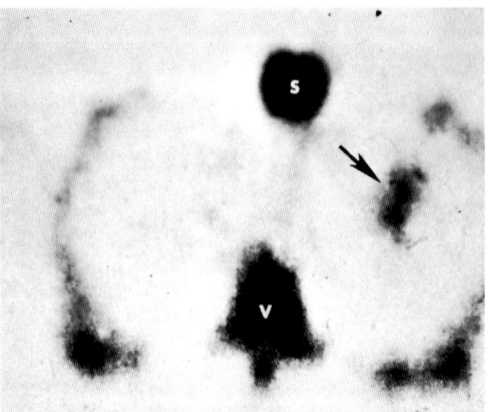

4-17
Emissionstomogramm der Brust. Man sieht eine vermehrte Anreicherung der Radionuklide im Herzmuskel, die die Lage von Schäden der Herzmuskulatur dokumentieren (Infarkt).

Digitale radiologische Verfahren

Bei der digitalen Radiologie wird jedes Bild in eine Matrix von Bildelementen (Pixels) aufgetrennt, und die Dichte eines jeden Pixels wird in ein digitales Signal umgesetzt. Das so digitalisierte Bild wird im Computer gespeichert, kann erneut auf einen Bildschirm geholt, mit Telefon übermittelt und zur besseren Bildauflösung bearbeitet werden. Eines dieser Verfahren ist die digitale Subtraktionsangiographie (Abb. 4-19); hier werden Bilder aus dem Hintergrund von Bildern aus derselben Region nach Kontrastmittelgabe subtrahiert. Dieses Subtraktionsverfahren liefert detailliertere Informationen, als sie durch einen Röntgenfilm möglich wären; es ermöglicht Darstellungen des arteriellen Gefäßsystems nach intravenöser Kontrastmittelgabe, wie sie mit konventionellen, radiologischen Techniken unmöglich wären. Die digitale Subtraktionsangiographie vermeidet außerdem die Risiken einer intraarteriellen Injektion von Kontrastmitteln und benötigt keine teuren, silberbeschichteten Röntgenfilme.

Farbkontrastdopplersonographie

Wenn sich eine Wellenbewegung von einem Wellenzentrum radiär ausbreitet, kommt es zu einer Frequenzänderung der Welle: dem Doppler-Effekt. Dieses physikalische Prinzip kann man benützen, um sich bewegende Strukturen, wie etwa strömendes Blut in peripheren Gefäßen, zu untersuchen. Sonden geben Ultraschallwellen definierter Frequenz ab. Das Signal wird vom Körper reflektiert und durch den Empfänger wieder aufgenommen; es besteht aus der ausgesandten (definierten) Frequenz (dieser Teil beruht auf Schallwellen, die von ruhenden Objekten stammen) und aus Doppler-veränderten Frequenzen, die von sich bewegenden Objekten herrühren. Man kann nun die Doppler-veränderten Frequenzen herausfiltern, nach dem Ausmaß der jeweiligen Frequenzänderung sortieren und aufzeichnen. Diese Information läßt sich anschließend auf einem Farbmonitor darstellen, wobei die Gefäße in unterschiedlichen Farben wiedergegeben werden. Man braucht eine initiale Farbkontrastdopplerdarstellung (Abb. 4-20a) zum einen, um die zu untersuchenden Gefäße zu orten (im vorliegenden Bild die A. femoralis), zum anderen, um die Strömungsrichtung zu bestimmen. Die graphische Darstellung zeigt die vorwärts gerichtete Strömungsgeschwindigkeit während einer Systole und die kleine, nach rückwärts gerichtete Strömung während einer Diastole. Dieses bildgebende Verfahren wird oft zur Beurteilung von Situationen eingesetzt, bei denen der Durchfluß eingeschränkt (Stenose) oder erhöht (Tumorgefäßneubildung) ist.

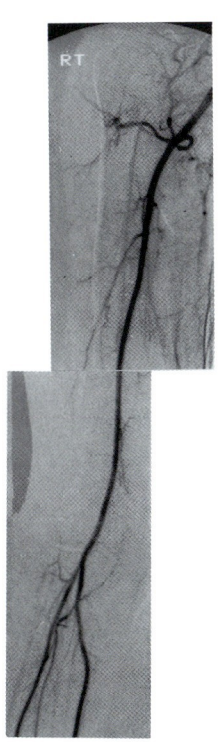

4-19
Digitales Subtraktionsangiogramm (DSA) der wichtigen Arterien von Oberarm und Unterarm.

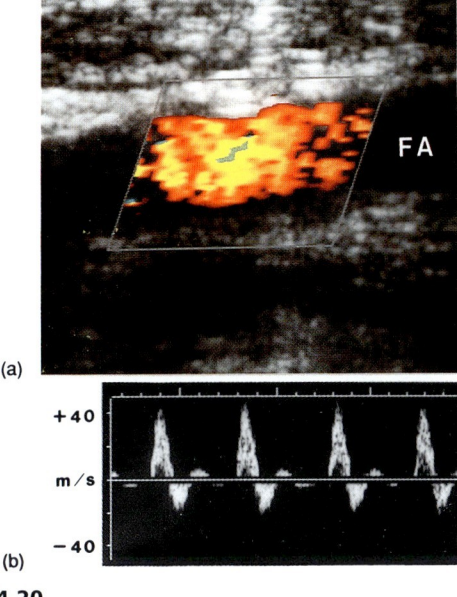

(a)

(b)

4-20
(a) Farb-Doppler-Ultraschall-Bild einer gesunden A. femoralis (FA); (b) Signale der Ultraschall-Doppler-Methode.

5. Entwicklung des aktiven und passiven Bewegungsapparates

Warum soll man die embryologischen Vorgänge unseres Körpers kennenlernen? Dafür gibt es mehrere Gründe: mit Hilfe der Embryologie können wir verstehen, auf welche Weise – während der einzelnen Entwicklungsstadien – die Anordnungen von Geweben und Zellen beim Erwachsenen zustandekommen; aus der Embryologie läßt sich leichter die Ätiologie angeborener Mißbildungen verstehen; die Embryologie deckt auch Grundprinzipien des Verhaltens von Zellen auf, durch die regelhafte, aber auch pathologische Prozesse – wie etwa bei kanzerogenen Prozessen – gesteuert werden.

Einige grundlegende embryologische Konzepte

Unsere Körper lassen sich als Klone von Zellen betrachten, die alle von einer einzigen Zelle, der befruchteten Eizelle, abstammen. Alle unsere Zellen haben identisches, genetisches Erbgut (DNA), doch es besteht eine enorme Variationsbreite in den jeweiligen Zellcharakteristika in den verschiedenen Körperregionen; diese enorme Variationsbreite prägt sich während der embryologischen Entwicklung. So besteht unser aktiver und passiver Bewegungsapparat z. B. aus charakteristischen Geweben, wie etwa Muskulatur, Knochengewebe, Epidermis, Dermis sowie Blutgefäßen. Die Unterschiede der Gewebe müssen sich durch die unterschiedliche Expression bestimmter, gewebetypischer Gene ausprägen. Die Entwicklung muß deshalb eine derartige spezifische Genexpression beeinflussen. Aber die Komplexität unseres Körpers hört nicht auf der Ebene der makroskopischen Unterschiede von Zellverbänden auf, durch die verschiedene Zellarten charakterisiert sind. Diese Zellen sind auch in charakteristischen Mustern zusammengefügt. Unterschiede und Übereinstimmungen zwischen unseren oberen und unteren Extremitäten unterstreichen dies deutlich. Beide Extremitäten bestehen aus denselben Zellarten, in etwa sogar in derselben proportionalen Verteilung; doch obere und untere Extremität unterscheiden sich so voneinander, daß jeder Student im ersten Semester die eine von der anderen sehr wohl unterscheiden kann.

Die embryonale Entwicklung läßt sich somit als Ergebnis zweier grundsätzlicher Prozesse ansehen: zum einen der **Differenzierung**, wodurch die Verschiedenheit der Zellen verwirklicht wird, und zum anderen der **Morphogenese**, durch die sich die Grundmuster ausbilden. Um die Entwicklungsprozesse zu verstehen, müssen wir beide Vorgänge – Differenzierung und Morphogenese – betrachten. Nach einer embryologischen Periode, in der sich die Zellvielfalt und grobe, makroskopische, morphologische Muster ausbilden, unterliegen die einzelnen Körperabschnitte weiteren Umstrukturierungen, aus denen dann die endgültige Gestalt, die Gestalt des Erwachsenen, hervorgeht. Diese Umgestaltungsprozesse enthalten die Drehung der Extremitätenknospen, die sich unterschiedlich bei oberer und unterer Extremität vollzieht, die Verfestigung der knöchernen Elemente (Osteogenese) sowie die Ausbildung der Finger/Zehen; bei letztgenanntem kommt es zum Absterben von Zellen, die zwischen den Zellen liegen, die später Finger und Zehen bilden werden.

Ursprung der Gewebe, die den aktiven und passiven Bewegungsapparat bilden

Alle embryonalen Gewebe stammen von drei ursprünglichen Zellschichten ab, die sich während der ersten beiden Entwicklungswochen ausbilden. Man bezeichnet sie als **Ektoderm** (eine oberflächliche Zellschicht, aus der sich die Epidermis der Haut und das gesamte Nervengewebe entwickeln), als **Mesoderm** (aus dieser Zellschicht entwickeln sich die meisten inneren Organe, aber auch Muskeln, Dermis, Kreislaufsystem usw.) sowie als **Entoderm** (aus jener Zellschicht geht das Epithel des Verdauungstraktes und der meisten damit in Verbindung stehenden Organe hervor).

Paarige mesodermale Anlagen, **Somiten** genannt, liegen beidseits des embryonalen Achsenorgans (Abb. 5-1, 5-2). Jeder Somit beginnt als Rosette, der dann die ursprüngliche Rosettenstruktur verliert und sich in zwei Zellhaufen untergliedert. Der erste Zellhaufen ist das ventromedial gelegene **Sklerotom**; dessen Zellen ordnen sich in der Umgebung der späteren Wirbelsäule an und initiieren die Entwicklung des Achsenskeletts (Wirbelsäule und Rippen) (zur Entwicklung der Wirbelsäule siehe S. 147). Dorsolateral bleibt der Somit längere Zeit ein Epithel; dieser Bereich wird als **Dermomyotom** bezeichnet. Aus dessen lateral gelegenem Anteil werden einige Zellen sehr aktiv und dringen in die Extremitätenknospen ein, um Skelettmuskulatur und wahrscheinlich auch die Dermis zu bilden; aus dem dorsalen Abschnitt des Dermomyotoms bildet sich das **Myotom**, aus dem sich die paraxial gelegene Muskulatur entwickelt.

Bildung der Extremitätenknospen

Die Extremitäten sind erstmals beim menschlichen Embryo als zwei Paare von **Extremitätenknospen** nach vier Schwangerschaftswochen zu sehen. Zu diesem Zeitpunkt hat der Embryo eine Scheitel-Steiß-Länge von 4 mm und besteht bereits aus einer Vielzahl von Gebilden (Abb. 5-1). Die Extremitätenknospen entstehen als paarige Aussprossungen (Ausstülpungen) des Ektoderms und der darunterliegenden lateralen Gewebsplatte von Mesoderm. Das Ektoderm, das die Extremitätenknospe bedeckt, initiiert die Epider-

5-1
Schematische Darstellung (a) eines Längsschnittes (entlang der punktierten Linie der Abb. 5-1b) und (b) eines Horizontalschnittes durch einen Embryo in einem frühen Entwicklungsstadium. Man sieht Somiten und andere wichtige mesodermale Strukturen. Die Anlage der linken oberen Extremität ist nicht dargestellt.

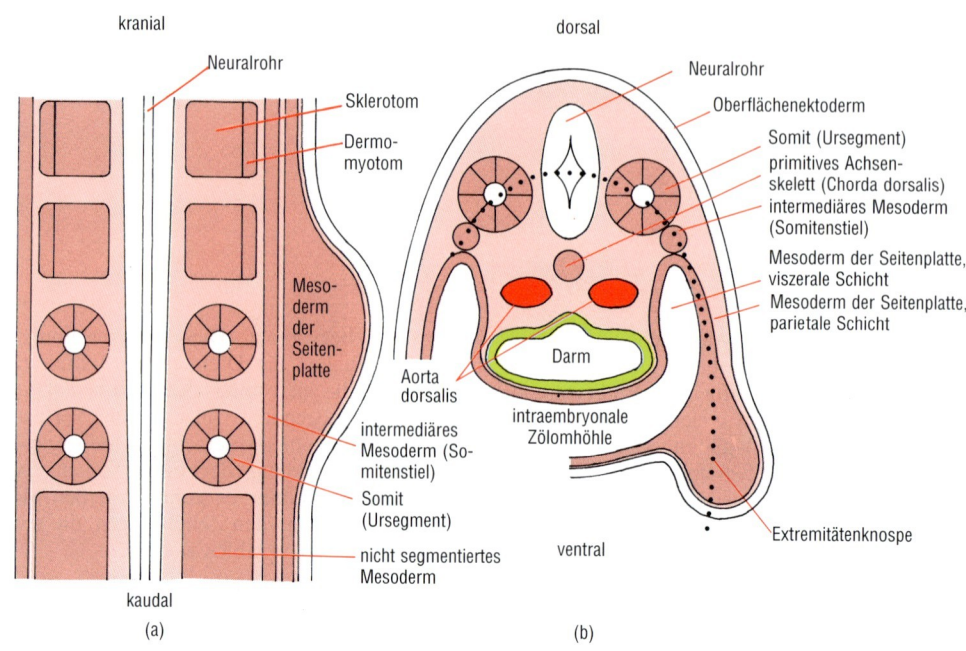

5-2
Schematische Darstellung eines Embryo in einem frühen Entwicklungsstadium. Die Myoblasten wandern aus den Dermomyotomen in die Extremität, wo sie ventrale (Flexoren) und dorsale Muskelanlagen (Extensoren) ausbilden. Die motorische Innervation aus dem Vorderwand-Bereich des Neuralrohrs zieht jeweils durch die kraniale Hälfte eines Sklerotoms; dort vereinigt sie sich mit sensiblen Nervenzellfortsätzen (aus dem Spinalganglion der Hinterwurzel) sowie mit Fortsätzen von Nervenzellen aus der Neuralleiste. Andere Zellen der Neuralleiste entwicklen sich zu Melanozyten und wandern nach dorsal zu den Somiten. Aus dem Oberflächenektoderm bilden sich Haut, Haare, Nägel sowie Schweiß- und Talgdrüsen.

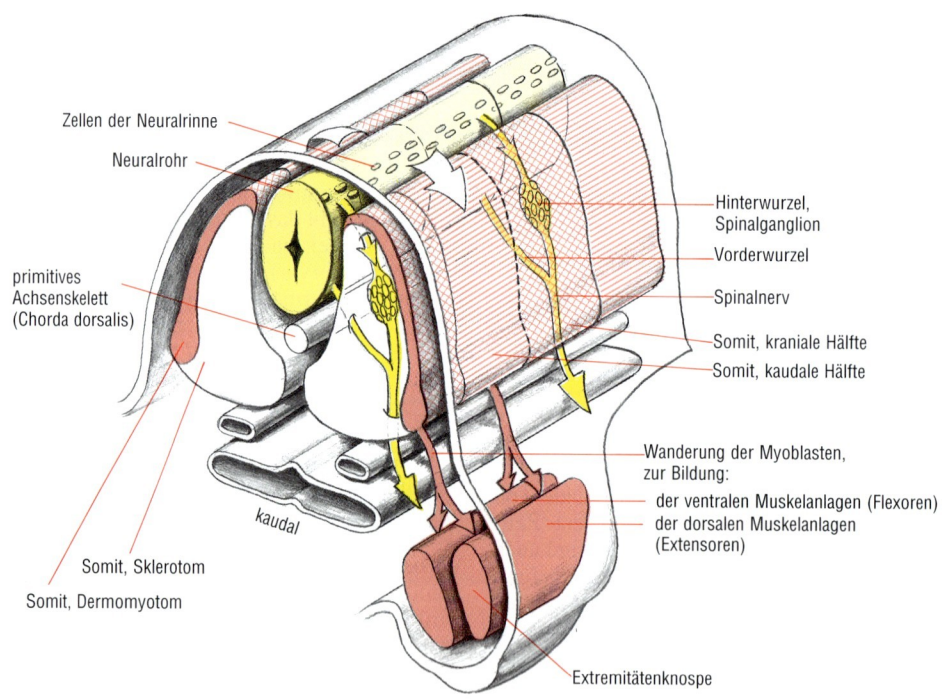

misbildung der Haut; das Mesoderm initiiert im frühen Stadium der Extremitätenknospe die Bildung der Knochen, des Gelenkknorpels und der Blutgefäße in den jeweiligen Extremitäten. Muskeln und Dermis bilden sich aus Mesoderm, das aus den lateralen Abschnitten des Dermomyotoms in die Extremitätenknospe einwandert.

Auch die nervale Versorgung der Extremität entsteht außerhalb der Extremitäten. Zellen aus dem ventrolateralen Abschnitt des sich entwickelnden Rückenmarks (**Neuralrohr**) bilden Axone, die in die Extremitätenknospe einsprossen, um die Muskulatur zu innervieren (Motoneurone). Eine weitere Zellpopulation aus dem Neuralrohr gliedert sich am dorsalen Rand des Neuralrohrs ab und wird als **Neuralleiste** bezeichnet. Diese Zel-

len der Neuralleiste wandern in viele Richtungen des Embryos und sind dabei an verschiedensten Strukturen des Embryos beteiligt, wie etwa am Schädeldach (Neurocranium) und am Gesichtsschädel, an der Haut (Melanozyten), an den Spinalganglien der sensiblen Hinterwurzel, am gesamten vegetativen Nervensystem, am Nebennierenmark sowie an den meisten Schwann-Zellen (Gliazellen), die die (markhaltigen) peripheren Axone umgeben. An jeder Seite des Neuralrohrs entwickeln sich Zellen der Neuralleiste zu Zellen der Spinalganglien. Derartige Spinalganglionzellen lassen Axone auswachsen, die sowohl nach zentral in den hinteren Anteil des Neuralrohrs Anschluß finden (und so die Hinterwurzel bilden), als auch nach distal in die Extremität und in andere Zielregionen hineinwachsen und so die sensible Innervation aufbauen (Abb. 5-2). Viele Beweise für derartige Annahmen sind aus klassischen Experimenten gewonnen worden, bei denen man Neuralleistenzellen eines Hühnerembryos durch (gut unterscheidbare) Neuralleistenzellen eines Wachtelembryos ersetzte.

Die Entwicklung der Strukturen

Es ist durchaus wichtig, sich klarzumachen, daß die Strukturanordnung der verschiedenen Baueinheiten in der Extremität (wie die Form der individuellen Muskeln, Form und Anzahl der knöchernen Elemente usw.) in keinem Abschnitt der Extremitätenknospe davon bestimmt ist, welche Zellen (Zelltyp) es sind und woher diese Zellen kommen (Herkunft der Zellen); vielmehr wird diese Strukturanordnung ausschließlich von der Lage bestimmt, an der diese Zellen sich selbst befinden und von welchen Strukturen sie dabei unmittelbar umgeben sind. Wenn man nun irgendwelche zwei Somiten durch einen Transplantationseingriff austauscht, kann jeder der Somiten die entsprechenden Muskeln innervieren, und es entwickelt sich eine ganz normale Extremität. Experimente, die eine operative Entfernung oder eine Transplantation bestimmter Abschnitte enthalten, sind deshalb geeignet, herauszufinden, welche – wenn überhaupt – Abschnitte einer Extremität zur Ausgestaltung der Strukturanordnung dieser Bauelemente unersetzlich sind.

Eine sich entwickelnde Extremität hat drei Achsen; jede dieser Achsen wird offensichtlich von einem anderen Mechanismus gesteuert, durch den wiederum die entsprechende Struktur festgelegt wird. Die **proximal-distal** verlaufende Achse (Schulter – Fingerspitzen / Hüfte – Zehenspitzen) beeinflußt einen Mechanismus, der offensichtlich die zeitliche Abfolge festlegt und so unterschiedliche Richtungen der Entwicklung in verschiedenen Ebenen spezifiziert. Die **prä-/postaxial** verlaufende Achse (radio-ulnare

Achse, tibiofibulare Achse) beeinflußt offenbar die Tätigkeit einer bestimmten, signalgebenden Region; diese ist in der oberen Extremität nahe dem ulnaren Rand der Extremitätenknospe lokalisiert. Beim Mechanismus, durch den sich die **Extensor-Flexor-Achse** entwickelt, liegt noch vieles im dunkeln.

Proximal-distale Polarität

Neuere Forschungsergebnisse lassen vermuten, daß die Ausprägung der proximal-distalen Polarität durch zwei exakt umschriebene Regionen an der Spitze der sich entwickelnden Extremitätenknospe bestimmt wird. An der Spitze der Extremitätenknospe befindet sich eine Leiste, eine Verdickung des Ektoderms, die um die äußere Kontur der Extremitätenknospe läuft. Man bezeichnet diese Struktur als **apikale ektodermale Randleiste** (Abb. 5-3, 5-4); sie ist für die kontinuierliche Aussprossung der Extremität notwendig. Wenn man diese apikale ektodermale Randleiste entfernt, ist die sich entwickelnde Extremität nur als Stumpf ausgeprägt, wobei die Länge des Stumpfes mit dem Operationszeitpunkt gut korreliert: je später der Eingriff, desto distaler liegen die Strukturen, die sich gerade noch anlegen.

Unmittelbar unter der apikalen ektodermalen Randleiste findet sich in der Extremitätenknospe Mesenchym; diese Mesenchymzellen sind eine sehr teilungsaktive Zellpopulation und bilden die sog. **Progressionszone** (Abb. 5-3). Diese liefert Zellen für die wachsende Extremitätenknospe. Die apikale ektodermale Randleiste wird als Nachschubbasis für die Progressionszone gebraucht. Wenn man Zellteilungen innerhalb der Progressionszone verhindert, kommt es zu ähnlichen Stumpfbildungen an der Extremität, wie man sie nach Entfernung der apikalen ektodermalen Randleiste sehen kann. Zellen, die aus der Progressionszone hervorgehen, bestimmen offenbar die Zeit, die sie in dieser Progressionszone verweilen; sie benützen diese Information offensichtlich, um ihre eigene proximal-distale Position festzulegen; wie dies jedoch geschieht,

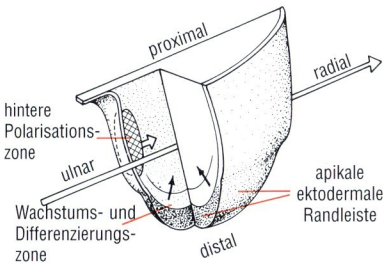

5-3
Die Extremität wächst von proximal nach distal. Die apikale, ektodermale Randleiste induziert den unmittelbar darunter (im Mesenchym) ablaufenden Wachstums- und Differenzierungsprozeß. Wenn die Zellen diese Wachstums- und Differenzierungszone verlassen, wird dadurch eine von proximal nach distal gerichtete Achse festgelegt. Die hintere Polarisationszone im ulnaren Randbereich einer oberen Extremitätenknospe ist für die radio-ulnare Polarität verantwortlich.

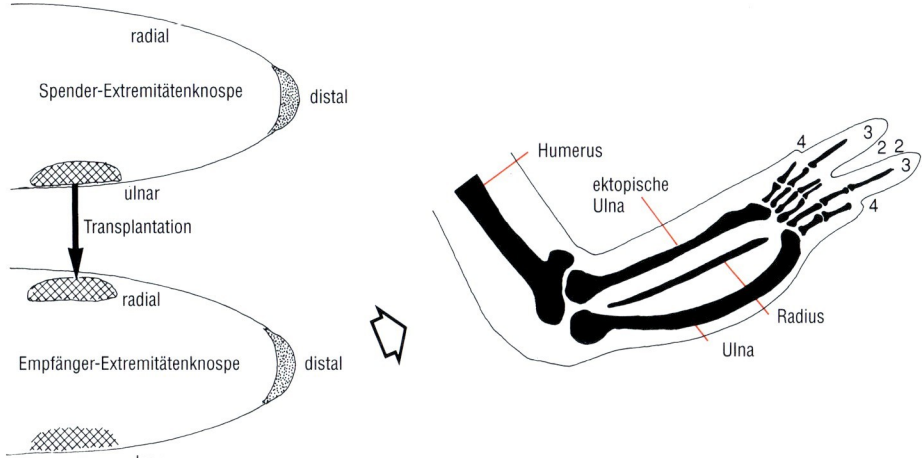

5-4
Experimentelle Transplantation einer zweiten, hinteren Polarisationszone in den radialen Rand einer sich entwickelnden Extremität beim Hühnerembryo: es kommt zur Ausbildung von symmetrisch duplizierten, distalen Skelettelementen einer oberen Extremität.

liegt noch völlig im dunkeln. Angeborene Miß-bildungen können die proximal-distale Achse beeinflussen. Bei einer **Phokomelie** z. B. (dies ist eine Mißbildung, die u. a. dadurch entsteht, daß eine Schwangere in bestimmten Stadien der Schwangerschaft das Medikament Thalidomid erhalten hat) entwickeln sich die distalen Extremitätenstrukturen (Finger) vorzeitig, und die proximalen Strukturen sind zerstört. Somit sind die Finger direkt mit der Schulter verbunden.

Prä-/postaxiale Polarität

Das meiste, was wir über die Entwicklung der Extremitäten wissen, bezieht sich auf diese Achse. Durch Transplantationsexperimente am Hühnerembryo (Abb. 5-4) konnte man eine Region nahe dem postaxialen Rand (ulnar an der oberen Extremität) definieren; diese Region ist für die Polarisierung der gesamten prä-/postaxialen Ausdehnung der Extremität verantwortlich. Man nennt sie **hintere Polarisationszone**. Falls eine andere Zone nach prä-axial verpflanzt wird, duplizieren sich alle jene Extremitätenstrukturen entlang dieser Achse, die sich (normalerweise) nach der durchgeführten Transplantation entwickeln. So läßt sich eine spiegelbildliche Verdopplung aller Finger durch ein derartiges Transplantat auslösen (wenn man den kleinen Finger mit «5» und den Daumen mit «1» beziffert, kann man folgendes Muster finden: 543212345). Ähnliche Verhältnisse kommen beim Menschen spontan vor; man bezeichnet sie dann als **Polydaktylie**. Sie lassen sich in einigen Fällen u. U. auf das Vorhandensein einer zweiten, ektopischen Zone der Polarisationsaktivität am proximalen Rand (hintere Polarisationszone) zurückführen.

Man nimmt an, daß aus der sog. hinteren Polarisationszone ein Molekül mit Signalcharakter freigesetzt wird, das uneingeschränkt über die gesamte Breite der Extremitätenknospe diffundiert. Die jeweilige Molekülkonzentration könnte die Mesenchymzellen der Extremitätenknospe darüber informieren, wie weit sie vom proximalen Rand entfernt sind. Vitamin A oder ein Derivat des Vitamin A könnte u. U. direkt an diesem signalgebenden Prozeß beteiligt sein; doch die genauen Zusammenhänge dieser Vorgänge sind bis jetzt noch nicht entschlüsselt.

Extensor-/Flexor-Polarität

Abgesehen vom Ursprung der Muskeln, die Extensoren- und Flexorenlogen aufbauen, wissen wir nur sehr wenig über diese Achse. Sobald sich die späteren Muskelzellen aus dem Dermomyotom des Somiten (siehe oben) abgliedern und die Extremitätenknospe erreichen, teilen sie sich in zwei Gruppen – eine **dorsale** und eine **ventrale Muskelanlage**. Die dorsale Muskelanlage initiiert die Streckermuskulatur (Extensoren), die ventrale Muskelanlage die Beugermuskulatur (Flexoren). Wie die weitaus komplexeren Strukturen entlang dieser Achse letztendlich entstehen, muß noch genauer erforscht werden.

Verfeinerung der Grundmuster

Bildung der neuronalen Verknüpfung

Die **motorische Innervation** der Extremitäten gestaltet sich aus Axonen, die aus dem Bereich der Vorderwurzel des Neuralrohrs aussprossen (Abb. 5-2). Wenn sie zu sehen sind, untergliedern sich die Axone in individuelle Nervenstämme, da sie nur durch die kranialen Hälften von benachbart liegenden Stämmen wachsen können (Abb. 5-2). Sobald die Axone aus dem Somiten hervortreten, orientieren sie sich in einer Ebene und gruppieren sich um, um so die Extremitätenplexus zu bilden. Anschließend wachsen die Nerven zu den entsprechenden Muskeln, die sie offensichtlich entsprechend ihrer Lage in der Extremität erkennen. So werden im allgemeinen Muskeln (wie etwa der M. biceps brachii), die sich nahe der Radialseite der oberen Extremität entwickeln, von mehr kranial lokalisierten, motorischen Nerven innerviert; dies ist gegensätzlich zu jenen Muskeln, die sich mehr kaudal entwickeln (wie etwa der M. triceps brachii). Generell erfolgt die Innervation der Extremitätenmuskeln in etwa in einer proximaldistalen und in einer kranio-kaudalen Abfolge. Proximal gelegene Muskeln (wie z. B. Schultermuskeln, Oberarmmuskeln; C5–7) werden somit früher und durch mehr kranial gelegene motorische Vorderwurzeln als distal gelegene Muskeln innerviert (z. B. kleine Handmuskeln; C8–Th1) (S. 88 und 89). Die nachfolgend ablaufende Rotation der oberen Extremitätenknospen (siehe unten) verschleiert teilweise diese Anordnung.

Neben dieser offenbar einfachen topographischen Zuordnung sind individuelle motorische Vorderwurzeln imstande, ihre entsprechenden Muskeln aufzufinden. Wenn man einen kleinen Abschnitt des sich entwickelnden Neuralrohrs

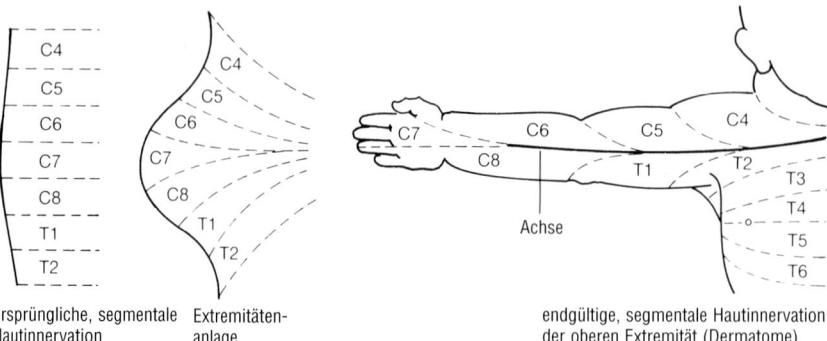

5-5
Entwicklung der segmentalen, sensiblen Innervation (Dermatome) an der Haut der oberen Extremität.

ursprüngliche, segmentale   Extremitäten-
Hautinnervation   anlage

endgültige, segmentale Hautinnervation
der oberen Extremität (Dermatome)

um seine kranio-kaudale Achse dreht, innervieren Axone, die nun vom kaudalen (ursprünglich kranialen) Abschnitt des gedrehten Neuralrohrteils hervorgehen, immer noch Muskeln, die kranialwärts in der Extremität (z.B. an der radialen Seite) liegen, und jene Axone, die nun mehr kranial (ursprünglich kaudal) hervorgehen, suchen sich eher kaudal gelegene Zielgewebe (z.B. an der ulnaren Seite). Dieser experimentelle Ansatz zeigt, daß individuelle motorische Vorderwurzeln definierte Schlüsselpositionen besitzen; diese erlauben es ihnen, ihre entprechenden Zielgewebe aufzufinden. Man hat die diesen derart auffälligen Verhaltensmustern zugrundeliegenden Mechanismen bis heute noch nicht entschlüsselt. Die **sensible Innervation** der Extremitäten folgt offensichtlich ähnlichen Gesetzmäßigkeiten. Die Spinalganglien der Hinterwurzel, die aus der Neuralleiste abstammen, entwickeln sich ebenfalls in der kranialen Hälfte eines jeden Somiten. Sie entsenden aus diesen Bereichen sensible Axone in Richtung Extremität, um das am nächsten gelegene Hautareal zum Zeitpunkt der Aussprossung des Axons zu innervieren. Dieser Sachverhalt läßt sich an der oberen Extremität sehr einfach darstellen, wo die sensiblen Dermatome (Abb. 5-5, Abb. 6-100) den Umrissen der oberen Extremität wie folgt folgen: prä-axial; distal-axial und postaxial. An der unteren Extremität läuft derselbe Prozeß ab, aber die endgültige Anordnung ist durch die Rotation der unteren Extremitätenknospe komplexer, denn durch den Rotationsvorgang entsteht eine spiralförmige Anordnung der sensiblen Dermatome (Abb. 7-99).

Bildung der Finger; die Rolle des Zelltodes

In frühen Stadien der Extremitätenentwicklung hat der distale Teil der Extremitätenknospe ein flaches, scheibenförmiges Aussehen. Aus dieser «Scheibe» entwickeln sich die Finger durch zwei wichtige Entwicklungsprozesse. Das Grundmuster der Skelettelemente der Finger bildet sich im Mesenchym innerhalb der Gewebsscheibe aus, indem sich Mesenchymzellen aus der lateralen Mesenchymplatte kondensieren. Zur gleichen Zeit unterliegen die Bereiche, die zwischen den späteren Fingern angeordnet sind, einem «programmierten» Zelluntergang (Zelltod). (Bei Tierspezies wie den Enten, bei denen man zwischen den Fingergliedern häutige Membranen findet, ist der Zelltod in diesen Bereichen stark reduziert.) Einige Formen von Beispielen menschlicher Mißbildungen, die man **Syndaktylie** (Fusion von Fingern) nennt, lassen sich auf gestörte Abläufe der Gesetzmäßigkeiten dieses Zelltodes in den interdigitalen Räumen zurückführen.

Entwicklung der Gefäßversorgung an den Extremitäten

In jeder Extremität entwickelt sich im Mesenchym eine primäre, in der Achse der Extremität orientierte Arterie; diese versorgt ein primitives Kapillarbett. Der Hauptstamm der oberen Extremität bildet sich aus dem vierten Aortenbogen und der sechsten Intersegmentalarterie; aus ihr werden sich die endgültige A. subclavia, A. axillaris, die Oberarmarterien und – weiter distal – die A. interossea anterior sowie der Arcus palmaris profundus entwickeln. An der unteren Extremität entsteht die primäre, in der Achse der Extremität orientierte Arterie aus der A. umbilicalis und begleitet den N. ischiadicus. Die A. iliaca externa und deren Fortsetzung, die A. femoralis, entwickelt sich davon unabhängig aus der A. iliaca communis und liefert so einen neuen Versorgungsstrang für die untere Extremität; diese neue, weitere Versorgungsstraße anastomosiert mit dem ursprünglichen Versorgungsweg und übernimmt u.U. den größeren Teil der Versorgung der unteren Extremität.

Venen und Lymphgefäße entwickeln sich ebenfalls in den Extremitäten und bilden so ein tiefes Gefäßsystem, das parallel der Hauptarterien verläuft, sowie ein oberflächliches Gefäßsystem, welches im subkutanen Bindegewebe liegt und das u.U. in die tiefen Gefäße mündet.

Chondrogenese, Osteogenese und die Grundmuster der Extremitätenknochen

Die Knochen der Extremitäten entwickeln sich im Mesenchym der Extremitätenknochen; dabei bilden die Mesenchymzellen ein Modell für jeden Knochen. Es folgt die Chondrogenese, in deren Verlauf sich die Mesenchymzellen zu Knorpelzellen differenzieren. Der Prozeß der Knochenbildung (Osteogenese) läßt dann die Knochen aus diesen Knorpelmodellen entstehen (Ersatzknochenbildung = enchondrale Ossifikation) (Kap. 2 und Bucher/Wartenberg: Cytologie, Histologie und mikroskopische Anatomie).

Die Rotation der Extremitäten

Im späteren Entwicklungsstadium unterliegen die Extremitätenknospen komplexen Rotationsvorgängen und – im Falle der oberen Extremität – einem Abstieg, weg von der Körperachse. Die oberen Extremitäten rotieren nur leicht, und deshalb geben die sensiblen Dermatome immer noch die ursprüngliche Anordnung der sensiblen Innervation wider. Trotzdem läßt sich die Rotation an der Position von Radius und Ulna sowie von der Hand deutlich ablesen, da diese Körperteile um etwa 60° nach lateral, bezogen auf den Humerus, gedreht sind. An den unteren Extremitäten ist die Rotation und die Aussprossung weitaus deutlicher zu sehen, und die sensiblen Dermatome zeigen deshalb ein spiralförmiges Grundmuster. Die ursprüngliche sensible Innervation der unteren Extremitätenknospen mit prä- und postaxialen Elementen wird zwar beibehalten, aber die Vorderfläche des Oberschenkels (Extensormuskulatur) kommt beim Embryo nach vorne, und die (prä-axial gelegene) Großzehe kommt nach kaudal zu liegen.

Die Rotation der unteren Extremitäten ist in unserer Evolution ein noch relativ junger Vorgang und eine Anpassung an unseren aufrechten Gang. Um sich diesen Vorgang der Rotation unserer unteren Extremitäten zu vergegenwärtigen, sollte man darüber nachdenken, wie man seine unteren Extremitäten drehen müßte, um die Position der unteren Extremitäten einer Eidechse einzunehmen. Das gebeugte Knie würde dabei seine Konvexität nach dorsal und lateral ausgerichtet haben. Die Gegenbewegung, d.h. die Bewegung zurück in Richtung der natürlichen, menschlichen Position, stellt die Rotation nach, die während der Entwicklung der unteren Extremitäten beim Menschen abläuft.

6. Obere Extremität

Vor etwa 75 Millionen Jahren, als nach den fossilen Funden die Primaten erschienen, war ein wichtiger Fortschritt der Evolution die zunehmende Dominanz der vorderen Extremitäten, um besser klettern, greifen und fressen zu können. Die Gelenke der vorderen Extremitäten erhielten einen größeren Bewegungsumfang, die distalen Knochen der vorderen Extremitäten begannen, sich um sich selbst zu drehen; und der Daumen setzte sich von den übrigen Fingerstrahlen ab, um den Griff zu verbessern. Mit dem Erscheinen der Hominiden, etwa 72 Millionen Jahre später, wurde der aufrechte Gang zunehmend erfolgreicher und – untrennbar damit verbunden – die «Vormachtstellung» der oberen Extremität. Der nachfolgende stärkere Selektionsdruck führte zur evolutionären Entwicklung des Homo sapiens mit zwei oberen Extremitäten, die vom Rumpf durch einen langen Röhrenknochen deutlich abgesetzt waren; zudem entwickelte sich dabei die Möglichkeit, die Hand gegen den Arm um 180° zu drehen und auch den Daumen gegen den Zeigefinger zu opponieren.

Diese evolutionären Anpassungsvorgänge führten letztlich zu einer oberen Extremität, die das wichtigste Werkzeug darstellt, wodurch der Mensch mechanisch mit seiner Umwelt in Beziehung treten kann. Die obere Extremität ist in erster Linie das Werkzeug, durch welches wir unsere Hand ausrichten, um einige Funktionen darzustellen. Die Hand selbst hat sich auf das Greifen von Gegenständen und zum Bewegen dieser Gegenstände in verschiedenen Kräfte- und Präzisionsgraden spezialisiert. Die Hautleisten, welche die Fingerabdrücke gestalten, und die starke Verankerung der Haut an der Handinnenfläche unterstützen zusammen die mechanische Ausführung eines Handgriffs. Die Hand läßt sich auch dafür einsetzen, Gegenstände zu drücken und zu stoßen, wie man das auch mit Unterarm, Oberarm und Schulter tun kann. An den mehr proximal gelegenen Abschnitten der oberen Extremität findet man – verglichen mit denjenigen auf den distaleren Abschnitten – gröbere Muskelgruppen; in diesen distaleren Abschnitten befinden sich die kleinen Muskeln, die äußerst präzise Fingerbewegungen ermöglichen. So kann der eher proximal gelegene Abschnitt der oberen Extremität zum einen für sich selbst wirken, zum anderen aber auch die Hand steuern und positionieren. Das Schultergelenk ist ein klassisches Kugelgelenk mit drei Freiheitsgraden, und auch der Schultergürtel an sich ist gut beweglich, da er am Rumpf vornehmlich durch Muskeln fixiert ist. Daraus ergibt sich, daß Humerus und somit auch Hand einen sehr großen Bewegungsumfang – bezogen auf den Rumpf – haben. Das Ellenbogengelenk ist ein Scharniergelenk, aber der Bewegungsumfang im Ellenbogengelenk in Kombination mit Pronation und Supination des Unterarms und die Bewegungsmöglichkeiten im proximalen Handgelenk ermöglichen – bezogen auf den Humerus – einen sehr großen Bewegungsradius der Hand. An der Hand lassen sich alle Finger und insbesondere der Daumen unabhängig voneinander bewegen; durch Bewegungen der proximaleren Handknochen kann man mit der Handinnenfläche bei Greifbewegungen ganz besondere Positionen einnehmen. Diese Entwicklungen hinsichtlich mechanischer Funktionen konnten nicht für sich allein stattfinden, sondern nur mit gleichzeitigen, parallel einhergehenden Veränderungen im peripheren und zentralen Nervensystem; denn das Nervensystem kontrolliert verschiedene Muskelgruppen bei jeder Bewegung.

Die Hand ist auch eines der entscheidenden Werkzeuge, mit dem der Mensch seine Umwelt erforscht. Die Haut der Finger ist aus diesem Grunde außerordentlich reich mit sensiblen Rezeptoren ausgestattet; diese Rezeptoren übermitteln mechanische und thermische Reize sowie Schmerzsensationen zur Analyse und Bewertung an das zentrale Nervensystem. Mit Hilfe von Finger- und Händebewegungen um Gegenstände sind wir in der Lage, komplexe Formen und auch die Materialien, aus denen sie gefertigt sind, zu identifizieren, ohne sie zu sehen. Das sensible Nervensystem liefert ebenfalls unersetzliche Informationen bei der Kontrolle von Detailbewegungen.

Es ist deshalb wichtig, daß man – bei der Beschäftigung mit der oberen Extremität – auch deren bedeutende Rolle bei der Kommunikation über sensible Informationen und Gesten, beim Gleichgewicht, beim Tragen von Lasten und bei der Ausführung vieler unterschiedlicher Griffmöglichkeiten sowie bei der Durchführung komplexer Manipulationen mitberücksichtigt.

Die Haut der oberen Extremität

Ehe Sie sich genauer mit der oberen Extremität beschäftigen, lesen Sie die Ausführungen zur Haut in Kapitel 2. Die Haut stellt das Bindeglied zwischen den Körpergeweben und der Außenwelt dar. Sie schützt den Körper vor Verletzungen sowie vor übermäßiger Flüssigkeitsaufnahme bzw. vor übermäßigem Flüssigkeitsverlust; ein Verlust von 40 Prozent unserer Körperhaut (z.B. bei Brandverletzungen) hat in der Regel den Tod zur Folge. Die Haut ist auch das mechanische Bindeglied, über das von unseren Muskeln erzeugte Kräfte auf Gegenstände in unserer Umgebung wirken können; ferner ist die Haut auch ein sensibles Bindeglied, mit dessen Hilfe wir unsere Kontakte mit der Umgebung analysieren.

Studieren Sie die Haut an der oberen Extremität. Achten Sie auf das unterschiedliche Erscheinungsbild der Haut in verschiedenen Regionen.

Die Streckseite ist **behaarter** als die Beugeseite; die Handinnenfläche hat sogar keine Haare. Außer an der Handinnenfläche ist das **Hautrelief** über den Streckseiten (insbesondere am Ellenbogen) gröber als an den Beugeseiten. Betrachten Sie die Haut in der Umgebung von Gelenken, an denen Flexions- und Extensionsbewegungen ablaufen (z.B. Ellenbogen, proximales Handgelenk, Finger); suchen Sie die **Hautfalten** auf, die eine starke Verzahnung der Haut mit den darunter befindlichen Geweben markieren. Studieren Sie die Hautfalten an Ihrer Hohlhand, wenn Sie Ihren Daumen, den Zeigefinger und den dritten bis fünften Finger bewegen; die Hautfalten spiegeln die unabhängige Bewegung des Daumens und des Zeigefingers wider. Beim Down-Syndrom (Trisomie 21) findet man nur eine einzige, «affenähnliche», quere Hautfalte an der Hohlhand im Bereich der Fingergrundgelenke (Vierfingerfurche). Studieren Sie die feinen **Hautleisten**, die Fingerabdruck und Handabdruck ausbilden, und vergleichen Sie Ihre feinen Hautleisten mit denen Ihres Partners. Suchen Sie mit einem Vergrößerungsglas die Öffnungen der ekkrinen **Schweißdrüsen** (Poren) am Unterarm und an den Hautleisten auf (Abb. 3-4). Diese ekkrinen Schweißdrüsen stammen aus der Epidermis und sezernieren ein flüssiges, natriumhaltiges Sekret; es entzieht der Haut beim Verdunsten Wärme und unterstützt so die Haut bei der Thermoregulation. Auch der Blutfluß ist für die Thermoregulation von Bedeutung; schauen Sie auf die Farbe der Haut, insbesondere am Nagelbett und den Fingerspitzen, um diese Tatsache richtig einschätzen zu können; beobachten Sie eine Fingerkuppe sehr genau, während Sie den benachbarten Finger mit einer Nadel stechen. Die ekkrinen Schweißdrüsen der Finger, anders als die des übrigen Körpers, reagieren wachsam oder leichter erregbar als auf thermische Reize. Schmerz und Temperatur sind nur zwei der Hautempfindungen; insbesondere in unseren Fingern haben wir aber auch ein äußerst ausgeprägtes Tast- und Berührungsempfinden.

Studieren Sie die **Achselhöhle** (Axilla), und achten Sie auf die grobe Anordnung der Haare, die zu Beginn der Pubertät unter dem Einfluß von Androgenen (männlichen Geschlechtshormonen) zu wachsen beginnen. Viele Schweißdrüsen in der Axilla sind apokrine Schweißdrüsen; deren Sekret enthält Reste von Zellen, die das Drüsenlumen auskleiden. Beim Abbau dieses Zellmaterials durch Hautbakterien bilden sich Geruchsstoffe, die man landläufig als sexuell anziehend bezeichnet.

6.1 Skelettelemente

Ziele dieses Kapitels sind: Studium der Skelett-elemente des Schultergürtels und der oberen Extremität am Lebenden; Studium der einzelnen Knochen inklusive deren Oberflächenrelief und deren innerer Architektur; Verstehen, wie Oberflächenrelief und Trabekelstruktur die Kräfte und Gelenkbewegungen widerspiegeln, denen diese einzelnen Knochen ausgesetzt sind; Studium des Knochenwachstums und der Knochenentwicklung; Verstehen der physiologischen Funktionen der Skelettelemente inklusive der Funktion eines Kalziumspeichers; und die Erkenntnis, daß alle Knochen «leben» und einem permanenten, wenn auch langsamen Umbauprozeß (was ihre Form betrifft) unterworfen sind.

A. Anatomie am Lebenden

Bei diesen und den anderen Kapiteln, in denen Sie Ihren eigenen Körper oder den Ihres Partners untersuchen, ist es unerläßlich, daß Sie so bekleidet sind, daß derartige Untersuchungen durchgeführt werden können (z.B. mit einem Sporttrikot). Notieren Sie Ihre Befunde neben den Text und die Abbildungen in diesem Buch, damit Sie sie später rasch wiederfinden. Ehe Sie sich intensiv mit diesem Kapitel beschäftigen, befassen sie sich nochmals mit den Knochen in Kapitel 2 (S. 14). Suchen Sie an Ihrem Partner oder/und an einem knöchernen Skelett die folgenden tastbaren Knochenpunkte des Schultergürtels und der oberen Extremität auf, wie sie auch in den Abbildungen 6-1 bis 6-3 dargestellt sind.

Knochen des Schultergürtels

Clavicula (Schlüsselbein)
- Extremitas sternalis
- Extremitas acromialis
- S-förmig gebogene Form
- Rauhigkeiten an der Unterseite (z.B. medial Impressio ligamenti costoclavicularis; lateral Tuberculum conoideum)

Die Clavicula wirkt wie ein Strebebalken, der die obere Extremität trägt, über den sie – entfernt vom Rumpf – fixiert ist. Die Clavicula, überträgt auch Kräfte von der oberen Extremität auf das Rumpfskelett. Die Clavicula ist darin eine Ausnahme, daß sie als einziger «langer» Knochen keine Markhöhle besitzt.

Nehmen Sie eine Clavicula, und kennzeichnen Sie die Rauhigkeiten an deren Unterseite (sowohl an den Enden als auch in der Mitte).

Frage 1: Welche Kräfte können derartige knöcherne Rauhigkeiten während der fortschreitenden Entwicklung verursachen?

Frage 2: Orientieren Sie die (isolierte) Clavicula korrekt, und plazieren Sie sie so nahe wie möglich in richtiger Position an Ihrem Partner. Wie können Sie feststellen, ob Sie eine rechte oder eine linke Clavicula in Händen haben?

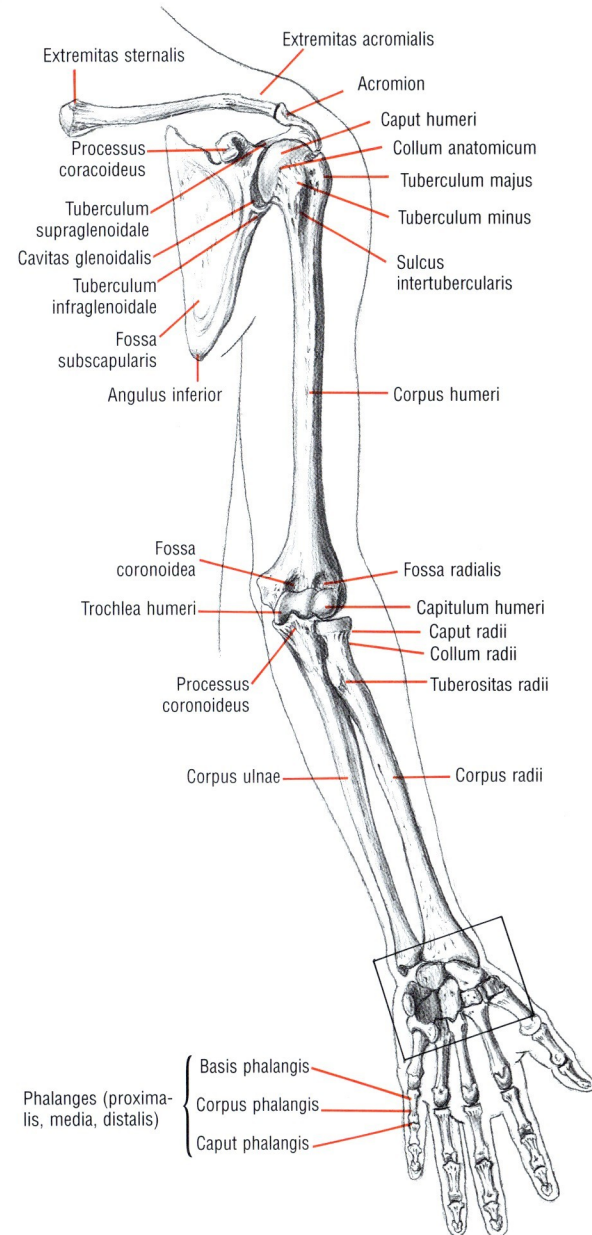

6-1
Knochen der oberen Extremität und des Schultergürtels; Ansicht von vorne (Handwurzel s. Abb. 6-3).

Scapula (Schulterblatt)
- Processus coracoideus
- Acromion
- Spina scapulae
- Fossa supraspinata
- Fossa infraspinata
- Fossa subscapularis
- Margo lateralis; Margo medialis
- Angulus inferior
- Cavitas glenoidalis
- Tuberculum supraglenoidale
- Tuberculum infraglenoidale

Plazieren Sie eine Scapula so nahe wie möglich in korrekter Lage an Ihrem Partner. Wiederholen Sie dies mit über dem Kopf erhobenem Arm, und achten Sie dabei auf die (sich ändernde) Position der Scapula.

Knochen der oberen Extremität

Humerus (Oberarmknochen)
- Caput humeri; Collum anatomicum; Corpus humeri
- Collum chirurgicum (eine häufige Frakturstelle)
- Tuberculum majus
- Tuberculum minus
- Sulcus intertubercularis (für die Sehne des langen Bicepskopfes)
- Tuberositas deltoidea
- Epicondylus lateralis
- Epicondylus medialis
- Trochlea humeri
- Capitulum humeri
- Fossa olecrani
- Fossa radialis
- Fossa coronoidea
- Sulcus nervi radialis

Ulna (Elle)
- Corpus ulnae
- Processus coronoideus
- Olecranon
- Incisura trochlearis (nicht gekennzeichnet)
- Incisura radialis zur Artikulation mit dem Caput radii (nicht gekennzeichnet)
- Caput ulna (distales Ende der Ulna) mit Processus styloideus ulnae

Radius (Speiche)
- Caput radii (proximales Ende des Radius); Collum radii; Corpus radii
- Tuberositas radii (Ansatzareal des M. biceps brachii)
- Tuberculum dorsale am distalen Ende des Radius
- verdicktes, distales Ende des Radius mit Processus styloideus radii und Incisura ulnaris

Sie werden mit am Körper angelegter oberer Extremität und mit nach ventral ausgerichteter Hohlhand bemerken, daß der Unterarm mit dem Oberarm einen nach lateral offenen Winkel bildet; dieser Winkel wird als «Tragewinkel» bezeichnet und ist bei Frauen stärker ausgeprägt als bei Männern.

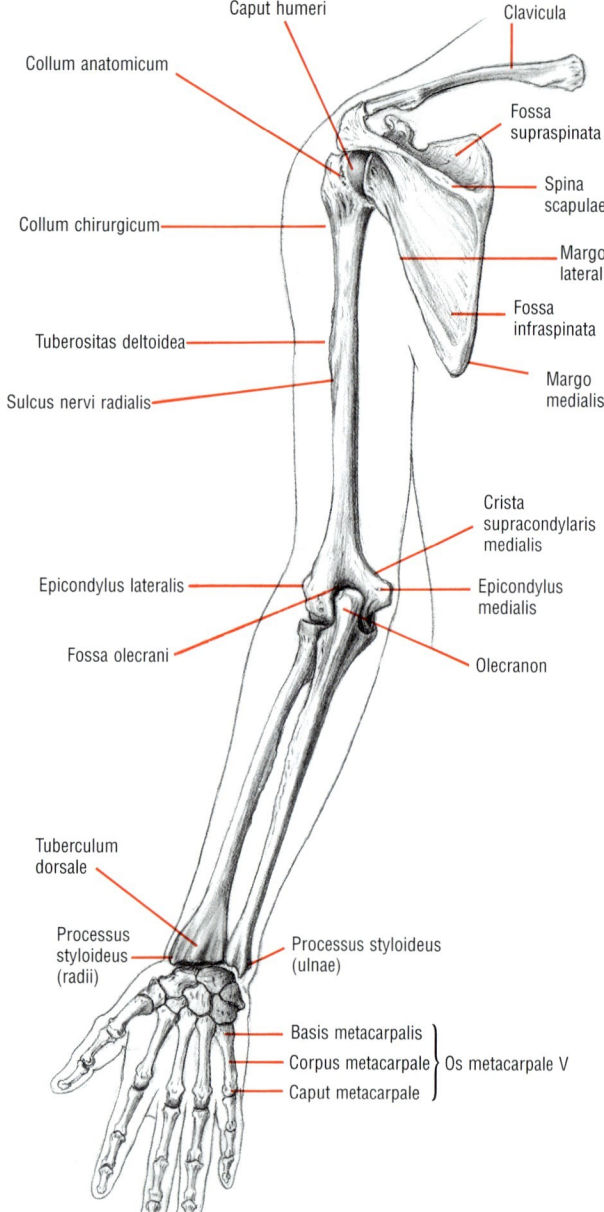

6-2
Knochen der oberen Extremität und des Schultergürtels; Ansicht von hinten.

Carpus (Handwurzel)

Die Handwurzel, im Ganzen betrachtet, besitzt ein Quergewölbe, das sich aus der Form und den gelenkigen Verbindungen der Handwurzelknochen gestaltet.

● Proximale Reihe der Handwurzelknochen: Os scaphoideum (S); tuberculum ossis scaphoidei (t), (ferner Taille und proximaler Pol), Os lunatum (L), Os triquetrum (TI), Os pisiforme (ein Sesambein) (P)

● Distale Reihe der Handwurzelknochen: Os trapezium (Tm) mit seiner Rinne (g) (für den M. flexor carpi radialis) und dem Tuberculum ossis trapezii (r), Os trapezoideum (Td), Os capitatum (C), Os hamatum (H) und Hamulus ossis hamati (h)

Frage 3: Welcher Handwurzelknochen wird die meiste Kraft weiterleiten, falls jemand auf seine ausgestreckte Hand fällt?

Metacarpus (Mittelhand)

Jeder der fünf Mittelhandknochen besitzt eine/n:
● Basis metacarpalis
● Corpus metacarpale
● Caput metacarpale (Knöchel)

Phalangen (Fingerendglieder): Phalanx proximalis, Phalanx media, Phalanx distalis
● Basis phalangis
● Corpus phalangis
● Caput phalangis (beachten Sie die Auftreibungen der distalen Phalangen, die an der Bildung der Fingerkuppen mitbeteiligt sind)

B. Radiologische Befunde

Beurteilt man Röntgenbilder, sollte man folgende drei Gesichtspunkte immer routinemäßig überprüfen:

1. die Knochenkontur; sie enthält die bereits erwähnten, zahlreichen Knochenvorsprünge, und sie ist deshalb wichtig, da die Diagnose eines pathologischen Befundes von der eigenen Kenntnis des Normalbefundes abhängt.

Frage 4: Vergleichen Sie die Röntgenaufnahmen (Abb. 6-4 und 6-5), und beschreiben Sie, was Sie sehen; was ist pathologisch und warum?

2. die Dichte des Knochens; beachten Sie die Darstellung der dichteren Kortikalis des Knochens und der weniger röntgendichten Spongiosa des Knochens; erinnern Sie sich daran, daß die relative Dicke von Kortikalis (und Spongiosa) in verschiedenen Knochen unterschiedlich ist, ja sogar im selben Knochen an verschiedenen Stellen differieren kann. Manchmal kann man die Trabekelstruktur in der Spongiosa und die charakteristische Ausrichtung der Trabekel (entlang der Kraftlinien) erkennen.

Frage 5: Welchen pathologischen Befund sehen Sie in Abbildung 6-6?

3. die gegenseitige Beziehung der Knochen an ihren Enden; dort artikulieren sie miteinander und bilden so Gelenke (mit diesem Punkt befassen wir uns in einem späteren Kapitel).

Studieren Sie die Röntgenbilder (Abb. 6-5, 6-7 bis 6-9 sowie 6-13, ferner 6-31 und 6-32), und kennzeichnen Sie alle Strukturen, die Sie am einzelnen Knochen auch gesehen haben.

C. Die Entwicklung der Knochen der oberen Extremität

Befassen Sie sich erneut mit dem Abschnitt in Kapitel 2 (S. 14), der sich mit der Knochenbildung beschäftigt. Alle Knochen der oberen Extremität mit Ausnahme der Clavicula entstehen durch enchondrale Knochenbildung.

Die Clavicula verknöchert als erster Knochen in unserem Körper. Dieser Verknöcherungsprozeß beginnt in der 6. Embryonalwoche an primären Knochenkernen, von denen aus ein bindegewebiges Modell der Clavicula verknöchert (desmale Ossifikation). Später, in der Pubertät, erscheinen sekundäre Knochenkerne in einer schmalen Knorpelzone am sternalen Ende der Clavicula und gelegentlich auch am akromialen Ende der sich entwickelnden Clavicula.

Alle anderen Röhrenkochen («lange Knochen») der oberen Extremität, ebenso die Mittelhandknochen und die Phalangen, entstehen durch enchondrale Ossifikation (= Ersatzknochenbildung). Primäre Ossifikationszentren (Knochenkerne) sieht man als erstes jeweils im Schaftbereich,

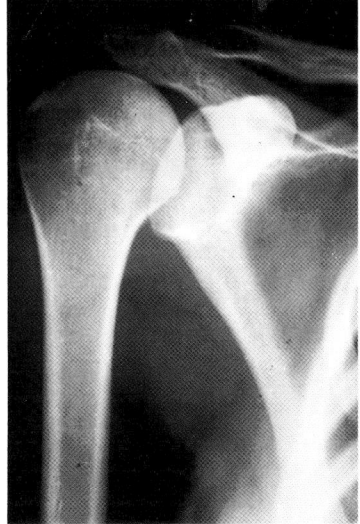

6-5
Röntgenbild des Schultergürtels eines Erwachsenen.

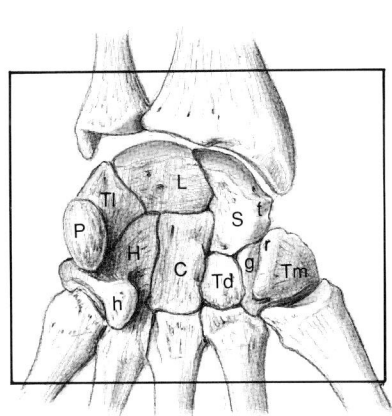

6-3
Knochen der Handwurzel, Ossa carpi; Ansicht von vorne.

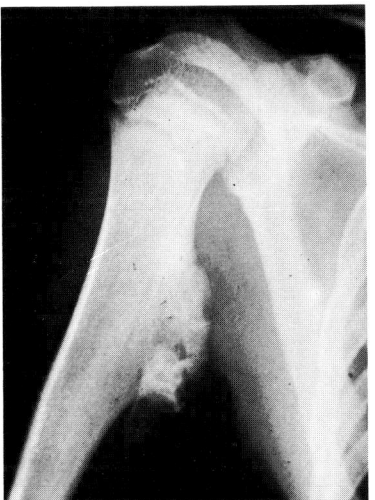

6-4
Siehe Frage 4.

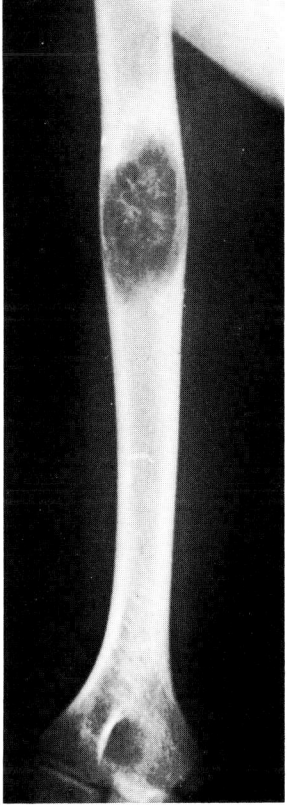

6-6
Humerusschaft; siehe Frage 5.

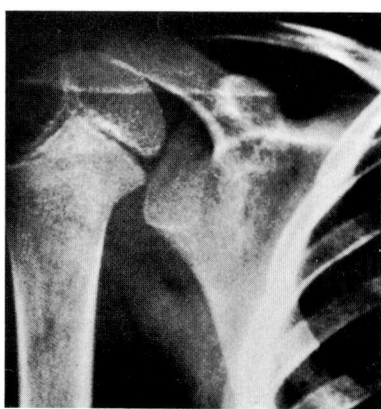

6-7
a.-p.-Röntgenbild der Schulter
(Jugendlicher, 15 Jahre).

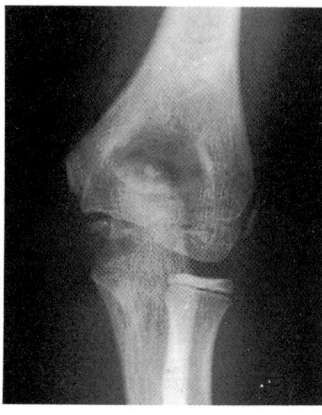

6-8
a.-p.-Röntgenbild des Ellenbogens
(Jugendlicher, 15 Jahre).

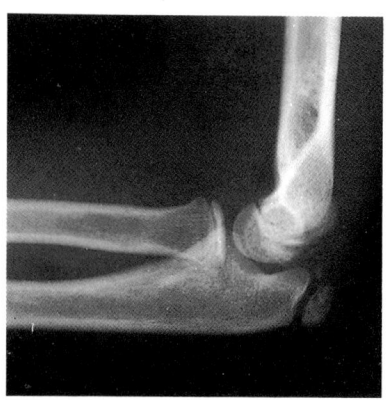

6-9
Röntgenbilder des Ellenbogens, seitlicher
Strahlengang (Jugendlicher, 15 Jahre).

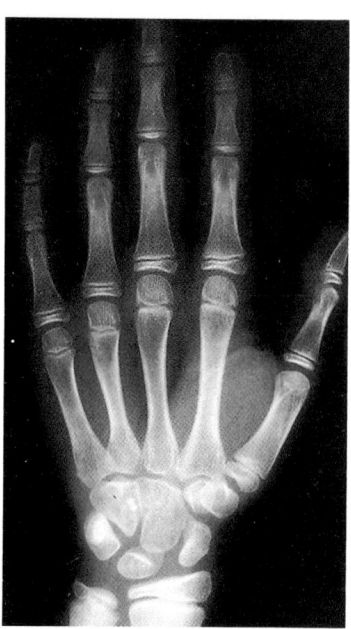

6-10
a.-p.-Röntgenbild der Hand
(Jugendlicher, 15 Jahre).

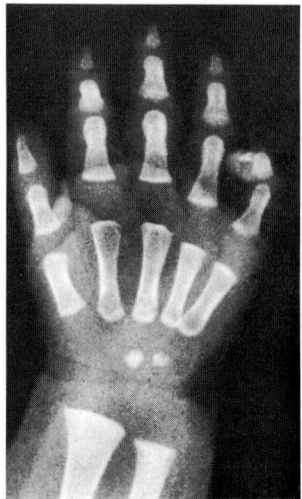

6-11
a.-p.-Röntgenbild der Hand
(Kleinkind, 2 Jahre).

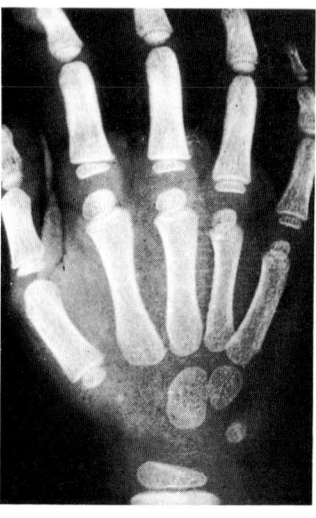

6-12
a.-p.-Röntgenbild der Hand
(Kleinkind, 4 Jahre).

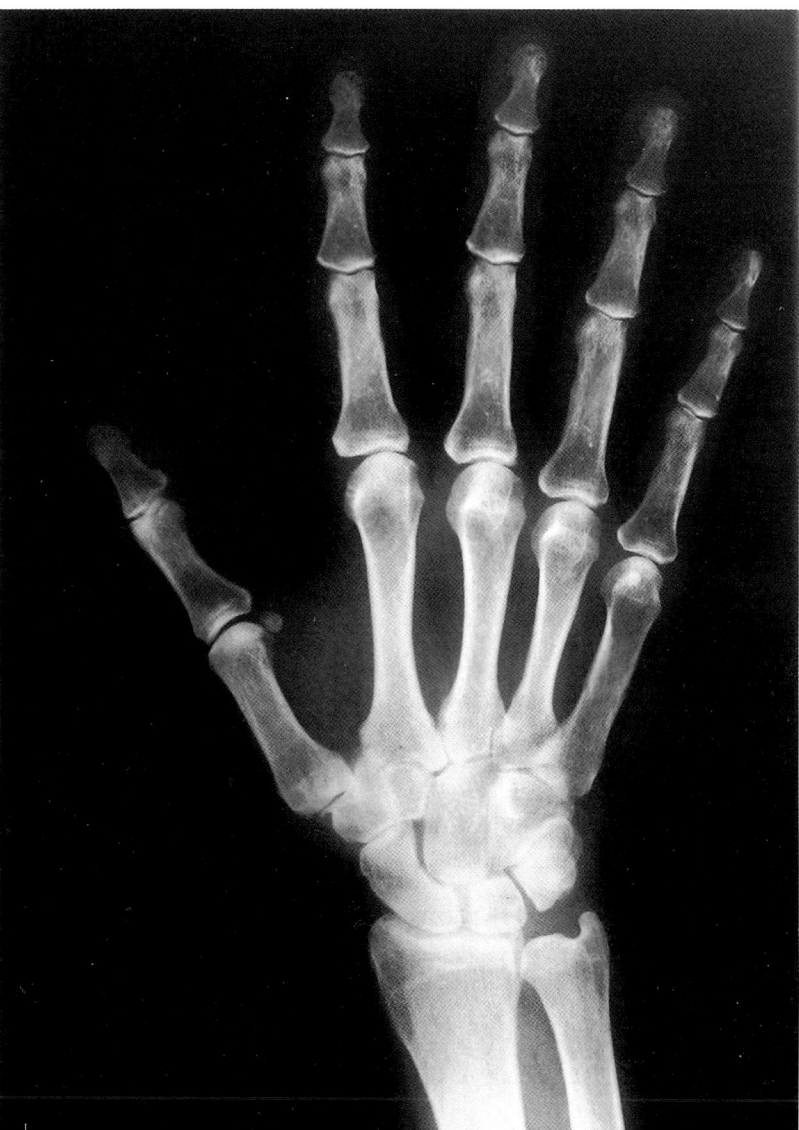

6-13
a.-p.-Röntgenbild der Hand
(Erwachsener).

etwa in der 8. Embryonalwoche. Sekundäre Ossifikationszentren sieht man zum ersten Mal post partum; diese verschmelzen mit dem Schaft, wenn das Längenwachstum in der Pubertät endet. Das proximale Ende des Humerus und die distalen Enden von Radius und Ulna sind die sog. «Wachstumsenden». Die Handwurzelknochen ossifizieren von jeweils einem Knochenkern aus, der sich erst in der Kindheit ausbildet.
Studieren Sie die Röntgenbilder der oberen Extremität, und kennzeichnen Sie die sekundären Ossifikationszentren, insbesondere jene im Bereich des Ellenbogens – Frakturen des Ellenbogens sind bei Kindern relativ häufig! Wenn man sich dabei bei den Grundmustern der Verknöcherung (z.B. im Bereich des Ellenbogens) nicht

sicher ist, kann man u.U. fälschlicherweise eine Epiphysenfuge als Frakturlinie diagnostizieren.
Kennzeichnen Sie Knochen und Epiphysenfugen in den Abbildungen 6-7 bis 6-12. Beachten Sie in Abbildung 6-13 das Os scaphoideum und das Os lunatum sowie die Überprojektion der Gelenke der distalen Reihe der Handwurzelknochen mit den Basen der Mittelhandknochen. Diese Überprojektionen kann man ebenfalls als Frakturen fehldeuten, wenn man sie nicht sauber abgrenzt.

Frage 6: Beachten Sie die sekundären Ossifikationszentren in den Fingern. Das Os metacarpale des Daumens könnte u.U. als eine Phalanx gedeutet werden. Warum?

6.2 Befestigung am Rumpf

Ziel dieses Kapitels ist das Studium der verschiedenen Möglichkeiten, mit denen die obere Extremität fest, aber doch beweglich am Rumpf fixiert ist; ferner das Verständnis dafür zu gewinnen, daß man einen bemerkenswert weiten Bewegungsumfang der oberen Extremität durch koordinierte Bewegungen von Thoraxwand, Schulterblatt und Humerus erreicht.

A. Anatomie am Lebenden

Sie müssen dabei so bekleidet sein, daß man den Schultergürtel untersuchen kann. Wiederholen Sie die Abschnitte zu Gelenken und Muskeln in Kapitel 2.

Tasten Sie an Ihrem Partner die Kontur der **Clavicula**; achten Sie dabei darauf, daß der Vorderrand der Clavicula medial ventralkonvex und lateral ventralkonkav ist. Das Schlüsselbein wirkt wie ein Strebebalken, der das Schultergelenk von der Brustwand weghält. Dies ermöglicht einen beachtlichen Freiheitsgrad der oberen Extremität. Die Extremitas acromialis (laterales Ende) der Clavicula artikuliert mit dem Acromion der Scapula im **Akromioklavikulargelenk** (AC-Gelenk), die Extremitas sternalis (mediales Ende) der Clavicula im **Sternoklavikulargelenk**. Dieses ist das einzige tatsächliche Gelenk des Schultergürtels mit dem Rumpf. Obere Extremität und Schultergürtel sind vortrefflich muskulär mit Kopf-Hals-Bereich und Achsenskelett verbunden. Schlüsselbeinfrakturen finden sich meist im mittleren Drittel der Clavicula; sie ereignen sich bei Stürzen auf die Schulter oder auf den ausgestreckten Arm, wobei sich dann das gesamte Körpergewicht auf den Knochenschaft überträgt; der Schlüsselbeinschaft ist aber an der Stelle relativ schwach, wo ventralkonkave in ventralkonvexe Krümmung übergeht.

Die **Articulatio sternoclavicularis** (SC-Gelenk) (Abb. 6-14) ist ein echtes, zweikammeriges Gelenk mit inkongruenten Gelenkflächen und kann deshalb in alle Richtungen gleiten. Tasten Sie dieses Gelenk an Ihrem Partner, und lassen Sie ihn die Schulter anheben (elevieren) und nach kaudal ziehen (senken), sowie nach vorne (protrahieren) und nach hinten ziehen (retrahieren). Machen Sie sich die tastbaren Bewegungen im Sternoklavikulargelenk klar! Wiederholen Sie diese Bewegungsabläufe an sich selbst.

Die **Articulatio acromioclavicularis** (AC-Gelenk) ist ebenfalls ein echtes Gelenk mit inkongruenten Gelenkflächen. Palpieren Sie dieses Gelenk bei gleichzeitigen Bewegungen des Schultergürtels an Ihrem Partner.

Studieren Sie beide Gelenke am knöchernen Skelett. Beachten Sie, daß diese Gelenke über die Clavicula Kräfte aus dem Schulterblatt (vom Arm) auf das Rumpfskelett übertragen.

Studieren Sie als nächsten Schritt die Bewegungen des Schulterblatts, wobei Sie gleichzeitig

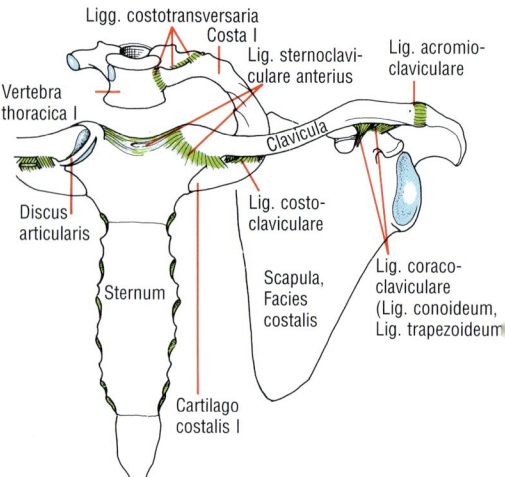

6-14
Knochen und Bänder des Schultergürtels.

dessen Angulus inferior sowie die Wirbelsäule palpieren. Die Scapula wird nach hinten gezogen, wenn man beide Schultern nach hinten verlagert; und sie wird auf der Thoraxwand nach vorne geführt, wenn man die Arme nach vorne bewegt. Das Schulterblatt wird nach oben bewegt bzw. nach kaudal gesenkt, wenn man die Schultern hochzieht bzw. senkt. Studieren Sie die Rotationsbewegung der Scapula, die bei der Elevation des Armes über die Horizontale geschieht. Versuchen Sie, diese Elevationsbewegung auszuführen, während sie gleichzeitig durch Fixation des Angulus inferior der Scapula eine Rotationsbewegung des Schulterblatts zu verhindern suchen; unter diesen Umständen wird die Abduktion des Armes auf weniger als 90° eingeschränkt sein.

Hinweise zur Darstellung einzelner Muskeln und deren Aktionen am Lebenden sind im Abschnitt des Präparatestudiums der jeweiligen Muskeln zu finden.

B. Präparate

Fixation der Clavicula und der Scapula am Rumpf (Abb. 6-14)

Wenn Sie eher selbst präparieren, als nur Präparate zu studieren, müssen Sie u. U. Hautschnitte legen, wie in Abbildung 6-15 dargestellt.

Studieren Sie an einem Präparat der **Articulatio sternoclavicularis** (SC-Gelenk):

● die Gelenkkapsel, die beide Knochen vereinigt, sowie ihre Auskleidung mit Synovialmembran

● das **Lig. sternoclaviculare superius**, das kranial die Kapsel spannt (man bezeichnet es auch als Lig. interclaviculare, da sich dieses Band

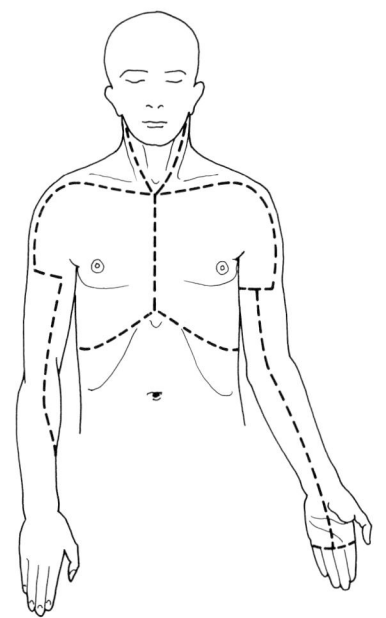

6-15
Schnittlinien an der Haut (zur Präparation).

über die Mittellinie zum SC-Gelenk der Gegenseite ausspannt); ferner Lig. sternoclaviculare anterius und Lig. sternoclaviculare posterius, die ebenfalls die Gelenkkapsel des SC-Gelenkes spannen
● den faserknorpeligen **Discus articularis**: er ist an seinem Rand an der Gelenkkapsel fixiert, sein kaudaler Teil ist unter das mediale Ende der Clavicula gezogen und so auch am ersten Rippenknorpel fixiert
● den **M. subclavius**, einen Muskel, der die Unterfläche des Schlüsselbeins mit der ersten Rippe verbindet; dabei zieht er die Clavicula in das Sternoklavikulargelenk und stabilisiert so das Gelenk
● das kurze, kräftige **Lig. costoclaviculare**, das das sternale Ende der Clavicula am ersten Rippenknorpel fixiert
● das sehr kräftige **Lig. coracoclaviculare** mit seinen beiden Anteilen Lig. conoideum (medial) und Lig. trapezoideum (lateral); das Lig. coracoclaviculare spannt sich zwischen der Unterfläche der distalen Clavicula und dem Processus coracoideus der Scapula aus.
Studieren Sie auch ein Präparat des AC-Gelenkes und die Verdickungen von dessen Gelenkkapsel.

Frage 7: Welcher von beiden Knochen wird bei einem dislozierten AC-Gelenk zuoberst liegen (Abb. 6-16)?

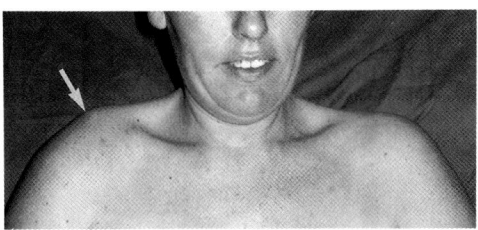

6-16
Luxation des rechten Akromioklavikulargelenks (Pfeil); vergleichen Sie die verletzte mit der gesunden Seite.

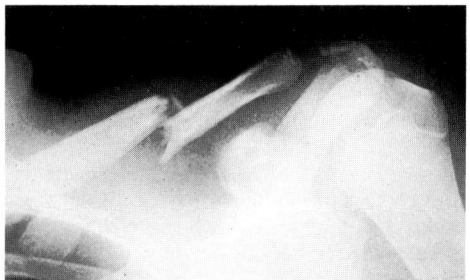

6-17
Siehe Frage 9.

Frage 8: Schlüsselbeinfrakturen sind häufig (Abb. 6-17). Bei welchem Unfallmechanismus könnte es vornehmlich zu einer stärkeren Kompression der Längsachse des Schlüsselbeins kommen?

Rückenmuskeln

Studieren Sie die Insertion (Ansatz) der kranialen Fasern des **M. trapezius** (= Pars descendens) (Abb. 6-18). Sie entspringen nicht nur von der Protuberantia occipitalis externa des Schädels und von einer Knochenleiste, die von hier aus nach lateral verläuft (Bereich zwischen Linea nuchalis suprema und superior), sondern auch über das kräftige Lig. nuchae von den Dornfortsätzen der Halswirbel. Die Muskelfasern inserieren an den inneren Bereichen des lateralen Drittels der Clavicula, am Acromion und am kranialen Abschnitt der Spina scapulae.
Sehen Sie Ihren Partner an, legen Sie Ihre Hände auf seine beiden Schultern, und lassen Sie ihn nun mit den Achseln zucken; nun fühlen Sie, wie sich die kranialen Fasern des M. trapezius anspannen.
Die mittleren Fasern des M. trapezius (= Pars transversa) entspringen von den Dornfortsätzen der oberen Brustwirbel und inserieren ebenfalls am kranialen Abschnitt der Spina scapulae. Um diese Muskelfasern bei der Kontraktion tasten zu können, müssen Sie Ihren Partner seine Schultern nach hinten ziehen lassen.
Die kaudalen Fasern des M. trapezius (= Pars ascendens) entspringen von den Dornfortsätzen der unteren Brustwirbel; sie ziehen nach kranial und inserieren an der Spitze der flachen, dreieckigen Oberfläche des medialen Randes der Spina scapulae. Infolge ihres Faserverlaufs sind die kaudalen Fasern des M. trapezius an der Rotation des Schulterblatts auf der Thoraxwand mitbeteiligt; dadurch stellt sich die Cavitas glenoidalis des Schulterblatts nach kranial. Lassen Sie Ihren Partner die gestreckten Arme über den Kopf heben (= Elevation des Armes über die Horizontale), und fühlen Sie dabei die Rotationsbewegung seiner Scapula (insbesondere am Angulus inferior).
Das Gewicht der oberen Extremität wird auf den Rumpf vornehmlich über das Lig. coracoclaviculare (und seiner beiden Anteile Lig. conoideum, Lig. trapezoideum) (Abb. 6-14) sowie über den M. trapezius übertragen.

Frage 9: Abbildung 6-17 zeigt das Röntgenbild einer Schlüsselbeinfraktur; welche Kräfte würden bewirken, daß die beiden Knochenenden die dargestellte Position einnehmen?

Studieren Sie den präparierten Abschnitt, und verlagern Sie den M. trapezius zur Seite, um so den **M. rhomboideus major** und den **M. rhomboideus minor** darzustellen; beide letztgenannten Muskeln spannen sich zwischen Margo medialis der Scapula und den Dornfortsätzen der oberen Brustwirbel aus. Die Insertionsfläche des **M. levator scapulae** findet man im Bereich des Angulus superior des Scapula; er entspringt an den Tubercula posteriora der Querfortsätze der ersten vier Halswirbel.

Frage 10: Welche Funktion üben die beiden Mm. rhomboidei major und minor aus?

Studieren Sie den **M. latissimus dorsi** (Abb. 6-18); er entspringt von den Fasern der Fascia thoracolumbalis, die wiederum an den Dornfortsätzen der unteren Lendenwirbel und der Kreuzbeinwirbel fixiert ist, sowie vom dorsalen Drittel der Crista iliaca und von den Dornfortsätzen der unteren sechs Brustwirbel. Der M. latissimus dorsi hat einen nach kranial gerichteten Faserverlauf über den Angulus inferior scapulae (hier findet sich oft eine weitere Ursprungszacke); der M. latissimus dorsi inseriert mittels einer Aponeurose an der Crista tuberculi minoris des Humerus (vor der Endsehne des M. teres major), exakt am Boden des Sulcus intertubercularis. Am Oberarm hat die Aponeurose des M. latissimus dorsi, ebenso übrigens wie die des M. pectoralis major, eine Verdrillung ihrer Fasern (d.h. die am weitesten kranial entspringenden Fasern heften sich distal an der Knochenleiste an, die Fasernbündel von den Rippen am weitesten proximal). Führt man den Arm über den Kopf, wird die Verdrillung aufgehoben.

Frage 11: Welche Funktion übt der M. latissimus dorsi aus?

Muskeln an der vorderen und an der seitlichen Thoraxwand

Studieren Sie Ursprünge und Ansatz des **M. pectoralis major** (Abb. 6-19, 6-20). Er besitzt drei Anteile: die Pars clavicularis entspringt von der sternalen Hälfte der Clavicula, die Pars sternocostalis von der Ventralfläche des Manubrium sterni und den ersten 6 (7) Rippen sowie die Pars abdominalis als sehniger Ursprung vom vorderen Blatt der Rektusscheide. Die Fasern setzen spiralig am lateralen Rand des Sulcus intertubercularis des Humerus an (wobei wie beim M. latissimus dorsi die distalen Faserbündel [Pars abdominalis] proximal inserieren und die proximalen Faserbündel [Pars clavicularis] distal).

Frage 12: Welche Funktionen führt der M. pectoralis major aus?

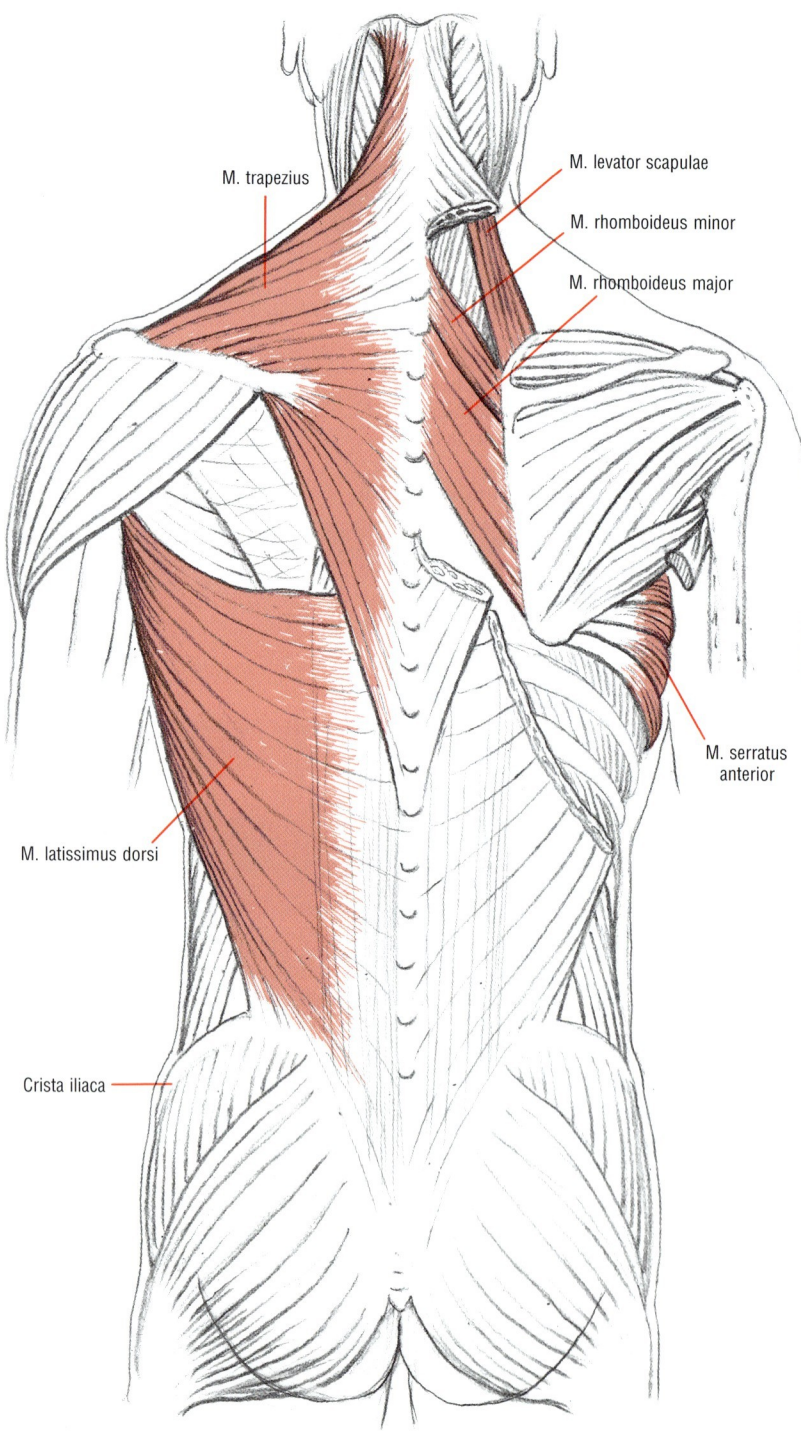

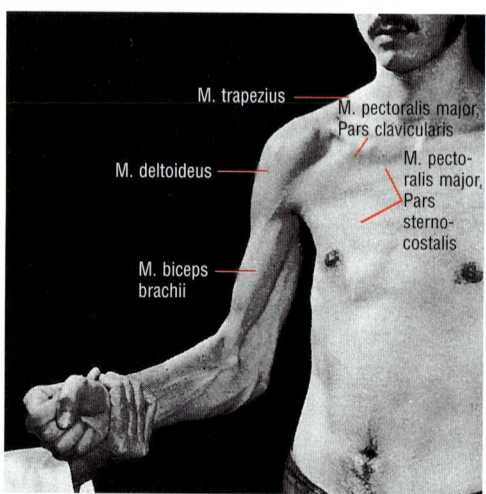

6-18
Rückenmuskeln und Rumpf-Schultergürtel-Muskeln, oberflächliche Schicht.

6-19
Muskeln von Arm und Schultergürtel; Oberflächenrelief bei Adduktion und Innenrotation gegen Widerstand.

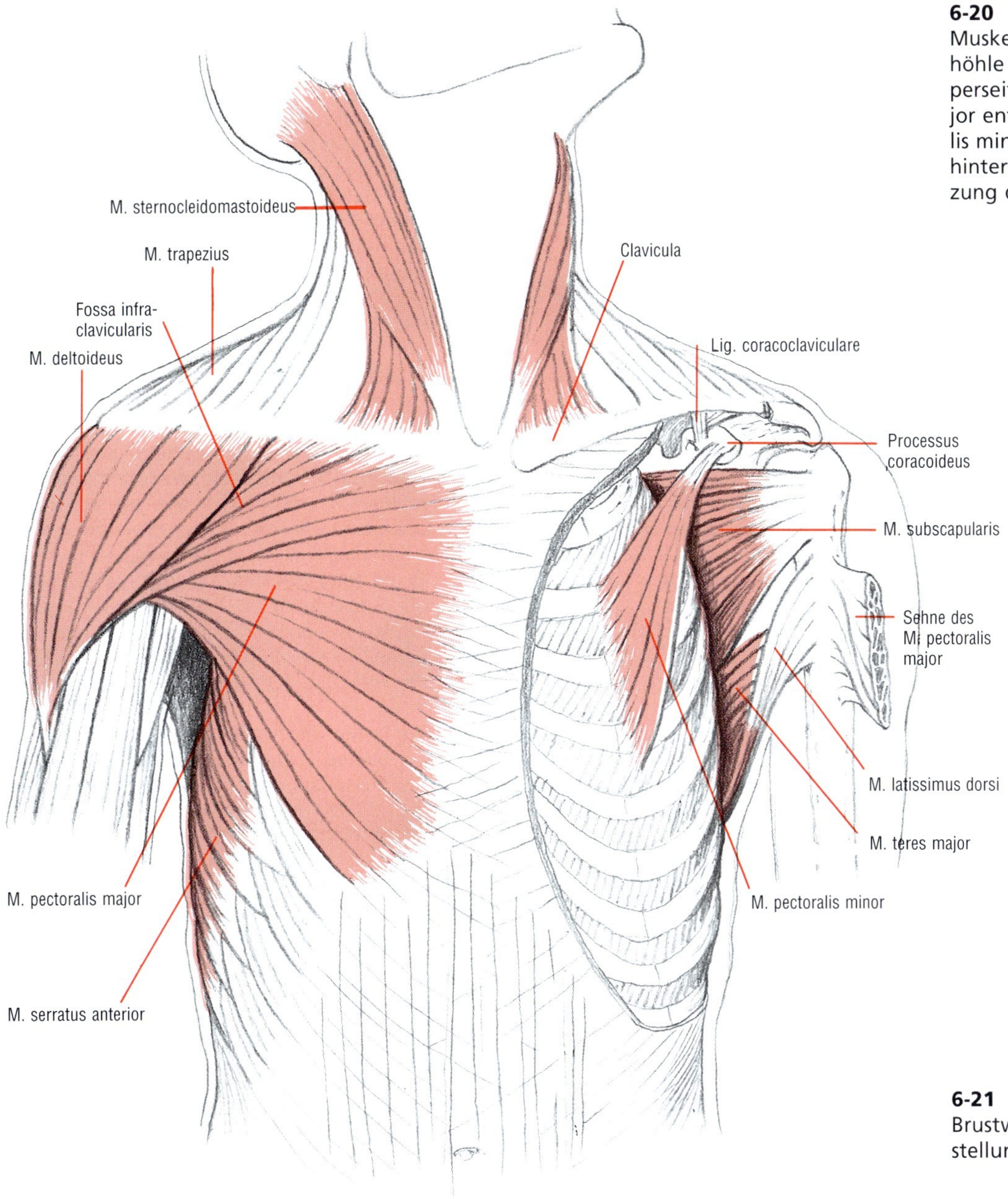

6-20
Muskeln im Bereich der Achselhöhle (Axilla; an der linken Körperseite ist der M. pectoralis major entfernt, um den M. pectoralis minor sowie die Muskeln der
hinteren Achselhöhlenbegren-
zung darzustellen.

M. sternocleidomastoideus

M. trapezius

Fossa infra-
clavicularis

M. deltoideus

Clavicula

Lig. coracoclaviculare

Processus
coracoideus

M. subscapularis

Sehne des
M. pectoralis
major

M. latissimus dorsi

M. teres major

M. pectoralis major

M. serratus anterior

M. pectoralis minor

6-21
Brustwand und Scapula zur Darstellung des M. serratus anterior.

Studieren Sie den **M. pectoralis minor** (Abb.
6-20), der unter dem M. pectoralis major liegt.
Er entspringt (lateral der Knorpel-Knochen-
Grenze) von der 3., 4. und 5. Rippe und inseriert
an der Spitze des Processus coracoideus der
Scapula.

*Frage 13: Welche Aufgabe übernimmt der M.
pectoralis minor?*

Bitten Sie Ihren Partner, den Kopf gegen Widerstand (durch Ihre Hand an seiner Stirn) nach
vorne zu neigen. Sie können so beidseits den
angespannten **M. sternocleidomastoideus** beobachten; er hat vom Manubrium sterni und vom
lateralen Ende der Clavicula seinen Ursprung;
und er inseriert am Processus mastoideus des Os
temporale sowie dahinter am Os occipitale (der
Processus mastoideus ist ein Knochenvorsprung
am Schädel unmittelbar hinter dem Ohr).

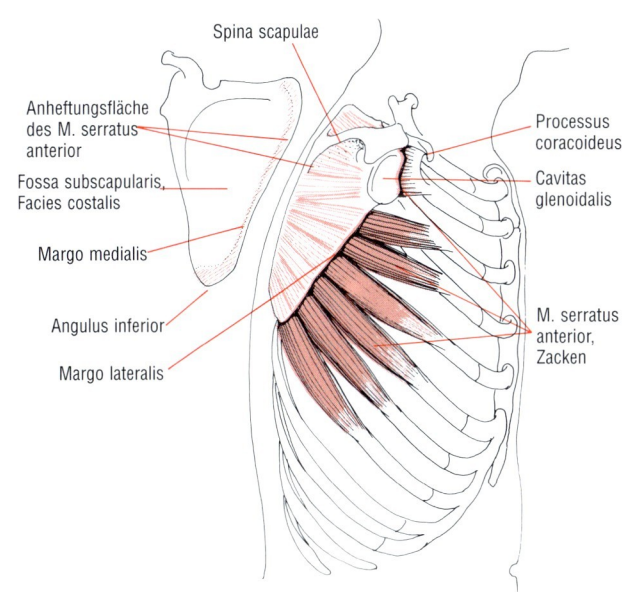

Spina scapulae

Anheftungsfläche
des M. serratus
anterior

Fossa subscapularis,
Facies costalis

Margo medialis

Angulus inferior

Margo lateralis

Processus
coracoideus

Cavitas
glenoidalis

M. serratus
anterior,
Zacken

Frage 14: Wie kann man eine nur einseitige Kontraktion des M. sternocleidomastoideus auslösen? Bei welcher Bewegung kontrahieren beide Mm. sternocleidomastoidei?

Studieren Sie nun den **M. serratus anterior** (Abb. 6-20, 6-21). Er entspringt mit individuellen Muskelzacken jeweils von den oberen 8 (9) Rippen; diese Muskelzacken vereinigen sich und ziehen gemeinsam um die seitliche Thoraxwand nach dorsal; der M. serratus anterior inseriert medial an der Facies costalis der Scapula (Angulus superior, Margo medialis, Angulus inferior). Gemeinsam mit dem M. pectoralis minor zieht der M. serratus anterior die Schulter nach vorne.

Achselhöhle (Axilla)

Legen Sie Ihre flache Hand auf den M. serratus anterior, und lassen Sie Ihre Finger nach oben, unter die Mm. pectorales major und minor, in einen pyramidenförmigen Raum gleiten, den man Achselhöhle oder **Axilla** nennt. Beachten Sie, daß die Mm. pectorales major und minor vor Ihrer Hand liegen (Abb. 6-20) und somit die **Vorderwand der Achselhöhle** bilden. M. subscapularis und M. teres major (S. 55) sowie die Endsehne des M. latissimus dorsi, die sich um den M. teres major wickelt, bilden die dorsale Begrenzung der Achselhöhle. Die mediale Wand gestaltet der M. serratus anterior mit seinem Nerven, der dem oberen Abschnitt des Thorax anliegt.

Die Strukturen des Plexus brachialis, der am Hals entsteht, ziehen zwischen Clavicula (vorne gelegen) und Scapula (hinten gelegen) nach kaudal; nahe der ersten Rippe erreicht den Plexus brachialis der Ramus ventralis des N. spinalis Th1 sowie die A. subclavia (die spätere A. axillaris) und die V. subclavia; diese Leitungsbahnen entstammen alle dem Thoraxraum. Das gesamte Gefäß-Nerven-Bündel ist durch Faszien umhüllt, die mit den Halsfaszien in Verbindung stehen; dieses Gefäß-Nerven-Bündel zieht über die erste Rippe und erreicht die «Spitze» der Achselhöhle, wo es weiter durch Bindegewebszüge umgeben und durch Fettgewebe (meist Speicherfett) geschützt ist. Im axillären Fettgewebe finden sich Lymphknotengruppen, die die Lymphe aus der oberen Extremität und dem Schultergürtel, aus den oberflächlich gelegenen Strukturen (wie Haut und Oberflächenfaszie) der vorderen und hinteren Thoraxwand sowie aus der Brustdrüse drainieren (S. 174). Tasten Sie abwechselnd jeweils den Unterrand der vorderen und hinteren Wand Ihrer eigenen Achselhöhle ab. Die Basis der Achselhöhle ist kuppenförmig gestaltet, da bindegewebige Haltezüge, die Verbindung zum darüberliegenden M. pectoralis minor haben, in der Haut und der oberflächlichen Fascia axillaris inserieren.

Wenn Sie die Kapitel 6.9 bis 6.12 (Innervation der oberen Extremität) bearbeitet haben, sollten Sie besonders auch auf die Nerven achten, die die gerade vorgestellten Muskeln innervieren.

6.3 Schultergelenk

Ziele dieses Kapitels sind das Studium des Bewegungsumfangs im Schultergelenk, die Beschäftigung mit den funktionellen Anpassungsmechanismen dieses klassischen Kugelgelenks (hinsichtlich Bewegungsmöglichkeit und Stabilität) sowie das Kennenlernen der Muskeln, die das Bewegungsspiel im Schultergelenk ermöglichen.

A. Anatomie am Lebenden

Die funktionellen Achsen des Schultergelenks sind durch die Ebene des Schultergelenks bestimmt, in der das Schulterblatt auf der Thoraxwand gleitet: es bildet mit der Horizontalen einen Winkel von etwa 45°. Bestimmen Sie den möglichen Bewegungsumfang im Schultergelenk bei sich selbst und an Ihrem Partner: Flexion-Extension; Abduktion-Adduktion; Innenrotation-Außenrotation sowie Kreiselung; diese ist eine Kombinationsbewegung aller vorgenannten Grundbewegungen. Führen Sie alle diese Bewegungen erneut aus, wobei Sie nun gleichzeitig die Vorderfläche des Oberarmkopfes palpieren. Tasten Sie unbedingt das Tuberculum majus und das Tuberculum minus, sowie den Sulcus intertubercularis, wenn Sie den Arm nach innen und anschließend nach außen rotieren.

Legen Sie Ihre rechte, obere Extremität bequem («in anatomischer Lage») am Körper an (S. 10), und abduzieren Sie dann Ihre Schulter so weit als möglich, ohne dabei den Arm zu rotieren; Ihre Abduktionsbewegung wird nur bis zu 90° möglich sein. Führen Sie nun Ihren Arm bequem über den Kopf, und achten dabei besonders auf die gleichzeitige Außenrotation des Humerus. Führen Sie am Knochenskelett dieselben Bewegungen aus, und beachten Sie dabei, daß die gleichzeitige Rotation mehr Gelenkfläche zur Abduktionsbewegung freigibt.

Frage 15: Geschehen bei Bewegungen im Schultergelenk gleichzeitig auch andere Bewegungen in anderen Gelenken?

Frage 16: Kann man alle Bewegungen im Schultergelenk bei fixiertem Schulterblatt ausführen? Wiederholen Sie die Mitbewegungen des Schulterblatts (S. 48).

Die normale Schulterkontur (von ventral betrachtet) bildet sich (von kranial nach kaudal) durch den M. trapezius, das Acromion und das Akromioklavikulargelenk, sowie durch den M. deltoideus, der das Tuberculum majus des Humerus bedeckt. Der M. deltoideus wölbt sich auch nach ventral infolge der unter ihm befindlichen Tubercula major und minor des Humerus. Medial der beiden Tubercula findet sich unterhalb der Clavicula eine Einsenkung, die Fossa infraclavicularis (Mohrenheim-Grube); hier läßt sich der Processus coracoideus der Scapula tasten.

B. Radiologische Befunde

Studieren Sie die Röntgenbilder, die das Schultergelenk in verschiedenen Positionen zeigen. Beachten Sie, daß die Gelenkflächen von Humeruskopf und Cavitas glenoidalis zueinander parallel liegen (Abb. 6-5). Bestätigen Sie (radiologisch) die Rotationsbewegung des Humerus bei Abduktion anhand der Lage von Tuberculum majus und Tuberculum minus bei voller Ad- und Abduktion. Beschäftigen Sie sich auch mit den beiden Magnetresonanztomogrammen der Abbildung 6-29.

C. Präparate

Das Schultergelenk

Studieren Sie ein Schulterpräparat, und achten Sie besonders auf die Anpassungsmechanismen, die eine erhöhte Mobilität im Schultergelenk ermöglichen. Suchen Sie die flache **Cavitas glenoidalis** der Scapula auf, die durch Faserknorpel ausgekleidet ist und deren Pfannenrand durch das ebenfalls faserknorpelige **Labrum glenoidale** verstärkt ist. Achten Sie insbesondere darauf, daß nur ein Abschnitt des nahezu kugeligen **Humeruskopfes** die eigentliche Gelenkfläche bildet.

Beschäftigen Sie sich mit der **Kapsel** des Schultergelenks (Abb. 6-22), die zum einen am Labrum glenoidale der Cavitas glenoidalis und zum anderen nahe dem Collum anatomicum des Humerus mit Ausnahme einer Stelle kaudal fixiert ist; dort zieht die Kapsel nach kaudal an die Vorderseite des Humerusschaftes. Die Gelenk-

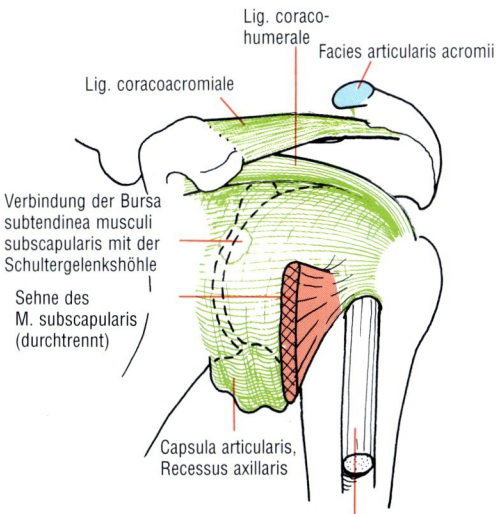

Lig. coraco-humerale
Facies articularis acromii
Lig. coracoacromiale
Verbindung der Bursa subtendinea musculi subscapularis mit der Schultergelenkshöhle
Sehne des M. subscapularis (durchtrennt)
Capsula articularis, Recessus axillaris
Sehne des M. biceps brachii, Caput longum

6-22
Schultergelenk, Articulatio humeri.
Anheftungsstellen der Kapsel und der außen liegenden Bänder.

kapsel ist im kaudalen Bereich locker angeordnet. Dadurch und durch die flache Gelenkpfanne wird ein großer Bewegungsumfang im Schultergelenk ermöglicht. Suchen Sie die glänzende **Synovialmembran** (Membrana synovialis) auf; sie liegt (bei allen Gelenken) innen der Gelenkkapsel sowie allen Gelenkstrukturen an, die nicht mit Knorpel überzogen sind. Die Synovialmembran produziert die Synovialflüssigkeit (Synovia).

Frage 17: Welche Aufgaben erfüllt die Synovialflüssigkeit? Was versteht man unter ihren thixotropischen Eigenschaften?

Studieren Sie die eher diskreten Kapselverdickungen oder **Verstärkungszüge** der Schultergelenkkapsel. Man findet sie ventral (Ligg. glenohumeralia superius, medium, inferius); sie ziehen von vorderen Bereichen der Schultergelenkspfanne zum Oberarmhalsbereich. Man findet sie aber auch kranial (Lig. coracohumerale); letztgenanntes zieht von der Basis des Processus coracoideus zu den Rauhigkeiten des Humerus. Ventral und dorsal wird die Schultergelenkkapsel durch die unmittelbare Anheftung der **Rotatorenmanschette** verstärkt und gewinnt so an Stabilität; die Rotatorenmanschette wird durch die Ansatzsehnen der Mm. subscapularis, supraspinatus, infraspinatus sowie teres minor gebildet. Der schwächste und am wenigsten geschützte Abschnitt der Schultergelenkkapsel liegt kaudal.

Außen ziehende Bänder sind keine Kapselverstärkungen (Abb. 6-22). Das **Lig. coracoacromiale** (Schulterdachband) ist rautenförmig. Seine Basis ist am Processus coracoideus fixiert, während sich seine Spitze an der Unterseite des Acromions anheftet. Das Lig. coracoacromiale spannt sich bogenförmig über das Schultergelenk und verhindert so das Abgleiten des Humerus nach kranial. Unter dem Lig. coracoacromiale liegt eine weiträumige Bursa subacromialis, die nicht mit dem Schultergelenk kommuniziert. Die **Sehne des langen Bizeps-**

kopfes (Abb. 6-23) entspringt am Tuberculum supraglenoidale und zieht als «freie» Sehne durch das Schultergelenk, bevor sich der Muskelbauch ausbildet; die Sehne des langen Bizepskopfes unterstützt bei Bewegungen im Schultergelenk die Stabilität des (großen) Humeruskopfes in der (relativ kleinen) Gelenkpfanne.

Frage 18: Nach welcher Richtung luxiert der Humeruskopf am häufigsten?

Frage 19: Welcher Nerv ist am stärksten bei einer Schultergelenksluxation gefährdet?

Generell wird eine gelenknahe Arterie auch dieses Gelenk (und die Muskulatur in seiner Umgebung) mit arteriellem Blut versorgen. Die Nerven zur Muskulatur, die auf ein Gelenk wirken, führen auch propriozeptive und schmerzsensible Fasern für das entsprechende Gelenk (S. 17); sympathische und vasomotorische Nervenfasern innervieren zudem die Arteriolen der Synovialmembran eines Gelenks.

Die auf das Schultergelenk wirkenden Muskeln

Studieren Sie die Schultermuskeln, die an der Scapula ihren Ursprung haben. Jene Schultermuskeln, die an Fossa supraspinata und Fossa infraspinata ihren Ursprung haben, sind nur an den medialen zwei Dritteln der entsprechenden Fossa fixiert:

Der **M. subscapularis** (Abb. 6-24) entspringt an der Fossa subscapularis und inseriert am Tuberculum minus des Humerus; zudem strahlt der M. subscapularis in die Schultergelenkkapsel und verstärkt diese im ventralen Bereich. Der M. subscapularis bildet den größten Teil der Hinterwand der Achselhöhle.

Frage 20: Welche Funktionen hat der M. subscapularis?

Frage 21: Welche weiteren Muskeln sind an der Bildung der Hinterwand der Achselhöhle mitbeteiligt?

6-23
Blick in das Schultergelenk; Ansicht von lateral auf die Cavitas glenoidalis.

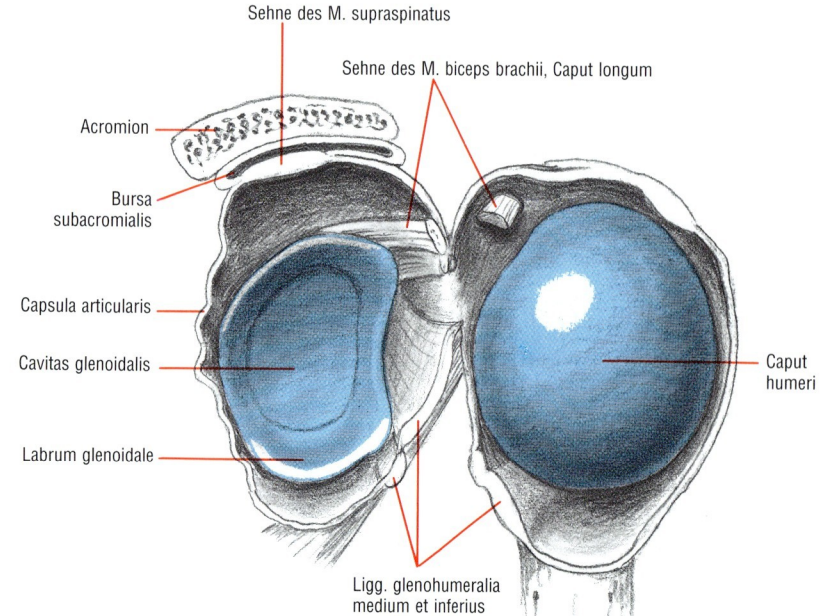

Sehne des M. supraspinatus
Sehne des M. biceps brachii, Caput longum
Acromion
Bursa subacromialis
Capsula articularis
Cavitas glenoidalis
Labrum glenoidale
Caput humeri
Ligg. glenohumeralia medium et inferius

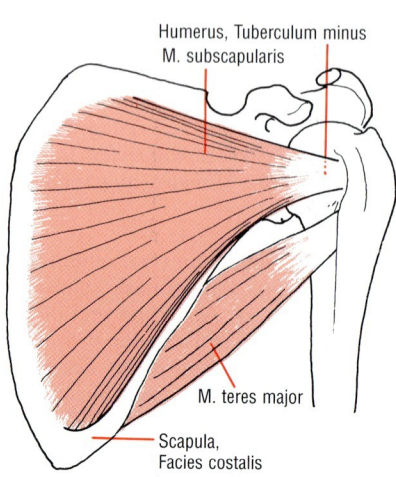

Humerus, Tuberculum minus
M. subscapularis
M. teres major
Scapula, Facies costalis

6-24
M. subscapularis und M. teres major links; Ansicht von vorne.

Der **M. teres major** entspringt an der Dorsalseite der Scapula (nahe dem unteren Drittel des
Lateralrandes und dem Angulus inferior), zieht
nach lateral an die Vorderseite des Oberarmhals-
bereiches und inseriert an der medialen Kante
des Sulcus intertubercularis, unmittelbar kaudal
des M. subscapularis (Abb. 6-24, 6-25).

Der **M. supraspinatus** (Abb. 6-25) hat seinen
Ursprung in der Fossa supraspinata der Scapula
und zieht unmittelbar über der Schultergelenk-
kapsel nach lateral; er inseriert auch in der
Schultergelenkkapsel sowie an der Spitze des
Tuberculum majus des Humerus.

*Frage 22: Welche Hauptfunktion hat der M. su-
praspinatus?*

*Frage 23: Welche anderen Muskeln wirken mit
dem M. supraspinatus als Synergisten?*

Der **M. infraspinatus** (Abb. 6-25) entspringt aus
der Fossa infraspinata der Scapula und inseriert
zum einen an der Schultergelenkkapsel und zum
anderen am Tuberculum majus des Humerus
zwischen M. supraspinatus und M. teres minor.
Der **M. teres minor** (Abb. 6-25) entspringt am
Margo lateralis an der Hinterfläche der Scapula
und inseriert am Tuberculum majus des Humerus distal dem M. infraspinatus.

*Frage 24: Welche gemeinsamen Bewegungen
führen M. infraspinatus und M. teres minor aus?*

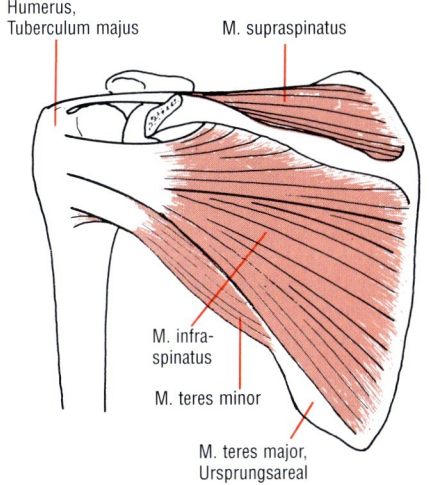

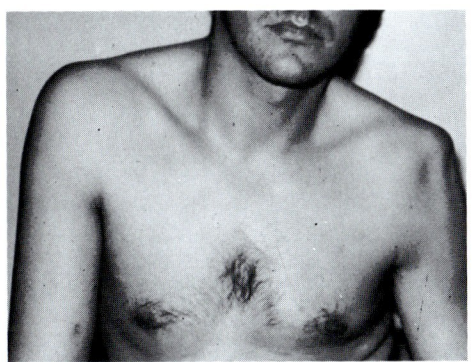

6-25
M. supraspinatus, M. infraspinatus, M. teres
minor (Acromion entfernt) links; Ansicht von
hinten.

6-27
Siehe Frage 26.

Der **M. deltoideus** (Abb. 6-26) gleicht einer
Epaulette; er entspringt von der Außenkante des
lateralen Drittels der Clavicula, vom Acromion
sowie von der Spina scapulae und inseriert etwa
in der Mitte der Außenseite des Humerusschaftes
an der Tuberositas deltoidea.

Frage 25: Welche Funktion hat der M. deltoideus?

Ursprungs- und Ansatzverhältnisse eines jeden
Schultermuskels sind nun einzeln abgehandelt
worden, aber Sie sollten dabei immer bedenken,
daß kein Muskel für sich allein wirkt! Es gibt
Agonisten (primäre Akteure), Antagonisten,
Synergisten und Haltemuskeln (S. 18).
Besondere Aufmerksamkeit sollte man am
Schulterpräparat dem Bereich schenken, wo sich
die Außenrotatoren eng aneinanderlegen, sich
mit ihren tieferen Anteilen mit der Schultergelenkkapsel verflechten und so die sog. **Rotatorenmanschette** bilden. Wegen des großen
Bewegungsumfangs im Schultergelenk ist die
Gelenkkapsel natürlich sehr lasch und führt so
zu einer möglichen Gelenkinstabilität. Da aber
die Gelenkkapsel durch die Verflechtung mit den
Außenrotatoren, die sich ja aktiv bei vielen
Schulterbewegungen mitkontrahieren, verstärkt
wird, ist das Schultergelenk in jeder Position
doch relativ stabil. Wenn der Humeruskopf
luxiert, geschieht dies am häufigsten mit einem
Schlag nach unten bei abduziertem Oberarm.
Dabei dehnt der Humeruskopf die schwächste
Stelle der Gelenkkapsel (= unten) und rutscht
nach vorne in Richtung Processus coracoideus
(vordere Luxation) oder seltener nach hinten in
Richtung Spina scapulae (hintere Luxation).
Die Abbildungen 6-27 (Bild) und 6-28 (Röntgenbild) zeigen einen jungen Mann, der sich
beim Rugbyspiel verletzte. Seine linke Schulter
ist sehr schmerzhaft und läßt sich kaum bewegen. Anstelle der normalen Schulterkontur im
Bereich von Acromion zum M. deltoideus zeigt
sich ein relativ eckiger Übergang («Epauletten-
Phänomen»). Der M. deltoideus läßt die normale
Ausbuchtung der Schulterkontur vermissen. Er

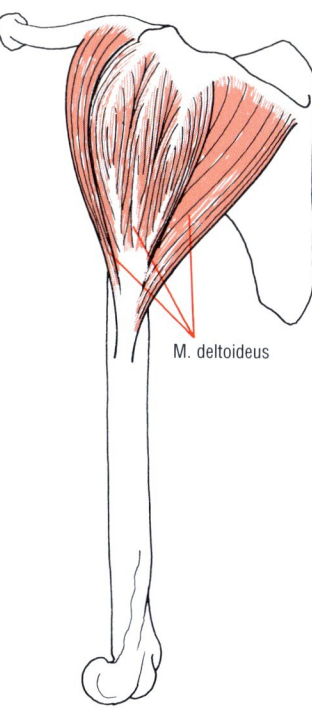

6-26
M. deltoideus; Ansicht von lateral.

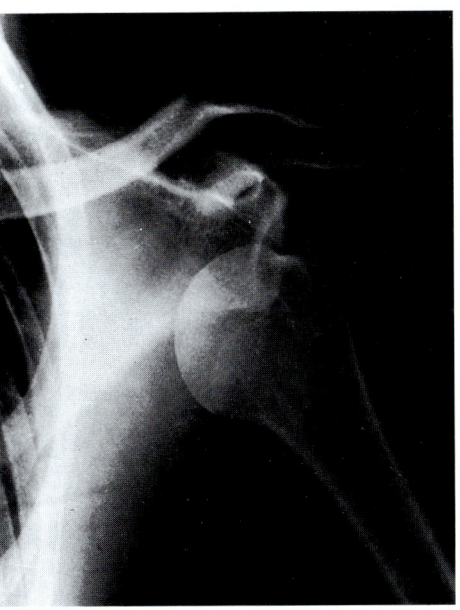

6-28
Röntgenbild einer Luxation des linken Schultergelenks.

6-29
Magnetresonanztomographischer Frontalschnitt (a) und Horizontalschnitt (b) des Schultergelenks.

H   Caput humeri
E   Linea epiphysealis
G   Cavitas glenoidalis
L   Labrum glenoidale, hinterer Abschnitt
S   Scapula
A   Acromion
C   Clavicula
B   Bursa subacromialis
De M. deltoideus
Cb M. coracobrachialis
Sup M. supraspinatus
Inf M. infraspinatus
Sub M. subscapularis
Bi M. biceps brachii, Sehne des Caput longum im Sulcus intertubercularis.

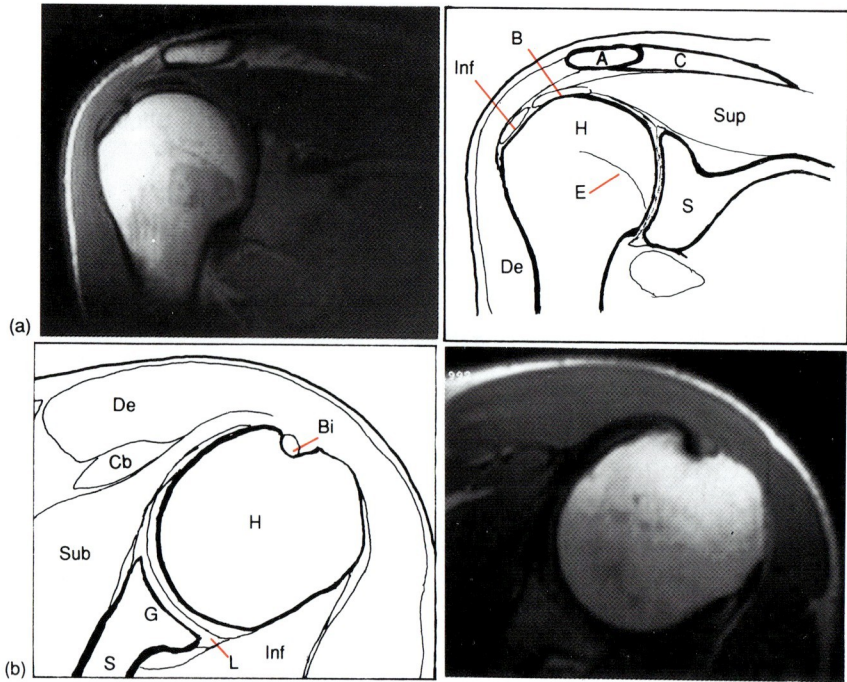

sieht, mit ein oder zwei Vertiefungen, «leer» aus. Man findet aber nun eine Ausbuchtung dort, wo normalerweise eine Einsenkung an der Schulter zu finden ist, nämlich unterhalb des Tastpunktes des Processus coracoideus. Statt des Processus coracoideus tastet man an dieser Stelle nun einen großen, harten Klumpen.

Frage 26: Welche Verletzung hat er erlitten?

Wenngleich man intensives Training im allgemeinen als gesund betrachtet, sind doch Schulterschmerzen weit verbreitet. Neben Frakturen und Gelenkaffektionen, wie etwa Arthrose, sind diese Schulterschmerzen oftmals durch Affektionen der Bindegewebsstrukturen verursacht, die man mit der konventionellen Radiologie nicht darstellen kann. Insbesondere die Magnetreso-

nanztomographie (MR) hilft bei der Diagnose derartiger Bindegewebsläsionen. Hierzu gehören Risse in den Ansatzsehnen der Außenrotatoren (Rotatorenmanschette), Ruptur der Supraspinatussehne, fettige Degeneration der Muskelbäuche und Einklemmungen von Sehnen zwischen Humeruskopf und Schulterdachband. Deshalb ist es wichtig, Normalbefunde in Magnetresonanztomogrammen der Schulter interpretieren zu können (Abb. 6-29).

Frage 27: Welche Bindegewebsstrukturen liegen im Spaltraum zwischen Humeruskopf und Lig. coracoacromiale?

Beschäftigen Sie sich nach Bearbeitung der Kapitel 6.9 bis 6.12 auch mit den Nerven, die die gerade besprochenen Schultermuskeln innervieren.

6.4 Ellenbogengelenk

Ziele dieses Kapitels sind das Studium der Bewegungen im Ellenbogengelenk, die Betrachtung der strukturellen Gegebenheiten dieses Scharniergelenks, wodurch dessen Bewegungsumfang und dessen Stabilität bestimmt sind, sowie das Studium der Muskeln, die an den Bewegungsabläufen im Ellenbogengelenk beteiligt sind.

A. Anatomie am Lebenden

Machen Sie sich klar, daß die Bewegungen im Ellenbogengelenk auf Flexions- und Extensionsbewegungen beschränkt sind. Man kann ein Ellenbogengelenk soweit beugen, bis sich die Weichteile von Oberarm und Unterarm berühren, man kann es aber nur bis maximal 180° strecken. Jeder Muskel, der von Knochen des Schultergürtels oder vom Humerus seinen Ursprung nimmt und der ventral die Bewegungsachse des Ellenbogengelenks kreuzt, um am Unterarm zu inserieren, ist zwangsläufig ein Beuger im Ellenbogengelenk. Dagegen müssen jene Muskeln, die dorsal das Ellenbogengelenk in ihrem Verlauf kreuzen, im Ellenbogengelenk strecken. Studieren Sie die Muskeln in der Beugerloge (ventrales Kompartment) und in der Streckerloge (dorsales Kompartment) am Oberarm, indem Sie im Ellenbogengelenk gegen Widerstand beugen und strecken (Abb. 6-19). Kennzeichnen Sie die Lage der beiden Epicondylen (Epicondylus lateralis, Epicondylus medialis) und des Olecranon bei (90°) gebeugtem Ellenbogen; diese drei o.g. Knochenstrukturen bilden ein annähernd gleichseitiges Dreieck (Abb. 6-30). Eine Verschiebung dieser Knochenpunkte läßt eine Dislokation im Ellenbogengelenk vermuten.
Positionieren Sie Ihren Oberarm so, als wenn Sie schreiben oder irgendeinen Handgriff tun würden; dabei ist Ihr Ellenbogen wahrscheinlich etwas gebeugt und der Unterarm in eine Mittellage (zwischen Pronation und Supination) gebracht worden (S. 62). Diese Position nennt man «funktionelle Lage».
Setzen Sie sich und lassen Sie Ihren Partner seinen Ellenbogen halbgebeugt auf Ihr Knie legen. Halten Sie nun den Ellenbogen Ihres Partners; drücken Sie anschließend Ihren linken Daumen auf die Ansatzsehne des M. biceps brachii und schlagen Sie mit einem Reflexhammer auf Ihren Daumen. Dieses Manöver wird den M. biceps brachii dehnen und sollte so einen Muskelreflex (= Eigenreflex) auslösen, den Bizepssehnenreflex. Die Stärke des Reflexes hängt von der Reizung der Motoneurone im Rückenmark auf Höhe C5 und C6 ab, ferner von einem unversehrten Nerven, der den M. biceps brachii versorgt, von einer intakten, motorischen Endplatte und natürlich auch von einem funktionsfähigen Muskel selbst. Versuchen Sie auch, einen Trizepssehnenreflex auszulösen, indem Sie auf die Endsehne des M. triceps brachii, unmittelbar

oberhalb des Olecranon, klopfen. Vergleichen Sie die jeweilige Reflexantwort an beiden Körperseiten.

B. Radiologische Befunde

Studieren Sie die Röntgenaufnahmen des Ellenbogengelenks. Kennzeichnen Sie die Lage der Knochen bei gestrecktem (Abb. 6-31) und bei gebeugtem (Abb. 6-32) Ellenbogengelenk, und wiederholen Sie nochmal die sekundären Ossifikationszentren der Knochen (S. 45 und 46).
Ziehen Sie in Abbildung 6-32 eine Linie zwischen der Radiusschaftmitte und dem Radiusköpfchen. Beachten Sie, daß diese Linie durch den Mittelpunkt eines Kreises zieht, der teilweise vom Capitulum humeri begrenzt wird. Bei bestimmten Verletzungen, z.B. bei einer Ulnaschaftfraktur, kann sich das Radiusköpfchen aus seiner ursprünglichen Position in Richtung Capitulum humeri verlagern (Abb. 6-33).
Ziehen Sie nun eine zweite Linie unterhalb des Ventralrandes des Humerusschaftes (Abb. 6-32). Diese (zweite) Linie sollte ebenfalls durch den oben erwähnten Kreismittelpunkt gehen. Das distale Ende des Humerus ist im Normalfall 45° gegen den Humerusschaft nach ventral geneigt. Wenn das distale Humerusende disloziert ist, ist das vermutlich auf eine suprakondyläre Humerusschaftfraktur zurückzuführen.
Strecken Sie Ihr Ellenbogengelenk, und markieren Sie den Winkel zwischen Humerusschaftachse und Unterarmachse. Dieser «Tragewinkel» ist bei Frauen größer als bei Männern (S. 44).

Frage 28: Studieren Sie das Röntgenbild in Abbildung 6-34. Welchen pathologischen Befund sehen Sie in dieser Röntgenaufnahme?

C. Präparate

Das Ellenbogengelenk
(Abb. 6-35 bis 6-40)

Studieren Sie ein Ellenbogenpräparat und achten Sie auf die Form der Gelenkflächen, die durch Faserknorpel bedeckt sind. An den Gelenkflächen sind die viereckige **Trochlea humeri**, die mit der tief eingesunkenen **Incisura trochlearis** der Ulna artikuliert, sowie das kugelförmige **Capitulum humeri** am distalen Humerus beteiligt; das Capitulum humeri artikuliert mit der pfannenähnlich gestalteten, knorpeligen Gelenkfläche des **Caput radii**. Die gelenkige Verbindung der proximalen Enden von Radius und Ulna nennt man **proximales Radioulnargelenk**; es wird später genauer besprochen. Machen Sie sich klar, daß das Caput radii auch an seiner medialen Seite mit der **Incisura radialis**, die an der proximalen, medialen Seite der Ulna zu finden ist, artikuliert. Das Caput radii wird durch das gürtelähnliche **Lig. anulare radii** fest an die

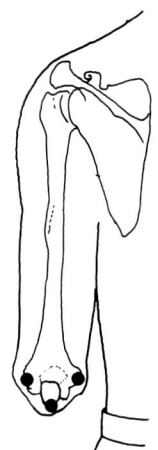

6-30
Gleichschenkliges Dreieck, das sich durch Epicondylus medialis, Epicondylus lateralis und Olecranon am Ellenbogen bildet; Ansicht von hinten.

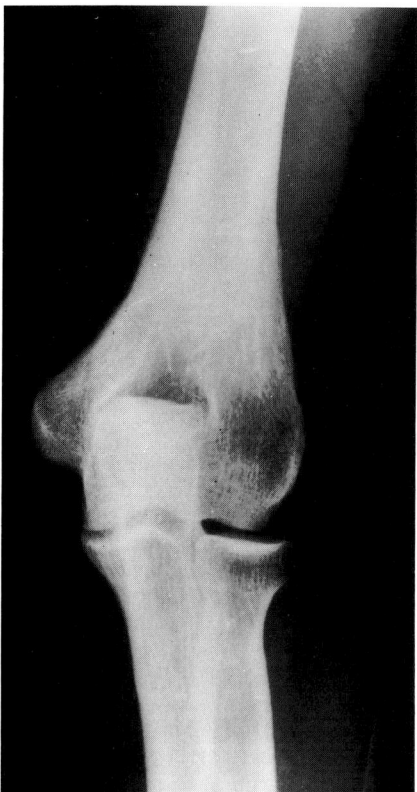

6-31
a.-p.-Röntgenbild des linken Ellenbogengelenks; in Streckstellung.

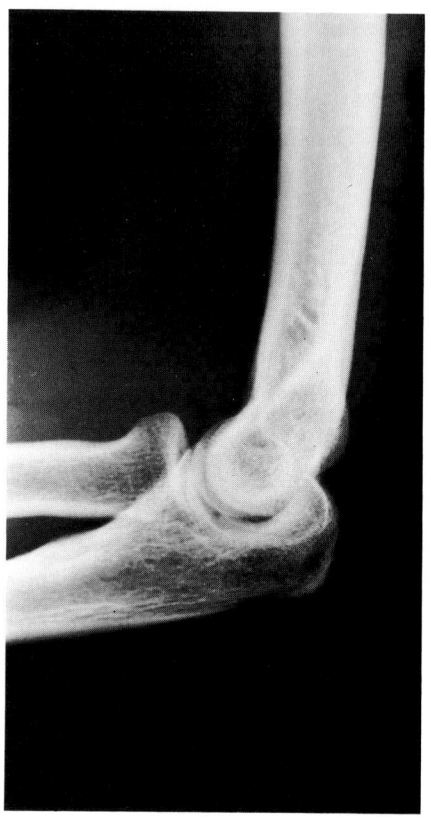

6-32
Seitliches Röntgenbild des linken Ellenbogens;
etwas gebeugte Haltung.

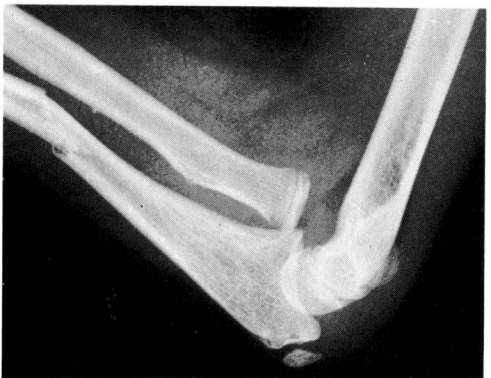

6-33
Schaftfraktur der Ulna mit Dislokation des Ra-
diusköpfchens bei einem 14jährigen Jugendli-
chen; beachten Sie den sekundären Knochenkern im Olecranon.

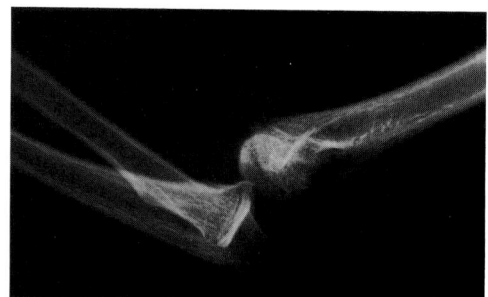

6-34
Siehe Frage 28.

Ulna fixiert, wobei das Lig. anulare radii an beiden Seiten der Incisura radialis der Ulna angeheftet ist. Dieses gürtelförmige Band läßt das
Caput radii mitrotieren, wenn sich bei Pronation
(bzw. Supination) des Unterarms das distale
Radiusende um das distale Ulnaende dreht.
Studieren Sie die **Gelenkkapsel**; sie ist eine
gemeinsame Gelenkkapsel für Ellenbogengelenk
und proximales Radioulnargelenk. Die Gelenkkapsel ist am Humerus, unmittelbar distal von
Fossa coronoidea und Fossa radialis sowie an
den distalen Bereichen von Epicondylus medialis und lateralis fixiert; dadurch sind die Ursprungsareale der oberflächlichen, langen Beuger und Strecker des Unterarms ausgespart.

Dorsal ist die Gelenkkapsel am Oberrand der
Fossa olecrani fixiert, so daß bei gestrecktem
Ellenbogen die Ulna fest und dicht in die Fossa
olecrani gleiten kann. Kaudal ist die Gelenkkapsel am Lig. anulare radii, das das Caput radii
umgreift, so angeheftet, daß Bewegungen des
proximalen Radiusendes nicht behindert sind; an
der Ulna heftet sich die Gelenkkapsel am Rand
der Incisura trochlearis an.
Die **Synovialmembran** (Membrana synovialis)
überzieht (innen) die Gelenkkapsel und alle jene
Gelenkbereiche, die nicht von Faserknorpel bedeckt sind; sie strahlt auch unter das Lig. anulare
(das um das Caput radii zieht) und bedeckt so
Teile des Collum radii. Wie Sie ja erwarten, ist

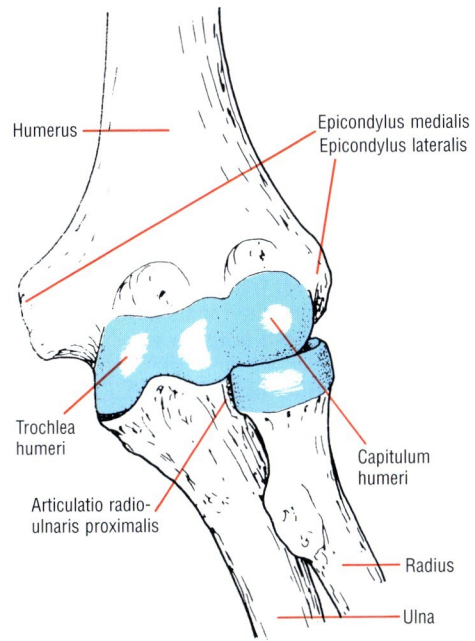

6-35
Knochen des Ellenbogengelenks; Ansicht von vorne.

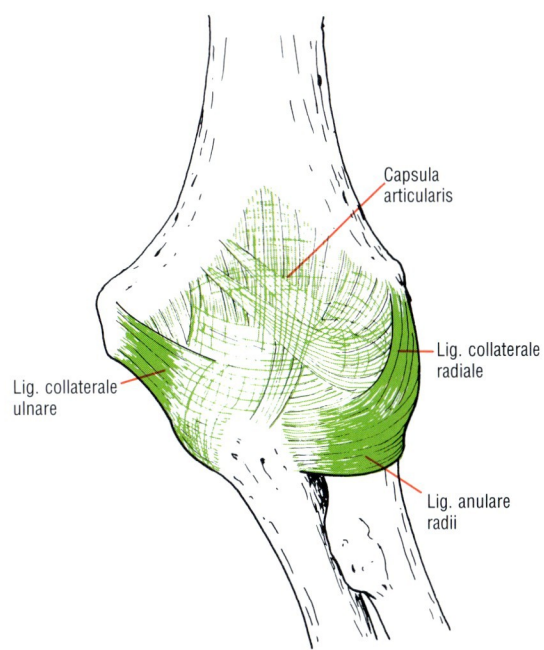

6-36
Gelenkkapsel und Bänder am Ellenbogengelenk; Ansicht von vorne.

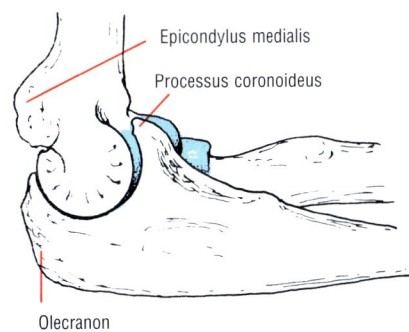

6-37
Knochen des Ellenbogengelenks; Ansicht von medial.

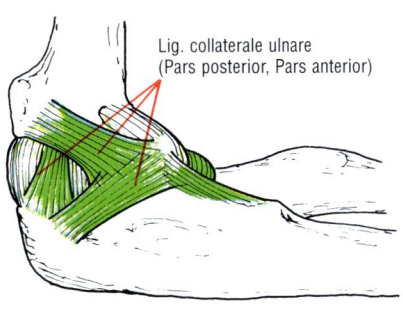

6-38
Gelenkkapsel und Bänder am Ellenbogengelenk; Ansicht von medial.

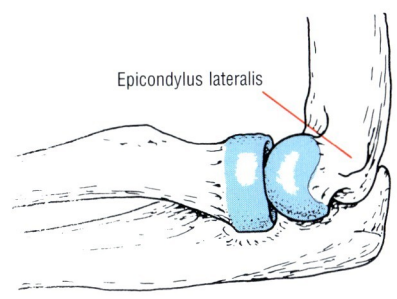

6-39
Knochen des Ellenbogengelenks; Ansicht von lateral.

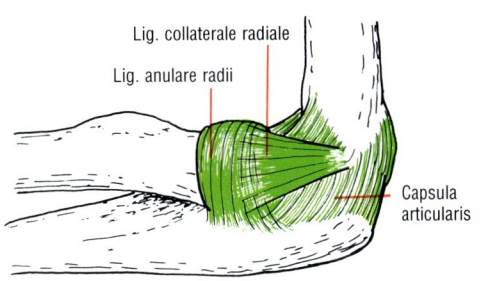

6-40
Gelenkkapsel und Bänder am Ellenbogengelenk; Ansicht von lateral.

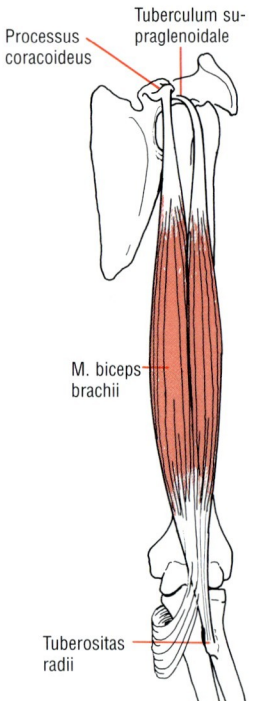

6-41
M. biceps brachii; Ansicht von vorne.

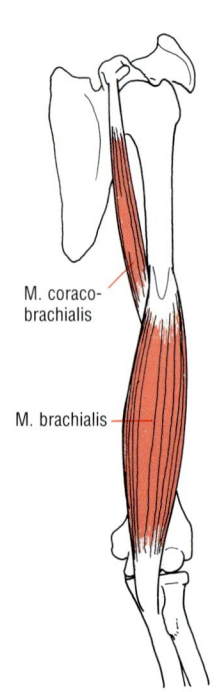

6-42
M. coracobrachialis; M. brachialis; Ansicht von vorne.

die Gelenkkapsel eines Scharniergelenks medial und lateral durch kräftige **Kollateralbänder** verstärkt. Das **Lig. collaterale radiale** (= laterale) ist fächerförmig und heftet sich proximal am Epicondylus lateralis sowie distal am Lig. anulare an. Das **Lig. collaterale ulnare** (= mediale) ist dreieckig mit drei typischen Verstärkungen, die sich der Reihe nach kranial am Epicondylus medialis, distal am Processus coronoideus der Ulna und medial am Olecranon anheften.

Muskeln der Beugeseite am Oberarm

Am Oberarm spannen sich bindegewebige Septen (Septa intermuscularia brachii mediale und laterale) zwischen den Hauptgruppen der Muskeln (= zwischen Beugern und Streckern) und erreichen die mediale und laterale Seite der Humerusdiaphyse, wo sie sich verankern. Am Unterarm ziehen entsprechende Bindegewebssepten von der tiefen Unterarmfaszie jeweils medial und lateral an den Schaft von Radius und Ulna. Die Anordnung trennt ein ventrales Muskelkompartment (Beugemuskeln) von einem dorsalen Muskelkompartment (Streckmuskeln). Die muskuläre Gliederung basiert auf der embryologischen Trennung der Extremitätenmuskulatur in Flexorengruppe (ventrale Gruppe) und Extensorengruppe (dorsale Gruppe). Sie bietet den Muskeln auch die Möglichkeit, ein weiteres Ursprungsfeld von Faszien- und Knochenstrukturen zu nutzen.

Studieren Sie die Muskeln, die in der Beugerloge (= ventral) am Oberarm liegen:

Der **M. biceps brachii** (Abb. 6-41) entspringt von der Scapula mit zwei Köpfen, einem **Caput breve** von der Spitze des Processus coracoideus und einem **Caput longum** vom Tuberculum supraglenoidale innerhalb der Schultergelenkkapsel. Die beiden Muskelköpfe fusionieren und bilden einen großen Muskel, der mit einer flachen Ansatzsehne ventral über das Ellenbogengelenk zieht und am dorsalen Bereich der Tuberositas radii inseriert. Ein zusätzlicher Sehnenzügel, die **Aponeurosis musculi bicipitis brachii**, zieht medialwärts über die oberflächlichen Flexoren des Unterarms und strahlt am Hinterrand der Ulna in die tiefe Unterarmfaszie ein. So wirkt der M. biceps brachii auf beide Unterarmknochen. In «Funktionsstellung» ist der M. biceps brachii ein starker Supinator und gleichzeitig ein Beuger im Unterarm. Er wirkt dann sehr aktiv, wenn man eine Schraube eindreht oder wenn man eine Flasche entkorkt. Da der kurze Kopf des M. biceps brachii ventral das Schultergelenk kreuzt, ist dieser Muskelteil auch ein Beuger im Schultergelenk, während die Sehne des langen Bizepskopfes den Humeruskopf bei Schulterbewegungen zu stabilisieren versucht.

Der **M. brachialis** (Abb. 6-42) entspringt von der distalen Vorderfläche des Humerus und inseriert vorne am Processus coronoideus der Ulna.

Der **M. coracobrachialis** (Abb. 6-42) ist ein Leitmuskel am Oberarm (N. musculocutaneus!); er entspringt gemeinsam mit dem Caput breve des M. biceps brachii von der Spitze des Processus coracoideus, und er inseriert an der Medialseite des Humerus (etwa in der Schaftmitte).

Frage 29: Welche Funktionen haben Mm. brachialis und coracobrachialis?

Beugen Sie Ihren pronierten Unterarm gegen Widerstand und wiederholen Sie dann den Bewegungsablauf bei supiniertem Unterarm.

Frage 30: Bei welchem dieser beiden Bewegungsabläufe spielt der M. biceps brachii eine Rolle?

Muskeln der Streckseite am Oberarm

Der sehr kräftige **M. triceps brachii** (Abb. 6-43) hat, wie sein Name schon sagt, drei unabhängige Ursprünge; ein **Caput longum** vom Tuberculum infraglenoidale der Scapula (dieses liegt außerhalb der Schultergelenkkapsel); ein **Caput laterale** von der Hinterfläche des Humerusschaftes oberhalb des Sulcus radialis sowie ein **Caput mediale**; jenes liegt in der Tiefe und entspringt von der breiten Humerusfläche unterhalb des Sulcus radialis. Die drei Ursprungsköpfe des M. triceps brachii fusionieren und inserieren gemeinsam am kranialen Abschnitt des Olecranon. Der **M. anconeus**, tatsächlich ein Teil des M. triceps brachii, zieht schräg vom Epicondylus lateralis humeri zur Lateralseite des Olecranon (Abb. 6-63). Er bewirkt eine leichte Abduktion der distalen Ulna bei Pronation.

Frage 31: Welche Funktionen hat der M. triceps brachii?

Strecken Sie bei gebeugtem Ellenbogen gegen Widerstand Ihren Unterarm (wie es auch in Abb. 6-44 zu sehen ist)!

Frage 32: Welche Muskelgruppe kontrahiert sich bei Streckung des Unterarms gegen Widerstand am kräftigsten?

Als nächstes versuchen Sie bei halbgebeugtem Ellenbogen und mit Unterstützung den Ellenbogen schrittweise zu strecken, wobei Ihre Hand ein schweres Gewicht hält.

Frage 33: Welche Muskelgruppe kontrahiert sich nun bei Streckung des Unterarms am kräftigsten?

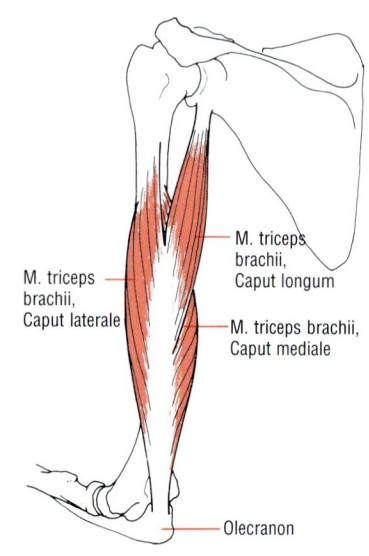

6-43
M. triceps brachii; Ansicht von hinten.

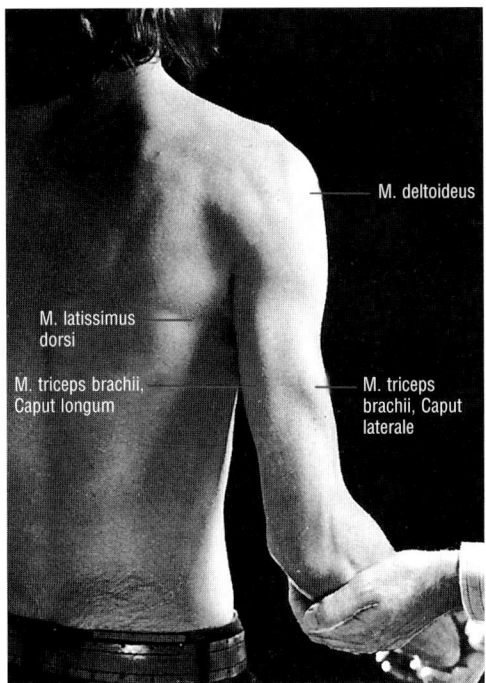

6-44
M. triceps brachii, Oberflächenrelief bei
Streckung im Ellenbogengelenk gegen
Widerstand; Ansicht von hinten.

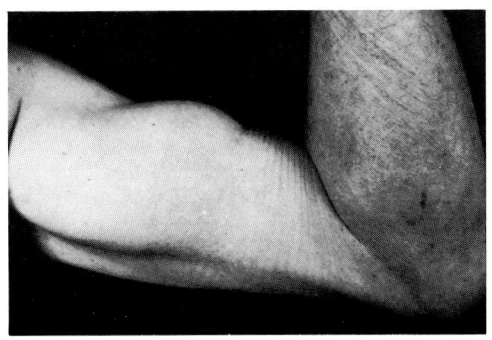

6-45
Sehnenruptur der Sehne des Caput longus
musculi biceps brachii.

Beschäftigen Sie sich nun abschließend erneut mit dem langen Kopf des M. biceps brachii. Dessen Ursprungssehne hat einen langen Verlauf: sie zieht im Schultergelenk vom Tuberculum supraglenoidale der Scapula über den Humeruskopf in Richtung Sulcus intertubercularis. Dann erreicht sie den Muskel, der oft noch deutlich vom kurzen Kopf des M. biceps brachii bis nahe dem Ellenbogen abzugrenzen ist. Im Schultergelenk ist die lange Bizepssehne von Synovialmembran überzogen; diese kann sich entzünden und so Schmerzen auslösen. Auch neigt die lange Bizepssehne infolge Degeneration der Kollagenstruktur innerhalb der Sehne dazu, spontan zu rupturieren. Nach Belastung (die nicht übermäßig hoch sein muß) der langen Bizepssehne spürt der Patient plötzlich einen stechenden Schmerz an der Vorderseite des Oberarms, und man sieht wenige Tage später einige Ausbuchtungen. Die Kontur des M. biceps brachii hat sich verändert. Ein Beispiel einer derartigen Verletzung zeigt Abbildung 6-45; doch trotz allem sieht man überraschenderweise nur eine geringe Funktionseinschränkung, da der kurze Kopf des M. biceps brachii immer noch sehr funktionstüchtig ist. Es kommt u.U. zu einer diskreten Supinationseinschränkung im Unterarm, aber die Beugung des Ellenbogens wird immer noch durch den kurzen Kopf des M. biceps brachii und durch den M. brachialis ermöglicht.

Frage 34: Wie können Sie in Kenntnis der Lage der diversen Knochenvorsprünge am Ellenbogen eine suprakondyläre Humerusfraktur von einer Luxation der Ulna ohne die Hilfe eines Röntgenbildes sauber abgrenzen?

Wenn Sie die Kapitel 6.9 bis 6.12 bearbeitet haben, beschäftigen Sie sich auch mit der Innervation der Muskeln, die Sie eben studiert haben.

6.5 Gelenke des Unterarms und Handgelenk

Ziele dieses Kapitels sind das Studium von proximalem und distalem Radioulnargelenk, durch die man die Hand um den Arm «rotieren» kann, das Studium der Bewegungsmöglichkeiten im Handgelenk, wodurch sich der Bewegungsumfang der Hand erweitert, sowie das Studium der strukturellen Anpassungsvorgänge in diesen Gelenken hinsichtlich Bewegungsmöglichkeit und gleichzeitiger Gelenkstabilität.

A. Anatomie am Lebenden

Bewegungen des Unterarms (Pronation und Supination), mit denen sich die Hand bezogen auf den Humerus drehen kann, werden im **proximalen** und **distalen Radioulnargelenk** ausgeführt. Legen Sie Ihre Ellenbogen beidseits am Körper an und beugen Sie im Ellenbogen um 90°. Drehen Sie nun Ihre Unterarme so, daß die Handinnenflächen in Richtung Boden zeigen – die Unterarme stehen nun in Pronation. Drehen Sie anschließend Ihre Unterarme so, daß die Handinnenflächen in Richtung Zimmerdecke zeigen – die Unterarme sind nun supiniert. Der Bewegungsumfang liegt bei etwa 150°.

Frage 35: Ist gegen einen Widerstand die Pronationsbewegung oder die Supinationsbewegung stärker? Warum haben Schrauben rechtsdrehende Gewinde?

Strecken Sie Ihren Arm aus, und berühren Sie mit einem ausgestreckten Finger eine gegenüberliegende Wand; pronieren und supinieren Sie nun, und machen Sie das gleiche mit einem Finger nach dem anderen. Sie werden sehen, daß der Unterarm um jede Achse durch einen ausgestreckten Finger rotieren kann.

Frage 36: Wie ist dies möglich?

Pronieren und supinieren Sie nun die Unterarme, ohne einen Kontakt mit der Wand.

Frage 37: Durch welchen Finger verläuft die Bewegungsachse bei diesem freien Bewegungsablauf?

Halten Sie die Hand Ihres Partners, als wenn Sie ihm die Hand schütteln wollten. Supinieren Sie nun Ihren Unterarm gegen den Widerstand Ihres Partners, und fühlen Sie dabei die Kontraktion Ihres M. biceps brachii. Wiederholen Sie diesen Bewegungsablauf, während Sie das kraniale Radiusende palpieren; Sie sollten die Kontraktion des M. supinator (Abb. 6-69) fühlen können. Pronieren Sie nun Ihren Unterarm gegen Widerstand, und fühlen Sie ebenfalls die Kontraktion eines Muskels (M. pronator teres); dieser Muskel entspringt vom Epicondylus medialis des Humerus. Legen Sie Ihren rechten Unterarm auf eine ebene Fläche, und supinieren Sie ihn. Kennzeichnen Sie die Lage des Processus styloideus ulnae mit Ihrem linken Zeigefinger, und pronieren daran anschließend Ihren Unterarm. Erkennen Sie,

daß das distale Ende der Ulna bei Pronation abduziert wird, wodurch die Bewegungsachse bei Pronation/Supination durch das Zentrum von Handgelenk und Handfläche zieht.

Muß der Unterarm z.B. nach einer Fraktur ruhiggestellt werden, wird der Arm meist bei halbgebeugtem Ellenbogen und der Unterarm in mittlerer Pronationsstellung fixiert – dies ist die «funktionelle Lage».

Bewegungen im Handgelenk: Supinieren Sie Ihren rechten Unterarm bei gebeugtem Ellenbogen, und fixieren Sie die distalen Enden von Radius und Ulna mit Ihrer linken Hand, so daß Sie sich nicht bewegen können.

Frage 38: Welche Bewegungen können Sie in Ihrem Handgelenk ausführen, und wie groß ist der jeweilige Bewegungsumfang?

Beachten Sie, daß alle Bewegungen im proximalen Handgelenk (Articulatio radiocarpalis) gleichzeitig mit Bewegungen der Gelenke zwischen den einzelnen Handwurzelknochen (Articulationes intercarpales) einhergehen. Sie haben diese kombinierten Bewegungsabläufe getestet.

B. Radiologische Befunde

Studieren Sie nochmals die Röntgenbilder des Unterarms und der Hand, mit denen Sie sich bereits in Kapitel 6.1 beschäftigt haben. Achten Sie nun insbesondere auf die Gelenke. Die Abbildungen 6-46 und 6-47 zeigen den Unterarm in Pronation und in Supination.

Markieren Sie an den Röntgenbildern der Abbildungen 6-48 (a.-p.-Aufnahme) und 6-49 (Seitenaufnahme) den Neigungswinkel der distalen Radiusgelenkfläche, bezogen auf seine Längsachse. Wenn man in der a.-p.-Aufnahme eine Linie von der Spitze des Processus styloideus radii zum Processus styloideus ulnae zieht, bildet diese Linie mit der Schaftlängsachse beider Knochen einen Winkel von etwa 75°, wobei die Gelenkfläche nach ulnar ausgerichtet ist. In der seitlichen Aufnahme neigt sich eine Linie, die die Ränder der karpalen Gelenkfläche des Radius verbindet, im allgemeinen etwa 15° gegen die lange Radiusschaftachse; dabei zeigt die Gelenkfläche nach ventral.

Die Gelenkfläche des Radius kann bei Radiusfrakturen, z.B. nach Stürzen auf das Handgelenk, disloziert sein; es ist wichtig, daß man (bei der Frakturbehandlung) auch die korrekte Lage der Radiusgelenkfläche wiederherstellt, da nur so eine völlige Beweglichkeit im Handgelenk wiedergewonnen werden kann.

Frage 39: Studieren Sie die Röntgenbilder der Abbildungen 6-50 und 6-51. Welche Handwurzelknochen artikulieren mit dem Radius bei adduzierter Hand? Welche Handwurzelknochen artikulieren mit dem Discus articularis (des proximalen Handgelenks) bei abduzierter Hand?

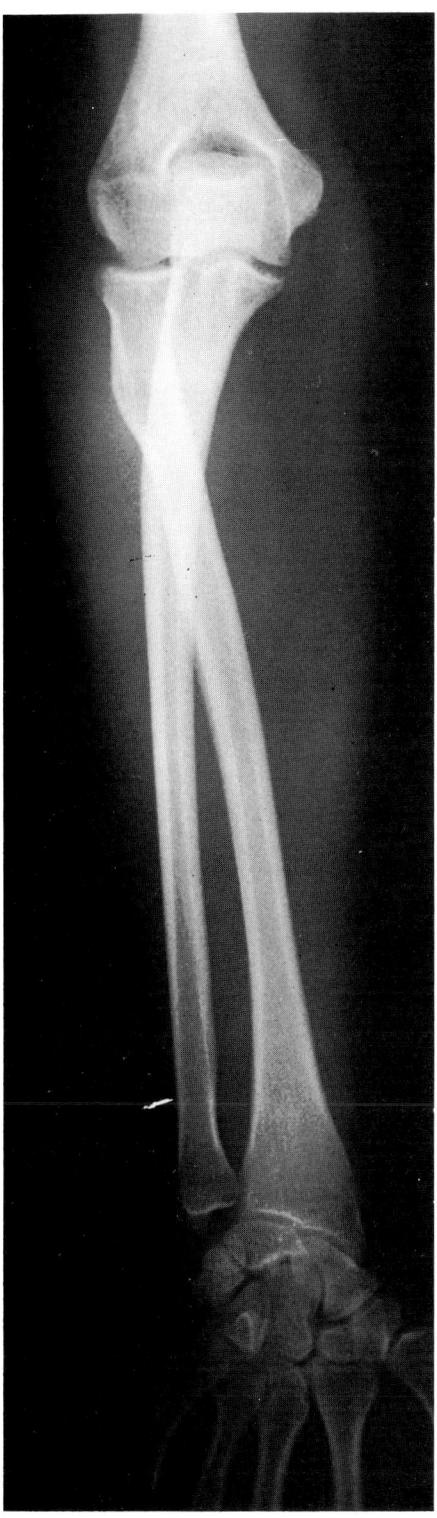

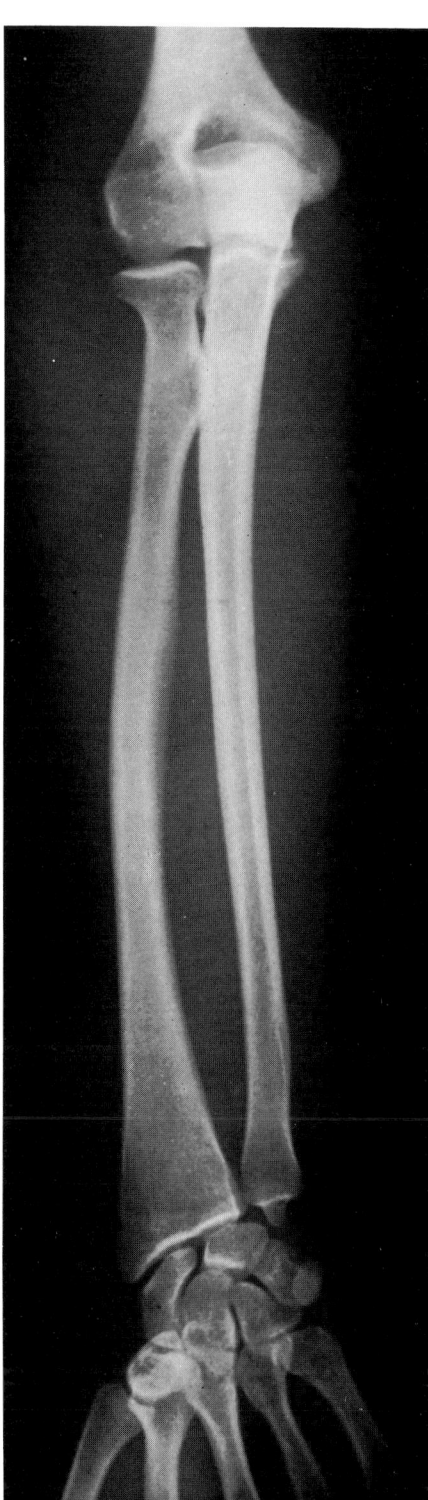

6-46
a.-p.-Röntgenbild des Unterarms;
Pronationsstellung.

6-47
a.-p.-Röntgenbild des Unterarms;
Supinationsstellung.

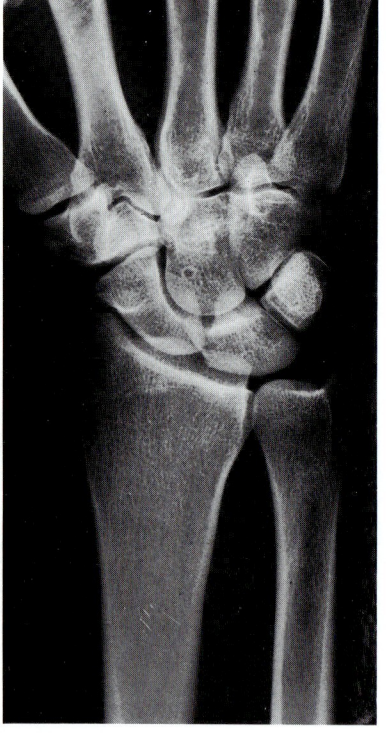

6-48
a.-p.-Röntgenbild des proximalen Handgelenks (Articulatio radiocarpalis).

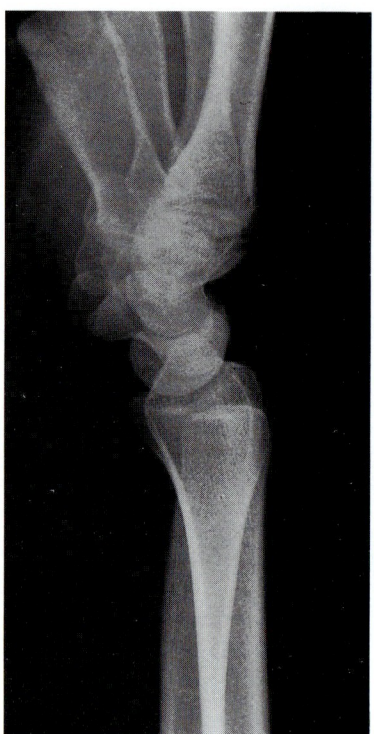

6-49
Seitliches Röntgenbild des proximalen Handgelenks.

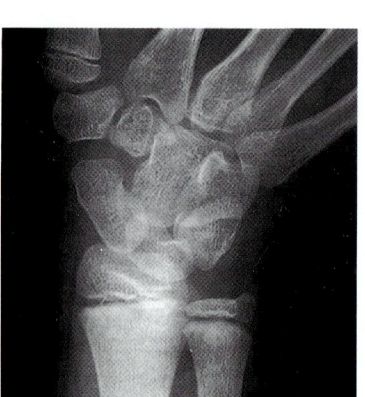

6-50
Röntgenbild des proximalen Handgelenks in Ulnarabduktion.

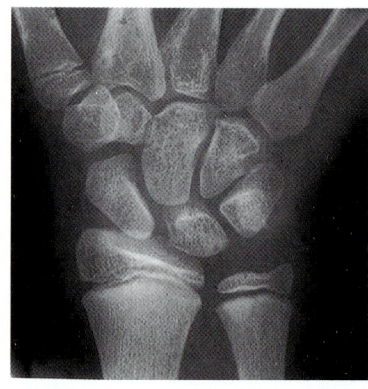

6-51
Röntgenbild des proximalen Handgelenks in Radialabduktion.

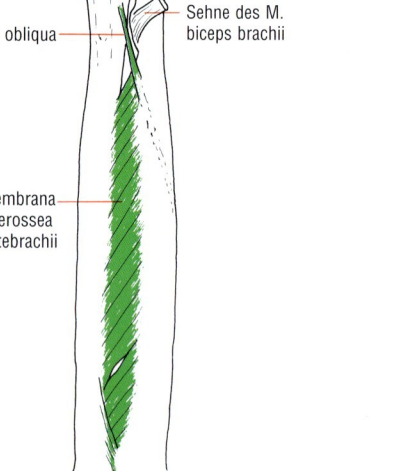

Anheftungsareal der Gelenkkapsel im Ellenbogengelenk

Lig. anulare radii

Chorda obliqua

Sehne des M. biceps brachii

Membrana interossea antebrachii

Anheftungsareal der Gelenkkapsel im proximalen Handgelenk

6-52
Kapselverhältnisse und Bänder im Bereich der Articulationes radioulnares proximalis et distalis.

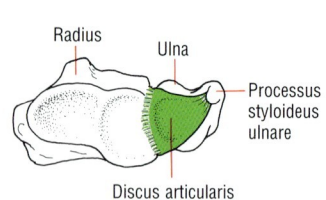

Radius

Ulna

Processus styloideus ulnare

Discus articularis

6-53
Innenverhältnisse der Articulatio radio-ulnaris distalis/Articulatio radiocarpalis (proximaler Gelenkkörper von distal; rechte Hand).

C. Präparate

Proximales und distales Radioulnargelenk

Proximales und distales Radioulnargelenk sind beide echte Zapfengelenke. Studieren Sie die Gelenkflächen beider Gelenke am Skelett.

Studieren Sie ein Präparat des **proximalen Radioulnargelenks** (Abb. 6-52), bei dem Caput radii und Incisura radialis der proximalen Ulna miteinander artikulieren. Der Gelenkinnenraum und die Gelenkkapsel des proximalen Radioulnargelenks haben direkte Verbindung zum Ellenbogengelenk. Das Caput radii wird wie durch einen Zügel mit dem Lig. anulare radii fixiert; dieses Lig. anulare radii ist mit Ursprung und Ansatz an der Incisura radialis der Ulna fixiert. Bei Pronation und Supination des Unterarms dreht sich das Caput radii wie ein Zapfen auf dem Capitulum humeri. Wenn man den Unterarm eines kleinen Kindes plötzlich nach oben reißt (z. B. wenn es hinfällt und dabei die Hand der Mutter festhält), kann das Caput radii u. U. nach distal durch das Lig. anulare radii herausgleiten.

Suchen Sie am Unterarmpräparat die Bindegewebsplatte (**Membrana interossea antebrachii**) auf, die Ulna und Radius miteinander verbindet. Die kollagenen Fasern der Membrana interossea antebrachii ziehen vom Radius zur Ulna nach distal und unterstützen so die Übertragung der Druckkräfte von der Hand und dem Radius zur Ulna (und so zum Oberarm). Diese Faseranordnung bildet wirkungsvoll ein sozusagen «bewegliches, mittleres Radioulnargelenk».

Studieren Sie ein Präparat des **distalen Radioulnargelenks** (Abb. 6-52), bei dem die distalen

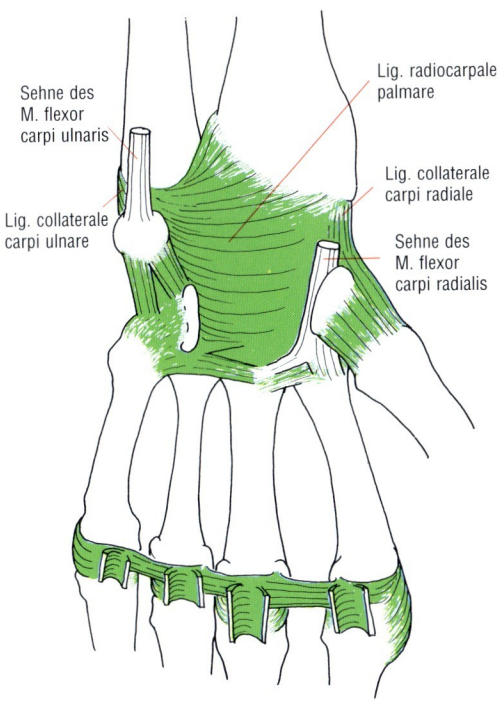

6-54
Kapselverhältnisse und Bänder im Bereich des proximalen Handgelenks (Articulatio radio-carpalis), der Handwurzel (Carpus) sowie im Bereich der Metakarpophalangealgelenke (Articulationes metacarpophalangeales); Ansicht von palmar.

Sehne des M. flexor carpi ulnaris

Lig. collaterale carpi ulnare

Lig. radiocarpale palmare

Lig. collaterale carpi radiale

Sehne des M. flexor carpi radialis

Enden von Radius und Ulna miteinander artikulieren. Die Gelenkkapsel des distalen Radioulnargelenks geht direkt in die des proximalen Handgelenks über, doch die Gelenkinnenräume dieser beiden Gelenke sind in der Regel voneinander getrennt. Studieren Sie sorgfältig den dreieckigen Discus articularis des proximalen Handgelenks (Abb. 6-53), der zum einen mit seiner Spitze am Processus styloideus ulnae und zum anderen mit seiner Basis an der Incisura ulnaris am distalen Ulnaende fixiert ist. Dieser Discus articularis trennt das distale Ulnaende vom Gelenkinnenraum des proximalen Handgelenks.
Frakturen am distalen Radius bzw. an der distalen Ulna sind häufig für eine gleichzeitige Dislokation im distalen Radioulnargelenk mitverantwortlich. Derartige Dislokationen schränken meist den Bewegungsumfang im distalen Radioulnargelenk ein, so daß man keine volle Pronation bzw. Supination mehr durchführen kann. Eine Einschränkung der Pronation wirkt sich auf die Schreibfähigkeit, eine Einschränkung der Supination auf das Drehen der Hand (um einen Gegenstand zu packen oder eine Türe zu öffnen) aus.

Proximales Handgelenk (Abb. 6-54)

Das proximale Handgelenk (Articulatio radiocarpalis) ist ein klassisches Eigelenk. Studieren Sie dessen Gelenkkapsel: proximal ist sie an den Gelenkrändern der distalen Enden von Radius und Ulna fixiert, distal dagegen an der proximalen Reihe der Handwurzelknochen, z. B. an Os scaphoideum, Os lunatum sowie Os triquetrum. Die Fixation des dreieckigen Discus articularis verhindert, daß sich das distale Ulnaende an der Bildung des proximalen Handgelenks direkt beteiligt; so ist das proximale Handgelenk exakter als **Articulatio radiocarpalis** zu bezeichnen. Benennen Sie die Handwurzelknochen, die mit Radius und Discus articularis bei adduzierter Hand (Abb. 6-50) sowie bei abduzierter Hand (Abb. 6-51) artikulieren. Die Gelenkkapsel des proximalen Handgelenks (Articulatio radiocarpalis) wird durch dorsale und palmare Bandzüge verstärkt; man kann zudem Kollateralbänder abgrenzen: das Lig. collaterale carpi ulnare zieht (medial) vom Processus styloideus ulnae zum Os pisiforme sowie zum Os triquetrum; das Lig. collaterale carpi radiale zieht (lateral) vom Processus styloideus radii zum Os scaphoideum.
Eine Colles-Fraktur – benannt nach dem Chirurgen Abraham Colles (1773–1843), der noch vor der Entdeckung der Röntgenstrahlen als erster diese Fraktur beschrieben hat – ist die «klassische» Fraktur am Handgelenk (Abb. 6-55, 6-56). Bei Sturz auf die gestreckte Hand, insbesondere in höherem Alter, wenn die Knochen anfälliger sind, verursacht die Verstärkung des palmaren Kapselbereiches die proximale, dorsale und laterale Verschiebung des distalen Radiusfragments (samt Hand und meist in Supinationsstellung); dies ist typisch für eine Colles-Fraktur.

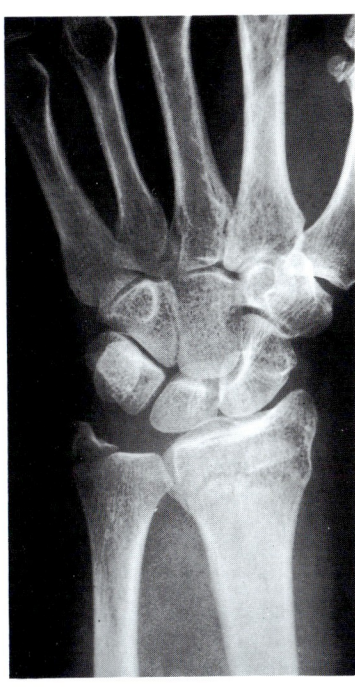

6-55
Colles-Fraktur: typische, distale Radiusfraktur, kombiniert mit Abriß des Griffelfortsatzes der Ulna; a.-p.-Röntgenbild.

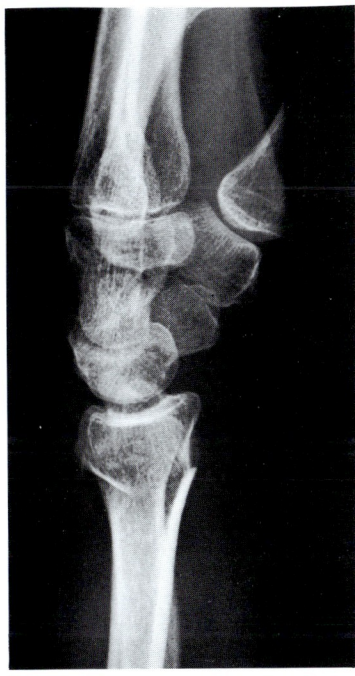

6-56
Colles-Fraktur; typische, distale Radiusfraktur, kombiniert mit Abriß des Griffelfortsatzes der Ulna; Röntgenbild im seitlichen Strahlengang.

6.6 Muskeln und Bewegungsmöglichkeiten von Unterarm, Handgelenk und Hand

Ziel dieses Kapitels ist das Studium der Muskelgruppen am Unterarm, die die vielfältigen groben und feinen Bewegungsabläufe ermöglichen, zu denen der distale Abschnitt der oberen Extremität imstande ist.

Wenn man Situationen am Unterarm beschreibt, hilft es oft, die Begriffe «ulnar» und «radial» statt «medial» und «lateral» zu gebrauchen, da eine Pronationsstellung des Unterarms die eindeutige anatomische Situation verschleiern kann.

A. Anatomie am Lebenden

Vollziehen Sie die unten angegebenen Funktionen der Unterarmmuskeln nach, sobald Sie jeden einzelnen Muskel am Präparat aufsuchen.

B. Präparate

Muskeln der Beugerloge am Unterarm (Abb. 6-57, 6-58)

Die Beugerloge am Unterarm enthält zum einen die Flexoren für Unterarm und Finger und zum anderen die Muskeln für Pronation bzw. Supination des Unterarms. Einige Muskeln wirken durch ihre Ursprungsverhältnisse am Humerus auch auf das Ellenbogengelenk. An der Ventralseite des Ellenbogens (= Ellenbeuge) begrenzen die Muskeln einen dreieckigen Bereich, auch als **Fossa cubitalis** bezeichnet; diese Ellenbeugengrube ist medial durch den Lateralrand des M. pronator teres, lateral durch den M. brachioradialis und proximal durch eine gedachte Verbindungslinie zwischen den beiden Epikondylen begrenzt (Abb. 6-57; Abb. 6-89).

Am Handgelenk ziehen die meisten Beugemuskeln, die an der Hand inserieren, unter dem bindegewebigen **Retinaculum flexorum** nach distal; sie sind dabei von Sehnenscheiden ummantelt (Abb. 6-70).

Studieren Sie das **gemeinsame Ursprungsareal** der oberflächlichen Beuger am Unterarm, das am Epicondylus medialis liegt.

Suchen Sie den **M. pronator teres** (Abb. 6-59) auf, der mit zwei Köpfen zum einen von der gemeinsamen Ursprungssehnenplatte der oberflächlichen Beuger und dem dorsalen Abschnitt der Crista supracondylaris medialis (Caput humerale) und zum anderen von der medialen Kante des Processus coronoideus ulnae (Caput ulnare) entspringt; seine Muskelfasern ziehen schräg über den Unterarm nach kaudal und inserieren medial und lateral im mittleren Drittel des Radiusschaftes. Wie sein Name schon sagt, zieht er den Radius über die Ulna und proniert so den Unterarm. Wenn Sie sich in Kapitel 6.10 mit dem N. medianus beschäftigen, sehen Sie, daß der N. medianus zwischen den beiden Köpfen des M. pronator teres nach kaudal zieht und so aus der Ellenbeuge den Unterarm erreicht (der

M. pronator teres ist ein Leitmuskel für den N. medianus!).

Der **M. flexor carpi radialis** entspringt ebenfalls aus der gemeinsamen Ursprungssehnenplatte der oberflächlichen Unterarmbeuger, zieht über das proximale Handgelenk und inseriert an den Basen der Ossa metacarpalia II und III.

Auch der **M. palmaris longus**, der nicht immer angelegt ist, entspringt von der bereits erwähnten gemeinsamen Sehnenplatte und endet in einer sehr dicken, derben Faszie, der **Palmaraponeurose**; diese Aponeurose liegt an der Hohlhand unter der Haut.

Der **M. flexor carpi ulnaris** entspringt nicht nur von der bereits mehrmals genannten gemeinsamen Sehnenplatte, sondern auch von der Medialseite des Olecranon und von der Hinterkante der Ulna, die subkutan liegt. Der M. flexor carpi ulnaris inseriert am Os pisiforme und über die sog. Erbsenbeinbänder an der Basis des Os metacarpale V.

Der **M. flexor digitorum superficialis** (Abb. 6-60) ist Teil einer Muskelschicht, die tiefer gelegen ist als die übrigen, oberflächlichen Unterarmbeuger. Sein Ursprungsfeld ist die gemeinsame Sehnenplatte, der Processus coronoideus der Ulna und über eine dünne Aponeurose der vordere Abschnitt des Radiusschaftes. In der Nähe des proximalen Handgelenks teilt sich der Muskel in vier Endsehnen auf, die unter dem Retinaculum flexorum nach distal ziehen. An den Fingern spalten sich die Endsehnen des M. flexor digitorum superficialis in zwei Anteile und ermöglichen so den Endsehnen des M. flexor digitorum profundus (siehe unten), hindurchzuziehen und so die Endphalangen zu erreichen. Die gespaltenen Sehnenanteile des M. flexor digitorum superficialis vereinigen sich anschließend zum Teil wieder und inserieren an den Basen und den seitlichen Bereichen der Mittelphalangen.

Beugen Sie Ihr proximales Handgelenk gegen Widerstand, und bestimmen Sie die Sehnen an der Ventralseite des Unterarms (Abb. 6-61).

Frage 40: Welches sind die Hauptfunktionen dieser einzelnen Muskeln?

Studieren Sie anschließend die tiefe Schicht der Beugemuskeln des Unterarms.

Der **M. flexor digitorum profundus** (Abb. 6-62) liegt in der Tiefe des ventralen Unterarms. Er entspringt von medialen und anterioren Bereichen des proximalen Ulnaschaftes und von benachbarten Arealen der Membrana interossea antebrachii; die Endsehnen des M. flexor digitorum profundus kreuzen proximales Handgelenk und Hohlhand und ziehen zu den Fingern; dort passieren sie die gespaltenen Endsehnen des M. flexor digitorum superficialis auf ihrem Weg nach distal und inserieren an den Basen der Endphalangen.

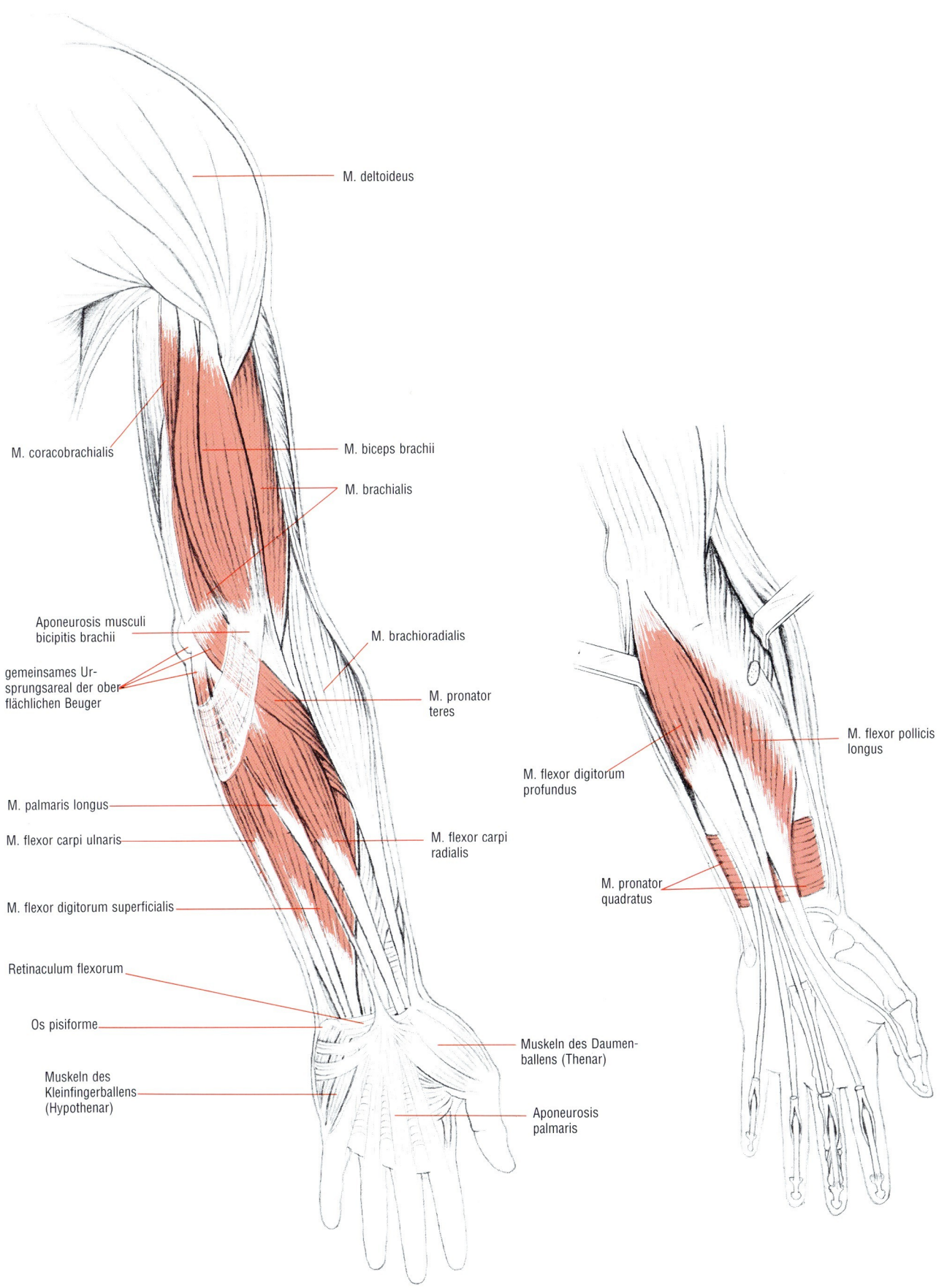

M. deltoideus

M. coracobrachialis

M. biceps brachii

M. brachialis

Aponeurosis musculi
bicipitis brachii

M. brachioradialis

gemeinsames Ur-
sprungsareal der ober-
flächlichen Beuger

M. pronator
teres

M. palmaris longus

M. flexor carpi ulnaris

M. flexor carpi
radialis

M. flexor digitorum superficialis

Retinaculum flexorum

Os pisiforme

Muskeln des
Kleinfingerballens
(Hypothenar)

Muskeln des Daumen-
ballens (Thenar)

Aponeurosis
palmaris

M. flexor digitorum
profundus

M. flexor pollicis
longus

M. pronator
quadratus

6-57
Beugemuskeln (Flexoren) von Oberarm und
Unterarm; oberflächliche Schicht; Ansicht von
vorne.

6-58
Beugemuskeln (Flexoren) des Unterarms; tiefe
Schicht; Ansicht von vorne.

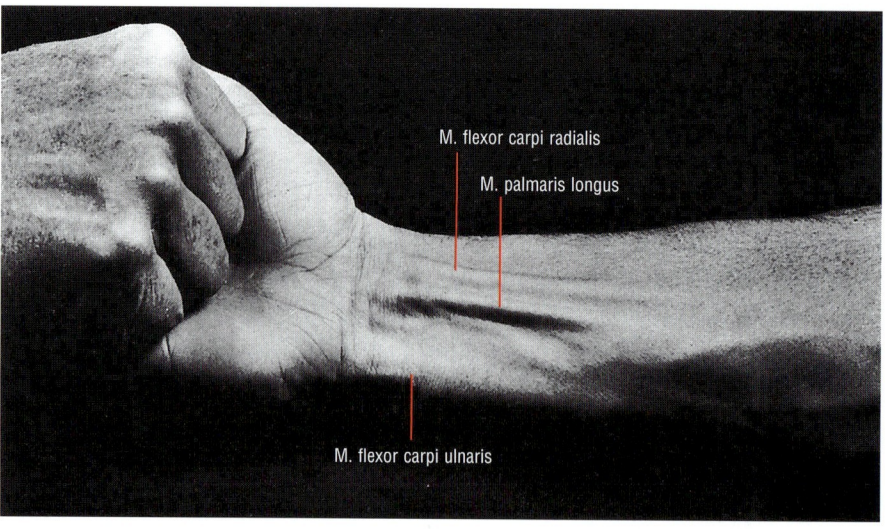

6-61
Sehnen der langen Beugemuskeln am Unterarm; Oberflächenrelief bei Beugung im proximalen Handgelenk gegen Widerstand; Ansicht von palmar.

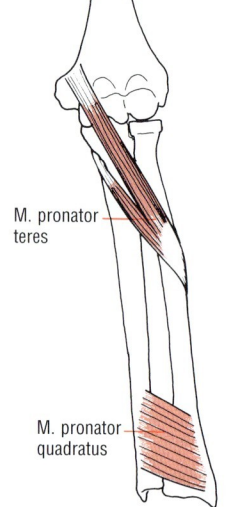

6-59
Mm. pronatores; Ansicht von vorne.

Frage 41: *Welchen einfachen Test lassen Sie sich einfallen, um die völlige Funktionsfähigkeit 1. des M. flexor digitorum superficialis und 2. des M. flexor digitorum profundus zu überprüfen?*

Der **M. flexor pollicis longus** (Abb. 6-62) entspringt von der Ventralfläche des Radius zwischen den Ursprungsarealen des M. pronator teres und des M. pronator quadratus. Dieser kräftige M. flexor pollicis longus hat eine Endsehne, die zudem noch fleischige Zuschüsse kaudal des proximalen Handgelenks erhält, unter dem Retinaculum flexorum hindurchzieht und an der Basis der Endphalanx des Daumens ansetzt.

Die Sehnen der langen Beugemuskeln liegen an jedem Finger in einer **Sehnenscheide** (Vagina tendinis), die wiederum von einer bindegewebigen **Beugerloge** umhüllt ist; letztgenannte ist an beiden Seiten der Phalangen angeheftet. Diese Bindegewebszüge (Vincula tendinum) sind kräftig (eher derb und starr) über den Schaftbereichen der Phalangen, aber dehnbar über den Gelenken; sie ermöglichen den langen Beugersehnen, ihren Zug ohne eine «Verknotung» abseits der Phalangen auszuüben.

Der **M. pronator quadratus** (Abb. 6-59) ist ventral an beiden Schaftenden von Ulna und Radius fixiert. Er ermöglicht, gemeinsam mit dem M. pronator teres, die Pronation des Unterarms.

Frage 42: *Erwarten Sie bei gebeugtem Unterarm, daß Muskeln, die an Pronation und Supination beteiligt sind, noch Aktivitäten ausüben (z. B. als Synergisten)?*

Muskeln der Streckerloge am Unterarm (Abb. 6-63, 6-64)

Die Streckerloge am Unterarm enthält die Extensoren, die auf das proximale Handgelenk und die Finger wirken, sowie den M. supinator. Viele der oberflächlich gelegenen Strecker entspringen ebenfalls von einer **gemeinsamen Ursprungssehnenplatte**, die ventral am Epicondylus lateralis des Humerus aufzusuchen ist. Die Muskeln, die über das proximale Handgelenk zur Hand ziehen, bilden Endsehnen, die unter einem **Retinaculum extensorum** am Handgelenk verlaufen.

Der **M. brachioradialis** (Abb. 6-65) entspringt vom proximalen Abschnitt der Crista supracondylaris lateralis (sowie vom Septum intermusculare brachii laterale) und zieht nach distal zur radialen Seite des Unterarms; dabei überspannt er sowohl Beuger- als auch Streckerloge und

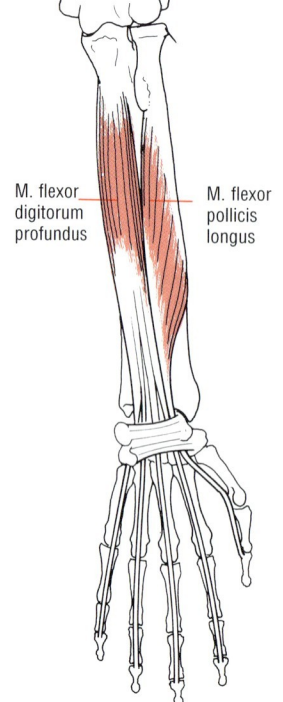

6-60
M. flexor digitorum superficialis; Ansicht von vorne.

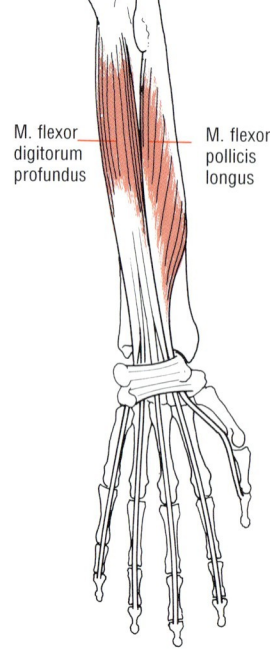

6-62
M. flexor digitorum profundus und M. flexor pollicis longus; Ansicht von vorne.

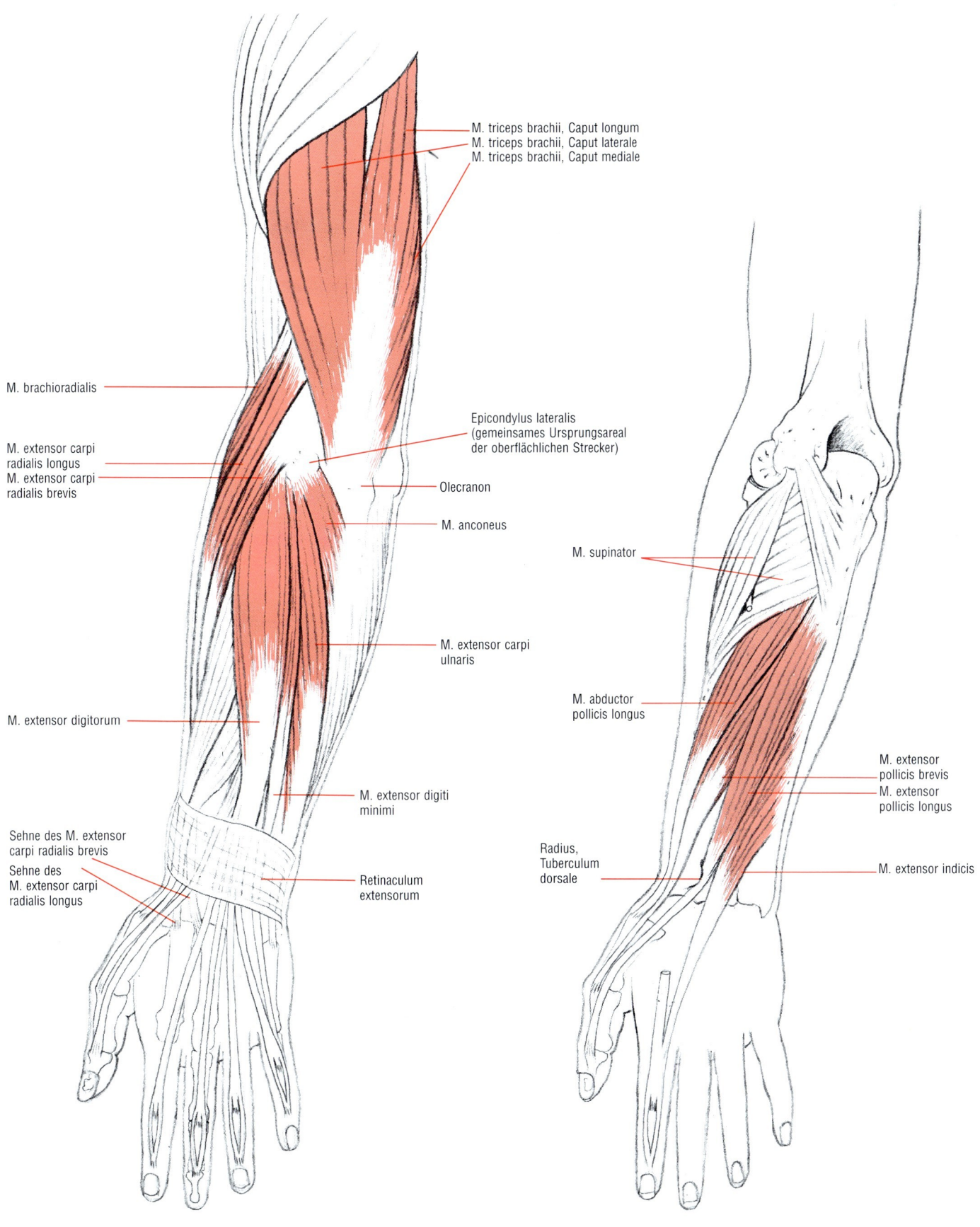

6-63
Streckmuskeln (Extensoren) von Oberarm und Unterarm; oberflächliche Schicht; Ansicht von hinten.

6-64
Streckmuskeln (Extensoren) des Unterarms; tiefe Schicht; Ansicht von hinten.

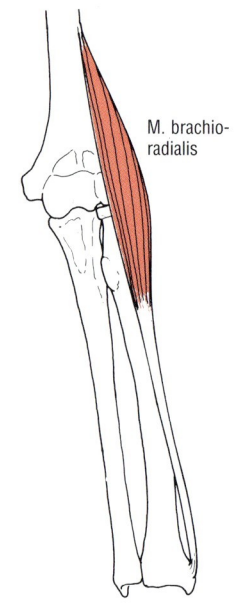

6-65
M. brachioradialis; Ansicht von
vorne.

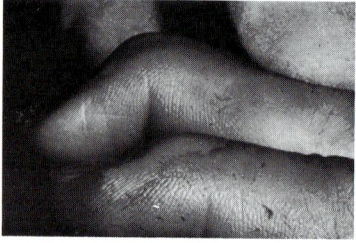

6-66
«Hammerfinger».

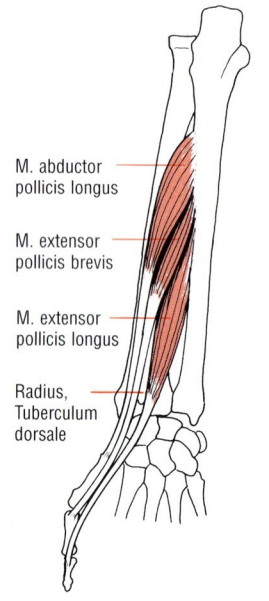

6-67
Die Gruppe der langen Extensoren am Daumen; Ansicht von
dorsal.

inseriert schließlich am seitlichen Rand des distalen Radiusabschnitts. Der M. brachioradialis
hat eine gewisse Beugefunktion im Ellenbogengelenk (insbesondere aus mittlerer Beugestel-
lung heraus) und ist vornehmlich daran beteiligt,
den Unterarm aus extremer Pronation oder Supination heraus in eine sog. «funktionelle» Mittel-
stellung zu bringen.

Der **M. extensor carpi radialis longus** entspringt vom distalen Bereich der Crista supracondylaris lateralis (sowie vom Septum intermusculare brachii laterale) und setzt an der dorsalen
Fläche der Basis des Os metacarpale II an.

Der **M. extensor carpi radialis brevis** entspringt von der gemeinsamen Ursprungssehnenplatte der Streckmuskeln am Epicondylus lateralis humeri (sowie vom Lig. anulare radii) und
inseriert an der dorsalen Fläche der Basis des Os
metacarpale III.

M. brachioradialis, M. extensor carpi radialis
longus und M. extensor carpi radialis brevis
bilden zusammen die sog. radiale Muskelgruppe
des Unterarms.

Der **M. extensor carpi ulnaris** hat seinen Ursprung an der gemeinsamen Sehnenplatte der
Extensoren und setzt an der Basis des Os metacarpale V an.

Der M. extensor carpi radialis longus, M. extensor carpi radialis brevis und M. extensor carpi
ulnaris sind alles kräftige Streckmuskeln im
Handgelenk und wirken synergistisch mit den
langen Fingerbeugern beim kräftigen Faustschluß (= kräftiges Zupacken) zusammen (S. 73).
Beachten Sie die symmetrisch gelegenen Insertionsareale der Beuger und der Strecker im
Handgelenk; wenn sie sich gemeinsam kontrahieren, ist das Handgelenk quasi fixiert, wodurch
man von einer stabilen Basis aus Feinbewegungen der Finger ausführen kann.

*Frage 43: Welche Muskeln der oberen Extre-
mität wirken zusammen, wenn man ein Glas zum
Mund führt?*

Studieren Sie nun **M. extensor digitorum** und
M. extensor digiti minimi, die beide ebenfalls
aus der gemeinsamen Sehnenplatte der Beuger
hervorgehen. Die Sehnen dieser Muskeln ziehen
an der Dorsalseite des Unterarms nach kaudal
über den Handrücken und erreichen so die Finger. Am Handrücken sind die Endsehnen von
M. extensor digitorum (und oft auch von M. extensor digiti minimi) durch Connexus intertendinei miteinander verbunden. Legen Sie Ihre
Hohlhand auf eine flache Unterlage, und strecken
Sie anschließend Ihre Finger der Reihe nach aus.
Sie werden dann die entsprechenden Connexus
intertendinei sichtbar machen können. Machen
Sie sich am entsprechenden Präparat klar, daß
die Endsehnen in eine dreieckige, derb-bindege-
webige **Dorsalaponeurose** einstrahlen, die sich
um Dorsal- und Seitenflächen der proximalen
Phalangen hüllt (Abb. 6-77). Von diesen Dorsalaponeurosen inseriert jede einzeln für sich durch
einen zentral gelegenen Zügel an der Dorsalfläche der entsprechenden Mittelphalanx sowie
durch zwei verbundene, seitliche Zügel an der
Dorsalfläche der Basis der Endphalanx. Einige
kleine Hohlhandmuskeln (Mm. lumbricales,
Mm. interossei dorsales et palmares; S. 74)
strahlen in diese Dorsalaponeurosen ein. Wenn
eine Strecksehne von ihrer Insertion an der Endphalanx abgerissen ist, sieht man den sog.
«Hammerfinger» (Abb. 6-66). Das distale Inter-

phalangealgelenk (DIP-Gelenk) ist etwa 45° gebeugt, und der Patient kann das Gelenk nicht aktiv strecken, obgleich er es aktiv und passiv beugen und auch passiv strecken kann. Die Verletzung entsteht aus einer passiv durchgeführten
Beugung am DIP-Gelenk, wenn gleichzeitig die
Strecksehne unter Zug gesetzt wird.

Degenerative Prozesse entstehen möglicherweise
im Bindegewebe nahe der gemeinsamen Ursprungssehnenplatte der Strecker am Unterarm.
Eine umschriebene, lokale Muskelverhärtung
entwickelt sich unmittelbar über dem Epicondylus lateralis und verursacht Schmerzen, wenn
man Handgelenk und Finger aktiv gegen Widerstand streckt. Diese Läsion nennt man «Tennisellenbogen», da man deren Ursache in falsch
ausgeführten Rückhandbällen im Tennis vermutet; aber tatsächlich spielen nur sehr wenige Patienten mit «Tennisellenbogen» auch wirklich
Tennis.

Studieren Sie die tiefe Schicht der Beugemuskeln des Unterarms; sie haben ihren Ursprung
von einem breiten Areal an Ulna und Membrana
interossea antebrachii, ziehen an der Dorsalseite
des Unterarms schräg nach distal und inserieren
an den Dorsalseiten der Knochen von Daumen
und Zeigefinger (Abb. 6-64).

Der **M. abductor pollicis longus** (Abb. 6-67)
inseriert mit seiner langen Endsehne an der Basis des Os metacarpale pollicis, während der
M. extensor pollicis brevis an der Basis der
proximalen Phalanx des Daumens inseriert; die
Endsehnen von M. abductor pollicis longus und
M. extensor pollicis brevis liegen zusammen
unter dem Retinaculum extensorum im 1. Sehnenfach am Handrücken. Die Endsehne des
M. extensor pollicis longus schlingt sich um
das Tuberculum dorsale (Lister) am Radius und
inseriert an der Basis der Endphalanx des Daumens. Wenn Sie Ihren Daumen strecken, sehen
Sie diese Endsehnen deutlich (Abb. 6-68). Zwischen ihnen bildet sich eine Grube an der Basis
des Daumens, in die man Schnupftabak füllen
und von dort aus in die Nase ziehen kann – daher der Name «Tabatière» (Tabaksdose). Am
Boden der Tabatière können Sie den Puls der
A. radialis fühlen; die A. radialis zieht an dieser
Stelle um das Handgelenk, ehe sie zwischen den
beiden Köpfen des M. interosseus dorsalis I die
Hohlhand erreicht (S. 80).

Es kann zu einer Spontanruptur der Sehne des
M. extensor pollicis longus kommen, wobei man
annimmt, daß diese Ruptur aufgrund ischämi-
scher Verhältnisse infolge geschädigter Aa. interosseae verursacht wird. Die Ruptur geschieht

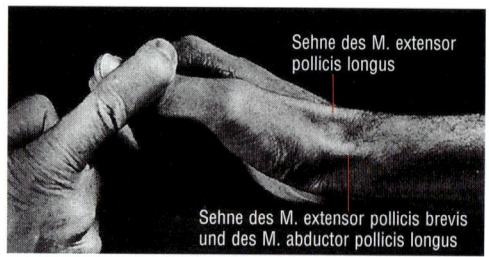

6-68
Die «Tabatière»; Ansicht von radial.

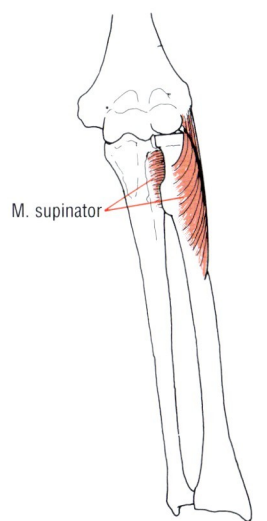

6-69
M. supinator; Ansicht von vorne.

meist im Sehnenfach (III) unter dem Retinaculum extensorum, wenn die Sehne um das Tuberculum dorsale radii ihre Richtung ändert. Der Patient hat ein Gefühl, als ob sein Daumen «herunterfällt»; die Endphalanx des Daumens läßt sich nicht mehr richtig strecken, und bei den Fingern kann dazukommen, daß das Endglied amputiert werden muß.

Im proximalen Abschnitt des Unterarms befindet sich in der Tiefe der **M. supinator** (Abb. 6-69). Dieser Muskel umschlingt das obere Radiusdrittel. Seine oberflächlichen Fasern entspringen vom Epicondylus lateralis humeri, seine tiefen Fasern von der Lateralseite des proximalen Abschnitts der Ulna (Crista musculi supinatoris ulnae) sowie von den benachbart liegenden Bandstrukturen (Lig. collaterale radiale, Lig. anulare radii). Die ulnaren Fasern ziehen hinter dem Radius, verbinden sich mit den aus der Tiefe stammenden Fasern und inserieren (ge-

meinsam) am proximalen Drittel der Radiusvorderfläche, unmittelbar proximal dem Ansatzareal des M. pronator teres. Der Ramus profundus des N. radialis (S. 97) zieht zwischen den beiden Muskelanteilen hindurch und erreicht so die Streckerloge des Unterarms.

Wenn Sie die Kapitel 6.9 bis 6.12 bearbeitet haben, beschäftigen Sie sich auch mit der Innervation der Muskeln, die Sie eben im obigen Kapitel studiert haben.

Kontrollmechanismen der langen Muskelsehnen am Handgelenk

Das **Retinaculum flexorum** und das **Retinaculum extensorum** sind verstärkte Bindegewebszüge der tiefen Unterarmfaszie, die die Sehnen ortsständig an Handgelenk und Hohlhand fixiert halten und so ein Verrutschen der Sehnen verhindern.

Das Retinaculum flexorum (Abb. 6-70) ist ein kräftiger Bandzug, der die konkave Wölbung der palmaren Handfläche (im Bereich der Handwurzel) in einen osteo-fibrösen Kanal, den sog. **Karpaltunnel,** umgestaltet. Das Retinaculum flexorum ist medial am Os pisiforme und am Hamulus ossis hamati und lateral am Tuberculum ossis scaphoidei sowie an der Crista des Os trapezium fixiert. Die Sehnen der langen Beuger zu Daumen und Finger ziehen gemeinsam mit der Sehne des M. flexor carpi radialis und dem N. medianus im Karpaltunnel nach distal, wobei die Muskelsehnen von Sehnenscheiden umhüllt sind.

Das Retinaculum extensorum (Abb. 6-63) spannt sich über dem Handrücken aus und gestaltet die Furchen an der Dorsalseite des distalen Radius zu voneinander getrennten Sehnenfächern (I–VI) für die Endsehnen der langen Streckmuskeln des Unterarms und deren Sehnenscheiden (Abb. 6-83). Das Retinaculum extensorum ist medial am Os pisiforme und am Hamulus ossis hamati (wie auch das Retinaculum flexorum) und lateral am Radius fixiert.

Frage 44: Warum ist das Retinaculum extensorum nicht an den Dorsalflächen von Radius und Ulna angeheftet?

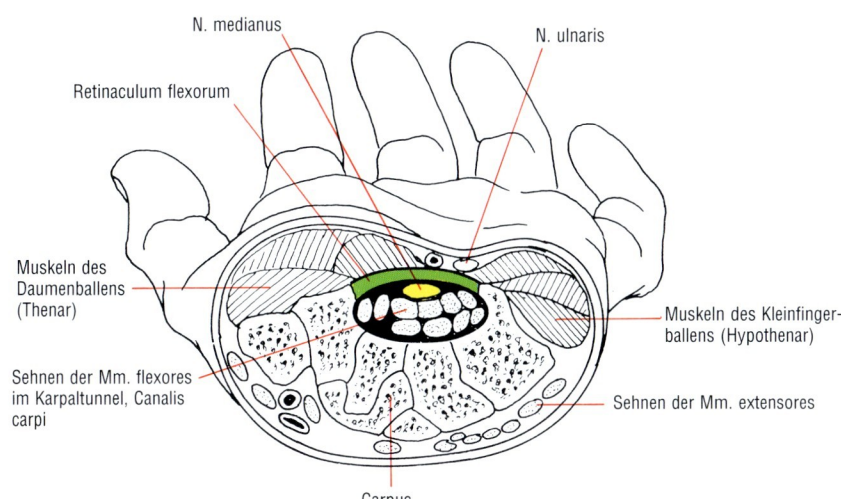

6-70
Transversalschnitt durch den Karpaltunnel auf Höhe der distalen Reihe der Handwurzelknochen; Sehnenscheiden sind nicht dargestellt; Ansicht von distal.

6.7 Gelenke, Muskeln und Bewegungs-möglichkeiten der Hand

Ziel dieses Kapitels ist zum einen das Studium der Hand sowie ihrer Knochen und Muskeln; diese ermöglichen es uns, Gegenstände mit unterschiedlichster Form und Größe zu greifen und damit umzugehen; Muskeln und Knochen der Hand lassen uns auch Gebärden ausführen. Ziel ist zum anderen aber auch die Beschäftigung mit der Hand als einem Sinnesorgan, das uns den aktiven Kontakt mit der Umwelt erlaubt.

A. Anatomie am Lebenden

Legen sie Ihren Handrücken flach auf eine Unterlage, und beachten Sie, daß Zeigefinger, Mittelfinger, Ringfinger und kleiner Finger mehr und mehr gebeugt sind. Achten Sie auch darauf, daß die Achse des Daumens und deshalb auch seine Bewegungen im rechten Winkel zu den anderen Fingern orientiert sind (z.B. zeigt der Daumennagel nach lateral). Das ist die natürliche Handstellung.

Frage 45: Worin liegen die Vorteile dieser Handstellung?

Eine tiefgehende Verletzung, die die langen Beugersehnen durchtrennt, wird diese natürliche Lage von Daumen und Fingern zerstören; dadurch läßt sich eine derartige Verletzung prima vista diagnostizieren.

Bewegungsmöglichkeiten der Finger und des Daumens (Abb. 6-71)

Die funktionelle Bewegungsachse der Hand zieht durch das Zentrum der Hohlhand und durch den Mittelfinger. Abduktion und Adduktion der Finger sind an dieser Achse ausgerichtet. Der Mittelfinger läßt sich aus diesem Grunde nur von der Mittellinie abduzieren.

Frage 46: Welche Bewegungen kann man in den Metakarpophalangealgelenken ausführen (Abb. 6-71)? Welche Bewegungen in den Interphalangealgelenken? Wie groß ist der Bewegungsumfang in diesen Gelenken?

Beugen Sie den Daumen gegen die Hohlhand, und strecken Sie ihn anschließend; abduzieren Sie ihn rechtwinklig vom Zeigefinger, und adduzieren Sie ihn dann wieder in seine Ausgangslage. Führen Sie nun die Fingerspitzen (eigentlich die Fingerbeeren) von Daumen und kleinem Finger zusammen; diese **Oppositionsbewegung** ist (in diesem Bewegungsumfang) ein ausschließliches Merkmal des Menschen. Sie wird durch eine Kombination von Bewegungen erreicht, die effektiv den Daumen in seinem Karpometakarpalgelenk drehen.
Eine operative Wiederherstellung der Hand nach Unfällen, bei denen es zum Verlust des Daumens kam, hat in der Regel den Ersatz des Daumens durch einen beweglichen Stumpf zur Folge, um wieder zumindest eine gewisse Oppositionsbewegung zu ermöglichen.

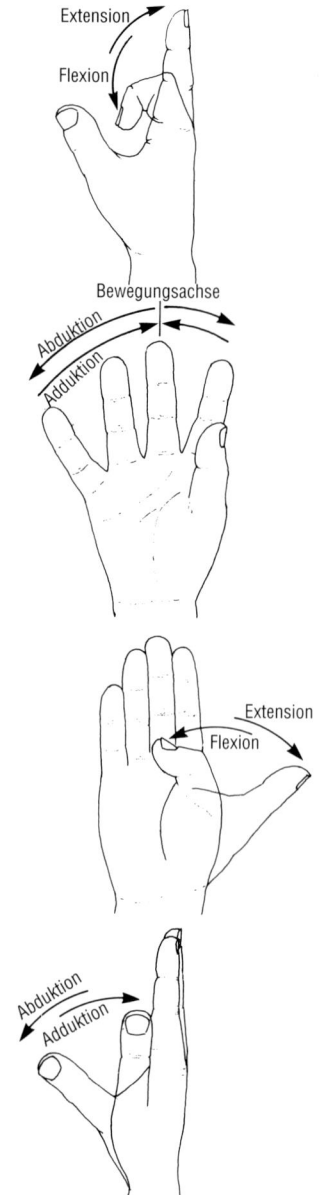

6-71
Bewegungsmöglichkeiten der Finger und des Daumens.

Frage 47: Warum ist das Zueinanderführen der Fingerbeeren von Daumen und Fingern so wichtig für den Menschen?

Umgreifen Sie nun nacheinander das Caput eines jeden Os metacarpale, und beurteilen Sie dessen Beweglichkeit. Das Os metacarpale (I) des Daumens ist am beweglichsten, gefolgt vom Os metacarpale (V) des kleinen Fingers und dem Os metacarpale (IV) des Ringfingers; die Mittelhandknochen II und III sind faktisch nicht zu bewegen. Diese Bewegungsmöglichkeiten in den Mittelhandknochen erlauben es der Hohlhand, sich um ein Objekt zu bewegen und dieses dabei festzuhalten.

Frage 48: Während der Entwicklung der Oppositionsbewegung und weiterer Feinbewegungen von Hand und Fingern im Laufe der Evolution fand auch ein evolutionärer Entwicklungsprozeß hinsichtlich der nervalen Steuerung dieser Bewegungen statt. Welche Strukturen könnten dabei betroffen sein?

Grifformen der Hand

Heben Sie zunächst einen schweren Gegenstand, z.B. einen Hammer, auf, und achten Sie dabei auf die Stellung Ihres Handgelenks und Ihrer Finger. Dies ist der **Faustgriff** oder **Grobgriff** (Abb. 6-72): der Handgriff des Gegenstandes wird kräftig zum einen mit dem opponierten Daumen und zum anderen mit den vier Fingern gepackt. Das Handgelenk ist etwa 45° gestreckt; bei weiterer Beugung im Handgelenk wird der Griff schwächer und läßt sich öffnen.
Heben Sie nun eine Aktenmappe an ihrem Handgriff an. Sie werden dabei mit Ihrer Hand einen **Klammergriff** ausführen (Abb. 6-73): dabei ruht der Bügel in Ihren gebeugten Fingern. Der Daumen ist u.U. opponiert, aber dies ist nicht unbedingt erforderlich; das Handgelenk ist nicht gestreckt.
Greifen Sie nun einen Füllfederhalter, als ob Sie mit ihm schreiben wollten; dies ist der **Feingriff** (oder auch Spitzgriff genannt; Abb. 6-74): dabei wird der Füllfederhalter zwischen dem opponierten Daumen und dem Zeigefinger gehalten und u.U. vom dagegengedrückten Mittelfinger gestützt; Ringfinger und kleiner Finger sind gebeugt.
Halten Sie nun abschließend einen Schlüssel so, als ob Sie ihn in ein Schloß stecken wollten. Ihre Finger führen nun den **Schlüsselgriff** aus (Abb. 6-75): dabei wird der Schlüssel zwischen dem opponierten Daumen und der Radialseite des gebeugten Zeigefingers gehalten.
Es gibt natürlich viele Variationsmöglichkeiten bei diesen Basis-Grifformen.
Beschäftigen Sie sich nochmals mit Lage und Fixation des **Retinaculum flexorum** (S. 71), und kennzeichnen Sie das Retinaculum flexorum an Ihrer Hohlhand mit einem Fettstift. Beachten Sie, daß das Retinaculum flexorum noch distal der distalen Hautfalte am Handgelenk liegt. Beachten Sie zudem, daß die muskulären Eminentiae thenaris und hypothenaris, die durch die kleinen Muskeln des Daumenballens und des Kleinfingerballens hervorgerufen werden, ineinandergreifen und vom Retinaculum flexorum ausgehen.
Holen Sie sich auch wieder Lage und Verläufe der langen Beuger- und Streckermuskeln ins Gedächtnis, wie sie über das Handgelenk zu ihren

jeweiligen Ansatzarealen, an die Handwurzelknochen und die Phalangealknochen ziehen. Markieren Sie sie an Ihrem eigenen Handgelenk (Abb. 6-61).

B. Radiologische Befunde
Wiederholen Sie die röntgenologischen Darstellungen des knöchernen Handskeletts (S. 47; Abb. 6-10, 6-13), bis Sie völlig sicher sind, daß Sie die einzelnen Handwurzelknochen identifizieren können.

C. Präparate

Handgelenke
Studieren Sie an einem Präparat die Handgelenke:
Articulationes intercarpales: Benachbart liegende Handwurzelknochen artikulieren miteinander über flache Gelenke (Articulationes intercarpales), die Gleitbewegungen geringen Ausmaßes gestatten; doch nur zwischen proximaler und distaler Reihe der Handwurzelknochen ist eine nennenswerte Bewegung möglich. Bewegungen an diesem Articulatio intercarpea (auch als **distales Handgelenk** bezeichnet) ergänzen nur die Bewegungen, die an der Articulatio radiocarpalis (= proximales Handgelenk) stattfinden.
Articulationes carpometacarpales: Ballen Sie Ihre Hand zur Faust, und beachten Sie die Bewegungen Ihrer Knöchel; sie spiegeln die Bewegungen in den Articulationes carpometacarpales an den Basen der Mittelhandknochen II bis V wider. Nur die beiden Ossa IV und V zeigen einen merklichen Bewegungsumfang und erhöhen den Faustschluß. Die **Articulatio carpometacarpalis pollicis** (Daumengrundgelenk, Abb. 6-76) ist nach der Form der Gelenkflächen der beteiligten Knochen (Os trapezium und Os metacarpale I) ein klassisches Sattelgelenk; es ist speziell zur Opposition des Daumens befähigt. Die Gelenkflächen von Os trapezium sowie Os metacarpale I sind zu einer Achse konkav und zur anderen Achse konvex gestaltet (wie ein Reiter auf einem Pferdesattel).
Articulationes metacarpophalangeales: Wenn man in den Articulationes metacarpophalangeales von Zeige-, Mittel-, Ring- und kleinem Finger streckt, ist eine gewisse Seitwärtsbewegung der Finger möglich. Dieses Bewegungsmuster läßt sich als Abduktion und Adduktion, bezogen auf eine durch den Mittelfinger führende Achse, beschreiben (Abb. 6-71). Wenn man in den Articulationes metacarpophalangeales beugt, sind diese Seitwärtsbewegungen zunehmend eingeschränkt. Dies kommt daher, daß in Seitansicht die Oberfläche eines Caput ossis metacarpalis wie eine Nockenwelle geformt ist (Abb. 6-77, 6-78). Die Kollateralbänder einer jeden Articulatio metacarpophalangealis ziehen von dorsalen Tubercula am Caput ossis metacarpalis zu lateral gelegenen Tubercula an der Basis der proximalen Phalanx. Wenn man in den Articulationes metacarpophalangeales streckt, sind diese Kollateralbänder entspannt, und Abduktions- bzw. Adduktionsbewegungen sind möglich. Bei Beugung sind diese Kollateralbänder jedoch straff gespannt und verhindern so Seitwärtsbewegungen in den Articulationes metacarpophalangeales. Diese Tatsache erhöht die Griffstabilität bei kräftigem Zupacken (Abb. 6-72). Wenn man eine

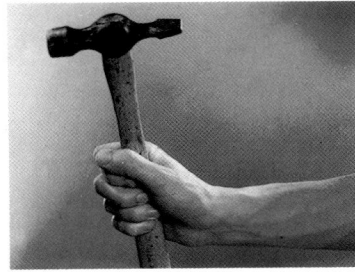
6-72
Kraftvoller Faustgriff.

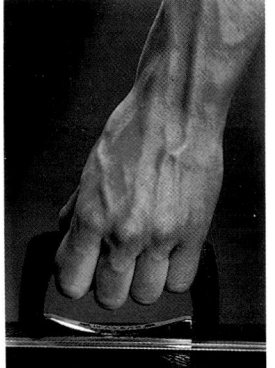
6-73
Klammergriff.

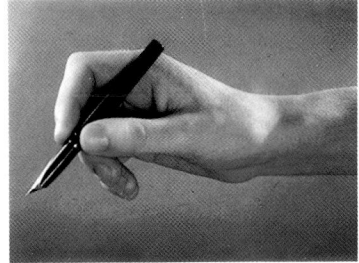
6-74
Feingriff (Pinzettengriff).

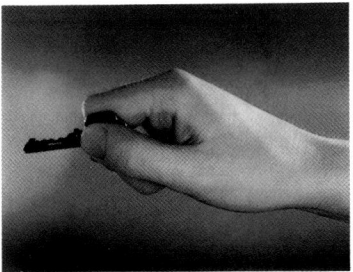
6-75
Feingriff (Schlüsselgriff).

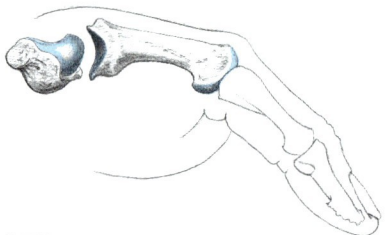

6-76
Daumengrundgelenk, Articulatio carpo-meta-carpalis pollicis (Sattelgelenk).

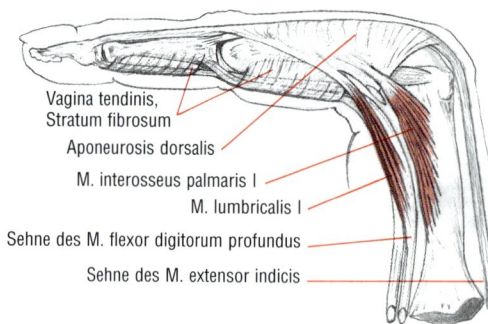

Vagina tendinis,
Stratum fibrosum
Aponeurosis dorsalis
M. interosseus palmaris I
M. lumbricalis I
Sehne des M. flexor digitorum profundus
Sehne des M. extensor indicis

6-77
Seitenansicht des rechten Zeigefingers. Man sieht das Metakarpophalangealgelenk (MP-Gelenk = Fingergrundgelenk) und die Interphalangealgelenke (Articulatio interpha-langealis proximalis = PIP-Gelenk; Articulatio interphalangealis distalis = DIP-Gelenk); ferner die Sehnen der Fingerbeuger und die entsprechenden Sehnenscheiden. Beachten Sie, wie die Sehnen des M. lumbricalis I und des M. interosseus palmaris I in die Dorsalapo-neurose einstrahlen.

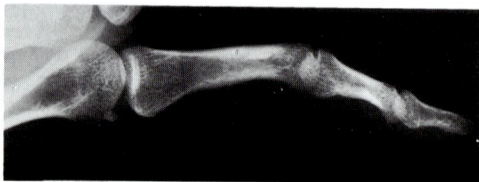

6-78
Metakarpophalangealgelenk sowie Interpha-langealgelenke des Zeigefingers; Ansicht von lateral.

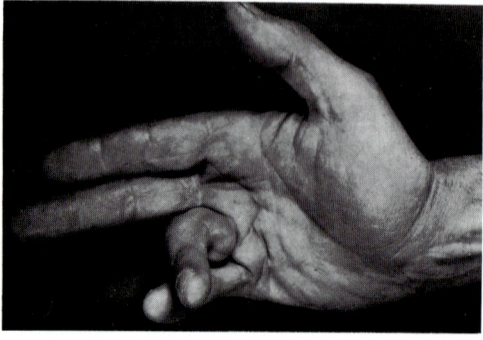

6-79
Dupuytren-Kontraktur.

verletzte Hand mit völlig gestreckten Metakar-pophalangealgelenken ruhigstellt, verkürzen sich u. U. diese o. g. Kollateralbänder in ihrem entspannten Zustand. Für den Patienten kann es dann unmöglich sein, einen ausreichenden Faustgriff zu machen, da die Kollateralbänder zu straff geworden sind und so die volle Beugung einschränken. Wenn man deshalb eine Hand infolge Verletzung in Gips legen muß, werden die Metakarpophalangealgelenke der vier ulnaren Finger in nahezu völliger Beugung ruhiggestellt, so daß es zu keiner Verkürzung der Kollateral-bänder kommen kann; so wird auch ein normaler Bewegungsumfang gewährleistet, wenn die Mo-bilisierungsphase nach erfolgter Ruhigstellung beginnt.

Die Capita der Ossa metacarpalia II bis V werden durch quere Bandzüge, die **Ligg. metacar-palia transversa profunda**, zusammengehalten; sie sind jeweils an den Palmarflächen der Articu-lationes metacarpophalangeales fixiert.

Articulationes interphalangeales: Es gibt an diesen Scharniergelenken einen geringen Nockenwelleneffekt (Abb. 6-77). Ihre Kollateral-bänder sind über den gesamten Bewegungsbe-reich von Flexion und Extension straff gespannt. Im allgemeinen immobilisiert man nach Verlet-zungen die Finger so, daß die Articulationes metacarpophalangeales bis zu 80° und die Arti-culationes interphalangeales bis zu 10° gebeugt sind.

Muskeln und Sehnen der Hand

Muskeln und Sehnen der Hand bilden, wie man allgemein sagt, vier Schichten. Die oberfläch-lichste Schicht (= erste Schicht) sind die Mus-keln des Daumenballens (Eminentia thenaris) und des Kleinfingerballens (Eminentia hypo-thenaris); unter diesen Muskeln und im Zentral-bereich der Hohlhand findet man die Sehnen der langen Fingerbeuger und die Mm. lumbricales, die an diesen ihren Ursprung haben (= zweite Schicht); der M. adductor pollicis entspringt noch tiefer als die Sehnen der langen Fingerbeu-ger und bildet somit die dritte Schicht; die Mm. interossei palmares sowie die Mm. interossei dorsales bilden die tiefste Schicht (= vierte Schicht). Alle Muskeln befinden sich entweder völlig auf der Hohlhandseite, oder sie liegen zwischen den Mittelhandknochen; am Hand-rücken findet man nur Sehnen.

Studieren Sie nun als erstes Form und Ausdeh-nung der **Palmaraponeurose** (Aponeurosis pal-maris) (Abb. 6-57). Ihr dicker, zentraler Ab-schnitt befindet sich an der Hohlhand zwischen den Muskeln des Daumenballens und denen des Kleinfingerballens; zwischen Haut und Palmar-aponeurose liegt als Trennschicht Fettgewebe, das durch zahlreiche Bindegewebssepten in ein-zelne Fettpolster geteilt ist. Die Palmaraponeu-rose verschmilzt mit dem Retinaculum flexorum und falls vorhanden auch mit der Endsehne des M. palmaris longus, der das Retinaculum flexorum kreuzt. Die Palmaraponeurose teilt sich in vier Anteile für jeden Finger. Jeder Finger-abschnitt der Palmaraponeurose ist an den Bin-degewebsscheiden des entsprechenden Fingers sowie beidseits am jeweiligen Lig. metacarpale transversum profundum angeheftet. Weitere Fa-serzüge der Palmaraponeurose ziehen seitlich entlang der proximalen Phalangen zu den Basen der Mittelphalangen. Die sehr dünnen Seitenab-

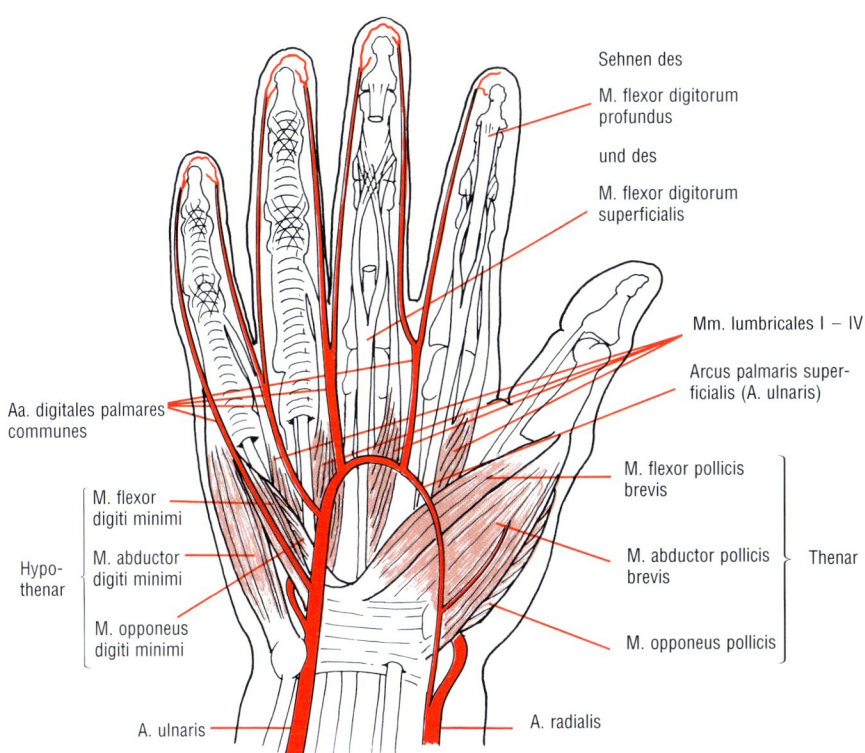

Sehnen des
M. flexor digitorum profundus
und des
M. flexor digitorum superficialis

Mm. lumbricales I – IV

Arcus palmaris superficialis (A. ulnaris)

Aa. digitales palmares communes

M. flexor pollicis brevis

M. flexor digiti minimi

M. abductor pollicis brevis

Hypo-thenar

M. abductor digiti minimi

Thenar

M. opponeus digiti minimi

M. opponeus pollicis

A. ulnaris

A. radialis

6-80
Handinnenfläche, Palma manus; oberflächliche Schicht.

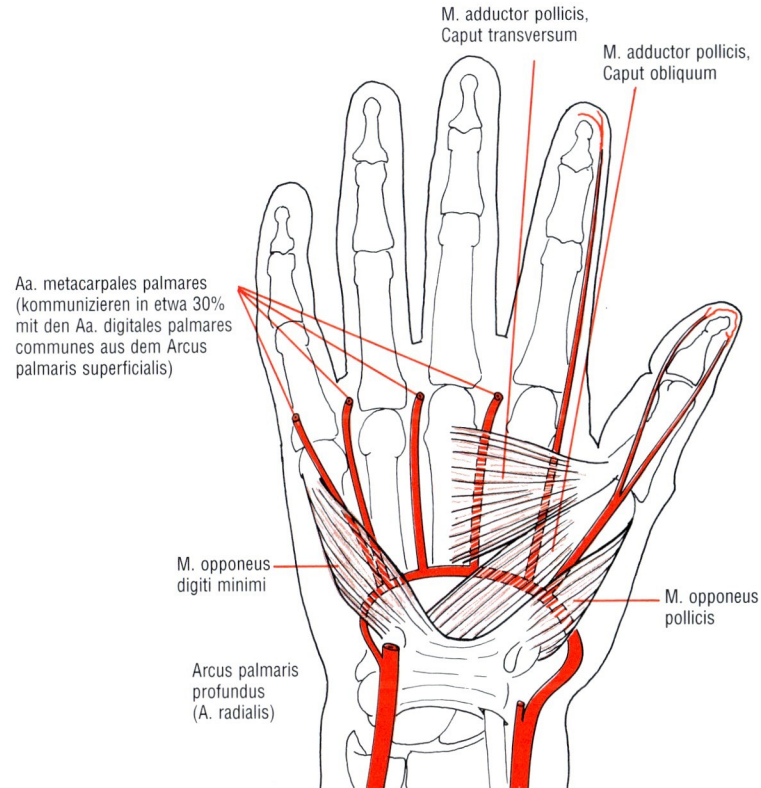

M. adductor pollicis, Caput transversum

M. adductor pollicis, Caput obliquum

Aa. metacarpales palmares (kommunizieren in etwa 30% mit den Aa. digitales palmares communes aus dem Arcus palmaris superficialis)

M. opponeus digiti minimi

M. opponeus pollicis

Arcus palmaris profundus (A. radialis)

6-81
Handinnenfläche, Palma manus; tiefe Schicht.

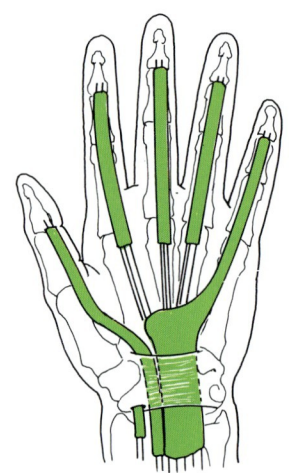

6-82
Sehnenscheiden, Vaginae
tendinum; Ansicht von palmar.

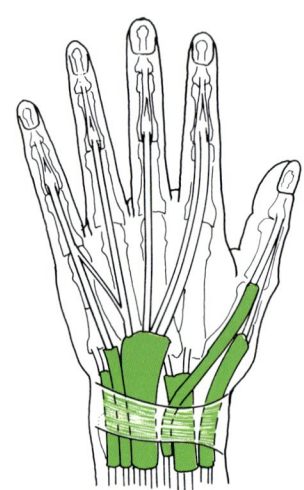

6-83
Sehnenscheiden, Vaginae
tendinum; Ansicht von dorsal.

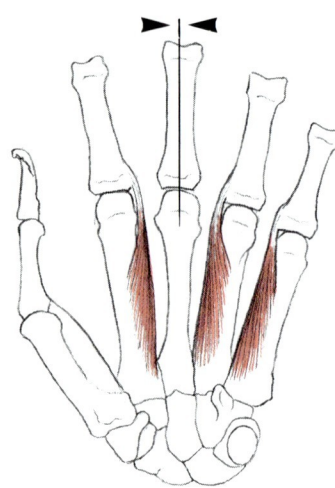

6-84
Mm. interossei palmares.

schnitte der Palmaraponeurose bedecken die Daumenballenmuskulatur bzw. Kleinfingerballenmuskulatur.

Die Palmaraponeurose ist häufig von einer Erkrankung betroffen, die man als Dupuytren-Kontraktur bezeichnet (Abb. 6-79). Hier kommt es zur Ausbildung einer deutlichen Fibrose in der Palmaraponeurose, insbesondere an den Faserzügen zum Ringfinger und zum kleinen Finger. Es entsteht eine Verdickung des Bindegewebes, und anschließend folgt eine Beugekontraktur der Metakarpophalangealgelenke sowie der proximalen Interphalangealgelenke. Dies kann zu einer schweren Deformität der Hand führen, die eine operative Entfernung der verdickten, kontrahierten Palmaraponeurose erforderlich macht.

An den Fingerwurzeln spannt sich jeweils ein dünnes **Lig. metacarpale transversum superficiale** über der Hohlhand in die oberflächliche Faszie aus; es ist jeweils in der Haut des Interdigitalraums fixiert. Gefäße und Nerven zu den Fingern ziehen zwischen Lig. metacarpale transversum superficiale und Lig. metacarpale transversum profundum.

Studieren Sie die drei oberflächlich gelegenen Muskeln, die den **Daumenballen** (Eminentia thenaris) bilden (Abb. 6-80, 6-81). Der **M. abductor pollicis brevis** entspringt vom Os scaphoideum (Tuberositas ossis scaphoidei) und vom Retinaculum flexorum und inseriert an der Lateralseite der Basis der proximalen Phalanx des Daumens; wie sein Name schon sagt, abduziert dieser Muskel den Daumen. Der **M. flexor pollicis brevis** liegt medialer; er entspringt vom Os trapezium (Os trapezoideum, Os capitatum) sowie vom Retinaculum flexorum und inseriert, wie der M. abductor pollicis, an der proximalen Phalanx des Daumens; der M. flexor pollicis brevis besitzt ein Caput superficiale und ein Caput profundum; er beugt den Daumen zur Hohlhand. Der **M. opponens pollicis** liegt tiefer als die beiden vorgenannten Muskeln. Er entspringt vom Os trapezium (Tuberculum ossis trapezii) sowie vom Retinaculum flexorum und hat einen schrägen Faserverlauf, so daß er über die gesamte Lateralfläche des Os metacarpale des Daumens inseriert; er bringt die Fingerkuppe des Daumens mit der Fingerkuppe eines jeden anderen Fingers zusammen (Opposition). Diese drei oberflächlich gelegenen Muskeln des Daumenballens werden mit Ausnahme des Caput profundum des M. flexor pollicis brevis (Ramus profundus des N. ulnaris) vom N. medianus versorgt. Tiefer als diese drei genannten Daumenballenmuskeln und getrennt von der Endsehne des M. flexor pollicis longus liegt der M. adductor pollicis (siehe unten).

Studieren Sie nun die drei kleinen Muskeln des **Kleinfingerballens** (Eminentia hypothenaris) (Abb. 6-80, 6-81); sie entsprechen denen des Daumenballens. Der **M. abductor digiti minimi** entspringt vom Os pisiforme und inseriert medial an der Basis der proximalen Phalanx; der Muskel abduziert den kleinen Finger. Der **M. flexor digiti minimi brevis** liegt lateral vom M. abductor digiti minimi; der M. flexor digiti minimi brevis entspringt vom Hamulus ossi hamati sowie vom Retinaculum flexorum und inseriert wie der M. abductor digiti minimi an der proximalen Phalanx des 5. Fingers; der Muskel beugt im Metakarpophalangealgelenk des kleinen Fingers. Der **M. opponens digiti minimi** liegt tiefer als M. abductor digiti minimi

und M. flexor digiti minimi brevis. Er entspringt ebenfalls vom Hamulus ossi hamati sowie vom Retinaculum flexorum, aber er inseriert medial an der Gesamtlänge des Os metacarpale V; er führt die Fingerbeere des kleinen Fingers leicht in Richtung Daumen.

Suchen Sie am Unterarm erneut die **Endsehnen** der langen Beugermuskeln zu Finger und Daumen auf, und verfolgen Sie diese Endsehnen durch den Karpaltunnel unter dem Retinaculum flexorum. Beachten Sie, daß der Karpaltunnel nicht nur die langen Beugesehnen, sondern auch den N. medianus (S. 92), der zur Hand zieht, enthält.

Entfernen Sie nun an Ihrem Präparat die Palmaraponeurose, und kennzeichnen Sie die Endsehnen der langen Fingerbeuger bei ihrem Verlauf durch die Hohlhand zu den Fingern. Suchen Sie die vier wurmförmigen **Mm. lumbricales** auf (Abb. 6-77, 6-80); sie entspringen jeweils von der Radialseite der langen Endsehnen des M. flexor digitorum profundus, ziehen in die Bindegewebszüge der Finger und inserieren so in den proximalen Abschnitten der jeweiligen Dorsalaponeurose. Die Mm. lumbricales werden von denselben Nerven innerviert, die auch die entsprechenden Abschnitte des M. flexor digitorum profundus versorgen, aus denen sie entstammen; die beiden medialen Mm. lumbricales werden somit vom N. ulnaris, die beiden lateralen Mm. lumbricales vom N. medianus innerviert.

Frage 49: Wie wirken die Mm. lumbricales 1. auf das Metakarpophalangealgelenk und 2. auf die Interphalangealgelenke?

Unter dem Retinaculum flexorum haben die Endsehnen von M. flexor carpi radialis und M. flexor pollicis longus jeweils ihre eigenen Sehnenscheiden; jedoch sind die Endsehnen des M. flexor digitorum (superficialis/profundus) zu den Fingern durch eine **gemeinsame Sehnenscheide** der Fingerbeuger umhüllt (Abb. 6-83). Diese gemeinsame Sehnenscheide erstreckt sich von etwa 3 cm proximal des Handgelenks bis auf Höhe der Capita der Mittelhandknochen; sie ist aber von den Sehnenscheiden (mit Ausnahme

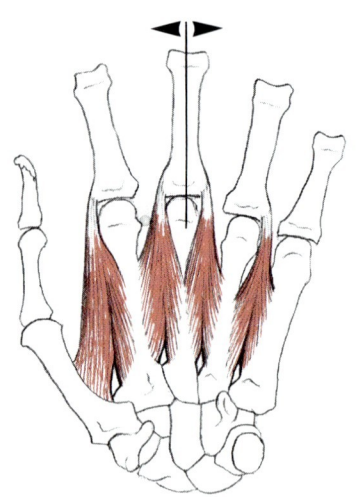

6-85
Mm. interossei dorsales.

der Situation am kleinen Finger) getrennt, welche die Endsehnen in den bindegewebigen Sehnenzügeln der Finger umscheiden. Diese letztbeschriebenen Sehnenscheiden an den Fingern bestehen aus zwei Gewebslagen, zwischen denen ein dünner Synovialfilm die Reibung reduziert. Vergleichen Sie die davon unterschiedliche Anordnung der Sehnenscheiden der Streckersehnen (Abb. 6-83).

Frage 50: Worin liegt die Gefahr, wenn sich eine tiefe Wunde am kleinen Finger entzündet?

Studieren Sie die **Bindegewebszügel** der Beugersehnen (Vincula) (Abb. 6-77, 6-80), die die langen Beugersehnen am Ort fixieren. Die «Sehnenscheiden» sind tatsächlich bindegewebige Röhren, die an den Seiten der Phalangen von Finger und Daumen befestigt sind. Sie sind kräftig über den Phalangen ausgeprägt, aber viel dünner in den Gelenksbereichen, so daß sie die Fingerbewegungen nicht behindern.

Die Bewegung der langen Beugersehnen in den entsprechenden, bindegewebigen Sehnenscheiden wird durch fingerförmige **Synovialhüllen**, die die Endsehnen einhüllen, erleichtert. Feine Blutgefäße, die von Synovialmembran überzogen sind (Vincula), ziehen von den Phalangen zu den Endsehnen, kurz bevor diese inserieren.

Ziehen Sie die langen Endsehnen nach einer Seite, oder durchtrennen Sie sie, damit Sie den **M. adductor pollicis** studieren können (Abb. 6-81). Er hat zwei Köpfe, das Caput transversum vom Schaft des Os metacarpale III und das Caput obliquum von den Basen der Ossa metacarpalia II und III (sowie u. U. auch vom Os capitatum und Os hamatum). Der M. adductor pollicis inseriert ulnar (medial) an der Basis der proximalen Phalanx des Daumens. Seine Funktion besteht darin, den abduzierten Daumen, der rechtwinklig zur Hohlhand steht, wieder in Kontakt mit dem Zeigefinger zu bringen.

Noch tiefer als alle vorgenannten Hohlhandmuskeln befinden sich die **Mm. interossei**, welche die Zwischenräume zwischen den Schäften der Mittelhandknochen ausfüllen; die Mm. interossei abduzieren und adduzieren in den Metakarpophalangealgelenken. Die **drei Mm. interossei palmares** (Abb. 6-84) sind kleine, einköpfige Muskeln, die ulnar vom Os metacarpale IV und V und radial vom Os metacarpale II entspringen; sie ziehen um die Seitenfläche der proximalen Phalanx (zu deren Fingerstrahl sie gehören) und

inserieren jeweils an der Basis der Dorsalaponeurosen der Finger II, IV und V. Sie adduzieren die Finger in Richtung einer Achse, die durch den Mittelfinger der Hand zieht; sie beugen in den Metakarpophalangealgelenken (= Grundgelenken) und sie strecken in den Interphalangealgelenken (= Mittel- und Endgelenken) der Phalangen. Die **Mm. interossei dorsales** (Abb. 6-85) sind kräftiger und haben jeweils zwei Ursprungsköpfe jeweils von den beiden Ossa metacarpalia, zwischen denen sie liegen. Sie inserieren ebenfalls in den Dorsalaponeurosen an den Basen der proximalen Phalangen der Finger II, III und IV; dabei inseriert an Finger III ulnar und radial jeweils ein M. interosseus dorsalis. Die Mm. interossei dorsales abduzieren die Finger (bezogen auf den Mittelfinger) und beteiligen sich ansonsten an den Funktionen der Mm. interossei palmares (= Beugung in Grundgelenken, Strecken in Mittel- und Endgelenken). M. adductor pollicis sowie Mm. interossei palmares und dorsales werden vom Ramus profundus des N. ulnaris (S. 95), der zu deren Hohlhandseite zieht, innerviert.

Die Faszienlogen der Hohlhand

Die Hohlhand ist durch Bindegewebssepten in zahlreiche **Logen** unterteilt (Abb. 6-86, 6-87). Vom Ulnarrand der dreieckigen Palmaraponeurose zieht ein sog. **Septum palmare mediale** zwischen Kleinfingermuskulatur und langen Beugersehnen in Richtung kleiner Finger in die Tiefe der Hohlhand; dieses Septum palmare mediale heftet sich am Os metacarpale V an. In gleicher Weise zieht vom Radialrand der Palmaraponeurose **das Septum palmare laterale** zwischen den drei oberflächlich gelegenen Daumenballenmuskeln und der Sehne des M. flexor pollicis longus in die Tiefe und inseriert dann am Os metacarpale I. Diese beiden Bindegewebssepten trennen Daumenballen und Kleinfingerballen von den Bindegewebsräumen der Hohlhand. Zwischen Palmaraponeurose und den Mittelhandknochen mit ihren unmittelbar benachbart liegenden Mm. interossei liegt die zentrale Mittelloge der Hohlhand; in ihr befinden sich die Endsehnen der langen Fingerbeuger sowie die Mm. lumbricales, ferner der Arcus palmaris superficialis (Abb. 6-94) und die Aa. metacarpales palmares/Aa. digitales palmares communes sowie die Nn. digitales palmares proprii.

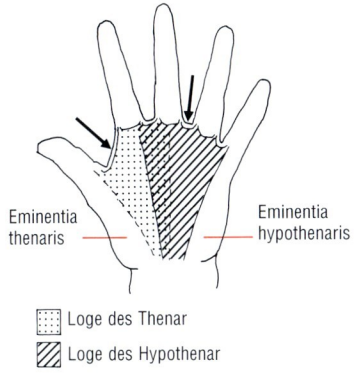

6-86
Faszienlogen der Palma manus.

Loge des Thenar
Loge des Hypothenar

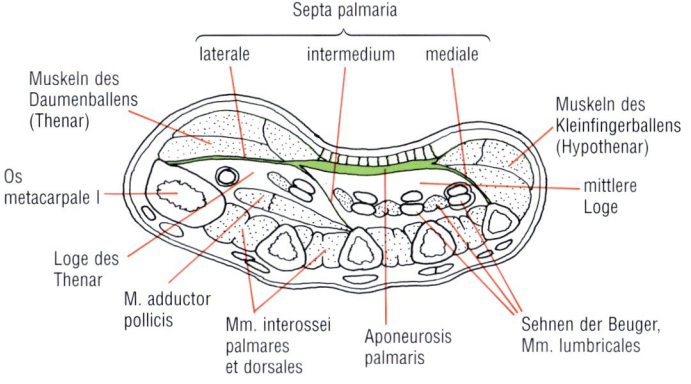

6-87
Transversalschnitt durch die Hohlhand, Palma manus, um die Faszienlogen darzustellen.

Ein dünnes **Septum palmare intermedium**, das in der Regel eine wirkungsvolle Barriere bei der Ausbreitung von Eiter infolge von Handinfektionen darstellt, spannt sich zwischen den langen Endsehnen des Zeige- und Mittelfingers aus und heftet sich am Schaft des Os metacarpale III, entlang dem M. adductor pollicis an. Dieses Septum palmare intermedium bildet 1. eine Bindegewebsloge am Daumen, die die langen Beugersehnen zu Daumen und Zeigefinger enthält, ferner 2. eine mittlere Bindegewebsloge, die die langen Beugersehnen zu Mittel-, Ring- sowie kleinem Finger enthält. Diese Bindegewebslogen erstrecken sich nach distal in die Seitenbereiche der jeweiligen Finger, entlang der Mm. lumbricales.

Frage 51: Über welche Wege können Sekrete bei Infektionen aus der Bindegewebsloge des Daumens und aus der mittleren Bindegewebsloge chirurgisch drainiert werden?

Der Handrücken

Betrachten wir nun abschließend den Handrücken. Wiederholen Sie nochmals die Muskeln an der Streckseite des Unterarms, ihre Lage im Bereich des proximalen Handgelenks sowie die Position und Ausdehnung des Retinaculum extensorum. Wie auf der Palmarseite am Handgelenk liegen die Endsehnen der langen Fingerstrecker ebenfalls alle in einer gemeinsamen Sehnenscheide unter dem Retinaculum; aber am Handrücken haben alle anderen Endsehnen voneinander getrennte Sehnenscheiden (zudem in separaten Sehnenfächern), und keine Sehnenscheide erstreckt sich bis in die Finger.

Studieren Sie noch einmal die **Dorsalaponeurosen** (Abb. 6-77), die die Seitenflächen der proximalen Phalangen kappenförmig einhüllen. Stellen Sie die Einstrahlungen der Mm. lumbricales sowie der Mm. interossei palmares und dorsales in die jeweiligen Dorsalaponeurosen dar; beachten Sie dabei insbesondere, daß deren Fixationen einerseits palmar der Flexions-Extensions-Achse in den Metakarpophalangealgelenken (= Grundgelenken), andererseits palmar vom Lig. metacarpale transversum profundum liegen.

6.8 Blutversorgung und Lymphbahnen

Ziele dieses Kapitels sind das Studium der arteriellen Versorgung und der venösen Entsorgung der oberen Extremität; die Beschäftigung mit den Gefäßanastomosen in den Gelenkbereichen; das Studium der Lymphabflußwege, über die Extrazellularflüssigkeit dem venösen Kreislauf wieder zugeführt wird und der Lymphknotenareale, die im Verlauf dieser Gefäße liegen.
Ehe Sie weiterlesen, beschäftigen Sie sich nochmals mit den allgemeinen Ausführungen zu Arterien, Venen und Lymphgefäßen in Kapitel 2 (S. 19).

A. Anatomie am Lebenden

Arterienpulse lassen sich an der oberen Extremität an bestimmten Punkten im Verlauf der Arterien tasten, wo man sie gegen Knochen drücken kann (Abb. 6-88).
Stellen Sie sich hinter Ihren Partner, und fühlen Sie den Puls der **A. subclavia**, wenn sie die erste Rippe überquert, indem Sie mit Ihrem Zeigefinger an der Halsvorderseite zwischen Clavicula und Vorderrand der Scapula nach unten drücken. Es ist möglich, die A. subclavia gegen die 1. Rippe zu pressen, wenn eine schwere Blutung im Oberarmbereich vorliegt; dieses Vorgehen ist aber sehr schmerzhaft, da die Stämme des Plexus brachialis nahe der A. subclavia liegen, wenn diese die Achselhöhle erreicht.
Legen Sie Ihre flache Hand nach innen und proximal an den Oberarm, wobei Sie mit Ihren Fingern so tief wie möglich in die Achselhöhle drücken. Fühlen Sie dann dabei den Puls der **A. axillaris**, und drücken Sie die Arterie gegen die Innenseite des proximalen Humerus.
Tasten Sie den Puls der **A. brachialis**, indem Sie das mittlere Humerusdrittel drücken; Sie können den Brachialispuls aber auch dort tasten, wo die A. brachialis medial der Bizepssehne liegt, wenn sie gerade durch die Ellenbeuge zieht. Selten kann es u.U. möglich sein, die A. brachialis am Oberarm zu komprimieren, falls eine schwere Blutung aus distal gelegenen Gefäßen vorliegt und die Blutung nicht mit direktem Druck zu stoppen ist. Unter diesen Umständen komprimiert man die A. brachialis am Oberarm am besten, indem man die A. brachialis gegen die Schaftmitte des Humerus ventral zum M. coracobrachialis preßt (in der Regel mit einem Druckverband).
Die A. brachialis in der Ellenbeuge ist eine leicht zugängliche Stelle zur **Blutdruckmessung**. Die A. brachialis wird am Oberarm mit Hilfe einer Blutdruckmanschette, die an ein Manometer angeschlossen ist, von außen unter Druck gesetzt. Die Blutdruckmanschette wird solange aufgepumpt, bis die A. brachialis abgedrückt ist und man keinen Radiuspuls mehr tastet. Man setzt nun über die A. brachialis, unmittelbar neben der Bizepssehne, ein Stethoskop in der Ellenbeuge auf und läßt anschließend solange langsam

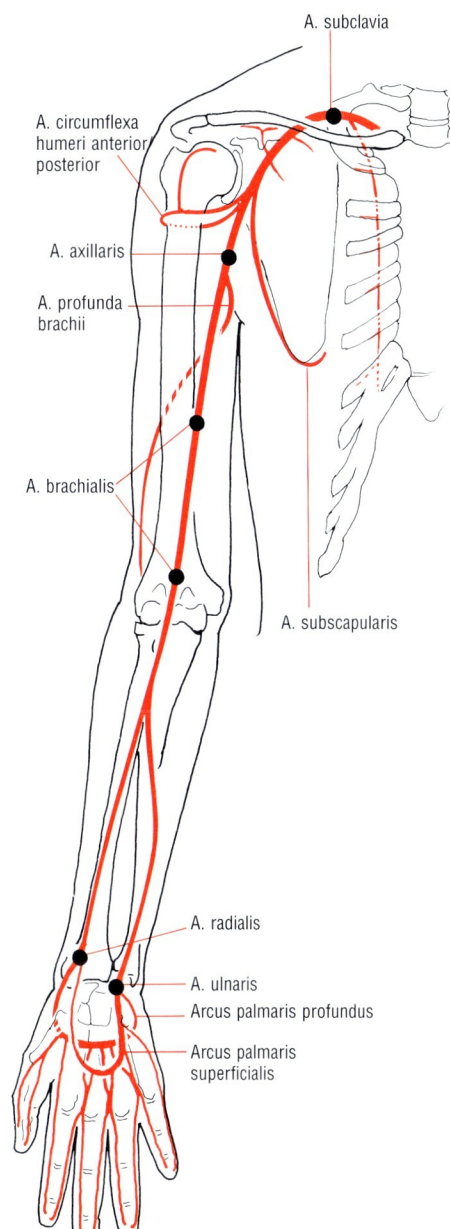

A. subclavia

A. circumflexa humeri anterior posterior

A. axillaris

A. profunda brachii

A. brachialis

A. subscapularis

A. radialis

A. ulnaris

Arcus palmaris profundus

Arcus palmaris superficialis

6-88
Wichtige Arterien der oberen Extremität;
● Druckpunkte zur Unterbindung einer Blutung.

Druck aus der Manschette ab, bis erstmals wieder pulsierende Strömungsgeräusche durch die Arterie zu hören sind; dieses erste erneute Strömungsgeräusch gibt den systolischen Blutdruckwert an. Wenn der Manschettendruck weiter reduziert wird, schwillt das Strömungsgeräusch zunächst zunehmend weiter an und verschwindet dann abrupt, wenn der Blutstrom wieder kontinuierlich fließt. Dieser Punkt markiert den diastolischen Blutdruck.

Tasten Sie den **Radialispuls** am Handgelenk, und achten Sie auf seine Wandfestigkeit, wenn Sie die A. radialis gegen das abgeflachte, distale Radiusende pressen. Zählen Sie die Pulsschläge in der Arterie über 1 min (oder über 15 sec und multiplizieren dann x 4), und bestimmen so die Pulsfrequenz; beurteilen Sie, ob der Puls normal ist. Tasten Sie als nächstes den Radiuspuls, wenn die A. radialis die Lateralseite des Handgelenks kreuzt und am Boden der Tabatière zieht (S. 70). Fühlen Sie ebenso den **Ulnarispuls**, wenn die A. ulnaris über das Retinaculum flexorum zieht.

Frage 52: Woraus bestehen die Wandschichten der A. radialis?

Studieren Sie die Verlaufsmuster der Hautvenen an Handrücken und Handgelenk, und suchen Sie an einer Körperseite die bogenförmig verlaufenden V. cephalica und V. basilica auf (Abb. 6-89). Drücken Sie den Oberarm stark ab, um den venösen Rückstrom zu unterbinden, palpieren Sie dann in der Fossa cubitalis der Ellenbeuge, und suchen Sie eine Vene in der Ellenbeugengruppe, in der Sie eine Kanüle legen können. Die Vene, die Sie in der Regel finden, ist die V. mediana cubiti; sie verbindet V. cephalica und V. basilica und erhält auch Blut aus tiefen Schichten des Unterarms. Die A. ulnaris kann hier gelegentlich als Verlaufsvariante statt der V. mediana cubiti verlaufen.

Frage 53: Wie können Sie entscheiden, ob Sie eine Arterie oder eine Vene tasten?

Setzen Sie nun Ihren rechten Zeigefinger an das distale Ende einer Hautvene des Unterarms, und drücken Sie diese ab. Mit dem Zeigefinger der anderen Hand drücken Sie das Blut aus dem proximalen Ende der Hautvene. Diese Hautvene bleibt augenscheinlich leer. William Harvey (1628) führte dieses einfache Experiment durch und zeigte damit, daß das venöse Blut über Venen mit Klappen zum Herzen zurücktransportiert wird.

Frage 54: Welche Erklärung könnte man geben, wenn sich das distale Venenende mit Blut füllt, sobald man den Druck des proximal aufgesetzten linken Zeigefingers zurücknimmt?

Benutzen Sie einen Fettstift, und zeichnen Sie bei Ihrem Partner den Verlauf der wichtigen Hauptgefäße der oberen Extremität an.

Das Studium des lymphatischen Gefäßsystems am Lebenden folgt am Ende dieses Kapitels (S. 83).

B. Präparate

Arterielle Versorgung der oberen Extremität (Abb. 6-88)

Studieren Sie ein Präparat, und suchen Sie die **A. subclavia** auf; sie geht links direkt aus dem Aortenbogen und rechts aus dem Truncus brachiocephalicus hervor und zieht über die erste Rippe. Sobald die A. subclavia die Achselhöhle zwischen Clavicula und Außenkante der ersten Rippe erreicht, heißt sie **A. axillaris**. In der Achselhöhle wird die A. axillaris von den Trunci des Plexus brachialis begleitet. Der Plexus brachialis bildet sich aus den Rami ventrales von Halsbereich und oberem Thoraxbereich (Abb. 6-98). Normalerweise ist dieses Gefäßnervenbündel durch eine Faszie umgeben und durch Fettgewebe zudem geschützt. Zusätzlichen Schutz gewähren die Muskeln der vorderen und hinteren Achselhöhlenwand.

Die A. axillaris entläßt einen Ast (**A. thoracoacromialis**), der ventral die oberflächliche

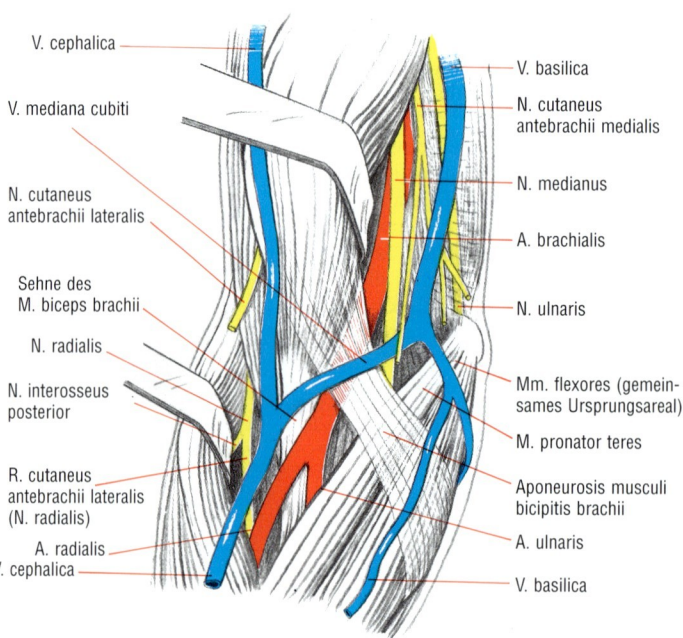

6-89
Ellenbeuge, Fossa cubitalis;
Ansicht von vorne.

V. cephalica
V. mediana cubiti
N. cutaneus antebrachii lateralis
Sehne des M. biceps brachii
N. radialis
N. interosseus posterior
R. cutaneus antebrachii lateralis (N. radialis)
A. radialis
V. cephalica

V. basilica
N. cutaneus antebrachii medialis
N. medianus
A. brachialis
N. ulnaris
Mm. flexores (gemeinsames Ursprungsareal)
M. pronator teres
Aponeurosis musculi bicipitis brachii
A. ulnaris
V. basilica

Schulterregion versorgt, sowie Äste zur Brustwand (**A. thoracica superior, A. thoracica lateralis**), die die Brustregion mitversorgen und die sich bei Laktation vergrößern. Aus der A. axillaris gehen zum einen auch **A. circumflexa humeri anterior** und **A. circumflexa humeri posterior** hervor; sie umgreifen beidseits den proximalen Humerusschaft. Zum anderen geht aus der A. axillaris die **A. subscapularis** hervor, die am Seitenrand der Scapula nach kaudal zieht. Wenn die A. axillaris am Unterrand des M. teres major die Achselhöhle wieder verläßt, wird sie nun als **A. brachialis** bezeichnet. Verfolgen Sie nun den weiteren Verlauf der A. brachialis nach distal von der Innenseite des Oberarms auf die Vorderseite der Ellenbeuge. An dieser Stelle liegt die A. brachialis sehr oberflächlich und medial der deutlich abzugrenzenden Ansatzsehne des M. biceps brachii; hier läßt sich auch der Arterienpuls tasten. Auf ihrem Verlauf nach distal gibt die A. brachialis Versorgungsäste zum Humerus (Aa. nutrientes humeri) sowie Rami musculares zu den Beugemuskeln ab.

In der Achselhöhle zweigt die **A. profunda brachii** aus der A. brachialis ab. Die A. profunda brachii begleitet den N. radialis auf seinem spiraligen Verlauf im Sulcus nervi radialis des Humerus nach distal und versorgt die Streckmuskulatur am Oberarm (M. triceps brachii) sowie das Ellenbogengelenk.

Wenn die A. brachialis den Unterarm erreicht, teilt sie sich in die **A. radialis** und die **A. ulnaris** (Abb. 6-89); letztgenannte ziehen beide Richtung Handgelenk, wobei sie zwischen oberflächlicher und tiefer Schicht der Beugemuskulatur am Unterarm liegen. Schon bald nach ihrer Entstehung zweigt aus der A. ulnaris die **A. interossea communis** ab; diese zieht nun in die Tiefe und teilt sich ihrerseits wiederum in zwei Arterien, A. interossea anterior und A. interossea posterior; diese beiden Arterien ziehen beidseits der Membrana interossea antebrachii nach distal und versorgen die in der Tiefe gelegenen Bereiche der Beuger- und der Streckerloge. Am Handgelenk zieht die A. ulnaris relativ oberflächlich und gelangt an der Radialseite des Os pisiforme zur Hohlhand. Hier teilt sich die A. ulnaris in oberflächliche und tiefe Äste; ein **oberflächlicher Ast der A. ulnaris** zieht nach lateral, überkreuzt die Endsehnen der langen Flexoren des Unterarms und anastomosiert mit einem kleineren, oberflächlichen Arterienast (Ramus palmaris superficialis) aus der A. radialis; so bildet sich der **oberflächliche Hohlhandbogen** (Arcus palmaris superficialis) (Abb. 6-80, 6-81). Dieser oberflächlich gelegene Arterienbogen ist auf Höhe der distalen Begrenzung des ausgestreckten Daumens aufzusuchen. Der **tiefe Ast der A. ulnaris** (Ramus palmaris profundus) zieht zwischen den Muskeln des Kleinfingerballens (Eminentia hypothenaris), zweigt dann in die Tiefe unterhalb der Endsehnen der langen Fingerbeuger und anastomosiert schließlich mit dem Ramus palmaris profundus aus der A. radialis und bildet so den Arcus palmaris profundus. Der **tiefe Hohlhandbogen** (Arcus palmaris profundus) liegt auf Höhe des proximalen Randes des ausgestreckten Daumens (Abb. 6-88 und auch Abb. 6-81).

Wenn die A. radialis das Handgelenk erreicht hat, gibt sie einen oberflächlichen Ast ab (Ramus palmaris superficialis). Dieser überkreuzt die Muskulatur des Daumenballens (Eminentia thenaris) und anastomosiert mit dem Ramus palmaris superficialis der A. ulnaris. Die Fortsetzung der A. radialis kreuzt den Lateralbereich des Handgelenks unter den langen Fingerbeugerendsehnen und zieht so in Richtung Daumen (z. B. in die Tabatière). Am Handrücken zieht die A. radialis zwischen den benachbart liegenden Köpfen des M. interosseus dorsalis I und erreicht so die Hohlhand unter den Endsehnen der langen Fingerbeuger; an dieser Stelle anastomosiert die A. radialis mit dem Ramus palmaris profundus der A. ulnaris und bildet so den tiefen Hohlhandbogen (Arcus palmaris profundus).

Die Finger werden von **Aa. digitales palmares communes** mit arteriellem Blut versorgt, die aus dem oberflächlichen Hohlhandbogen hervorgehen. Diese Aa. digitales palmares communes teilen sich auf Höhe der Köpfchen der Mittelhandknochen und ziehen seitlich zu den Fingerspitzen; diese Aa. digitales palmares propriae liegen dabei unmittelbar neben den Nn. digitales palmares proprii. Weitere, dünne Arterien (Aa. digitales dorsales) erreichen die Dorsalseite der Finger; jene sind Äste aus den Aa. metacarpales dorsales des Handrückens. Die tiefer gelegenen Strukturen der Hohlhand werden durch Äste des Arcus palmaris profundus mit arteriellem Blut versorgt.

Auf die arterielle Versorgung des **Kahnbeins** (Os scaphoideum) soll im folgenden näher eingegangen werden. Wenn die A. radialis durch die Tabatière zieht, liegt sie auf dem Kahnbein und gibt kleine Äste ab, die an der sog. «Taille» des Kahnbeins in die Kompakta eintreten. Einige Äste ziehen zum proximalen, andere Äste zum distalen Kahnbeinbereich. Durch Stürze auf die ausgestreckte Hand kommt es nicht selten zu Kahnbeinfrakturen an dessen «Taille» (s. Pfeil in Abb. 6-90). Kahnbeinfrakturen an dieser Stelle unterbrechen u. U. die Blutzufuhr zum proximalen Kahnbeinbereich und führen im weiteren Krankheitsverlauf zu einer aseptischen (avaskulären) Knochennekrose. Mit seinem proximalen Pol artikuliert das Kahnbein im proximalen Handgelenk; wenn dieser Gelenkbereich zerstört ist, werden Handgelenksbewegungen schmerzhaft und sind zudem eingeschränkt. Aus diesen Überlegungen heraus ist bei derartigen Stürzen die sorgfältige Suche nach möglichen Kahnbeinfrakturen unerläßlich; ferner sollte man das (proximale) Handgelenk ruhigstellen, um bei Verdacht auf eine derartige Kahnbeinfraktur eine gute Heilungschance zu haben.

Arterielle Kollateralen

Muskeln und Gelenke der oberen Extremität werden allgemein durch Muskeläste (Rami musculares), die aus vorbeiziehenden Gefäßen entstammen, versorgt. Wo immer ein beträchtlicher Bewegungsumfang möglich ist (z. B. bei Gelenken oder zwischen Körperpartien wie zwischen Schulterblatt und Brustwand), ist die Blutversorgung in diesem Gebiet außerordentlich reichlich, und man kann **Anastomosen** (Kollateralkreisläufe) von in der Nähe liegenden Arterien darstellen.

Suchen Sie an Arteriogrammen und an Präparaten derartige Anastomosen zwischen Arterien im Bereich des Schulterblatts (Abb. 6-95), im Bereich des Ellenbogengelenks (Abb. 6-93) sowie im Bereich von Handwurzel und Hand (Abb. 6-94) auf.

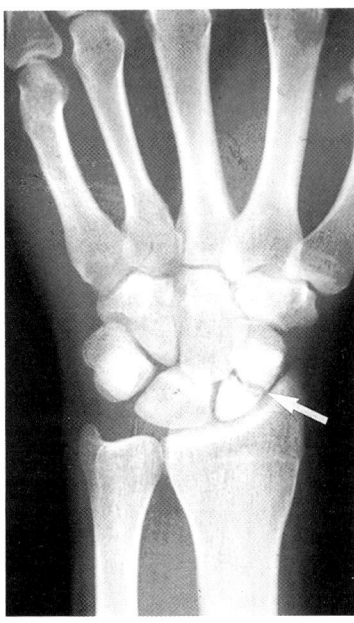

6-90
Fraktur des Kahnbeins,
Os scaphoideum.

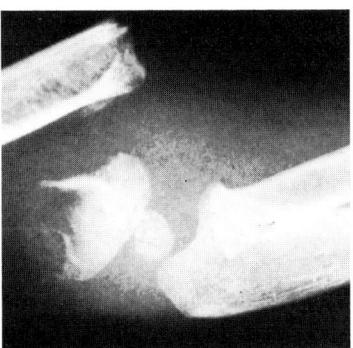

6-91
Suprakondyläre Humerusfraktur
bei einem 5jährigen Kind
(beachten Sie die ovale Epiphyse
des Capitulum humeri).

Frage 55: Wenn sich jemand eine tiefe Schnitt-
verletzung an der Hohlhand zuzieht, wie würden
Sie die Blutung stoppen?

Frage 56: Warum sind die Arterienwände dicker
und elastischer als die Venenwände?

Ischämische Kontrakturen

Suprakondyläre, kindliche Humerusfrakturen
(Abb. 6-91) sind relativ häufig; sie sind Folge
eines schweren Sturzes auf den gestreckten
Oberarm. Folge einer derartigen Fraktur ist in
der Regel u.a. die Unterbrechung des Blutstroms
in der A. brachialis aufgrund einer reflektorischen Vasokonstriktion. Wenngleich eine Gangrän an der Hand oder am Unterarm eher selten
auftritt, kann es doch zu Nekrosen von Muskelgewebe in den tiefer gelegenen Unterarmberei-
chen kommen, die in ihrer Ausdehnung von der
Suffizienz eines etwaigen Kollateralkreislaufs
abhängen. Das nekrotische Muskelgewebe wird
bindegewebig ersetzt und schrumpft, wodurch
sich eine fixierte Beugekontraktur im Handgelenk, eine Streckkontraktur in den Metakarpophalangealgelenken, eine Beugekontraktur in
den Interphalangealgelenken sowie eine Abduk-
tions- und Streckkontraktur des Daumens im
Karpometakarpalgelenk (= Volkmann-Kontraktur; ischämische Kontraktur) entwickeln. In
schweren Fällen sind u.U. auch N. medianus
und andere Nerven mitbetroffen, wodurch es zu
Nervenlähmungen kommen kann (S. 93).

Abfluß des venösen Blutes aus der oberen Extremität (Abb. 6-92)

Man sollte sich mit dem Abfluß von venösem
Blut aus der oberen Extremität unter folgenden
Gesichtspunkten beschäftigen:
1. den oberflächlichen Abflußwegen der Haut
und der darunterliegenden Oberflächenfaszie,
2. den tiefen Abflußwegen von Strukturen, die
unterhalb der dicken Bindegewebsschicht (tiefe
Faszie) liegen; die tiefe Extremitätenfaszie umhüllt die Muskulatur.
Die **Vv. digitales dorsales** ziehen zu beiden Seiten der Finger und münden via Vv. metacarpales
dorsales in ein **Rete venosum dorsale manus**.
Der ulnare (= mediale) Bereich dieses Rete venosum (Venengeflechts) wird über die V. basilica
abgeleitet. Die **V. basilica** zieht nach proximal
und erhält dabei venöse Zuflüsse aus der ulnaren
Unterarmseite. Oberhalb des Ellenbogens durchbricht die V. basilica die tiefe Faszie und wird
von tiefen Venen erreicht, die aus tiefen Strukturen des Unterarms und Oberarms das venöse
Blut ableiten; diese tiefen Venen ziehen parallel
der A. brachialis. Gemeinsam bilden diese Venen
die **V. axillaris**, die medial der A. axillaris in der
Achselhöhle liegt. Der radiale (= laterale) Bereich des o.g. Rete venosum wird wiederum
über die V. cephalica entsorgt. Die **V. cephalica**
zieht an der Außenseite des Unterarms nach
proximal und drainiert so die oberflächlichen
Areale. Im proximalen Abschnitt des Oberarms
liegt die V. cephalica in einer Mulde zwischen
M. pectoralis major und M. deltoideus (Mohrenheim-Grube = Trigonum deltoideopectorale); an
dieser Stelle kann man Venenkatheter legen.
Anschließend durchbricht die V. cephalica unmittelbar unter der Clavicula die Faszie, die die
Vorderwand der Achselhöhle (= Spitze dieser
Pyramide) bildet, und mündet in die V. axillaris.

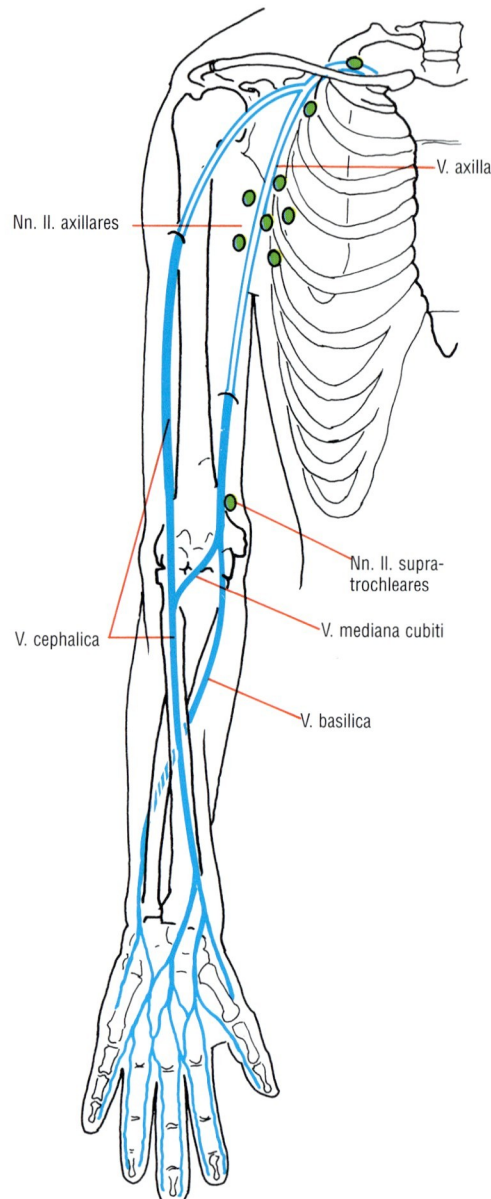

6-92
Oberflächliche Hautvenen der oberen Extremität; Lage wichtiger Lymphknotengruppen.

Das Verlaufsmuster der kleinen Venen ist sehr
variabel, aber man findet in der Regel eine sog.
Verbindungsvene zwischen V. cephalica und
V. basilica, die **V. mediana cubiti**; sie zieht in
der Ellenbeuge an der Ventralseite (Abb. 6-89).
Da Venen in der Ellenbeuge durch Bindegewebszüge an den darunterliegenden Strukturen
stark fixiert sind, ist die Ellenbeuge ein geeigneter Platz zur Durchführung einer Venenpunktion.
Tiefe Venen an Hand und Unterarm begleiten
meist paarweise jede kleine Arterie (**Vv. comitantes**). Diese kleinen Venen vereinigen sich
u.U. und bilden so größere Venen, die letztlich
alle in die V. axillaris münden. Die V. axillaris
erhält venöse Zuflüsse, die parallel zu Ästen der
A. axillaris ziehen, und wird an der Außenkante
der ersten Rippe zur V. subclavia. Die **V. subclavia** verbindet sich mit Venen, die das venöse
Blut aus dem Kopf-Halsbereich ableiten, ehe das
venöse Blut das Herz erreicht.

Bei Belastung und bei großer Hitze dilatieren die oberflächlichen Venen der Extremitäten und ermöglichen so durch Wärmeabgabe und erhöhte Durchblutung einen Wärmeverlust. Wenn unter Ruhebedingungen die Umgebungstemperatur niedrig ist, ermöglicht die charakteristische Anordnung der tiefen Gefäße einen Wärmeaustausch über den Gegenstrommechanismus der Gefäße von den kleinen Arterien zu den Begleitvenen (Vv. comitantes); dadurch wird miterreicht, daß die Körperkerntemperatur auf konstantem Niveau gehalten wird.

Lymphatische Entsorgung der oberen Extremität (Abb. 6-92, 6-97)

Die Lymphabflußwege sind sowohl am Lebenden als auch am Präparat sehr schwer zu demonstrieren. **Lymphgefäße** sind in der Regel am Lebenden nicht zu palpieren, **Lymphknoten** sind schwer zu tasten. Die kleineren Lymphgefäße sind sehr schwierig zu präparieren, und beim älteren Menschen neigen die Lymphknoten zur Atrophie. Das Lymphgefäßsystem hat nichtsdestotrotz eine enorme Bedeutung bei der Ausbreitung und bei der Kontrolle von Infektionen und malignen Erkrankungen.

Die lymphatische Entsorgung der oberen Extremität geht parallel mit der venösen Entsorgung, wobei oberflächliche Lymphgefäße die großen Hautvenen begleiten und so die umgebende Haut sowie die Oberflächenfaszie drainieren. Diese oberflächlichen Lymphgefäße erhalten nur sehr wenige Zuflüsse aus den tiefen Lymphgefäßen. Die tief gelegenen Lymphgefäße laufen parallel den tiefen Blutgefäßen und drainieren die in der

Tiefe gelegenen Gewebsstrukturen. So entsorgen in der Regel Lymphgefäße aus Daumen und erstem Interdigitalspalt sowie aus Radialseite von Unter- und Oberarm entlang von Gefäßen, die mit der V. cephalica ziehen, jene Lymphgefäße an der Ulnarseite des Unterarms dagegen entlang von Gefäßen, die mit der V. basilica ziehen. Oberflächliche wie auch tiefe Lymphknoten drainieren u. U. in **axilläre Lymphknoten** (Nn. ll. axillares). Eine laterale Gruppe der axillären Lymphknoten findet sich im Verlauf der A. axillaris und drainiert einen Großteil der Lymphe des Oberarms. Die Lymphe wird über zentral gelegene Lymphknoten entsorgt, die tiefer in der Achselhöhle liegen, und fließt dann weiter zu apikal in der Achselhöhle gelegenen Lymphknoten. Lymphe aus Vorder- und Hinterwand der Achselhöhle fließt erst zu regionären Lymphknoten und von da aus zu mehr zentral gelegenen Lymphknoten. Lymphgefäße, die parallel zur V. cephalica verlaufen, erreichen mit der V. cephalica die Spitze der Achselhöhle und enden in dort gelegenen Lymphknoten. Diese apikalen Lymphknoten speisen einen **Truncus lymphaticus subclavius**, der mit der A. subclavia zieht und in anderen Lymphstämmen, z.B. im großen Ductus thoracicus an der linken Körperseite, endet. Der Ductus thoracicus (links) sowie der Ductus lymphaticus dexter (rechts) münden in das Venensystem am linken bzw. rechten Venenwinkel, der durch den Zusammenfluß von V. subclavia und V. jugularis interna am Halsansatz gebildet wird. Wenige (supratrochleäre) Lymphknoten sind gelegentlich oberhalb des Epicondylus medialis zu finden.

Neben der lymphatischen Entsorgung der oberen Extremität erhalten axilläre Lymphknoten auch Lymphe aus Haut und Oberflächenfaszie des Rumpfes (oberhalb des Nabels) und aus der Brustregion.

Frage 57: Wenn Sie einen schwer entzündeten kleinen Finger hätten, in welcher Region würden Sie dann vermutlich vergrößerte Lymphknoten finden?

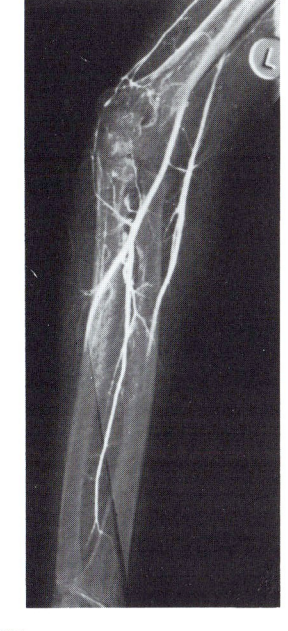

6-93
Arteriogramm von A. radialis und A. ulnaris.

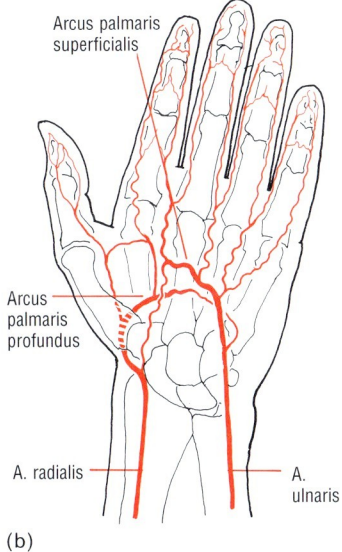

A. radialis — A. ulnaris

(b)

6-94
(a) Arteriogramm von Arcus palmaris superficialis und Arcus palmaris profundus sowie Darstellung der arteriellen Versorgung der Finger;
(b) Schema.

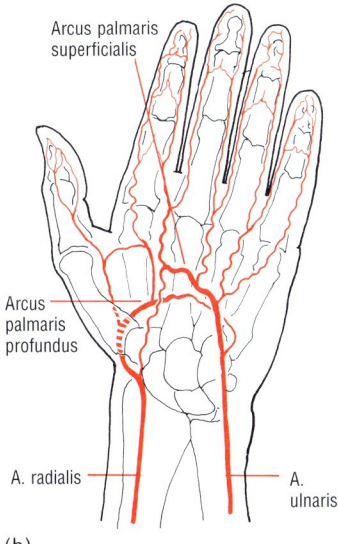

6-95
Digitale Subtraktionsangiogramme von A. subclavia und A. axillaris mit herabhängendem Arm (a) und über den Kopf geführtem Arm (b). S = A. subclavia; A = A. thoraco-acromialis; C = Aa. circumflexae humeri anterior/posterior; SU = A. subclavia.

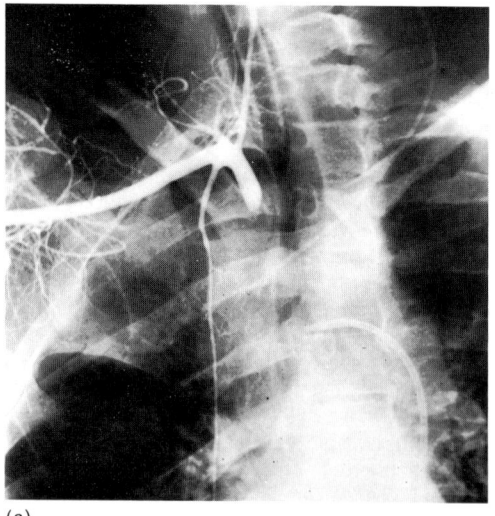
(a)

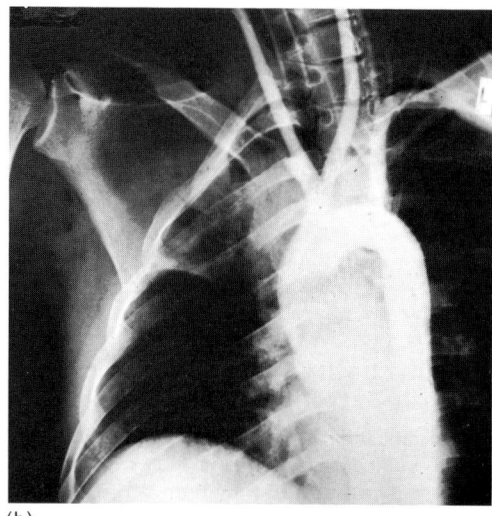
(b)

6-96
Siehe Frage 58.

Versuchen Sie bei Ihrem Partner, der mit leicht angelegten Armen vor Ihnen steht, erbsengroße axilläre Lymphknoten zu tasten. Die am tiefsten in der Achselhöhle gelegenen Lymphknoten (= apikale Achsellymphknoten) sind am schwierigsten mit dem tastenden Finger zu erreichen. Gesunde Lymphknoten kann man oft nicht tasten, aber ein palpabler Lymphknoten ist nicht notwendigerweise Zeichen eines akuten pathologischen Prozesses; er kann auch von bindegewebigem Umbau (Fibrose) nach einer früher abgelaufenen Entzündung herrühren. Lymphknoten, die aus entzündetem Gewebe Lymphe ableiten, sind meist vergrößert und druckdolent, und entzündete Lymphgefäße sind als gerötete Stränge parallel den Venen zu sehen. Lymphknoten sind bei Karzinombefall ebenfalls vergrößert (jedoch seltener druckdolent), unabhängig davon, ob eine maligne oder benigne Grunderkrankung vorliegt oder ob der Lymphknoten primär durch den Tumor (regionärer Lymphknotenbefall) oder sekundär durch einen Tumor im Entsorgungsgebiet (als Fernmetastase) betroffen ist.

C. Radiologische Befunde

Wiederholen Sie in Kapitel 4 den Einsatz von Kontrastmitteln bei den bildgebenden Verfahren. Angiogramme erhält man als Röntgenbilder nach Injektion von röntgendichten Stoffen in den Blutkreislauf; man kann sie zur Begutachtung von Arterien, Venen oder Lympgefäßen einsetzen.

Arteriogramme

Studieren Sie die Arteriogramme der oberen Extremität (Abb. 6-93 bis 6-95), und kennzeichnen Sie möglichst viele Gefäße, die Sie bereits studiert haben. Die Gefäßanastomosen im Schulter-, Ellenbogen- und im Handgelenksbereich sind in Arteriogrammen leichter als in Präparaten zu sehen. Die Abbildungen 6-95a und b sind digitale Subtraktionsangiographien, die die A. subclavia und die A. axillaris bei angelegtem und bei über den Kopf erhobenem Arm zeigen. Beachten Sie, wie die A. axillaris gebogen wird, nachdem sie zwischen erster Rippe und Clavicula hindurchzieht; ebenso die Gefäße, die sich

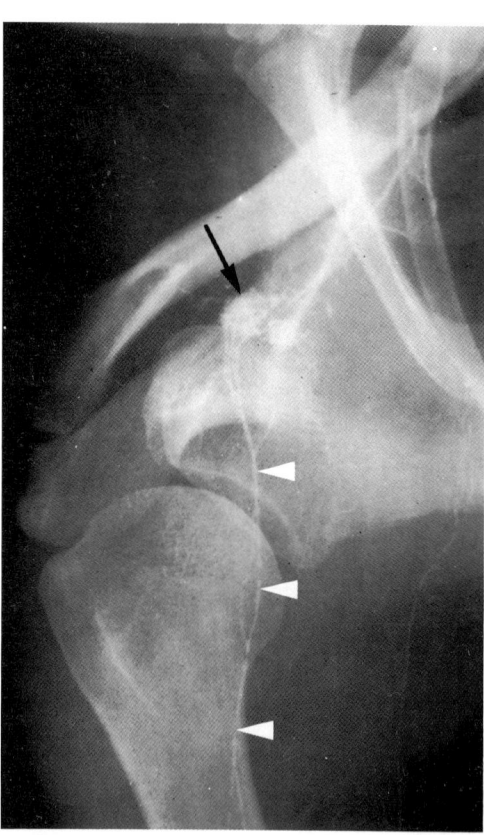

6-97
Lymphogramm von Lymphgefäßen (Pfeilspitzen) und Lymphknoten (Pfeile) im Bereich der Axilla.

an der Bildung von Gefäßanastomosen im Schulterbereich beteiligen. Gehen Sie nun zurück zu Abbildung 4-19, und kennzeichnen Sie Aa. circumflexa humeri anterior und posterior, A. profunda brachii, A. radialis, A. ulnaris sowie Aa. interosseae anterior und posterior; achten Sie auch auf die Gefäßanastomosen im Bereich der Gelenke.

Der im folgenden gezeigte Fall verdeutlicht, wie durch Kenntnisse der arteriellen Gefäßversorgung des Oberarms ein Chirurg die Stenose in einem größeren Gefäß orten und die akute Blockade des Blutstroms aufheben kann. Ein Autofahrer wurde bei einem Frontalzusammenstoß mit einem Kleinlaster schwer verletzt. Präoperativ beobachtete man, daß der rechte Arm anormal kalt war. Man konnte weder am rechten Handgelenk noch an der rechten Axilla Pulse tasten; aber die Pulse am linken Oberarm waren aufzufinden. Man fertigte nun Arteriogramme der rechten, oberen Extremität an, um die Stelle der Stenose in der Blutversorgung des rechten Oberarms zu lokalisieren.

Durch einen kleinen Hautschnitt nahe dem Ellenbogen wurde ein Plastikkatheter retrograd (= gegen den Blutstrom) von der A. brachialis dextra in die A. axillaris dextra vorgeschoben. Ein weiterer Katheter wurde retrograd über die rechte A. femoralis in Richtung proximaler Abschnitt des Aortenbogens geschoben. Sobald die Katheter plaziert waren, wurde zuerst Röntgenkontrastmittel in die A. axillaris injiziert und ein Röntgenbild angefertigt (Abb. 6-96a). Anschließend wurde Röntgenkontrastmittel in den proximalen Abschnitt des Aortenbogens injiziert und erneut ein Röntgenbild angefertigt (Abb. 6-96b).

Frage 58: Studieren Sie die Röntgenbilder (Abb. 6-96a und b). Wie liegt bei diesem Patienten die arterielle Gefäßstenose?

Lymphogramme (Abb. 6-97) fertigt man an, indem man Röntgenaufnahmen nach Kontrastmittelinjektion in kleine Lymphgefäße durchführt. Dabei kann man diese kleinen Lymphgefäße vorher sichtbar machen, wenn man zuerst subkutan blaue Tintenlösung spritzt, die anschließend von den Lymphgefäßen aufgenommen wird. Mit Lymphogrammen lassen sich größere Lymphgefäße, Lymphknoten und Abflußbehinderungen in den Lymphabflußwegen darstellen. Man kann Lymphknoten auch durch Injektion mit radioaktiv markierten Kolloiden darstellen; diese Kolloide werden von Makrophagen aufgenommen, die sich dann ihrerseits wieder in den Lymphknoten anreichern.

6.9 Innervation I: Plexus brachialis

Ziele dieses Kapitels sind die Herausarbeitung der Grundprinzipien der Innervation der oberen Extremität und das Studium des Plexus brachialis. Im Plexus brachialis gliedern sich motorische und sensible Nerven aus den unteren Zervikal- und den oberen Thorakalsegmenten zu Muskelgruppen, Gelenken und Haut der oberen Extremität. Ferner sind Ziele dieses Kapitels die Betrachtung der möglichen Funktionseinschränkungen, wenn Teile des Plexus brachialis geschädigt werden; schließlich auch die Beschäftigung mit Herkunft und Funktionen des vegetativen, sympathischen Nervensystems, das Blutgefäße und Schweißdrüsen innerviert.
Bevor Sie weiterlesen, wiederholen Sie den Abschnitt zur Innervation in Kapitel 2 (S. 20f.).

A. Präparation und Präparate

Da Sie sich nun eingehend mit Präparaten von Muskeln, Gelenken und Blutgefäßen beschäftigt haben, ist als nächstes sicherlich die Präparation der Axilla sinnvoll; suchen Sie die Einzelabschnitte des Plexus brachialis auf, und verfolgen Sie Verlauf und Gliederung seiner Hauptäste. So wiederholen Sie gleichzeitig die Muskulatur und machen sich mit den topographischen Beziehungen von Nerven, Arterien und Muskeln vertraut. Die stumpfe Präparation mit Ihrem bloßem Finger, mit zwei anatomischen Pinzetten oder durch Spreizen einer Schere ist bei anatomischen Strukturen fast immer dem Einsatz eines Skalpells vorzuziehen; man kann mit stumpfer Präparation in anatomisch vorgeprägten Räumen unter minimalem Risiko, wichtige Arterien und Nerven zu zerstören, präparieren. Man sollte ein Skalpell nur dann benutzen, wenn man sich absolut sicher ist, wo hinein man gerade schneidet. Wenn Sie es bis jetzt noch nicht gemacht haben, legen Sie nun die Hautschnitte so, wie z. B. in Abbildung 6-15 vorgeschlagen, und trennen Sie die gesamte Haut, d. h. Epidermis und Dermis (inklusive Mamma), von der darunterliegenden Muskulatur ab; führen Sie Ihre Finger oder zwei anatomische Pinzetten zwischen Dermis und tiefe Extremitätenfaszie, die die Muskeln bedeckt. Wenn Ihre Finger den Spaltraum zwischen Dermis und Muskulatur auftrennen, fühlen Sie den derben Widerstand von bestimmten Hautnerven, die die subkutane Gewebsschicht durchziehen, um die Haut zu innervieren. Verfolgen Sie diese Hautnerven so weit wie nur möglich, ehe Sie sie durchtrennen.
Nachdem Sie die Haut von Brustbereich und Oberarm zurückgeschlagen haben, stellen Sie die Begrenzungen des M. pectoralis major dar (S. 50), entfernen Sie seine bedeckende Faszie, führen Sie Ihre Finger in die Tiefe zu seiner Insertion, und durchtrennen Sie schließlich den M. pectoralis major nahe seiner Insertion. Klappen Sie den Muskel Richtung Sternum, und schlagen Sie dann den M. pectoralis minor in

gleicher Weise nach medial, nachdem Sie ihn 1 bis 2 cm distal des Insertionsareals am Processus coracoideus abgeschnitten haben. Nun ist die Vorderwand der Achselhöhle weggeklappt, und man kann das axillare Gefäß-Nerven-Bündel mit dem umgebenden Fett freilegen.
Befreien Sie das mittlere Drittel der Clavicula von angeheftetem Gewebe, schaben Sie das Periost ab, und durchtrennen Sie die Clavicula in der Mitte mit einer Knochensäge oder einem Knochenmeißel. Sie müssen dabei vorsichtig umgehen, um keine Strukturen unterhalb der Clavicula zu verletzen. Durch dieses Vorgehen wird das Gefäß-Nerven-Bündel dargestellt, wie es gerade die erste Rippe überkreuzt. Entfernen Sie nun das Fett aus der Achselhöhle, um deren Inhaltsgebilde freizulegen.
Die Freilegung des mittleren Abschnitts der ersten Rippe stellt das Insertionsareal eines Nackenmuskels, **M. scalenus anterior**, dar. Dieser Muskel ist besser an einem Halspräparat zu studieren (Kap. 13.3) und entspringt von den Tubercula anteriora der Querfortsätze der Halswirbel C3 bis C6. Man findet den M. scalenus anterior leicht, denn die V. subclavia liegt vor ihm, wenn sie die erste Rippe überkreuzt, während die A. subclavia und die drei Trunci des Plexus brachialis hinter ihm die erste Rippe queren. Hinter, sprich: weiter lateral und dorsal von M. scalenus anterior, A. subclavia und Trunci des Plexus brachialis liegen **M. scalenus medius** und **M. scalenus posterior**. Diese beiden Muskeln entspringen von Sulcus intertubercularis bzw. Tubercula posteriora der Querfortsätze der Halswirbel und inserieren an den Außenflächen von erster und zweiter Rippe. Die Mm. scaleni liegen somit beidseits der Foramina intervertebralia, durch die die zervikalen Spinalnerven C5 bis Th1 hervortreten (erinnern Sie sich, daß es zwar acht Spinalnervenpaare, aber nur sieben Halswirbel gibt!).
Bildung und Anordnung von Wurzeln, Trunci und Faszikeln des **Plexus brachialis** sind zwar leicht zu sehen, doch schwer über längere Zeit im Gedächtnis zu behalten. Man hat nur wenig Gewinn aus der Detailkenntnis des individuellen Aufzweigungsmusters, das zudem noch, wie Sie sehen werden, von Individuum zu Individuum etwas variiert. Wichtige, generelle Fakten zum Plexus brachialis, die Sie parat haben sollten, sind:
- die topographische Beziehung der Wurzeln zu den Foramina intervertebralia
- die Lage des Plexus brachialis an der Lateralseite des Halses
- die allgemeine, motorische Aufzweigung der Wurzeln des Plexus brachialis in Richtung funktioneller Muskelgruppen
- die Wurzeln, die beim Reflexgeschehen eingebunden sind, was man durch die klinische Untersuchung überprüfen kann.

• die allgemeine, sensible Aufzweigung der Wurzeln des Plexus brachialis
• die wichtigen Nerven, die aus dem Plexus brachialis hervorgehen.

Die topographischen Beziehungen der Wurzeln zu den Foramina intervertebralia werden im Kapitel zur Wirbelsäule abgehandelt (Abb. 8-29). Hier nur ein kurzer Abriß: **Radix anterior** [motoria] und **Radix posterior** [sensoria] treten aus dem Rückenmark im Wirbelkanal hervor, verzweigen sich im Foramen intervertebrale und bilden so den **Spinalnerven** (N. spinalis). Das **Spinalganglion** enthält Perikaryen der peripheren, sensiblen Fasern und liegt in der Regel im Foramen intervertebrale. Unmittelbar peripher vom Foramen intervertebrale teilt sich der Spinalnerv (N. spinalis) in **Ramus anterior, Ramus posterior, Ramus communicans** sowie **Ramus meningeus**. Nur die Rami anteriores der Spinalnerven bilden die Wurzeln des Plexus brachialis; die Rami posteriores dagegen innervieren die antochthone Rückenmuskulatur und die Haut des Rückens.

Kenntnisse zur Lage des Plexus brachialis im Halsbereich sind für jeden Anästhesisten wichtig, der Nervenblockaden legen oder Kontrastmittel in Arterien der unmittelbaren Nachbarschaft injizieren muß.

Strecken Sie Ihren Hals, und beugen Sie ihn nach lateral. Wenn Sie nun die Schulter der Gegenseite nach unten drücken, können Sie u. U. die Trunci des Plexus brachialis als straffe Bänder unmittelbar unterhalb der Clavicula tasten.

Die **Wurzeln des Plexus brachialis** (Abb. 6-98, 6-99) bilden sich aus den Rami anteriores der Spinalnerven C5 bis Th1. Suchen Sie diese in

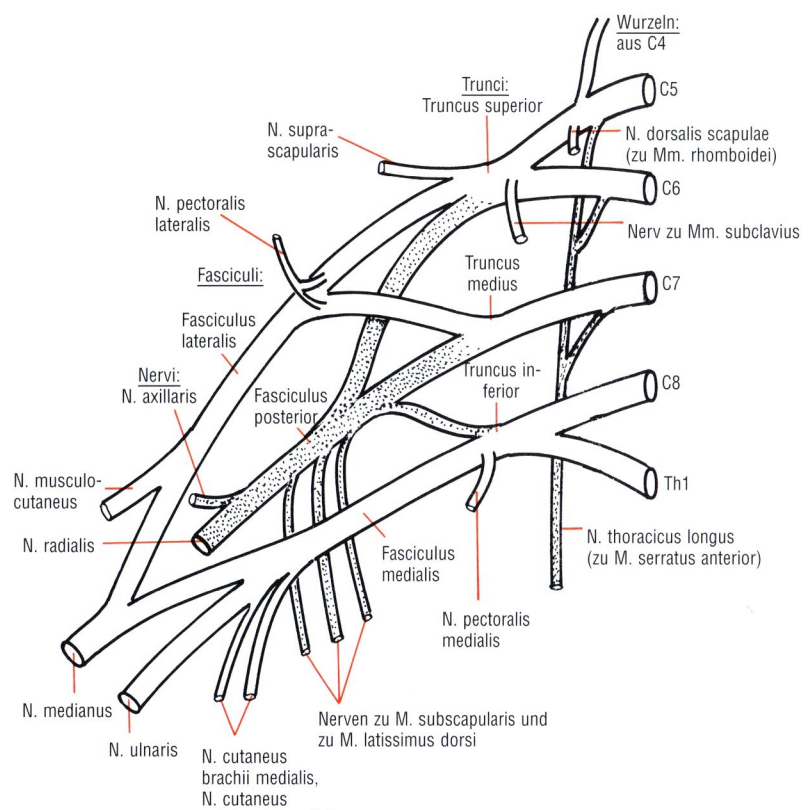

6-98
Plexus brachialis, Wurzeln, Trunci, Fasciculi und Nervi.

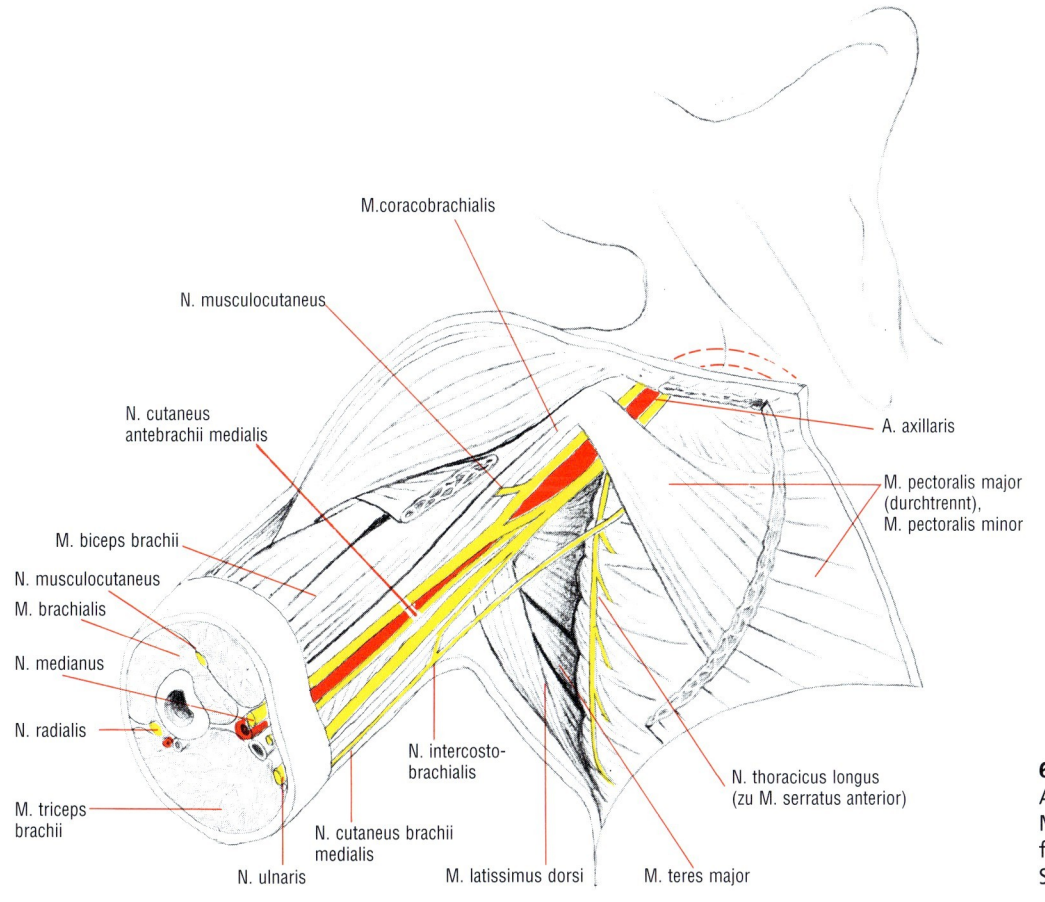

6-99
Achselregion; der Großteil des M. pectoralis major wurde entfernt, um die Gefäß-Nerven-Straße darzustellen.

Tabelle 1: Beziehung zwischen segmentaler Innervation und Bewegungsabläufen an der oberen Extremität

Gelenk	Muskelbewegung	Wurzel	Muskelbewegung	Wurzel
Schulter	Abduktion, Außenrotation	C5	Abduktion, Innenrotation	C6, C7, C8
Ellenbogen	Beugung	C5, C6	Streckung	C7, C8
Radioulnar	Supination	C6	Pronation	C7, C8
	Beugung Streckung	C6, C7		
Finger	lange Strecker und Beuger	C7, C8		
Hand	kleine Muskeln	Th1		

der Scalenuslücke (zwischen M. scalenus anterior und M. scalenus medius) auf, und säubern Sie sie von umgebendem Bindegewebe. Beachten Sie, daß der Spinalnerv Th1 aus dem Thoraxraum hervorgeht.

Aus den Wurzeln (= Pars supraclavicularis des Plexus brachialis) ziehen Äste zu den einzelnen Mm. scaleni (segmental), zum M. subclavius (C5, C6) und zu den Mm. rhomboidei major und minor über den N. dorsalis scapulae (C5); letztgenannter zieht nach dorsal durch den M. levator scapulae und erreicht so den Rücken. Außerdem ziehen Äste zum M. serratus anterior über den **N. thoracicus longus** (C5, C6, C7); der N. thoracicus longus liegt der seitlichen Brustwand an und ist bei Operationen an der Mamma (wie z.B. Mammareduktionsplastiken) gefährdet. Suchen Sie diesen Nerven auf, wie er die erste Rippe unter der A. axillaris kreuzt, und verfolgen Sie ihn in seinem weiteren Verlauf nach kaudal, wo er den M. serratus anterior an der lateralen Thoraxseite innerviert.

Frage 59: Welche Funktionen der Muskulatur sind ausgefallen, wenn der N. thoracicus longus verletzt ist?

Die **Trunci des Plexus brachialis** bilden sich aus der Vereinigung der entsprechenden Wurzeln. C5 und C6 legen sich aneinander und bilden so den **Truncus superior**; C7 zieht alleine nach distal und wird zum **Truncus medius**; die Wurzeln aus C8 und Th1 lagern sich zusammen und bilden so den **Truncus inferior**. Die Trunci sind relativ leicht am seitlichen Hals zugänglich. Suchen Sie den **N. suprascapularis** (C5, C6) auf; er gliedert sich vom Truncus superior ab, zieht nach dorsal entlang dem kaudalen Abschnitt des hinteren Muskeldreiecks und erreicht so die Fossa suprascapularis major (Trigonum omoclaviculare); er zieht durch diese Fossa hindurch und innerviert dann M. supraspinatus und M. infraspinatus.

Frage 60: Welche Muskelfunktionen sind verloren, wenn der N. suprascapularis geschädigt ist?

Die Nervenbündel von Truncus superior, Truncus medius und Truncus inferior des Plexus brachialis trennen sich und legen sich unter der Clavicula zu vorderen Bündeln und hinteren Bündeln (**Divisiones anteriores et posteriores**)

erneut aneinander; diese vorderen bzw. hinteren Bündel innervieren z.B. Beuge- bzw. Streckmuskulatur sowie die Haut (S. 38); sie vereinigen sich auch wieder und bilden so die drei **Faszikel des Plexus brachialis**.

Es gibt, wie gesagt, drei Faszikel, die entsprechend ihrer Lage zu der relativ in der Mitte liegenden A. axillaris benannt werden. Suchen Sie den **Fasciculus lateralis** und seine Äste auf: den Ast zum M. pectoralis major (N. pectoralis lateralis), den N. musculocutaneus, der den M. coracobrachialis (Leitmuskel!) durchbricht, sowie den Zuschuß zum N. medianus.

Suchen Sie nun den **Fasciculus medialis** und seine Äste auf, die zwischen A. axillaris und V. axillaris nach distal ziehen: ein Ast zu M. pectoralis major und M. pectoralis minor (N. pectoralis medialis); den dünnen N. cutaneus brachii medialis; den dickeren N. cutaneus antebrachii medialis; den Zuschuß zum N. medianus sowie den N. ulnaris.

Heben Sie die V. axillaris an, und durchtrennen Sie sie anschließend, wenn sie die erste Rippe kreuzt. Entfernen Sie die V. axillaris und ihre Zuflüsse in der Achselhöhle. Ziehen Sie die A. axillaris nach lateral, und stellen Sie so den **Fasciculus posterior** des Plexus brachialis und dessen Äste dar: Äste, die die Muskeln der Hinterwand der Achselhöhle innervieren (M. subscapularis, M. teres major, M. latissimus dorsi); N. axillaris (oder N. circumflexus scapulae), der nach dorsal zieht und die Achselhöhle unmittelbar kaudal dem Schultergelenk, zwischen M. subscapularis und M. teres major, verläßt; der N. radialis, der durch die Achselhöhle nach kaudal zwischen Caput longum und Caput mediale des M. triceps brachii ins dorsale Kompartment des Oberarms zieht.

Frage 61: Welche Funktion hat ein Plexus?

Die motorische Verzweigung der Wurzeln

Jeder Muskel der oberen Extremität besitzt eine Innervation, die sich aus einem oder mehreren Rückenmarkssegmenten ableitet. Ein stures Auswendiglernen der Wurzelzuordnungen einzelner Innervationen entsprechender Muskeln ist nicht anzustreben; diese Sachverhalte kann man in entsprechenden Nachschlagewerken finden. Man kann diese Sachverhalte darüber hinaus sehr gut ableiten, wenn man sich an bestimmte Grundprinzipien erinnert, denn Muskeln werden entsprechend ihrem Bewegungsmuster innerviert, das sie vornehmlich ausüben. Auch ist die Bewegungsmöglichkeit in einem Gelenk leichter zu testen als das Bewegungsspiel eines einzelnen Muskels, so daß man durch die Analyse der Bewegungseinschränkung nach Lähmung infolge einer Verletzung den Grad der neurologischen Beteiligung des Plexus brachialis oder des Rückenmarks bestimmen kann.

Jeder Spinalnerv innerviert bestimmte Muskelgruppen. Tabelle 1 gibt einen Überblick der Nervenwurzeln, die für bestimmte Bewegungsabläufe der oberen Extremität stehen. Es gibt ein vorgegebenes Muster der Innervation, aber es entspricht nur sehr schwach dem Muster der Hautinnervation. Im allgemeinen werden distaler gelegene Muskelgruppen durch kaudaler gelegene Spinalnerven innerviert. Gegenläufige Gelenkbewegungen (wie z.B. Beugung/Streckung) werden von benachbart liegenden Rückenmarkssegmenten übernommen.

Die Muskelreflexe am Oberarm sind Dehnungsreflexe, die durch Klopfen auf Muskelsehnen ausgelöst werden. Ein Muskelreflex hängt ab: 1. von der Unversehrtheit des afferenten Nerven von den Sehnen und Muskelspindelrezeptoren zum Rückenmark; 2. von der Efferenz aus dem Rückenmark zu den entsprechenden Muskeln und 3. vom Grad der Erregung des Motoneurons im entsprechenden Rückenmarkssegment, über das die entsprechenden Reflexbahnen laufen. Diese Muskelreflexe (sog. Eigenreflexe) sollte man immer im Seitenvergleich durchführen. Der Bizepssehnenreflex und der Trizepssehnenreflex sind die am häufigsten überprüften Reflexe; deren Wurzelbezug ist aus Tabelle 1 ersichtlich. Die Überprüfung der Reflexe ist wichtiger Bestandteil der klinischen Untersuchung des Nervensystems.

Die sensible Verzweigung der Wurzeln

Die sensible Verzweigung der Wurzeln liefert eine weitere Möglichkeit, die Höhenzuordnung (auf Rückenmarksniveau) einer Nervenläsion zu bestimmen. Das Muster des Sensibilitätsverlustes am Oberarm entspricht dem eines Nerven oder dem eines größeren Plexusabschnitts. Das Hautareal, das durch eine Hinterwurzel des Rückenmarks versorgt wird, nennt man (sensibles) **Dermatom**. «Karten» der Haut von Arm, ja auch vom gesamten Körper, sind auf der Basis klinischer Fälle mit Nervenwurzelläsionen erstellt worden. Abbildung 6-100 zeigt die Umrißskizze einer derartigen «Karte».

Wiederum sind auch hier Grundprinzipien wichtig:
● zunehmend kaudaler gelegene Rückenmarkssegmente innervieren die präaxiale Grenze der Extremität, die Finger sowie die postaxiale Grenze der Extremität (Abb. 6-100)
● der mittlere Nerv des Plexus brachialis (C7) versorgt den Mittelfinger
● ein Überlappen der Versorgungsgebiete ist am wenigsten zwischen nicht beieinander liegenden Segmenten (C5 und Th1; C6 und C8) wahrscheinlich, ist aber zwischen Dermatomen denkbar, die von benachbart liegenden Spinalnerven versorgt werden.

Überdies dringt nach einer Läsion die Innervation aus intakten Dermatomen in die Randgebiete von betroffenen Arealen (= Arealen mit Sensibilitätsverlust). Wenn somit ein Spinalnerv geschädigt ist, läßt sich ein sauber abgegrenzter Bezirk mit Sensibilitätsverlust (wie aus Abb. 6-100 zu vermuten) nicht definieren. Die Grenzlinien zwischen nicht benachbart liegenden Dermatomen sind als axiale Linien angelegt und an den Beugeseiten der Extremitäten ausgeprägter als an den Streckseiten. Dies setzt man bei der klinischen Untersuchung von Patienten ein, um die Reizschwelle für Empfindungen bei einer Spinalnervenläsion zu testen; dabei testet man die Änderungen der Empfindlichkeit (Sensibilität) entlang einer axialen Grenzlinie.

An der oberen Extremität besteht die **vegetative Innervation** der Gefäßmuskulatur, der Schweißdrüsen und der Mm. arrectores pilorum (die an den Haaren der Haut ansetzen) nur aus postganglionären **sympathischen** Nervenfasern. Die präganglionären Perikaryen, die den Oberarm versorgen, befinden sich in Seitenhörnern der grauen Substanz der oberen, thorakalen Rückenmarkssegmente; deren myelinisierte Fasern (Rami communicantes albi) ziehen jeweils in die Radix anterior [motoria] des späteren Spinalnerven, verlassen diese Vorderwurzeln jedoch unmittelbar außerhalb der Wirbelsäule und erreichen den Grenzstrang (Truncus sympaticus); der Truncus sympaticus ist ein System strickleiterartig verbundener Ganglien und Nervenfasern, die in vertikaler Richtung beidseits der Wirbelsäule liegen. Die Endaufzweigungen der Rami communicantes albi bilden Synapsen mit Ganglionzellen im Ganglion cervicale inferius oder im Ganglion thoracicum I; die beiden letztgenannten Ganglien können zu einem Ganglion verschmolzen sein; auch können die Endaufzweigungen der Rami communicantes albi mit Ganglionzellen im Ganglion cervicale medium Synapsen eingehen (S. 400). Nicht myelinisierte, postganglionäre Nervenfasern (Rami communicantes grisei) legen sich meist wieder den Vorderwurzeln an und verzweigen sich mit den Ästen des Plexus brachialis; einige postganglionäre Nervenfasern ziehen dagegen direkt zur A. subclavia und verzweigen sich mit dem Gefäßbaum.

Läsionen des Plexus brachialis

Durch Verknüpfung anatomischer Kenntnisse mit Untersuchungsbefunden zu Sensibilitätsverlust, Muskellähmung sowie Reflexverlust kann ein klinisch tätiger Arzt in der Regel die Höhenlokalisation einer neurologischen Störung bestimmen.

Die meisten Läsionen des Plexus brachialis sind Folge von schweren Zugkräften. Der Sturz von einem fahrenden Motorrad ist eine häufige Verletzungsursache. Der Motorradfahrer fliegt durch die Luft und landet seitwärts auf Kopf und Schulter, wodurch die oberen Wurzeln des Plexus brachialis gedehnt werden. Oder, wenn ein Motorradfahrer mit seiner Schulter ein Hindernis wie etwa ein Auto touchiert, können u.U. die Nervenwurzeln nacheinander von kranial nach kaudal gezerrt werden. Die Läsion des Plexus brachialis geschieht u.U. auch bei der Geburt, wenn man zuviel Zug auf den Kopf des Kindes ausübt, während sich die Schulter noch im Geburtskanal befindet. Der untere Abschnitt des

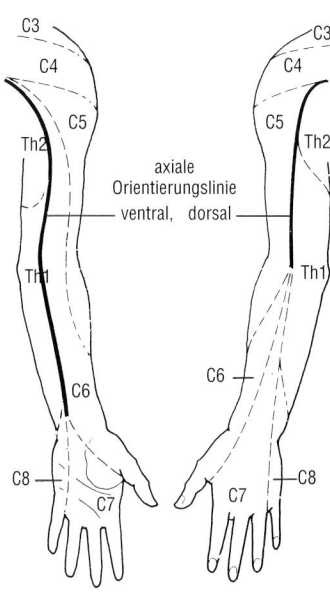

6-100
Dermatome an der oberen Extremität; beachten Sie die axial verlaufenden Orientierungslinien.

Plexus brachialis kann auch durch einen gegenteiligen Mechanismus geschädigt werden, nämlich durch einen plötzlichen, starken Zug auf den elevierten Oberarm; dies geschieht z.B., wenn sich jemand bei einem Sturz von einer Busplattform gerade noch an der Stange festhalten kann, oder beim Sturz in eine Falltür.

Nehmen Sie doch einmal an, nur der **Truncus superior** des Plexus brachialis sei betroffen! Muskeln, die aus C5 und C6 innerviert werden, werden gelähmt oder u.U. atrophiert sein. Die wichtigsten Muskeln sind die Pars clavicularis des M. pectoralis major, der M. deltoideus, die Mm. supraspinatus und infraspinatus, der M. coracobrachialis, der M. brachialis, der M. biceps brachii, der M. brachioradialis, der M. supinator sowie der M. extensor carpi radialis longus. Der Arm hängt an der Seite, der Ellenbogen läßt sich nicht beugen, der Oberarm ist nach innen rotiert und der Unterarm leicht proniert. Das klinische Erscheinungsbild nennt man «obere Armplexuslähmung» (Erb-Lähmung). Man findet auch einen Sensibilitätsverlust über dem M. deltoideus (C5) und der Radialseite des Unterarms (C6).

Nehmen Sie nun an, der **Truncus medius (C7)** des Plexus brachialis sei betroffen! In der Regel ist der Truncus medius zusätzlich zu den oberen Wurzeln (C5, C6) geschädigt, und somit sind die folgenden Muskeln zusätzlich gelähmt: M. serratus anterior, M. latissimus dorsi, M. teres major, M. triceps brachii, Pars sternalis des M. pectoralis major, M. pronator teres, M. flexor carpi radialis, M. flexor digitorum superficialis, Mm. extensor carpi radialis longus und brevis, M. extensor digitorum sowie M. extensor digiti minimi. Es besteht eine sog. «Scapula alata» (Abb. 6-101), ein Streckverlust im Ellenbogengelenk, eine Radialabduktion des Handgelenks mit einer Schwäche bei festem Grobgriff (infolge Verlust der Extension im Handgelenk und in den Fingern).

Frage 62: Welche anderen Einschränkungen kann man noch Ihrer Ansicht nach sehen?

Gehen Sie nun davon aus, daß nur der **Truncus inferior** des Plexus brachialis (= untere Armplexuslähmung, Klumpke-Lähmung) betroffen sei! Muskeln, die aus C8 und Th1 innerviert werden, sind nun sicher gelähmt. Dies sind folgende Muskeln: alle Muskeln der Beugeseite des Unterarms (mit Ausnahme von M. pronator teres und M. flexor carpi radialis) sowie die eigentlichen, kleinen Handmuskeln. Das Lähmungsbild gleicht in vielem einem Lähmungsbild, das entsteht, wenn man N. medianus und N. ulnaris durchtrennt; der Faustschluß ist unmöglich. Bei längerer Fortdauer werden die Muskeln atrophieren, und eine krallenartige Deformität wird sich ausbilden (S. 95). Es liegt ein Sensibilitätsverlust an der Haut im Bereich des kleinen Fingers und an der Ulnarseite von Hohlhand und Unterarm vor. Wenn die Nervenwurzeln Th1 und Th2 betroffen sind, wird dies die sympathische Innervation nicht nur zur oberen Extremität, sondern auch zur Kopf-Hals-Region auf der Seite der Läsion unterbrechen; daraus entwickelt sich das sog. Horner-Syndrom (S. 401).

Falls der **gesamte Plexus brachialis** betroffen ist, hängt der Oberarm nutzlos von der Schulter herab, und man findet einen totalen Sensibilitätsverlust mit Ausnahme der Haut über dem oberen Schulterbereich (dieses Hautareal wird durch Rami supraclaviculares aus dem Plexus cervicalis, C4, innerviert) und der Haut an der Innenseite des proximalen Oberarms (sie wird vom N. intercostobrachialis, Th2, versorgt). Eine derartige Verletzung ist äußerst thearapierefraktär. Heutzutage werden jedoch die meisten gelähmten Arme durch Schienen versorgt, die vom Patienten selbst gesteuert werden können.

Frage 63: Welche weiteren Einschränkungen kann man Ihrer Ansicht nach noch sehen, wenn der gesamte Plexus brachialis geschädigt ist?

Erinnern Sie sich, daß Sie diese Aufzählung von Fakten nicht unbedingt im Gedächtnis behalten sollten. Tabelle 1 liefert Ihnen die Grundlagen, um herauszufinden, aus welcher Spinalnervenwurzel welcher Muskel seine Innervation erhält. Gelegentlich ist der Plexus brachialis **prä-** oder **postfixiert**, so daß der gesamte Plexus brachialis aus höher oder tiefer stammenden Rückenmarkssegmenten gebildet wird. Falls der Plexus brachialis nun aus tiefergelegenen Rückenmarkssegmenten gebildet wird, oder falls sich eine **Halsrippe** oder ein Bindegewebszügel bei einem normal angeordneten Plexus brachialis entwickelt hat, wird u.U. Druck auf den kaudalen Abschnitt des Plexus brachialis ausgeübt. Da dieser kaudale Abschnitt des Plexus brachialis nun aber die kleinen Handmuskeln (über N. medianus und N. ulnaris) innerviert, wird die Wurzelschädigung eine Atrophie und eine Schwäche der kleinen Handmuskeln hervorrufen. Sensibilitätsverluste sind ebenfalls an der Ulnarseite von Unterarm und Hand zu diagnostizieren. Zudem können die sympathischen Fasern zu den Blutgefäßen der oberen Extremität mitbetroffen oder sogar geschädigt sein, woraus sich Gefäßveränderungen ableiten; diese Gefäßveränderungen sieht man vornehmlich an der Hand.

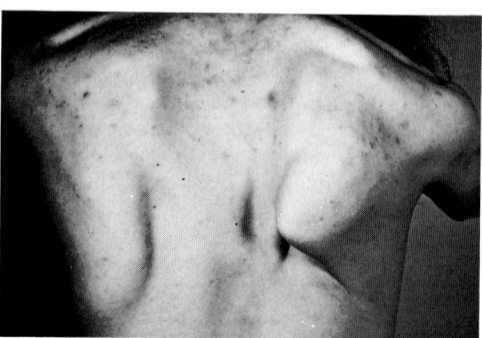

6-101
«Scapula alata», besonders eindrucksvoll beim Pressen nach vorne gegen Widerstand.

6.10 Innervation II: Fasciculus lateralis

Ziele dieses Kapitels sind das Studium von Verlauf und Verzweigungsmuster der motorischen und sensiblen Äste des Fasciculus lateralis im Plexus brachialis; ferner die Beschäftigung mit entstehenden Funktionseinschränkungen, wenn der Fasciculus lateralis selbst oder irgendeiner seiner Äste verletzt wird.

A. Präparate

Suchen Sie den Fasciculus lateralis nahe der Lateralseite der A. axillaris auf. Grenzen Sie seinen Ursprung aus den Divisiones anteriores von Truncus superior und Truncus medius ab, und verfolgen Sie den Fasciculus lateralis in seinem Verlauf nach distal, um seine Äste darzustellen: den **N. pectoralis lateralis** zum M. pectoralis major; den N. musculocutaneus; sowie einen Zuschuß zum N. medianus.

Der **N. musculocutaneus** (Abb. 6-102, 6-103) innerviert die Flexoren des Oberarms sowie die Haut an der Radialseite des Unterarms. Suchen Sie den N. musculocutaneus auf, wie er die Achselhöhle verläßt, den M. coracobrachialis innerviert und diesen Muskel durchzieht (der M. coracobrachialis gilt hier als Leitmuskel!). Stellen Sie die Muskeläste des M. coracobrachialis zu M. biceps brachii und M. brachialis dar; verfol-

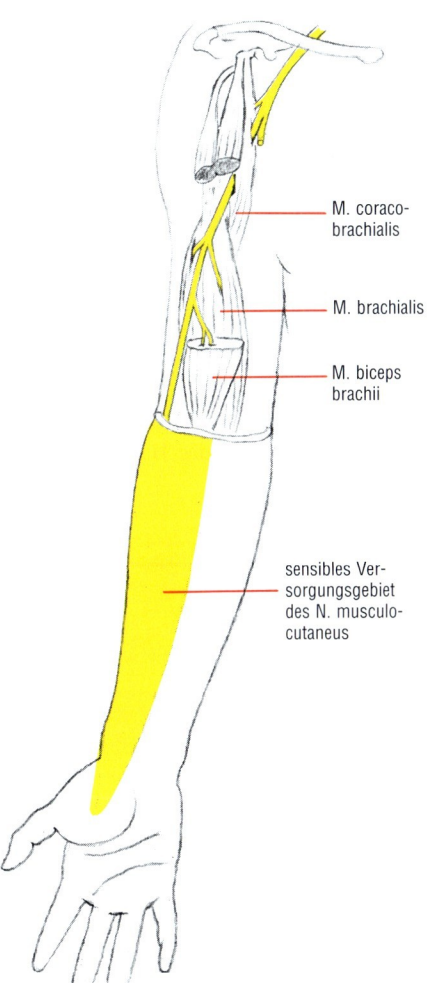

6-102
N. musculocutaneus. Verzweigungsmuster zur Muskulatur.

M. coraco-brachialis

M. brachialis

M. biceps brachii

sensibles Versorgungsgebiet des N. musculocutaneus

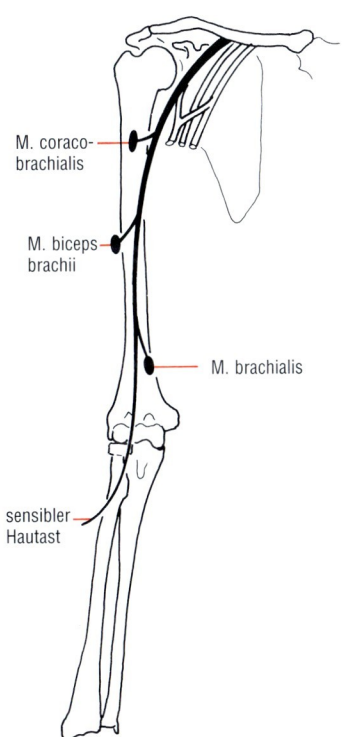

M. coraco-brachialis

M. biceps brachii

M. brachialis

sensibler Hautast

6-103
Verlauf des N. musculocutaneus; sensibles Versorgungsgebiet der Haut.

gen Sie dann den N. musculocutaneus in die Tiefe Richtung M. biceps brachii, bis er an der Radialseite des M. biceps brachii, unmittelbar oberhalb des Ellenbogens, zum Vorschein kommt. Dieser Endast des N. musculocutaneus ist der **N. cutaneus antebrachii lateralis**; er innerviert die Haut an der Radialseite des Unterarms bis zum Daumenballen. Sie sollten diesen Hautnerven zumindest auf Teilstrecken aufsuchen und verfolgen, wenn Sie die Haut zur Seite hin abpräparieren.

Frage 64: Welche Funktionseinschränkungen können bei einer Läsion des N. musculocutaneus an der Stelle auftreten, an der er sich aus dem Fasciculus lateralis abgliedert?

Der **N. medianus** (Abb. 6-104, 6-105) bildet sich aus Zuschüssen des Fasciculus lateralis und des Fasciculus medialis. Er innerviert fast alle Beugemuskeln des Unterarms (vorderes Kompartment) mit Ausnahme des M. flexor carpi ulnaris oder des ulnaren Bereichs des M. flexor digitorum profundus; der radialen zwei Mm. lumbricales und der Daumenballenmuskulatur. Der N. medianus innerviert die Haut über der Handinnenfläche und die Fingerkuppen (einschließlich des Nagelbettes) der radialen 3 1/2 (manchmal auch nur 2 1/2) Finger (Abb. 6-105).

Suchen Sie den N. medianus auf, wie er meist vor der A. axillaris (manchmal auch hinter ihr) kreuzt und dann nach distal unter dem M. biceps brachii im Unterarm zieht. In der Ellenbeuge liegt der N. medianus medial zur A. brachialis und somit auch medial zur Endsehne des M. biceps brachii. Nach Passage der Ellenbeuge zieht der N. medianus zwischen den beiden Ursprungsköpfen des M. pronator teres in Richtung Unterarm. Dabei gibt er an dieser Stelle einen **tiefen Ast** (N. interosseus communis bzw. N. interosseus anterior/posterior) ab, der mit dem Ramus interosseus der A. ulnaris zu den in der Tiefe gelegenen Unterarmmuskeln zieht. Der N. medianus ist in diesem Abschnitt der oberen Extremität sehr gut geschützt, da er zwischen oberflächlicher und tiefer Schicht der Unterarmmuskeln verläuft; der Nerv zieht weiter nach distal, wobei er an der in der Tiefe gelegenen Faszienseite des M. flexor digitorum superficialis eingewoben ist, bis er das Handgelenk erreicht.

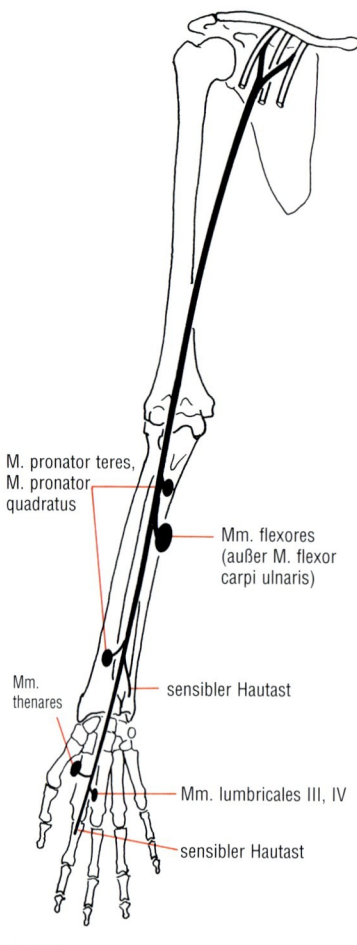

6-104
N. medianus. Verzweigungsmuster zur Muskulatur.

Ehe der N. medianus das Handgelenk erreicht, zweigt aus ihm der **Ramus palmaris nervi mediani** ab, dieser Hautast zieht über das Retinaculum flexorum und versorgt die Haut an der Radialseite der Hohlhand.

Wenn der N. medianus über das Handgelenk zieht, liegt er zwischen M. flexor carpi radialis und der Außenseite der langen Endsehnen des M. flexor digitorum superficialis. An diesem Punkt liegt der Nerv sehr oberflächennah, tritt aber anschließend sofort in den Karpaltunnel ein. Suchen Sie den N. medianus im Karpaltunnel auf, und achten Sie dabei besonders auf den kurzen, stärkeren, wieder nach proximal **zurücklaufenden Ast**; dieser zweigt aus dem N. medianus, unmittelbar nach Verlassen des Karpaltunnels, ab, zieht um diesen herum und versorgt die Muskulatur des Daumenballens. Abschließend stellen Sie die **Nn. digitales palmares communes** und die Nn. digitales palmares proprii dar, die die radialen 3 1/2 Finger und die radialen zwei Mm. lumbricales innervieren; präparieren Sie diese Endäste des N. medianus an einem Finger, und machen Sie sich klar, daß diese Endäste parallel mit den Fingerarterien, an den Seiten der Finger nach distal ziehen. Die Nn. digitales proprii ziehen an der Palmar- und an der Dorsalseite der Finger nach distal und innervieren somit auch das Nagelbett.

Frage 65: Falls man einen Finger anästhesieren muß, an welcher Stelle würden Sie das Anästhetikum injizieren? Gibt es dabei eine mögliche Gefahrensituation, und wenn ja, welche?

Beschäftigen Sie sich nochmals mit dem **Retinaculum flexorum** und dem **Karpaltunnel** (S. 71). Im Karpaltunnel gibt es keine sog. Reserveräume; wenn die Gelenkkapsel der diversen Handgelenke oder die Sehnenscheiden der langen Beugerendsehnen anschwellen, wird der N. medianus sehr leicht komprimiert (**Karpaltunnelsyndrom**). Derartige Veränderungen (mit Raumverdrängung) geschehen möglicherweise z.B. während einer Schwangerschaft, wenn es zu Wassereinlagerung ins Gewebe kommt, bei einer rheumatischen Arthrose, bei wiederholten Zerrungen und oft auch ohne augenfälligen Auslösungsmechanismus! Wenn die Symptome eines Karpaltunnelsyndroms bestehen bleiben, kann man das Retinaculum flexorum operativ durchtrennen.

Wenn der N. medianus am Handgelenk durchtrennt ist, oder wenn die Kompression des N. medianus im Karpaltunnel schwerwiegend ist, kommt es zu:

• in der körperlichen Untersuchung **sichtbaren Veränderungen**: wenn die Schädigung des N. medianus schon einige Zeit besteht, werden die oberflächlichen Muskeln des Daumenballens atrophiert sein, und der Daumenballen erscheint somit flach. Infolge der Lähmung wird der Daumen in der gleichen Ebene wie Hohlhand und Finger liegen. Dieses klinische Bild beschreibt man auch als affenähnlich (Abb. 6-106).

• einem **Verlust der Motorik**: der Kraftverlust in der Daumenballenmuskulatur führt zu einer schwachen Oppositionsbewegung und somit auch zu einem schwachen Pinzettengriff (S. 73). Generell führt eine Schädigung des N. medianus zum Lähmungsbild der **Schwurhand**. Falls eine Funktionseinschränkung dauernd besteht, läßt sich eine Oppositionsbewegung operativ wiederherstellen, indem man eine Endsehne des

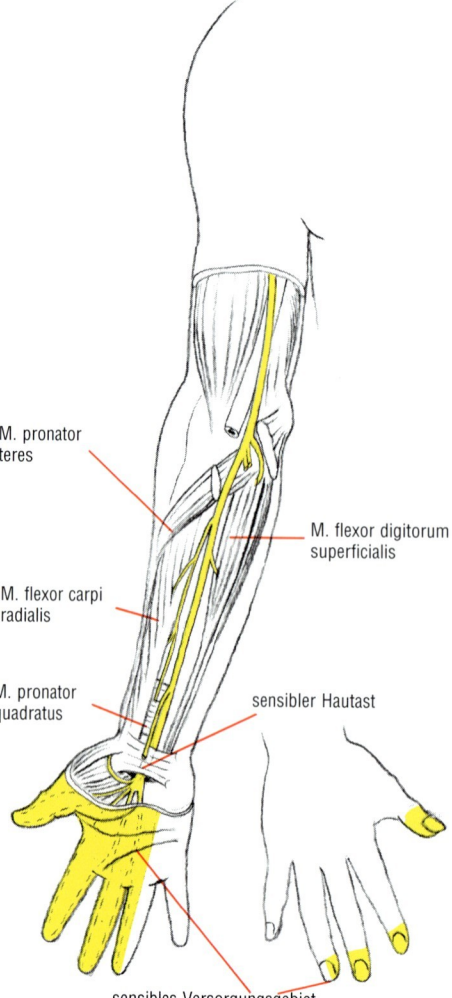

6-105
Verlauf des N. medianus; sensibles Versorgungsgebiet der Haut.

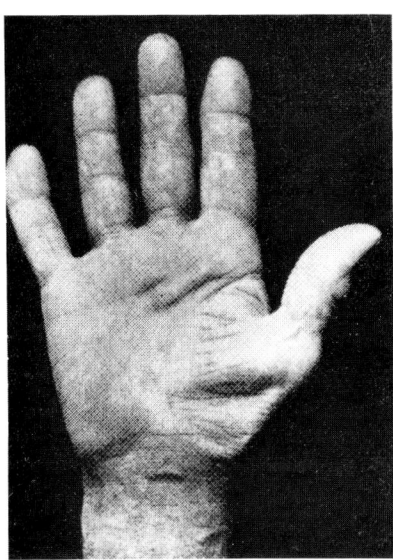

6-106
Lähmung des N. medianus, rechte Hand; beachten Sie die Atrophie des Daumenballens und die Stellung des Daumens.

M. flexor digitorum superficialis an die radiale Seitenfläche des Os metacarpale I (= des Daumens) fixiert. Die Mm. lumbricales von Zeige- und Mittelfinger sind bei N. medianus-Läsion ebenfalls gelähmt. Diese Auswirkungen einer Läsion des N. medianus können individuell unterschiedlich stark ausgeprägt sein, da einige Muskeln auch vom N. ulnaris (statt vom N. medianus) innerviert werden können.

• einem **Sensibilitätsverlust**: der Sensibilitätsverlust über dem Daumenballen und den Beugerarealen der radialen 3 $\frac{1}{2}$ Finger reicht über die Fingerkuppen bis zum jeweiligen Nagelbett (Abb. 6-105). Dieser Sensibilitätsausfall wird zusammen mit dem motorischen Ausfall verhindern, kleine Gegenstände durch Betasten unterscheiden zu können. Frühe Stadien einer Kompression des N. medianus im Karpaltunnel sind durch Kribbeln in Daumen, Zeige- und Mittelfinger («Ameisenlaufen») charakterisiert; diese Empfindung kann sich bis in den Unterarm ausbreiten und insbesondere in den frühen Morgenstunden besonders lästig ausgeprägt sein.

Frage 66: Wenn der N. medianus in der Gegend des Ellenbogens oder darüber geschädigt ist, welche zusätzlichen Störungen (neben den bereits genannten) sind dann zu sehen?

6.11 Innervation III: Fasciculus medialis

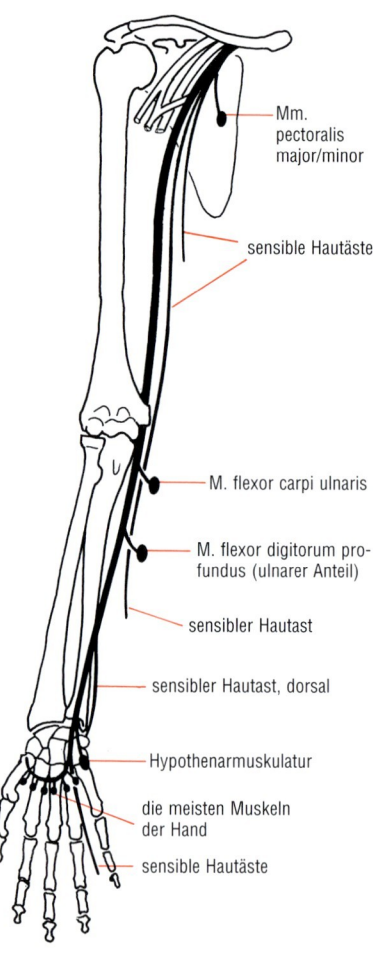

6-107
N. ulnaris; Verzweigungsmuster
zur Muskulatur.

Labels on figure 6-107:
- Mm. pectoralis major/minor
- sensible Hautäste
- M. flexor carpi ulnaris
- M. flexor digitorum profundus (ulnarer Anteil)
- sensibler Hautast
- sensibler Hautast, dorsal
- Hypothenarmuskulatur
- die meisten Muskeln der Hand
- sensible Hautäste

Ziele dieses Kapitels sind das Studium von Verlauf und Verzweigungsmuster der motorischen und sensiblen Äste des Fasciculus medialis im Plexus brachialis; ferner die Beschäftigung mit entstehenden Funktionseinschränkungen, wenn der Fasciculus medialis selbst oder irgendeiner seiner Äste verletzt wird.

A. Präparation und Präparate

Suchen Sie den Fasciculus medialis zwischen A. axillaris und V. axillaris auf. Grenzen Sie seinen breiten Ursprung aus den Divisiones anteriores des Truncus inferior ab, und verfolgen Sie den Fasciculus medialis nach distal, um seine Äste darzustellen.

Stellen Sie den kleinen **N. pectoralis medialis** dar, der in den M. pectoralis major zieht und die Mm. pectorales major und minor innerviert. Legen Sie auch den kleinen **N. cutaneus brachii medialis** frei, der die Haut an der Innenseite des Oberarms sensibel innerviert; ebenso den stärkeren **N. cutaneus antebrachii medialis**, der nach distal zieht und die sensible Innervation der Haut an der Innenseite des Unterarms (Ellenbogen bis Handgelenk) bereitstellt. Beachten Sie auch den Zuschuß des Fasciculus medialis zum N. medianus (S. 87).

Der Hauptast des Fasciculus medialis ist der **N. ulnaris** (Abb. 6-107, 6-108; s. auch Abb. 6-89). Der N. ulnaris innerviert den M. flexor carpi ulnaris, den ulnaren Abschnitt des M. flexor digitorum profundus; die kleinen Handmuskeln mit Ausnahme der Muskeln, die der N. medianus versorgt; ferner die Haut von Palmar- und Dorsalseite der ulnaren 1 $\frac{1}{2}$ (oder 2 $\frac{1}{2}$) Finger.

Suchen Sie den N. ulnaris auf; er zieht medial von der A. axillaris sowie deren Fortsetzung, der A. brachialis, nach distal und erreicht so die Hinterfläche des Epicondylus medialis. Beachten Sie, daß der N. ulnaris meist im vorderen Kompartment des Oberarms (= Kompartment der Beugemuskeln) liegt, anschließend das Septum intermusculare brachii mediale durchbricht und so das hintere Kompartment des Oberarms erreicht; hier liegt der N. ulnaris vor dem M. triceps brachii. Der N. ulnaris zieht dann hinter dem Epicondylus medialis (im Sulcus nervi ulnaris) direkt unter der Haut nach distal; an dieser Stelle läßt er sich auch beim Lebenden palpieren und ist hier auch stark verletzungsgefährdet. Ein Schlag an dieser Stelle auf den N. ulnaris oder eine Einquetschung des N. ulnaris führt zu einem Brennen oder einem Kribbeln («Ameisenlaufen»), das sich über den Unterarm bis in den Ringfinger und kleinen Finger ausbreitet – so kommt der Begriff «Musikantenknochen» für den Epicondylus medialis humeri zustande! Verfolgen Sie den N. ulnaris in seinem Verlauf vom Epicondylus medialis nach distal; beachten Sie, daß er den M. flexor carpi ulnaris innerviert, diesen Muskel durchbricht (Leitmuskel für den

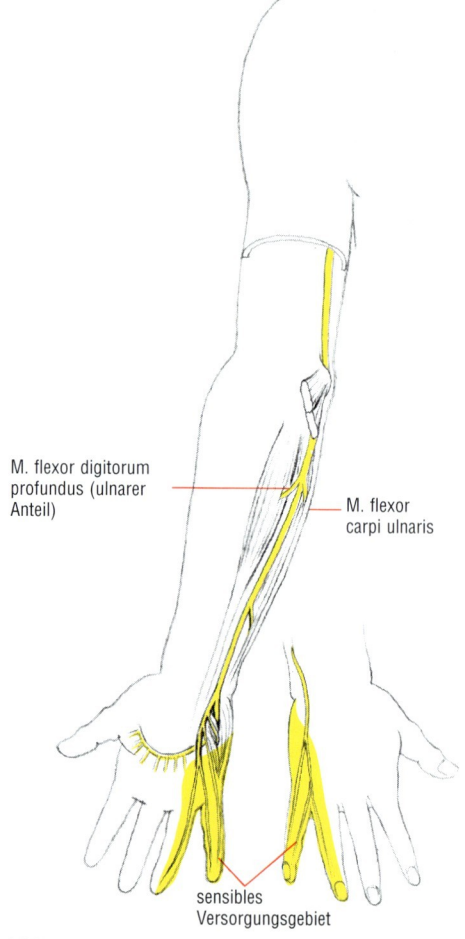

6-108
Verlauf des N. ulnaris; sensibles Versorgungsgebiet der Haut.

Labels on figure 6-108:
- M. flexor digitorum profundus (ulnarer Anteil)
- M. flexor carpi ulnaris
- sensibles Versorgungsgebiet

N. ulnaris!) und so das Kompartment der Beugemuskeln am Unterarm erreicht. Am Unterarm zieht der N. ulnaris vom M. flexor carpi ulnaris bedeckt nach distal; er liegt hierbei auf dem M. flexor digitorum profundus, den er auch mit einem Ramus muscularis zum Teil mitinnerviert. Nahe dem Handgelenk gibt der N. ulnaris einen **Ramus dorsalis nervi ulnaris** ab, der auf die Dorsalseite des Handgelenks zieht und die dorsale Haut der ulnaren 1 $\frac{1}{2}$ (oder 2 $\frac{1}{2}$) Finger (durch Nn. digitales dorsales) versorgt. Wenn der N. ulnaris auf der Radialseite der Endsehne des M. flexor carpi ulnaris über das Handgelenk zieht, liegt er in einem schmalen, bindegewebigen Tunnel, oberflächlich zum eigentlichen Retinaculum flexorum. Sobald er die Eminentia hypothenaris erreicht, teilt er sich in einen oberflächlichen und einen tiefen Nervenast. Die u. U. mehreren **Rami superficiales** lassen sich am

Lebenden mittels Palpation des Hamulus ossis hamati im Bereich der Kleinfingerseite der Hohlhand tasten. Lassen Sie die Fingerkuppe Ihres Daumens kräftig über den proximalen Hamulus gleiten; Sie sollten dann den schnurförmigen, oberflächlich gelegenen Ramus superficialis des N. ulnaris tasten können, wie er gerade über den Knochen zieht. Die Nn. digitales palmares communes und die Nn. digitales palmares proprii (aus dem Ramus superficialis nervi ulnaris) verlaufen beidseits des kleinen Fingers sowie an der Ulnarseite des Ringfingers und versorgen sensibel die Haut. Der **Ramus profundus** des N. ulnaris zieht in die Eminentia hypothenaris und versorgt die Muskeln des Kleinfingerballens. Verfolgen Sie den Ramus profundus, wie er nach lateral, unter den langen Endsehnen der Fingerbeuger, zum kleinen Finger abbiegt und in der Nähe des Arcus palmaris profundus zu liegen kommt. Der Ramus profundus des N. ulnaris versorgt die Mehrzahl der kleinen Handmuskeln: wie z.B. Mm interossei palmares und dorsales, die beiden medial gelegenen Mm. lumbricales sowie den M. adductor und den tiefen Kopf des M. flexor pollicis brevis.

Suchen Sie den Ramus profundus des N. ulnaris auf; u.U. können Sie sich die Suche erleichtern, indem Sie das Retinaculum flexorum durchtrennen und die langen Endsehnen der Fingerbeuger entweder verlagern oder ebenfalls durchtrennen. Wenngleich es auch am Präparat nicht leicht zu demonstrieren ist, ist es doch wichtig, darauf hinzuweisen, daß die Nn. digitales palmares proprii von N. medianus und N. ulnaris nicht nur die Beugeseiten der Finger innervieren, sondern auch die Streckseiten der Finger (somit auch das Nagelbett); dabei ziehen die Nerven über die jeweiligen Fingerkuppen auf die Streckseiten der distalen Fingerendglieder.

Auf den N. ulnaris können abgestuft Zug- und Druckkräfte einwirken, die aus einem großen Winkel der Trageachsen, infolge eines ungleichmäßigen Wachstums der Epiphysenfuge während der Wachstumsperiode, entstammen. Ist dieser Winkel vergrößert (Abb. 6-110), spricht man von einer Valgisierung im Ellenbogen, ist dieser Winkel verkleinert (= gegen 90° gehend),

spricht man von einer Varisierung im Ellenbogen. Valgus- und Varusstellung im Ellenbogen können auch aus schlecht eingerichteten suprakondylären Frakturen stammen.

Falls der N. ulnaris im Bereich des Ellenbogens geschädigt ist, wird man folgende Befunde sehen:

● in der körperlichen Untersuchung **sichtbare Veränderungen**: die Hand zeigt das Lähmungsbild der **Krallenhand** (Abb. 6-110, 6-111). Wenn die Muskeln des Kleinfingerballens atrophiert sind, wird der Kleinfingerballen abgeflacht sein, und die Spalträume zwischen den Mittelhandknochen erscheinen als Gruben im Handrücken.

● **Verlust der Motorik**: die Ulnarabduktion im proximalen Handgelenk ist infolge der Lähmung des M. flexor carpi ulnaris abgeschwächt. Die Beugung des kleinen Fingers und des Ringfingers wird schwach sein, und eine Abduktion und Adduktion der Finger ist nicht mehr möglich. Dies läßt sich testen, indem man einen Patienten auffordert, ein Blatt Papier zwischen den ausgestreckten Fingern festzuhalten oder die Finger gegen Widerstand zu spreizen. Da die Mm. interossei dorsales und palmares und die Mm. lumbricales im Fingergrundgelenk (Articulatio metacarpophalangealis) beugen, dagegen in den Endgelenken (Articulationes interphalangeales; PIP-bzw. DIP-Gelenke, S. 74) strecken, hat die Wirkung der langen Endsehnen der Strecker keinen Gegenspieler mehr, und die Metakarpophalangealgelenke sind überstreckt. Die Interphalangealgelenke können jedoch u.U. etwas gebeugt werden (die der beiden ulnaren Finger mehr als die der beiden radialen Finger).

● **Sensibilitätsverlust**: ein Verlust der Sensibilität über den dorsalen und palmaren Hautarealen der ulnaren 1 1/2 (oder 2 1/2) Finger.

Frage 67: Warum sind Mittelfinger und Zeigefinger nicht in gleichem Ausmaß eingebeugt?

Frage 68: Welche Folgen hätte eine Durchtrennung des N. ulnaris im Handgelenksbereich, und wie würde sich diese Läsion von einer Durchtrennung des N. ulnaris im Ellenbogenbereich unterscheiden?

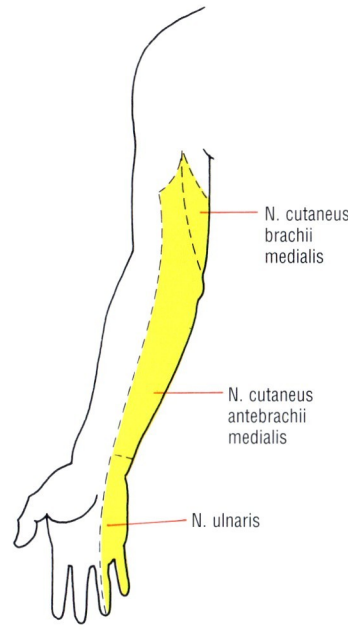

6-109
Verteilungsmuster der sensiblen Innervation von N. cutaneus brachii medialis, N. cutaneus antebrachii medialis sowie N. ulnaris.

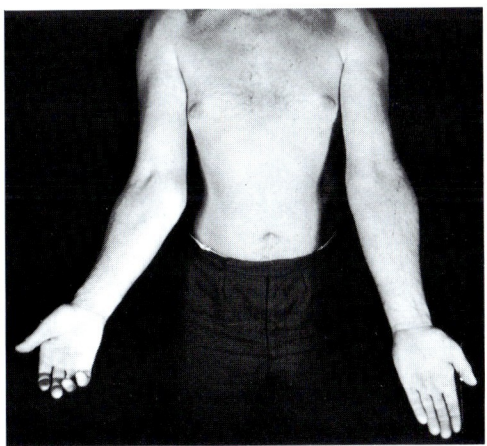

6-110
Vermehrte Abduktion des Unterarms im rechten Ellenbogen (Valgus-Stellung) infolge Läsion des N. ulnaris. Beachten Sie die hierfür typische Krallenhand!

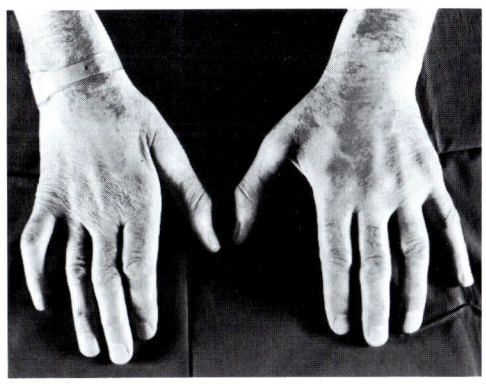

6-111
Krallenhand rechts nach Lähmung des N. ulnaris rechts; beachten Sie die Überstreckung in den Metakarpophalangealgelenken, insbesondere am Ringfinger und am kleinen Finger.

6.12 Innervation IV: Fasciculus posterior

Ziele dieses Kapitels sind das Studium von Verlauf und Verzweigungsmuster der motorischen und sensiblen Äste des Fasciculus posterior im Plexus brachialis sowie die Beschäftigung mit entstehenden Funktionseinschränkungen, wenn der Fasciculus posterior selbst oder irgendeiner seiner Äste verletzt wird.

A. Präparation und Präparate

Suchen Sie den Fasciculus posterior auf (Abb. 6-112; siehe auch Abb. 6-98); er liegt unmittelbar hinter der A. axillaris. Grenzen Sie seinen Ursprung aus den Divisiones posteriores aller drei Trunci ab. Legen Sie die Äste des Fasciculus posterior frei, die die Muskeln der Hinterwand der Achselhöhle versorgen: der (obere) **N. subscapularis** (er liegt am proximalsten von den drei Nerven); der (untere) N. subscapularis (er inner-

viert M. subscapularis und M. teres major) sowie der **N. musculi latissimi dorsi** (er liegt zwischen den beiden o. g. Nerven).

Frage 69: Welche Nerven versorgen die Muskeln der Vorderwand und der medialen Wand der Achselhöhle?

Suchen Sie nun die beiden Endäste des Fasciculus posterior, N. axillaris und N. radialis, auf. Markieren Sie den **N. axillaris** (Abb. 6-113), wie er in dorsaler Richtung, zwischen Unterrand des M. subscapularis und Oberrand des M. teres major, die Achselhöhle verläßt. Dabei innerviert ein Ast des N. axillaris (Ramus muscularis) den M. teres minor und teilt sich dann in zwei Endäste auf. Der tiefer gelegene Endast zieht lateralwärts um das Collum chirurgicum des Humerus und innerviert von der Tiefe her den M. deltoideus. Kerben Sie den M. deltoideus ein, um so den N. axillaris darzustellen. Der eher oberflächlich ziehende Endast versorgt ebenfalls den M. deltoideus sowie ein kleines Hautareal über der Ansatzfläche des M. deltoideus (Abb. 6-114); dieses Hautareal wird nach Passage des Muskelhinterrandes erreicht.

Wenn Sie den N. axillaris in seinem Verlauf durch die Hinterwand der Achselhöhle verfolgen, sollten Sie insbesondere die enge, topographische Beziehung des N. axillaris mit einer Schwachstelle am unteren Bereich der Schultergelenkkapsel beachten. Führen Sie Ihren Zeigefinger entlang dem Verlauf des N. axillaris (wie er die Achselhöhle verläßt), drücken Sie mit Ihrem Zeigefinger nach oben, und tasten Sie die Unterseite des Schultergelenks. Erinnern Sie sich, daß der Humeruskopf in der Regel nach unten (und vorne) disloziert, so daß der N. axillaris

6-112
N. axillaris und N. radialis; Verzweigungsmuster zur Muskulatur.

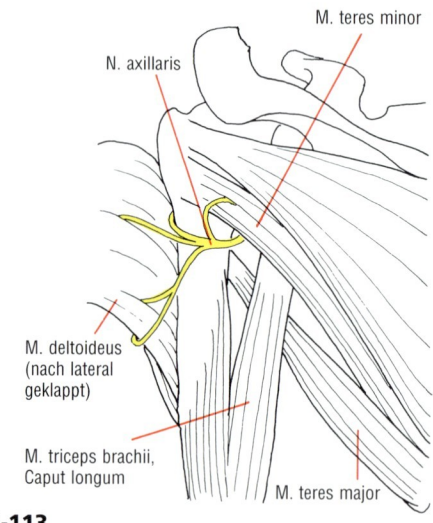

6-113
Verlauf des N. axillaris.

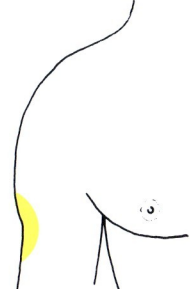

6-114
N. axillaris: sensibles Versorgungsgebiet der Haut.

dabei häufig gequetscht, wenn nicht sogar dauerhaft geschädigt wird.

Der **N. radialis** (Abb. 6-115, 6-116) innerviert eigentlich alle Muskeln sowie die gesamte Haut an der Hinterseite der oberen Extremität.

Suchen Sie den N. radialis auf, wie er die Achselhöhle verläßt und zwischen Caput longum und Caput mediale des M. triceps brachii nach dorsal ins hintere Kompartment des Oberarms zieht. Stellen Sie den kleinen **N. cutaneus brachii posterior** dar, der den Hauptstamm des N. radialis an dieser Stelle verläßt und die Haut an der Hinterfläche des Oberarms versorgt. Durchtrennen Sie nun das Caput laterale des M. triceps brachii, um den N. radialis bei seinem spiraligen Verlauf um den Humerusschaft im Sulcus nervi radialis freizulegen; der N. radialis liegt dabei auf den zu oberst angeordneten Fasern des Caput mediale des M. triceps brachii; diese Muskelfasern schützen den N. radialis u.U. bei Humerusfrakturen in diesem Abschnitt.

Der N. radialis gibt Äste zu den drei Köpfen des M. triceps brachii und zu dem kleinen M. anconeus ab. Wenn der N. radialis das Septum intermusculare brachii laterale erreicht (das er auch durchbricht, um das vordere Kompartment am Oberarm zu erreichen), entläßt er einen kleinen Hautast, der die untere Außenseite des Oberarms sensibel versorgt (**N. cutaneus brachii lateralis**), sowie einen kräftigeren Hautast (**N. cutaneus antebrachii posterior**); letztgenannter zieht nach distal und versorgt die Hinterseite des Unterarms. Nach Eintritt in das vordere Kompartment des Oberarms innerviert der N. radialis die Muskeln, die von der Crista supracondylaris lateralis des Humerus ihren Ursprung nehmen, wie z.B. M. brachioradialis und M. extensor carpi radialis longus. Der N. radialis wird von diesen Muskeln an der Außenseite des Ellenbogens bedeckt und ist somit gut geschützt.

Verfolgen Sie den N. radialis bis auf die Vorderfläche des M. supinator nach distal; die Fasern des M. supinator wickeln sich dabei um das Radiusköpfchen. An dieser Stelle zweigt aus dem N. radialis ein kräftiger und wichtiger Ast ab: der **Ramus profundus** oder der **N. interosseus posterior**. Dieser Nerv innerviert die oberflächlichen Extensoren, die von der gemeinsamen Ursprungsplatte hervorgehen; er durchbricht den M. supinator und orientiert sich nach lateral um das Collum radii; auf diese Weise erreicht er das hintere Kompartment des Unterarms. Nun innerviert er alle restlichen Unterarmstrecker und den M. supinator. Suchen Sie den Ramus profundus (und den N. interosseus posterior) im hinteren Kompartment des Unterarms auf, indem Sie den

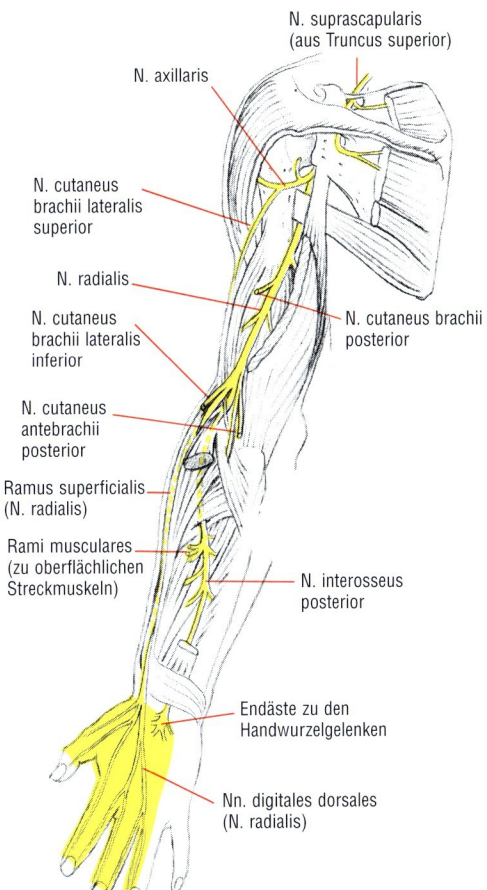

6-115
Verlauf des N. radialis; sensibles Versorgungsgebiet der Hand.

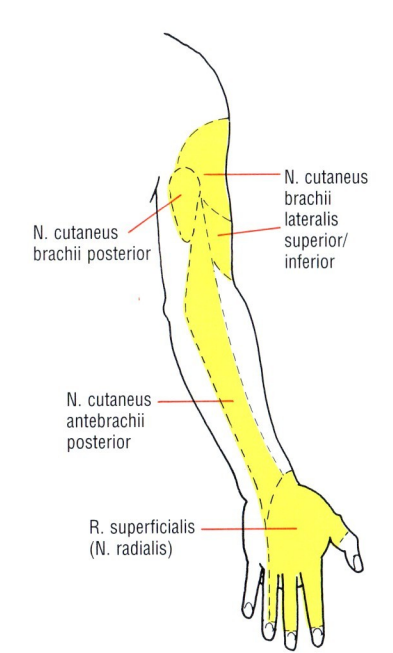

6-116
N. radialis: sensibles Versorgungsgebiet der Haut.

M. brachioradialis durchtrennen und die Muskelfasern des M. supinator einkerben; stellen Sie abschließend einen Ramus muscularis zu einem Unterarmstrecker dar.

Nun zurück zum Hauptstamm des N. radialis: er liegt auf dem M. supinator; verfolgen Sie nun diesen Hauptstamm im vorderen Kompartment des Unterarms nach distal; er liegt, wie Sie sehen, zwischen M. brachioradialis und den Muskeln der tiefen Schicht der Unterarmmuskulatur (vornehmlich dem M. flexor pollicis longus). Wenn er das Handgelenk erreicht, zieht der Hauptstamm des N. radialis unter der Endsehne des M. brachioradialis nach dorsal und zweigt sich dann in die oberflächlich gelegenen **Nn. digitales dorsales** auf; diese innervieren die Haut der radialen 3 $\frac{1}{2}$ (oder 2 $\frac{1}{2}$) Finger am Handrücken bis zum jeweiligen Fingerendglied. Gelegentlich ist es möglich, einige Äste bei der Streckung Ihres Daumens zu tasten (dabei sollten Sie in der Region über der Endsehne des M. extensor pollicis longus palpieren).

Der N. radialis ist im Bereich des proximalen Oberarms verletzungsgefährdet. Falls man lange Krücken nicht ordnungsgemäß einsetzt, kann das Körpergewicht u. U. auf der oberen Stütze der Krücke lagern und so hart in die Achselbeuge drücken. In der Regel sind die Krücken so angepaßt, daß das Körpergewicht durch den Handgriff an eine niedriger angeordnete Stütze übertragen wird oder durch Anbringung unterstützender Streben für die Unterarme. Extremer Druck in Richtung Achselbeuge führt u. U. zur Lähmung des N. radialis und somit zum Ausfall der Unterarmstreckmuskulatur mit dem Lähmungsbild der **Fallhand**.

Frage 70: Wenn ein Patient eine Humerusschaftfraktur erlitten hat, und Sie vermuten daraufhin eine Läsion des N. radialis, welche Befunde würden Sie bei der körperlichen Untersuchung erheben?

B. Schnelle Bewertung der wichtigen Nerven der oberen Extremität

Wenn man einen Patienten mit einer schweren Verletzung der oberen Extremität hat, ist es wichtig, rasch die Funktionstüchtigkeit der wichtigen Nerven abzuschätzen. Oft ist es jedoch unmöglich oder für den Patienten zu schmerzhaft, Unterarm, Hand oder Finger zu bewegen; so daß als erstes Sensibilitäten verläßlich überprüft werden müssen. Ein Nadelstich in die Fingerkuppe des Zeigefingers testet die intakte Innervation **des N. medianus**; ein entsprechender Nadelstich in den kleinen Finger überprüft die intakte Funktion des **N. ulnaris**. Ein Nadelstich am Handrücken im Bereich des ersten Metakarpalspalts wird die Funktion des **N. radialis** überprüfen, aber dieser Funktionstest ist nicht ganz zuverlässig. Falls eine Streckung des Daumens im Interphalangealgelenk durchgeführt werden kann, muß der N. radialis bis auf Höhe des N. interosseus posterior intakt sein.

7. Untere Extremität

Der bipedale Gang der Hominiden bedeutet, daß die untere Extremität von einem generellen, fünfgliedrigen Grundmuster in Richtung einer Hauptrolle für Stand und für verschiedenartigste Formen der Fortbewegung umgestaltet wurde; dabei werden diese unterschiedlichsten Formen der Fortbewegung mit oft nur wenig kongruenten Gelenkflächen unternommen. Anders als bei der oberen Extremität lastet auf der unteren Extremität häufig das gesamte Körpergewicht, und dies wird zudem gerade beim Gehen kurzzeitig auf das Standbein alleine verlagert. Darüber hinaus sind die Kräfte, denen die untere Extremität standhalten muß, häufig ein Vierfaches ihres Ausgangswertes (wie z. B. in der Landungsphase bei einem Sprung). Bei der Adaptation für diese Aufgaben hat die untere Extremität Spezialisierungen aufgegeben, die z. B. die obere Extremität in die Lage versetzen, präzise Bewegungsmuster in einem weiten Umfang auszuführen. Nichtsdestotrotz kann durch Training mit der unteren Extremität eine erhebliche Gewandtheit erreicht werden, z. B. bei Personen, die die oberen Extremitäten zu diesem Zweck nicht benutzen können.

Die gewichtstragende Funktion der unteren Extremität erfordert die Modifikation der Gelenke in Richtung Stabilität bei Gewichtsbelastung. Das Körpergewicht wird durch den Schaft eines jeden Femur am Unterschenkel vornehmlich auf die Tibia übertragen. Tibia und Fibula bilden ein zapfenähnliches Gelenk, das das Körpergewicht auf das Sprungbein (Talus) überträgt; der Talus bildet die Spitze des Fußgewölbes. Das Längsgewölbe des Fußes (und z. T. auch das Quergewölbe) übertragen schließlich das Körpergewicht nach vorne auf die Zehen (vornehmlich Großzehe) und nach hinten auf die Ferse.

Die untere Extremität braucht ebenfalls eine beträchtliche Mobilität hinsichtlich der Bewegungsfähigkeit. Um dies zu gewähren, hat sich der Femurhals verlängert, so daß sich die Distanz zwischen Femurschaft und Femurkopf vergrößert; diese Anordnung schafft auch größere Hebelarme für die Muskeln, die am proximalen Femurende wirken. Da ja der Femurhals die Distanz zwischen den proximalen Enden der Femurschäfte vergrößert, die somit weiter voneinander entfernt sind als die Fußsohlen am Boden, neigen sich die Femurdiaphysen nach kaudal und medial.

Überdies sind als Folge der Innenrotation der unteren Extremitäten während der Entwicklung die Femurdiaphysen nicht nur enger zueinandergekommen, sondern auch die kräftigen Streckmuskeln an Oberschenkel, Unterschenkel und Fuß sind vorne positioniert, wobei auch noch die Großzehe medial liegt. Dies steht im Gegensatz zur oberen Extremität mit ihren bewegungskoordinativen Funktionen; an der oberen Extremität liegen somit die Bewegungsmuskeln vorne, und der entsprechende Strahl zur Großzehe, sprich der Daumen, liegt lateral. Ein großer Vorteil, der sich aus der unterschiedlichen Anordnung der Muskeln an der unteren Extremität ergibt, ist der Antrieb; hier kann man die geballte Kraft der Streckmuskulatur auf Knochen und Gelenke übertragen, um den Körper insgesamt nach vorwärts zu bewegen.

Beim Studium der unteren Extremität sollten Sie sehr sorgfältig die anatomischen Spezialisierungen bedenken, die auf den Stand abzielen; dies umfaßt die Übertragung des Körpergewichts auf ein Bein oder beide Beine; und auch die anatomischen Spezialisierungen, die auf das Gehen abzielen; hier gibt es abwechselnd für jedes Bein eine Standbeinphase und eine Spielbeinphase; und schließlich auch die anatomischen Spezialisierungen, die auf andere Fortbewegungsarten, wie Laufen oder Springen, abgestellt sind (Kap. 9).

7.1 Knochen

Ziele dieses Kapitels sind das Studium der Knochen des Beckengürtels und der unteren Extremität; deren äußere Oberfläche sowie deren innerer Architektur, die die verschiedenartigen Kräfte, denen sie unterworfen, und die Gelenke, an denen sie beteiligt sind, widerspiegeln; ferner das Studium von Wachstum und Entwicklung. Dabei sollten Sie auch die Funktionen dieser Knochen im knöchernen Aufbau überlegen und ihre Adaptationsmechanismen mit denen der oberen Extremität vergleichen.

A. Anatomie am Lebenden und knöchernes Skelett

Wenn Sie die Knochen der unteren Extremität studieren, beschäftigen Sie sich unter anderem zum einen mit den generellen Funktionsprinzipien des knöchernen Skeletts, zum anderen aber auch mit den Adaptationsprozessen in Richtung aufrechter Gang und bipedaler Fortbewegungsmechanismus (S. 159); machen Sie sich auch die entwicklungsgeschichtliche Rotation der unteren Extremität und deren Konsequenzen klar (S. 39). Kennzeichnen Sie am Skelett und an Röntgenbildern die unten gelisteten Knochenpunkte (Abb. 7-1 bis 7-3). Achten Sie auch darauf, welche Knochenpunkte Sie an sich selbst oder an Ihrem Partner tasten können.

Beckengürtel

Das knöcherne Becken hat mehrere, wichtige Funktionen; eine davon ist die Verteilung des Körpergewichts (Gewicht von Kopf, Hals, oberen Extremitäten und Rumpf) auf Femurkopf und Femurhals der unteren Extremitäten.
Der knöcherne Beckengürtel besteht aus zwei Großknochen, den Hüftbeinen (Ossa coxae); jedes Os coxae bildet sich aus den drei Teilknochen Darmbein (Os ilii), Sitzbein (Os ischii) und Schambein (Os pubis). Die beiden Hüftbeine stehen ventral über die faserknorpelige Symphysis pubica miteinander in Verbindung; dorsal besteht mit dem Os sacrum jeweils ein Iliosakralgelenk (Articulatio sacro-iliaca). Bewegungen im Iliosakralgelenk sind zum einen durch starke intraartikuläre Bänder (Ligg. sacro-iliaca interossea), zum anderen durch sehr ineinandergreifende Gelenkfacetten nahezu völlig unterbunden. Markieren Sie die folgenden Strukturen am knöchernen Becken und soweit möglich an sich selbst.

Schambein (Os pubis)
● Corpus ossis pubis
● Crista pubica
● Tuberculum pubicum
● Ramus superior ossis pubis; Ramus inferior ossis pubis
● Pecten ossis pubis (ausgeprägte, hintere Kante der kranialen Fläche des Ramus superior ossis pubis), der sich nach lateral in die Eminentia iliopubica erstreckt.

Sitzbein (Os ischii)
● Tuber ischiadicum
● Spina ischiadica
● Incisura ischiadica minor (zwischen Tuber ischiadicum und Spina ischiadica)
● Incisura ischiadica major (oberhalb der Spina ischiadica)
● Ramus ischiopubicus (verschmolzener Knochenspan von Os ischii und Ramus inferior ossis pubis)

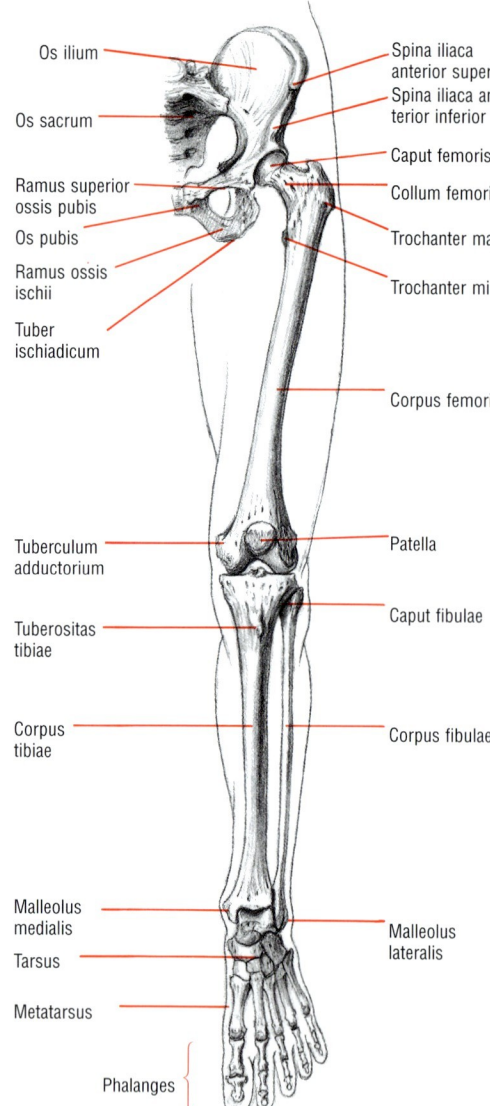

7-1
Knochen der unteren Extremität und des Beckengürtels. Ansicht von vorne.

Darmbein (Os ilii)

● Ala ossis ilii (beckenseitig so gestaltet, daß sich die Fossa iliaca bildet)
● Crista iliaca mit ihren Labien (Labium internum, Linea intermedia, Labium externum)
● Spina iliaca anterior superior, Spina iliaca anterior inferior
● Spina iliaca posterior superior, Spina iliaca posterior inferior
● Facies auricularis (zum Os sacrum)
● Facies glutaealis (Außenseite der Ala ossis pubis) mit Linea glutaealis anterior, Linea glutaealis inferior sowie Linea glutaealis posterior (Abb. 7-44)

Das **Acetabulum** mit seiner hufeisenförmigen Facies lunata und der Incisura acetabuli wird von den drei Teilknochen des Hüftbeins gemeinsam gebildet.

Drei **knöcherne Strebepfeiler** nehmen die Kräfte des Körpergewichts auf:
● beim beidbeinigen Stand wird das Körpergewicht von der sakralen Gelenkfläche (Iliosakralgelenk) auf das Acetabulum gelenkt;
● bei unterstütztem Einbeinstand wird die Linie maximaler Kraftübertragung direkt vertikal vom Acetabulum auf das Tuberculum der Crista iliaca gerichtet;
● beim Sitzen wird das Körpergewicht von der sakralen Gelenkfläche (Iliosakralgelenk) auf das Tuber ischiadicum übertragen.

Oberschenkel

Oberschenkelknochen (Femur)

● Caput femoris mit Fovea capitis femoris
● Collum femoris (achten Sie auf den Winkel zwischen Schenkelhals und Femurschaft)
● Trochanter major, der die Fossa trochanterica verdeckt
● Trochanter minor
● Linea intertrochanterica (ventral) und Crista intertrochanterica (dorsal)
● Tuberositas glutaealis, eine kurze, rauhe Knochenbrücke, die sich nach distal von der Basis des Trochanter major bis zur Linea aspera ausspannt
● Corpus femoris (Diaphyse) mit der Linea aspera an der Hinterfläche; diese Linea aspera spaltet sich in je ein Labium laterale bzw. Labium mediale auf, die beide in entsprechenden Lineae supracondylares enden
● Facies poplitea
● Condylus medialis; Condylus lateralis
● Epicondylus medialis; Epicondylus lateralis
● Fossa intercondylaris
● Sulcus popliteus am Condylus lateralis für die Sehne des M. popliteus
● Tuberculum adductorium

Frage 71: Worin besteht die funktionelle Bedeutung des Schenkelhalses (Collum femoris)? Auf welche Weise ist der Schenkelhals mit der Clavicula vergleichbar?

Kniescheibe (Patella)

● die gegenüber dem Femur liegenden Gelenkflächen der Patella (Facies articularis) mit den Femurkondylen; ihre untere Grenze markiert die Begrenzung des Gelenkinnenraums des Kniegelenks.

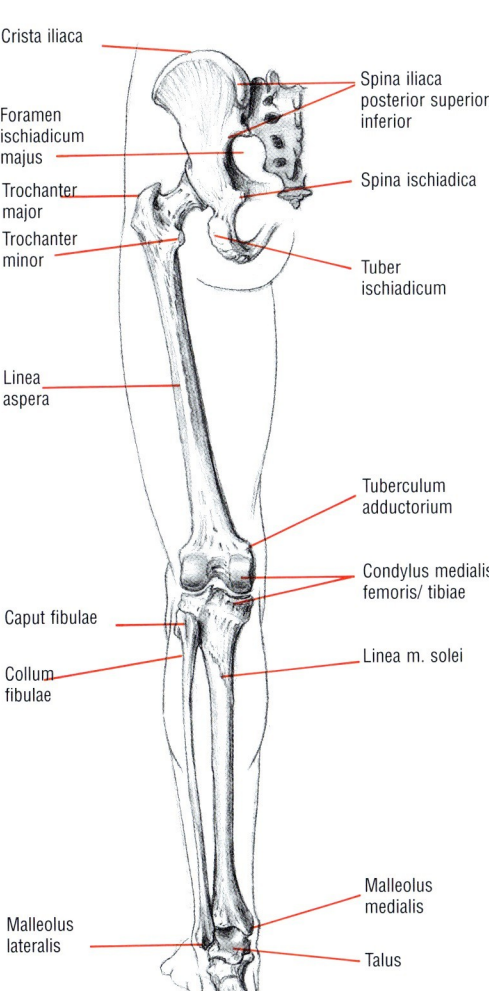

Crista iliaca

Foramen ischiadicum majus

Trochanter major

Trochanter minor

Linea aspera

Caput fibulae

Collum fibulae

Malleolus lateralis

Spina iliaca posterior superior/ inferior

Spina ischiadica

Tuber ischiadicum

Tuberculum adductorium

Condylus medialis femoris/ tibiae

Linea m. solei

Malleolus medialis

Talus

Calcaneus

7-2
Knochen der unteren Extremität und des Beckengürtels. Ansicht von hinten.

Unterschenkel

Schienbein (Tibia)

- proximale Fläche (Tibiaplateau)
- Condylus medialis; Condylus lateralis
- Tuberositas tibiae
- Corpus tibiae (Tibiaschaft) mit Margo anterior; Margo interosseus sowie mit Facies medialis; Facies posterior; Facies lateralis
- Facies articularis fibularis und Incisura fibularis als Kontaktstellen zu Caput fibulae und distalem Fibula-Ende
- Malleolus medialis mit nach lateral gerichteten Gelenkflächen zum Talus (Facies articularis malleoli, Facies articularis inferior)

Frage 72: Worin liegt die funktionelle Bedeutung der flachen, proximalen Tibiagelenkfläche?

Wadenbein (Fibula)

- Caput fibulae mit Apex capitis fibulae sowie Facies articularis capitis fibulae
- Collum fibulae
- Corpus fibulae mit Margo interosseus, Margo anterior, Margo posterior sowie Facies lateralis, Facies posterior und Facies medialis
- distales Fibula-Ende mit Fläche für Membrana interossea cruris und Gelenkfläche mit dem Sprungbein (Facies articularis malleoli)
- Malleolus lateralis; Fossa malleolaris

Fuß

Fußwurzel (Tarsus)

- Talus mit Gelenkflächen zu Tibia und Fibula sowie zu Calcaneus und Os naviculare
- Calcaneus mit Gelenkflächen zu Talus und Os cuboideum und mit hinten gelegenem Processus medialis tuberis calcanei sowie Processus lateralis tuberis calcanei an seiner Unterseite, sowie mit einem großen, medialen Knochenvorsprung, Sustentaculum tali
- Os naviculare und dessen Tuberositas ossis navicularis
- Os cuneiforme mediale; Os cuneiforme intermedium; Os cuneiforme laterale
- Os cuboideum mit Sulcus tendinis musculi peronei longi

Mittelfuß (Metatarsus)

Jeder der fünf Ossa metatarsalia hat
- eine Basis metatarsalis
- ein Corpus metatarsale
- ein Caput metatarsale

Der erste Mittelfußknochen ist der kürzeste und kräftigste. Die zwei Sesambeine (Ossa sesamoidea im M. flexor hallucis brevis) am distalen Ende des Os metatarsale I sind meist nicht am knöchernen Skelett zu finden. Die Basis des Os metatarsale II ist lang und zapfenartig zwischen den Ossa cuneiforme verankert. Dies, so nimmt man an, schränkt die Beweglichkeit des zweiten Mittelfußknochens ein und ist die Ursache für die Häufigkeit, mit der am Os metatarsale II eine Streßfraktur bei forciertem Gehen auftritt («Marschfraktur»).

Endglieder (Phalanx proximalis, Phalanx media, Phalanx distalis)

- Basis phalangis
- Corpus phalangis
- Caput phalangis

Die Großzehe hat, wie der Daumen, zwar nur zwei Endphalangen; diese aber sind sehr kräftig ausgebildet. Mittel- und insbesondere Endpha-

langen sind, im Vergleich mit der Hand, viel schwächer ausgebildet.

Das Körpergewicht wird zudem zwischen den beiden Processus des Calcaneus und den Köpfen und Sesambeinen der Mittelfußknochen verlagert; die dazwischenliegenden Knochen bilden Längs- und Quergewölbe des Fußes.

Frage 73: Worin liegt die funktionelle Bedeutung der Gewölbebildung am Fuß?

Nachdem Sie nun die einzelnen Knochenstrukturen aufgesucht haben, sollten Sie sich jetzt mit der Position der unteren Extremität beschäftigen. Von vorne gesehen (Blickrichtung von vorn nach hinten), sollten Hüftgelenk, Kniegelenk und Sprunggelenk exakt übereinander liegen (Abb. 7-1; Abb. 9-1); von lateral gesehen, neigen sich sowohl Femur als auch Tibia gemeinsam 5° aus der Vertikalen nach vorne, so daß das Hüftgelenk vor Knie- und Sprunggelenk zu liegen kommt (Abb. 9-1).

Einschätzung der Beinlänge

Es ist oft notwendig, die Länge der Beine eines Patienten zu messen; bei einer sog. bestehenden Beinlängendifferenz ist es auch unerläßlich, die Ursache dieser Beinlängendifferenz zu ermitteln. Abduzieren Sie bei Ihrem Partner, der flach auf einer Liege (= auf dem Rücken) liegt, leicht ein Bein, und adduzieren Sie dann leicht das zweite Bein, so daß die beiden Beine (nach diesem Manöver) wieder parallel aneinanderliegen, wenngleich aber zum Rumpf abgewinkelt. Sie werden sehen, daß das abduzierte Bein länger «aussieht» als das adduzierte Bein. Eine Messung der scheinbaren Längendifferenz beider Beine läßt sich durchführen, indem man zuerst mit dem Maßband die Entfernung Nabel-Innenknöchel des abduzierten Beines bestimmt; von dem so ermittelten Meßwert zieht man dann den Meßwert der Entfernung Nabel-Innenknöchel des adduzierten Beines ab. Man kann diese scheinbare Längendifferenz beider Beine einfach durch Meßung des Abstandes beider Knöchel bestimmen. Tun Sie das nun, und notieren Sie die Meßwerte. Eine derartige relative Verkürzung oder Verlängerung eines Beines sieht man z.B. bei einem Patienten, der ein schiefes Becken infolge einer fixierten (pathologischen) Krümmung der Wirbelsäule oder infolge einer Abduktions- oder Adduktionsdeformität in einem Hüftgelenk hat. Man bezeichnet eine derartige Beinlängendifferenz als «relativ», da sie nicht auf einer tatsächlichen Differenz der Beinlänge beruht, sondern nur auf die Lage, in der die Beine zum Rumpf liegen, zurückzuführen ist.

Die tatsächliche Beinlänge läßt sich mit Hilfe eines Fixpunktes am knöchernen Becken bestimmen. Die Spina iliaca anterior superior ist ein dafür geeigneter Knochenpunkt. Halten Sie die Meßwerte der Beinlänge beider Beine von der Spina iliaca anterior superior zum Malleolus medialis jeder Seite Ihres Partners fest.

Sind die Längen identisch? Nehmen Sie einmal an, es bestehe eine Differenz um 2,5 cm, woher würde Ihrer Meinung nach eine derartige Differenz herrühren? (Sie kann z.B. durch den Unterschenkel unterhalb des Knies hervorgerufen werden.)

Fordern Sie Ihren (auf dem Rücken liegenden) Partner auf, seine Knie rechtwinklig zu beugen.

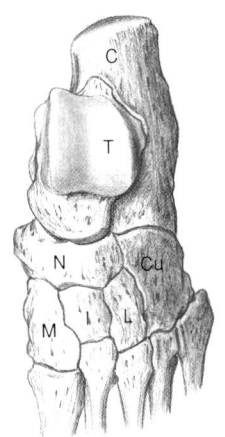

7-3
Fußwurzelknochen, Ossa tarsi; Blick auf den Fußrücken.
C Calcaneus
T Talus
N Os naviculare
Cu Os cuboideum
M Os cuneiforme mediale
I   Os cuneiforme intermedium
L Os cuneiforme laterale.

Wenn ein Femur kürzer als der andere ist, wird die Längendifferenz augenfällig und läßt sich messen. Wenn ähnlich ein Schienbein kürzer als das andere ist, läßt sich dies durch Messung der Distanz der Verbindungslinie Knie-Innenknöchel verifizieren.

Die Spitze des Trochanter major liegt normalerweise in der gleichen Horizontalebene wie der Femurkopf. Bestätigen Sie diesen Sachverhalt am Skelett, und palpieren Sie bei Ihrem Partner die beiden Trochanteren. Sie können abschätzen, ob die beiden Trochanter major auf gleicher Höhe liegen, oder Sie können die Distanz zwischen Ihrer Fingerspitze auf dem Trochanter major und dem höchsten Punkt der Crista iliaca bestimmen. Falls nun ein Höhenunterschied zwischen rechtem und linkem Trochanter major besteht, liegt die tatsächliche Beinlängendifferenz im Schenkelhals oder im Hüftgelenk begründet. Vielleicht ist der Kollumdiaphysenwinkel (zwischen Femurhals und Femurschaft) stark eingeschränkt (= Varisierung!), oder das Hüftgelenk ist luxiert oder aber der Schenkelhals gebrochen! Die Länge des Femurschaftes läßt sich mit der Distanz von der Spitze des Trochanter major zum Kniegelenk bestimmen. Man sagt (als Faustregel), daß die Länge des Femur etwa ein Viertel der Körperlänge beträgt.

Schreiben Sie alle Ihre Meßwerte auf.

B. Radiologische Befunde sowie Knochenentwicklung an der unteren Extremität

Betrachten Sie nochmals die Seiten 44 und 45; Analoges gilt auch für die untere Extremität.

Frage 74: Studieren Sie die Abbildungen 7-4 bis 7-6, und bewerten Sie diese sichtbare Trabekelarchitektur. Abbildung 7-6 zeigt das Röntgenbild einer alten Frau aus Fernost, deren Füße von Geburt an eingebunden waren.

Studieren Sie das Röntgenbild des Beckens und des proximalen Femur eines Erwachsenen in Abbildung 7-7. Vergleichen Sie die beiden Rönt-

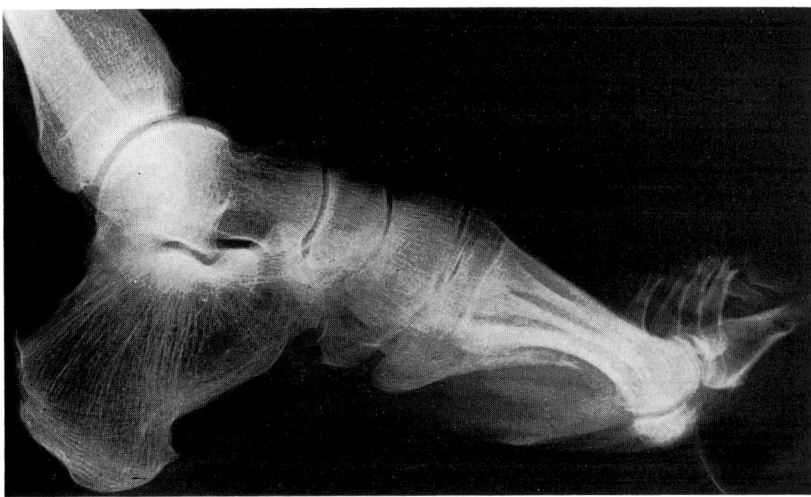

7-5
Trabekel-Struktur im Bereich des Fußes.

7-6
Knochenstruktur eines Fußes, der von Geburt an in traditioneller asiatischer Weise geschnürt wurde.

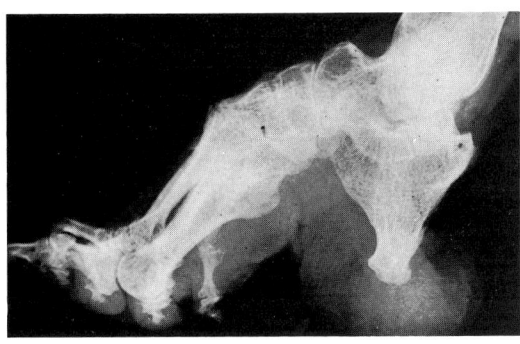

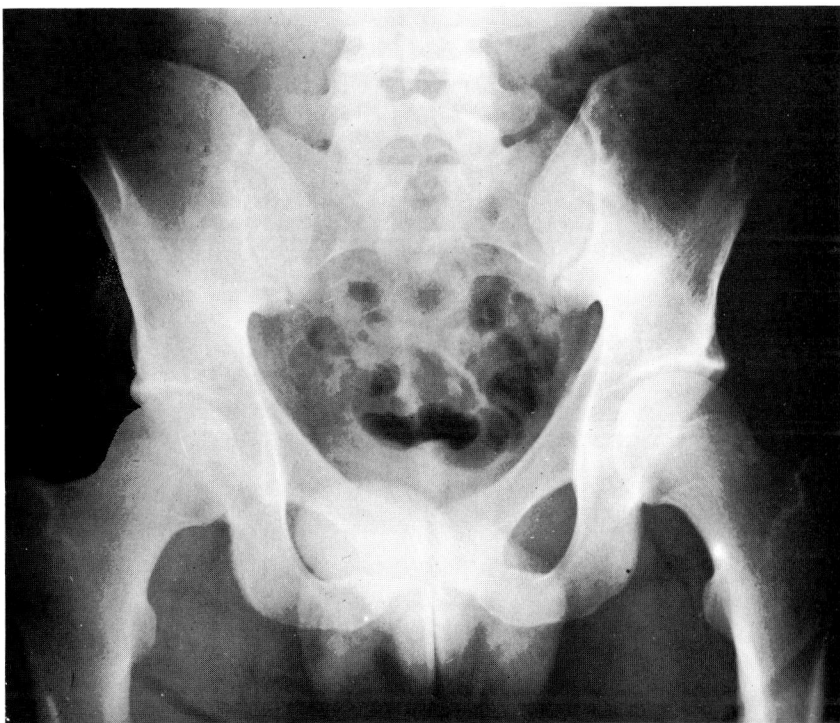

7-7
a.-p.-Röntgenbild von Becken und Hüftgelenken (Beckenübersichtsaufnahme) einer erwachsenen Frau.

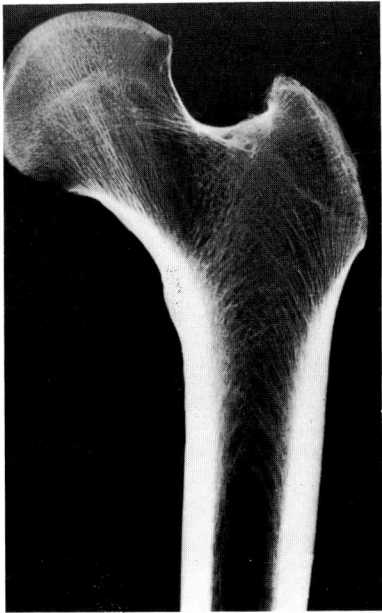

7-4
Trabekel-Struktur im Bereich des proximalen Femur.

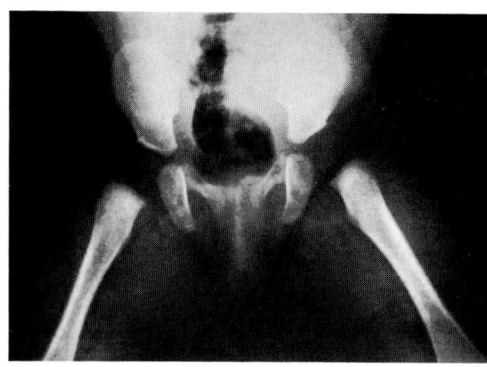

7-8
Beckenübersichtsaufnahme eines
Neugeborenen.

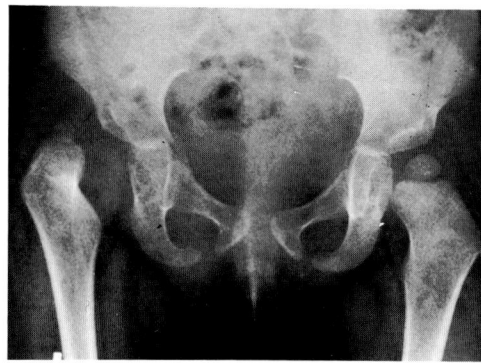

7-9
Beckenübersichtsaufnahme eines 6 Monate
alten Säuglings.

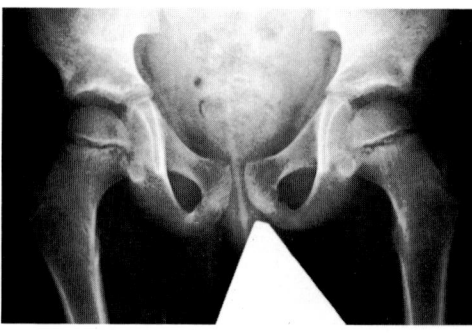

7-10
Beckenübersichtsaufnahme eines 7jährigen
Schulkindes.

genbilder von Abbildung 7-7 und 7-8. Abbildung 7-8 zeigt die Verhältnisse beim Neugeborenen; hier bildet sich gerade das Hüftbein (Os coxae) aus den drei getrennten Teilknochen Darmbein (Os ilii), Schambein (Os pubis) und Sitzbein (Os ischii). In diesem Alter besteht das Acetabulum, die Schnittstelle aller drei Teilknochen, völlig aus Knorpelgewebe, und der Knochenkern des Femurkopfes ist noch nicht sichtbar. Abbildung 7-9 zeigt die Beckenübersicht eines Kleinkindes im Alter von 6 Monaten; die Knochenkerne des Femurkopfes sind zu sehen.

1. Ziehen Sie in der rechten Bildhälfte (Abb. 7-9) eine horizontale Linie, die die beiden Acetabula (und zwar durch die sog. Schnittlinie der beiden Teilknochen) miteinander verbindet. Ziehen Sie nun eine vertikale Linie vom Außenrand des Os ilii, wo es die Außenkontur des Acetabulums bildet; diese Vertikallinie schneidet die Horizontallinie. Der Knochenkern des Femurkopfes sollte im inneren, unteren Quadranten liegen.

2. Zeichnen Sie in die rechte Bildhälfte (Abb. 7-9) eine Kurve, die die Innenkontur des Femurhalses mit dem Unterrand des Ramus superior ossis pubis verbindet. Diese **Ménard-Shenton-Linie** stellt sich (wie hier im Normalfall) als ein in etwa gleichmäßiger Bogen dar (nicht jedoch bei Hüftluxation).

Abbildung 7-10 zeigt die Beckenübersichtsaufnahme eines siebenjährigen Kindes. Die Knochenkerne des Femurkopfes sind nun viel ausgeprägter und bilden im Acetabulum eine deutliche, breite «Kappe» über dem proximalen Femur. Das Acetabulum ist weitaus deutlicher ausgeprägt, und es entstehen gerade die Knochenkerne des Trochanter major. Die Blutversorgung zur Epiphysenplatte des Femurkopfes ist zwischen dem 5. und 10. Lebensjahr besonders verletzungsgefährdet; denn diese Blutgefäße zur Epiphysenplatte kommen nahezu alle aus Anastomosen des Trochanter major (S. 108 und 134) und ziehen alle nach proximal an die Hinterfläche des Femurhalses. Falls diese Blutzufuhr eingeschränkt ist, wird die Epiphysenplatte des Femurkopfes teilweise oder insgesamt zerstört, und der Knochen, der sich später im Femurkopf entwickelt hat, ist abgeflacht und mißgebildet. Im Röntgenbild in Abbildung 7-11 sieht man das Ergebnis einer derartigen Entwicklung, den M. Perthes (aseptische Knochennekrose des Femurkopfes im Kindesalter). Vergleichen Sie in Abbildung 7-11 die linke, erkrankte Hüfte mit der gesunden (rechten) Hüfte.

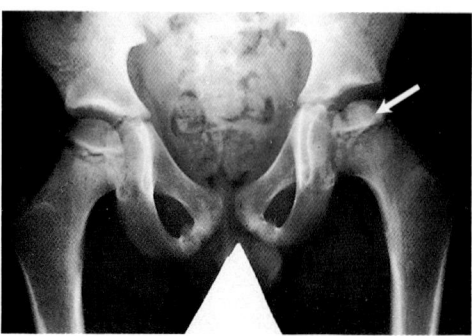

7-11
Verlagerte Epiphyse im Bereich des linken
Femur (Pfeil) bei einem 8jährigen Kind.

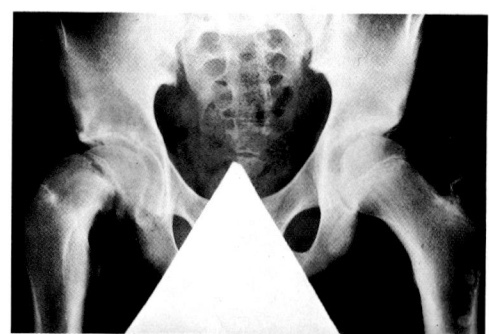

7-12
Siehe Frage 75.

Der Hüftkopf eines 15 Jahre alten Buben ist gut entwickelt (Abb. 7-12); man kann eine deutliche Epiphysenplatte zwischen Femurkopf und Schenkelhals sehen. Beim Heranwachsenden werden starke Kräfte durch die knorpelige Epiphysenplatte übertragen; es ist deshalb nicht verwunderlich, daß der Femurkopf auf dem Femurhals abgleiten kann, wenn die Knorpelstruktur der Epiphysenplatte nicht völlig intakt ist. Dieses Abgleiten des Femurkopfes kann ein akutes Geschehen sein oder ist häufiger ein langsamer, subakuter Prozeß. Der Femurkopf gleitet nach distal (im a.-p.-Röntgenbild zu sehen) und nach dorsal (im seitlichen Röntgenbild nachweisbar), so daß das Bein in eine Außenrotation gebracht wird, wobei die Abduktion im Hüftgelenk etwas eingeschränkt wird. Dieses Krankheitsbild bezeichnet man als «Abgleiten der Epiphyse» (Epiphysiolysis capitis femoris) und ist nur im Hüftgelenk zu sehen. Ziehen Sie am gesunden Hüftgelenk eine Linie über den proximalen Rand des Femurhalses, und halten Sie fest, daß diese Linie durch das obere Drittel der Epiphysenplatte des Femurkopfes verläuft. Dies ist eine Möglichkeit, ein Frühstadium eines derartigen Abgleitens der Epiphysenplatte bei einem jungen Menschen zu erkennen, der Schmerzen im Hüftgelenk, im Oberschenkel oder im Kniegelenk hat.

Frage 75: Ziehen Sie diese Linie in Abbildung 7-12 an beiden Seiten. Welche Seite zeigt den Normalbefund?

Studieren Sie das Röntgenbild eines kleinen Patienten (Abb. 7-13), der Pflasterverbände an beiden Füßen hat. Beachten Sie die vorhandenen Epiphysenplatten am distalen Femur sowie an den proximalen Abschnitten von Tibia und Fibula. Achten Sie aber auch darauf, daß die Epiphysenplatte am distalen Fibula-Ende auf gleicher Höhe zum Gelenkspalt des oberen Sprunggelenks, aber unterhalb der Epiphysenplatte der distalen Tibia liegt.

Zur Röntgendarstellung der Knochen im Kniegelenk und in den Sprunggelenken siehe die Abbildungen 7-25, 7-26, 7-41 und 7-42.

Studieren Sie die Röntgenbilder in den Abbildungen 7-14 bis 7-16. Sie zeigen die Füße von Kindern im Alter von 18 Monaten, 5 Jahren und 11 Jahren; achten Sie hierbei insbesondere auf die Entwicklung der einzelnen Knochenkerne. Ein Röntgenbild des Fußes eines Erwachsenen sehen Sie in Abbildung 7-5.

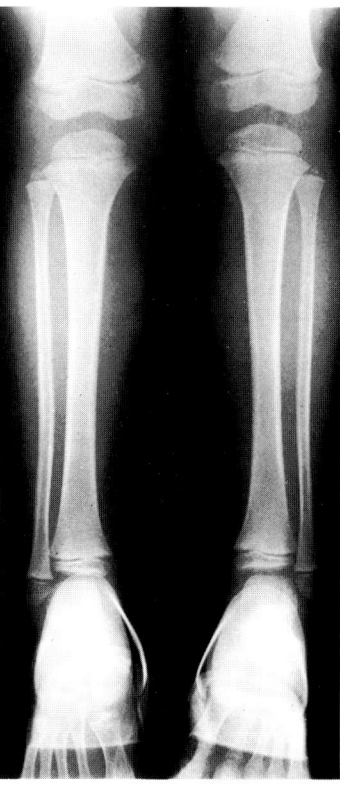

7-13
Röntgenbild beider Unterschenkel bei einem 6jährigen Kind.

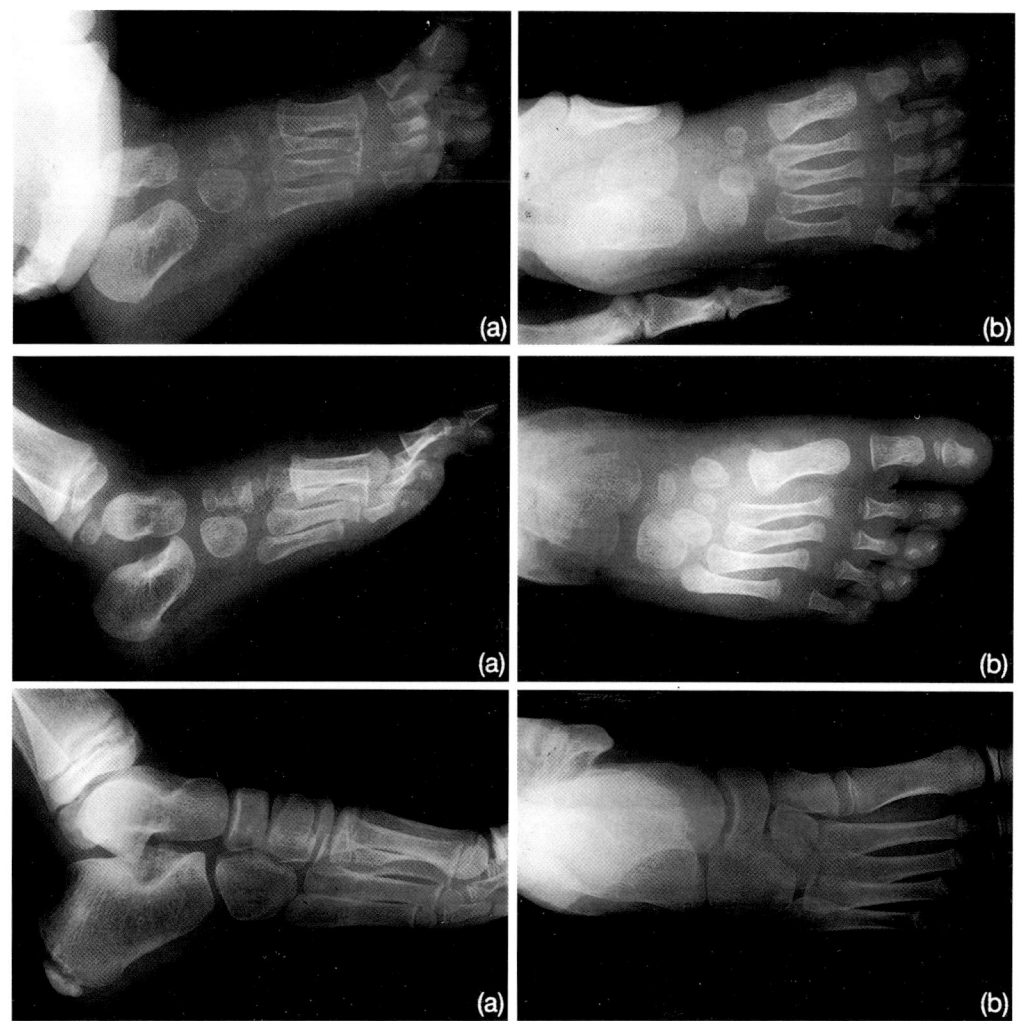

7-14
Fuß eines 18 Monate alten Kleinkindes; (a) Ansicht von lateral; (b) Ansicht von dorsal (achten Sie auf die Hand des Erwachsenen, die den Fuß hält).

7-15
Fuß eines 5jährigen Kindes; (a) Ansicht von lateral; (b) Ansicht von dorsal.

7-16
Fuß eines 11jährigen Kindes; (a) Ansicht von lateral; (b) Ansicht von dorsal.

7.2 Gelenke

Ziele dieses Kapitels sind das Studium der Bewegungsmöglichkeiten in den Gelenken der unteren Extremität; die Beschäftigung mit der Anatomie der Gelenke und ihre Klassifikation; die Erörterung der strukturellen Anpassungsvorgänge, die für die Bewegungen und für die Stabilität von Bedeutung sind. Beim Studium der Gelenke sollten Sie die Adaptationsmechanismen für den aufrechten Gang und für die bipedale Fortbewegung beachten (Kapitel 9) sowie die funktionellen Anpassungenprozesse der Gelenke der unteren Extremität mit denen der oberen Extremität vergleichen.

Das Hüftgelenk

A. Anatomie am Lebenden

Der Rumpf wird im wesentlichen auf einer transversalen Achse balanciert, die durch die Hüftgelenke verläuft. Beim normalen Stehen verläuft das Schwerelot des Rumpfs durch das Hüftgelenk oder unmittelbar dahinter, wodurch ein leichtes Streckmoment bewirkt wird (S. 159).

Betrachten Sie am Skelett und an den Röntgenaufnahmen nochmals die Gelenkflächen. Bewegen Sie das Bein in Ihrem Hüftgelenk, und beachten sie die möglichen Bewegungsumfänge. Die Bewegungsmöglichkeiten ähneln denen des Schultergelenks, da beides Kugelgelenke sind. Die Bewegungsumfänge des Hüftgelenks sind jedoch begrenzter. Bewegungen der Schulter sind kombinierte Bewegungen des Schultergelenks und der Scapula, wohingegen die einzelnen Beckenknochen im wesentlichen unbeweglich sind.

Halten Sie den rechten Fuß und Unterschenkel Ihres Partners fest, und rotieren Sie das durchgestreckte Bein nach innen und außen. Diese Bewegungen vollziehen sich im Hüftgelenk. Ermitteln Sie das Ausmaß der Abduktion und Adduktion im Hüftgelenk, und notieren Sie Ihre Beobachtungen.

Bitten Sie Ihren Partner, sich seitlich auf eine Couch zu legen, und heben Sie sein/ihr gestrecktes Bein nach hinten an. Die Streckung kann einer Bewegung im Becken eher zugeschrieben werden als einer im Hüftgelenk. Beugen Sie dann das Bein Ihres Partners soweit, bis sein/ihr Oberschenkel auf dem Rumpf zu liegen kommt. Die Flexion in einem normalen Hüftgelenk scheint bis zu 130° möglich zu sein, die Beugung im Hüftgelenk selbst beträgt jedoch nur etwa 90° bis 100°. Legen Sie Ihre Hand hinter die Lendenwirbelsäule Ihres auf dem Rücken liegenden Partners, und beugen Sie dann erneut das Bein im Hüftgelenk. Sie werden eine Abflachung der physiologisch nach vorn konvex gekrümmten Lendenwirbelsäule (Lordose) feststellen können, sobald die Hüftbeugung 90° übersteigt. Jede darüber hinausgehende Flexion der Hüfte wird durch eine Hüftrotation um ein transversale

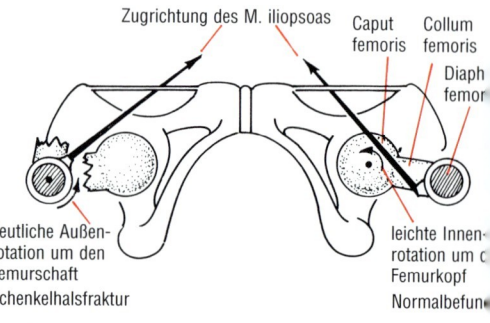

7-18
Schema (in der Ansicht von kaudal) zur Darstellung der Zugrichtung des M. iliopsoas; zudem ist der Schenkelhals (links o.B., rechts mit Fraktur) dargestellt.

Achse bewirkt. Bei einer Erkrankung des Hüftgelenks kann die Gelenkkapsel narbig schrumpfen, was eine Hüftbeugekontraktur zur Folge haben kann. Der Patient kann das in der Hüfte gebeugte Bein nicht mehr in die Neutralnullposition bringen. Eine Hüftbeugekontraktur kann jedoch durch eine Zunahme der Lendenlordose verschleiert werden. Das Becken ist dann soweit nach vorn rotiert, daß der Oberschenkel in Relation zum Rumpf in die Neutralnullposition geführt werden kann (Abb. 7-17).

Das Verständnis darüber, wie Muskeln das Bein im Hüftgelenk nach außen oder innen rotieren, wird durch die Besonderheiten des Femurhalses erschwert. Der Hals setzt den Schaft und den Trochanter major (an dem die Muskeln ansetzen) von der Achse der Hüftdrehung ab, die während des Stehens vertikal durch den Femurkopf zum Condylus lateralis zieht. Innen- und Außenrotation vollziehen sich beim Hüftschwung mit jedem Schritt. Beim aufrechten Gang bewirken alle Muskeln vor dieser Achse eine Innenrotation, auch wenn sie, wie der M. adductor longus, an der Rückseite des Femurs ansetzen; Muskeln, die hinter der Achse verlaufen, bewirken eine Außenrotation.

Nach einem Femurhalsbruch jedoch kann sich der Femurschaft frei um seine eigene Achse drehen; die Drehung wird dabei nicht durch das Hüftgelenk eingeschränkt. Unter diesen Umständen bewirken kräftige Muskeln, wie der M. psoas major, eine Außenrotation des Femurschafts. Im typischen Fall präsentieren sich Patienten mit einer Femurhalsfraktur deshalb mit einem unverletzten Bein in normaler Position und einem verletzten Bein in ausgeprägter Außenrotation (Abb. 7-18 bis 7-20)

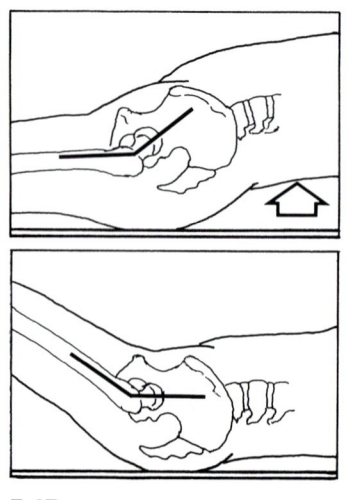

7-17
Untersuchungstest zur Abklärung einer Beugekontraktur im Hüftgelenk.

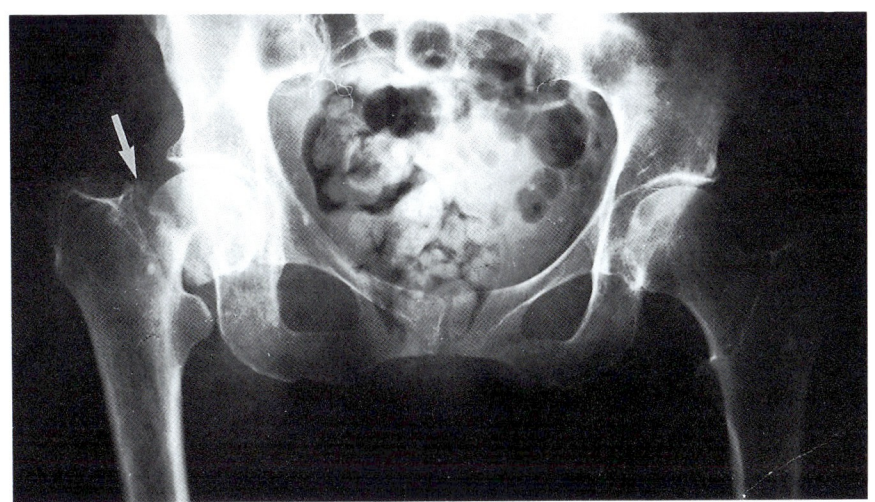

7-19
Röntgenbild einer Schenkelhalsfraktur des
rechten Femur (Pfeil).

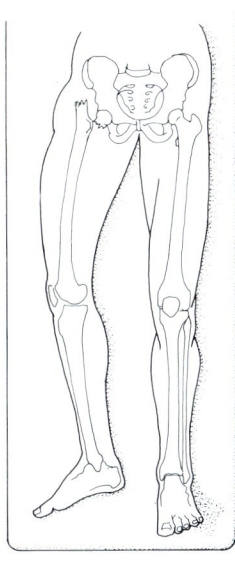

7-20
Beinstellung bei einem liegenden
Patienten nach Schenkelhalsfraktur rechts (Außenrotation des
verletzten Beines!).

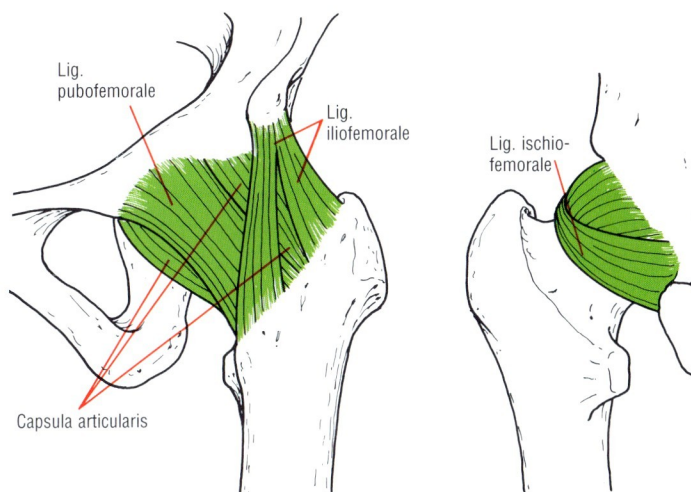
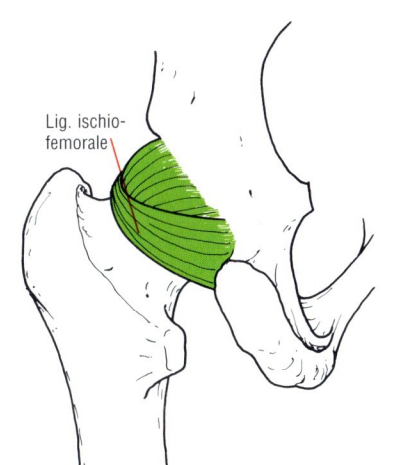

Lig.
pubofemorale

Lig.
iliofemorale

Lig. ischio-
femorale

Capsula articularis

7-22
Bänder im Bereich des Hüftgelenks.

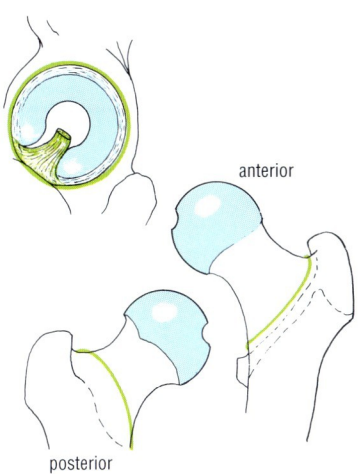

anterior

posterior

7-21
Anheftungsareale der Gelenkkapsel des Hüftgelenks.

B. Präparate

Untersuchen Sie die Gelenkkapsel (Abb. 7-21,
7-22), und beachten Sie ihre Fixation am Margo
acetabuli und am Lig. transversum acetabuli,
von dem die Incisura acetabuli überbrückt wird.
Distal setzt die Gelenkkapsel zum einen an der
Femurvorderseite im Bereich der Linea intertrochanterica und zum anderen an der Femurhin-
terseite etwa in der Mitte des Femurhalses an.
Verstärkt wird die Kapsel vorne durch das **Lig.
iliofemorale**; das Band hat die Form eines inver-
tierten Y, wobei sein Stiel an der Spina iliaca
anterior inferior und seine Schenkel am oberen
und unteren Ende der Linea intertrochanterica
des Femur fixiert sind. Das Lig. iliofemorale ist
äußerst kräftig und kann nach einer Hüftgelenksluxation bei der Reposition des Femurkopfs in
die Pfanne als Drehpunkt dienen. Außerdem
wird die Kapsel durch das **Lig. pubofemorale**
verstärkt, das vom oberen Schambeinast entspringt und dessen Fasern in den medialen
Schenkel des Lig. iliofemorale einstrahlen; ein

Teil erreicht jedoch auch die Linea intertrochanterica. Obwohl ein **Lig. ischiofemorale** beschrieben wird, dessen Ursprung am Os ischii
hinter dem Acetabulum ist, haben viele seiner
Fasern am Femur keinen bestimmten Ansatz,
vielmehr strahlen sie zirkulär in die Gelenkkapsel ein. Die drei Ligamenta verlaufen demnach
zum größten Teil schraubenförmig von ihrem
Ursprung am Hüftknochen und limitieren die
Hüftstreckung.
Untersuchen Sie die Innenseite des Gelenks, und
beachten Sie den hufeisenförmigen **Gelenkknorpel des Acetabulum** (Facies lunata), das
Fettpolster, das den Rest der Gelenkpfanne ausfüllt und das **Lig. capitis femoris**, das am Lig.
transversum acetabuli entspringt und in der Fovea capitis femoris ansetzt; das Blutgefäß, welches das Lig. capitis femoris begleitet, versorgt
nur einen kleinen Teil des Knochens um die
Ansatzstelle des Bandes. Die Gelenkpfanne wird
wie beim Schultergelenk durch ein faserknor-
peliges **Labrum acetabulare** um den Margo

acetabuli vertieft. Die Membrana synovialis kleidet die Kapsel aus und bedeckt auch nicht-artikuläre Strukturen, wie das Lig. capitis femoris und das Fettpolster.

Unter Umständen sind am Femurhals innerhalb des distalen Teils der Kapsel einige Bandzüge **(Retinacula)** zu erkennen, die Blutgefäße zu den Foramina des Femurhalses und -kopfes leiten (Abb. 7-23). Nach einer Läsion dieser Gefäße, etwa aufgrund einer Schenkelhalsfraktur, die bei älteren Menschen nicht so selten vorkommt, kann der Femurkopf nekrotisieren und fragmentieren, wodurch letztlich das Gelenk zerstört wird.

Frage 76: Was sind die wesentlichen Unterschiede der Kugelgelenke der unteren Extremität zu denen der oberen Extremität hinsichtlich ihrer Stabilität und ihrer Bewegungsmöglichkeiten?

C. Radiologische Befunde

Betrachten Sie nochmals die Abbildung 7-7, die eine Röntgenaufnahme des Beckens und der Hüftgelenke eines Erwachsenen zeigt. Untersuchen Sie im Anschluß nochmals die Abbildung 7-9, ein Röntgenbild des Beckens eines 6 Monate alten Kindes. Bei etwa einem von 1000 Neugeborenen besteht die Gefahr einer ein- oder beidseitigen Hüftluxation, weshalb man zu diesem Zeitpunkt feststellen können sollte, ob der Kopf des Femur in der Pfanne ist.

Frage 77: Zeichnen Sie in die Abbildung 7-9 auf beiden Seiten die auf Seite 104 beschriebenen Linien ein. Welche Hüfte ist luxiert?

Frage 78: Weshalb ist die Inzidenz einer «kongenitalen Hüftluxation» in Nigeria, wo viele Kinder mit gespreizten Beinen auf dem Rücken der Mutter getragen werden, relativ niedrig?

Betrachten Sie das vertikale Magnetresonanztomogramm eines normalen Beckens und Hüftgelenks (Abb. 7-24), und beachten Sie die Gelenkflächen des Femurkopfs und der Gelenkpfanne. Die Magnetresonanztomographie ist für die Diagnostik bei Verdacht auf eine ischämische Hüftkopfnekrose aufgrund einer Beeinträchtigung der Blutversorgung des Femurkopfs von besonderer Bedeutung. Versuchen Sie, die Hüftmuskeln während des Studiums der Muskulatur auf dieser Abbildung zu identifizieren.

7-23
Gefäßversorgung im Bereich des Femurkopfes.

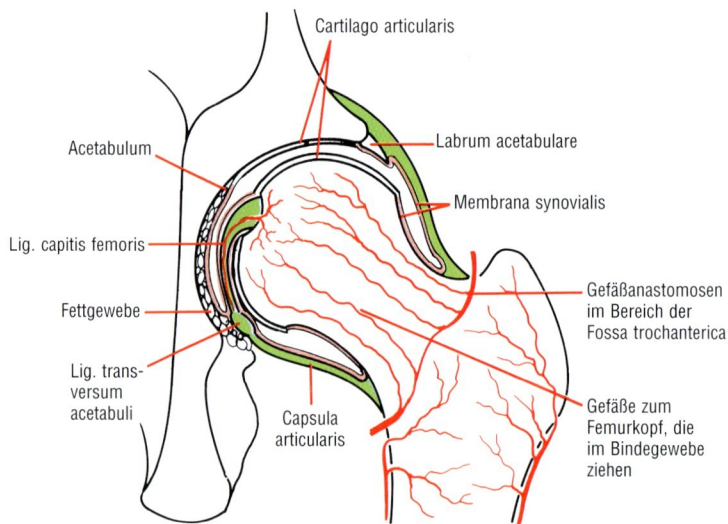

7-24
Magnetresonanztomogramm von Becken und Hüftgelenk (Frontalschnitt).
H Caput femoris
Ca Trabekelarchitektur in Femurkopf und Schenkelhals
N Collum femoris
P Os pubis
I Os ilium
GMe M. glutaeus medius
GMi M. glutaeus minimus
OE M. obturator externus
OI M. obturator internus
Ad Mm. adductores
Ps M. psoas major
Il M. iliacus
B Vesica urinaria
Pr Prostata
Fe Femur.

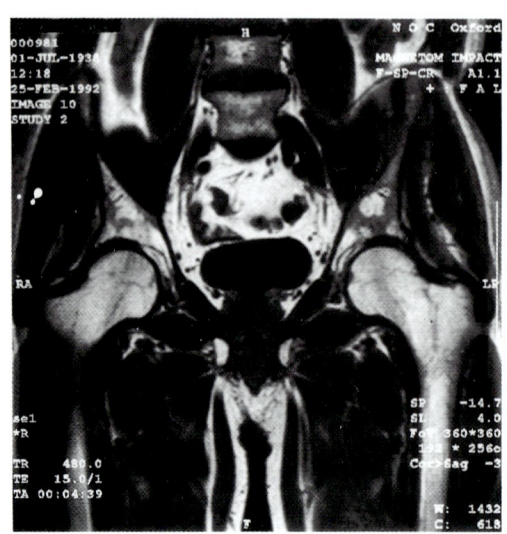

(a)

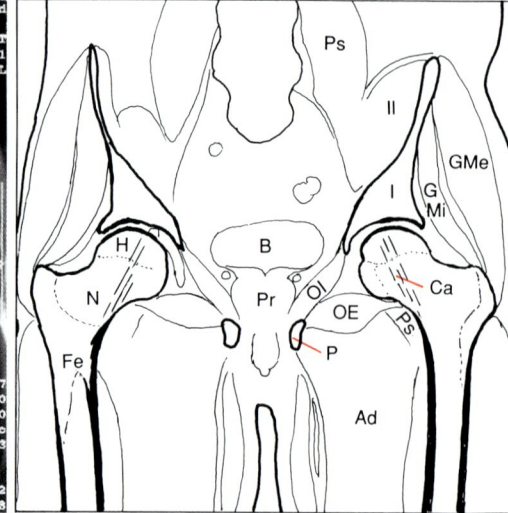

(b)

Das Kniegelenk

A. Anatomie am Lebenden

Bitten Sie Ihren Partner, aufrecht zu stehen. Beide Kniescheiben sollten nach vorne zeigen, das Kniegelenk sollte genau unter dem Hüftgelenk positioniert werden. Beim Kleinkind können sich die Knie in den ersten vier Lebensjahren berühren, wenn die Füße bis zu 10 cm auseinander stehen (X-Beine). Diese Valgusdeformität verwächst sich normalerweise im Laufe der Zeit.

Betrachten Sie nun wieder am Skelett die Kniegelenksflächen, und untersuchen Sie die Röntgenbilder der Abbildungen 7-25 und 7-26. Beachten Sie, daß die Fibula kein Partner im Kniegelenk ist.

Bewegen Sie Ihr Bein im Kniegelenk. Es kann gebeugt und gestreckt werden, weshalb es ein einfaches Scharniergelenk zu sein scheint. Andere Bewegungen sind jedoch auch möglich, weshalb das Kniegelenk eine Kombination von Scharniergelenk und Radgelenk darstellt. Versuchen Sie bei rechtwinklig gebeugtem Knie, Ihre Tibia nach medial und nach lateral zu rotieren; der Umfang der Außenrotation beträgt etwa 40°, der der Innenrotation nur etwa 10°. Strecken Sie Ihr Bein nun voll durch, und versuchen Sie erneut, Ihre Tibia zu rotieren; im Kniegelenk ist keine Bewegung mehr möglich. Wird ein gebeugtes Kniegelenk unter Belastung (z.B. wenn ein Fußball getreten wird) gewaltsam rotiert, kann einer der intraartikulären Knorpelscheiben (Menisci) reißen.

Im Knie finden auch subtilere Bewegungen statt, die beim Lebenden nur schwierig zu beobachten sind. Stehen Sie mit leicht gebeugten Knien, und strecken Sie dann das Kniegelenk voll durch.

Möglicherweise fühlen Sie beim Erreichen der vollen Streckung, daß der Femur auf der Tibia um einige Grade nach medial rotiert. Dies ist die sog. Schlußrotation. In dieser Stellung sind alle Bänder gestrafft, wobei praktisch keine Muskelarbeit vonnöten ist, den Körper auf einem schlußrotierten Knie zu halten. Um ein Knie aus voller Streckstellung zu beugen, muß die Rotation mit Hilfe eines Muskels (M. popliteus, siehe unten), der den Femur auf der Tibia nach lateral rotiert, wieder rückgängig gemacht werden.

Versuchen Sie bei Ihrem sitzenden Partner, das proximale Tibiaende vor und zurück zu bewegen; es sollte keine Bewegung möglich sein (Abb. 7-33).

Finden Sie an Ihrem Knie und an dem Ihres Partners folgende Teile des Gelenks:

- den gesamten Umfang der Kniescheibe, insbesondere deren medialen Rand
- die Ränder der Femurkondylen
- den anterioren, medialen und lateralen Gelenkspalt
- den Epicondylus medialis und Epicondylus lateralis des Femur
- die Tuberositas tibiae
- das Tuberculum adductorium

B. Präparate

Untersuchen Sie ein präpariertes Kniegelenk (Abb. 7-27, 7-28), und beachten Sie die Ausdehnung des hyalinen Knorpels, der die medialen und lateralen Gelenkknorren von Femur und Tibia und die Rückseite der Kniescheibe überdeckt. Beachten Sie außerdem die nieren- und halbmondförmigen **Menisci** zwischen den Femur- und Tibiakondylen.

Es gibt an der Vorderseite des Gelenks keine Gelenkkapsel, weil die **Patella** mit der Vorderfläche

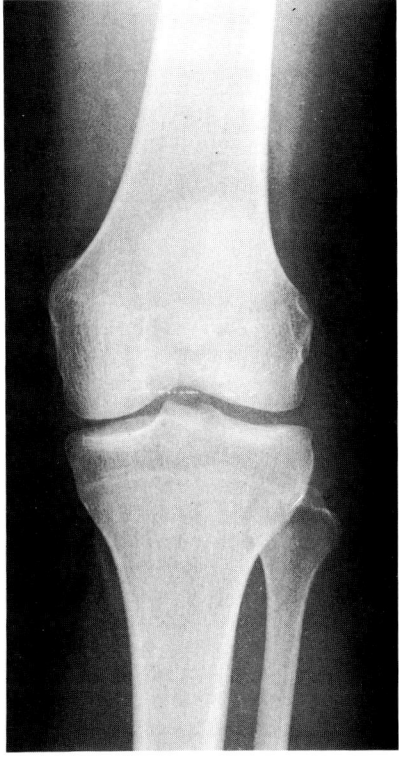

7-25
a.-p.-Röntgenbild des Kniegelenks.

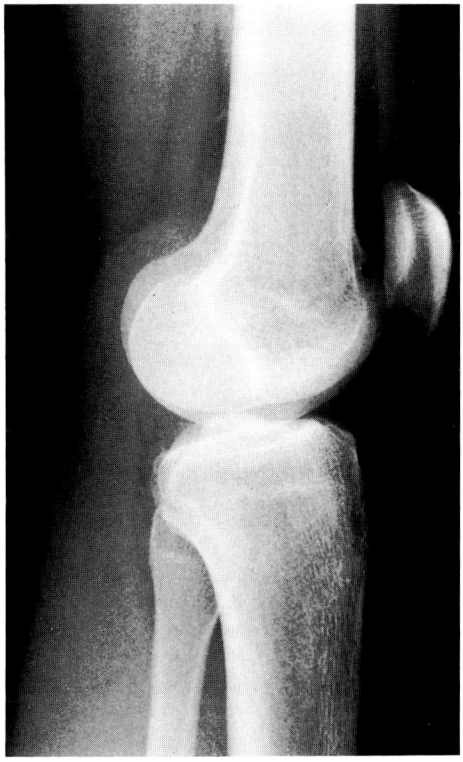

7-26
Seitliches Röntgenbild des Kniegelenks.

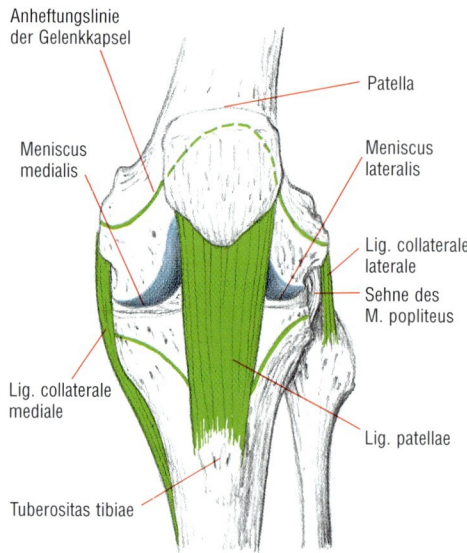

7-27
Kniegelenk; Ansicht von vorne. Man sieht Lig. patellae und Seitenbänder.

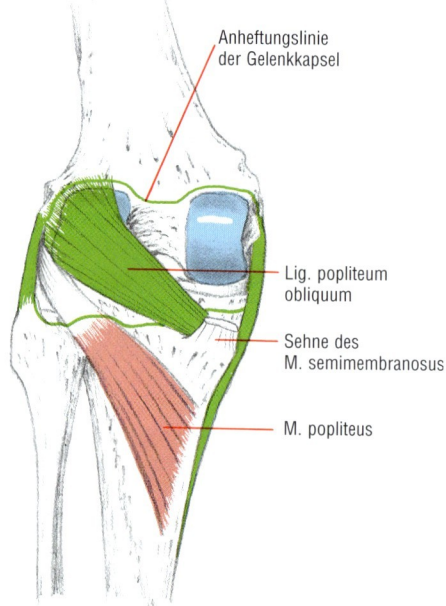

7-28
Kniegelenk; Ansicht von hinten. Man sieht das hintere Kreuzband und das Insertionsareal des M. popliteus.

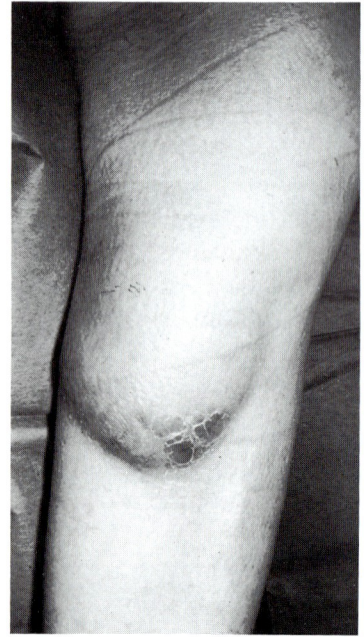

7-29
Entzündung der Bursa praepatellaris.

des distalen Femurendes eine gelenkige Verbindung eingeht (Femuropatellargelenk). Die Kniescheibe stellt ein großes Sesambein der Sehne des M. quadriceps femoris dar, das in das Kniegelenk inkorporiert wurde. Der M. quadriceps femoris setzt oben an der Basis patellae an, während das **Lig. patellae** unten an der Apex patellae entspringt und die Kniescheibe und so auch den M. quadriceps femoris mit der Tuberositas tibiae verbindet. Faszienausläufer (Retinacula), die sich vom M. quadriceps femoris herleiten, erstrecken sich bis zu den Condyli der Tibia. Dieses Arrangement schützt das Gelenk vorne. Hinten ist die Gelenkkapsel am Femurschaft über den Gelenkknorren und an den Rändern der Tibiakondylen befestigt. Das **Lig. colla-**

terale tibiale des Kniegelenks ist breit und flach. Es erstreckt sich vom Epicondylus medialis des Femur zur anteromedialen Seite der Tibia etwas unterhalb des Condylus medialis der Tibia; außerdem ist es am Meniscus medialis befestigt. Das **Lig. collaterale fibulare** ist rund und seilartig. Proximal ist es am Epicondylus lateralis femoris, distal am Caput fibulae befestigt. Am Meniscus lateralis ist es jedoch nicht fixiert, sondern wird von ihm durch die Sehne des **M. popliteus** getrennt. Dieser dreieckig geformte Muskel setzt an der Facies posterior tibiae proximal der Linea musculi solei an, die schräg über den oberen Teil des Tibiaschafts verläuft. Die Sehne des M. popliteus zieht nach kranial durch die Kapsel in das Kniegelenk, ist mit dem Meniscus lateralis verbunden und setzt sich zum Condylus lateralis femoris fort. Das **Lig. popliteum obliquum** breitet sich von der Rückseite des Condylus medialis tibiae, der Ansatzstelle des M. semimembranosus, nach kranial und lateral aus. Es verstärkt die Gelenkkapsel gegenüber Drehbelastungen und limitiert die Rotation des Femur bei der Schlußrotation. Die **Ligg. cruciata** werden im folgenden Abschnitt besprochen.

Intrakapsuläre Strukturen

Die **Membrana synovialis** kleidet die Gelenkkapsel und die nicht mit Gelenkknorpel bedeckten Flächen aus. Hinten bedeckt sie die Vorderseite der Kreuzbänder, nicht jedoch deren Rückseite, so daß nicht die gesamte Rückseite der Kapsel überkleidet ist. Vorne werden das Lig. patellae und die Retinacula bedeckt. Die Membrana synovialis erstreckt sich auch über den oberen Pol der Patella hinaus und bildet die sog. **Bursa suprapatellaris**. Wenn ein Kniegelenk nun aufgrund einer intraartikulären Blutung oder aufgrund einer exzessiven Synoviaproduktion infolge einer Entzündung anschwillt, dehnt sich die Schwellung diffus nach proximal über die Patella aus. Dies steht im Gegensatz zu einer Schwellung der **Bursa subfascialis praepatellaris** («Hausmädchenknie»), die auf die Kniescheibe begrenzt bleibt und nicht mit der Gelenkhöhle kommuniziert (Abb. 7-29). Auch die **Bursa infrapatellaris profunda** zwischen Lig. patellae und der Haut kann entzündlich anschwellen. Es gibt darüber hinaus einige Bursen hinter dem Kniegelenk, die man sich nicht im einzelnen zu merken braucht. Eine Bursa jedoch zwischen dem Caput mediale des M. gastrocnemius und der Kniegelenkskapsel kann sich hinter dem Knie zystisch erweitern («Baker-Zyste»). Untersuchen sie das intraartikuläre **Corpus adiposum infrapatellare**, das sich unter dem Knie befindet. Der Fettkörper wird von der Membrana synovialis bedeckt und durch sie an der Fossa intercondylaris befestigt. Das Corpus adiposum weist zwei flügelartige Fettfalten, die sog. **Plicae alares**, auf. Diese Struktur bewirkt eine Oberflächenvergrößerung der Synovialmembran, unterstützt die Verteilung der Gelenkflüssigkeit und fördert die Ausfüllung der Gelenkinnenräume, deren Form sich während Gelenkbewegungen verändert.
Die **Menisci** (Abb. 7-30, 7-31), deren Baumaterial Faserknorpel ist, sind mit ihren beiden Hörnern an dem unregelmäßig geformten zentralen Teil der Tibia fixiert. Peripher sind sie mit Bändern (**Ligg. coronaria**) an die Gelenkkapsel befestigt, von der sie mit Blut versorgt werden.

Diese Versorgung reicht für die Ernährung der inneren Anteile der Menisci nicht aus, weshalb jene auf die Synovia angewiesen sind. Wenn beschädigte Menisci entfernt werden, können die peripheren Anteile nachwachsen. Der Meniscus medialis ist mit dem Lig. collaterale mediale verwachsen und so teilweise fixiert. Der Meniscus lateralis ist mit dem Seitenband nicht verbunden, jedoch mit dem M. popliteus, der seine Bewegungen kontrolliert. Starke Beanspruchung (meist Drehbelastung) eines Meniscus kann einen Längsriß oder seltener einen Querriß des Faserknorpels zur Folge haben. Häufiger geschieht dies beim Meniscus medialis, weil er an das Lig. collaterale mediale fixiert ist und deshalb nicht so mobil wie der Meniscus lateralis ist (Abb. 7-30). Das lose Knorpelfragment kann in das Gelenkinnere vorfallen und so eine volle Streckung des Knies verhindern (Streckhemmung nach Sportverletzungen). Abbildung 7-31 zeigt ein arthroskopisches Bild des Knies. Für die Darstellung der Menisci wurde Luft in das Gelenk eingeblasen.

Die **Kreuzbänder** (Abb. 7-32) erscheinen als zwei dicke, rundliche Bänder. Das **Lig. cruciatum anterius** ist an der Vorderseite der Tibiaoberfläche befestigt. Es zieht nach hinten-oben zur Innenseite des Condylus medialis femoris. Das **Lig. cruciatum posterius** ist im hinteren Bereich der Tibiaplateaufläche fixiert und zieht nach vorne oben zur Innenfläche des Condylus medialis des Femur. Diese beiden Kreuzbänder spielen für die Gelenkstabilität eine wichtige Rolle. Nach einem Riß des vorderen Kreuzbands kann die Tibia relativ zum Femur nach vorn bewegt werden (vordere Schublade; Abb. 7-33a); nach einem Riß des hinteren Kreuzbands sinkt der an der Fessel horizontal gehaltene Unterschenkel sichtbar nach hinten (Abb. 7-33b).

Schlußrotation des Kniegelenks

Nehmen Sie ein isoliertes Präparat des Kniegelenks zur Hand, halten sie die Tibia fest, und strecken Sie den Femur langsam. Kurz vor der vollen Streckung wird der Femur auf der Tibia eine geringe Innenrotation vollziehen. Die Ursache dieser Rotation ist darin begründet, daß die Kreuzbänder während der Streckung nacheinander gestrafft werden und sich der mediale Gelenkknorren des Femur auf der Tibia nach hinten bewegt. In dem Maß, wie die Extension und die Rotation zunimmt, wird eine weitere Streckung des Knies unmöglich, so daß das Gelenk schließlich die Schlußstellung erreicht. Außerdem werden auch die Seitenbänder des Knies aufgrund der Nockenform der Kondylen in voller Extension gestrafft, so daß das Gelenk effektiv stabilisiert wird. Man nimmt an, daß das Kniegelenk außer gewaltsam nicht gebeugt werden kann, ehe der M. popliteus kontrahiert. Der Muskel bewirkt eine Außenrotation des Femur auf der Tibia, so daß die Schlußrotation rückgängig gemacht wird.

Frage 79: Ein Fußballer zieht sich eine Knieverletzung zu, bei der die Untersuchung zeigt, daß der gebeugte Unterschenkel des verletzten Beins leichter nach vorne und zurück bewegt werden kann als der des unverletzten Beins. Was ist die wahrscheinlichste Ursache dieses Befundes?

Frage 80: Ein anderer Spieler klagt über Schmerzen im linken Knie, das er nicht durchzustrecken vermag. Welche Struktur ist am ehesten beschädigt?

C. Radiologische Befunde

Magnetresonanztomogramme kommen in der Diagnostik vieler Krankheiten des Kniegelenks zum Einsatz. Untersuchen Sie die Abbildungen 7-34 und 7-35, und beachten Sie insbesondere die Kreuzbänder und die Sehne des M. popliteus. Haben Sie bereits die Muskulatur und Gefäßversorgung der unteren Extremität studiert, dann identifizieren Sie in den Aufnahmen auch diese Strukturen.

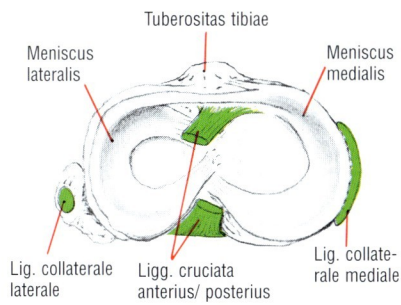

7-30
Menisci und Kreuzbänder des linken Knies; Ansicht von proximal.

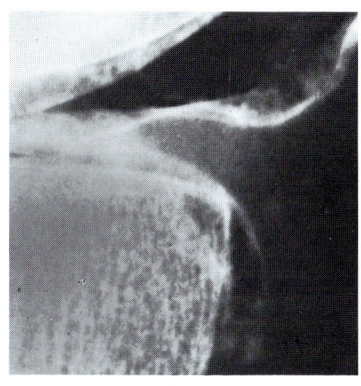

7-31
Arthrogramm; Darstellung des linken Meniskus.

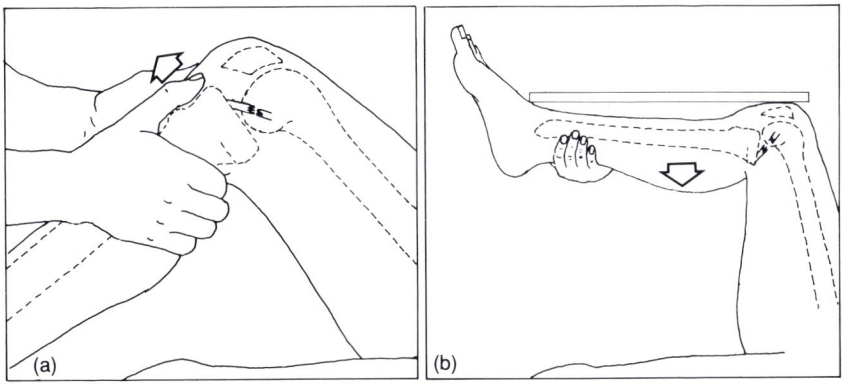

7-33
(a) Vordere Schublade. (b) Hintere Schublade.

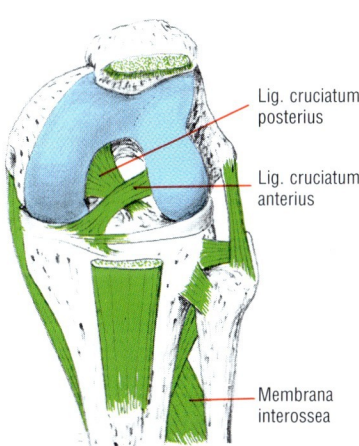

7-32
Verlauf der Kreuzbänder; Ansicht von vorne (Lig. patellae durchtrennt).

7-34

Magnetresonanztomogramme des Kniegelenks; (a) sagittale Aufnahme; (b) frontale Ebene.

Q   M. quadriceps, Tendo
Pa   Patella
PT   Patellarsehne
F   Femur
T   Tibia
E   Linea epiphysialis Tibia/- Femur
Fa   Fettpolster im Kniegelenk
AC   Lig. cruciatum anterius
PC   Lig. cruciatum posterius
Pop   A./V. poplitea
P   M. popliteus
G   M. gastrocnemius
LM   Meniscus lateralis
MM   Meniscus medialis
IT   Tractus iliotibialis
VM   M. vastus medialis
VL   M. vastus lateralis.

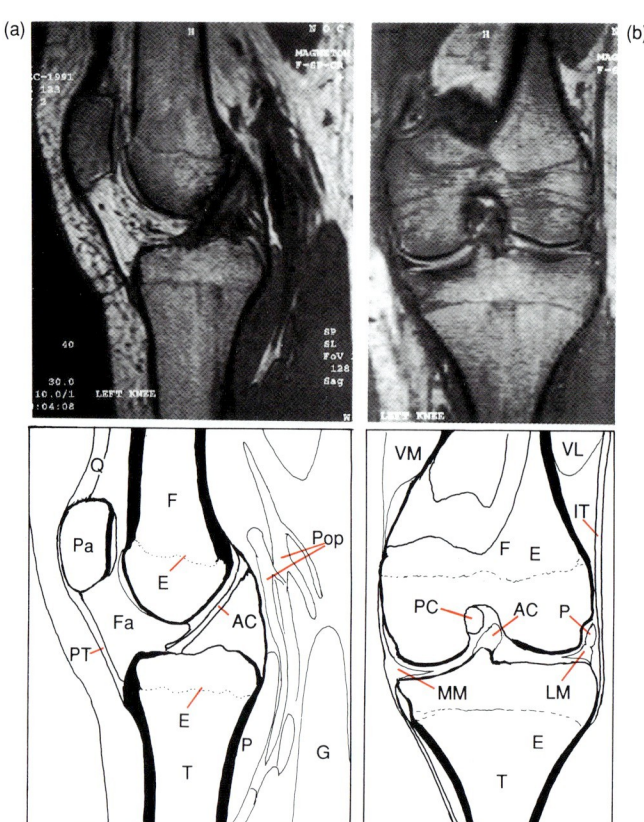

7-35

Magnetresonanztomogramme des Kniegelenks; Horizontalschnitte; Schnittführung der Abbildung (b) ist tiefer als die entsprechende in Abbildung (a). Beschriftung wie in Abbildung 7-34, dazu

MC   Condylus medialis
LC   Condylus lateralis
S   M. sartorius
Gr   M. gracilis
ST   M. semitendinosus
SM   M. semimembranosus.

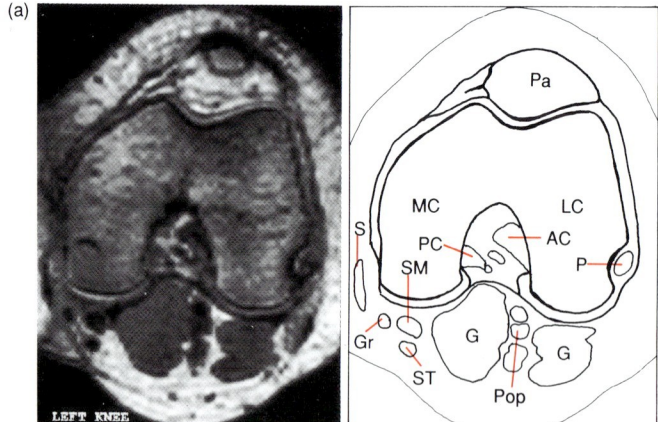

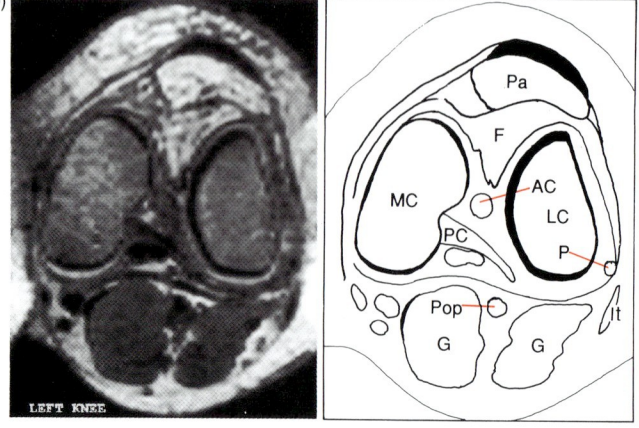

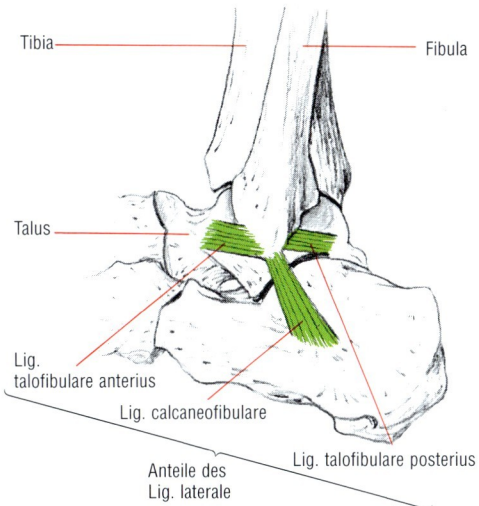

7-37
Bänder der Sprunggelenke; Ansicht von lateral.

Tibia — Fibula
Talus
Lig. talofibulare anterius
Lig. calcaneofibulare
Lig. talofibulare posterius
Anteile des Lig. laterale

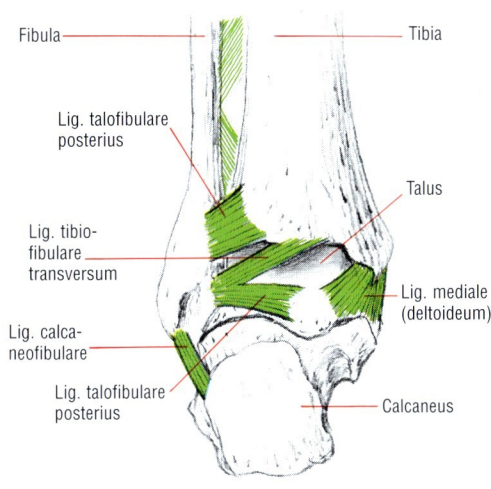

7-38
Bänder der Sprunggelenke; Ansicht von hinten.

Fibula — Tibia
Lig. talofibulare posterius
Lig. tibio-fibulare transversum
Talus
Lig. calca-neofibulare
Lig. mediale (deltoideum)
Lig. talofibulare posterius
Calcaneus

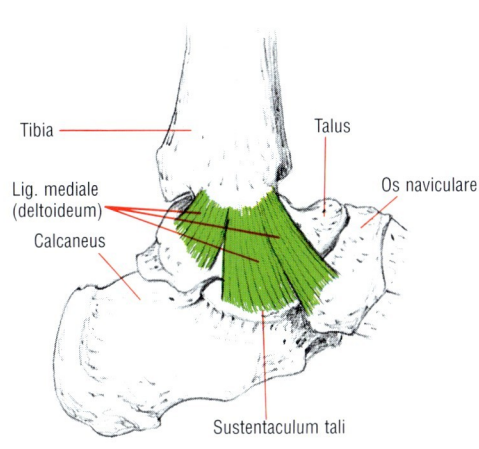

7-39
Bänder der Sprunggelenke; Ansicht von medial.

Tibia — Talus
Lig. mediale (deltoideum)
Os naviculare
Calcaneus
Sustentaculum tali

Schienbein-Wadenbein-Verbindungen

Der Wadenbeinkopf steht in der **Articulatio tibiofibularis** mit der posterolateralen Seite des Condylus lateralis tibiae in gelenkiger Verbindung. Dieses Gelenk (Abb. 7-32) ist ein planes synoviales Gelenk, das eine geringe Rotation der Fibula ermöglicht, während sich der Talus im oberen Sprunggelenk bewegt (s. unten). Im Schaftbereich sind Tibia und Fibula fast über ihre gesamte Länge durch die Membrana interossea cruris verbunden. Diese Zwischenknochenmembran dient in der Hauptsache als Ursprungsfläche für Muskeln. Diese distalen Schaftenden der Tibia und der Fibula sind durch eine fibröse **Syndesmosis tibiofibularis**, die nur geringe Bewegungen zuläßt, miteinander verbunden (Abb. 7-36). Die Ligg. tibiofibularia anterius und posterius verstärken diese Syndesmose und sind an der Bildung der Gelenkpfanne beteiligt, in die der Talus mit der keilförmigen Trochlea tali gelenkt.

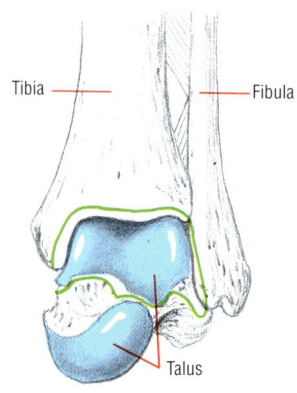

7-36
Vordere Anheftungsareale der Gelenkkapsel im Bereich des oberen und des unteren Sprunggelenks.

Tibia — Fibula
Talus

Die Sprunggelenke

A. Anatomie am Lebenden

Ermitteln Sie das Ausmaß der Bewegungen, die in den Sprunggelenken möglich sind. Im Stehen befindet sich zwischen Fuß und Unterschenkel ein rechter Winkel. Die Plantarflexion ist etwa bis zu 60° möglich, die Dorsalflexion nur bis etwa 15°. Untersuchen Sie ein Skelett, und beachten Sie, daß die Trochlea tali, die mit Tibia und Fibula gelenkt, vorne breiter als hinten ist. Deshalb ist der Fuß in dorsalflektierter Haltung (wie beim Bergaufgehen) stabiler als bei einer Plantarflexion (wie beim Bergabgehen), bei der Adduktion und Abduktion noch in geringem Maß möglich sind. Bewegen Sie Ihren Fuß, und beachten Sie, welche weiteren Bewegungen noch möglich sind. Supination und Pronation sind ausschließlich in den Articulationes subtalaris und tarsi transversa möglich (Kap. 7.6).

B. Präparate

Die Kapsel der Sprunggelenke (Abb. 7-36) ist an den Gelenkrändern der Tibia, der Fibula und des Talus befestigt. Wie bei anderen Scharniergelenken wird die Kapsel durch starke mediale und laterale Bänder verstärkt. Das **Lig. laterale** (Abb. 7-37) besteht aus drei Teilen. Jeder Teil kann bei einer Verstauchung des Gelenks separat verletzt werden. Das **Lig. talofibulare anterius** setzt oben am Malleolus lateralis an und zieht nach anteromedial zum Collum tali. Das **Lig. calcaneofibulare** zieht nach unten-hinten von der Spitze des Außenknöchels zur lateralen Seite des Calcaneus. Das **Lig. talofibulare posterius** (Abb. 7-38) verläuft horizontal von der Fossa malleoli lateralis zur Rückseite des Talus. Das fächerförmige **Lig. mediale** (deltoideum) (Abb. 7-39) ist oben am Malleolus medialis und unten am Os naviculare sowie am Sustentaculum tali des Calcaneus befestigt. Es ist im Vergleich zum Lig. laterale außerordentlich kräftig. Das Lig. mediale ist dermaßen stark, daß bei einer Überdrehung des Talus eher der Malleolus medialis vom Schienbeinschaft abgerissen wird, als daß das Lig. mediale reißt. Eine solche Fraktur ist in Abbildung 7-40 dargestellt.

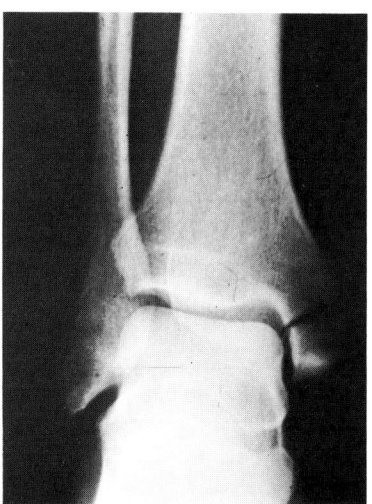

7-40
Fraktur des Innenknöchels
(Malleolus medialis); vergleichen
Sie die beiden Röntgenbilder
7-40 und 7-41.

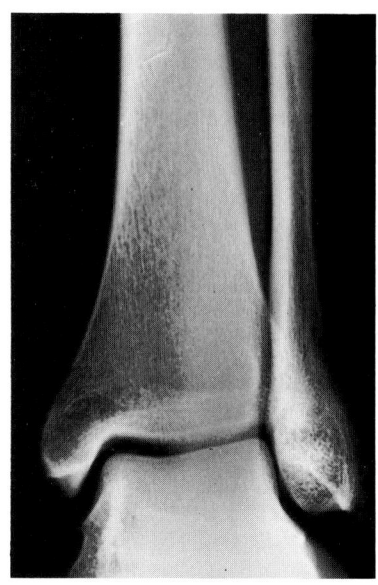

7-41
Oberes Sprunggelenk
(a.-p.-Röntgenbild).

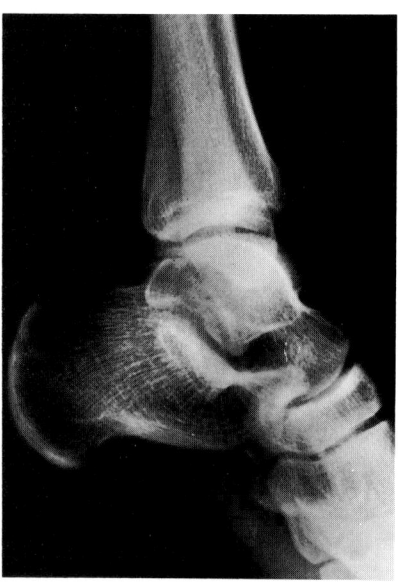

7-42
Oberes Sprunggelenk, unteres
Sprunggelenk und Tarsalgelenke;
Ansicht von lateral.

C. Radiologische Befunde

Betrachten Sie die Röntgenaufnahmen der Sprunggelenke im sagittalen und seitlichen Strahlengang (Abb. 7-41, 7-42), und beachten Sie, daß:

● sich beim Erwachsenen Tibia und Fibula an der Syndesmosis tibiofibularis überlappen. Bei einem normalen Gelenk kann man nicht dazwischen blicken; ist dies möglich, dann liegt eine Gelenkfraktur vor.

● der Gelenkspalt im oberen Sprunggelenk gleichmäßig ist. Die maximale Distanz zwischen der medialen Fläche des Talus und der lateralen Gelenkfläche des Malleolus medialis sollte in etwa gleich groß sein wie die zwischen der lateralen Fläche des Talus und der Gelenkfläche der Fibula. Ist sie deutlich größer, dann hat sich der Talus nach lateral bewegt, und das Lig. mediale muß rupturiert sein.

● die distale Epiphyse der Fibula bei einem jungen Patienten (Abb. 7-13) in Höhe des Gelenkspalts, also unter der Epiphyse der Tibia liegt. Beachten Sie die Verbandschatten an beiden Füßen.

Abbildung 7-75 zeigt ein Magnetresonanztomogramm des oberen Sprunggelenks.

Frage 81: Ein Patient ist von einem Randstein gefallen, hat sich dabei seinen Fuß verdreht und klagt über Schmerzen in der linken Fessel. Welche Strukturen könnten bei dem Sturz verletzt worden sein?

Erstellen Sie eine Liste der Muskeln, die auf das Hüftgelenk, das Kniegelenk und auf die Sprunggelenke einwirken, nachdem Sie die folgenden drei Kapitel beendet haben.
Die Articulatio subtalaris und die übrigen Gelenke des Fußes werden in Kapitel 7.6 besprochen.

7.3 Regio glutaealis und Hüftmuskulatur

Ziele dieses Kapitels sind das Studium der Bänder und Muskeln des Beckengürtels, die für die Aufrechterhaltung des aufrechten Stehens, der Umleitung des Körpergewichts zu den unteren Extremitäten und für die Mechanismen beim Gehen vonnöten sind (Kap. 9); darüber hinaus das Verständnis des Verlaufs der Blutgefäße und Nerven aus dem Becken, die Haut und Muskeln der Regio glutaealis und der Rückseite des Beins versorgen.

A. Anatomie am Lebenden

Die Crista iliaca grenzt die Regio glutaealis vom Abdomen ab. Lassen Sie Ihren Finger von der Spina iliaca anterior superior zur Spina iliaca posterior superior gleiten, die am Rücken unter einem Hautgrübchen gegenüber dem Proc. spinosus von S2 liegt. Das Gesäß besteht zum größten Teil aus Muskeln (M. glutaeus maximus) und wird nach unten durch die bogenförmige Gesäßfurche begrenzt. Setzen Sie sich auf Ihre Hände, und fühlen Sie die Knochen, auf denen Sie sitzen, die Tubera ischiadica. Belassen Sie Ihre Hände am Gesäß, und stehen Sie auf. Nehmen Sie erneut Platz, und beachten Sie, wie der M. glutaeus maximus sich zu heben scheint und wie er die Sitzbeinhöcker freigibt.

Strecken Sie ein Bein gegen Widerstand, während Sie Ihre Hand über dem M. glutaeus maximus belassen. Ab welchem Winkel von der Horizontalen kontrahiert sich dieser Muskel? Steigen Sie auf einen niedrigen Stuhl, und beachten Sie wieder, wie sich der M. glutaeus maximus bei der Streckung im Hüftgelenk kontrahiert.

Stehen Sie mit anliegenden Füßen, und palpieren Sie die Muskeln unmittelbar unterhalb des vorderen Teils beider Cristae iliacae. Es handelt sich um den M. tensor fasciae latae und um den M. glutaeus medius. Der M. glutaeus minimus, der eine ähnliche Funktion ausübt, liegt etwas tiefer. Heben Sie jetzt ein Bein vom Boden ab. Während Sie das tun, kippt das Becken in die Richtung des Standbeins aufgrund der Kontraktion der Muskeln ab, die das Becken auf dem Femur abduzieren. Palpieren Sie die Muskeln auf beiden Seiten, und gehen Sie langsam nach vorne. Beachten Sie die Muskelkontraktionen und die leichten Bewegungen des Beckens, die mit jedem Schritt zu beobachten sind. Der Körperschwerpunkt wird so stets über das Standbein verlagert und ermöglicht so, daß das Schwungbein frei über dem Boden durchschwingen kann. Wiederholen Sie den Umfang der Beugung im Hüftgelenk. Die wichtigsten Muskeln für diese Bewegung und für die Außenrotation liegen tiefer und können nicht palpiert werden. Die Muskeln für die Adduktion und für die Innenrotation werden in Kapitel 7.4 besprochen werden.

B. Präparate

Die Hautschnitte, die Sie bei der Präparation der unteren Extremität ausführen sollten, sind in Abbildung 7-43 dargestellt.

Bevor Sie sich dem Studium der Muskeln der Regio glutaealis zuwenden, untersuchen Sie ein knöchernes Becken mit seinen Bandstrukturen (Abb. 7-44). Lokalisieren Sie das kräftige **Lig. sacrotuberale**, das seitlich am Kreuzbein fixiert ist und zum Tuber ischiadicum zieht und das **Lig. sacrospinale**, das unter dem Lig. sacrotuberale liegt und seitlich am Kreuzbein und an der Spina ischiadica befestigt ist. Aufgrund der Neigung des Os sacrum im Becken und aufgrund der Transmission des Körpergewichts von der Wirbelsäule auf die Basis des Kreuzbeins tendiert das Kreuzbein zu einer Rotation nach vorne (Abb. 9-1). Dies verhindert das kräftige Lig. sacrotuberale in Verbindung mit der Articulatio sacroiliaca.

Der grobfaserige **M. glutaeus maximus** (Abb. 7-45) entspringt in einer fortlaufenden Linie von der Rückseite des Os ilii, von der Fascia thoracolumbalis und von den Seiten der Ossa sacrum und coccygis; er entspringt auch vom Lig. sacrotuberale, das sich zwischen den Randbereichen des Kreuzbeins und der sakralen Seite des Tuber ischiadicum ausspannt. Der M. glutaeus maximus ist rechteckig geformt. Er zieht schräg nach lateral und unten und inseriert an der Tuberositas glutaea, einer aufgerauhten Fläche an der Rückseite des Femur unterhalb des Trochanter minor.

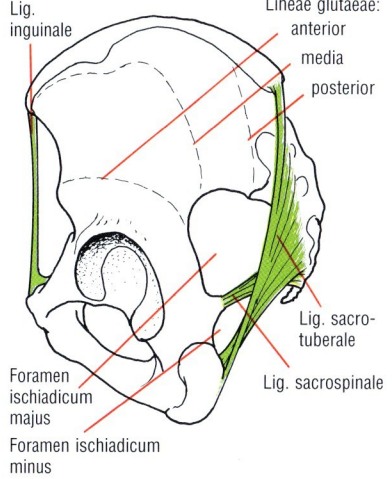

7-44
Lig. sacrotuberale;
Lig. sacrospinale.

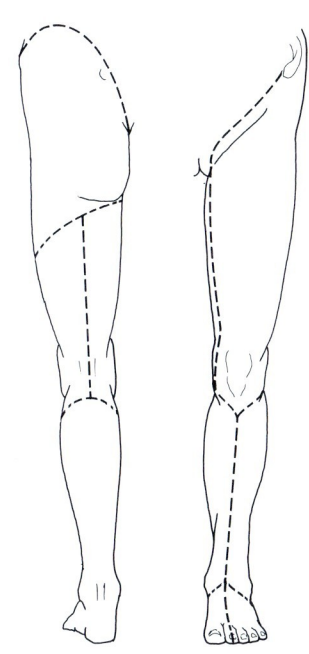

7-43
Schnittführung zur Präparation.

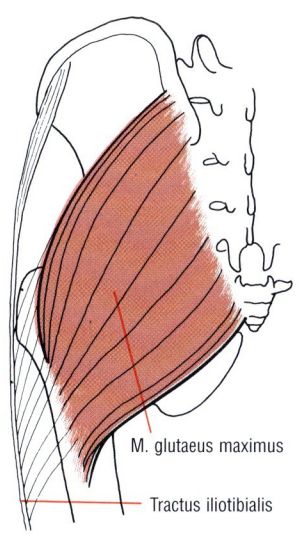

7-45
M. glutaeus maximus.

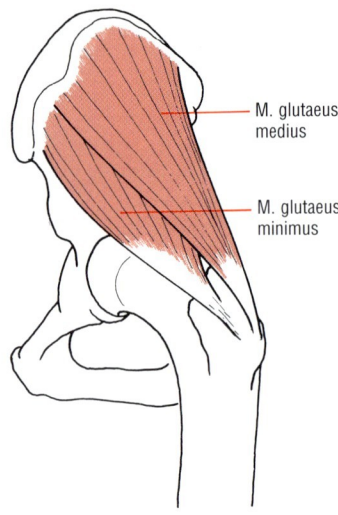

7-46
M. glutaeus medius; M. glutaeus minimus.

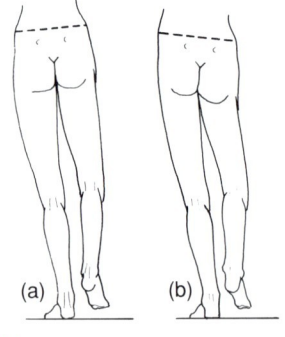

7-47
(a) Normaler Beckenstand.
(b) Trendelenburg-Zeichen.

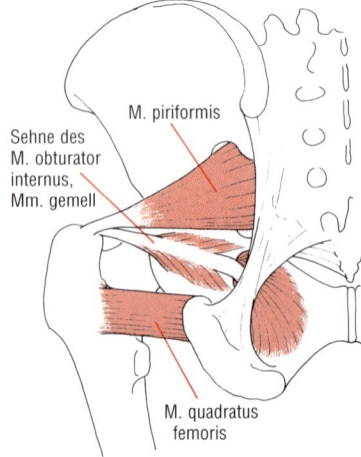

7-48
M. piriformis; M. obliquus internus; Mm. gemelli; M. quadratus femoris.

Er setzt auch am **Tractus iliotibialis** an, einem verstärkten Band der das Bein umhüllenden tiefen Faszie (Fascia lata). Der Tractus iliotibialis, in den der M. tensor fasciae latae (ein Muskel, der seinen Ursprung an der Crista iliaca hat) einstrahlt, beginnt in Höhe des Trochanter major und zieht zum Condylus lateralis tibiae. Untersuchen Sie die Blutversorgung und die Innervation des M. glutaeus maximus durch den N. glutaeus inferior und durch die Vasa glutaeales inferiores und superiores. Das Gefäß-Nerven-Bündel verläßt das Becken durch das Foramen infrapiriforme (s. unten).

Frage 82: Beim Studium des M. glutaeus maximus am Lebenden werden Sie bereits bemerkt haben, daß der Muskel im Hüftgelenk streckt und daß Sie ihn beim Aufstehen aus einem Stuhl dringend benötigen. Welche anderen Funktionen übt dieser Muskel aus?

Schlagen Sie den M. glutaeus maximus zurück, und stellen Sie den **M. glutaeus medius** dar (Abb. 7-46), der seinen Ursprung an der Ala ossis ilii (zwischen Linea glutaea anterior und Linea glutaea posterior) hat und an der Außenfläche der Spitze des Trochanter major femoris inseriert. Stellen Sie auch den **M. glutaeus minimus** dar (Abb. 7-46), der an der Ala ossis ilii unterhalb des M. glutaeus medius (zwischen Linea glutaea anterior und Linea glutaea inferior) entspringt und an der lateralen Kante der Vorderfläche des Trochanter major inseriert. Lokalisieren Sie den M. tensor fasciae latae (Abb. 7-54) an seinem Ursprung an dem vorderen Teil der Crista iliaca, und folgen Sie ihm bis zu seinem Ansatz an dem kräftigen Tractus iliotibialis der Fascia lata, über den er an den Condyli laterales femoris und tibiae ansetzt. Die drei Muskeln werden vom **N. glutaeus superior** des Gefäß-Nerven-Bündels, das durch das Foramen suprapiriforme zieht, innerviert.
Wiederholen Sie die Aufgabe der Muskeln beim Tragen und Kippen des Beckens während des Gehens. Im Falle einer Lähmung dieser Muskeln oder einer (kongenitalen) Hüftluxation funktioniert der Abduktionsmechanismus nicht mehr. Steht ein Patient auf einem solcherart betroffenen Bein, dann sinkt das Becken nach der Spielbeinseite ab. Der Patient hat ein sog. positives Trendelenburg-Zeichen (Abb. 7-47). Er weist außerdem einen charakteristischen Watschelgang auf, der als Trendelenburg-Hinken beschrieben wird.
Die Ligg. sacrotuberale und sacrospinale bilden im Becken zwei Foramina. Das **Foramen ischiadicum majus** ist über dem Lig. sacrospinale, das **Foramen ischiadicum minus** befindet sich darunter. Sehen Sie sich die Strukturen an, die durch das Foramen ischiadicum majus ziehen. Am auffälligsten ist der **M. piriformis** (Abb. 7-48), welcher der Vorderseite des Kreuzbeins entspringt, durch das Foramen ischiadicum majus in die Regio glutaealis zieht, hinter dem Hüftgelenk nach lateral verläuft und am oberen Rand des Trochanter major, vom M. glutaeus medius bedeckt, ansetzt. **A. und V. glutaealis superior** zweigen im Becken von A. und V. iliaca interna ab. Der **N. glutaeus superior** leitet sich von L4, 5 und S1 des Plexus lumbosacralis her. Beide Strukturen verlassen das Becken durch das Foramen suprapiriforme. Der starke **N. ischiadicus** (L4, L5, S1, S2, S3) kommt aus dem Plexus sacralis, zieht unterhalb des M. piri-

formis durch das Foramen ischiadicum majus und tritt in den unteren, inneren Quadranten der Regio glutaealis. Vom Hüftgelenk ist er nur durch die kurzen Außenroller getrennt (Abb. 7-49), weshalb er bei einer hinteren Hüftluxation gefährdet ist. Der **N. cutaneus femoris posterior** (sein Verteilungsgebiet entspricht seinem Namen) liegt oberflächlicher als der N. ischiadicus, wogegen der **N. glutaeus inferior** (aus dem Plexus lumbosacralis L5, S1, S2) und **A. und V. glutaealis inferior** (aus A. und V. iliaca interna) direkt in den M. glutaeus maximus treten (Abb. 7-49).
Untersuchen Sie ein knöchernes Becken, an dem die Ligg. sacrotuberale und sacrospinale befestigt sind, und lokalisieren Sie anschließend an einem Präparat die Spina ischiadica und das daran fixierte Lig. sacrospinale. Dann untersuchen Sie den **N. pudendus**, die **A. pudenda interna** und den **N. obturatorius internus**. Die Nerven kommen vom Plexus sacralis, die Arterie aus der A. iliaca interna. Sie ziehen durch das Foramen ischiadicum majus, überqueren die glutaeale Seite des Lig. sacrospinale und treten durch das Foramen ischiadicum minus in das Becken oder in das Perineum. N. pudendus und A. und V. pudenda versorgen die Dammregion. Der N. obturatorius internus versorgt den **M. obturator internus**, der im Becken von den Rändern und der Faszie des Foramen obturatum entspringt. Seine Sehne zieht durch das Foramen ischiadicum minus, verläuft nach lateral, und zwar unter dem N. ischiadicus, der dadurch vom Hüftgelenk getrennt wird, und inseriert am Trochanter major. Das fleischige Aussehen des M. obturator internus rührt daher, daß er von den **Mm. gemelli superior und inferior**, die von der knöchernen Umrahmung des Foramen ischiadicum minus entspringen und an der Sehne des M. obturator internus ansetzen, flankiert wird. Finden Sie den **M. quadratus femoris**, der horizontal vom lateralen Rand des Tuber ischiadicum zur Crista intertrochanterica femoris verläuft. Seine Nerven ziehen unter dem N. ischiadicus durch das Foramen ischiadicum majus und treten an der Unterseite des Muskels in diesen ein.

Frage 83: Welche Funktion üben die Mm. piriformis, obturator internus und quadratus femoris aus?

Wenden Sie sich nun einem Präparat zu, an dem die Muskulatur der Hüftgelenksvorderseite dargestellt ist (Abb. 7-50). Identifizieren Sie den **M. psoas major**, der von den Wirbelkörpern und von den Procc. costales der Lendenwirbel entspringt und den **M. iliacus**, der seinen Ursprung in der Fossa iliaca hat. Beide Muskeln ziehen unter dem Leistenband (das sich zwischen der Spina iliaca anterior superior und Tuberculum pubicum ausspannt) durch, laufen über die Vorderseite des Hüftgelenks (die Sehne des M. psoas wird vom Gelenk durch eine Bursa getrennt) und inseriert am Trochanter minor femoris. Einige Faserzüge des M. iliacus setzen an der Sehne des M. psoas an. Der M. psoas major wird segmental von Spinalnerven versorgt; der M. iliacus vom N. femoralis.
Lokalisieren Sie den kleinen **M. pectineus**, der vom Ramus superior ossis pubis entspringt, nach distal zieht und an der Linea pectinea ossis femoris inseriert. Im Hüftgelenk ist er ein schwacher Flexor, innerviert wird er vom N femoralis.

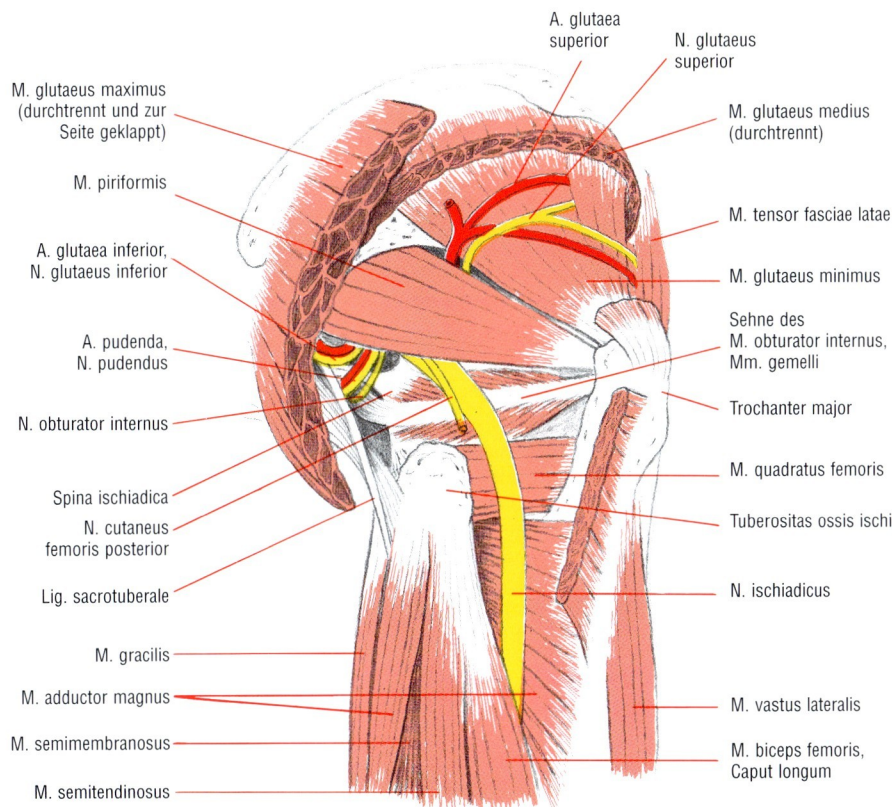

A. glutaea superior
N. glutaeus superior
M. glutaeus maximus (durchtrennt und zur Seite geklappt)
M. glutaeus medius (durchtrennt)
M. piriformis
M. tensor fasciae latae
A. glutaea inferior, N. glutaeus inferior
M. glutaeus minimus
A. pudenda, N. pudendus
Sehne des M. obturator internus, Mm. gemelli
N. obturator internus
Trochanter major
Spina ischiadica
M. quadratus femoris
N. cutaneus femoris posterior
Tuberositas ossis ischii
Lig. sacrotuberale
N. ischiadicus
M. gracilis
M. adductor magnus
M. vastus lateralis
M. semimembranosus
M. biceps femoris, Caput longum
M. semitendinosus

7-49
Regio glutaealis; tiefe Schicht; M. glutaeus maximus und M. glutaeus medius größtenteils entfernt.

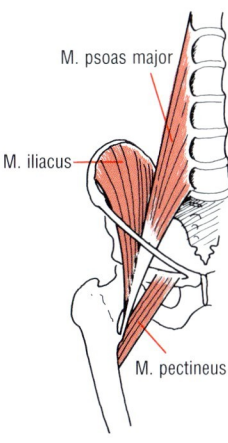

M. psoas major
M. iliacus
M. pectineus

7-50
M. psoas major; M. iliacus; M. pectineus.

Frage 84: Was bewirken die Mm. psoas und iliacus im Hüftgelenk?

Frage 85: Welche Auswirkung hätte eine Oberschenkelhalsfraktur auf die Funktion der Mm. psoas und iliacus?

Die Muskeln für die Adduktion und die Innenrotation im Hüftgelenk werden im nächsten Kapitel besprochen.

Das Gesäß bietet mit seinen großen Muskelanteilen einen geeigneten Ort für intramuskuläre Injektionen, die in den oberen, äußeren Quadranten gegeben werden sollten, um eine Verletzung des N. ischiadicus zu vermeiden (Abb. 7-51). Die Mm. deltoideus und quadriceps femoris werden für i.m.-Injektionen ebenfalls verwendet.

Bedenken Sie schließlich die Gefahr einer hinteren Hüftluxation. Ein Autoinsasse wird bei nicht angelegtem Gurt aufgrund einer raschen Abbremsung nach vorn geschleudert. Bei rechtwinklig gebeugter Hüfte wird die gesamte Energie des Stoßes auf das Knie übertragen, so daß der Femurkopf nach hinten aus dem Acetabulum brechen kann, wobei er nicht selten ein scharfes Stück des Limbus acetabuli mitreißt. Da der N. ischiadicus über die Rückseite des Hüftgelenks zieht, kann er leicht gequetscht werden oder sogar einreißen. Im weiteren Studium der unteren Extremität sollten Sie die Folgen einer solchen Verletzung bedenken.

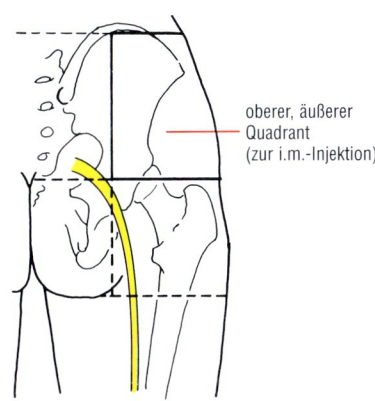

oberer, äußerer Quadrant (zur i.m.-Injektion)

7-51
Korrekte Position zur intraglutäalen Injektion (i.m.-Injektion).

7.4 Oberschenkelmuskulatur und Bewegungen im Kniegelenk

Ziel dieses Kapitels ist das Studium der verschiedenen Muskelgruppen des Oberschenkels, die für die Stabilität und für die Bewegungen in Hüft- und Kniegelenk verantwortlich sind.

A. Anatomie am Lebenden

Palpieren Sie die anteromediale Seite Ihres Oberschenkels unmittelbar unterhalb der Leiste, und lokalisieren Sie die Sehne des **M. adductor longus**. Folgen Sie der Sehne nach kranial zu ihrem Ursprung am Corpus ossis pubis unmittelbar unterhalb und medial des Tuberculum pubicum. Adduzieren Sie nun kräftig im Hüftgelenk, und fühlen Sie die Muskelkontraktion. Stehen Sie auf, und rotieren Sie Ihr Bein gegen Widerstand nach innen und außen, während Sie die Sehne palpieren.

Frage 86: Kontrahiert sich der Muskel bei der Innen- oder bei der Außenrotation?

Strecken Sie Ihr Kniegelenk gegen Widerstand, und palpieren Sie gleichzeitig die Vorderseite Ihres Oberschenkels. Fühlen Sie die Kontraktion des **M. quadriceps femoris**, der dem M. triceps brachii homolog ist. Beachten Sie die Muskelwülste auf beiden Seiten der Patella: der Wulst der medialen Seite ist weiter distal und prominenter. Setzen Sie sich, und palpieren Sie den Mittelpunkt Ihrer Leiste. Heben Sie nun Ihr Bein vom Boden ab; bei der Hüftbeugung können Sie die Kontraktion des **M. rectus femoris**, einem Teil des M. quadriceps femoris, ertasten.

Eine Atrophie des M. quadriceps femoris ist ein frühes klinisches Symptom von Erkrankungen des Kniegelenks. Oft läßt sie sich zuerst am Wulst des M. vastus medialis in der Mitte über dem Knie erkennen. Vergleichen Sie bei Ihrem Partner die Größe der Muskelwülste beider Beine, und beachten Sie, ob Sie einen Unterschied erkennen können. Ermitteln Sie außerdem den Umfang des Oberschenkels an zwei verschiedenen Stellen. Oft ist der Umfang des Oberschenkels des dominanten Beins (z. B. beim Fußball spielen) meßbar größer.

Auslösen des **Kniesehnenreflexes**: bitten Sie Ihren Partner, sich entspannt mit überkreuzten Beinen zu setzen. Schlagen Sie mit einem Reflexhammer auf die Sehne des M. quadriceps femoris des übergeschlagenen Beins. Vergleichen Sie Ausmaß und «Qualität» der Patellarsehnenreflexe beider Beine. Notieren Sie Ihre Ergebnisse, und erklären Sie den Mechanismus, der dem Reflex zugrunde liegt.

Stehen Sie auf, und strecken Sie Ihr Knie voll durch. Versuchen Sie, die geringe Innenrotation des Femur auf der Tibia (Schlußrotation) bei Erreichen der vollen Streckung zu erfühlen. Vor einer erneuten Beugung muß sich der M. popliteus kontrahieren, wodurch die Schlußrotation rückgängig gemacht wird.

Palpieren Sie die ischiokrurale Muskulatur an der Rückseite des Oberschenkels unmittelbar über dem Kniegelenk. Sie sollten medial zwei Sehnen (**Mm. semimembranosus** und **semitendinosus**) und lateral eine Sehne (**M. biceps femoris**) fühlen können (Abb. 7-59, 7-60, 7-64). Beugen Sie nun Ihr Kniegelenk, und strecken Sie Ihre Hüfte gegen Widerstand.

Frage 87: Bei welcher Bewegung kontrahiert sich die ischiokrurale Muskulatur?

B. Präparate

Bevor Sie sich dem Studium der Oberschenkelmuskulatur zuwenden, beachten Sie die kräftige Schicht der tiefen Faszie (**Fascia lata**), die den gesamten Oberschenkel wie ein Ärmel umscheidet. Sie wird von einigen Venen und Nerven durchbrochen und ist lateral zum Tractus iliotibialis verstärkt (Abb. 7-54).

Muskeln der Oberschenkelvorderseite (Abb. 7-52)

Wiederholen Sie zunächst die Mm. psoas major, iliacus und pectineus, die auf das Hüftgelenk einwirken.

Identifizieren Sie die vier Anteile des **M. quadriceps femoris** (Abb. 7-53): der **M. rectus femoris** hat seinen Ursprung an der Spina iliaca anterior inferior und am Os ischii unmittelbar über dem Acetabulum; der **M. vastus intermedius** entspringt vorn und seitlich vom Femurschaft; der **M. vastus medialis** entspringt in einer fortlaufenden Linie von der Medialseite der Crista intertrochanterica und der Linea aspera; der **M. vastus lateralis** entspringt von der lateralen Seite der Crista intertrochanterica, der Basis des Trochanter major und der Linea aspera. Die vier Muskelbäuche setzen an der **Sehne des M. quadriceps femoris** an, die wiederum an der Basis patellae und mittels des **Lig. patellae** an der Tuberositas tibiae inseriert. Der M. vastus medialis ist außerdem an der medialen Fläche der Kniescheibe fixiert.

Diese Knieextensoren werden sämtlich vom N. femoralis innerviert (L2, L3, L4).

Frage 88: Welche Muskelanteile des M. quadriceps femoris wirken auf das Hüftgelenk ein, und welche Bewegungen ermöglichen sie?

Frage 89: Warum ist die Insertion des M. vastus medialis an der medialen Seite der Patella so wichtig?

Untersuchen Sie den **M. sartorius** (Abb. 7-54), der seinen Ursprung an der Spina iliaca anterior superior hat, schräg über den Oberschenkel nach unten zieht und an der Vorderseite der Tibia unter dem Condylus medialis inseriert. Der M. sartorius (von dem lateinischen Wort für «Schneider») bewegt den Oberschenkel in die Schneidersitzposition. Er wird, wie die Mm.

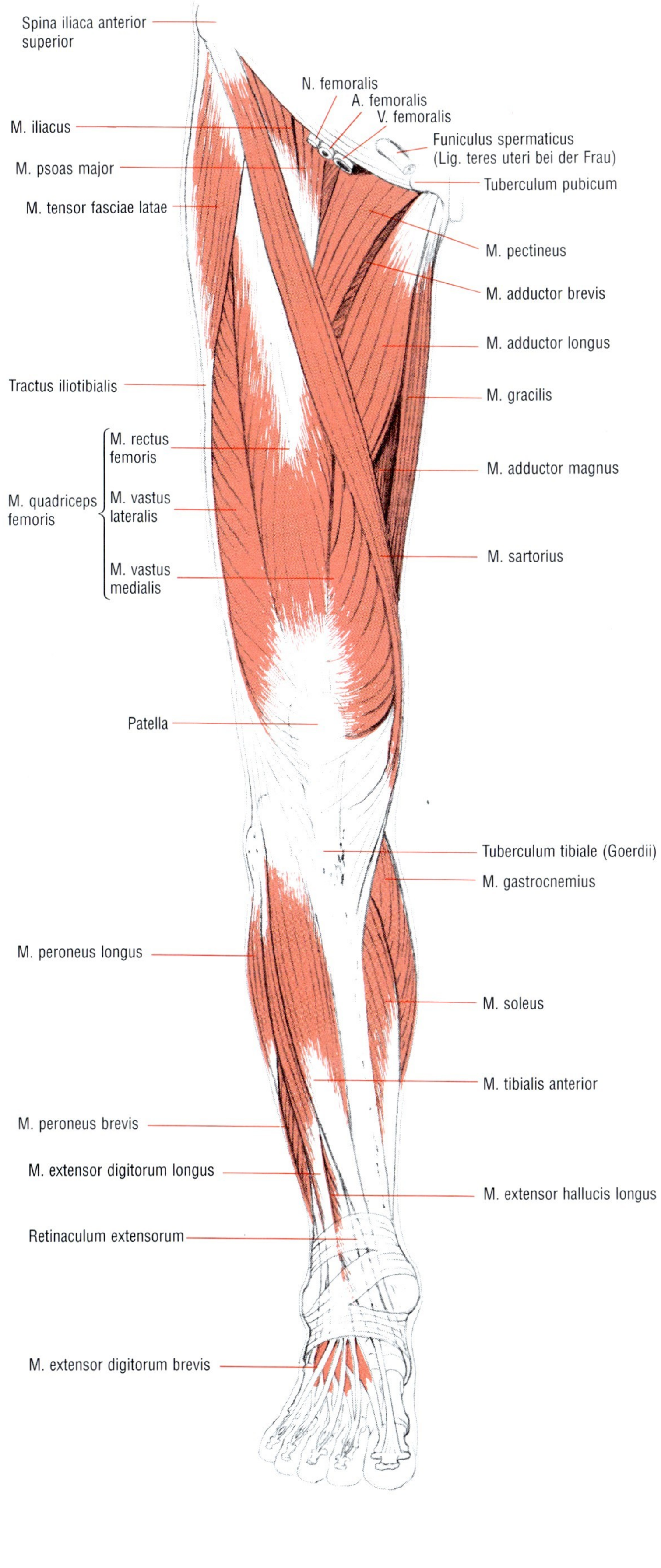

Spina iliaca anterior superior

N. femoralis
A. femoralis
V. femoralis

M. iliacus

Funiculus spermaticus
(Lig. teres uteri bei der Frau)

M. psoas major

Tuberculum pubicum

M. tensor fasciae latae

M. pectineus

M. adductor brevis

M. adductor longus

Tractus iliotibialis

M. gracilis

M. rectus femoris

M. adductor magnus

M. quadriceps femoris

M. vastus lateralis

M. vastus medialis

M. sartorius

Patella

Tuberculum tibiale (Goerdii)

M. gastrocnemius

M. peroneus longus

M. soleus

M. tibialis anterior

M. peroneus brevis

M. extensor digitorum longus

M. extensor hallucis longus

Retinaculum extensorum

M. extensor digitorum brevis

7-52
Muskeln der unteren Extremität; Ansicht von vorne.

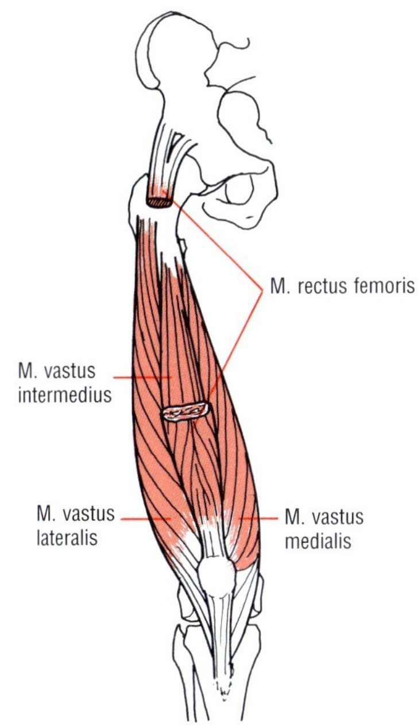

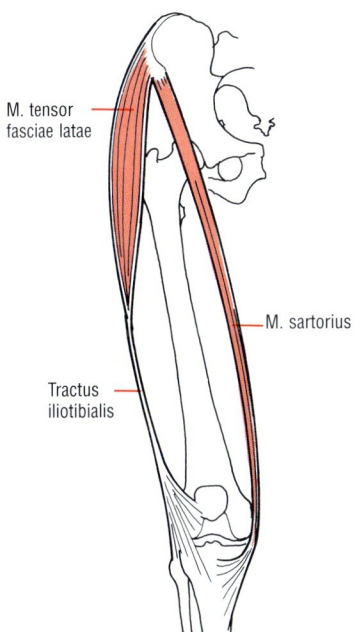

7-53
M. quadriceps femoris.

M. rectus femoris

M. vastus intermedius

M. vastus lateralis

M. vastus medialis

M. tensor fasciae latae

M. sartorius

Tractus iliotibialis

7-54
M. sartorius; M. tensor fasciae latae.

quadriceps femoris und iliacus vom N. femoralis innerviert.

Betrachten Sie erneut den **M. tensor fasciae latae** (Abb. 7-54), der seinen Ursprung an dem vorderen Teil der Crista iliaca hat, nach kaudal zieht und am Tractus iliotibialis inseriert; wiederholen Sie seine Funktion.

Der Kniestreckapparat

Der M. quadriceps femoris, die Patella und das Lig. patellae werden zum **Kniestreckapparat** zusammengefaßt, um die funktionelle Einheit der einzelnen Strukturen zu betonen. Die Stabilität des Kniegelenks hängt von ihm ab. Ist der M. quadriceps femoris geschwächt, gibt das Knie sehr leicht nach, wodurch der Körper zu Boden stürzen kann. Unter exzessiver Belastung des Kniestreckapparats kann die Tuberositas tibiae aus ihrem Bett gerissen werden. Die Zugkräfte am unteren Pol der Patella können dermaßen stark sein, daß die Kniescheibe bricht oder die Retinacula einreißen. Solche Verletzungen passieren meist in jüngeren Altersgruppen.

Beim Älteren jedoch gibt eher die Sehne des M. quadriceps femoris nach, so daß der Patient sein Knie nicht mehr voll gegen die Schwerkraft durchstrecken kann.

***Frage 90:** Betrachten Sie die Abbildung 7-55. Der Patient klagte über Schmerzen im Oberschenkel während eines Rugby-Spiels. Was ist passiert?*

Die Zuglinie des M. quadriceps femoris ist im wesentlichen parallel zur Längsachse des Femurschafts. Da der Femur im Gegensatz zur Tibia nicht in der Vertikalen verläuft, neigt der M. quadriceps femoris dazu, die Patella etwas nach lateral zu ziehen. Dieser Tendenz wird mittels unterer Faserzüge des M. vastus medialis begegnet, die am oberen lateralen Rand der Patella inserieren. Außerdem steht der Condylus lateralis femoris etwas weiter nach vorne als der Condylus medialis, was die Tendenz einer lateralen

Dislokation der Patella vermindert. Manchmal jedoch, wenn die Patella kleiner ist und etwas höher steht als normal, oder wenn eine Neigung zu X-Beinen besteht, kann der Patient unter einer rezidivierenden Patellaluxation leiden. Die Patella wird dabei so weit nach lateral verlagert, daß sie über den Condylus lateralis springt. Geschieht dies, dann kommt es zu einer reflektorischen Hemmung des M. quadriceps femoris, so daß das Knie des Patienten «kollabiert».

Muskeln der medialen Oberschenkelseite (Abb. 7-56, 7-57, 7-58)

Die Muskeln der medialen Oberschenkelseite wirken sämtlich als Hüftadduktoren. Der **M. pectineus** (S. 116) entspringt vom Ramus superior ossis pubis und inseriert am Femur unterhalb des Trochanter minor. Auch die **Mm. adductor longus** und **adductor brevis** haben ihren Ursprung am Os pubis (die Sehne des M. adductor longus ist unmittelbar unterhalb des Tuberculum pubicum fixiert, der M. adductor entspringt von Corpus und Ramus inferior ossis pubis), ziehen nach medial und kaudal und setzen an der Linea aspera an. Der **M. gracilis** zieht vom Corpus ossis pubis zur medialen Seite des proximalen Endes des Tibiaschafts hinter den M. sartorius.

Der **M. adductor magnus** hat einen adduzierenden Teil, der vom Ramus inferior ossis pubis und vom Ramus ossis ischii entspringt, und einen ischiokruralen Teil, der vom Tuber ischiadicum entspringt. Seine Faserbündel ziehen nach medial und kaudal und setzen an der Linea aspera (über ihre gesamte Länge) und am oberen Teil der Linea supracondylaris medialis an. Hier bildet er einen fibrösen Tunnel, durch den das femorale Gefäß-Nerven-Bündel vom Extensoren- zum Flexorenkompartiment des Oberschenkels gelangt. Das distale Ende der Sehne ist am Tuberculum adductorium ossis femoris fixiert.

***Frage 91:** Welche anderen Funktionen außer der Adduktion haben diese Muskeln?*

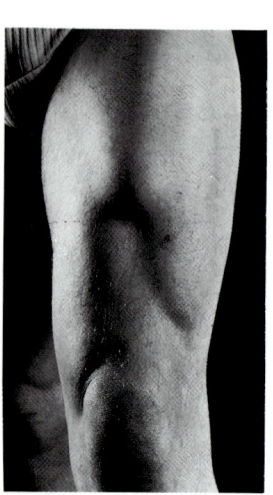

7-55
Siehe Frage 90.

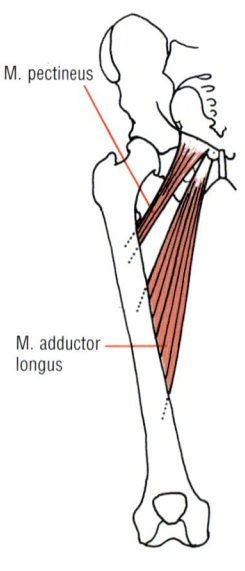

7-56
M. pectineus; M. adductor longus.

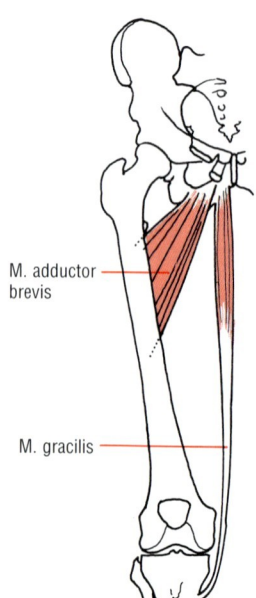

7-57
M. adductor brevis; M. gracilis.

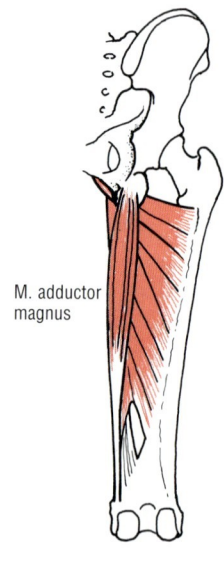

7-58
M. adductor magnus.

Die gesamte Adduktorengruppe wird vom **N. obturatorius** (L2, L3, L4) versorgt, der durch das Foramen obturatum das Becken verläßt, wobei er den M. obturator externus versorgt und durchdringt, der an der äußeren knöchernen Umrahmung des Foramen obturatum befestigt ist. Die Sehne des M. obturator externus windet sich unter und hinter dem Femurhals nach lateral und inseriert an der medialen Seite des Trochanter major; deshalb vermag er den Femur nach außen zu rotieren.

Frage 92: Wie kann Ihnen Ihr Wissen über die eben besprochenen Muskeln behilflich sein, wenn Sie das Tuberculum pubicum exakt lokalisieren wollten (um eine Leistenhernie von einer Schenkelhernie unterscheiden zu können)?

Muskeln der Oberschenkelrückseite (Abb. 7-59, 7-60)

Die Muskelgruppe des hinteren Oberschenkelkompartiments wird auch ischiokrurale Muskelgruppe genannt. Die Muskeln beugen im Kniegelenk, wobei die meisten auch im Hüftgelenk strecken. Alle nehmen ihren Ursprung vom Tuber ischiadicum. Der **M. semimembranosus** entspringt mittels einer membranösen Aponeurose und inseriert in der geriffelten Rückseite des Condylus medialis tibiae; der **M. semitendinosus** läuft, wie sein Name anzeigt, in einer langen Sehne aus, die auf dem M. semimembranosus und an der medialen Seite des Knies nach kaudal zieht und am oberen Ende der medialen Seite des Tibiaschafts hinter M. sartorius und M. gracilis inseriert. Das Caput longum des **M. biceps femoris** begleitet sein Caput breve, das an der Linea aspera und der Linea supracondylaris lateralis femoris entspringt; der zweiköpfige Muskel endet in einer Sehne, die nach kaudal zieht und am Caput fibulae beiderseits des Lig. collaterale fibulare des Kniegelenks inseriert. Der Teil des **M. adductor magnus**, der dem Tuber ischiadicum entspringt, zählt auch zur ischiokruralen Muskulatur, die sämtlich vom **N. ischiadicus** versorgt wird (L4, L5, S1, S2, S3).

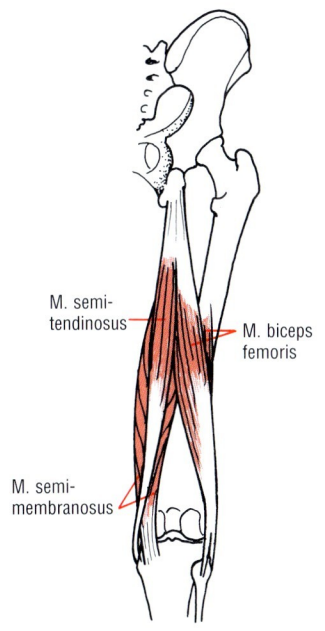

7-60
Ischiokrurale Muskulatur.

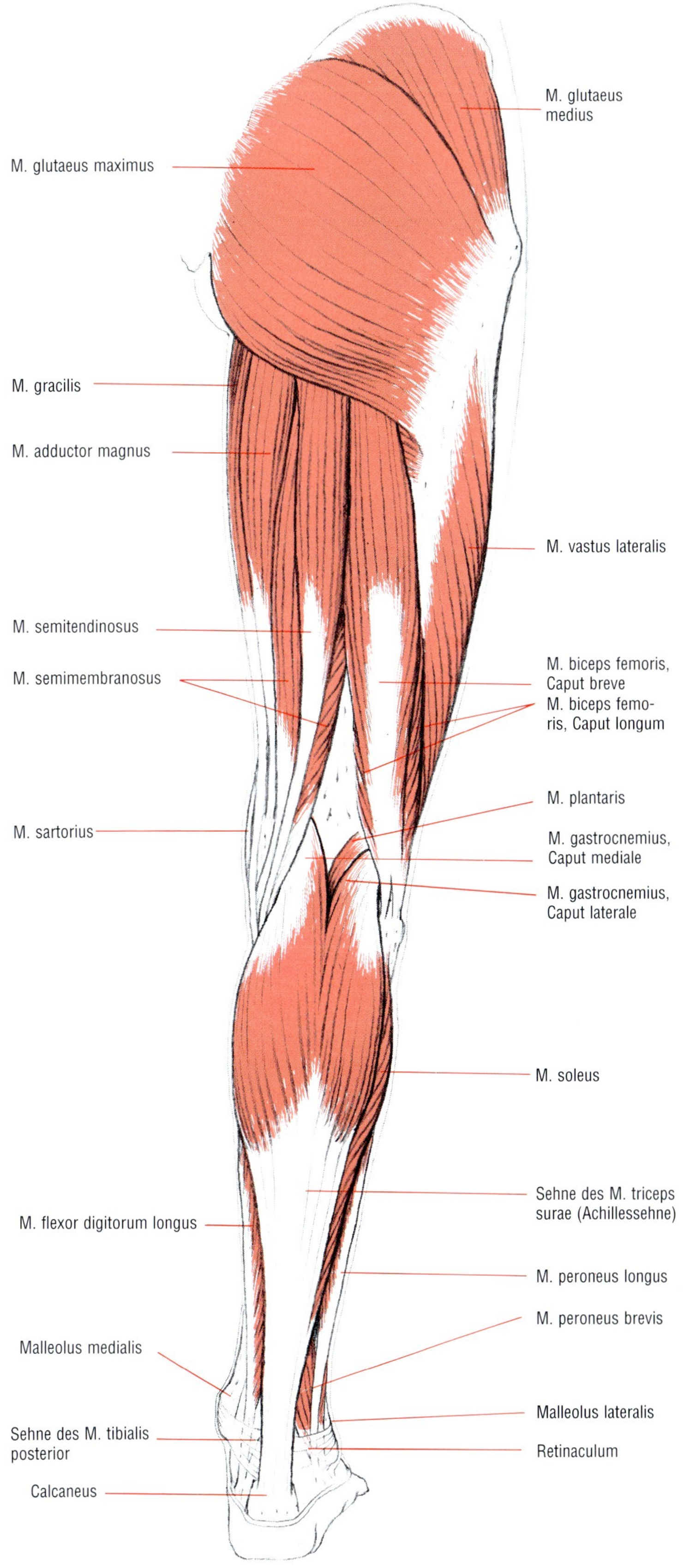

M. semitendinosus

M. biceps femoris

M. semimembranosus

M. glutaeus medius

M. glutaeus maximus

M. gracilis

M. adductor magnus

M. vastus lateralis

M. semitendinosus

M. semimembranosus

M. biceps femoris, Caput breve
M. biceps femoris, Caput longum

M. plantaris

M. gastrocnemius, Caput mediale

M. sartorius

M. gastrocnemius, Caput laterale

M. soleus

Sehne des M. triceps surae (Achillessehne)

M. flexor digitorum longus

M. peroneus longus

M. peroneus brevis

Malleolus medialis

Malleolus lateralis

Sehne des M. tibialis posterior

Retinaculum

Calcaneus

7-59
Muskeln des Gesäßes und der unteren Extremität; Ansicht von hinten.

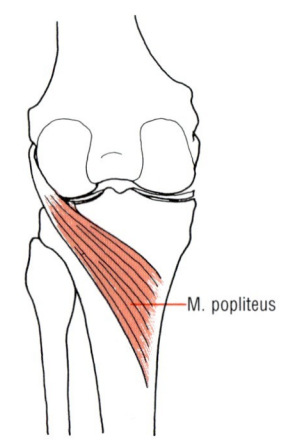

7-61
M. popliteus.

Frage 93: Welche Nerven versorgen den M. adductor magnus?

Untersuchen Sie ein Präparat, das den **M. popliteus** (Abb. 7-61, 7-34), einen kleinen, tief im oberen Teil der Wade lokalisierten dreieckigen Muskel, zeigt. Er entspringt am Condylus lateralis femoris und an der Kniegelenkskapsel und setzt an der Facies posterior tibiae (proximal der Linea m. solei) an. Im Kniegelenk inseriert seine Sehne teilweise an der Rückseite des Meniscus lateralis und zum Teil in einer Grube an der Außenseite des Condylus lateralis femoris. Beachten Sie, daß die Sehne den Meniscus lateralis vom Lig. collaterale fibulare trennt und daß sie bei gebeugtem Knie in einer Rinne des Condylus lateralis verläuft. Der Muskel wird vom N. tibialis versorgt.

Frage 94: Welche Funktion übt der M. popliteus aus?

«Halteseile» des Beckens

Erinnern Sie sich an die Ursprünge und die Ansätze der Mm. sartorius, gracilis und semitendinosus. Alle inserieren an der medialen Seite des proximalen Tibiaendes, ihre Ursprünge am Becken jedoch liegen weit voneinander getrennt an der Spina iliaca anterior superior, am Os pubis bzw. am Tuber ischiadicum. Man stellt sich vor, daß diese langen, parallelfaserigen Muskeln wie Halteseile eines Zeltes wirken und das Becken in Relation zur Tibia stabilisieren.

7.5 Unterschenkelmuskulatur und Bewegungen im Sprunggelenk

Ziel dieses Kapitels ist das Studium der Muskeln in den unterschiedlichen Kompartimenten am Unterschenkel sowie der Bewegungen in den Sprunggelenken und im Fuß, die diese Muskeln hervorrufen.

A. Anatomie am Lebenden

Palpieren Sie zunächst die Vorderseite Ihres Unterschenkels, und fühlen Sie die scharfkantige Vorderfläche des Schienbeins, Tibia. Streichen Sie nun an der Tibiavorderfläche auf und ab, und beachten Sie dabei, daß sich die subkutan liegende Tibiafläche vom Knie bis zum Innenknöchel, Malleolus medialis, erstreckt. Palpieren Sie nun den Außenknöchel, Malleolus lateralis, und versuchen Sie auch, die Fibula proximalwärts zu tasten. Die Fibula ist größtenteils von Muskulatur umgeben. Tasten Sie nun die Muskelgruppe an der Vorderseite des Unterschenkels zwischen Tibia und Fibula. Achten Sie auch auf deren kontrahierten Zustand, wenn 1. der Fuß gestreckt wird (= Dorsalflexion), wenn 2. der Fuß einwärts gekantet wird und wenn 3. man die Zehen gegen einen Widerstand zu strecken versucht (Abb. 7-62). Grenzen Sie nun am Fuß-rücken (Dorsum pedis) die Sehne des **M. tibialis anterior** (medial gelegen) sowie die Sehnen von **M. extensor hallucis longus** und **M. extensor digitorum longus** (mehr lateral gelegen) voneinander ab. Palpieren Sie auch den unmittelbar neben der Sehne des M. extensor digitorum longus gelegenen Hautbezirk, und lassen Sie dabei wiederum die Zehen gegen Widerstand anheben. So läßt sich u.U. die Kontraktion eines kleinen Muskels ertasten, des **M. extensor digitorum brevis**.

Kanten Sie nun Ihren Fuß gegen Widerstand nach außen (Abb. 7-63). Fühlen Sie dabei die Kontraktion der **Mm. peronei**; sie liegen an der Fibula. Achten Sie auch auf die Sehnen der Mm. peronei longus und brevis, die hinter dem Außenknöchel nach distal ziehen.

Veranlassen Sie Ihren Partner, sich aufrecht hinzustellen und sein Körpergewicht auf ein Bein zu verlagern; dabei soll er sich gleichzeitig auf die Zehenspitzen stellen. So treten an der Rückseite des Unterschenkels die beiden Köpfe des M. gastrocnemius oberflächlich hervor. Ebenso wird dabei unterhalb und seitlich der Köpfe des **M. gastrocnemius** der **M. soleus** sichtbar (Abb. 7-64). Verfolgen Sie beide Muskeln nach distal bis in ihre gemeinsame Ansatzsehne, **Tendo calcaneus (Tendo Achillis)**. Beachten Sie auch die Fixation der Achillessehne am Calcaneus.

Um einen **Achillessehnenreflex (ASR)** auszu-lösen, halten Sie den Vorfuß Ihres Partners in

M. extensor digitorum longus

M. extensor hallucis longus

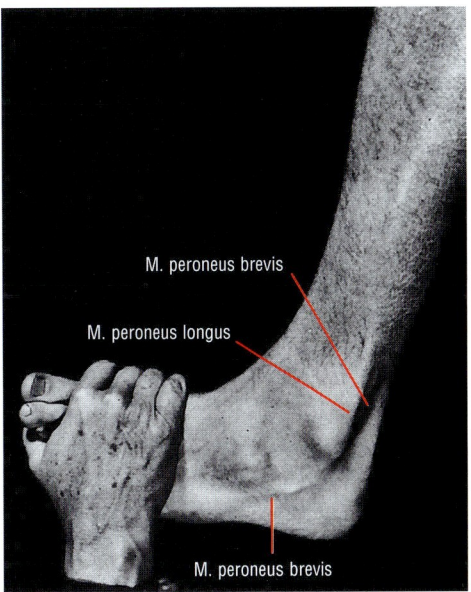

M. peroneus brevis

M. peroneus longus

M. peroneus brevis

7-62
Zehenstreckung gegen Widerstand.

7-63
Anheben des medialen Fußrandes gegen Widerstand.

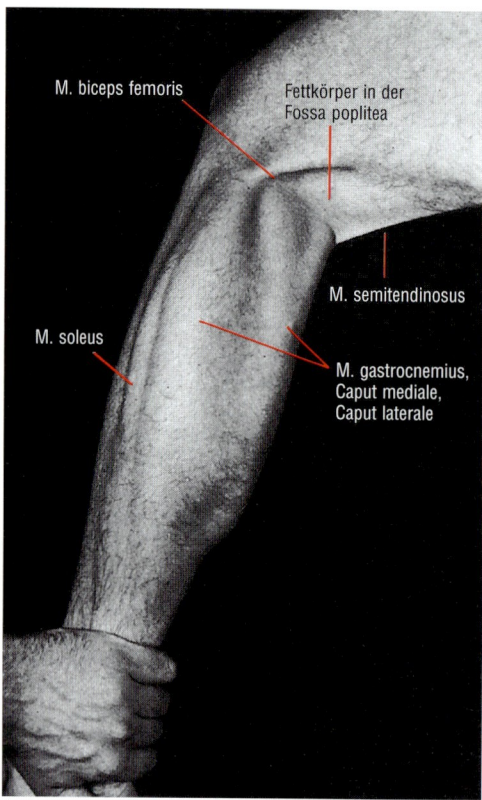

7-64

Beugung des Kniegelenks gegen Widerstand; dadurch zeigt sich die rautenförmige Begrenzung der Kniekehle (Fossa poplitea); diese liegt hinter dem Kniegelenk und wird durch die Sehnen der ischiokruralen Muskeln sowie durch die beiden Gastrocnemius-Köpfe begrenzt.

leichter Dorsalflexion, führen mit dem Reflexhammer einen Schlag auf die Achillessehne, und beobachten dann die reflektorische Kontraktion von M. gastrocnemius und M. soleus. Mit dem Achillessehnenreflex prüft man die Integrität des Rückenmarksegments S1.

B. Präparate

Muskeln an der Vorderseite des Unterschenkels und des Fußrückens

M. tibialis anterior, M. extensor digitorum longus und M. extensor hallucis longus (Abb. 7-52) entspringen an der Vorderseite von Tibia oder Fibula bzw. der Vorderfläche der Membrana interossea cruris. Am meisten medial liegt dabei der **M. tibialis anterior** (Abb. 7-65). Stellen Sie die Endsehne des M. tibialis anterior und deren Ansatzareal am Os cuneiforme mediale sowie am benachbarten Teil der Basis des Os metatarsale I dar. Suchen Sie nun die Endsehne des **M. extensor hallucis longus** (Abb. 7-65) und deren Ansatzfläche an der Basis der distalen Phalanx der Großzehe auf. Verfolgen Sie diese Sehne bis zum Muskel zurück. Die Endsehnen des **M. extensor digitorum longus** (Abb. 7-66) liegen am Fußrücken mehr lateral. Sie spreizen sich fächerförmig in Dorsalaponeurosen auf den vier lateralen Zehen. Wie bei der Hand heftet sich der zentrale Abschnitt jeder Endsehne an der Basis der Phalanx media an, während die lateralen Teile jeder Endsehne an der Basis der distalen Phalanx inserieren. Eine Abspaltung des M. extensor digitorum longus, der M. peroneus tertius, inseriert an der Dorsalseite des Os metatarsale V. Der **M. extensor digitorum brevis** (Abb. 7-66) hat seinen Ursprung an der Dorsalseite des Calcaneus und füllt ein Areal, das andererseits als Delle an der Lateralseite des Fußrückens hervortreten würde. Drei der End-

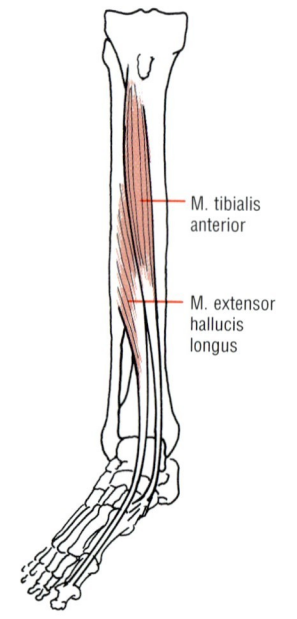

7-65

M. tibialis anterior; M. extensor hallucis longus.

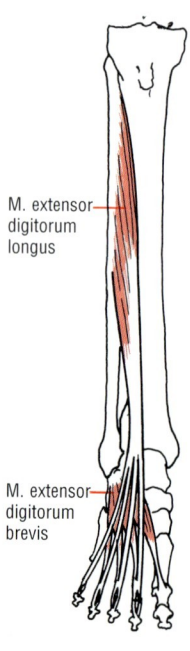

7-66

M. extensor digitorum longus; M. extensor digitorum brevis.

sehnen des M. extensor digitorum brevis strahlen in die dorsalen Aponeurosen des M. extensor digitorum longus ein; dagegen hat der Muskel zur Großzehe (manchmal auch als M. extensor hallucis ·brevis bezeichnet) ein eigenes Insertionsareal an der Basis der Phalanx proximalis I. Alle oben genannten Muskeln werden vom **N. peroneus profundus** innerviert, dem «Extensorenanteil» des N. ischiadicus.

Das vordere Kompartiment (Compartimentum anterius) wird durch eine sehr derbe Faszie abgeschlossen. Dadurch können raumfordernde Prozesse innerhalb des vorderen Kompartiments schwere Druckschädigungen auslösen (S. 133). In ihrem distalen Abschnitt bildet die Faszie ein **Retinaculum extensorum**, das die Endsehnen der Streckmuskeln am Fußrücken (im Bereich des oberen Sprunggelenks) fixiert (Abb. 7-82).

Frage 95: Welche Funktionen haben diese Muskeln, und wie wirkt insbesondere der M. tibialis anterior?

Muskeln an der Außenseite des Unterschenkels

Das laterale Kompartiment am Unterschenkel enthält zum einen den **M. peroneus longus** (Abb. 7-67). Er entspringt von den oberen zwei Dritteln der Außenfläche der Fibula. Zum anderen enthält das Compartimentum laterale den **M. pernoneus brevis**. Dieser liegt unter dem M. peroneus longus und hat sein Ursprungsareal an den unteren zwei Dritteln der Außenfläche der Fibula. Die Ansatzsehne des M. peroneus longus zieht zunächst hinter dem Außenknöchel, liegt dann in einer Knochenfurche des Würfelbeins (Sulcus tendineus musculi fibularis longi) und inseriert an der Basis des Os metatarsale I, unmittelbar in der Nähe des Ansatzareals des M. tibialis anterior (Abb. 7-76). Auch die Ansatzsehne des M. peroneus brevis zieht hinter dem Außenknöchel nach distal; sie inseriert jedoch an der Basis des Os metatarsale V. Das **Retinaculum musculorum fibularium superius** bzw. **inferius** fixiert die Sehnen hinter dem Außenknöchel. M. peroneus longus und M. peroneus brevis werden vom **N. peroneus superficialis** innerviert.

Frage 96: Welche Funktionen haben diese beiden Muskeln?

Muskeln der Wade

Die oberflächlichen Muskeln der Wade (Abb. 7-59) sind M. gastrocnemius und M. soleus (Abb. 7-68). Der **M. gastrocnemius** entspringt fleischig mit zwei Bäuchen (jeweils von einem Condylus femoris). Das Caput laterale und das Caput mediale des M. gastrocnemius vereinigen sich dann weiter distal und inserieren mit einer gemeinsamen Endsehne, **Tendo calcaneus** (auch **Achillessehne** genannt), an der Hinterfläche des Calcaneus (Tuber calcanei). Der **M. soleus** hat eine hufeisenförmige Ursprungsfläche, die sich von der Tibia bis zur Fibula unterhalb des M. popliteus ausspannt. Die Endsehne des M. soleus ist mit der Tendo calcaneus verwoben. Vv. perforantes ziehen durch den M. soleus; deshalb ist der M. soleus ein wichtiger Teil der venösen Muskelpumpe (S. 135).

Frage 97: Welche Funktionen haben die oberflächlichen Wadenmuskeln?

Die Achillessehne überträgt bemerkenswerte Kräfte und ist zudem die stärkste Sehne unseres Körpers. Wenn ein Mensch mittleren Alters relativ plötzlich für ihn ungewohnte Trainingsübungen ausführt, kann die Achillessehne mit lautem Knall reißen. Dies geschieht meist auf dem Boden bereits vorhandener degenerativer Sehnenveränderungen. Die typische Krankheitsgeschichte ist es, wenn ein Mann oder eine Frau mittleren Alters nach einer langen Ruhezeit wieder damit beginnt, Badminton zu spielen. Er/sie hat plötzlich das Gefühl, als wenn ihn/sie sein/ihr Partner auf die Ferse geschlagen hätte; und gelegentlich kann er/sie sogar einen Knall wie einen Pistolenschuß hören.

Frage 98: Welche Auswirkungen wird eine derartige Verletzung auf die Funktion des Fußes haben 1. in unbelastetem Zustand? 2. in belastetem Zustand?

Die Integrität der Achillessehne läßt sich durch Drücken auf die Wade von der Seite bei entspannter Gelenkstellung im oberen Sprunggelenk testen. Bei intakter Achillessehne bewegt sich der Fuß nach jedem Druck in Plantarflexionsstellung und kehrt wieder in die Ausgangslage zurück, wenn der Druck nachläßt. Ist die Achillessehne jedoch gerissen, kommt es zu keinem derartigen Bewegungsmuster. Eine rupturierte Achillessehne sollte so bald als möglich operativ versorgt werden, um einen verlängerten Heilungsverlauf zu vermeiden. Dieser würde die Abrollphase des Fußes beim Gehen negativ beeinflussen.

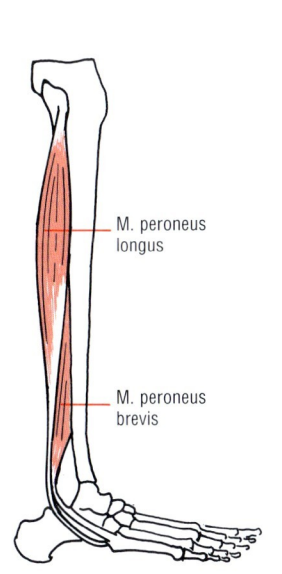

7-67
M. peroneus longus; M. peroneus brevis.

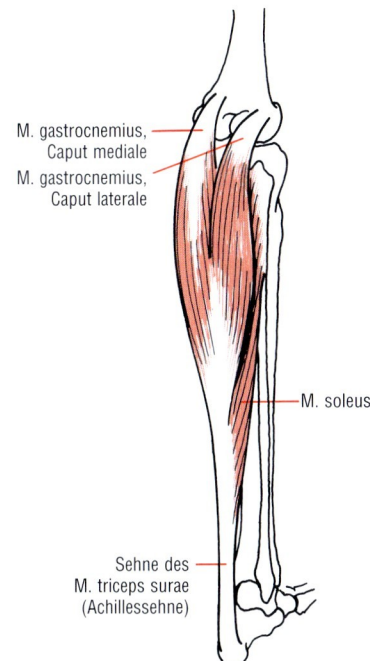

7-68
M. gastrocnemicus; M. soleus.

Tiefe Wadenmuskulatur (Abb. 7-69)

In der Tiefe, unter den oberflächlichen Wadenmuskeln, liegen der **M. flexor hallucis longus**
(Abb. 7-70), der **M. flexor digitorum longus**
(Abb. 7-70) sowie der **M. tibialis posterior**
(Abb. 7-71). Sie entspringen alle von der Hinterfläche von Fibula, Tibia und der Membrana
interossea cruris sowie von angrenzenden Kno-
chenflächen. Die Insertionsareale befinden sich
entsprechend an der distalen Phalanx der Großzehe, an den distalen Phalangen der übrigen
Zehen, am Os naviculare sowie an den benachbarten Fußwurzelknochen.

Am oberen Sprunggelenk werden die Sehnen
dieser tiefen Wadenmuskeln durch das **Retinaculum flexorum** in ihrer Lage gehalten
(Abb. 7-82). Das Retinaculum flexorum ist dabei
am Malleolus medialis, am Sustentaculum tali
sowie an der Innenseite des Fersenbeins unterhalb des Sustentaculum tali fixiert.
Alle Muskeln an der Beugeseite des Unterschenkels (d.h. alle Wadenmuskeln) werden vom
N. tibialis innerviert, der den «Beugeranteil» des
N. ischiadicus repräsentiert.
Eine magnetresonanztomographische Darstellung von oberem Sprunggelenk und Achillessehne ist in Abbildung 7-75 zu sehen.

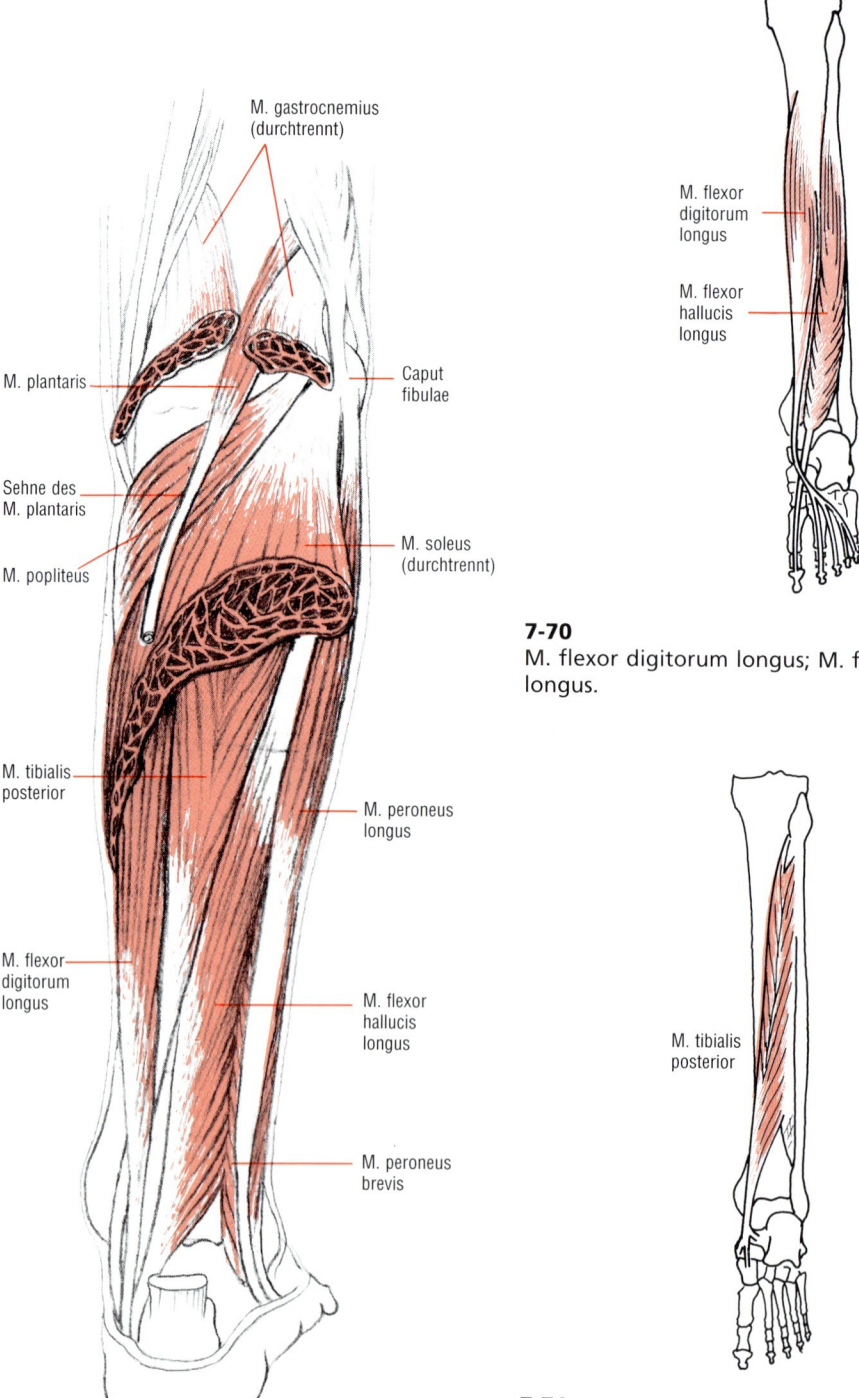

7-69
Wadenmuskulatur; tiefe Schicht.
Ansicht von hinten.

7-70
M. flexor digitorum longus; M. flexor hallucis
longus.

7-71
M. tibialis posterior.

7.6 Fuß

Ziele dieses Kapitels sind das Studium der Füße, ihre Rolle bei der Übertragung des Körpergewichts auf den Boden; die knöchernen, muskulären und ligamentären Strukturen zu betrachten, welche die Füße befähigen, die flexible und elastische Grundlage zu bilden, von der Stehen und Gehen abhängt; die funktionellen Anpassungen des Fußes mit denen der Hand zu vergleichen.

A. Anatomie am Lebenden

Die Füße sind beträchtlichen Belastungen und Anforderungen ausgesetzt, weshalb sie häufig verletzt werden. Solche Verletzungen können andauernde Schmerzen und Probleme beim Gehen verursachen.
Untersuchen Sie zuerst die Position der Füße. Sind sie nach vorne gerichtet oder nach lateral oder medial abgewinkelt?

Frage 99: Wenn ein Fuß oder beide lateral oder medial rotiert ist/sind, welchen Gelenken der unteren Extremität kann dies zugeschrieben werden?

Bitten Sie Ihren Partner, seine Schuhe und Socken auszuziehen und sich entspannt mit leicht auseinanderstehenden Füßen hinzustellen. Untersuchen Sie die Form der Füße. Der mediale Rand des Fußes sollte ein deutliches, obschon abgeflachtes Längsgewölbe zwischen Ferse und den Köpfen der Mittelfußknochen bilden (Abb. 7-72); untersuchen Sie weitere Füße, und beachten Sie etwaige Unterschiede der Höhe dieses Gewölbes. Untersuchen Sie die Außenseite des Fußes Ihres Partners. Wahrscheinlich berührt die Haut den Boden, doch verbirgt sich dahinter ein flacher lateraler Knochenbogen. Untersuchen Sie schließlich die Sohle, und beachten Sie das Quergewölbe, das eigentlich ein halbes Gewölbe ist. Betrachten Sie die Ferse von hinten, und beachten Sie die leichte Eversion. Betrachten Sie nun die Medialseite des Längsgewölbes, während Ihr Partner auf Zehenspitzen steht. Die Ferse bewegt sich von geringer Eversion zu leichter Inversion.

Frage 100: Vergrößert sich das Längsgewölbe, oder wird es kleiner?

Beachten Sie eine etwa vorhandene Abwinkelung der großen Zehe des Fußes. Die Articulatio metatarsophalangealis ist oft nach lateral abgewinkelt und zu einer entzündlichen Schwellung vergrößert (Abb. 7-73); manches dieser deformierten Gelenke (Hallux valgus) erfordert eine operative Korrektur.
Untersuchen Sie die Haut der Füße, beachten Sie ihre physiologische Dicke über den Fersen und den Zehen und alle weiteren verdickten Bereiche («Hühneraugen»), die von schlecht sitzendem Schuhwerk herrühren. Suchen Sie nach etwa vorhandenen Entzündungen, die durch einge-

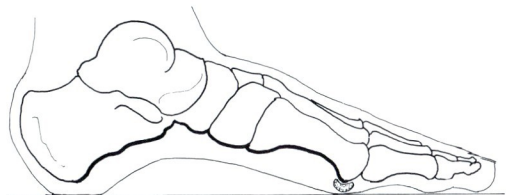

7-72
Längsgewölbe des Fußes; Ansicht von medial.

wachsene Nägel verursacht sind; noch eine Folge des Tragens von Schuhen. Untersuchen Sie die Hautfalten zwischen den Zehen; ihr Ausmaß kann beträchtlich variieren.
Bitten Sie Ihren Partner, seine Füße nach plantar und dorsal zu flektieren und sie dann zu supinieren und zu pronieren.

Frage 101: An welchen Gelenken finden diese Bewegungen statt?

Frage 102: Welche Bewegungen können in den Articulationes metatarsophalangeales und interphalangeales bewerkstelligt werden?

Bitten Sie Ihren Partner, aufzustehen und einen Schritt nach vorn zu machen. Beachten Sie, wie die große Zehe, während die Ferse des Standbeins vom Grund abhebt, passiv in der Articulatio metatarsophalangealis gebeugt wird. So wird der M. flexor hallucis longus vor seiner Kontraktion, die den letzten Abstoß beim Schreiten bewirkt, gestreckt. Außerdem werden auch die Ligg. plantaria gedehnt, wodurch das Fußgewölbe gespannt wird.

B. Präparate

Fußgelenke

Bevor Sie die Muskeln untersuchen, studieren Sie die Fußgelenke, und vergleichen Sie sie mit denen der Hand.
Das **untere Sprunggelenk** (Abb. 7-74, 7-75) ist das Gelenk unterhalb des Talus. Es besteht aus zwei Teilen, deren Gelenkflächen reziprok gewölbt sind und so Supination und Pronation des Fußes ermöglichen. Betrachten Sie das laterale Röntgenbild (Abb. 7-42) und das sagittale Magnetresonanztomogramm (Abb. 7-75) des oberen und unteren Sprunggelenks. Die hintere Kammer **(Articulatio subtalaris)** des unteren Sprunggelenks liegt zwischen der Facies articularis calcanea posterior des Talus und der konvexen hinteren Gelenkfläche des Calcaneus. Ihre fibröse Kapsel wird durch das **Lig. talocalcaneare mediale** und **laterale** und das **Lig. talocalcaneare interosseum**, das im knöchernen **Sinus tarsi** zwischen Talus und Calcaneus verläuft, verstärkt. Die vordere Kammer, die **Articulatio**

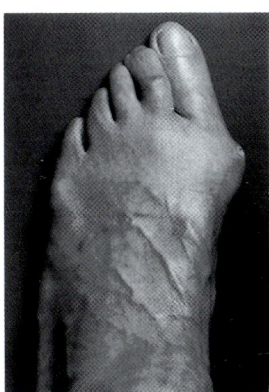

7-73
Hallux valgus; vergrößertes und deformiertes Metatarsophalangealgelenk der Großzehe.

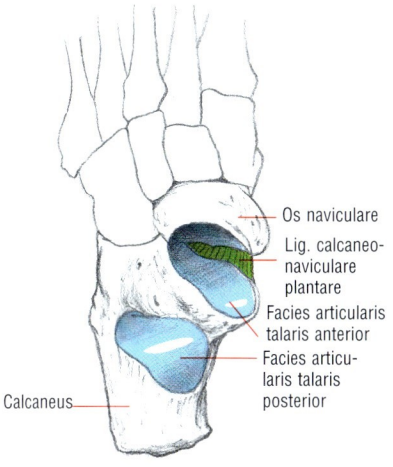

Os naviculare
Lig. calcaneonaviculare plantare
Facies articularis talaris anterior
Facies articularis talaris posterior
Calcaneus

7-74
Unteres Sprunggelenk.

7-75

Magnettomographischer Längsschnitt durch oberes Sprunggelenk, unteres Sprunggelenk und
Fußwurzelgelenke.

T	Tibia
Ta	Talus
Ca	Calcaneus
N	Os naviculare
C	Os cuboideum
M	Os metatarsale I
Ext	M. extensor hallucis longus, Tendo
FHL	M. flexor hallucis longus
A	Tendo calcaneus (Achilles-sehne)
Si	Sinus tarsi mit Lig. talocalca-neum interosseum
SP	Lig. calcaneocuboideum plantare
LP	Lig. plantare longum
Mu	Muskulatur der Fußsohle
Fat	subkutan an der Fußsohle gelegene Fettpolster.

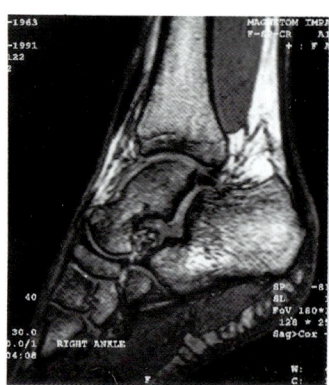
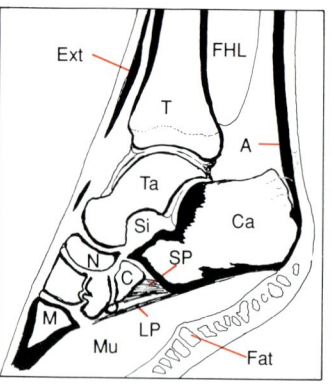

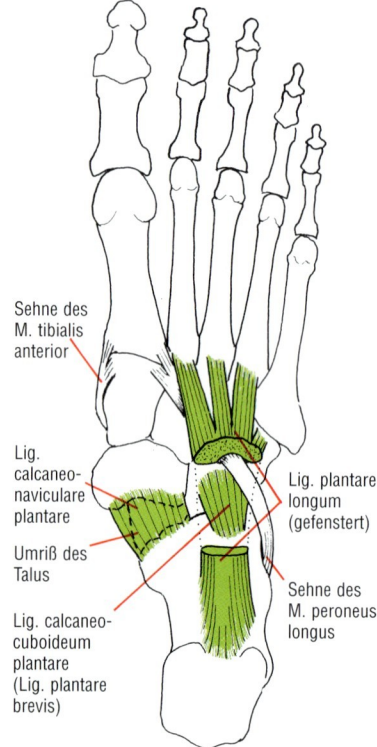

7-76
Bänder an der Fußsohle, Planta
pedis; Ansicht von plantar.

Sehne des
M. tibialis
anterior

Lig.
calcaneo-
naviculare
plantare

Umriß des
Talus

Lig. calcaneo-
cuboideum
plantare
(Lig. plantare
brevis)

Lig. plantare
longum
(gefenstert)

Sehne des
M. peroneus
longus

talocalcaneonavicularis, ist effektiv ein Kugelgelenk, das zwischen Caput tali und der Pfanne
liegt. Es wird von der konkaven posterioren
Fläche des Os naviculare, der anterioren Fläche
der Oberfläche des Calcaneus und der oberen
Fläche des Lig. calcaneonaviculare plantare gebildet. Das **Lig. calcaneonaviculare plantare**
(Abb. 7-76) ist ein breites, starkes Band, das den
anterioren Rand des Sustenaculum tali mit dem
Os naviculare verbindet. Es verspannt die Spitze
des medialen Nebengewölbes und verhindert,
daß der Talus nach vorn zwischen Calcaneus und
Os naviculare fällt. Seine Oberfläche ist für gewöhnlich mit hyalinem Gelenkknorpel bedeckt
und bildet einen Teil der Articulatio talocalcaneonavicularis. Auch Calcaneus und Os naviculare sind mit dem Fußrücken verbunden, nämlich
über das **Lig. bifurcatum**, das außerdem den
Calcaneus an das Os cuboideum fixiert.

Die **Articulatio calcaneocuboidea** an der Spitze
des lateralen Fußgewölbes weist eine Kapsel auf,
die dorsal durch das Lig. calcaneocuboidea und
plantar durch das Lig. calcaneocuboideum plantare verstärkt wird. Mit der Articulatio talocalcaneonavicularis bildet es das **quere Fußwurzelgelenk**, das transversal über den Fuß verläuft
und das sich bei Supinations- und Pronations-
bewegungen etwas mitbewegt. Geringe Dreh-
verletzungen können Dislokationen der Fuß-
wurzel- und der Fußwurzel-Mittelfußgelenke
verursachen, die schwierig zu diagnostizieren
sind und lange Schmerzen bereiten können.

Die übrigen intertarsalen, tarsometatarsalen, metatarsophalangealen und interphalangealen Gelenke sind den entsprechenden Gelenken der
Hand sehr ähnlich. Die Gelenke und Knochen
der großen Zehe sind besonders stabil; das Caput
ossis metatarsalis I weist an seiner plantaren
Fläche zwei Einkerbungen für zwei Sesambeine
auf, die den M. flexor hallucis longus während
seines Verlaufs unterhalb des Gelenks zur distalen Phalanx schützen.

Das **Lig. plantare brevis** (Abb. 7-75, 7-76) füllt
die Einsenkung zwischen Tuberculum anterius
des Calcaneus und Rand des Os cuboideum. Das
Lig. plantare longum (Abb. 7-75, 7-76) erstreckt sich von einer breiten Befestigung auf der
Unterfläche des Calcaneus zum Rand des Os
cuboideum und nach vorne zur Basis der Ossa
metatarsi II und V.

Faszien und Muskeln der Fußsohle

Das **Unterhautfettgewebe** der Sohle und der
Ferse (Abb. 7-75) ist dick und durch fibröse Septen gekammert, die von der Haut zur Aponeurosis plantaris verlaufen.

*Frage 103: Welche funktionelle Bedeutung hat
dieses Arrangement?*

Die **Aponeurosis plantaris** liegt unter dem Unterhautfettgewebe und ist sehr dick und kräftig;
sie besteht aus longitudinalen und transversalen
Faserbündeln; anterior teilt sie sich in fünf Zügel, die nach vorne in die Zehen verlaufen und
an den Seiten der proximalen Phalangen befestigt sind.

Untersuchen Sie die Muskeln und Sehnen der
vier Schichten der Fußsohle (Einzelheiten ihrer
Ursprünge und Ansätze sind nicht so wichtig).

Erste Schicht (Abb. 7-77): Unter der Aponeurosis plantaris entspringt der **M. abductor hallucis**
vom Tuberculum mediale des Calcaneus und der
umgebenden Faszie und inseriert in der medialen
Seite der Basis der proximalen Phalanx der
großen Zehe; er abduziert und flektiert die große
Zehe. Der **M. abductor digiti minimi** entspringt
von beiden Tubercula des Calcaneus und inseriert an der lateralen Seite der Basis der proximalen Phalanx der kleinen Zehe. Der **M. flexor
digitorum brevis** entspringt vom medialen Tuber des Calcaneus und der Aponeurose; seine
vier Sehnen teilen sich, erlauben so die Passage
der Sehnen des M. flexor digitorum longus und
inserieren an den Seiten der mittleren Phalangen.
Die Sehnen verlaufen, wie die der Hand, in den
Zehen in einer fibrösen und synovialen Schicht.

*Frage 104: Welche Sehnen sind denen der Hand
analog?*

Zweite Schicht (Abb. 7-78): Unter den Muskeln
der ersten Schicht liegen die Sehnen der beiden
Wadenmuskeln. Die **Sehne des M. flexor digitorum longus** teilt sich in vier Sehnen, die durch
einen Spalt der Sehnen des M. flexor digitorum
brevis ziehen und an den Basen der Endphalangen der vier lateralen Zehen inserieren; die
Sehne des M. flexor hallucis longus furcht die
Rückseite des Talus und das Sustenaculum tali,
zieht entlang der Medialseite der Sohle zum
ersten metatarsophalangealen Gelenk, wo es in

einer von den beiden Sesambeinen der Sehne des M. flexor hallucis brevis gebildeten Rinne geschützt liegt und an der Basis der distalen Phalanx der großen Zehe inseriert. Die zweite Schicht der Fußsohle schließt den **M. flexor accessorius** mit ein, der von der medialen konkaven Oberfläche des Calcaneus entspringt und an den Sehnen des M. flexor digitorum longus inseriert. Der M. flexor accessorius leitet den schrägen Zug der langen Sehnen zu einem direkten anteroposterioren Zug um. Wie in der Hand entspringen vier **Mm. lumbricales** von den Sehnen des M. flexor digitorum longus, überqueren die Articulationes metatarsophalangeales der tibialen Seite, inserieren in die Grundphalangen der zweiten bis fünften Zehe und vermögen so, in den Grundgelenken zu beugen.

Frage 105: Krallen Sie mit den Zehen in den Boden; wie wichtig ist diese Aktion?

Dritte Schicht (Abb. 7-79): Sie besteht aus drei Muskeln, welche die Funktionen ausüben, die ihren Bezeichnungen entsprechen. Der **M. flexor hallucis brevis**, der seinen Ursprung von dem Gebiet des Sprunggelenks her nimmt, besitzt zwei Bäuche, die beiderseits an der Basis der proximalen Phalanx der großen Zehe inserieren. Sesambeine innerhalb dieser Insertionen schützen die Sehne (und die des M. hallucis longus) davor, vom Körpergewicht zerquetscht zu werden. Der **M. adductor hallucis** besitzt ein Caput obliquum und ein Caput transversum; die gemeinsame Sehne inseriert mit dem lateralen Teil des M. flexor hallucis brevis am lateralen Sesambein und seitlich an der Basis der proximalen Phalanx der großen Zehe. Der **M. flexor digiti minimi brevis** entspringt plantar an der Basis des 5. Os metatarsale und inseriert an der latera-

len Seite der Basis der proximalen Phalanx der kleinen Zehe.

Vierte Schicht (Abb. 7-80, 7-81): Sie besteht aus den **Mm. interossei plantares** und **dorsales**, welche an den Basen der proximalen Phalangen inserieren und nicht etwa an den Dorsalaponeurosen, wie dies in der Hand der Fall ist. Sie sind um eine funktionelle, längs durch die zweite Zehe verlaufende Achse herum strukturiert. Sie vermögen die proximalen Phalangen zu flektieren, was für den Zehengriff von Bedeutung ist. Abduktion und Adduktion werden jedoch, wenn Schuhe getragen werden, nur selten benötigt. Die vierte Schicht schließt außerdem zwei Sehnen mit ein, die sich von der Unterschenkelmuskulatur herleiten. Die **Sehne des M. tibialis posterior** verläuft hinter dem medialen Knöchel und setzt an der Tuberositas des Os naviculare an; die **Sehne des M. peroneus longus** verläuft schräg über die Sohle im Sulcus tendinis m. peronei longi des Os cuboideum und inseriert am Os cuneiforme mediale und an der Basis des Os metatarsale I. Der **N. plantaris medialis**, ein Ast des N. tibialis, innerviert die Mm. abductor hallucis, flexor digitorum brevis, flexor hallucis brevis und die ersten Mm. lumbricales. Der **N. plantaris lateralis** versorgt die übrigen Muskeln.

Wiederholen Sie die Muskeln der Hand, und vergleichen Sie sie mit denen des Fußes.

Frage 106: Welcher Nerv entspricht dem N. medianus der Hand?

Die Retinacula und die synovialen Sehnenscheiden, welche die Sehnen am Fußgelenk umscheiden, sind in den Abbildungen 7-82 und 7-83 dargestellt. Vergleichen Sie mit den Verhältnissen am Handgelenk (Abb. 6-82, 6-83).

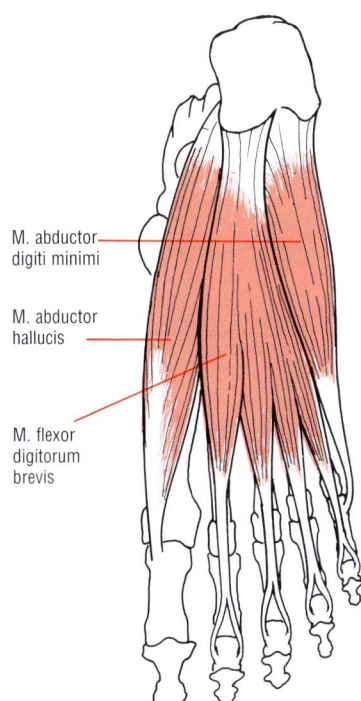

7-77
Muskeln der Fußsohle, Planta pedis; oberflächliche Schicht.

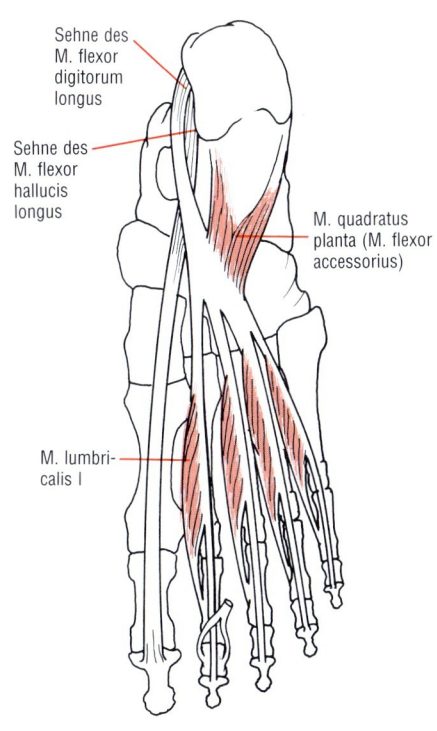

7-78
Muskeln der Fußsohle, Planta pedis; mittlere Schicht.

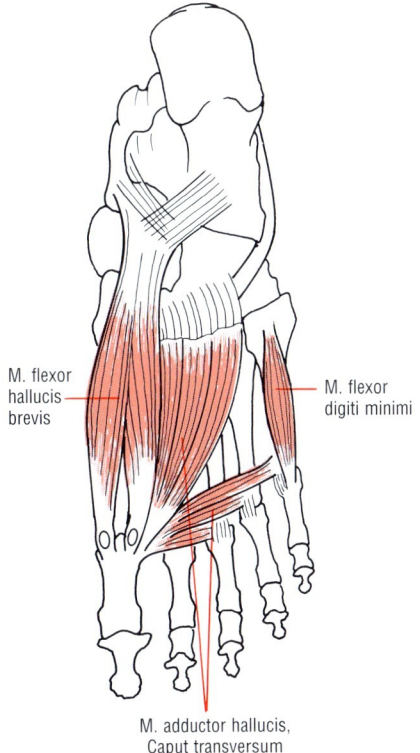

7-79
Muskeln der Fußsohle, Planta pedis; tiefe Schicht.

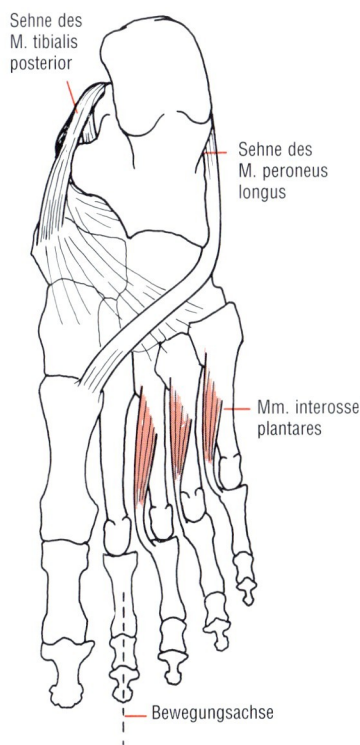

7-80
Muskeln der Fußsohle, Planta pedis; tiefste Schicht.

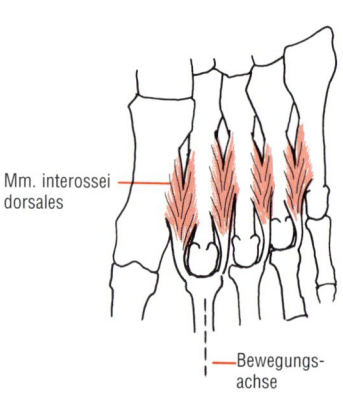

7-81
Muskeln des Fußrückens; tiefste
Schicht.

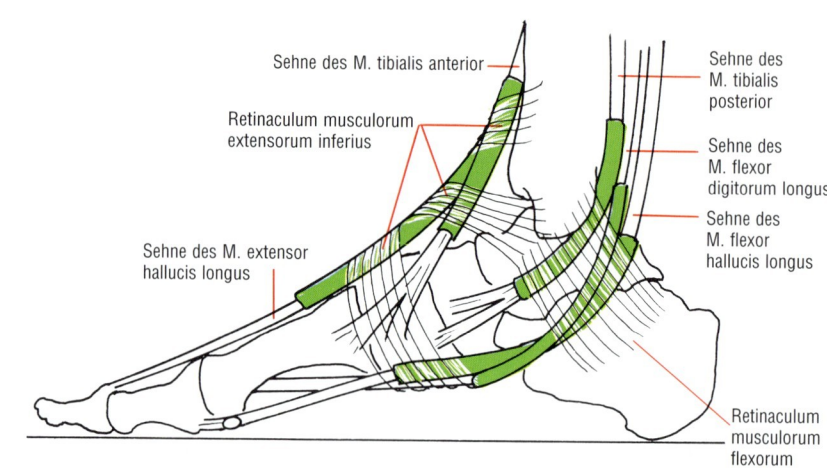

7-82
Sehnenscheiden des Fußes (Vaginae tendinum
pedis) der Streck-und Beugemuskeln und
Haltebänder (Retinacula); Ansicht von medial.

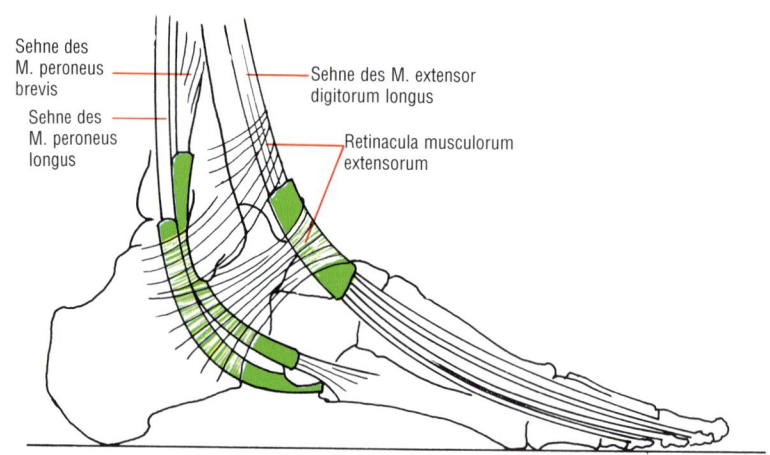

7-83
Sehnenscheiden des Fußes (Vaginae tendinum pedis) der Pero-
nealmuskeln und Haltebänder
(Retinacula); Ansicht von lateral.

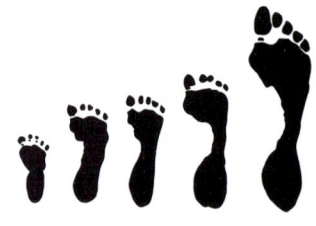

7-84
Fußabdrücke vom 6 Monate alten
Säugling bis zum Erwachsenen.

Das Fußgewölbe (Abb. 7-72)

Das Fußgewölbe ermöglicht die Verteilung des
Körpergewichts zwischen den Procc. medialis
und lateralis tuberis calcanei hinten und den
Köpfchen der vier lateralen Ossa metatarsalia
und den beiden Sesambeinen des Os metatarsale
I vorne. Die grundlegende Struktur des Fußgewölbes besteht aus einer Anzahl kleiner Knochen, welche durch plantare, synoviale Gelenke
miteinander gelenken. Sie gewährleistet eine beachtliche Flexibilität und Elastizität des Fußes,
was Gehen und Laufen erleichtert. Außerdem
wird den Füßen so die Anpassung an unebenen
Boden ermöglicht.
Die Zehen bewirken einen Hebel, mit dem der
Körper vorwärts bewegt wird; aufgrund ihrer
Greiffunktion fördern sie die Stabilität beim Gehen und Stehen. Das Fußgewölbe wird meist
hinsichtlich seiner longitudinalen (medialen und
lateralen) und transversalen Komponenten beschrieben. Das Quergewölbe jedoch besteht, wie
bei aneinander gestellten Füßen erkennbar, lediglich aus einem halben Gewölbe. Im Ganzen
besteht das Fußgewölbe aus einzelnen miteinander gelenkenden Knochen, die mittels dorsaler
und plantarer Bänder verstärkt werden. Die Ligamenta stellen eine passive Verspannung des
Fußgewölbes dar; die aktive Stütze des Gewölbes, die besonders bei Bewegung von Bedeutung
ist, wird durch Muskeln ermöglicht, einschließlich der **kurzen Muskeln der Fußsohle** und der
langen Sehnen der Wadenmuskulatur (v.a.
Mm. tibialis anterior, flexor hallucis longus und
flexor digitorum longus). Der M. tibialis anterior
zieht das Os cuneiforme mediale nach oben,
wogegen die langen Flexoren die Extreme des
Gewölbes verspannen. **Das Lig. plantare longum** (Abb. 7-76) (zieht von der Plantarseite des
Fersenbeins zu den Basen der Mittelfußknochen)
verspannt das fibulare Nebengewölbe; außerdem
bildet es einen fibrösen Tunnel für die Sehne
des M. peroneus longus. Medial trägt das Gewölbe das über die Tibia geleitete Körpergewicht. Das starke **Lig. calcaneonaviculare
plantare** (Abb. 7-76), das vom Sustenaculum
tali zum Os naviculare zieht, verhindert, daß der
Taluskopf zwischen Calcaneus und Os naviculare sinkt. Das Gewölbe bleibt so erhalten. Da
die Fußmuskulatur beim passiven Stehen kaum
aktiv wird, stellen die Ligamenta die wichtigste
Stütze des Fußgewölbes dar.
Der Fuß eines Neugeborenen scheint kein
mediales Längsgewölbe aufzuweisen. Wenn das
Kind am Ende des ersten oder zu Beginn des
zweiten Jahres zu Laufen beginnt, bildet sich
das relativ reichlich vorhandene Fettgewebe
zurück, so daß das Längsgewölbe sichtbar wird
(Abb. 7-84). Unter Umständen jedoch persistiert
die platte Form des Fußes, was im späteren Leben Anlaß chronischer Beschwerden sein kann.

7.7 Blut- und Lymphbahnen

Ziel dieses Kapitels ist das Studium der arteriellen Versorgung und der venösen Drainage der unteren Extremität; ferner die Besprechung der Gefäßanastomosen sowie die Betrachtung der Adaptionsmechanismen des Gefäßsystems, die mit dem aufrechten Stand verbunden sind; letzlich auch die Beschäftigung mit dem Verlauf der Lymphbahnen und der Lokalisation der Lymphknoten an der unteren Extremität.

A. Anatomie am Lebenden
(Abb. 7-87)

Es ist sehr wichtig, die arteriellen Pulse des Beins palpieren zu können, da ihr Fehlen einen Hinweis auf arterielle Erkrankungen geben können. Fordern Sie Ihren Partner auf, sich auf eine Couch zu legen, und ertasten Sie zuerst den Puls der **A. femoralis** in der Leiste. Meist ist er leicht zu finden. Drücken Sie leicht mit einer oder höchstens zwei Fingerspitzen unterhalb der Lacuna vasorum (in der Mitte zwischen der Symphysis pubica und der Spina iliaca anterior superior) (Abb. 7-85). Dann bitten Sie Ihren Partner, sein Knie rechtwinklig zu beugen, und drücken Sie Ihre Fingerspitzen in die Fossa poplitea in Richtung des Kniegelenksmittelpunkts. Unter Umständen können Sie den Puls der **A. poplitea** ertasten. Vielleicht ist es leichter, wenn Ihr Partner auf dem Bauch liegt. Ertasten Sie die **A. dorsalis pedis** in der Mitte zwischen Malleolus medialis und lateralis. Sie verläuft auf dem Fußrücken lateral entlang der Sehne des M. extensor hallucis longus zum proximalen Ende des ersten Spatium interosseum metatarsi. Hier kann sie zu tasten sein, bevor sie durch das Spatium die Fußsohle erreicht. Die **A. tibialis posterior** sollte hinter dem Malleolus medialis unter dem Retinaculum flexorum leicht zu tasten sein. Das Bein wird außerdem über Aa. glutaeales versorgt. Diese Gefäße liegen jedoch so tief, daß ihre Pulse nicht zu tasten sind.
Bitten Sie ihren Partner aufzustehen, und lokalisieren sie den **Arcus venosus dorsalis pedis**. Verfolgen Sie ihn nach lateral bis zur **V. saphena parva**, die hinter dem Malleolus lateralis medial zur **V. saphena magna** verläuft. Letztgenannte zieht vor dem Malleolus medialis lateral an der Wade und am Oberschenkel nach oben (Abb. 7-94). Unter Umständen können Sie die normalen kleinen Erweiterungen an den Klappen der Venen sehen. Bitten Sie Ihren Partner, sich auf die Couch zu legen, und beachten Sie, wie sich die Venen entleeren, während sich der hydrostatische Druck vermindert.

Frage 107: Welche Probleme ergeben sich aus dem aufrechten Stand für den venösen Abfluß der unteren Extremität?

Die Fessel bietet einen geeigneten Zugang für intravenöse Infusionen, wenn sich Venen am Arm nur schwer finden lassen. Die V. saphena magna läßt sich meist nach einem transversalen Schnitt 2 cm über und vor dem Malleolus medialis finden.
Der größte Teil des Lymphsystems kann weder gesehen noch ertastet werden; palpieren sie jedoch die Leiste Ihres Partners unmittelbar distal der Mitte des Leistenbands. Hier können Sie vielleicht einige **oberflächliche Lymphknoten** ertasten.

B. Präparate

Arterielle Versorgung der unteren Extremität

Die **A. iliaca externa** (Abb. 7-86, 7-87) setzt sich nach Passage der Lacuna vasorum nach distal als **A. femoralis** fort. Im Schenkel kommt sie zunächst im **Trigonum femorale** zu liegen (Abb. 7-85), das kranial durch das Leistenband, medial durch den M. gracilis und lateral durch den M. sartorius begrenzt wird; der M. adductor longus (medial) und die Mm. pectineus und iliopsoas (lateral) bilden den Boden. Medial wird die A. femoralis von der **V. femoralis** begleitet.

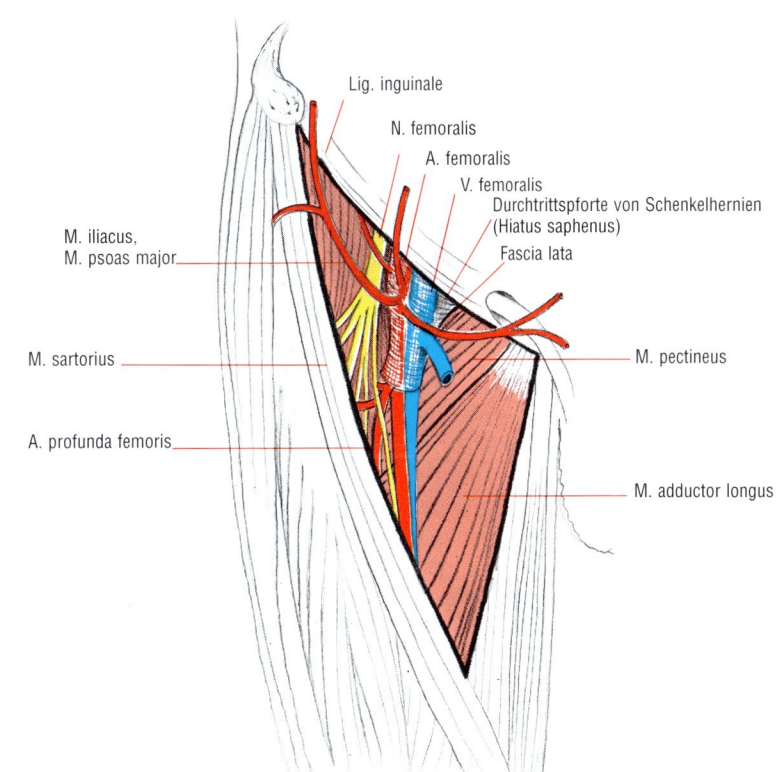

7-85
Leistenregion, Regio inguinalis.

Beide Gefäße verlaufen im Adduktorenkanal, durch den sie zur Kniekehle gelangen. Im Trigonum femorale gibt die A. femoralis einen starken Ast ab, die **A. profunda femoris**, die an der Rückseite der A. femoralis entspringt und nach distal tief zwischen M. adductor longus und M. adductor magnus verläuft. Die A. profunda femoris ist das wichtigste Gefäß zur Versorgung des Oberschenkels. Sie gibt die **Aa. circumflexa femoris medialis** und **lateralis** ab, die den Femur umschlingen und auf- und absteigende Äste zur Oberschenkelmuskulatur und zum Hüftgelenk abgeben (über trochantere Anastomosen). Von ihnen gehen außerdem **Aa. perforantes** ab, welche die Adduktoren durchdringen. Die Aa. perforantes versorgen die Adduktoren und die Haut des Oberschenkels.

Verfolgen Sie die A. femoralis, wie sie das Trigonum femorale verläßt und im Adduktorenkanal (der zwischen M. vastus medialis und den Adduktoren und unter dem M. sartorius liegt) nach distal verläuft. Am distalen Ende des Kanals zieht die Arterie durch den Hiatus tendineus in der Sehne des M. adductor magnus in die Kniekehle: ab hier wird sie **A. poplitea** genannt (Abb. 7-89). Die A. poplitea gibt Äste ab, die das Kniegelenk versorgen. Andere bilden Anastomosen um das distale Femurende und das proximale Tibiaende, wodurch die Gefäße oberhalb mit denen unterhalb des Knies verbunden werden.

Die A. poplitea verläßt die Kniekehle und teilt sich in die Aa. tibialis anterior und posterior. Finden Sie die **A. tibialis anterior,** und folgen Sie ihr, wie sie zwischen Tibia und Fibula vorn auf der Membrana interossea cruris absteigt und die Muskulatur des vorderen Kompartiments des Unterschenkels versorgt und wie sie mediale und laterale Äste zum Knöchel abgibt. Vorne überquert sie das obere Sprunggelenk und heißt dann **A. dorsalis pedis** (Abb. 7-90); diese zieht über dem Fußrücken nach vorne zum Spatium interosseum metatarsi I, durch das sie die Fußsohle erreicht, wo sie mit dem Arcus plantaris profundus anastomosiert. Bevor sie zur Fußsohle zieht, gibt sie die **A. metatarsalis I** ab, die nach lateral zieht und kleine paarige Äste der Zehen versorgt.

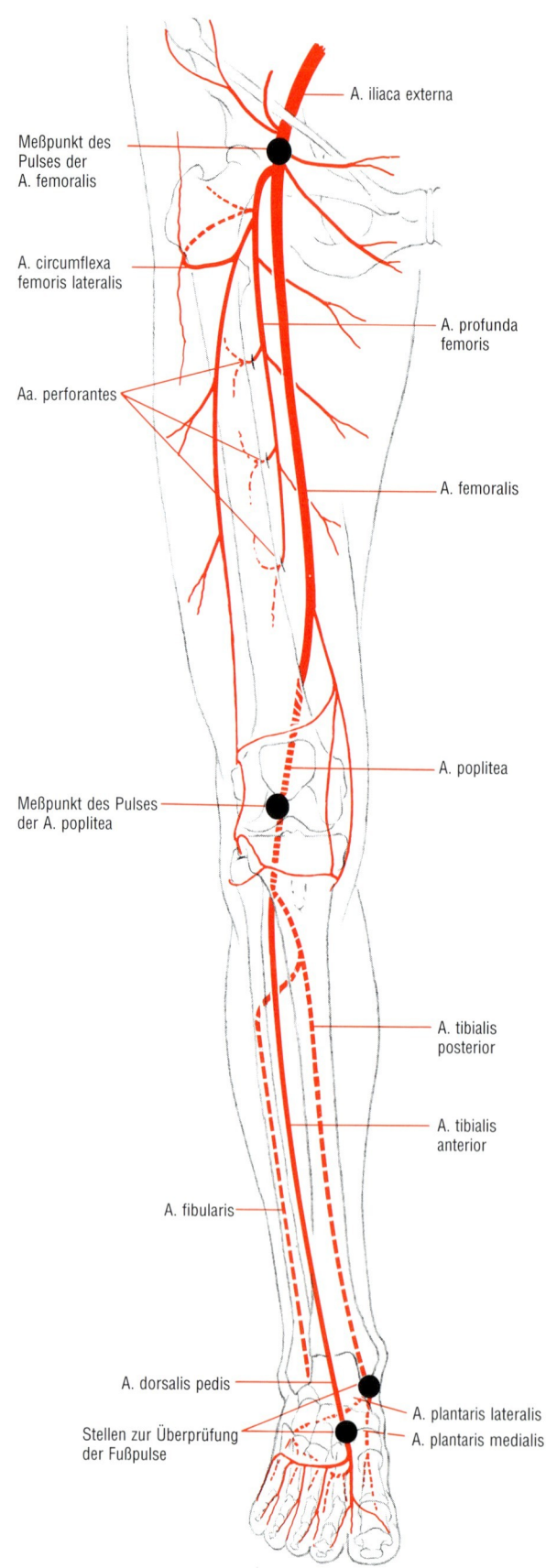

A. iliaca externa

Meßpunkt des Pulses der A. femoralis

A. circumflexa femoris lateralis

A. profunda femoris

Aa. perforantes

A. femoralis

A. poplitea

Meßpunkt des Pulses der A. poplitea

A. tibialis posterior

A. tibialis anterior

A. fibularis

A. dorsalis pedis

A. plantaris lateralis

Stellen zur Überprüfung der Fußpulse

A. plantaris medialis

7-87
Wichtige Arterien der unteren Extremität;
● Druckpunkte zur Unterbindung einer Blutung.

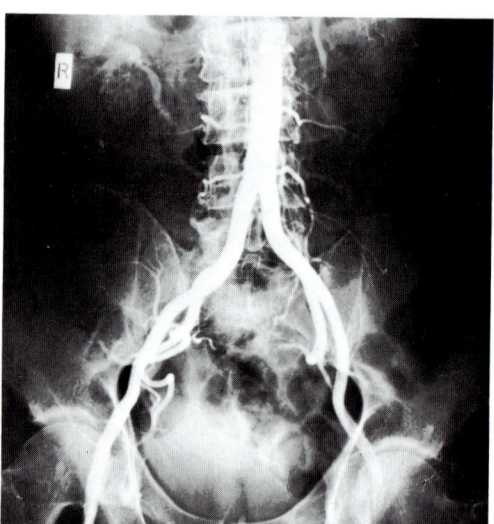

7-86
Arteriogramm der Aa. iliacae communes, Aa. iliacae interna, Aa. iliacae externa sowie der Aa. femorales.

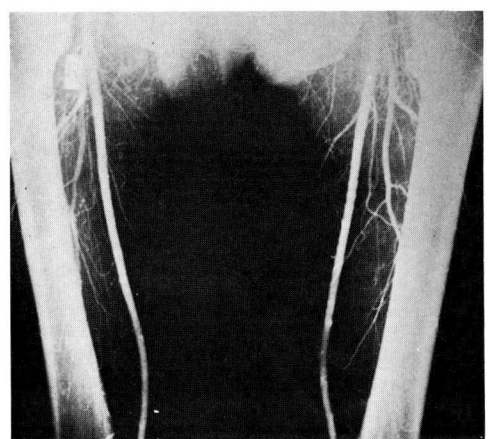

7-88
Arteriogramm der A. femoralis und der A.
profunda femoris.

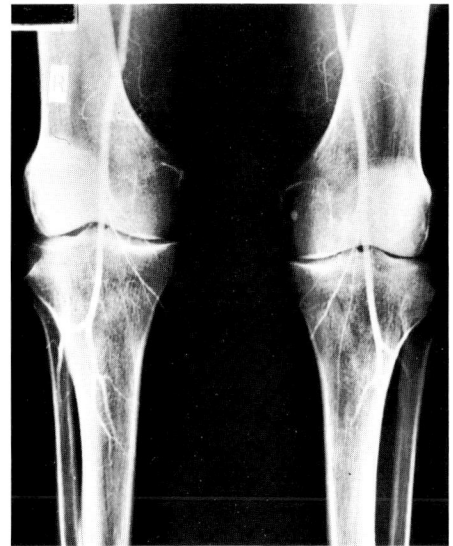

7-89
Arteriogramm der A. poplitea.

Frage 108: In welchem Ausmaß lassen sich diese Verhältnisse mit denen der Hand vergleichen?

Frage 109: Welchen Schluß würden sie ziehen, wenn sich bei einem Patienten mit intermittierenden Schmerzen nach und während körperlicher Belastung (Claudicatio intermittens) an einer Zehe zusätzlich ein Gangrän entwickeln würde? Welche Behandlung sollte diesem Patienten zukommen?

Betrachten Sie nun wieder ein anatomisches Präparat des anterioren Kompartiments des Unterschenkels. Die Muskulatur dieses Kompartiments (Mm. tibialis anterior, extensor hallucis longus, extensor digitorum longus und peroneus tertius) wird von festen, unelastischen Wänden umschlossen. Die Wände werden von den tiefen Beinfaszien, von Tibia, Membrana interossea cruris, Fibula und den Faszien, welche die vordere Muskelgruppe von der Peroneusgruppe trennen, gebildet. Die Untergliederung der Unterschenkelmuskulatur in Kompartimente ist für den peripheren venösen Rückstrom von Nutzen, weil so Muskelpumpen gebildet werden, die das Blut nach zentral entgegen der Schwerkraft pumpen. Im Falle andauernder, schwerer Körperbelastung jedoch, etwa nach einem langen Marsch, kann die Muskulatur des vorderen Kompartiments aufgrund der Erschöpfung anschwellen, was den venösen Rückstrom in dem abgeschlossenen Kompartiment behindern kann; die Schwellung würde so noch weiter verstärkt werden. Dieser Prozeß kann schließlich eine Stase in den Kapillaren mit nachfolgender Gangräneszierung zur Folge haben. Dieser Zustand bezeichnet das **Tibialis-anterior-Syndrom**, das bei unzureichender Therapie verkrüppelnde Konsequenzen haben kann. Wenn das Problem früh genug erkannt wird, kann es therapiert werden, indem die tiefen Faszien in ganzer Länge durchtrennt werden.

Frage 110: Kann dasselbe Problem in der Wade entstehen?

Wenden Sie sich nun der **A. tibialis posterior** zu, welche die oberflächliche und tiefe Muskulatur der Wade versorgt. Sie zieht entlang der Sehnen der Flexoren von hinten um den Malleolus medialis und gibt die **A. fibularis** ab, die unter dem M. flexor hallucis longus nach distal verläuft (sie kann auch zum Fußrücken ziehen und die Versorgung der A. dorsalis pedis übernehmen). Am Knöchel verläuft die A. tibialis posterior unter dem Retinaculum flexorum, wo sie sich in die Aa. plantaris medialis und lateralis aufzweigt, die in die Fußsohle eintreten. Die **A. plantaris medialis** ist klein und verläuft am medialen Fußrand. Die **A. plantaris lateralis** zieht quer über die Fußsohle zwischen der ersten und der zweiten Muskelschicht zur Basis des Os metatarsale V. Dann verläuft die Arterie tief zwischen dritter und vierter Schicht und zieht medial über die Mm. interossei. Sie bildet den **Arcus plantaris profundus**, der die **Aa. metatarsales plantares I–IV** abgibt, und anastomosiert schließlich mit der A. dorsalis pedis (welche die Fußsohle vom Fußrücken her erreicht hat).

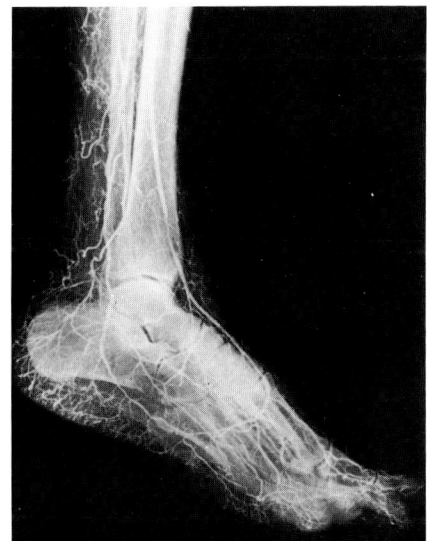

7-90
Arteriogramm der A. dorsalis pedis, der A. arcuata sowie der Aa. metatarsales dorsales.

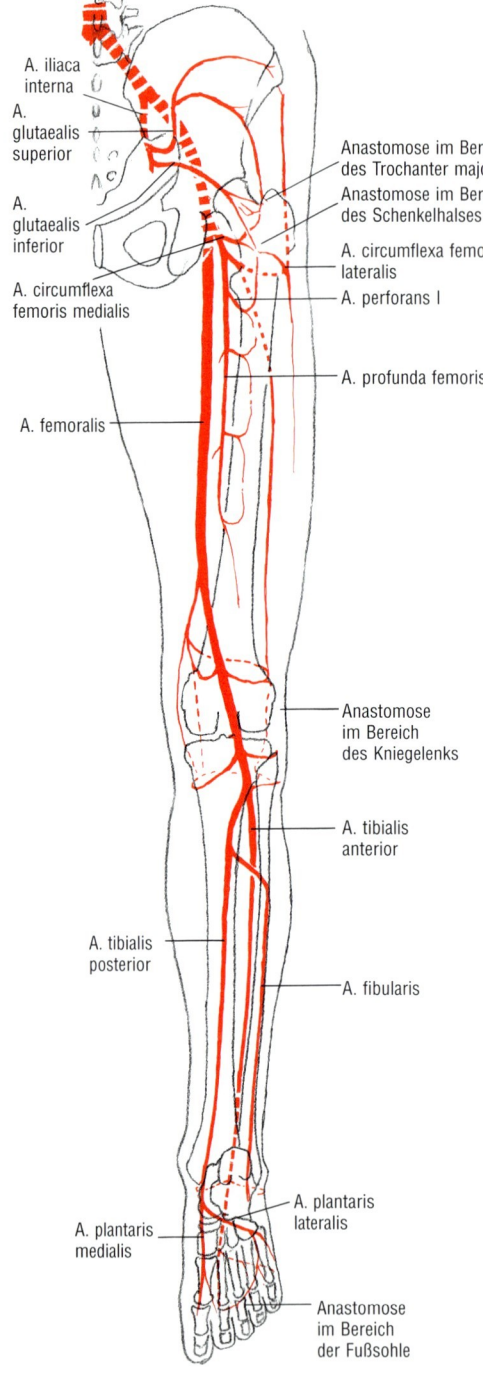

A. iliaca interna

A. glutaealis superior

A. glutaealis inferior

A. circumflexa femoris medialis

A. femoralis

Anastomose im Bereich des Trochanter major

Anastomose im Bereich des Schenkelhalses

A. circumflexa femoris lateralis

A. perforans I

A. profunda femoris

Anastomose im Bereich des Kniegelenks

A. tibialis anterior

A. tibialis posterior

A. fibularis

A. plantaris medialis

A. plantaris lateralis

Anastomose im Bereich der Fußsohle

7-91

Anastomosen zwischen Arterien der unteren Extremität; Ansicht von hinten.

Die Regio glutaealis wird von den **Aa. glutaeales superior** und **inferior**, beides sind Äste der A. iliaca interna, versorgt. Sie entsenden außerdem kleine Äste zum hinteren Kompartiment des Oberschenkels, wo sie mit Ästen des femoralen Systems (A. iliaca externa) Anastomosen bilden.

Arterielle Anastomosen der unteren Extremität

Eine Reihe wichtiger Anastomosen verbinden die Arterien der unteren Extremität untereinander und bilden eine Anastomosenkette im Oberschenkel (Abb. 7-91). Eine **Anastomose in der Fossa trochanterica** versorgt Gefäße, die entlang des Femurhalses zum Femurkopf ziehen. Sie wird von Ästen der Aa. glutaeales und von aufsteigenden Ästen der Aa. circumflexa medialis und lateralis gebildet. Etwas weiter distal, an der Verbindung zwischen M. quadratus femoris und dem oberen Rand des M. adductor magnus bilden transversale Äste der Aa. circumflexae femoris mit dem Ramus descendens der A. glutaealis inferior und mit der A. perforans I aus der A. profunda femoris eine Anastomose. Noch weiter distal anastomosieren die Aa. perforantes miteinander und mit Gefäßen des Knies. Des weiteren finden sich **Anastomosen am Knie und am Knöchel**, die jeweils von Ästen der Hauptarterien gebildet werden. Ein Ast der A. fibularis (Abb. 7-87), der anterior zwischen Tibia und Fibula verläuft, kann bei schwach ausgebildeter A. dorsalis pedis prominent werden. Im Fuß anastomosiert die A. dorsalis pedis aus der A. tibialis anterior mit dem Arcus plantaris profundus aus der A. tibialis posterior. Erörtern Sie, von woher das Bein im Falle eines unterschiedlich lokalisierten Verschlusses der A. femoralis mit arteriellem Blut versorgt werden könnte.

Die Blutgefäße der unteren Extremität werden von sympathischen Nervenfasern innerviert. Präganglionäre Fasern stammen von Zellen der grauen Substanz aus unteren thorakalen und aus den obersten lumbalen Segmenten des Rückenmarks. Postganglionäre Fasern entstammen dem lumbalen Sympathikusgrenzstrang und bilden einen Plexus um die A. iliaca externa. Andere Nervenfasern vom Lenden- und Beckenteil des Grenzstrangs begleiten die Nn. femoralis, obturatorius und ischiadicus, um die Gefäße und ihre Äste zu erreichen. Bei inadäquater Blutversorgung der unteren Extremität können lumbale sympathische Nervenfasern chirurgisch durchtrennt werden, was den Versuch darstellt, jedweden vasokonstriktorisch wirkenden sympathischen Tonus auszuschalten.

C. Radiologische Befunde

Studieren Sie das Arteriogramm (Abb. 7-89, 7-90), und identifizieren Sie die verschiedenen dargestellten Äste. Betrachten Sie Abbildung 7-92, nachdem Sie das normale Arteriogramm betrachtet haben. Der Unterschied der Darstellung beruht auf einem vorhandenen Atherom, einer cholesterinhaltigen Ablagerung in der Tunica intima der Arterienwand. Dies bewirkt eine Einengung des Lumens und manchmal auch einen kompletten Verschluß. In solchen Fällen kann eine Gangrän der unteren Extremität die Folge sein.

Studieren Sie das Arteriogramm der Abbildung 7-93. Was ist passiert? Das Bein erlitt eine Schußverletzung, die den Knochen zerschmettert

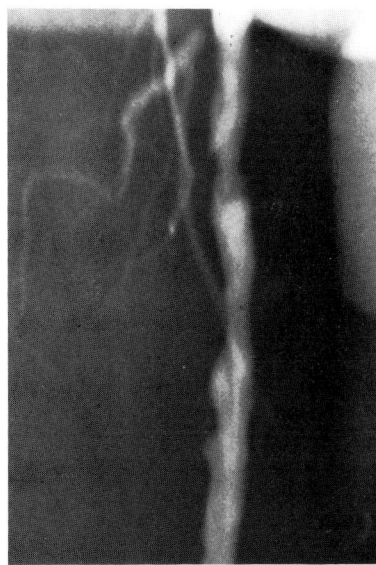

7-92
Arteriogramm, das eine Obstruktion durch
Atherom (= arteriosklerotische Veränderungen
der Gefäßwand) zeigt.

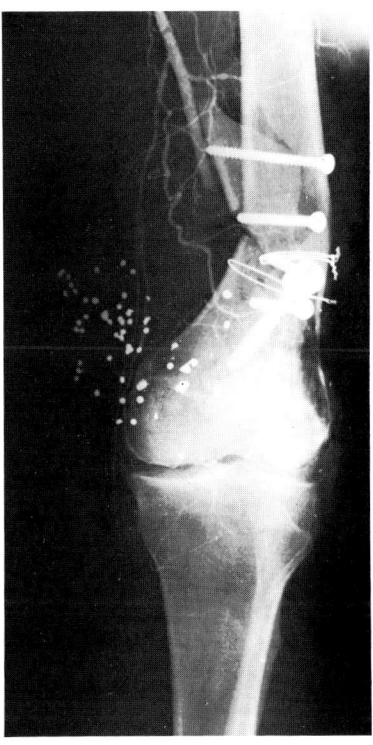

7-93
Arteriogramm nach Schußverletzung des
Kniegelenks; Verschluß der A. poplitea.

und die A. poplitea zerstört hat. Die frakturierten
Knochen wurden so gut wie möglich stabilisiert,
dennoch wäre eine Gangrän des Fußes die Folge
gewesen, wenn die Blutversorgung nicht chirurgisch wiederhergestellt worden wäre.

Venöser Abfluß der unteren Extremität (Abb. 7-94)

Wie bei der oberen Extremität gibt es bei der
unteren ein System oberflächlicher und tiefer Venen. Das erste System drainiert die Haut und die
oberflächlichen Faszien, wogegen das tiefe System die Arterien begleitet und in Form dünner,
paariger Vv. commitantes beginnt. Diese beiden
Systeme, die durch die tiefe, die Muskulatur umhüllende Faszie getrennt sind, sind über eine
Vielzahl äußerst wichtiger **Vv. communicantes**
verbunden.

Oberflächliches venöses System

Lokalisieren sie bei einer oberflächlichen Präparation des Fußrückens den Arcus venosus dorsalis pedis, der die Zehen drainiert und die Venen
aufnimmt, die dorsal von der Fußsohle her kommen. Lateral mündet der Arcus venosus in die
V. saphena parva, die hinter dem Malleolus lateralis an der Rückseite der Wade nach kranial
verläuft, die tiefe Faszie der Fossa poplitea
durchbohrt und schließlich in die V. poplitea
mündet (Abb. 7-94). Medial mündet der Arcus
venosus in die **V. saphena magna**, die vor dem
Malleolus medialis verläuft (hier kann sie für gewöhnlich gesehen und palpiert werden). Diese
Stammvene zieht im Unterhautfettgewebe entlang der medialen Seite des Beines nach kranial.
Am Oberschenkel, etwa 5 cm unterhalb des
Tuberculum pubicum, durchbricht sie im Hiatus
saphenus die Fascia lata und mündet in die **V. femoralis** des Trigonum femorale. Hier wird die
V. saphena magna von einigen kleinen Venen
begleitet, die Blut aus den Regiones iliaca und
pudenda aufnehmen. Im Falle einer Varikosis
kann die V. saphena magna an dieser Stelle einfach abgebunden werden (Abb. 7-96). Eröffnen
Sie die V. saphena magna, und suchen Sie nach
Venenklappen, welche die Blutsäule unterteilen,
was den hydrostatischen Druck reduziert.

Tiefes venöses System

Zwei Vv. comitantes begleiten jeweils jede der
kleineren Arterien des Beins und vereinen sich
schließlich zur **V. poplitea**. Diese Vene liegt in
der Fossa poplitea über der A. poplitea. Die
V. poplitea zieht mit der Arterie durch den Ad-
duktorenschlitz, erreicht die Adduktorenloge des
Oberschenkels, wo sie sich als **V. femoralis** fortsetzt. Die V. femoralis verläuft nach kranial
durch den Adduktorenkanal zum Trigonum femorale und nimmt dabei das Blut großer Neben-
gefäße auf, einschließlich das der V. profunda femoris und der V. saphena magna. Sie zieht unter
dem Leistenband in das Becken und setzt sich
als **V. iliaca** externa fort. Im Stehen (und unter
verschiedenen anderen Umständen) steigt der
venöse Druck der unteren Extremität dermaßen
an, daß sich die V. femoralis in einen Canalis
femoralis ausweitet, einen mit lockerem Bindegewebe gefüllten Raum zwischen V. femoralis
und Lig. lacunare. Dieser Kanal leitet auch Lymphe des Beins und des äußeren Genitale zum Abdomen. Der Canalis femoralis stellt eine Fortset-

zung der Bauchhöhle (nicht der Peritonealhöhle) dar, so daß bei erhöhten intraabdominalen Drücken Bauchinhalt entlang des Wegs des geringsten Widerstands gleiten kann, wodurch eine Femoralhernie entstehen kann. Im M. soleus gibt es eine Vielzahl tiefer Venen, die an der Leiche nur schwierig zu demonstrieren sind. Das Blut dieser Venen weist nach Verletzungen oder bei Krankheiten (insbesondere nach Operationen), die mit Immobilisation oder venöser Stase einhergehen, ein außergewöhnlich hohes Risiko zur Gerinnung (Thrombose) auf. Eine solche tiefe Venenthrombose kann mittels eines Phlebogramms nachgewiesen werden. Hierzu wird ein Röntgenkontrastmittel in eine oberflächliche Vene des Fußes injiziert und anschließend eine Röntgenaufnahme angefertigt. Abbildung 7-95 zeigt ein normales Phlebogramm.

Venae perforantes

Ein System von V. perforantes verbindet die oberflächlichen Venen, insbesondere die V. saphena magna, mit den tiefen Venen, die gemeinsam mit den größeren Arterien verlaufen. Notwendigerweise durchbrechen diese Venen die Fascia lata. Sind sie dilatiert, erscheint die Durchbruchsstelle als kleinfingereingängiger Fasziendefekt. Größere Vv. perforantes lassen sich medial unmittelbar unterhalb des Kniegelenks finden. Lokalisieren Sie diese Venen an einem entsprechenden Präparat. Die Klappen der Vv. perforantes ermöglichen den Blutfluß normalerweise nur in die Richtung vom oberflächlichen in das tiefe System und nicht umgekehrt.

Venöser Rückfluß und Muskelpumpe

Die Kontraktionen der Muskeln in einer relativ engen Faszienhülle erwirken im Verein mit den Venenklappen eine Muskelpumpe, welche das Blut der tiefen Venen aktiv entleert und mit den Venen nach proximal leitet. Nach Entleerung der tiefen Venen und nach Entspannung der Muskeln ermöglichen die Venenklappen der Vv. perforantes den Blutfluß aus den oberflächlichen Venen in die tiefen Venen; hier wird es wieder abgepumpt. Die Muskelpumpe entleert so das tiefe System direkt, das oberflächliche System indirekt. Werden die Klappen aus angeborenen oder erworbenen Gründen inkompetent, dann steigt die Blutfülle in den oberflächlichen Venen an, was zu **progredienter Dilatation der Venen** führt. Die Problematik dieser sogenannte **Varikosis** (Abb. 7-96) wird bei inkompetenten Klappen der Vv. perforantes auch noch verschlimmert, da das Blut nun eher in das oberflächliche System als von ihm weg transportiert wird. Im übrigen wird die Drainage der Haut durch die oberflächlichen Venen beeinträchtigt, so daß es zu Ulzerationen kommen kann.

Lymphabfluß (Abb. 7-94, 7-97)

Der Abtransport der Lymphe aus den unteren Extremitäten folgt dem allgemeinen Muster, wie es sich auch in den oberen Extremitäten findet: oberflächliche, mit oberflächlichen Venen verlaufende Lymphgefäße transportieren Lymphe aus Haut und Subkutis ab, während tiefe, mit Gefäß-Nerven-Bündeln verlaufende Lymphgefäße Lymphe aus subfaszialen Strukturen abtransportieren. In der unteren Extremität bestehen je-

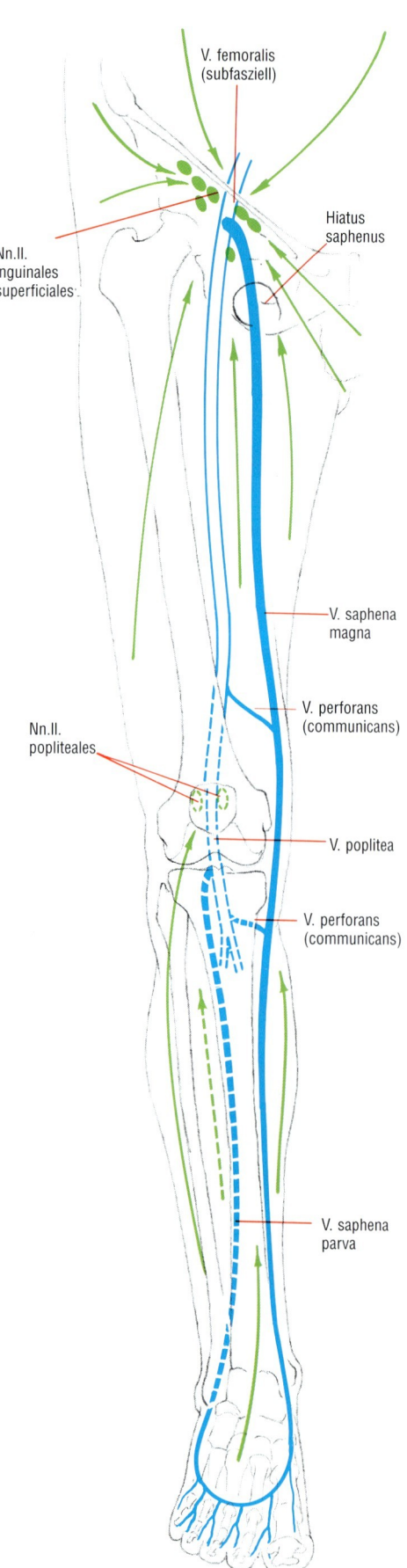

7-94
Wichtige Venen der unteren Extremität; die Lymphabflußwege sind ebenfalls dargestellt (Pfeile).

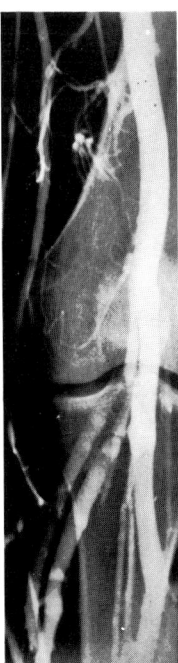

7-95
Venogramm ohne pathologischen Befund;
kleine, epifaszielle Vv. saphenae accessoriae
münden in die V. poplitea.

doch nur geringe Verbindungen zwischen dem
oberflächlichen und dem tiefen lymphatischen
System. Nn. lymphatici superficiales (Pfeil in
Abb. 7-97) lassen sich in der Fascia superficialis
unmittelbar unterhalb des Leistenbands und an
der Einmündungsstelle der V. saphena magna in
die V. femoralis finden. Diese Nn. lymphatici inguinales superficiales erhalten Lymphe der Haut,
der Fascia superficialis der unteren Extremität
und des Stamms unterhalb der Taille. Da der untere Teil des Canalis analis und der Vagina und
das äußere Genitale ektodermalen Ursprungs
sind, erhalten die oberflächlichen Leistenlymph-
knoten Lymphe auch aus diesen Gebieten. Eine
Gruppe tiefer Lymphknoten um die A. femoralis
erhält Lymphe aus tieferen Gewebsschichten.
Die Lymphgefäße der Nn. lymphatici inguinales
superficiales durchbohren die Fascia lata in der
Gegend des Hiatus saphenus und münden in die
tiefen inguinalen Lymphknoten. Deren efferente
Lymphgefäße ziehen nach kranial durch den
Canalis femoralis und nehmen Verbindung mit
den Lymphknoten auf, die entlang der Aa. iliaca
externa und communis und entlang der Aorta liegen. Auf diesem Weg erreichen sie einen dila-
tierten Sack, die Cisterna chyli, die zwischen
Aorta und den Wirbelkörpern L1 und L2 liegt.
Die Cisterna chyli entleert sich in den Ductus
thoracicus, der auf der hinteren Thoraxwand
nach kranial zieht und sich schließlich mit
Lymphgefäßstämmen von Kopf und Hals sowie
linker oberen Extremität (Truncus subclavius sinister) vereint und an der Vereinigungsstelle der
linken Vv. jugularis interna und subclavia mündet. So wird die Lymphe dem Blutkreislauf wieder zugeführt.

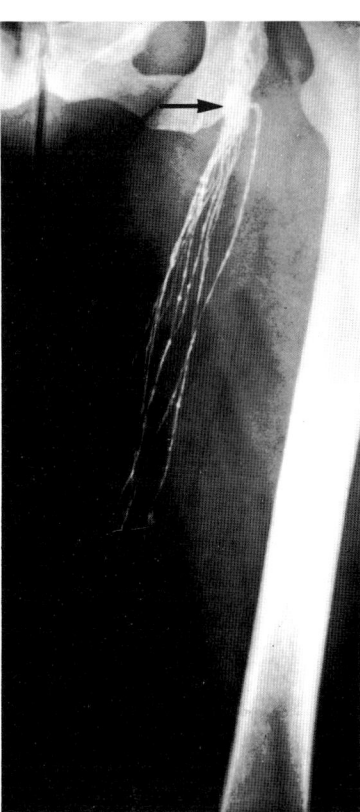

7-97
Lymphangiogramm der Lymph-
gefäße, die die Lymphe den
Inguinallymphknoten zuführen.

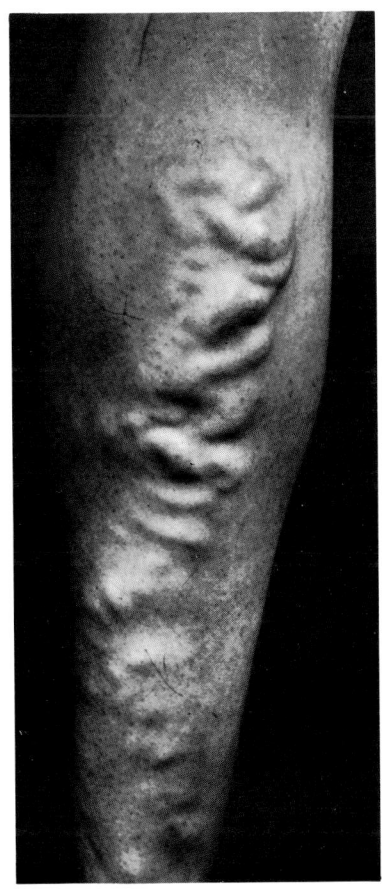

7-96
Variköse Venen im Bereich der Wade.

7.8 Innervation I: Plexus lumbosacralis, N. femoralis und N. obturatorius

Ziele dieses Kapitels sind das Studium der Grundprinzipien, die der Innervation an der unteren Extremität zugrunde liegen; ferner das Studium des Plexus lumbosacralis, durch den motorische und sensible Nerven Muskelgruppen, Gelenke und Haut der unteren Extremität erreichen; schließlich die Beschäftigung mit der Aufzweigung der Nn. femoralis und obturatorius zur Muskulatur und zur Haut zum vorderen (Extensoren) bzw. medialen Kompartiment (Adduktoren) der Oberschenkel.

Die Nerven der unteren Extremität leiten sich vom Plexus lumbosacralis ab, der im Abdomen aus den lumbalen Spinalnervenwurzeln hinter dem M. psoas major und an der hinteren Beckenwand aus den sakralen Nervenwurzeln hervorgeht (Abb. 7-98).

Grundsätzlich entspricht die Anordnung der segmentalen Innervation von Muskeln und Haut derjenigen der oberen Extremität. Bewegungen in den meisten Gelenken werden von vier benachbarten Segmenten im Rückenmark kontrolliert; die oberen beiden Segmente steuern eine bestimmte Bewegung, während die beiden unteren Segmente die gegenläufige Bewegung kontrollieren. Distal gelegene Muskeln werden von distalen Rückenmarkssegmenten versorgt (Tab. 2).

Wie in der oberen Extremität versorgen weiter kaudal liegende Nervenwurzeln die Haut der präaxialen Grenze, der distalen Extremität und der postaxialen Grenze der unteren Extremität (Abb. 7-99). Es besteht eine beachtliche Überlappung der Innervation benachbarter Dermatome, die über Axiallinien hinweg jedoch geringer ist, welche im Vergleich zur oberen Extremität weniger gut definiert sind. Die Dermatome S4 und S5 versorgen das Perineum. Postganglionäre sympathische Nervenfasern der unteren Extremität gehen aus lumbalen und sakralen sympathischen Ganglien hervor. Entweder vereinen sie sich mit Spinalnerven und werden mit ihren Ästen verteilt, oder sie bilden einen Plexus, der entlang der Arterien nach distal verläuft. Sie innervieren Blutgefäße und Schweißdrüsen.

A. Anatomie am Lebenden

Führen Sie die in Tabelle 2 genannten Bewegungen der unteren Extremität aus, und beachten Sie, welche Nervenwurzeln bei den unterschiedlichen Bewegungen beteiligt sind.

Markieren Sie mit einem Hautstift die Dermatomlinien Ihres Partners. Das Dermatommuster der unteren Extremität ist im Vergleich mit der oberen Extremität erheblich verdreht. Dies liegt hauptsächlich an der medialen Rotation der unteren Extremität im Zuge der Entwicklung. Entsprechend der oberen Extremität versorgt die mittlere Spinalnervenwurzel das am meisten distal gelegen Hautareal (d.h. die Fußsohle wird vorwiegend von L5 versorgt).

Frage 111: Welche Spinalnerven versorgen das Hautareal, auf dem Sie sitzen?

Tabelle 2: Beziehung zwischen segmentaler Innervation und Bewegungsabläufen an der unteren Extremität

Gelenk	Muskelbewegung	Wurzel	Muskelbewegung	Wurzel
Hüfte	Flexion Adduktion Innenrotation	L1, L2, L3	Extension Abduktion Außenrotation	L4, L5, S1
Knie	Extension	L3, L4	Flexion	L5, S1
Oberes Sprunggelenk	Dorsalflexion	L4, L5	Plantarflexion	S1, S2
Unteres Sprunggelenk	Inversion	L4, L5	Eversion	L5, S1
Fuß	Zehenstreckung kleine Fußsohlenmuskel	L5, S1 S3	Zehenbeugung	S2

7-98
Plexus lumbosacralis.

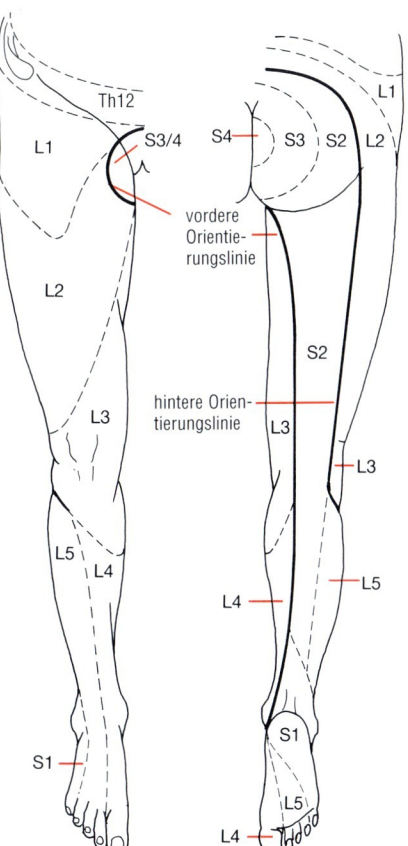

7-99
Dermatome an der unteren Extremität; beachten Sie die axial verlaufenden Orientierungslinien.

B. Präparation und Präparate

N. femoralis (Abb. 7-100, Abb. 7-85)

Identifizieren Sie an einem Präparat den Plexus lumbosacralis hinter dem M. psoas major und den **N. femoralis** (L2, L3, L4; hintere Abschnitte), der am Seitenrand des M. psoas major unter die Fascia iliaca tritt und in die Rinne zwischen M. psoas und M. iliacus nach distal unter das Leistenband zieht. Falls Sie die Haut der unteren Extremität noch nicht entfernt haben, dann tun Sie das jetzt. Schneiden Sie die starke Fascia lata ein, die den Oberschenkel umscheidet und das Trigonum femorale bedeckt, und entfernen Sie die Faszie. Beachten Sie dabei die Hautnerven, welche die Faszie durchbohren. Lokalisieren Sie das Leistenband, die Mm. sartorius und adductor longus und A. und V. femoralis im Trigonum femorale. Finden Sie nun den N. femoralis, wie er unter dem Leistenband hervortritt und sich in seine Endäste aufzweigt. Verfolgen Sie diese Aufzweigungen, und lokalisieren Sie die **Muskeläste** (Abb. 7-100) zu allen Muskeln des vorderen Kompartiments des Oberschenkels.

Frage 112: Welche Komponenten des Patellarsehnenreflexes lassen sich durch das Auslösen dieses Streckreflexes testen?

Sensible Äste des N. femoralis (Abb. 7-101) versorgen die vordere und mediale Hautfläche des Oberschenkels (**Rr. cutanei anteriores**). Finden Sie diese Nerven, und folgen Sie dem **N. saphenus**, einem langen sensiblen Ast, der durch den Adduktorenkanal zieht und anschließend die V. saphena magna begleitet; er versorgt einen

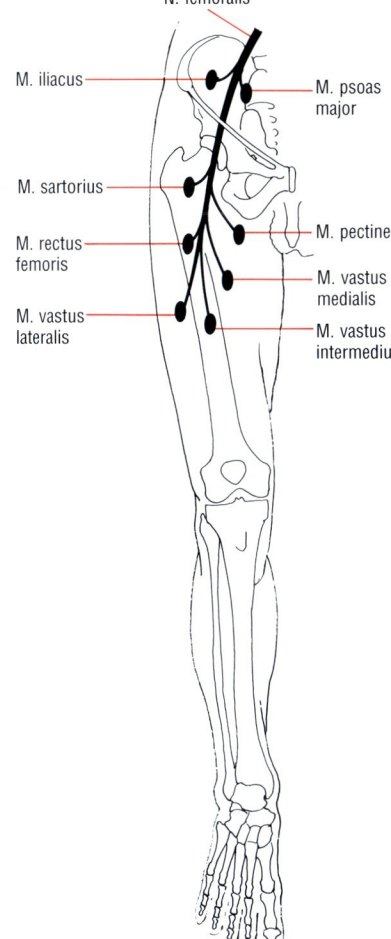

7-100
N. femoralis; Verzweigungsmuster zur Muskulatur.

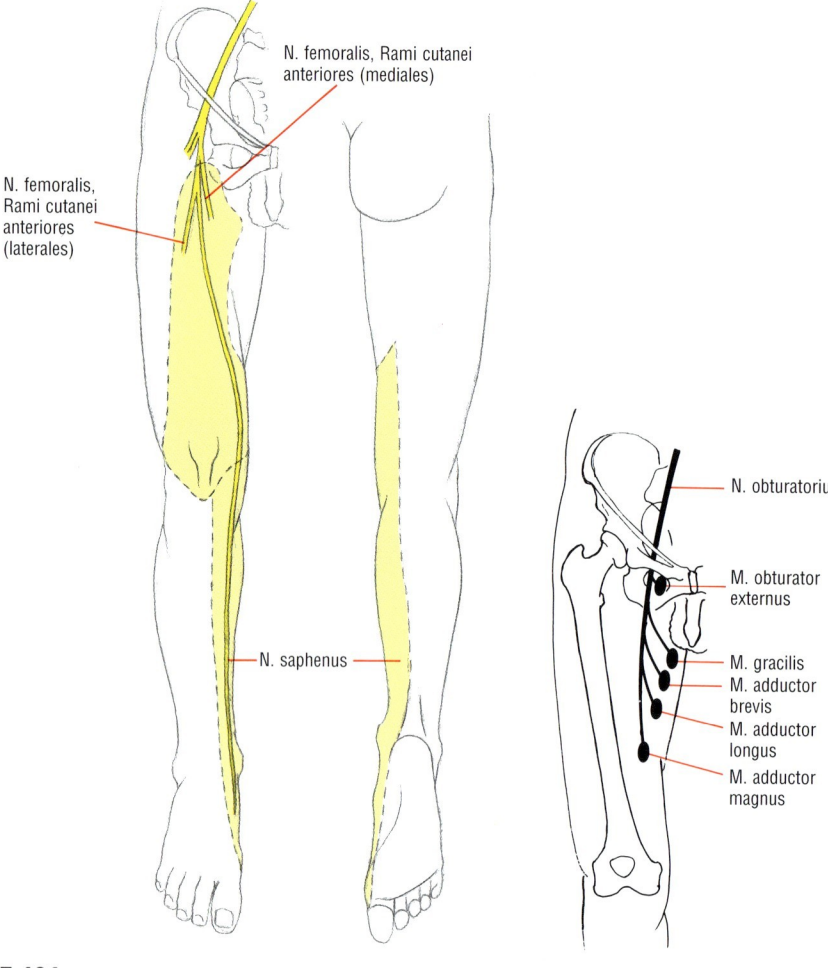

N. femoralis, Rami cutanei
anteriores (mediales)

N. femoralis,
Rami cutanei
anteriores
(laterales)

N. saphenus

N. obturatorius

M. obturator
externus

M. gracilis
M. adductor
brevis
M. adductor
longus
M. adductor
magnus

7-101
N. femoralis; sensibles Versorgungsgebiet
an der Haut.

7-102
N. obturatorius; Verzweigungsmuster zur Muskulatur.

M. psoas
major

L2,3,4

7-103
N. obturatorius; sensibles
Versorgungsgebiet an der Haut.

Hautstreifen, der zwischen der medialen Seite des Knies und der Articulatio metatarsophalangealis I liegt. Wenn Sie den M. sartorius durchtrennen und zurückschlagen, wird es einfacher sein, den Nerven zu verfolgen. Der N. femoralis entsendet außerdem sensible Äste zu Hüft- und Kniegelenk, die entlang der Muskeln ziehen, die auf diese Gelenke einwirken.

Der **N. cutaneus femoris lateralis** entspringt separat vom Plexus lumbalis, tritt unter das laterale Ende des Lig. inguinale und versorgt die Haut an der lateralen Seite des Oberschenkels. Bei einer Erkrankung des fibrösen Bindegewebes kann der Nerv unterhalb des Leistenbands eingeengt und in Mitleidenschaft gezogen werden, was Schmerzen entlang der lateralen Seite des Oberschenkels verursachen kann.

Nervus obturatorius (Abb. 7-102)

Finden Sie an einem anatomischen Präparat des Beckens den **N. obturatorius** (L2, L3, L4; vordere Abschnitte), wie er im Becken an der medialen Seite des M. psoas major hervortritt und nach distal zum Foramen obturatum durch einen Kanal an der Oberseite des Foramens zum Oberschenkel zieht.

Der N. obturatorius versorgt alle Adduktoren (Abb. 7-102) und entsendet sensible Äste zu darüberliegenden Hautarealen (Abb. 7-103). Er versorgt darüber hinaus Hüft- und Kniegelenk. Durchtrennen Sie den M. adductor longus in der Mitte, und lokalisieren Sie den darunterliegenden M. adductor brevis. Identifizieren Sie den **R. anterior** des N. obturatorius zwischen den Mm. adductor longus und brevis. Verfolgen Sie den Nerven nach proximal zum M. obturator externus, der vom N. obturatorius versorgt wird und den der Nerv beim Verlassen des Beckens durchdringt. Finden Sie den **R. posterior** des N. obturatorius hinter dem M. adductor brevis auf dem M. adductor magnus.

Frage 113: Warum empfinden manche Frauen allmonatlich ein Unbehagen an der medialen Seite des Oberschenkels?

Die der Leiste benachbarte Haut der medialen Seite des Oberschenkels wird vom N. ilio-inguinalis, einem Ast des Plexus lumbalis, der durch die Bauchwand zum Scrotum tritt, innerviert (L1). Durch Bestreichen dieses Hautareals kann der Kremasterreflex, der die Anhebung des Hodens zur Folge hat, ausgelöst werden (Kap. 14). Der R. femoralis des N. genitofemoralis (L1, L2) versorgt ein handbreites Hautareal unmittelbar unterhalb des Leistenbands; er verläßt das Abdomen über der A. femoralis.

7.9 Innervation II: Nervus ischiadicus

Ziele dieses Kapitels sind das Studium des **N. ischiadicus** und anderer Nerven des Plexus sacralis, welche die untere Extremität innervieren; ferner die Kenntnis der Aufzweigung des N. ischiadicus im posterioren Kompartiment des Oberschenkels und seine wichtigsten Verzweigungen zu den Flexoren und Extensoren des Unterschenkels und Fußes; zusätzlich die Erörterung der Behinderungen, die aus Verletzungen der Nerven oder ihrer Wurzeln im Plexus lumbosacralis resultieren können.

A. Anatomie am Lebenden

Im Gesäß und in den Oberschenkeln liegt der N. ischiadicus so tief, daß er nicht palpiert werden kann. Der Hauptast zu den Extensoren des Unterschenkels und des Fußes, der **N. fibularis communis**, kann, bevor er tief in den M. peroneus longus dringt, am Fibulaköpfchen deutlich als Strang erfühlt werden. Der Hauptast für die Flexoren, der **N. tibialis**, verläuft nur hinter dem Malleolus medialis nahe der Oberfläche, doch ist er auch hier nur schwierig zu palpieren.

B. Präparation und Präparate

Äste des Plexus sacralis – Nervus ischiadicus (Abb. 7-98)

Lokalisieren Sie an einem Beckenpräparat die großen sakralen Nervenwurzeln, welche aus den Foramina sacralia anterioria heraustreten und welche das Becken oberhalb und unterhalb des M. piriformis verlassen. Beachten Sie, daß ein Ast aus L4 sich mit L5 zum **Truncus lumbosacralis** vereint, der nach kaudal vom Plexus lumbalis über die Articulatio sacroiliaca zieht und sich mit dem Plexus sacralis verbindet.

Drehen Sie die Leiche auf den Bauch. Falls Sie es nicht schon beim Studium der Regio glutaealis (Abb. 7-49) getan haben, durchtrennen Sie jetzt den M. glutaeus maximus nahe seines Ursprungs, und schlagen Sie ihn nach lateral um. Dabei werden Sie auch die Muskelfasern, die ihren Ursprung vom Lig. sacrotuberale aus nehmen, und die A. glutaealis inferior und den **N. glutaeus inferior** (L5, S1, S2), die aus dem Becken durch das Foramen infrapiriforme direkt in den M. glutaeus maximus treten, lösen müssen. Lokalisieren Sie den M. glutaeus medius und A. glutaealis superior und **N. glutaeus superior** (L4, L5, S1), die aus dem Becken durch das Foramen suprapiriforme in die Mm. glutaeus medius, glutaeus minimus und tensor fasciae latae treten. Lokalisieren Sie den **N. cutaneus femoris posterior**, der über dem N. ischiadicus liegt und entlang der posterioren Seite des Oberschenkels unter der Fascia lata nach kaudal zieht und das Hautgebiet versorgt, das sein Name nennt.

Der **N. ischiadicus** (L4, L5, S1, S2, S3) (Abb.

7-104, 7-106, 7-108) versorgt alle Muskeln der Oberschenkelrückseite und über seine Hauptäste alle Muskeln und den größten Teil der Haut unterhalb des Knies. Identifizieren Sie diesen starken Nerven, der das Becken infrapiriform verläßt (Abb. 7-49); beachten Sie, daß er vom Hüftgelenk nur durch die kleinen Außenroller des Hüftgelenks getrennt ist. Folgen Sie dem Nerven nach distal, wie er hinter dem M. biceps femoris in das posteriore Kompartiment des Oberschenkels tritt, dessen Muskeln er einschließlich der am Tuberculum adductorium ansetzenden Muskelportionen des M. adductor magnus versorgt. Der N. ischiadicus verzweigt

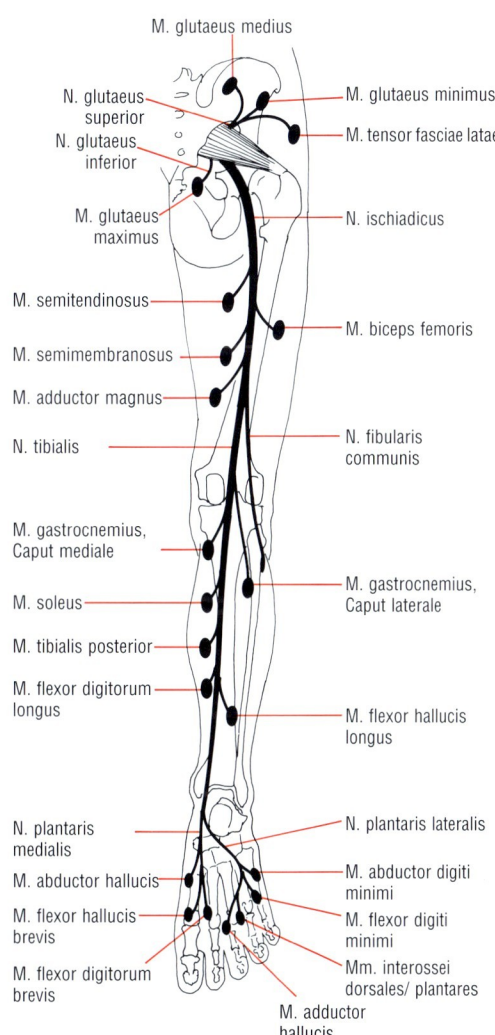

7-104

N. ischiadicus, N. tibialis, N. fibularis communis (N. fibularis superficialis; N. fibularis profundus); Verzweigungsmuster zur Muskulatur; Ansicht von dorsal.

sich für gewöhnlich in der Mitte des Oberschenkels in seine beiden Hauptkomponenten, N. tibialis und N. fibularis communis, doch kann diese Aufzweigung bereits deutlich höher erfolgen.

Der **N. tibialis** leitet sich von vorderen Anteilen aus L4, L5, S1, S2 und S3 her und versorgt alle Flexoren des Unterschenkels und des Fußes; außerdem die Haut im Bereich von Wade, Ferse, Mittelteil der Fußsohle und der drei medialen Zehen. Folgen Sie dem N. tibialis, wie er nach distal durch die Fossa poplitea zieht, in der er über A. und V. poplitea liegt. Zwischen den beiden Köpfen des M. gastrocnemius tritt er in den Unterschenkel hinter den M. soleus und versorgt alle drei Muskeln. Durchtrennen Sie die Achillessehne, und schlagen Sie die oberflächlichen Wadenmuskeln nach oben um. Folgen Sie dem N. tibialis von der Fossa poplitea in die Wade, wo er zwischen oberflächlicher und tiefer Muskulatur liegt, die er komplett innerviert. Folgen Sie dem Nerven zur Rückseite des Malleolus medialis, und beachten Sie seine Position in bezug auf Sehnen und Blutgefäße, die alle zur Fußsohle ziehen. Unmittelbar hinter dem Malleolus liegen die Sehnen der Mm. tibialis posterior und flexor digitorum longus, dann das neurovaskuläre Bündel und am weitesten hinten die Sehne des M. flexor hallucis longus, die den in den Fuß eintretenden Talus furcht. Hier teilt sich der N. tibialis in seine Endäste, **N. plantaris medialis** und **N. plantaris lateralis** (Abb. 7-107), die sich ähnlich wie N. medianus bzw. N. ulnaris der Hand verhalten.

Wenden Sie sich nun erneut dem N. ischiadicus zu, und verfolgen Sie seinen anderen Endast, den **N. fibularis communis** (Abb. 7-106, 7-110), der von hinteren Anteilen der Nervenwurzeln gebil-

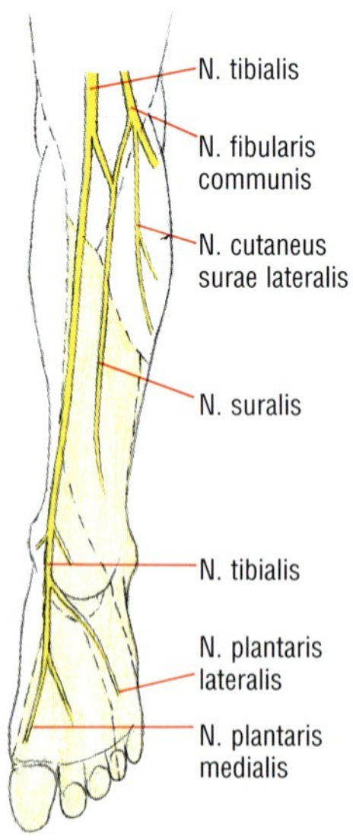

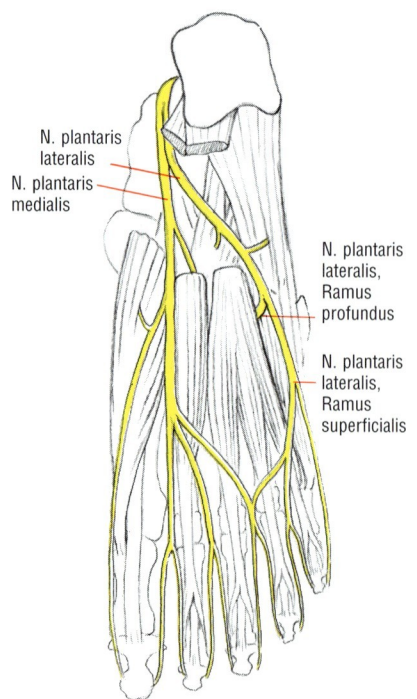

7-105
N. ischiadicus, N. tibialis, N. fibularis communis (N. fibularis superficialis, N. fibularis profundus); sensible Versorgungsmuster an der Haut.

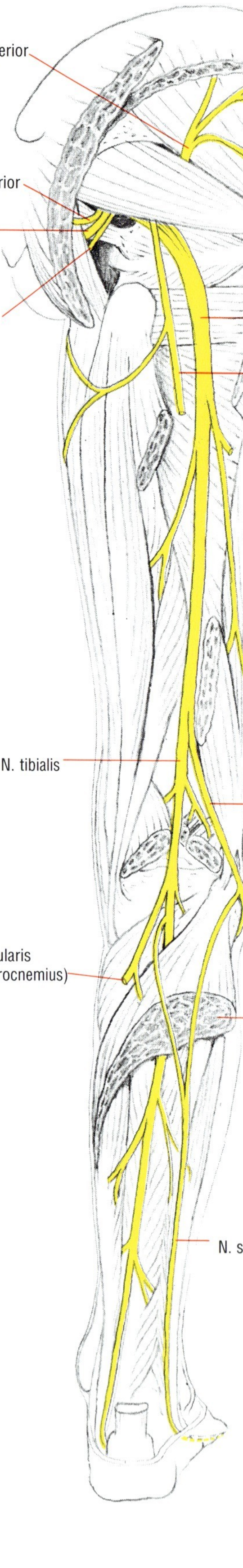

7-106
Nerven der unteren Extremität: N. ischiadicus, N. tibialis; N. fibularis communis. Ansicht von hinten.

7-107
Nerven an der Fußsohle, Planta pedis: N. plantaris medialis, N. plantaris lateralis.

det wird. Deshalb innerviert er die Extensoren (einschließlich der Mm. peronei) des Unterschenkels und Fußes und einen großen Teil ihrer Haut (Abb. 7-108, 7-109). Der N. fibularis communis zieht durch die Fossa poplitea nahe der medialen Seite des M. biceps femoris und wendet sich dann nach vorn um die laterale Seite des Fibulaköpfchens. Da er an dieser Stelle sehr oberflächlich verläuft, unterliegt er hier einer erhöhten Verletzungsgefahr direkter oder indirekter Art, etwa aufgrund schlecht sitzender, drückender Gipsverbände. Der Nerv gibt Äste zum Kniegelenk ab und solche, welche die Haut der Rückseite und posterolateralen Seite der Wade innervieren (**N. cutaneus surae lateralis**; einen Teil des N. suralis). Dann zieht er hinter den M. peroneus longus und teilt sich in den N. fibularis superficialis und in den N. fibularis profundus.

Folgen Sie dem **N. fibularis superficialis** (Abb. 7-110) in die Peroneusloge des Unterschenkels, wo er die Mm. peroneus longus und peroneus brevis versorgt. Im distalen Drittel des Unterschenkels durchtritt er die Fascia cruris und zieht an der Vorderseite des Unterschenkels nach distal. Hier teilt er sich in Äste, welche die Haut der unteren lateralen Seite des Unterschenkels und des Fußrückens (nicht jedoch das kleine Areal um den Spalt zwischen erster und zweiter Zehe) innervieren.

Folgen Sie nun dem **N. fibularis profundus** (Abb. 7-110), der in die Streckerloge tritt, deren Muskeln er versorgt. Er steigt auf der Membrana interossea cruris ab; dabei wird er von A. und V. tibialis anterior begleitet, die von der Wade kommend die Membrana interossea durchbrochen haben. Das neurovaskuläre Bündel gelangt zum Fußrücken zwischen den beiden Malleoli (d.h. zwischen der Sehne des M. extensor hallucis longus medial und der Sehne des M. extensor digitorum longus lateral). Hier besteht eine Verletzungsgefahr durch scharfe, auf den Fuß fallende Objekte. Im Fuß werden der M. extensor digitorum brevis versorgt, darüber hinaus auch die Sprunggelenke und die übrigen Gelenke des Fußes. Der Nerv zieht weiter nach vorn und innerviert schließlich noch ein kleines Hautareal zwischen erster und zweiter Zehe.

Der **N. suralis** wird sowohl von Ästen des N. tibialis als auch von Ästen des N. fibularis communis gebildet. Er zieht an der Rückseite der Wade entlang der V. saphena parva nach unten und innerviert die Rückseite der Wade, die Ferse und die laterale Seite des Fußes. Der N. suralis ist der Nerv, der in der Chirurgie am häufigsten als Transplantat zur Überbrückung eines verletzten Nervs dient.

Nervenverletzungen und ihre Folgen für das Bein

Der Plexus lumbosacralis liegt geschützt im Abdomen, und Verletzungen der Nn. femoralis, obturatorius und ischiadicus sind unwahrscheinlich, es sei denn durch penetrierende Verletzungen. Ein Verlust sympathischer Fasern nach Verletzungen peripherer Nerven hat eine trockene, gefleckt wirkende Haut zur Folge, da die Regulation der Schweißdrüsen und die Steuerung der Gefäßdurchmesser nicht mehr gewährleistet ist.

Frage 114: Ein Fahrradfahrer erhält von einem vorbeifahrenden Auto einen Stoß auf die Unter-

schenkelseite, so daß der N. fibularis communis zerreißt. Mit welchen Verletzungsfolgen muß gerechnet werden?

Frage 115: Was wären die Folgen einer Schußwunde, die den N. ischiadicus in der Glutäalregion zerrissen hätte?

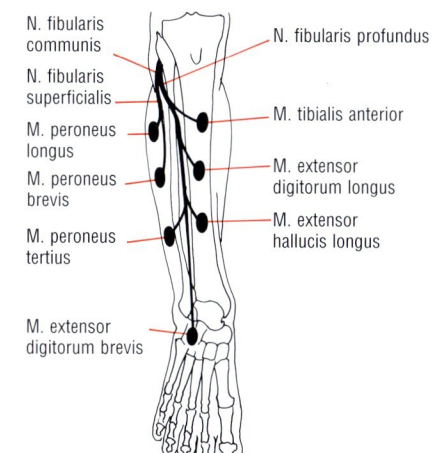

7-108
N. fibularis communis; Verzweigungsmuster zur Muskulatur.

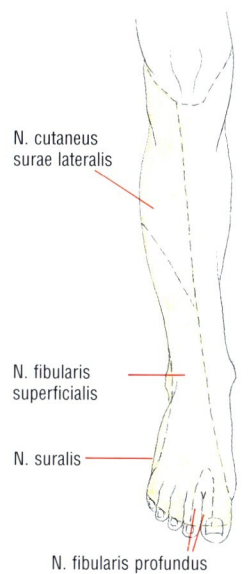

7-109
N. fibularis communis; sensibles Versorgungsgebiet an der Haut.

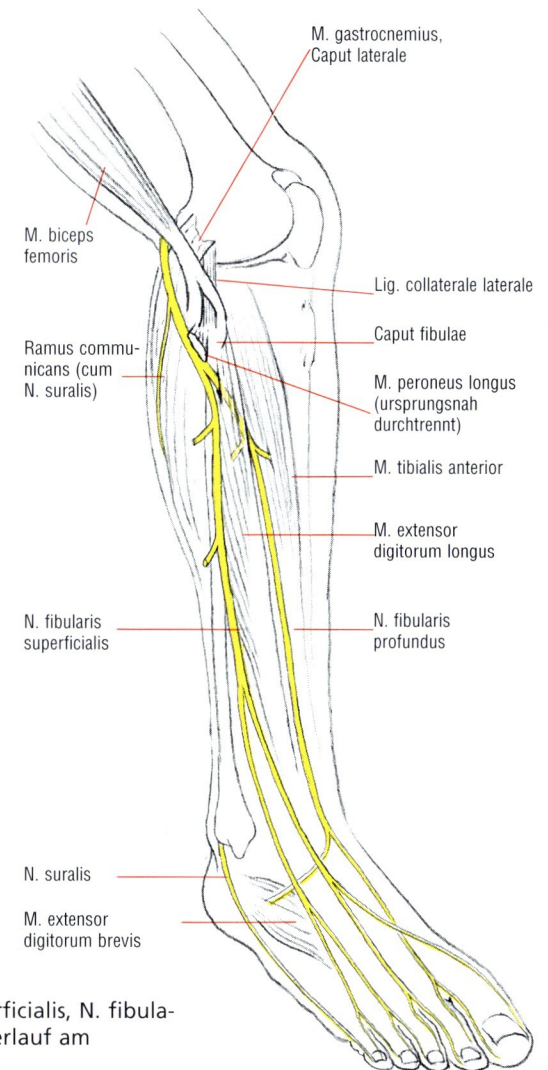

7-110
N. fibularis superficialis, N. fibularis profundus; Verlauf am Unterschenkel.

Verletzungen lumbaler und sakraler Nervenwurzeln

Verletzungen einzelner oder multipler Spinalnervenwurzeln können in der Folge eines Diskusprolaps auftreten; der prolabierte Discus intervertebralis drückt dabei auf die Nervenwurzeln, wo sie das Rückenmark durch die Foramina intervertebralia verlassen. Die Folge kann aufgrund der Kenntnis der Dermatome und der segmentalen Innervation der Muskeln vorhergesagt werden; die Unterscheidung anhand von Symptomen und klinischen Befunden, welche Nervenwurzeln in Mitleidenschaft gezogen wurden, ist häufig von Bedeutung. Die am häufigsten betroffenen Wurzeln sind L4, L5 und S1. Störungen sensibler Wurzeln können im entsprechenden Versorgungsgebiet entweder Schmerzen oder herabgesetztes Empfindungsvermögen zur Folge haben. Störungen motorischer Wurzeln treten als Schwäche und in letzter Konsequenz als Lähmung der entsprechenden Muskeln in Erscheinung.

Verletzungen der Wurzel L4

Sensible Befunde: die Empfindung kann über der anteromedialen Seite des Schienbeins bis zur Articulatio metatarsophalangealis der großen Zehe herabgesetzt sein (was dem Verteilungsgebiet des N. saphenus entspricht).

Motorische Befunde: aufgrund einer klinischen Untersuchung ist es nicht möglich, jede Lähmung oder Schwäche aller von L4 versorgten Muskeln aufzudecken, eine geringe Lähmung des M. quadriceps femoris, der zu einem großen Teil von L4 versorgt wird, mag jedoch erkennbar sein. Da die Nn. tibialis anterior und tibialis posterior sich zu einem beachtlichen Teil aus L4 herleiten, kann eine Schwäche bei der Supination des Fußes erkennbar sein.

Reflexe: Aufgrund einer Mitbeteiligung des M. quadriceps femoris kann der Patellarsehnenreflex des betroffenen Beins im Vergleich zur Gegenseite abgeschwächt sein. Der Achillessehnenreflex ist nicht betroffen.

Verletzungen der Wurzel L5

Sensible Befunde: ein abgestumpftes Empfindungsvermögen kann sich entlang der anterolateralen Seite des Schienbeins, quer über dem Fußrücken bis zur großen Zehe über die Articulatio metatarsophalangealis I hinaus und an der Fußsohle finden.

Motorische Befunde: eine gering ausgeprägte Schwäche bei der Extension (Dorsalflexion) des Fußes und bei der Extension der großen Zehe in der Articulatio metatarsophalangealis kann zu finden sein. Der M. extensor hallucis longus scheint bei Funktionsausfällen dieser Wurzel besonders anfällig zu reagieren. Außerdem kann eine leichte Schwäche bei der Pronation des Fußes und eine Lähmung der M. peronei erkennbar sein.

Reflexe: Weder Kniesehnenreflex noch Achillessehnenreflex sind betroffen.

Verletzungen der Wurzel S1

Sensible Befunde: ein herabgesetztes Empfindungsvermögen kann sich entlang der posterolateralen Seite der Wade nach unten bis zur dorsalen und plantaren Fläche der Fußaußenseite erstrecken.

Motorische Befunde: ein Kraftverlust des M. glutaeus maximus und bei der Plantarflexion im Sprunggelenk kann feststellbar sein.

Reflexe: Der Kniesehnenreflex ist nicht betroffen, der Achillessehnenreflex dagegen kann fehlen.

Projizierte Schmerzempfindungen im Bein

Das Hüftgelenk wird von Ästen der Nn. femoralis, obturatorius und glutaeus superior versorgt und von solchen, die zum M. quadratus femoris ziehen. Die Wurzeln dieser Nerven leiten sich aus den Segmenten L2 bis S1 her. Das Kniegelenk wird von den Nn. femoralis, obturatorius, tibialis und fibularis communis innerviert; ihre Wurzeln leiten sich von den Segmenten L2 bis S3 her. Es besteht demnach eine bemerkenswerte Überlappung der sensiblen Versorgung der beiden Gelenke, was das Erscheinungsbild einer Erkrankung beeinflussen kann: Patienten klagen häufig über Schmerzen entlang der Vorderseite des Oberschenkels hinunter zum Knie, obwohl ihre Erkrankung im Hüftgelenk lokalisiert ist. So verursacht eine akute Epiphysiolysis capitis femoris häufig im Knie lokalisierte Schmerzen. Auch bei Erkrankungen des Beckens, die mit einer Irritation des N. ischiadicus einhergehen, können Schmerzen entlang der Oberschenkelrückseite empfunden werden.

8. Wirbelsäule

Der aufrechte Gang auf zwei Füßen hat sich bei den Hominiden vor etwa zwei Millionen Jahren unter einem Selektionsdruck entwickelt, der mit dem Tragen von Objekten, mit Werkzeug- und Waffengebrauch und mit der Notwendigkeit zu tun hatte, Überblick über größere Entfernungen zu bekommen. Lange bevor der Homo sapiens in Erscheinung trat, hatte sich die aus vielen einzelnen Elementen zusammengesetzte, flexible Wirbelsäule entwickelt, mit ihren speziellen Gelenken zwischen Wirbelsäule und Schädel, welche die Rotation des Kopfes ermöglichten. So wurde der horizontale Blickwinkel entscheidend vergrößert. Darüber hinaus entstanden alternierende Wirbelsäulenkrümmungen (nach vorne konvex an Hals- und Lendenwirbelsäule und nach hinten konvex an Brustwirbelsäule und Kreuzbein), welche die effiziente Balance des Kopfes auf dem Hals und des Rumpfes auf den unteren Extremitäten gewährleisten und den Brustkorb und Schultergürtel stützen. Durch das aufrechte Gehen wurde ein größerer Teil des verwundbaren Bauches frei. Dieser Nachteil wurde zum Teil durch eine Reduzierung der Anzahl der Lendenwirbelkörper kompensiert. So wurde der Abstand zwischen Rippen und Becken verringert und der Schutz des Abdomen verbessert. Die Aufrechterhaltung des aufrechten Ganges bedeutete außerdem, daß ein Großteil des Körpergewichts über Wirbelsäule und Kreuzbein zu den unteren Extremitäten geleitet werden mußte; die daran beteiligten Kräfte vervielfältigen sich sogar beim Laufen und Springen. Obwohl sich die Wirbelsäule diesen Anforderungen in weiten Teilen gut angepaßt hat, sind Wirbelsäulenprobleme beim modernen Menschen weit verbreitet; am häufigsten sind sie in der unteren Lendenwirbelsäule lokalisiert.

Ziele dieses Kapitels sind: die Art und das Ausmaß der möglichen Bewegungen in verschiedenen Abschnitten der Wirbelsäule zu studieren; die einzelnen Elemente der Wirbelsäule und ihre Verschiedenheiten und Anpassungen an die Anforderungen des aufrechten Gangs kennenzulernen; die an den verschiedenen Bewegungen beteiligten Gelenke und Muskeln der Wirbelsäule zu studieren; den Schutz, den die Wirbelsäule für Rückenmark und Nervenwurzeln bietet, zu besprechen.

Die Wirbelsäule bildet die zentrale Achse des Körpers und prägt durch ihre Form das Erscheinungsbild des Rumpfes. Sie besteht aus einer Reihe von Wirbeln, Bändern und Zwischenwirbelscheiben. Diese flexible Säule aus Knochen und Bändern umschließt einen Kanal und schützt das darin befindliche Rückenmark. Sie stützt das Gewicht des Rumpfes und leitet sein Gewicht zum Becken. Die Disci intervertebrales gewährleisten eine stoßdämpfende Elastizität der Wirbelsäule. Sie kann mittels der Muskeln aktiv bewegt werden, wodurch eine Orientierung der

Extremitätengürtel und des Kopfes ermöglicht wird; sie bietet Ursprungs- und Ansatzstellen für eine Vielzahl weiterer Muskeln (z.B. Schultergürtelmuskulatur) und bildet Gelenke mit den Rippen. Eine Nebenaufgabe der Wirbelkörper ist die Blutbildung in ihrem roten Knochenmark.

A. Anatomie am Lebenden und Skelett

Vergleichen Sie den Rücken ihres Partners (Abb. 8-1) mit dem eines Skeletts (Abb. 8-2) und mit den Röntgenaufnahmen der entsprechenden Wirbelsäulenabschnitte. Beachten Sie, daß die normale Wirbelsäule exakt in der Medianebene liegt (gleiche Beinlängen vorausgesetzt).

Betrachten Sie die Wirbelsäule von der Seite, und beachten Sie die drei physiologischen Krümmungen: **Halslordose** (nach vorne konvex), **Brustkyphose** (nach hinten konvex) und **Lendenlordose** (merke: Lenden-Lordose). Vergleichen Sie die Krümmungen verschiedener Individuen, und legen Sie besonderes Augenmerk

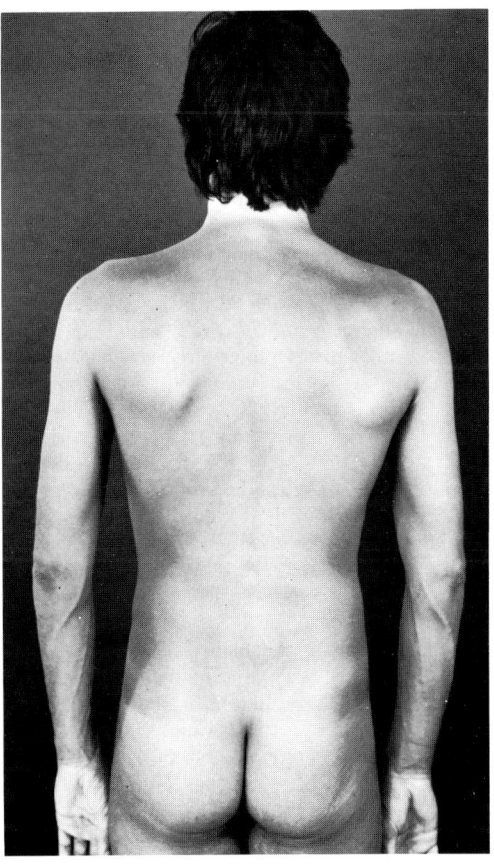

8-1
Oberflächenrelief des Rückens, Dorsum, eines gesunden Mannes.

8-2
Wirbelsäule, Columna vertebralis; (a) Ansicht von lateral; (b) Ansicht von hinten.

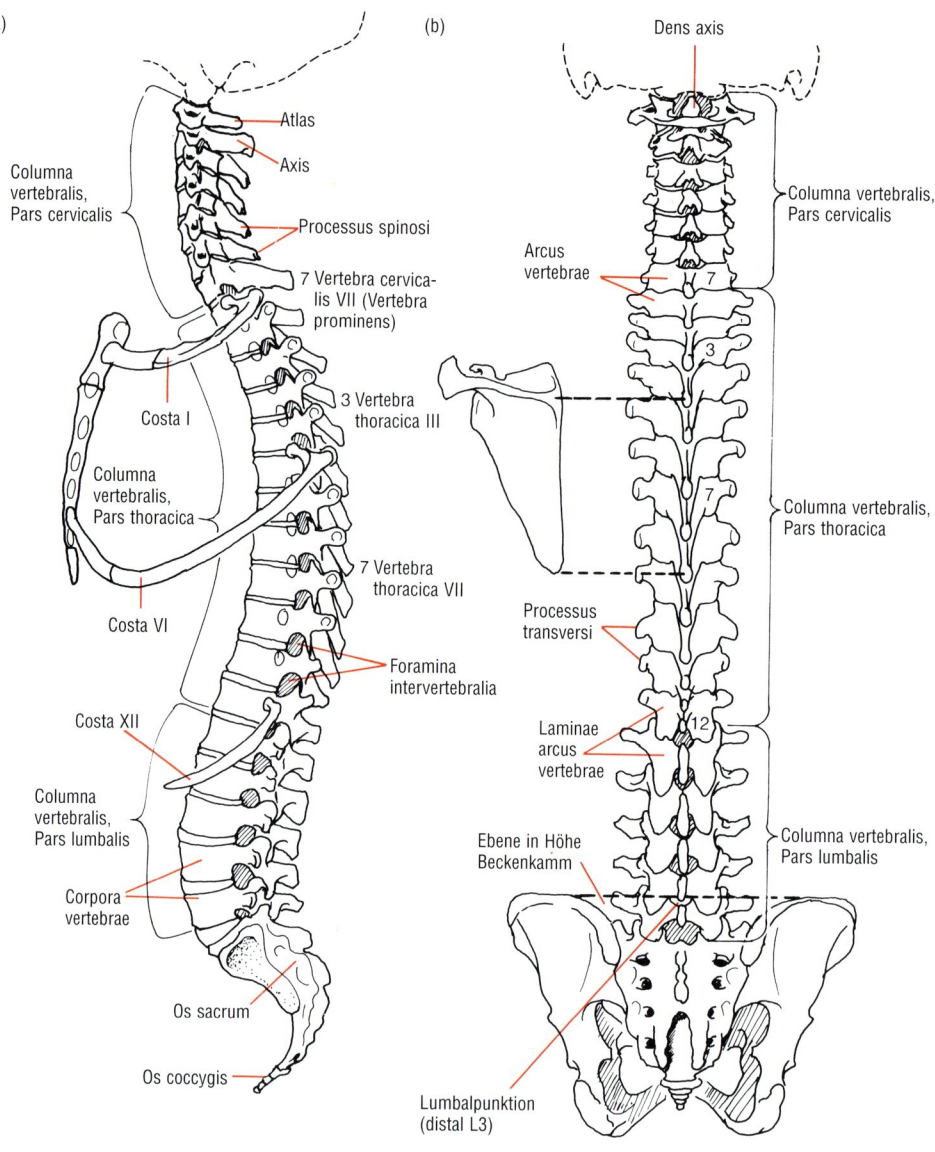

(a)

(b)

Columna vertebralis, Pars cervicalis

Atlas

Axis

Processus spinosi

7 Vertebra cervicalis VII (Vertebra prominens)

Costa I

Columna vertebralis, Pars thoracica

3 Vertebra thoracica III

Costa VI

7 Vertebra thoracica VII

Foramina intervertebralia

Costa XII

Columna vertebralis, Pars lumbalis

Corpora vertebrae

Os sacrum

Os coccygis

Dens axis

Columna vertebralis, Pars cervicalis

Arcus vertebrae

Columna vertebralis, Pars thoracica

Processus transversi

Laminae arcus vertebrae

Ebene in Höhe Beckenkamm

Columna vertebralis, Pars lumbalis

Lumbalpunktion (distal L3)

auf den unterschiedlichen Grad der thorakalen Kyphose. Sie kann schnell ungefähr beurteilt werden, wenn man die Person bittet, ihre Wirbelsäule an eine Wand zu drücken und den Kopf dabei in einer **natürlichen aufrechten Position** zu halten. Das Ausmaß der Kyphose kann mittels der horizontalen Distanz zwischen Wand und Tragus des Ohrs (dem knorpeligen Läppchen unmittelbar vor dem äußeren Gehörgang) ermittelt werden. Wie groß ist die Wand-Tragus-Distanz bei 1. ihrem Partner, 2. Ihnen selbst?
Es können **Veränderungen der physiologischen Krümmungen** bestehen (Abb. 8-3, 8-4). Jede seitliche Krümmung ist abnorm und wird **Skoliose** genannt (Abb. 8-3, 8-4a). Funktionelle Skoliosen kleineren Ausmaßes sind ohne Bedeutung und können bei Rumpfbeugung nach vorne verschwinden. Die strukturelle Skoliose ist eine persistierende Deformität. Eine Skoliose kann sich aus einer Fehlentwicklung herleiten (Hemivertebra: fehlende Entwicklung einer Seite eines Wirbels oder Entwicklung eines überzähligen Halbwirbels auf einer Seite) oder auch aufgrund einer einseitigen Kontraktur der Brustwand bei einer zugrunde liegenden Lungenerkrankung entstehen. Meist jedoch ist die Ursache einer Skoliose nicht bekannt; häufig liegt zusätzlich

eine Rotation aller benachbarter Wirbel vor, wobei die Wirbelkörper zur Konkavität der Krümmung zeigen. Die physiologische **Kyphose** kann sich vergrößern (Abb. 8-4b), insbesondere dann, wenn die Knochen aufgrund eines Kalziummangels porös werden, wie es bei älteren Menschen der Fall sein kann. Eine starke Skoliose kann mit einer ausgeprägten Kyphose assoziiert sein, so daß das Thoraxvolumen deutlich reduziert wird, was Herz- und Lungenprobleme zur Folge haben kann. Eine umschriebene Verletzung oder ein Kollaps eines einzelnen Wirbelkörpers kann eine anguläre Kyphose, einen sog. Gibbus, zur Folge haben.

Numerierung der Wirbel auf dem Rücken

Lassen Sie Ihren Finger entlang der Mittellinie des Rückens Ihres Partners von der Schädelbasis beginnend nach unten gleiten. Die Dornfortsätze der oberen Halswirbel liegen tief unter der Halsmuskulatur. Der erste leicht zu tastende Processus spinosus gehört meist zu C7 (**Vertebra prominens**) oder Th1. Ziehen Sie eine Verbindungslinie der höchsten Punkte der Darmbeinkämme, und beachten Sie, daß sie die Mittellinie

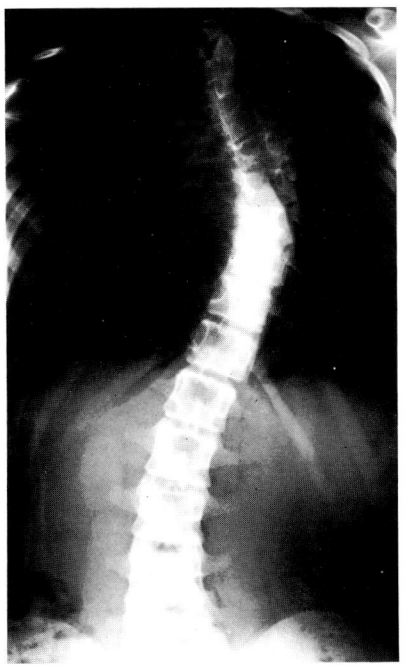

8-3
a.-p.-Röntgenbild einer Skoliose (Seitneigung) der Wirbelsäule.

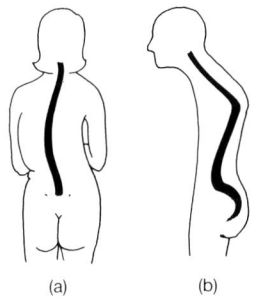

(a)   (b)

8-4
(a) Skoliose der Wirbelsäule. (b) Kyphose der Wirbelsäule.

in Höhe von L4 oder L5 schneidet. Trotz ausgeprägter Mobilität der Scapula läßt sich der Dornfortsatz von Th3 bei seitlich angelegten Armen etwa in der Verbindungslinie der beiden Schulterblattgräten finden und der Dornfortsatz von Th7 in der Verbindungslinie der unteren Schulterblattwinkel.

Frage 116: Finden sie den Processus spinosus von L1. Das Rückenmark endet bei einem Erwachsenen auf dieser Höhe, obwohl es bei einem Neugeborenen bis an L5 reicht. Warum ist das so?

Palpieren Sie die hervorstehenden Muskelsäulen (M. erector spinae), die beiderseits der Wirbelsäule liegen.

Frage 117: Wenn Ihr Partner auf einem Bein steht, tritt die Muskulatur einer Seite besonders deutlich hervor. Auf welcher Seite ist dies der Fall, und wie läßt sich dies erklären?

Beachten Sie im übrigen die Grübchen über den Spinae iliacae posteriores superiores.

Bewegungsmöglichkeiten der Wirbelsäule

Ermitteln Sie nun das Ausmaß der verschiedenen Bewegungen der Wirbelsäule.
Beugung: Bitten Sie Ihren Partner, aufrecht mit gestreckten Knien zu stehen und sich dann nach vornüber zu beugen; er sollte versuchen, den Boden mit seinen Fingerspitzen zu berühren. Die Distanz zwischen Fingerspitzen und Boden ist ein grobes Maß für die mögliche Flexion. Die Messung wird durch den Grad der Hüftbeugung und durch die Spannung der ischiokruralen Muskulatur verfälscht.
Bitten Sie Ihren Partner, aufrecht zu stehen, und bestimmen Sie die Distanz zwischen dem Dornfortsatz von S1 und der Vertebra prominens. Wiederholen Sie die Messung bei Ihrem Partner, wenn er nach vorn gebeugt ist und seine Zehen berührt. Kommentieren Sie die Ergebnisse.
Seitneigung: Sie wird ermittelt, indem man die Lokalisation der Fingerspitzen an den Schenkeln bestimmt; die Knie sollen hierfür durchgestreckt sein, die Wirbelsäule darf nicht rotiert werden.
Streckung und Rotation: Diese Bewegungen sind weniger gut zu messen und werden für gewöhnlich per Augenmaß bestimmt.
Ermitteln Sie aus der Untersuchung Ihres Partners, welche Bewegungssegmente der Wirbelsäule am meisten beitragen zur
1. Beugung und Streckung
2. Rotation
3. Seitneigung

Entwicklung der Wirbelsäule
(Abb. 8-5)

Erstes Achsenorgan ist die **Chorda dorsalis**, die unter der/dem Neuralplatte/Neuralrohr (späteres Rückenmark) liegt. Diese mesodermale Struktur charakterisiert uns als Mitglieder der Chordaten. Die Chorda dorsalis trägt in der Hauptsache zur Entstehung des Nucleus pulposus der Disci intervertebrales bei. Beiderseits der von Neuralrohr und Chorda dorsalis gebildeten Achse formieren sich in rostrokaudaler Folge die mesodermalen **Somiten**. Der ventromediale Teil eines jeden Somiten verliert seine epitheliale Struktur und bildet ein **Sklerotom**, das Ausgangsmaterial für knorpelige und knöcherne Elemente. Zellen der Sklerotome wandern aus, umscheiden die Chorda dorsalis und das Neuralrohr und bilden so einen mesenchymalen Vorläufer der Wirbelsäule. Andere Somitenzellen bilden **Myotome**, die als Ausgangsmaterial für die segmentale Muskulatur der Wirbelsäule dienen.
Das Mesenchym der Sklerotome ist segmental angeordnet; es wird durch intersegmentale Spalten, die den ursprünglichen Grenzen zwischen den Somiten entsprechen, und durch intrasegmentale Spalten, welche die rostralen Hälften von den kaudalen Hälften eines jeden Sklerotoms trennen, untergliedert. Jeder intrasegmentale Spalt kommt gegenüber der Mitte des darüberliegenden Myotoms zu liegen und markiert den Ort, an dem später eine Zwischenwirbelscheibe entstehen wird. Oberhalb und unterhalb des Zentrums eines jeden Somiten bildet sich eine **perichordale Scheibe**, die sich von umschriebenen Verdichtungen der Chorda dorsalis und von Sklerotomzellen herleiten läßt. Man vermutet, daß diese perichordale Scheibe sowohl zur Entstehung der Disci intervertebrales als

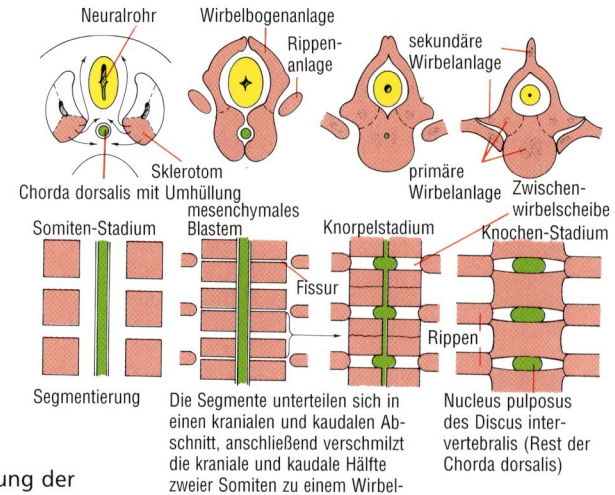

Neuralrohr   Wirbelbogenanlage
Rippen-
anlage
sekundäre
Wirbelanlage
Sklerotom
Chorda dorsalis mit Umhüllung
primäre
Wirbelanlage   Zwischen-
wirbelscheibe
mesenchymales
Somiten-Stadium   Blastem   Knorpelstadium   Knochen-Stadium
Fissur
Rippen
Segmentierung   Die Segmente unterteilen sich in   Nucleus pulposus
einen kranialen und kaudalen Ab-   des Discus inter-
schnitt, anschließend verschmilzt   vertebralis (Rest der
die kraniale und kaudale Hälfte   Chorda dorsalis)
zweier Somiten zu einem Wirbel-
körper (Resegmentierung)

8-5
Stadien in der Entwicklung der
Wirbelsäule.

auch der Wirbelkörperkerne beiträgt. Im allgemeinen nimmt man an, daß ein Wirbelkörper
von den jeweils benachbarten Hälften zweier
Sklerotome gebildet wird. Es gibt jedoch keine
direkten experimentellen Beweise dieser Annahme, die sich fast gänzlich auf histologische Beobachtungen stützt. Eine alternative Hypothese
besagt, daß individuelle Sklerotome individuellen Wirbelkörpern entsprechen und daß, wenn
die Sklerotomzellen in Richtung Chorda dorsalis
auswandern, sie außerdem um ein halbes Segment nach rostral wandern.

Wie immer der Mechanismus im einzelnen aussehen mag, erlaubt die zu den ursprünglichen
Somiten phasenverschobene Entwicklung der
perichordalen Scheiben die korrekte Ausrichtung
verschiedener wichtiger Strukturen. So verlaufen
die segmentalen Spinalnerven zwischen den
individuellen Wirbeln; die Segmentarterien
(Aa. intercostales, Aa. lumbales) liegen an der
Seite der Wirbelkörper, und die axiale Muskulatur eines jeden Myotoms spannt sich zwischen
einzelnen Wirbeln aus und ermöglicht so Bewegungen von einem Wirbel zum anderen.

Während der 6. Woche in utero entstehen in
einem Wirbelblastem zwei **Knorpelzentren**, die
zu einem Knorpelkern einer Wirbelkörperanlage
verschmelzen. Zur gleichen Zeit vereinigen sich
die Knorpelzentren in den Wirbelbögen und
verschmelzen mit dem Wirbelkörper. Separate
Knorpelzentren entstehen in den Rippenelemen-
ten. Die Wirbelbögen verschmelzen in der Mittellinie nicht vor dem 4. Monat in utero.

Die **Ossifikation** der typischen Wirbel beginnt
um die 7. bis 8. Entwicklungswoche und geht
von **primären Ossifikationszentren** aus, die an
derselben Stelle wie die Knorpelzentren liegen.
Knöchern verschmelzen die Wirbelbögen im
Laufe des ersten Lebensjahres, doch bleibt die
knorpelige Verbindung zwischen Wirbelbögen
und Wirbelkörper über die ersten Jahre hindurch
erhalten. In der Pubertät treten **sekundäre Ossifikationszentren** in den Processus spinosi und
transversi und zwei scheibenförmige Epiphysen
an Ober- und Unterseite der Wirbelkörper auf.

Andere Ossifikationsmuster finden sich in Atlas
und Axis und in den Vertebrae lumbales. Der
Arcus anterior atlantis wird vom Hypochordal-
bogen gebildet – Gewebe, das die kostalen Elemente vor den Zentren verbindet. Das Zentrum

des ersten zervikalen Somiten bildet den Dens
axis. Das Muster im Kreuzbein ist im wesentlichen dasselbe wie bei typischen Wirbeln, mit der
Ausnahme, daß die Wirbel miteinander und mit
den kostalen Elementen, welche die Pars lateralis ossis sacri bilden, verschmolzen sind.

Fehlbildungen der Wirbelsäule

Angeborene Abnormitäten der Wirbelsäule sind
relativ häufig. Die Wirbelsäule stellt eine funktionelle Einheit dar, die aus vielen Wirbeln zu-
sammengesetzt ist, wovon jeder einzelne korrekt
segmentiert, chondrifiziert und ossifiziert werden
muß. Ein Defekt eines einzigen Wirbels, etwa
ein Hemivertebra (Pfeile in Abb. 8-6), kann
deshalb die normale Anatomie und **Stabilität** der
Wirbelsäule beeinträchtigen. Wird sie dann den
Belastungen des postnatalen Lebens ausgesetzt,
können progrediente Deformitäten die Folge
sein. Andere Deformitäten wie z.B. die Fusion
zweier oder mehrerer benachbarter Wirbelkörper
können eine geringe, leicht kompensierbare Bewegungseinschränkung bedeuten, doch bleibt die
Wirbelsäule im ganzen stabil, weshalb nicht mit
einer progredienten Deformität zu rechnen ist.
Viele Abnormitäten der Wirbelsäule gehen entweder primär oder sekundär mit Schäden am
Nervensystem einher. Abbildung 8-7a zeigt die
Röntgenaufnahme eines jungen Patienten mit einer Spina bifida. Die Wirbelbögen von L2 und
L3 (gepunktet) sind zu erkennen, doch fehlen die
von L4, L5 und S1 (Pfeile). Abbildung 8-7b
zeigt ein horizontales Magnetresonanztomogramm eines solchen Defekts, der die Spaltbildung im Wirbelbogen, durch den sich die
Meningozele bruchartig vorwölbt, erkennen läßt
(Pfeil). Beurteilen Sie spezielle Deformitäten
nicht nur hinsichtlich der Wirbelsäulenmechanik,
sondern auch im Hinblick auf Thorax, Atmung,
Rückenmark und Nerven.

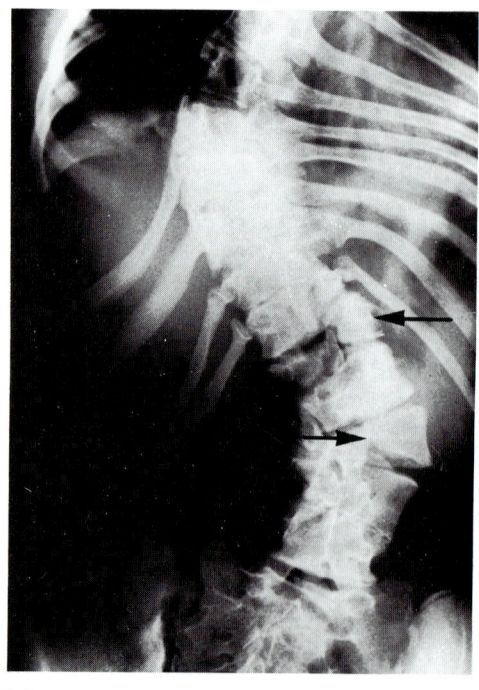

8-6
Kongenitale Entwicklungsstörung der Wirbelsäule; Halbwirbel-Bildung.

Das Skelett (Abb. 8-2, 8-8 bis 8-13)

Untersuchen Sie die Wirbel unterschiedlicher Wirbelsäulenabschnitte.

Bei jedem Wirbel sollten sie identifizieren:
- das **Corpus vertebrae**.
- den **Arcus vertebrae**. Jeder Wirbelbogen weist auf beiden Seiten einen **Pediculus arcus vertebrae**, der am Corpus vertebrae befestigt ist, und eine **Lamina arcus vertebrae** auf. Gemeinsam mit dem Wirbelkörper umschließt der Wirbelbogen das Foramen vertebrale.
- einen **Processus spinosus**, der in der Mittellinie nach dorsal gerichtet ist.
- zwei **Processus transversi**.
- paarige **Foveae articulares superiores** und **inferiores**, die von den Pediculi abstehen, so daß ein Wirbelbogen mit dem darüberliegenden artikuliert.

Beachten Sie Form und Ausrichtung der Facies articulares superiores und inferiores der verschiedenen Wirbelsäulenabschnitte. Sie bilden

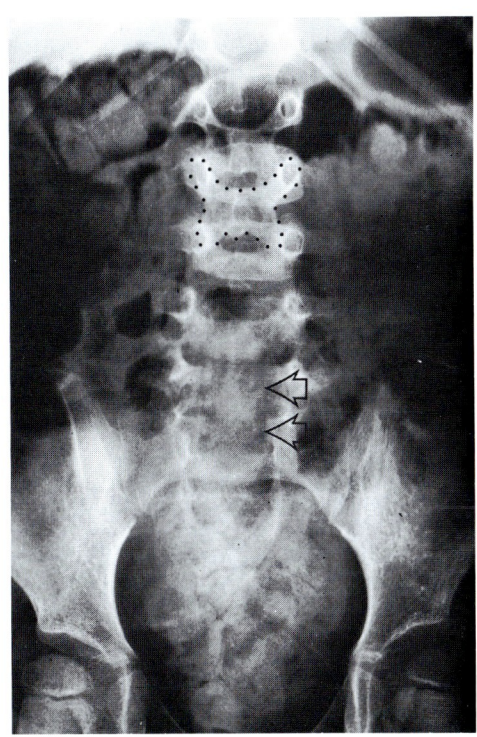

(a)

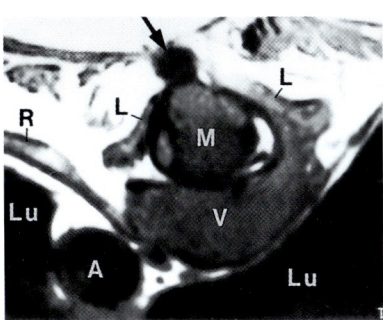

(b)

8-7

(a) Röntgenbild einer Spina bifida; (b) Magnetresonanztomographischer Transversalschnitt einer Spina bifida mit Ausstülpung der Meningen (Pfeil). V = Corpus vertebrae thoracicae; L = Lamina arcus vertebrae; M = Meningen um das Rückenmark; R = Costa; A = Aorta thoracica; Lu = Pulmones.

synoviale Gelenke, in denen geringe Gleitbewegungen möglich sind.

Frage 118: In welcher Beziehung stehen Form der Gelenkflächen und Bewegungsmöglichkeit in einem bestimmten Bewegungssegment der Wirbelsäule?

Eine Vielzahl kleiner Foramina für Blutgefäße läßt sich am Knochen finden. Am größten sind sie an der Rückseite der Wirbelkörper, wo die Vv. basivertebrales aus dem roten Knochenmark in die Gefäße des Plexus venosus vertebralis internus münden.

Rippenelemente entstehen in allen Wirbelsäulenabschnitten, doch bilden sich separate Rippen normalerweise nur an der Brustwirbelsäule. In der Halswirbelsäule bilden sie den vor dem Foramen processus transversi liegenden Teil des Proc. transversus; in der Lendenwirbelsäule entsprechen sie den Procc. costales. Abnormale überzählige Rippen können in jeder Region entstehen, am häufigsten jedoch bei C7 und L1.

Frage 119: Wer klagt eher über Symptome: ein Patient mit einer überzähligen Rippe an C7 oder einer mit einer Rippe an L1? Begründen Sie Ihre Antwort.

Halswirbel C1–Atlas (Abb. 8-8): Der Atlas weist keinen Wirbelkörper auf; im Zuge der Entwicklung wurde daraus der Dens axis. Der kleinere **Arcus anterior** verfügt über ein Tuberculum anterius, an dessen Spitze das Lig. longitudinale anterius befestigt ist und das dorsal eine überknorpelte Fovea dentis für die Artikulation mit dem Dens axis aufweist. Der ausgedehntere **Arcus posterior** wird oben von einer Rinne für die A. vertebralis eingeschnitten. Ein Tuberculum posterius repräsentiert ein Dornfortsatzrudiment. Die **Massae laterales** setzen sich seitwärts in die Procc. transversi fort, die jeweils ein Foramen transversarium für die A. vertebralis aufweisen. Im Canalis vertebralis ist die Befestigung für das Lig. transversum atlantis sichtbar. Große Foveae articulares superiores bilden Gelenke mit den Hinterhauptskondylen.

Halswirbel C2–Axis (Abb. 8-9): Die Axis läßt sich aufgrund ihres Zahnfortsatzes leicht unterscheiden. Der **Dens axis** weist je eine Facies articularis anterior und posterior zur Artikulation ventral mit dem Arcus anterior atlantis und dorsal mit dem Lig. transversum auf. An seinen Seitenflächen entspringen die Ligg. alaria. Der Wirbelkörper verfügt über prominente, ovale Facies articulares superiores, auf denen sich der Atlas zu drehen vermag. Die Laminae sind ausgesprochen stark, die Procc. spinosi sind wie bei den meisten Halwirbeln gegabelt.

Die **Halswirbel C3–C6** sind sog. typische Halswirbel. Jeder hat einen relativ kleinen Körper, einen Proc. transversus mit einem Foramen transversarium und mit einem Tuberculum anterius (Rippenrudiment) sowie einem Tuberculum posterius. Beachten Sie die Lippen beiderseits der oberen Seitenränder der Wirbelkörper sowie die Form und Orientierung der Procc. articulares. Die **Procc. spinosi** sind gegabelt und dienen der Befestigung des Lig. nuchae.

Der **Halswirbel C7** (Abb. 8-10) ist die **Vertebra prominens**; er läßt sich als erster Wirbel von oben durch die Haut gut tasten. Sein Dornfortsatz steht horizontal und ist nicht gegabelt; die A. vertebralis durchzieht sein oftmals enges Foramen transversarium nicht.

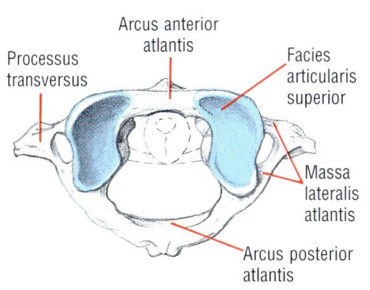

8-8
Atlas (C1); Ansicht von oben.

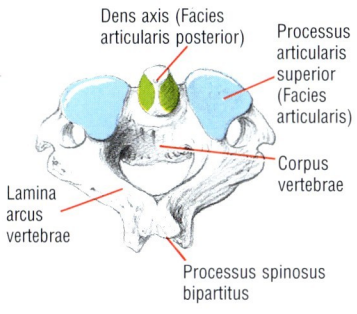

8-9
Axis (C2); Ansicht von oben.

Die **Brustwirbel** (Abb. 8-11) haben von oben nach unten zunehmend größere Wirbelkörper, die typischerweise Foveae costales superiores und inferiores für die Artikulation mit den Rippenköpfen aufweisen. Das Foramen vertebrale ist relativ klein. Die Laminae sind stark, breit und überlappend; die Procc. spinosi sind lang und nach hinten unten abgeknickt. Die Procc. transversi sind stark ausgebildet; die meisten tragen eine Fovea costalis processus transversi für die Artikulation mit den Tuberculae der Rippen. Beachten Sie außerdem folgende Unterscheidungsmerkmale:

● Th1 hat eine vollständige obere Gelenkpfanne und einen starken horizontalen Dornfortsatz.

● Th9 artikuliert häufig nicht mit der 10. Rippe.

● Th10 artikuliert ausschließlich mit der 10. Rippe, eine Fovea costalis processus transversi fehlt.

● Th11 artikuliert ausschließlich mit der 11. Rippe, eine Fovea costalis processus transversi fehlt.

● Th12 artikuliert ausschließlich mit der 12. Rippe, eine Fovea costalis processus transversi fehlt.

● Umgreifende Gelenkflächen, wie sie auch bei den Lendenwirbeln vorkommen, finden sich ab Th11 oder Th12.

Die **Lendenwirbel** (Abb. 8-12) haben große und tiefe Körper; kurze, kräftige Pediculi, einen rechteckigen Dornfortsatz und einen langen, dünnen Proc. costalis (Rippenrudiment); die Procc. articulares umgreifen einander. L5 hat einen kurzen, kräftigen, konischen Proc. costalis, an dem das Lig. iliolumbale befestigt ist, wodurch er mit dem Becken verbunden wird.

Das **Kreuzbein** (Abb. 8-13) ist ein großer, dreieckiger Knochen und besteht normalerweise aus fünf miteinander verschmolzenen Wirbeln. Die Basis ossis sacri gelenkt mit L5. Nach vorne ragt das Promontorium. An der Facies pelvica finden sich beiderseits jeweils vier Foramina sacralia anteriora; lateral davon bilden die verschmolzenen Rippenrudimente die glatte Pars lateralis ossis sacri. An der Facies dorsalis bilden die vereinigten Dornforsätze die Crista sacralis mediana; jeweils vier Foramina sacralia posteriora sind zu erkennen. Die Pars lateralis trägt in ihrem oberen Teil die L-förmige Facies auricularis. Das im Ganzen leicht gebogene Kreuzbein bildet Dach und Hinterwand des Beckens. An der Kreuzbeinspitze sitzt das Steißbein, das aus drei bis fünf rudimentären Wirbeln besteht.

Die **Wirbelzahl** in den verschiedenen Wirbelsäulenabschnitten kann variieren, dann für gewöhnlich nur um ein Element. Am häufigsten geschieht dies in der Lendenwirbelsäule aufgrund vollständiger oder unvollständiger Sakralisation eines Lendenwirbels.

Untersuchen Sie insbesondere das Gelenk zwischen L5 und Os sacrum (Abb. 8-14). Die obere Fläche des Wirbelkörpers S1 ist beim aufrechten Stehen nach vorne und unten geneigt. Normalerweise wird das Nachvornegleiten von L5 auf S1 durch die Procc. articulares superiores ossis sacri, die vor denen von L5 liegen, und durch den intakten Discus intervertebralis verhindert.

Spondylolisthesis (Wirbelgleiten) bezeichnet einen Zustand, bei dem es meist aufgrund einer Ermüdungsfraktur zu einem Defekt zwischen Proc. articularis superior und inferior (auch Pars interarticularis genannt) gekommen ist (bereits ab dem Alter, in dem ein Kind laufen lernt). Der Wirbelkörper von L5 kann dann mit der darüberliegenden Wirbelsäule nach vorne gleiten und

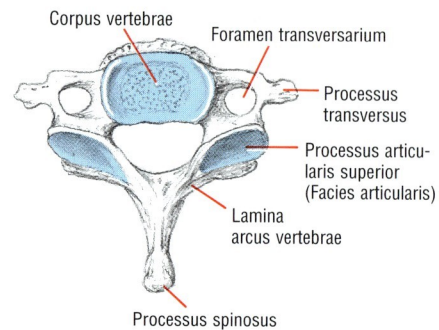

8-10
Vertebra prominens (C7), Ansicht von oben.

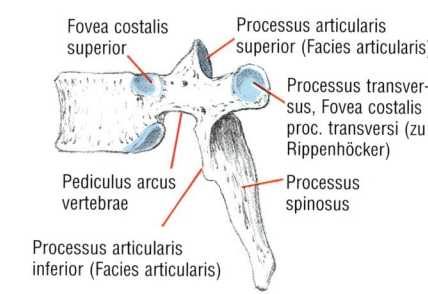

8-11
Typischer Brustwirbel, Vertebra thoracica (Th5); Ansicht von lateral.

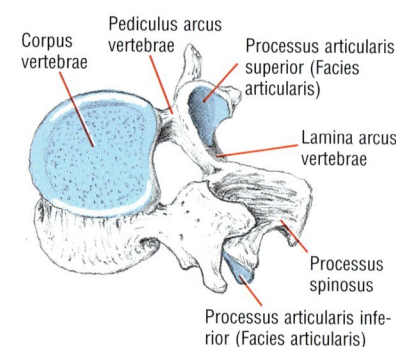

8-12
Typischer Lendenwirbel, Vertebra lumbalis (L4); Ansicht von schräg oben.

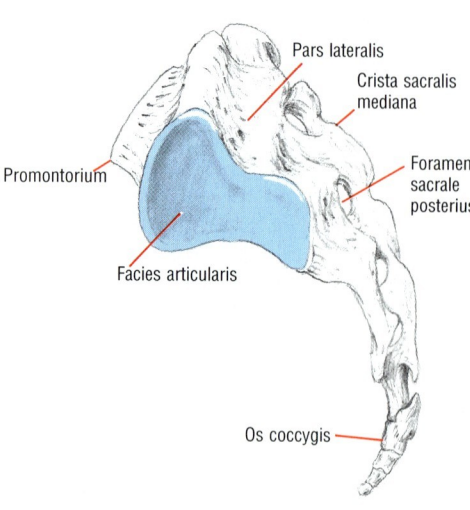

8-13
Kreuzbein, Os sacrum, und Steißbein, Os coccygis; Ansicht von lateral.

die Procc. articulares, die Laminae und die Procc. spinosi zurücklassen. In dem Maß, wie die Wirbelsäule weiter nach vorne gleitet, können Nerven im Canalis sacralis komprimiert werden (vor allem S1).

B. Röntgenaufnahmen

Untersuchen Sie jetzt die Röntgenaufnahmen der verschiedenen Wirbelsäulenabschnitte (Abb. 8-14 bis 8-21), und finden Sie all die Komponenten, die sie am Skelett lokalisiert haben. In der Schrägaufnahme der Lendenwirbelsäule (Abb. 8-22) kann man die «Hundefigur» erkennen, bei der die Nase dem Proc. costalis, das Ohr dem Proc. articularis superior und das Auge dem Pediculus entspricht; das Halsband ist die sog. Pars interarticularis, der vordere Teil der Lamina.

C. Präparate

Bänder der Wirbelsäule

(Abb. 8-23, 8-24)

Die einzelnen Wirbel werden durch eine Reihe langer und kurzer Bänder zusammengehalten. Identifizieren und untersuchen Sie an einem Präparat:

1. die kurzen Bänder:
- **Ligg. interspinalia** zwischen benachbarten Dornfortsätzen
- **Ligg. intertransversaria** zwischen benachbarten Querfortsätzen
- **Ligg. flava** zwischen den Laminae arcus vertebrae, gelbe elastische Bänder.

2. die langen Bänder:
- **Lig. longitudinale anterius** an der Vorderseite der Wirbelkörper
- **Lig. longitudinale posterius** an der Rückseite der Wirbelkörper
- **Lig. supraspinale** über den Spitzen der Dornfortsätze. Es setzt sich zwischen C7 und dem Schädel als Lig. nuchae fort.

Im Bereich unmittelbar unterhalb des Schädels sind sowohl Wirbel als auch Bänder hinsichtlich der Bewegungen zwischen Hinterhaupt und Atlas und zwischen Atlas und Axis spezialisiert. Bewegen Sie Ihren eigenen Kopf, und studieren Sie die an diesen Bewegungen beteiligten Knochen. Beim Nicken vollziehen sich Flexion und Extension in der Articulatio atlanto-occipitalis; Lateralflexion ist nur sehr eingeschränkt möglich. Die Articulationes atlanto-axialis lateralis und mediana sind auf Rotationsbewegungen spezialisiert, andere Bewegungen werden durch den Dens axis und das Lig. transversum im Arcus anterior atlantis gebremst.

Identifizieren Sie an einem Präparat (Abb. 8-24):
- die **Membrana atlanto-occipitalis anterior** – geht in das Lig. longitudinale anterius über
- die **Membrana tectoria** – eine Verbreiterung des Lig. longitudinale posterius
- die **Membrana atlanto-occipitalis posterior** – dem Lig. flavum homolog
- das **Lig. cruciforme atlantis** – besteht aus dem Lig. transversum atlantis und aus nach oben und unten ziehenden Verlängerungen
- die **Ligg. alaria** – erstrecken sich von der Seitenfläche des Axiszahns zum Rand des Foramen magnum

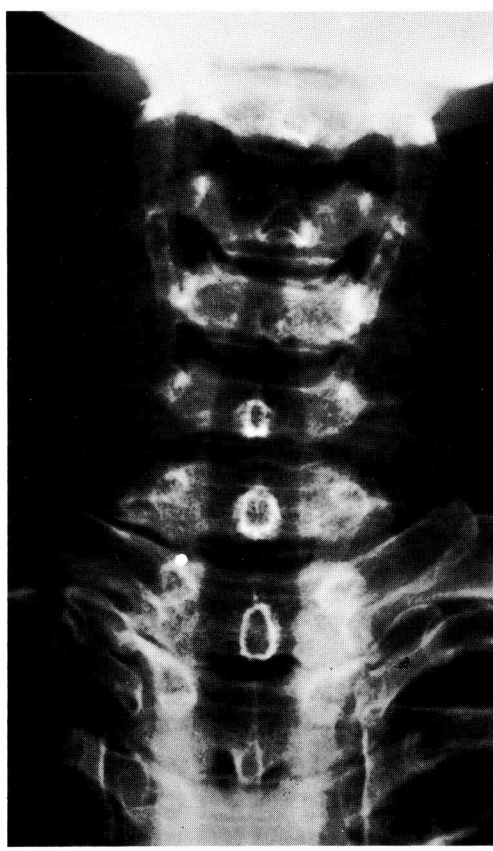

8-14
a.-p.-Röntgenbild der Halswirbelsäule.

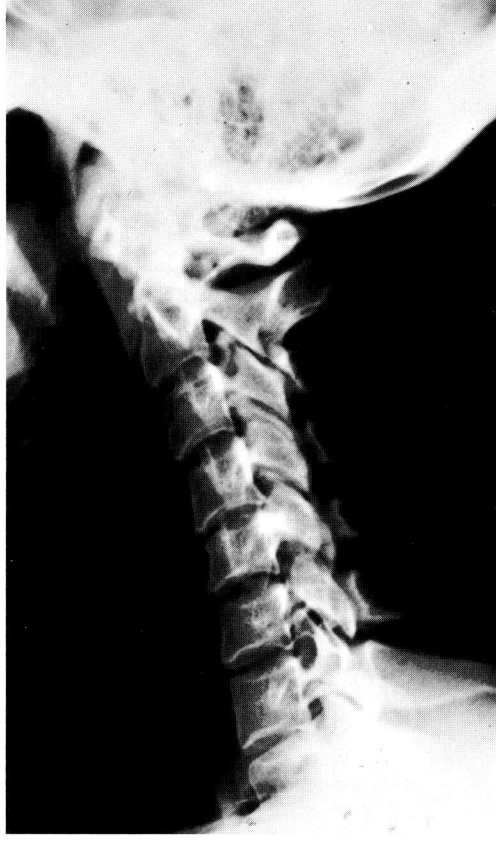

8-15
Seitliches Röntgenbild der Halswirbelsäule.

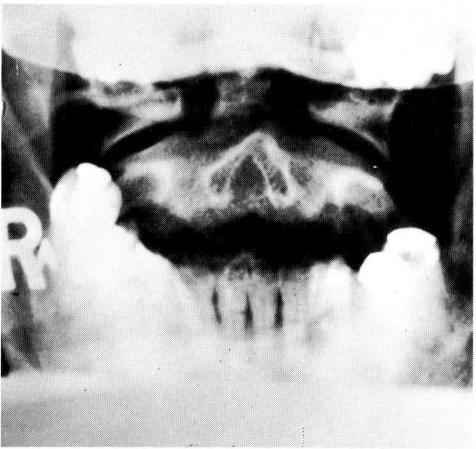

8-16
a.-p.-Röntgenbild des Axis (C2); Aufnahme
durch den geöffneten Mund.

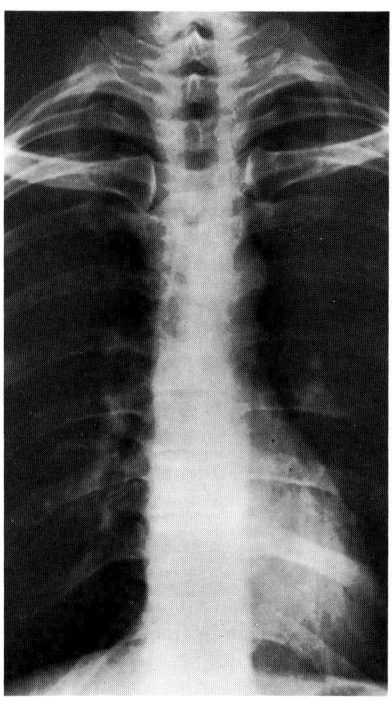

8-17
a.-p.-Röntgenbild der
Brustwirbelsäule.

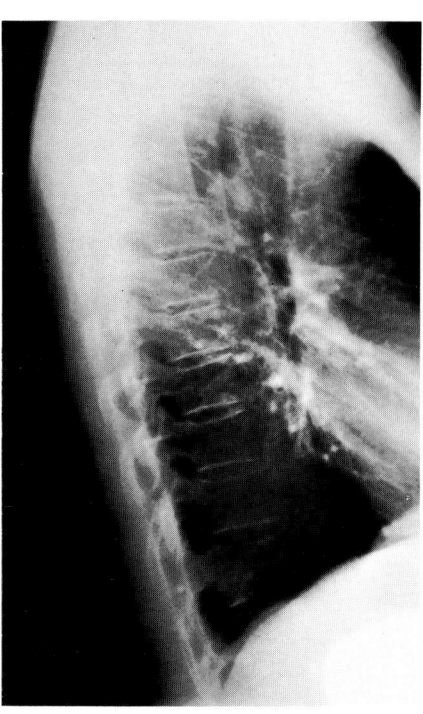

8-18
Seitliches Röntgenbild der
Brustwirbelsäule.

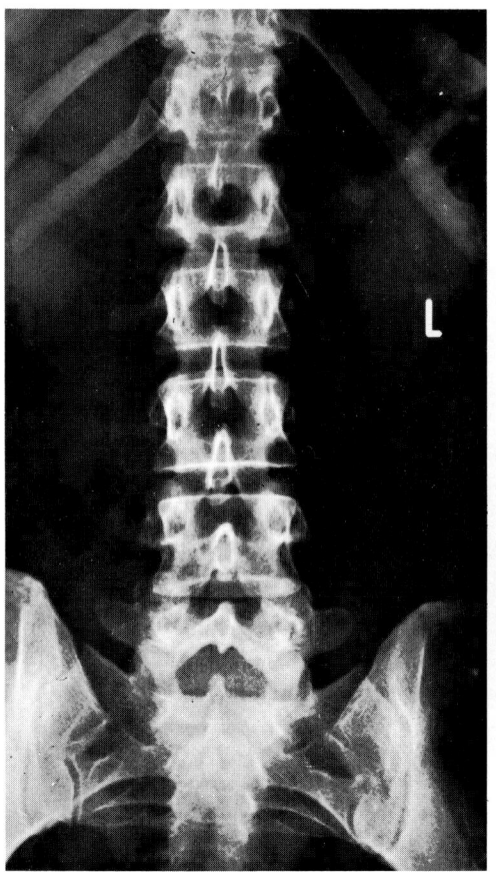

8-19
a.-p.-Röntgenbild der Lendenwirbelsäule.

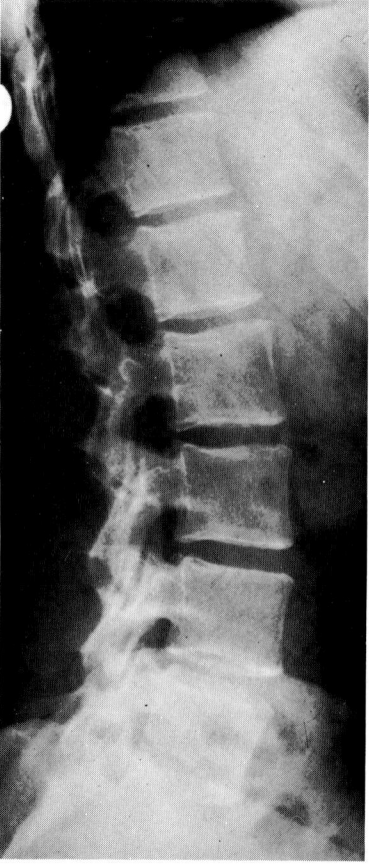

8-20
Seitliches Röntgenbild der
Lendenwirbelsäule.

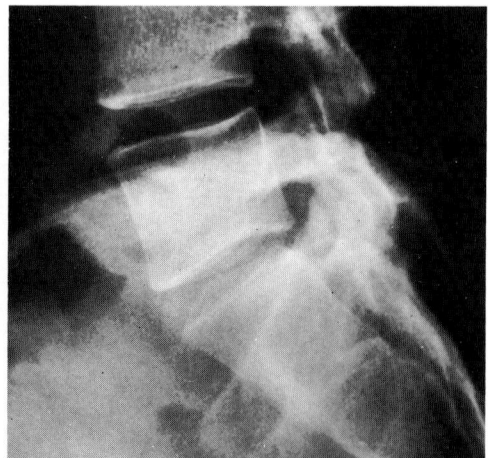

8-21
Seitliches Röntgenbild des 5. Lumbalwirbels.

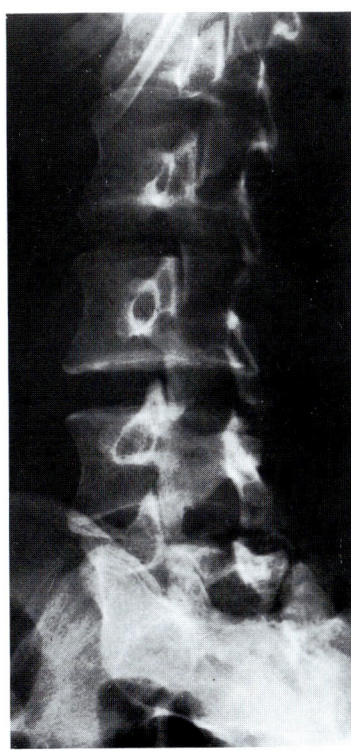

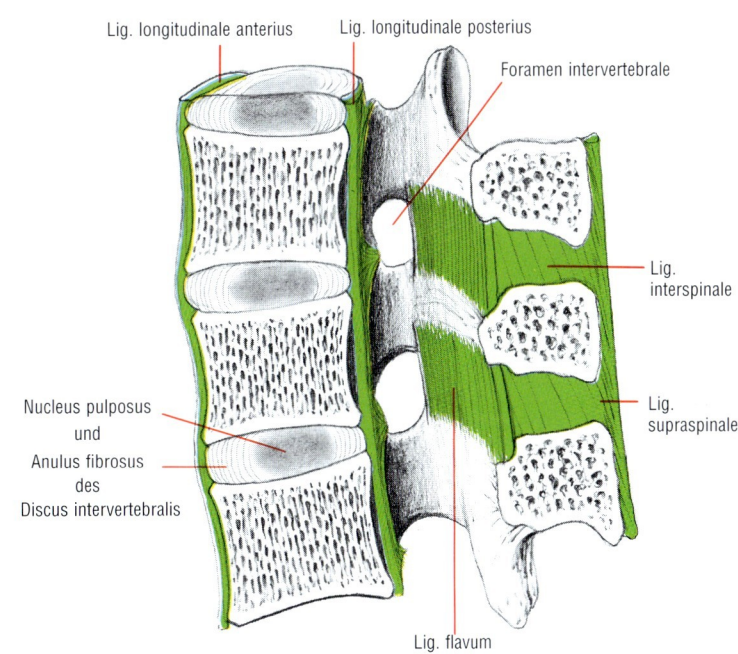

8-23
Sagittalschnitt durch die Lendenwirbelsäule.

8-22
Röntgenbild der Lendenwirbelsäule im schrägseitlichen Strahlengang (Kontur eines Hundes ist zu sehen).

● das **Lig. apicis dentis** – ein dünnes Band, das aus der Chorda dorsalis gebildet wird und einen kleinen Knochen, einen Proatlas, enthalten kann.

Frage 120: Welche Aufgabe hat das Lig. transversum atlantis?

Frage 121: Welche Bewegungen werden durch die Ligg. alaria eingeschränkt?

Disci intervertebrales (Abb. 8-25)

Untersuchen Sie präparierte Zwischenwirbelscheiben. Identifizieren Sie den äußeren **Anulus fibrosus**. Obwohl es schwierig sein mag, dies zu erkennen, besteht der Anulus fibrosus aus einer Anzahl verschiedener Schichten, wobei die Fasern benachbarter Lamellen jeweils gegensinnig zueinander verlaufen, wodurch eine beträchtliche Stabilität gewährleistet wird. Identifizieren Sie den **Nucleus pulposus**, der im Anulus fibrosus liegt. Beim Kind ist der Anulus fibrosus dünn und der Nucleus pulposus zentral gelegen. Mit fortschreitendem Alter wird der Anulus vorne dicker, so daß der Gallertkern weiter hinten im Discus zu liegen kommt. Dies ist der Grund, weshalb ein Vorfall eines Nucleus pulposus, der sog. Diskusprolaps, eher in posteriore oder posterolaterale Richtung geschieht.

Autochthone Rückenmuskulatur

Bei der Rückenmuskulatur lassen sich grundsätzlich drei Gruppen unterschieden:
1. die **Flexoren** (Abb. 8-26). Diese relativ schwache anteriore Gruppe findet sich am Hals (M. longus colli) und erstreckt sich von Th4 zur Schädelbasis (M. longus capitis) mit Ansätzen in gesamter Länge. In der Lendenregion wirkt der

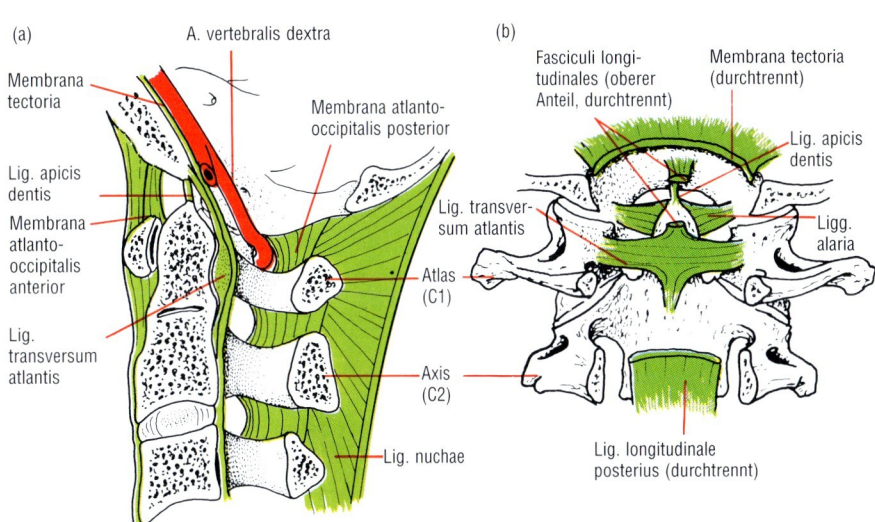

8-24
(a) Sagittalschnitt durch die Halswirbelsäule; (b) Kopfgelenke und tiefe Bänder; Ansicht von dorsal.

M. psoas major als ein kräftigerer Flexor. Diese Flexoren werden segmental durch Rr. ventrales der Nn. spinales versorgt. Einzelne Muskeln, die keine Verbindung zur Wirbelsäule haben und im Körper vorne lokalisiert sind, wirken ebenso als starke Flexoren; Beispiele solcher Muskeln sind im Hals der M. sternocleidomastoideus und im Rumpf der M. rectus abdominis.
2. eine **laterale** Gruppe, die **Skalenusgruppe**. Sie haben ihren Ursprung an den Procc. transversi der Halswirbel und setzen an den Rippen an. Sie wirken bei der Seitneigung des Kopfes, den sie am Rumpf fixieren (Kap. 13.3).
3. **Haltemuskulatur** und **Extensoren** (Abb. 8-27). Diese große Muskelgruppe liegt posterior und ist in einer Reihe kurzer, mittellanger und langer Muskeln angeordnet. Die kürzesten Muskeln liegen zwischen den Procc. transversi bzw. zwischen den Dornfortsätzen benachbarter Wirbel. Sie bilden die tiefste Schicht und dienen vorwiegend als **Haltemuskeln**, die nur zu einem

8-25
(a) Zwischenwirbelscheibe im Bereich der Lendenwirbelsäule (von oben gesehen);
(b) Bandscheibenvorfall.

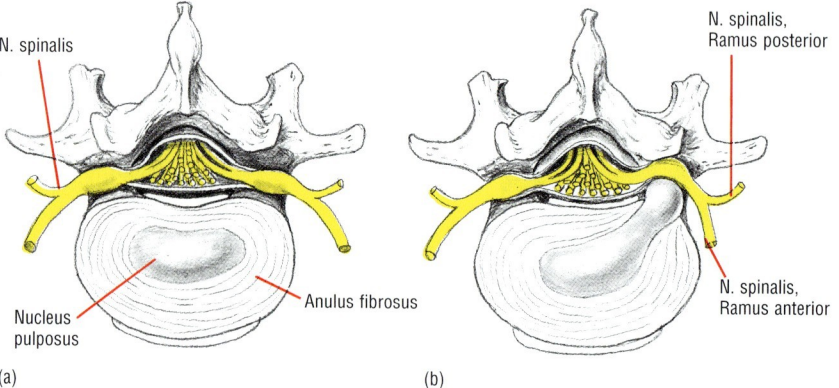

kleinen Teil an Extension und Rotation beteiligt sind. Über ihnen ziehen mittellange Muskeln von den Procc. transversi zu den Procc. spinosi benachbarter Wirbel oder solchen aus entfernteren Regionen. Die längsten und oberflächlichsten Muskeln bilden den **M. erector spinae**. Diese Muskelgruppe ist fest mit der Facies dorsalis ossis sacri verbunden; sie stellt den wichtigsten Wirbelsäulenstrecker dar. Seine Muskelfaserbündel sind an den Procc. transversi, Procc. spinosi und an den Rippen befestigt. Ein Teil erstreckt sich bis an das Hinterhaupt und ermöglicht so die Dorsalflexion des Kopfes. In der Region unmittelbar unterhalb des Schädels befindet sich eine spezielle Muskelgruppe **suboкzipitaler Muskeln** (Abb. 8-28), die Extension und Rotation in der Articulatio atlanto-occipitalis bzw. in der Articulatio atlanto-axialis kontrollieren (Kap. 13.3).
Alle Muskeln der Extensorengruppe werden von Rr. posteriores der Nn. spinales, die auch die Rückenhaut versorgen, innerviert.

Inhalt des Wirbelkanals (Abb. 8-29)

Im **Wirbelkanal** liegen Rückenmark und Spinalnervenwurzeln von Schutzhüllen, den **Meningen**, umgeben. Die äußere straffe fibröse Schicht wird **Dura mater spinalis** genannt; sie erstreckt sich vom Kopf über die gesamte Länge der Wirbelsäule bis in Höhe von S2, wo sie sich zu einem dünnen Strang verengt. Im **Spatium epidurale** zwischen Knochen und Dura liegt ein **Plexus venosus vertebralis internus** (anterior/posterior) und Fettgewebe. Vv. basivertebrales kommen vom Knochenmark der Wirbelkörper, treten an ihrer Dorsalseite aus und münden in den Plexus venosus vertebralis internus, der über die Foramina intervertebralia mit dem **Plexus venosus vertebralis externus** außerhalb der Wirbelsäule kommuniziert. Dieses System ermöglicht einen die Bauchhöhle umgehenden venösen Abfluß zum Herzen, der insbesondere bei erhöhtem intraabdominalen Druck von Bedeutung ist. Außerdem stellt es eine wichtige Metastasierungroute zur Ausbreitung von Malignomen (v.a. des Beckens) dar, da die Venen der Plexus keine Klappen aufweisen und außerdem Anschluß an Beckenvenen haben; das Blut kann so etwa bei Änderungen der Körperhaltung zwischen dem inneren und dem äußeren Venengeflecht hin und her fließen.
Die Dura mater spinalis wird von einer spinnwebartigen Haut, der **Arachnoidea anater spinalis**, ausgekleidet, in der und durch die das Rückenmark von **Liquor cerebrospinalis** umgeben ist. Der mit Liquor gefüllte **Subarachnoidalraum** endet auf Höhe des Wirbelsegments S2.
Liquorproben können mittels einer Kanüle, die in den Subarachnoidalraum der unteren Lendenwirbelsäule eingeführt wird, entnommen werden (Lumbalpunktion). Eine Liquorentnahme bei einem Patienten mit erhöhtem intrakraniellem Druck kann fatale Folgen haben. Deshalb muß der Hirndruck zunächst durch eine Untersuchung der Papilla nervi optici kontrolliert werden (Kap. 13.9). Dann wird die Haut über L4 und L5 anästhesiert; der Patient liegt auf der Seite und hat seinen Rücken möglichst stark nach vorne gebeugt. Dann wird eine Lumbalpunktions-

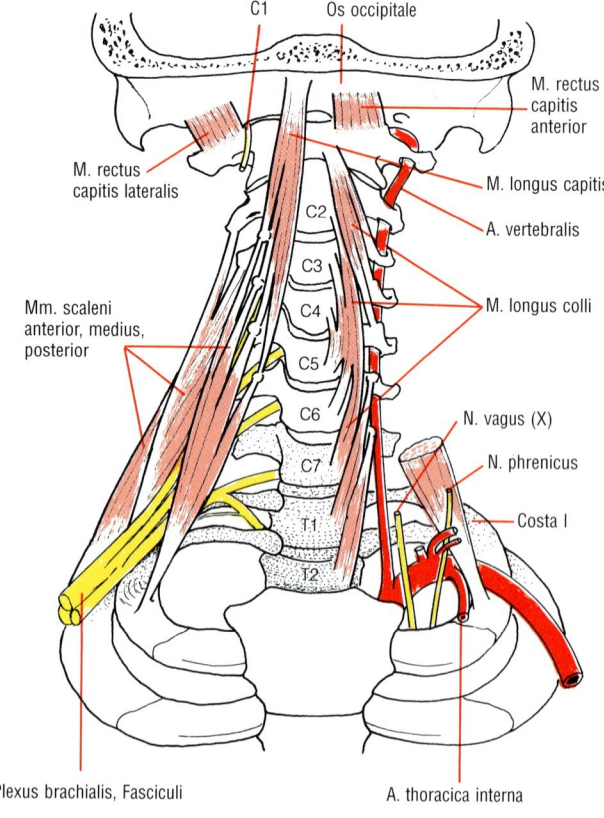

8-26
Mm. scaleni; Mm. colli; Ansicht von vorne.

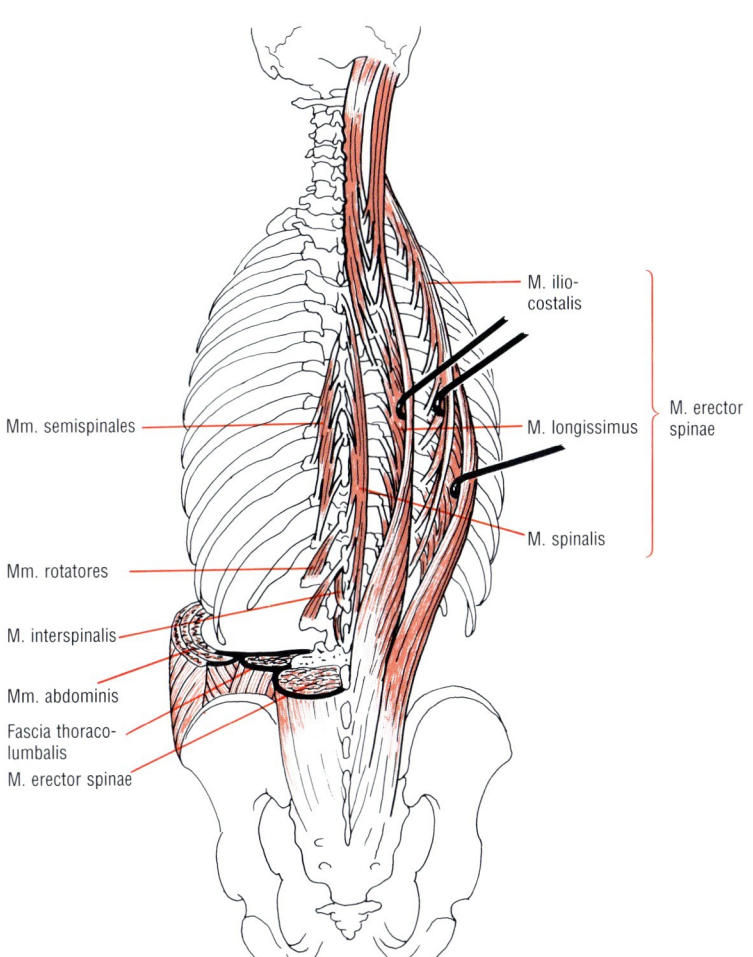

M. ilio-
costalis

M. erector
spinae

Mm. semispinales

M. longissimus

M. spinalis

Mm. rotatores

M. interspinalis

Mm. abdominis

Fascia thoraco-
lumbalis

M. erector spinae

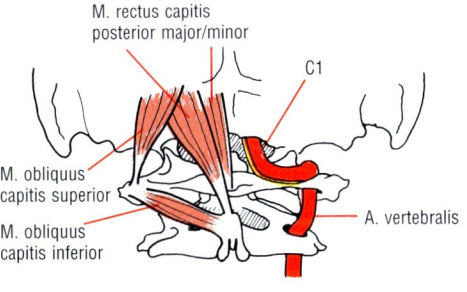

M. rectus capitis
posterior major/minor

C1

M. obliquus
capitis superior

A. vertebralis

M. obliquus
capitis inferior

8-28
Nackenmuskulatur; Ansicht von dorsal.

kanüle in der Mittellinie etwas in Richtung des
Kopfes zwischen L4 und L5 eingeführt. Die
Nadel dringt durch das Lig. interspinale, durch
das Lig. flavum und so in den Wirbelkanal. Wird
sie weiter geschoben, durchdringt sie die Dura
mater und die Arachnoidea und gelangt schließlich in den mit Liquor gefüllten Subarachnoidalraum, der unterhalb von L1 die sog. **Cauda
equina**, ein Nervenfaserbündel bestehend aus
Spinalnervenwurzeln des unteren Lumbal- und
Sakralmarks, enthält. Vor der Liquorgewinnung
wird der Liquordruck mittels eines Manometers
bestimmt. Simulieren Sie eine Lumbalpunktion
an einem Präparat der Wirbelsäule, und beachten
Sie, welche Strukturen Sie mit der Nadel durchdringen würden.

*Frage 122: Warum wird ein Patient bei einer
Lumbalpunktion aufgefordert, den Rücken möglichst stark nach vorne zu beugen?*

Dieser Zugang zum Durasack der Wirbelsäule
ermöglicht darüber hinaus:
● einem Anästhesisten die Injektion von Lokalanästhetika in den Liquor um die Cauda equina,
was chirurgische Eingriffe am Becken (z.B.
während der Geburt) oder an den Beinen ermöglicht. Diese **Spinalanästhesie** ist vor allem dann
von Nutzen, wenn eine Vollnarkose kontraindi-
ziert ist. Das Anästhetikum kann ebenso in den
Epiduralraum um die austretenden Spinalnerven
injiziert werden (**Epiduralanästhesie**).
● einem Radiologen die Injektion von wasser-
löslichem Röntgenkontrastmittel. Eine radiologische Untersuchung (ein Myelogramm, Abb. 8-30)
läßt dann die Form des Durasacks und die Wur-
zeltaschen am Ursprung der Nervenwurzeln
erkennen. Der Patient wird gekippt, so daß das
visköse Kontrastmittel die gewünschte Höhe
erreichen kann. Eine Veränderung der normalen
Kontur des Durasacks kann z.B. einen Diskusprolaps aufdecken (Pfeil). Abbildung 8-31 zeigt
ein sagittales Magnetresonanztomogramm der
lumbosakralen Wirbelsäule, das einen Diskusprolaps zwischen L5 und S1 erkennen läßt, bei
dem es zu Kompression der Vorderseite des
Durasacks und der darin enthaltenen Nervenwurzeln gekommen ist.

8-29
Spinalkanal und dessen Inhaltsgebilde.

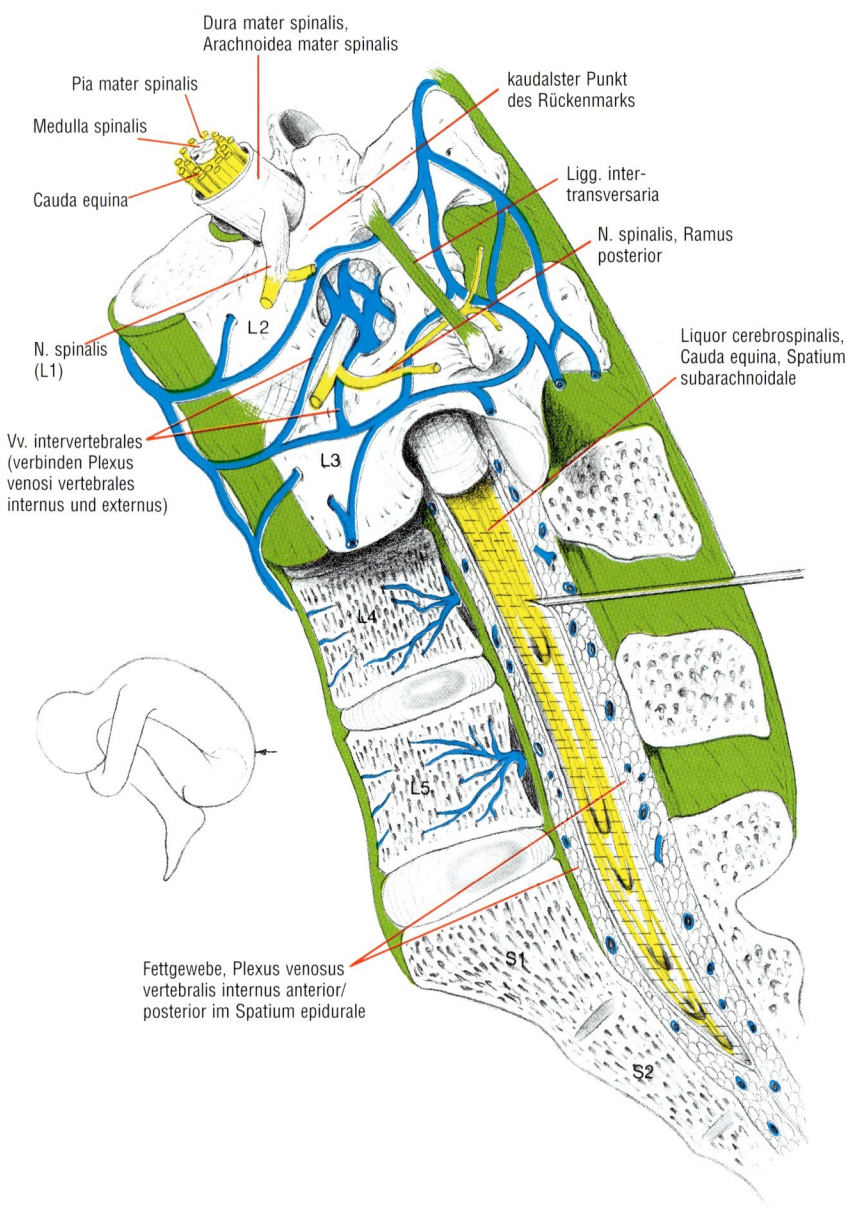

Dura mater spinalis,
Arachnoidea mater spinalis

Pia mater spinalis

Medulla spinalis

Cauda equina

kaudalster Punkt
des Rückenmarks

Ligg. inter-
transversaria

N. spinalis, Ramus
posterior

N. spinalis
(L1)

Liquor cerebrospinalis,
Cauda equina, Spatium
subarachnoidale

Vv. intervertebrales
(verbinden Plexus
venosi vertebrales
internus und externus)

Fettgewebe, Plexus venosus
vertebralis internus anterior/
posterior im Spatium epidurale

Normalerweise sind Rückenmark und Nervenwurzeln durch die Wirbelkörper und ihre Gelenke und Bänder gut geschützt. Aufgrund
schwerer Unfälle jedoch (Autounfall, Sturz vom
Pferd, Deckeneinsturz in einer Mine usw.), kann
die Wirbelsäule brechen, und zwar bevorzugt an
Verbindungsstellen relativ hoher und niedriger
Mobilität (untere Halswirbelsäule und thora-
kolumbale Region). Ein Wirbel kann mit der
darüberliegenden Wirbelsäule von den benachbarten Wirbeln und der Wirbelsäule darunter
vollständig abscheren. Es ist von größter Wichtigkeit, daß ein Arzt, der einen solchen Patienten
behandelt, den Schaden abschätzen kann, der
aufgrund einer Bewegung nach dem Unfall-
ereignis entstehen kann, bzw. zum Zeitpunkt des
Unfalls entstanden ist.

Frage 123: *Was wäre die Folge eines Unfalls,
der zu einem Querschnitt in Höhe C6/C7 geführt
hätte? Könnte der Patient atmen? Welche Arm-
bewegungen könnte er ausführen?*

Eine ähnliche Verletzung zwischen Th12 und L1
könnte Nervenwurzeln, die zu ihren entsprechenden Foramina intervertebralia absteigen
und/oder Rückenmark (unteres Sakralmark)
schädigen. Die Unterscheidung zwischen einer
Nervenwurzel- und einer Rückenmarksverlet-
zung ist deshalb so wichtig, weil erstgenannte
zum Teil reversibel sein kann, da Nervenfasern
entlang der Schwann-Scheide nachwachsen können. Verletzungen des Rückenmarks sind dagegen irreversibel.

Frage 124: *Wie unterscheidet sich eine Verletzung in Höhe von Th12/L1 von einer in Höhe
von C6/C7?*

Bei Verletzungen unterhalb von L1 werden ausschließlich Nervenwurzeln beschädigt.
Aus der Tatsache, daß der Wirbelkanal von Knochen begrenzt wird, folgt, daß sich eine Struktur
innerhalb des Kanals nur auf Kosten anderer
Strukturen ausdehnen kann. Ein expandierender
Tumor oder ein Diskusprolaps kann sehr schnell
zu einer Kompression von Rückenmark oder von
Nervenwurzeln führen. Eine der häufigsten Ur-

sachen von Nervenverletzungen im Wirbelkanal ist ein Prolaps posteriorer Teile eines Nucleus pulposus durch einen degenerierten Anulus fibrosus (Abb. 8-25). Am häufigsten geschieht dies in Höhe von L4/L5 und L5/S1. Meist prolabiert der Nucleus pulposus nach hinten und kommt entweder links oder rechts vom Lig. longitudinale posterior zu liegen. Die Folgen für die unteren Extremitäten sind auf Seite 144 beschrieben. Eine schmerzlose Harnretention kann aufgrund einer Unterbrechung der Blaseninnervation ebenso vorliegen.

Untersuchen Sie das Skelett, und beachten Sie die Verhältnisse der Foramina intervertebralia und der Foramina sacralia anteriores und posteriores. Abbildung 8-25 zeigt einen transversalen Schnitt durch den lumbalen Wirbelkanal. Dargestellt ist ein Diskusprolaps zwischen L4 und L5, der die Nervenwurzel L5 komprimiert; an der unteren Lendenwirbelsäule wird ein Diskusprolaps am häufigsten diagnostiziert. Große Bandscheibenvorfälle können gleichzeitig mehrere Nervenwurzeln schädigen.

Frage 125: Was wäre die Folge einer Komprimierung der Nervenwurzel L5?

Bandscheibenschäden können in der Halswirbelsäule (sehr selten auch in der Brustwirbelsäule) auftreten. In diesen Regionen werden dann nicht nur Nervenwurzeln, sondern unter Umständen auch anteriore Anteile des Rückenmarks komprimiert. Hier liegen Zellkörper motorischer Zellen und absteigende Bahnen, die diese Zellen kontrollieren.

Die Spinalnerven, die aus der Vereinigung der vorderen und hinteren Nervenwurzeln entstehen, verlassen den Wirbelkanal durch die Foramina intervertebralia.

Untersuchen Sie die Begrenzung eines Foramen intervertebrale: sie wird von den Rändern des Wirbelkörpers und des Pediculum, vom Discus intervertebralis und von den Procc. articulares der Articulationes intervertebrales gebildet. Jede Vergrößerung eines dieser Komponenten, etwa aufgrund eines Diskusprolaps oder aufgrund arthritischer Veränderungen in den Wirbelbogengelenken oder aufgrund knöcherner Auswüchse, führen zu einer Beeinträchtigung des Foramen intervertebrale und des entsprechenden Spinalnerven.

Legen Sie Ihren Partner auf den Rücken, und heben Sie eines seiner Beine; versichern Sie sich, daß das Knie dabei vollständig durchgestreckt ist. Diese Bewegung kann schmerzlos nur bis zu einer gewissen Grenze durchgeführt werden. In dem Maß, wie das gestreckte Bein angehoben wird, werden die Nervenwurzeln des N. ischiadicus gedehnt und in den entsprechenden Foramina intervertebralia einige Millimeter bewegt, wodurch der Durasack etwas nach unten und nach einer Seite gezogen wird. Bei bereits verengtem Foramen intervertebrale bewirkt dieses Manöver eine Schmerzverstärkung **(Lasègue-Zeichen).** Die Dorsalflexion eines Fußes bei gestrecktem Bein wird aus ähnlichen Gründen dasselbe Ergebnis zur Folge haben. Das Lasègue-Zeichen kann herangezogen werden, um die Progredienz eines Diskusprolapses abzuschätzen (Abb. 8-32). Ein ähnlicher Test des N. femoralis kann in Bauchlage durchgeführt werden, wenn das Knie gebeugt wird.

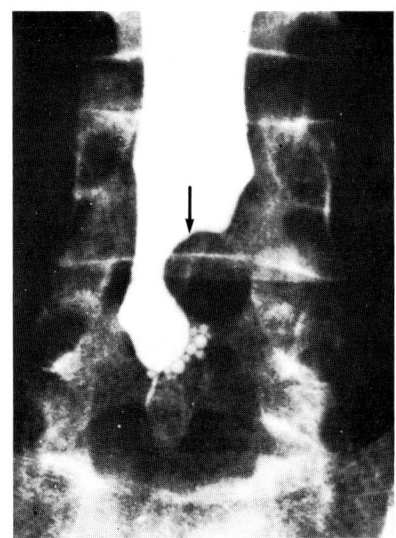

8-30
Myelogramm; Darstellung eines Bandscheibenvorfalls.

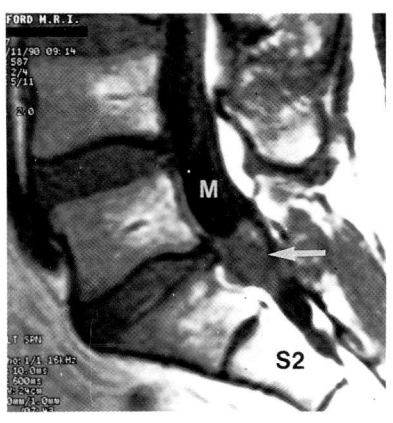

8-31
Sagittales Magnetresonanztomogramm der Lendenwirbelsäule; dargestellt ist ein Bandscheibenvorfall in Höhe L5/S1 (Pfeil). Beachten Sie, daß der mit Liquor gefüllte Meningealsack (M) in Höhe Unterkante S2 endet.

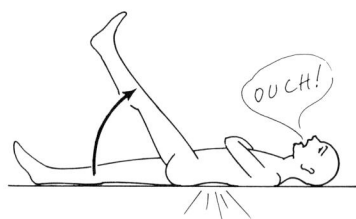

8-32
Nervenwurzelschmerz bei Hüftbeugung mit gestrecktem Bein
(positives Lasègue-Zeichen).

Articulatio sacro-iliaca

In der Articulatio sacro-iliaca artikulieren auf beiden Seiten die Facies auricularis des Kreuzbeins und des Darmbeins miteinander und bilden das knöcherne Becken, das die Beckeneingeweide enthält und schützt und im Stehen das Körpergewicht über die Hüftgelenke zu den unteren Extremitäten leitet. Das Kreuzbein-Darmbein-Gelenk (**Sakroiliakalgelenk**) ist ein synoviales Gelenk, was vielleicht etwas überrascht, zumal in diesem Gelenk normalerweise praktisch keine Bewegungen möglich sind. Die Gelenkflächen des Kreuzbeins und des Darmbeins sind ohrförmig. Die knöchernen Flächen und die sie bedeckenden hyalinen Knorpel sind reziprok irregulär geformt, weshalb sie sich gegenseitig blockieren, wenn sie eng aneinander gehalten werden. Außerdem befindet sich etwas Faserknorpel zwischen den Gelenkflächen. Die Gelenkflächen werden von den **Ligg. sacro-iliaca anteriora** und **posteriora**, die sich nach kranial und lateral von den Partes laterales ossis sacri zum Os ilii erstrecken, und von den mächtigen **Ligg. sacro-iliaca interossea**, die den unregelmäßigen Raum über und hinter der Gelenkhöhle ausfüllen, zusammengehalten. Verstärkt werden diese Bänder durch das **Lig. iliolumbale**, das sich vom kurzen, konischen Proc. costalis des fünften Lendenwirbels zum benachbarten Teil der Crista iliaca erstreckt, und von den **Ligg. sacrospinale** und **sacrotuberale**. Die miteinander verhakten Gelenkflächen und die kräftigen Bänder verhindern normalerweise, daß das Kreuzbein vom Körpergewicht nach vorne und unten gedrängt wird. Das Kreuzbein kann nur dann nach vorn disloziert werden, wenn sich die Bandstrukturen gelockert haben. Oft lockern sich die Bandzüge gegen Ende einer Schwangerschaft. Eine Dislokation der Articulatio sacroiliaca kann deshalb manchmal in Entwicklungsländern bei Frauen gesehen werden, die sehr bald nach einer Entbindung zu schwerer Feldarbeit in gebückter Körperhaltung zurückkehren.

9. Stehen, Sitzen und Fortbewegung

Der aufrechte Stand des Menschen hat sich aus der Fähigkeit zur Balance des Rumpfes auf den unteren Extremitäten und des Kopfes auf dem Rumpf entwickelt. Die unteren Extremitäten haben die spezielle Fähigkeit ausgebildet, das gesamte Körpergewicht zu tragen; außerdem ermöglichen sie die meisten Fortbewegungsarten, wodurch die oberen Extremitäten für die Gestikulation und die Manipulation eines breiten Spektrums von Objekten freigestellt werden.

Stehen in Ruhe

Beim aufrechten Stehen «in Ruhe» wird das Körpergewicht gleichmäßig auf die beiden Beine verteilt, wobei die Arme beider Seiten locker herabhängen. Tatsächlich aber verlagern die meisten Menschen ihr Körpergewicht alternierend von einem Bein zum andern. Das Gewicht des Körpers oberhalb des Beckens wird über die Knochen und Zwischenwirbelscheiben der flexiblen Wirbelsäule dem Kreuzbein zugeleitet, das deshalb zwischen die Beckenhälften in das Becken nach vorn unten gedrückt wird. Der nach unten gerichteten Kraft begegnen die ineinander verkeilten Gelenkflächen der Articulatio sacro-iliaca und die kräftigen Ligg. sacro-iliaca, während die Ligg. sacrotuberale und sacrospinale dem nach vorne gerichteten Drehmoment entgegenwirken (Abb. 9-1a). Das Gewicht, das über das Kreuzbein zum Becken geleitet wird, wird über Femur und Tibia zum Talus am Fußgewölbe geleitet, von dort schräg zu den Köpfen der Ossa metatarsalia und wieder zurück zum Tuber calcanei.

Der **Schwerpunkt** des Körpers liegt beim Stehen in lässiger Haltung unmittelbar vor dem 2. Sakralsegment. Er ist jedoch nicht statisch, da der Körper stets schwankt, obschon nur in geringem Umfang und vorwiegend in der Sagittalebene, wobei die tiefste (transversale) Achse durch die Sprunggelenke verläuft. Das **Schwerelot** (Abb. 9-1b) liegt in einer Ebene, die durch den Femurkopf oder unmittelbar dahinter und durch die Patella (d.h. unmittelbar vor dem Knie) verläuft und die das Fußgewölbe vor (2–5 cm) den Sprunggelenken schneidet. Dabei sind Femur und Tibia in der Vertikale um 5° nach vorne gewinkelt. Das Körpergewicht bewirkt deshalb in den Sprunggelenken ein nach vorne gerichtetes Drehmoment. Elektromyographische Untersuchungen der Aktivität der Unterschenkelmuskulatur zeigen, daß der M. soleus diesem Drehmoment durch seine Aktivität entgegenwirkt, was ihn als wichtigen Haltemuskel ausweist.

Am Knie, wo das Schwerelot nahe der Gelenkachse verläuft, wird weniger Gegenbalance durch die Muskeln benötigt als an den Sprunggelenken. Das Knie ist im Stehen in lässiger Haltung nicht voll durchgestreckt; die Patella läßt sich seitlich leicht verschieben, was die Inakti-

vität des M. quadriceps femoris anzeigt. Da auch die ischiokrurale Muskulatur inaktiv ist, wird das Kniegelenk offensichtlich durch keine Muskeln stabilisiert. Die etwas nach vorne gerichtete Kraft wird durch die Seiten- und Kreuzbänder und durch die große Kontaktfläche zwischen den Kondylen und Menisken kompensiert. Bei voller Streckung des Knies jedoch oder auch bei leichter Beugung werden der M. quadriceps femoris und die ischiokrurale Muskulatur aktiv.

Das Schwerelot verläuft unmittelbar hinter der (oder sogar durch die) Hüftgelenksachse, weshalb hier eine schwache, nach hinten gerichtete (im Hüftgelenk streckende) Kraft wirkt. Wie im Knie werden deshalb nur geringe Gegenkräfte benötigt (M. iliopsoas), die zum größten Teil vom kräftigen Lig. iliofemorale gestellt werden. EMG-Untersuchungen zeigen außerdem eine Aktivität im M. glutaeus medius, dessen vordere Faserzüge der Extension und dessen hintere Faserzüge der Flexion entgegenwirken, während der Rumpf leicht um die transversale Hüftgelenksachse schwingt. Ebenso könnten die tiefen, kurzen Muskeln um das Hüftgelenk (z.B. M. obturator externus) für dessen Stabilität von Bedeutung sein, wobei es jedoch schwierig ist, dies durch Elektromyogramme zu belegen.

Der Schwerpunkt des Rumpfs befindet sich während des entspannten aufrechten Stehens unmittelbar vor dem 11. Brustwirbel, weshalb die Wirbelsäule zur Flexion tendiert. Dem begegnen tiefe und kurze Haltemuskelanteile des M. erector spinae. Bereits geringe Inklination erfordert eine erhöhte Aktivität des M. erector spinae.

Das Schwerelot des Kopfes verläuft vor den Articulationes atlanto-occipitales; die hier wirkenden Beugekräfte werden anschaulich durch den nach vorne fallenden Kopf einer Person demonstriert, die während einer Vorlesung einnickt. Die reflektorisch folgende rasche Kontraktion der Muskeln, die den Kopf wieder zurück in die Horizontale bewegen, kann genauso peinlich wirken!

Sitzen

Es gibt eine Vielfalt verschiedener Sitzpositionen, die zum Teil vom Ausmaß äußerer Abstützmöglichkeiten abhängen (Bank, Lehnstuhl usw.). Bei aufrechtem oder zurückgebeugtem Rumpf liegt der Schwerpunkt über den Tubera ischiadica, die den eigentlich knöchernen Kontakt mit der Unterlage ermöglichen. Bei nach vorne geneigtem Rumpf kommt der Schwerpunkt jedoch ein gutes Stück vor den Tubera ischiadica irgendwo in der Mitte über den Oberschenkeln zu liegen; es wirken dann beachtliche Beugekräfte auf Hüfte und Wirbelsäule. Das Ausmaß der Beugung oder Streckung im Hüftgelenk variiert. Aufgrund der erheblichen Probleme, die viele Menschen mit ihren Bandscheiben haben, und

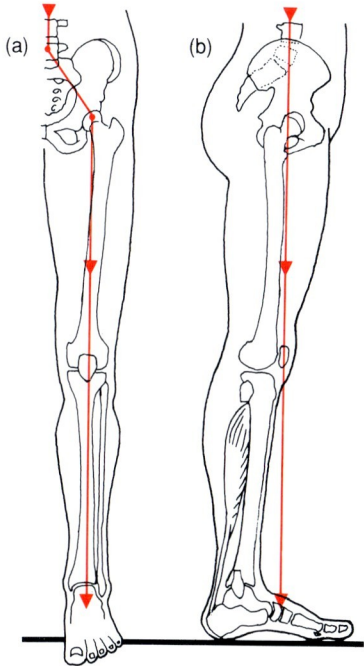

(a)   (b)

9-1
Tragelinien (Schwerelot):
(a) Ansicht von vorne. (b) Ansicht von lateral (der größte Teil der Fibula ist entfernt).

aufgrund der Tatsache, daß viele einen Großteil ihres Lebens in sitzender Position verbringen, wurde viel über den Zusammenhang zwischen Bandscheibenbelastung und Sitzhaltung nachgedacht. Obwohl die tiefe Haltemuskulatur des Rückens in aufrechter Position aktiver ist, ist die Belastung der hinteren Anteile der Disci intervertebrales L4/L5 (wo ein Prolaps normalerweise geschieht) bei nach vorn gebeugter Sitzposition größer. Die Problematik ist recht komplex, zumal die Belastung des Rückens auch noch von der Haltung der Arme abhängt und ob sie gestützt werden oder nicht. Es gibt vermutlich nicht die ideale Sitzhaltung; man kann jedoch aus einer Reihe verschiedener Haltungen wählen. Geringe Positionsveränderungen bewirken eine Änderung der Belastungen und Spannungen und vermindern so die Anstrengung.

Fortbewegung

Der Mensch vermag sich den Umständen entsprechend auf viele verschiedene Arten fortzubewegen (z.B. krabbeln, hüpfen, rutschen); die beiden häufigsten Formen bipedaler Fortbewegung jedoch sind Varianten des **Schreitens**: Gehen und Laufen. Manche Tierarten vermögen intermittierend auf zwei Beinen zu gehen, das Schreiten jedoch ist ausschließlich dem Menschen zu eigen. Die Grundlage des Schreitens beruht auf Folgendem: während das eine Bein als Standbein die Körperlast trägt und nach vorn bewegt **(Standphase)**, schwingt das andere als Schwungbein in eine neue Position **(Schwungphase)**, in der es dann selbst die Körperlast trägt und nach vorne bewegt; so wiederholt sich der Schrittzyklus (Abb. 9-2).

Das **Gehen** ist eine außergewöhnlich energiesparende Form der Fortbewegung, zum Teil deshalb, weil der Körperschwerpunkt in seiner Position kaum verändert wird (Abb. 9-3, 9-4) und teilweise aufgrund der Speicherung elastischer Rückstoßkräfte in den Muskeln und Sehnen. Das schnellere aber hinsichtlich des Energieverbrauchs weniger effiziente **Laufen** hat sich bei unseren Vorgängern entwickelt, was sie befähigte, Gefahren zu entgehen und Beutetiere zu verfolgen. Das Tempo kann natürlich sowohl beim Gehen als auch beim Laufen variiert werden.

Wenn Sie langsam gehen oder jemanden beim Gehen beobachten, werden Sie feststellen, daß die Standphase eines Beines nicht sofort mit dem Fersenkontakt des anderen Beins beendet ist.

Vielmehr berühren beide Füße für einen kurzen Moment gleichzeitig den Boden **(doppelte Standphase)** (Abb. 9-2b). In dem Maß, wie das Gangtempo beschleunigt wird, verkürzt sich die doppelte Standphase, bis das Schreiten in Laufen übergeht, bei dem für einen kurzen Augenblick keiner der Füße den Grund berührt **(Schwebephase)**.

Stehen Sie entspannt, die Füße aneinander gestellt, und beginnen Sie langsam zu gehen. Das Gehen wird durch die Relaxierung des M. soleus eingeleitet, was in den Sprunggelenken eine passive Dorsalflexion bewirkt, weil das Schwerelot vor den Sprunggelenken verläuft (Abb. 9-2a). Das Gewicht wird entlang der lateralen Seite des Fußes von der Ferse zu den Zehen, insbesondere in die große Zehe, verlagert. Die Extremität, die in die Schwungphase eintreten wird, wird dann aktiv im Hüftgelenk gebeugt, um das Bein nach vorne zu bewegen; außerdem wird im Knie und im Sprunggelenk dorsalflektiert, um den Fuß vom Boden ganz abzuheben. Während der Körper auf dem Standbein nach vorn bewegt wird, wird das Knie zunehmend gestreckt. Die Hüftbeugung wird kurz vor dem Fersenkontakt gebremst. Gleichzeitig werden Hüft- und Kniegelenk des Standbeins voll gestreckt (Abb. 9-2a,d), so daß das Bein für kurze Zeit zu einer starren Stütze wird. Dann wird zuerst im oberen Sprunggelenk und dann in der Articulatio metatarsophalangealis I kräftig plantarflektiert, was den Abstoß nach vorne bewirkt (Abb. 9-2b).

Während das Bein nach vorne schwingt, rotiert das Becken um eine vertikale Achse, wodurch die Schrittlänge vergrößert wird (Abb. 9-3). Deshalb wird jedes Bein während der Schwungphase nach außen und während der Standphase nach innen rotiert. So zeigen die Füße beim Gehen stets nach vorne. Während ein Bein frei nach vorne schwingt, kann es das Körpergewicht nicht mehr tragen. Diese Aufgabe übernimmt das Standbein. Um zu verhindern, daß das Becken auf der Seite des Schwungbeins nach unten sinkt, wird das Becken auf dem Femur des Standbeins abduziert. Dies ermöglicht dem Schwungbein, frei nach vorne zu schwingen, ohne den Boden zu berühren (Abb. 9-4).

Beim Gehen bewegen sich nicht nur die unteren Extremitäten und das Becken. Auch der Rumpf (der den Körperschwerpunkt trägt) bewegt sich zur Seite des Standbeins aufgrund einer Seitbeugung der Wirbelsäule. Der Schultergürtel schwingt im Uhrzeigersinn um die vertikale

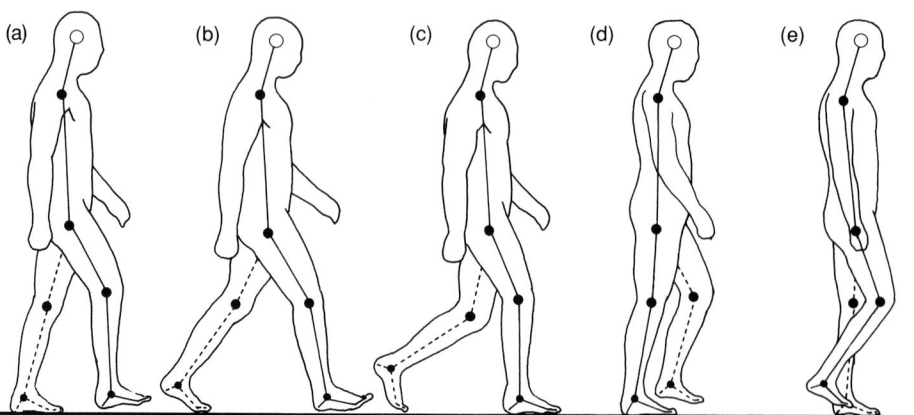

9-2
Gangphasen im Schrittzyklus.

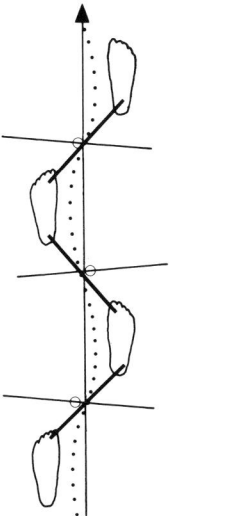

9-3
Auslenkungen der horizontalen Achse des
Beckengürtels (dicke Linie), des Schultergürtels (dünne Linie) und des Körper-
schwerpunkts (gepunktete Linie) in Relation
zur Fußstellung, wobei sich der Proband in
Pfeilrichtung vorwärtsbewegt.

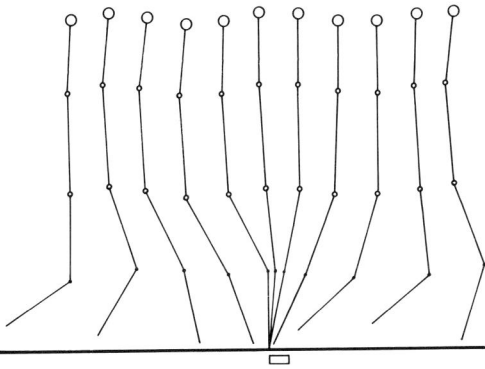

9-4
Vertikale Bewegungen von Hüfte, Schulter
und Kopf beim Schrittzyklus (Standphase
durch Block markiert).

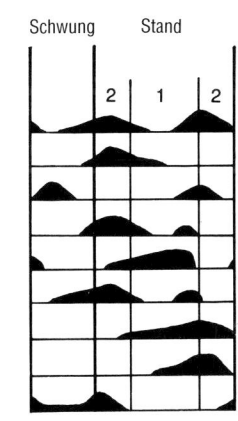

M. erector spinae

M. glutaeus medius/minimus

M. iliacus, M. psoas major

Mm. vasti (M. quadriceps)

M. tensor fasciae latae

M. biceps femoris

M. soleus

M. flexor hallucis longus

M. extensor hallucis longus

9-5
Aktivitäten verschiedener Muskeln und Muskelgruppen während einer Schwungphase
und einer Standphase bei einem Schrittzyklus
(1) sowie bei zwei Standphasen (2).

Achse, so daß Becken und Schultern, um den Rumpf im Gleichgewicht zu halten, jeweils in Gegenrichtung rotieren (Abb. 9-3). Die Arme schwingen und tragen so zur Balance bei und vergrößern den Impetus der Bewegungen; dies gilt vor allem für das Laufen und das Springen. Die Aktivität der verschiedenen Muskelgruppen der unteren Extremität beim Gehen ist in Abbildung 9-5 dargestellt. Die wichtigsten Muskeln, die an den einzelnen Bewegungen während des Gehens beteiligt sind, sollten daraus zu ersehen sein.

Während des Gehens wird im Hüftgelenk hauptsächlich gebeugt und gestreckt. Während der doppelten Standphase wird im Hüftgelenk des hinteren Beins, das im Abstoßen begriffen ist, gestreckt und im Hüftgelenk des vorderen Beines, das am Beginn der Schwungphase steht, gebeugt (Abb. 9-2b). In der unteren Wirbelsäule findet eine assoziierte Bewegung statt, die bewirkt, daß das Becken in die Richtung des Standbeins rotiert wird. Da die Fußlängsachsen zueinander und in die Richtung der Bewegung parallel verlaufen sollten, wird das vordere Bein in der Hüfte nach außen und das hintere Bein nach innen rotiert (Abb. 9-3). Die Abduktion des Beckens auf der Seite des Standbeins ist nicht leicht wahrzunehmen, doch wenn Sie den M. glutaeus medius unmittelbar unterhalb der Crista iliaca palpieren, können Sie seine Kontraktionen während der Standphasen erfühlen. Im Falle einer Lähmung der Mm. glutaeus medius und minimus sinkt das Becken auf der Seite des Schwungbeins nach unten, was einen völlig abnormen Gang zur Folge hat.

Während der Standphase wird das Knie zunehmend gestreckt (Abb. 9-2, 9-4). Nach dem Abstoß wird das Knie des Schwungbeins bis in die mittlere Schwungphase zunehmend flektiert, was die Abhebung des Fußes des Schwungbeins erleichtert. Anschließend wird es wieder gestreckt, so daß das Bein beim Fersenkontakt eine feste Stütze bildet.

Im Sprunggelenk ist die Plantarflexion Teil des Abstoßes; sie endet früh in der Schwungphase, in der der Fuß dorsalflektiert wird, wodurch er leichter vom Boden abgehoben werden kann (Abb. 9-2). Er wird unmittelbar vor oder beim Fersenkontakt des Schwungbeins leicht plantarflektiert, damit der Vorfuß auf dem Boden aufsetzen kann. In der Standphase wiederum wird der Fuß passiv dorsalflektiert, während der Körper auf dem Standbein nach vorne schwingt (Abb. 9-2a,b). Während der doppelten Standphase wird der Fuß erneut aktiv plantarflektiert, um den Abstoß zu bewerkstelligen.

In den Articulationes metatarsophalangeales wird während der Plantarflexion des Fußes passiv dorsalflektiert und anschließend bei Vollendung des Abstoßvorgangs aktiv plantarflektiert, insbesondere in der großen Zehe.

Die Articulationes subtalaris und tarsi transversa werden während der Standphase kaum bewegt. Zu Beginn des Abstoßvorgangs jedoch sind die Köpfe der Ossa metatarsalia mit dem Boden fest verbunden, wobei sich der rückwärtige Teil des Fußes im queren Fußwurzelgelenk bewegen kann, während der Fuß vom Boden abgehoben wird.

Aufgrund des im Verhältnis zur Schrittlänge breiteren Beckens der Frau kreisen Frauen ihre Hüften beim Gehen stärker um die Vertikale, als dies Männer zu tun pflegen. In manchen Kulturkreisen wird dies zu einem Sexualsignal verstärkt. Tatsächlich hat jede Person ihren eigenen charakteristischen Gang, der überdies die Stimmung der Person widerspiegeln kann. Die Unterschiede der verschiedenen Gangarten sind nach anatomischen Gesichtspunkten nur schwer zu analysieren. Die Fähigkeit, Personen voneinander zu unterscheiden, ist für den Menschen jedoch von solch großer Wichtigkeit, daß er eine Person bereits von der Weite allein aufgrund ihres Gangs erkennen kann, lange bevor das Gesicht erkennbar wird.

10. Entwicklung der Körperhöhlen

In der vierten Entwicklungswoche gestaltet sich das intraembryonale Zölom (d.h. die Körperhöhle) zu einem hufeisenförmigen, kraniokaudal gekrümmten Rohr um. Dessen abgewinkelter, rostral gelegener Zentralteil bildet die spätere Perikardhöhle, während seitliche Ausbuchtungen sich nach lateral und kaudal erweitern und so die zukünftige Pleurahöhle bzw. Peritonealhöhle bilden.

Der kaudale Abschnitt beider seitlicher Ausbuchtungen hat Verbindung mit dem extraembryonalem Zölom am Lateralrand der Keimscheibe (Abb. 10-1).

Der rasch wachsende Embryo faltet sich sowohl in ventraler als auch in horizontaler Richtung. Die ventrale Abfaltung des Kopfendes verlagert die **Perikardhöhle** (bezogen auf den Vorderdarm) nach ventral; so kann sich die Perikardhöhle dorsolateralwärts in zwei **Pleuroperitonealkanäle** öffnen. Aus diesen bilden sich die Pleurahöhlen, sobald die Lungenknospen sich in diese Räume entwickeln (Abb. 11-20).

Durch horizontale Abfaltung der lateralen Leibeswand entstehen die rechten und linken Abschnitte der intraembryonalen Zölomhöhle (und auch die Amnionhöhle); diese Abschnitte verschmelzen ventral, in der Medianen des

Embryos (Abb. 10-2a). Dadurch kommt es zur Bildung einer einzigen großen Peritonealhöhle (aus intra- und extraembryonalem Zölom). Diese so entstandene (primitive) **Peritonealhöhle** reicht vom kaudalen Herzrand und dem Septum transversum (= Teil des oberhalb des Nabels gelegenen ventralen Mesenteriums) bis zum primitiven Becken. In diesem Entwicklungsstadium hat die Peritonealhöhle immer noch Verbindung mit der Perikardhöhle über die Pleuroperitonealkanäle beiderseits des Septum transversum. Die horizontale Abfaltung des Embryos ist mit der Einengung des Dottersacks zum Dottersackgang vergesellschaftet (Abb. 10-2b,c).

Dottersackgang, linke Nabelschnurvene (V. umbilicalis), rechte und linke Nabelschnurarterie (A. umbilicalis) sowie Allantois bilden die Nabelschnur, wobei diese Strukturen in extraembryonales Mesoderm eingebettet sind und Verbindung zur Amnionhöhle haben.

Im rostralen Abschnitt der Peritonealhöhle bleibt das ventrale Mesenterium nur zwischen Nabelschnur, Septum transversum (in ihm entwickelt sich die Leber) und Vorderdarm erhalten. Der ventrale (unmittelbar mit der Leibeswand in Kontakt stehende) Abschnitt des Mesenterium ventrale wird zum **Lig. falciforme (hepatitis)**

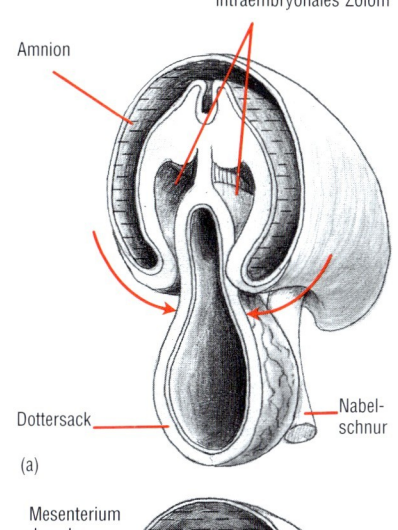

10-1
Rostraler Abschnitt eines Embryos im Stadium von 3 Keimblättern (etwa 20. Entwicklungstag); der obere Abschnitt der Amnionhöhle und der vordere Anteil des Dottersacks sind entfernt, so daß das hufeisenförmige intraembryonale Zölom zu sehen ist.

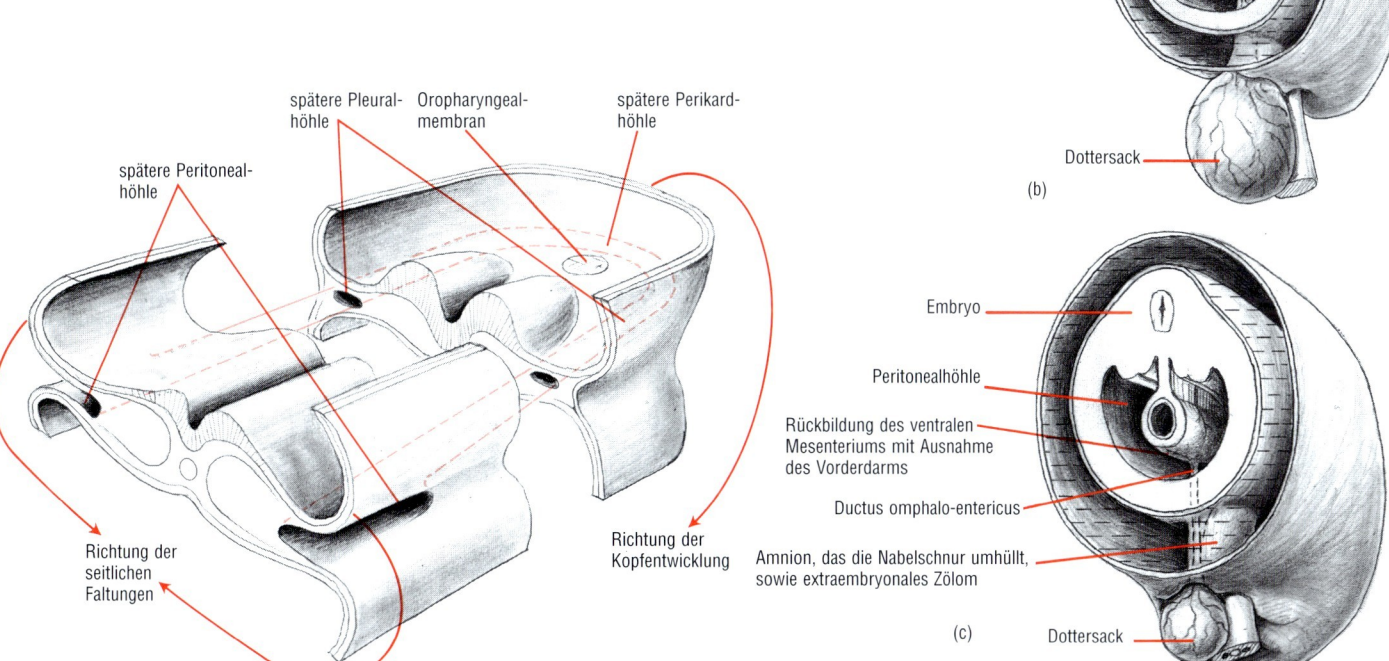

10-2
Die Entwicklung des kaudalen Abschnitts eines Embryos. Darstellung der lateralen Faltenbildungen, die zur vollständigen Ausbildung des Verdauungstrakts und der Bauchhöhle und zur Entwicklung eines ventralen Mesenteriums und einer Nabelschnur führen.

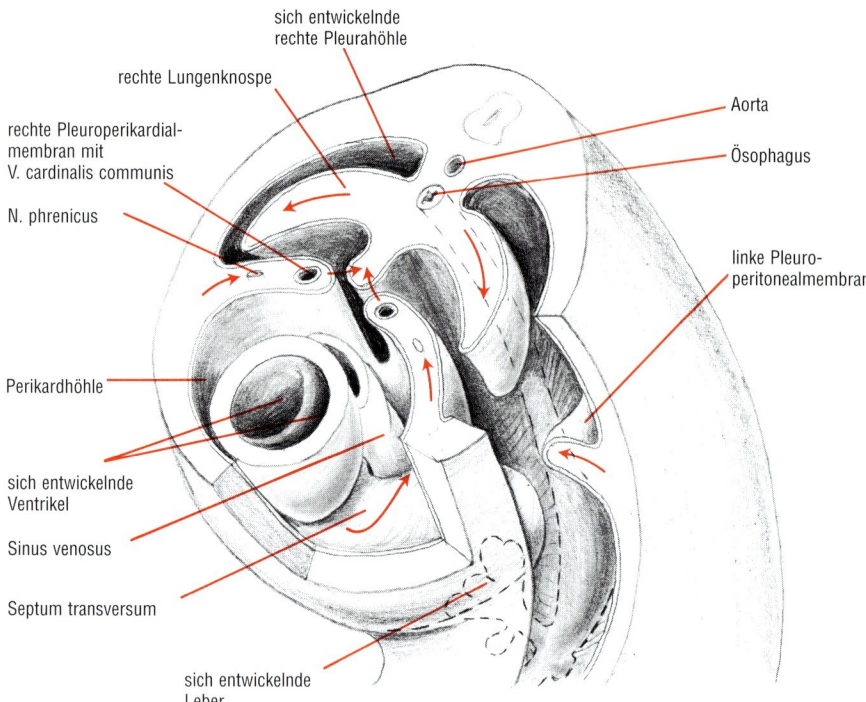

sich entwickelnde
rechte Pleurahöhle

rechte Lungenknospe

rechte Pleuroperikardial-
membran mit
V. cardinalis communis

N. phrenicus

Aorta

Ösophagus

linke Pleuro-
peritonealmembran

Perikardhöhle

sich entwickelnde
Ventrikel

Sinus venosus

Septum transversum

sich entwickelnde
Leber

10-3
Die Abtrennung der Perikardhöhle von den sich entwickelnden Pleurahöhlen.
Beachten Sie, wie die Lungenknospen sich in rechten und linken Pleuroperitoneal-
kanal einstülpen.

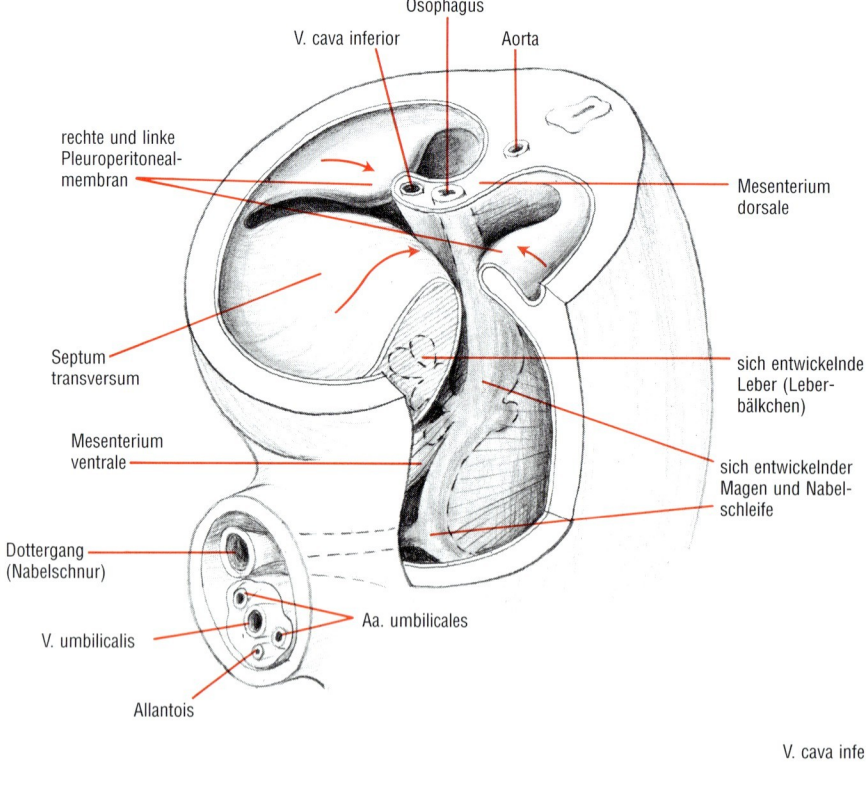

Ösophagus

V. cava inferior

Aorta

rechte und linke
Pleuroperitoneal-
membran

Mesenterium
dorsale

Septum
transversum

Mesenterium
ventrale

sich entwickelnde
Leber (Leber-
bälkchen)

Dottergang
(Nabelschnur)

sich entwickelnder
Magen und Nabel-
schleife

V. umbilicalis

Aa. umbilicales

Allantois

10-4
Die Abtrennung der Pleurahöhlen von der Peritonealhöhle durch die Bildung
zweier Pleuroperitonealfalten. Letztgenannte verschmelzen – bei gleichzeitigem
Wachstum des Septum transversum – mit dem Mesenchym in der Umgebung von
Ösophagus und Körperwandabschnitten und bilden so das Diaphragma.

(in seinem freien, kaudalen Rand findet sich die linke V. umbilicalis, S. 242), der dorsal gelegene Abschnitt wird später zum **Omentum minus**, das sich zwischen kleiner Kurvatur des Magens und Leberpforte ausspannt.

Somit hat die Perikardhöhle in ihrer Entstehung in beiden Hälften des Embryos Verbindung mit der primitiven Peritonealhöhle aus dem rechten und linken Pleuroperitonealkanal. Die Pleuroperitonealkanäle gestalten sich schließlich zu den Pleurahöhlen um, sobald die Lungenknospen einsprossen. Die ventrale Abfaltung des Kopfendes des Embryos verlagert letztlich die **Perikardhöhle** in Richtung Vorderdarm, so daß die Perikardhöhle sich dorsolateralwärts in die **Pleuroperitonealkanäle** öffnen kann.

Diese Pleuroperitonealkanäle finden sich dorsal zum Septum transversum; letztgenanntes ist eine Mesodermplatte, die ursprünglich rostral zur entstehenden Perikardhöhle liegt. Das Septum transversum wird aber durch die Abfaltung des Kopfendes nach ventral und dorsal verlagert und kommt so letztlich kaudal dem Herzen beidseits des Vorderdarms zu liegen.

Die Abtrennung der beiden Perikardioperitonealhöhlen geschieht von den Pleurahöhlen aus durch zwei voneinander unabhängige Abtrennungen: Pleuroperikardialmembran und Pleuroperitonealmembran.

Die **Pleuroperikardialmembranen** entstehen an den rostrolateralen Wänden der **Pleuroperitonealkanäle** in der Umgebung der Vv. cardinales [communes] und vergrößern sich mit Entwicklung der Lungenknospen (Abb. 10-3). Diese beiden Pleuroperikardialmembranen verschmelzen mit Mesoderm, das ventral des Ösophagus gelegen ist. Daraus bilden sich dann Mediastinum und Pericardium fibrosum.

Die **Pleuroperitonealmembranen** entstehen an der kaudolateralen Wand der beiden Pleuroperitonealkanäle. Wie oben bereits dargestellt, vergrößern sich auch diese Membranen mit zunehmender Ausdehnung von Lungen und Pleurahöhlen nach medial und ventral, wobei gleichzeitig Muskelzellen einwandern (Abb. 10-4). Die beiden Pleuroperitonealmembranen verschmelzen mit dem dorsalen Mesenterium des Ösophagus und mit dem Septum transversum und gestalten so einen Abschnitt des primitiven

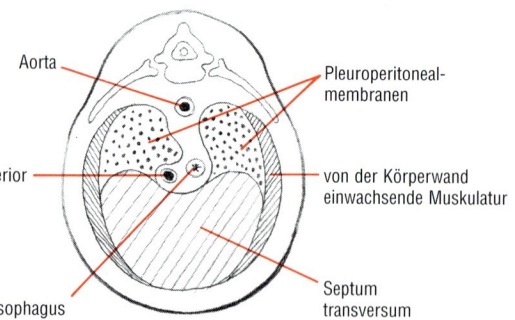

Aorta

Pleuroperitoneal-
membranen

von der Körperwand
einwachsende Muskulatur

V. cava inferior

Septum
transversum

Ösophagus

10-5
Entwicklungsgeschichtliche Anteile des
Diaphragma.

Diaphragma, das Pleurahöhlen und Perikardhöhle von der Peritonealhöhle abgrenzt.

Das eigentliche **Diaphragma** entwickelt sich aus vier Anteilen (Abb. 10-5):

1. aus dem **Septum transversum**. Das Septum transversum verschmilzt mit Mesoderm ventral des Ösophagus sowie mit den Pleuroperitonealmembranen und bildet so das Centrum tendineum des Diaphragma.

2. aus den Pleuroperitonealmembranen. Die **Pleuroperitonealmembranen** bilden zwar einen Großteil des primitiven Diaphragma, sind aber nur mit einem kleinen, intermediär gelegenen Abschnitt am vollständig entwickelten Diaphragma beteiligt.

3. aus dem **dorsalen Mesenterium des Ösophagus**. Hieraus gestaltet sich beidseits die Pars medialis der Zwerchfellschenkel.

4. aus der **Leibeswand**. Sie ist durch die sich vergrößernden Lungen und Pleurahöhlen beteiligt, wobei eine Außenschicht (Brustkorb) und eine Innenschicht entsteht; diese bildet einen Teil des Zwerchfells lateral der Pleuroperitonealmembran.

Durch zunehmende Ausdehnung von Lungen und Pleurahöhlen in Richtung Leibeswand bilden sich **Recessus costodiaphragmatici**.

Motorische und sensible Innervation von Zwerchfell und unmittelbar benachbart gelegener Pleura bzw. Peritoneum erfolgt durch den N. phrenicus (C3, C4, C5). Diese Tatsache läßt sich durch das Frühstadium der Zwerchfellentwicklung aus den Halssomiten belegen. Nur ein geringer Teil der sensiblen Innervation an den Zwerchfellrändern erfolgt durch Interkostalnerven über die Leibeswand.

11. Thorax

Zu der Zeit, als sich Primaten aufzurichten begannen, fanden wichtige Anpassungsvorgänge statt; ein derartiger Anpassungsvorgang war die Entwicklung eines kürzeren und breiteren Thorax.

Die Thoraxwand, die Herz und Lungen Schutz bietet, bildet somit einen beweglichen, jedoch geschlossenen Raum; dessen Volumen läßt sich durch die mögliche Ausdehnung der elastischen Lungen vergrößern. Diesen Thoraxraum bilden einerseits bewegliche Streben, knöcherne Rippen und die dazugehörigen Knorpelanteile, die dorsal mit der Wirbelsäule und ventral mit dem Sternum gelenkig verbunden sind. Über den kranialen Thoraxzugang (Apertura thoracis superior) erreichen Trachea, Ösophagus, große Gefäße und Nerven den Brustraum. In der Umgebung dieser Strukturen ist der kraniale Thoraxzugang vom Nacken durch eine Bindegewebsplatte getrennt, die oben am Processus transversus des siebten Halswirbels und kaudal am inneren Rand der ersten Rippe fixiert ist. An der weitaus größeren unteren Öffnung des knöchernen Thorax (Apertura thoracis inferior) entspringen quergestreifte Muskelfasern, die sternförmig nach zentral zu einer flachen Sehnenplatte ziehen (Zwerchfell); dadurch sind die Organe des Brustraums von den Bauchorganen getrennt.

Das Zwerchfell (Diaphragma) kontrahiert sich, um rhythmisch das Volumen des Thorax zu vergrößern oder zu verkleinern. Das Diaphragma arbeitet dabei wie die Zwischenrippenmuskulatur, die sich zwischen den Rippen ausspannt und diese bewegt.

Diese synchronisierten Bewegungen erfordern intakte funktionsfähige Koordinationszentren (Atemzentrum) im Hirnstamm sowie entsprechende periphere Nerven. Auf diese Weise wird Aufnahme und Abgabe von Luft über ein Tubulussystem zu den Lungenalveolen kontrolliert, wo letztlich der Gasaustausch mit dem Blut stattfindet. In den Lungen befinden sich somit Transportwege für die Luft (Bronchi und Bronchioli) sowie Areale für den Gasaustausch (Alveolen); letztgenannte sind in Bindegewebe mit einem hohen elastischen Faseranteil eingebettet, das Ausdehnung und Verkleinerung des Lungenparenchyms ermöglicht. Die Lungen sind zudem von der Thoraxwand durch eine schmale seröse Höhle (Pleuraspalt) getrennt, wodurch reibungs-arme Bewegungen zwischen Lungen und Brustwand zustande kommen.

Die Muskelpumpe «Herz» liegt zwischen den beiden Lungen im Zentrum des Brustraums (Mediastinum). Das Herz hat entsprechend seinen Aufgaben zwei Bereiche: zum einen rechter Vorhof und rechte Kammer, die sauerstoffarmes Blut aus dem Körper erhalten und es durch die Lungen für den Gasaustausch pumpen; zum anderen linker Vorhof und linke Kammer, die sauerstoffreiches aus den Lungen erhalten und dieses im gesamten Körper verteilen. Von einem gesunden, funktionstüchtigen Herzmuskel kann man erwarten, daß er sich von der Geburt bis zum Tod regelmäßig kontrahiert und entspannt. Die koordinierten, rhythmischen Kontraktionen des Herzens hängen von der Funktionsfähigkeit eines spezialisierten Erregungsleitungssystems ab, das seinerseits wiederum der Steuerung des vegetativen Nervensystems (N. vagus (X); Truncus sympatheticus) unterliegt.

Der Weitertransport von Blut in die Körperperipherie erfordert auch funktionstüchtige Herzklappen. Das Herz ist von Bindegewebe (Perikard) umhüllt, das kaudal am Centrum tendineum des Zwerchfells sowie kranial an den äußeren Schichten der großen Gefäße verwachsen ist. Aufgabe des Perikards ist es, einer Überdehnung der Herzräume vorzubeugen und analog dem Pleuraspalt über die Perikardhöhle eine reibungsarme Bewegung des Herzens bei Kontraktionen zu ermöglichen.

Zum Herzen und vom Herzen laufen die großen Gefäße, die die Apertura thoracis superior passieren und Kopf-/Halsbereich sowie obere Extremitäten mit Blut versorgen. Truncus sympatheticus und Nn. vagi (X) ziehen rechtsseitig durch den Brustraum und stellen die vegetative nervale Steuerung der Brustorgane sicher; anschließend ziehen sie weiter in den Bauchraum. Auch der Ösophagus zieht im hinteren Mediastinum kaudalwärts und erreicht den Magen, während der Ductus thoracicus nach kranial zieht und die Lymphe aus allen Körperregionen kaudal dem Diaphragma einschließlich der emulgierten Fette aus Lymphgefäßen des Darms transportiert.

Beim Studium des Thorax sollte man besondere Aufmerksamkeit den Kapiteln «Anatomie der Atmung» und «Anatomie der Herzaktion» sowie den entsprechenden Kontrollmechanismen widmen.

11.1 Thoraxuntersuchung am Lebenden

Ziel dieses Kapitels ist das Studium des knöchernen Thorax mit seiner Zwischenrippenmuskulatur, der Herz, Lungen und andere Brustorgane umschließt und schützt. Dieses Ziel sollte man mittels Inspektion, Palpation, Perkussion und Auskultation des Thorax am Lebenden sowie durch Studien von anatomischen Präparaten und von Röntgenbildern erreichen.

Untersuchung des Thorax (Abb. 11-1)

Untersuchen Sie am Skelett den thorakalen Abschnitt der Wirbelsäule. Wiederholen Sie die Form der Wirbel, den möglichen Bewegungsumfang in den kleinen Wirbelgelenken zwischen den Thorakalwirbeln, sowie den Gelenken zwischen Wirbelkörpern und Rippenköpfen bzw. Processus transversi der Brustwirbel und Rippen (Abb. 11-2e,f und Kapitel 8). Beachten Sie insbesondere den unterschiedlich schrägen Verlauf der Rippen, da dieses Charakteristikum in hohem Maße für die Änderungen des anteroposterioren (= sagittalen) und transversalen (= horizontalen) Thoraxdurchmessers verantwortlich ist, bezogen auf unterschiedliche Stadien des Atmungszyklus. Studieren Sie **Corpus sterni** und **Manubrium sterni**, mit dem der knöcherne Thorax kranial in gelenkiger Verbindung steht. Der kraniale Rand des Manubrium sterni weist eine konkave Krümmung auf; sie wird Incisura jugularis genannt; die am kaudalen Ende des Manubrium sterni befindliche knorpelige Symphysis manubriosternalis ist in der Regel im späteren Leben zu einer Synostose umgebildet.

Das Corpus sterni artikuliert kaudal mit einem flachen Knorpelstück, dem **Processus xiphoideus**, wobei auch die **Synchondrosis xiphosternalis** im späteren Leben knöchern umgebaut wird.

Untersuchen Sie eine **Rippe,** und markieren Sie das **Rippenköpfchen, Caput costae** (Abb. 11-2). Die Köpfchen der meisten Rippen besitzen jeweils zwei Teilgelenkflächen, mit denen sie mit den zwei entsprechenden, benachbart gelegenen Wirbeln eine gelenkige Verbindung eingehen. Der erhabene Grat zwischen den beiden Teilgelenksflächen, Crista capitis costae, kommt auf Höhe des Discus intervertebralis zu liegen. Beachten Sie den verschmälerten **Rippenhals, Collum costae,** der Rippenköpfchen mit **Rippenkörper (Corpus costae)** verbindet. Am Übergang zwischen Rippenhals und Rippenkörper befindet sich das **Tuberculum costae,** das mit einer Facies articularis mit dem Processus transversus des entsprechenden Brustwirbels eine gelenkige Verbindung eingeht. Unweit des **Rippenhöckerchens** findet sich am Rippenkörper eine Krümmung, **Angulus costae (Rippenwinkel).** Am Unterrand einer Rippe und an deren Innenfläche orientiert sieht man eine **Rinne, Sulcus costae,** in der A., V. und N. intercostalis ziehen. Am sternalen Abschnitt geht die knöcherne Rippe in einen **knorpeligen Abschnitt (Cartilago costalis)** über.

Die **erste Rippe** (Abb. 11-2a) sollte man genauer unter die Lupe nehmen. Ihr Schaft ist breit, (kraniokaudal) abgeplattet und zeigt eine ausgeprägte Kantenkrümmung in ihrem weiteren Verlauf nach der gelenkigen Verbindung mit dem 1. Brustwirbel. Der knorpelige Abschnitt der ersten Rippe, der in einem späteren Lebensabschnitt verknöchern kann, bildet mit dem Manubrium sterni eine Synchondrose. Deshalb bewegt sich die erste Rippe nur wenig bei der Atmung, vielmehr ist sie eher ein Fixpunkt, mit dem sich der Bewegungsumfang der übrigen Rippen messen läßt.

Eine dicke, kuppelförmige **Membrana suprapleuralis** (Abschnitt der Fascia endothoracica) reicht vom Processus transversus des 7. Halswirbels zum Innenrand der 1. Rippe und erstreckt sich nach medial bis zur Trachea, zum Ösophagus und zu den großen Gefäßen. Jede Struktur kaudal dieser Bindegewebsplatte liegt vereinbarungsgemäß im Thoraxraum; jede Struktur oberhalb im Halsbereich. Es gibt zwei Erhabenheiten **(Tubercula)** an der kranialen Fläche der ersten Rippe: die eine liegt posterolateral (hier inseriert die Sehne des M. scalenus medius), die andere,

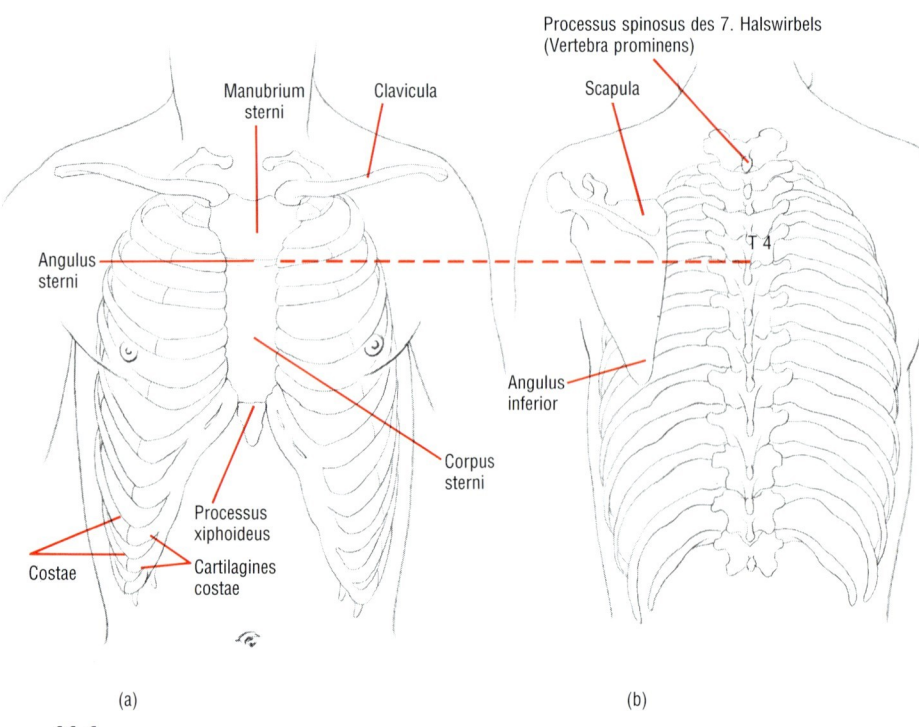

(a) (b)

11-1
Knöcherner Thorax; Ansicht von ventral und von dorsal.

weiter vorne, ist das **Tuberculum musculi scaleni anterioris**, wo der M. scalenus anterior mit
seiner Sehne ansetzt. Unmittelbar hinter diesem
Tuberculum (d.h. also hinter dem M. scalenus
anterior) findet sich ein Sulcus, in den die
A. subclavia und der thorakale Abschnitt des
Plexus brachialis auf seinem Weg zur Achselhöhle ziehen.

Im folgenden werden die Unterschiede in Größe
und Form der Rippen II bis XII besprochen. Sie
lassen sich in drei Gruppen klassifizieren, die in
sich zwar eine Einheit sind, sich während eines
Atemzyklus doch sehr unterschiedlich bewegen.

Wahre Rippen (Costae verae)

Costae verae (2.–6. oder 7. Rippe). Sie artikulieren mit ihren jeweiligen Rippenknorpeln, Cartilagines costales, ventral mit Incisura costalis II
am Angulus sterni (2. Rippe) bzw. mit den entsprechenden Incisurae costales am Corpus sterni
(3.–7. Rippe) in den Articulationes capitis
costae, Articulationes costotransversariae bzw.
Articulationes sternocostales.

Dorsal gehen die Rippenköpfchen dieser entsprechenden Rippen mit den jeweiligen Teilgelenkflächen der zugehörigen Wirbel sowie des
unmittelbar darüber gelegenen Wirbels eine gelenkige Verbindung ein. Die Gelenkkapseln dieser Articulationes costovertebrales sind ventral
durch fächerförmige Bänder verstärkt, die radiär
vom Rippenköpfchen zu den benachbarten Wirbelkörpern und der entsprechenden Zwischenwirbelscheibe ausstrahlen. Zudem findet sich intraartikulär ein Band, welches Rippenköpfchen
mit Discus intervertebralis verbindet. Die Tubercula costalia dieser Costae verae besitzen runde
Gelenkflächen, die mit konkaven Gelenkflächen
an den Processus transversi der entsprechenden
Wirbel artikulieren. Die Gelenkkapseln dieser
Gelenke werden durch Ligg. costotransversaria
verstärkt, welche die entsprechende Rippe mit
dem entsprechenden und unmittelbar darüber gelegenen Processus transversus verbinden.

Wenn nun die Costae verae bei der Inspiration
angehoben werden, bewegen sich deshalb ihre
ventralen Enden nach oben, vorne und ein wenig
zur Seite, was am ehesten mit dem Vorgang beim
Pumpen zu vergleichen ist.
(Die Achse für die Rippenbewegung liegt im
Zentrum des Rippenköpfchens sowie im Zentrum der konkaven Gelenkfläche des Processus
transversus.)

Falsche Rippen (Costae spuriae)

Costae spuriae (7. oder 8.–10. Rippe): Ihre Cartilagines costales erreichen ventral nicht das
Sternum, sondern jeder Rippenknorpel lagert
sich dem nächst höheren Rippenknorpel an. Dor-
sal entsprechen die Articulationes costovertebrales denen der Costae verae, jedoch sind die Gelenkflächen der Costae spuriae flacher, wodurch
Gleitbewegungen möglich sind.
Infolge der Möglichkeit von Gleitbewegungen in
ihren kostovertebralen Gelenken schwingen die
Costae spuriae nach oben und lateral, wie der
Bügel eines Eimers. (Die Achse für eine derartige Rippenbewegung zieht durch Rippen und
Wirbelgelenke.)
Die **11.** und **12.** Rippe bezeichnet man als freie
Rippen, Costae fluitantes, da sie keine Verbin-
dung zum Sternum haben. Dorsal artikulieren

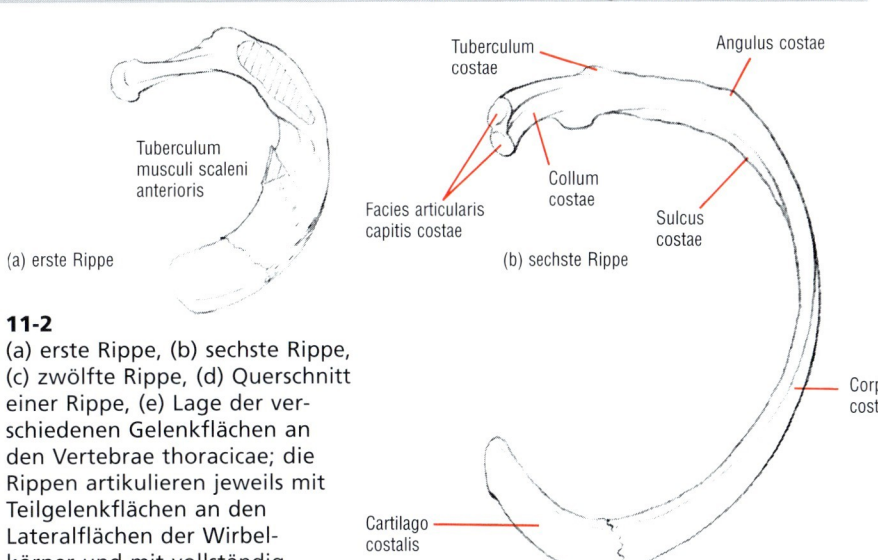

11-2
(a) erste Rippe, (b) sechste Rippe,
(c) zwölfte Rippe, (d) Querschnitt
einer Rippe, (e) Lage der verschiedenen Gelenkflächen an
den Vertebrae thoracicae; die
Rippen artikulieren jeweils mit
Teilgelenkflächen an den
Lateralflächen der Wirbelkörper und mit vollständig
ausgebildeten Gelenkflächen
an den Processus transversi der entsprechenden Thorakalwirbel. (f) Vertebra thoracica in der Ansicht von oben; beachten Sie die Ausrichtung der Gelenkflächen.

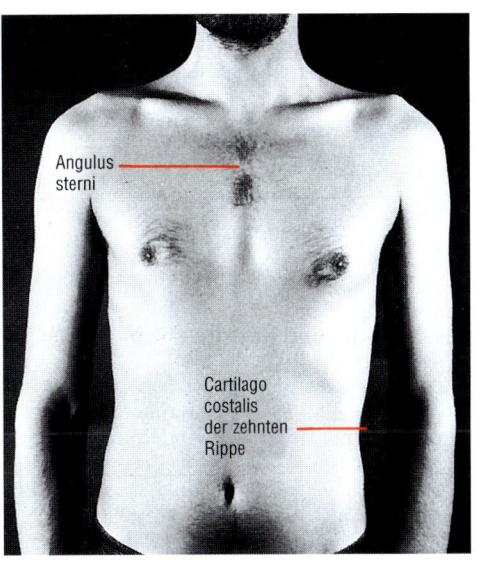

11-3
Thorax; Ansicht von ventral.

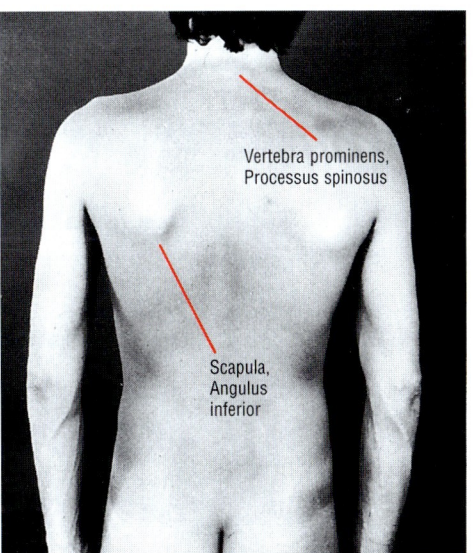

11-4
Thorax; Ansicht von dorsal.

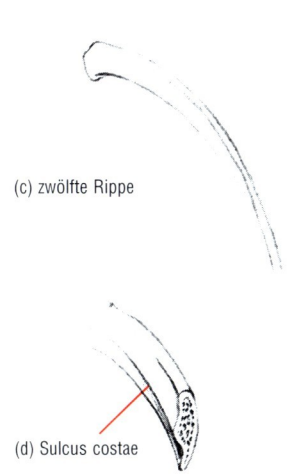

(c) zwölfte Rippe

(d) Sulcus costae

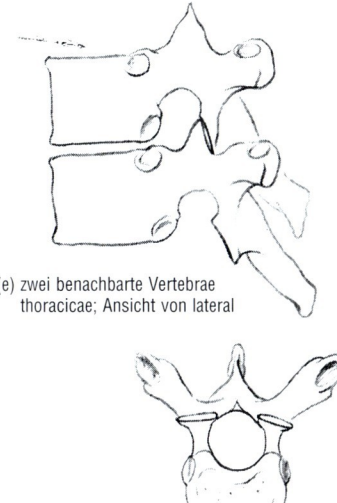

(e) zwei benachbarte Vertebrae
thoracicae; Ansicht von lateral

(f) Vertebra thoracica;
Ansicht von oben

10., 11. und 12. Rippe mit jeweils nur einem einzigen Wirbelkörper. Die Kontraktion des M. quadratus lumborum (S. 217), der mit seiner ventralen Position am Unterrand der 12. Rippe inseriert, verankert diese während inspiratorischer Kontraktionen des Zwerchfells.

A. Anatomie am Lebenden

Inspektion und Palpation

Untersuchen Sie den Thorax eines Menschen von vorne (ventral) (Abb. 11-3) und von hinten (dorsal) (Abb. 11-4). Er sollte symmetrisch sein und gleichseitige Atembewegungen zeigen. Tasten Sie Manubrium sterni und Corpus sterni, und lokalisieren Sie den Processus xiphoideus. Legen Sie Ihren Finger unmittelbar oberhalb der Fossa jugularis auf die Haut, und drücken Sie vorsichtig nach unten, um die Trachea zu tasten. Nehmen Sie zur Kenntnis, daß die Trachea unmittelbar hinter der Fossa jugularis liegt. Bei raumverdrängenden Erkrankungen im Thorax oder im unteren Halsbereich ist die Trachea manchmal aus der Mittellinie verlagert. Markieren Sie den **Angulus sterni**, der sich an der **Synchondrosis manubriosternalis** zwischen Manubrium sterni und Corpus sterni ausbildet. Die Cartilagines costales, welche beidseits des Angulus sterni artikulieren, sind Teil der **2.** Rippe. Das ist ein wichtiger Orientierungspunkt am Thorax. In dieser Region findet man nur wenig subkutanes Gewebe, und sogar bei korpulenten Menschen ist die Palpation des Angulus sterni und somit die Lokalisation der 2. Rippe immer möglich.
Die erste Rippe ist nur schwer zu palpieren, da deren sternales Ende vom medialen Abschnitt der Clavicula bedeckt wird. Von der zweiten Rippe aus lassen sich alle nachfolgenden Rippen palpieren.

Frage 126: Welche ist die kaudalste Rippe, die mit dem Sternum artikuliert?

Frage 127: Welche ist die kaudalste Rippe, die sich noch an der Bildung des Arcus costalis beteiligt?

Es ist sicherlich im klinischen Alltag nützlich, wenn man sich an die Tatsache erinnert, daß der laterale Rand des M. rectus abdominis (vertikal verlaufender Muskel, der beidseits der Mittellinie in der vorderen Bauchwand liegt) die Spitze des knorpeligen Anteils der 9. Rippe in der Me-

dioklavikularlinie kreuzt und daß diese Schnittlinie die Position der Gallenblase auf der rechten Körperseite kennzeichnet. Tasten Sie dorsal die 11. und die 12. Rippe. Als nächstes rufen Sie sich folgende Muskeln hinsichtlich Ausdehnung, Ursprung und Ansatz wieder ins Gedächtnis: Mm. pectorales major und minor, M. trapezius, M. latissimus dorsi sowie M. serratus anterior (Kap. 6.2).
Beobachten Sie bei Ihrem Partner die Ausdehnung der oberen, mittleren und unteren Abschnitte des Thorax und jede gleichzeitige Bewegung des Abdomens bei **Ruheatmung** sowie bei **forcierter Inspiration** und **forcierter Exspiration.** Untersuchen Sie dies sowohl im Liegen als auch im Stehen.
Messen Sie den oberen Brustumfang (in Achselhöhe) und den unteren Brustumfang mit einem Maßband und halten Minimum und Maximum des Umfangs fest.

	Maximum	Minimum
● oberer Brustumfang		
● unterer Brustumfang		

Die Zunahme des Thoraxraumes während Inspiration wird durch Änderungen des Thoraxdurchmessers in horizontaler, anteroposteriorer (= sagittaler) und in vertikaler Richtung ermöglicht. Schätzen Sie mit Hilfe von Inspektion und Messung (u. U. auch mit einem Zirkel) das Ausmaß der Änderungen von transversalem und sagittalem Thoraxdurchmesser während tiefer Inspiration ab. Legen Sie Ihre Hände oder einen Zirkel zuerst auf eine Thoraxseite, dann auf die Vorder- und Rückseite des Thorax. Halten Sie besonders Unterschiede im oberen Thoraxbereich (Costae verae) und im unteren Thoraxbereich (Costae spuriae) fest. Abschließend wiederholen Sie die Einschätzung der Thoraxbewegungen während Ruheatmung.

Frage 128: Welche Unterschiede lassen sich 1. im oberen und unteren Thoraxbereich und 2. bei Ruheatmung und forcierter Atmung beobachten?

Frage 129: Wie sind die Veränderungen bezüglich des vertikalen Thoraxdurchmessers einzuschätzen?

Tasten Sie die muskulären Interkostalräume, und beachten Sie, daß beim Mann die Brustwarze im 4. Interkostalraum zu finden ist. Bei Frauen liegt die Brustwarze wegen der Brustdrüse in unterschiedlicher Höhe. Legen Sie die flache Hand über den 5. Interkostalraum, und fühlen Sie den **Herzspitzenstoß**. Falls Sie Schwierigkeiten haben, den Herzspitzenstoß zu tasten, veranlassen Sie Ihr Gegenüber, sich im Sitzen nach links vorne zu beugen oder mehrmals auf einen Stuhl und wieder herunter zu steigen; tasten Sie den Herzspitzenstoß anschließend erneut. Beachten Sie, daß der Herzspitzenstoß in der Medioklavikularlinie zu tasten ist.

Perkussion

Perkutieren Sie nun den Thorax (Abb. 11-5); lassen Sie sich von einem erfahrenen Kliniker zeigen, wie man das korrekt macht. Beginnen Sie an der rechten oberen Thoraxwand, und gehen Sie nach unten; verfahren Sie ebenso auf der Gegenseite. Es sollte ein feiner Schallunterschied und Schwingungsunterschied bestehen, wenn Sie sich von den Lungenfeldern zum Herzfeld bewegen. Versuchen Sie, perkutorisch rechte und linke Herzkontur abzugrenzen, und

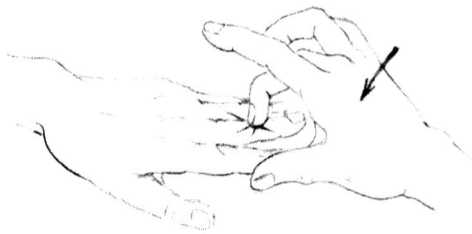

11-5
Technik der Perkussion.

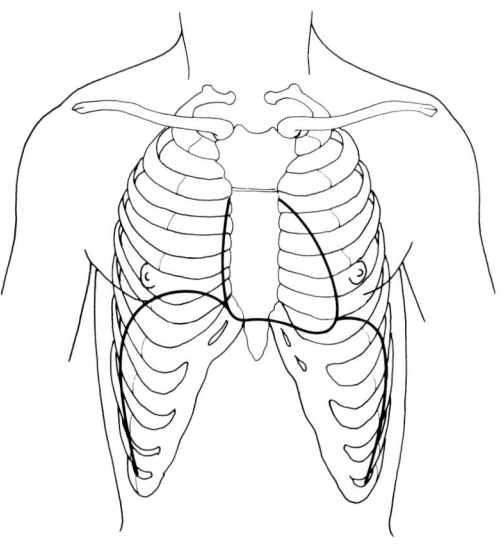

11-6
Projektion der Randkonturen von Herz und Zwerchfell auf den Thorax.

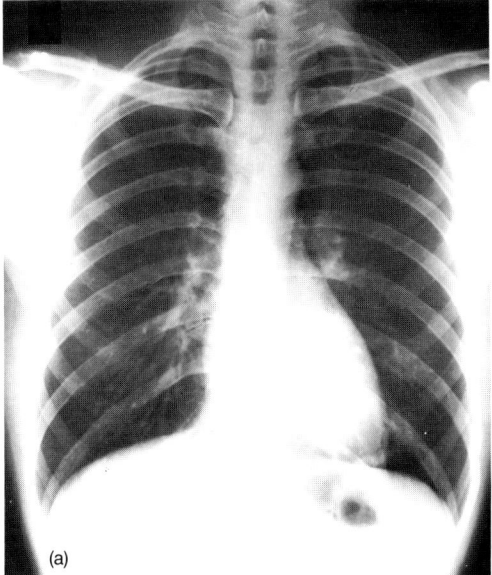

11-7
Röntgenbilder des Thorax, p.-a.-Strahlengang. (a) maximale Inspiration, (b) maximale Expiration.

kennzeichnen Sie diese an der Thoraxoberfläche Ihres Partners. Als nächstes perkutieren Sie rechts von den Lungenfeldern nach kaudal, und achten Sie darauf, wann die Leberdämpfung zu hören ist. Und dasselbe auf der Gegenseite (linke Körperseite): hier findet sich keine Leberdämpfung; man kann u. U. eine Schallverstärkung durch Gasansammlung im Magen finden (unmittelbar kaudal vom Herzspitzenstoß).
Beachten Sie nun die Schemazeichnung des Thorax von vorne (Abb. 11-6) und das Thoraxröntgenbild in Exspiration (Abb. 11-7).
Beachten Sie, daß die Zwerchfellkuppeln beidseits den 5. Interkostalraum erreichen und die Leber unter der rechten Zwerchfellkuppel liegt.

Auskultation

Benützen Sie nun ein Stethoskop. Positionieren Sie die Glocke oder die Membran über der Trachea, und hören Sie die **tracheobronchialen Atmungsgeräusche**. Nun plazieren Sie das Stethoskop auf der Thoraxwand unmittelbar kaudal der Clavicula, und achten Sie auf die Geräuschunterschiede, die bei Zufuhr und Abtransport von Luft aus einem **Alveolargebiet** der Lungen entstehen.
Lassen Sie Ihr Gegenüber die Arme vor der Brust verschränken und sich leicht vorwärts beugen. Achten Sie nun auf die Atmungsgeräusche in der hinteren Thoraxwand, und nehmen Sie den Intensitätsabfall weit vor Erreichen der 12. Rippe wahr, da sich Diaphragma und Oberbauchorgane unter den knöchernen Thorax hineinverlagern.
Achten Sie nun auf die Herztöne. Diese Methode ist ein wichtiger Bestandteil jeder klinischen Untersuchung. Positionieren Sie das Stethoskop über der Region des Herzspitzenstoßes, und hören Sie die **normalen Herztöne (1. und 2. Herzton)**. Diese Herztöne entstehen durch den raschen Schluß der Herzklappen.

B. Radiologie

Beurteilen Sie korrekt (= im sagittalen Strahlengang) angefertigte normale Thoraxübersichtsaufnahmen (Abb. 11-7a). Thoraxübersichtsaufnahmen werden im posterioren-anterioren (p.-a.) Strahlengang durchgeführt. Der Patient lehnt sich mit nach vorne gezogenen Schultern ventral an die Röntgenplatte, um eine umfassende Darstellung der Lungenareale zu erreichen. Die Orientierung der Thoraxröntgenbilder wird nur angegeben, wenn sie von der Standardtechnik abweicht.
Zuerst klären Sie das Geschlecht, indem Sie auf den Mamma-Schatten achten.
Überprüfen Sie die **knöchernen Elemente**: Die Scapulae sollten nicht über die Lungenareale projiziert sein, da der Patient während der Aufnahme die Schultern bewußt nach vorne zieht; aber die Rippenkonturen und die Skapularänder sind abzugrenzen. Die Wirbelkörper sollte man diskret durch den zentral gelegenen Mediastinalschatten sehen.
Überprüfen Sie die **Weichteile**: Achten Sie auch auf die Verschattungen durch die Mm. sternocleidomastoideus, pectoralis major sowie die Mamma, und erkennen Sie die Darstellung der Tracheakontur, da ja die Trachea leicht rechts

der Mittellinie über dem 3. und 4. Brustwirbel nach kaudal zieht. Vergleichen Sie die Darstellung von Lungenperipherie und Lungenhilusbereich (im Bereich des Hilus grenzen die Lungen an das Mediastinum). Betrachten Sie genauer die **Hilusbereiche** beider Lungen, und erinnern Sie sich, daß die hellen (schattengebenden) Areale auf vorhandene Blutgefäße und manchmal auf pathologisch vergrößerte Lymphknoten zurückzuführen sind, aber keinesfalls auf luftgefüllte Bronchien.

Untersuchen Sie die Lungenspitzen und die medialen, kostalen sowie die dem Zwerchfell zugewandten Bereiche, die sich genau abgrenzen lassen. Achten Sie insbesondere auf den klar abgrenzbaren Recessus zwischen Thoraxwand und Diaphragma, **Recessus costodiaphragmaticus.**

Frage 130: Warum ist das Vorhandensein des Recessus costodiaphragmaticus bedeutsam?

Frage 131: Was ist der Hauptunterschied zwischen Röntgenaufnahmen in Inspiration (Abb. 11-7a) und Exspiration (Abb. 11-7b)?

Untersuchen Sie auch eine seitliche Röntgenaufnahme des Thorax (Abb. 11-8), insbesondere hinsichtlich Knochenstrukturen und Weichteilkonturen.

Als nächstes untersuchen Sie den Herzschatten. Beim p.-a.-Röntgenthorax beträgt der horizontale Herzdurchmesser nicht ganz die Hälfte des Thoraxdurchmessers. Vergleichen Sie die Herzkonturen im Röntgenbild mit den Abgrenzungen, die Sie durch Perkussion an Ihrem Partner ermittelt haben. Markieren Sie die nahezu vertikal verlaufende rechte Begrenzung und die linke Begrenzung; letztgenannte verläuft kaudalwärts und lateral in Richtung Herzspitze.

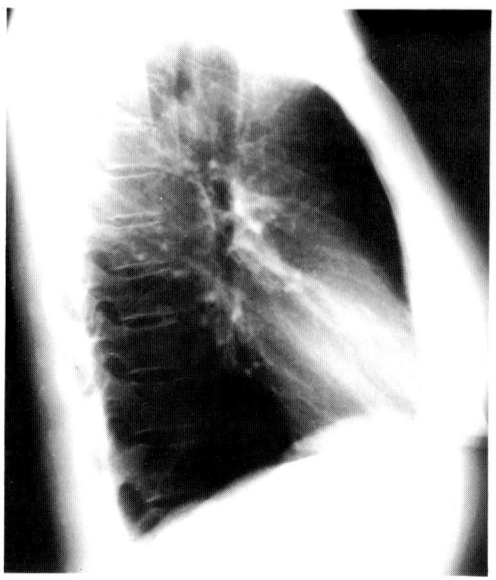

11-8
Röntgenbild des Thorax, lateraler Strahlengang.

A. Entwicklung und Funktion der Brustdrüse

Die Glandulae mammariae entwickeln sich, wie ekkrine Schweißdrüsen und apokrine Duftdrüsen, aus der Epidermis der Haut. Etwa sechs Stränge von Epidermiszellen proliferieren und dringen an zwei Leisten (Milchleisten) ins Mesoderm ein; diese Milchleisten reichen von der Achselhöhle, ziehen bogenförmig zur Medioklavikularlinie und erstrecken sich dann nach kaudal bis zur Leiste. In der Regel bilden sich alle epidermalen Invaginationen bis auf das über dem M. pectoralis major liegende Paar (in Höhe 3. bis 5. Rippe) wieder zurück. Akzessorische Brustdrüsen (Polymastie) oder häufiger akzessorische Brustwarzen (Polythelie) (= die Teufelmarken der mittelalterlichen Hexenjäger) kann man zwar an jedem Punkt der Milchleisten finden, doch sind sie in der Thoraxregion (über dem M. pectoralis major) häufiger anzutreffen.

Das über dem M. pectoalis major gelegene Paar der ersten Milchdrüsenanlagen bildet in der weiteren Entwicklung 12 bis 15 Hauptmilchgänge (Ductus lactiferi) mit wenigen Verzweigungen. Die Ductus lactiferi münden an der Oberfläche in eine erhabene Papilla mammaria, die von einem pigmentierten Hautareal umgeben ist (Areola mammae). Bei der Frau vor der Menarche (oder bei der nicht gebärfähigen Frau) und beim Mann sind die Brustdrüsen gleich gestaltet: das Brustdrüsengewebe ist rudimentär und auf die Randbereiche der Areola mammae beschränkt. Das Brustdrüsengewebe besteht aus nur wenig mehr als einem unverzweigten Gangsystem in einem homogenen Bindegewebsstroma. Die Areolae mammae sind blaßrot und die Papillae mammariae relativ wenig ausgebildet. Die Struktur der Drüse bleibt bis zur Pubertät rudimentär; während der Pubertät erhöhen sich bei der Frau die Östrogenkonzentrationen im Plasma, und Fettgewebe wird um das sich zunehmend entwickelnde Gangsystem abgelagert; die Drüsenendstücke (Alveolen) bleiben einfach aufgebaut. Wenn es zu einer Schwangerschaft kommt, bewirken steigende Plasmakonzentrationen von Östrogen und Progesteron insbesondere eine Proliferation des Gangsystems und die Entwicklung von Drüsenendstücken um die terminalen Gangabschnitte; die Areola mamma wird stärker pigmentiert. Bei der Geburt wird die Milchproduktion durch die Freisetzung von Prolactin aus dem Hypophysenvorderlappen angeregt. Die Milchabgabe aus der Brustdrüse wird durch einen Reflex ausgelöst; dabei führt die nervale Stimulation des Saugens zu einer Abgabe von Oxytocin aus dem Hypophysenhinterlappen. Oxytocin bewirkt die Kontraktion der netzartig angeordneten, spezialisierten Myoepithelien («Korbzellen»), die die Alveolen umgeben. Dadurch wird die Milch in die Gänge gepreßt. Das Saugen an sich und der Stimulus des Saugens halten die Freisetzung von Prolactin aufrecht. Der Begriff «Laktation» umfaßt sowohl Milchproduktion als auch Milchabgabe.

Nach der Menopause atrophiert das Brustdrüsengewebe. Die Brüste neigen dazu, herunterzuhängen; denn das Bindegewebe, das die Mammae früher im Leben gestützt hat («Ligamenta suspensoria»), ist wie das Drüsengewebe selbst auch von der Östrogenproduktion der Eierstöcke abhängig. Man setzt eine Substitutionstherapie mit Östrogenen ein, um diese Umbauvorgänge zu reduzieren.

Wenngleich das Brustgewebe beim Mann und bei der Frau vor der Menarche (oder der nicht gebärfähigen Frau) zurückgebildet ist, hat es doch die Fähigkeit, auf Hormone zu reagieren. So können mütterliche Hormone die Produktion von Brustdrüsensekret («Hexenmilch») bei gerade Neugeborenen anregen. Bei erwachsenen Männern kann es zur Ausbildung einer Mamma als Ergebnis von erhöhten Hormonspiegeln kommen; diese Hormone werden pathologischerweise im Organismus selbst produziert oder aus therapeutischen Gründen appliziert.

Untersuchung der weiblichen Brust (Abb. 11-9)

Jede der beiden Mammae liegt in der Oberflächenfaszie und größtenteils über dem M. pectoralis major. Ihre Form und Größe variiert sehr stark, doch ihre Basis ist eher konstant; die Mamma reicht von Höhe der 2. Rippe bis in Höhe der 6. Rippe, zwischen Sternum und vorderer Axillarlinie. Die Basis der gesunden Mamma ist gegen die darunterliegende Thoraxwand beweglich. Jede Fixation an darunterliegenden Strukturen kann Zeichen einer möglichen Erkrankung sein. Ein **axillärer Ausläufer** reicht nach kranial und lateral in die Achselhöhle. Einige tiefe Ausläufer (Gewebsinseln) von Brustgewebe können die tiefe Gewebsfaszie durchbrechen. Beim Mann liegt die **Brustwarze (Papilla mammaria)** meist im 4. Interkostalraum medioklavikular; bei der erwachsenen Frau variiert die Lage der Brustwarze stärker.

Wenn man beide Brüste untersucht, sollte man ihre Umrisse in vielen Armpositionen studieren, um Irregularitäten und Asymmetrien auszuschließen. Wenn man den Arm bewegt, sollten sich die Mammae frei und unbehindert an der Brustwand bewegen (Abb. 11-12), und die darüberliegende Haut sollte nicht irgendwo fixiert sein. Die Brustwarzen sind in der Regel erhaben. Der Pigmentationsgrad um die **Areola mammae** variiert: Abbildung 11-9 zeigt eine gesunde, nichtlaktierende Brust; man sollte sie mit Abbildung 11-10 vergleichen, diese zeigt eine Mamma lactans.

Die Palpation der Mamma sollte man eher mit

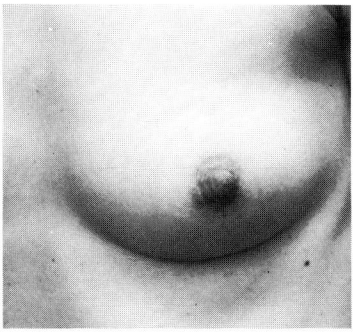

11-9
Nichtlaktierende Mamma.

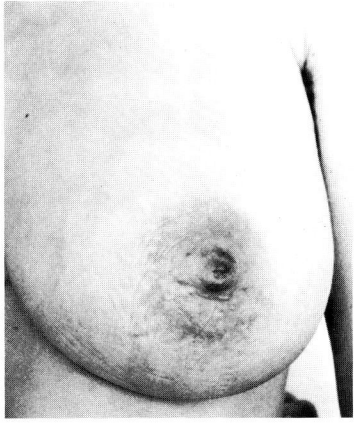

11-10
Laktierende Mamma.

11-11
Mammographie-Aufnahme der Mamma; beachten Sie das Vorhandensein eines Mammakarzinoms mit Mikroverkalkungen (Pfeil).

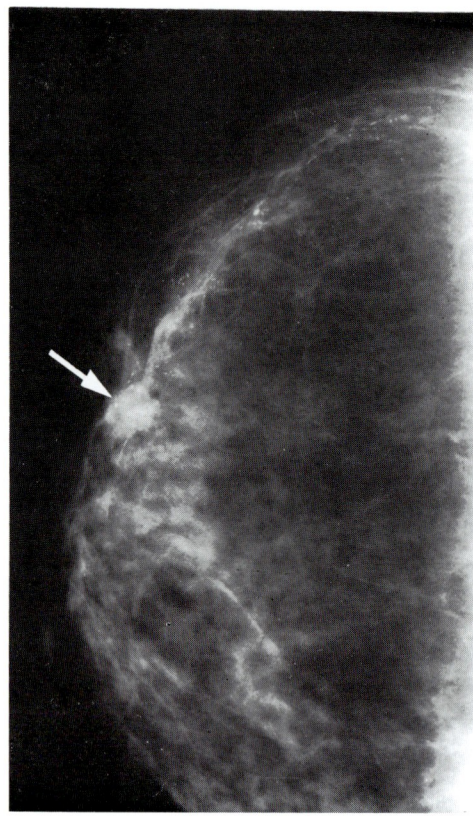

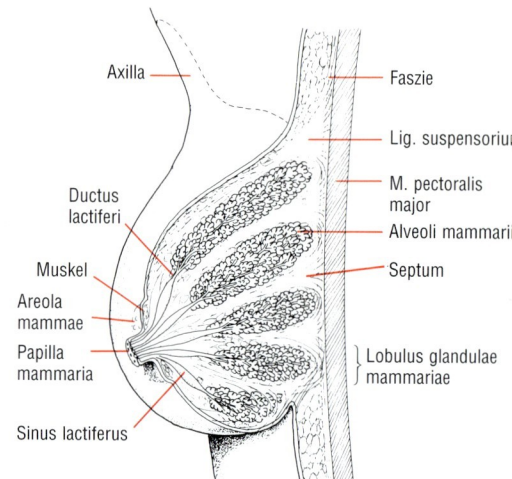

11-13
Anteile der weiblichen Brust und der Brustwarze.

zirkulär angeordneten Muskelfasern umgeben, die sie beim Saugen aufrichten.

Die **Glandulae areolares** münden in der Umgebung der Brustwarze. Sie geben ein fettiges, talghaltiges Sekret ab und sind am meisten während Schwangerschaft und Laktation ausgeprägt. Das Brustgewebe wird durch bindegewebige **Ligamenta suspensoria** gestützt, die von der tiefen Faszie auf dem M. pectoralis major zur Dermis ziehen. Andere Bindegewebsstränge aus dem Bindegewebe der Mamma ziehen zur Haut. Wenn das Brustgewebe durch Gewebsflüssigkeit abnorm aufgeschwemmt ist, ziehen diese oben genannten Bindegewebsstränge die Haut nach innen («Orangenhaut», «peau d'orange»). Bei älteren Frauen stützt das Bindegewebe die Atrophie des Brustgewebes, und die weiblichen Brüste zeigen eine Tendenz, herabzuhängen («Hängebusen»).

Die Mamma erhält ihre **Innervation** aus den segmental angeordneten Nn. intercostales (Kap. 11.3). **Die arterielle Versorgung** und die venöse Entsorgung stammen aus zwei Hauptquellen: von medial aus der A. thoracica interna und den Aa. intercostales; von lateral aus den Ästen der A. axillaris. Die Gefäße erweitern sich während der Laktation erheblich. Die Venen entsprechen ihrer Anordnung nach den Arterien. Es ist bemerkenswert, daß die Vv. intercostales mit den Vv. vertebrales direkt in Verbindung stehen und daß somit Metastasen von Mammakarzinomen (= Tumorabsiedlungen) in der Wirbelsäule häufig sind.

Die **Lymphabflußwege** der Mamma (Abb. 11-12) sind weitreichend; sie sind auch bei maligner Entartung von Mammagewebe von entscheidender Bedeutung. Lymphgefäße in der Umgebung der Ductus lactiferi entsorgen das Drüsengewebe der Brust. Lymphgefäße, die zwischen Lobuli und Lappen verlaufen, fließen in einen **Plexus subareolaris** und in einen **Plexus submammarius** ab; dieser liegt auf der tiefen Muskelfaszie, die die Mm. pectorales major und minor am Thorax bedeckt. Aus diesen Plexus strömt die Lymphe zentrifugal in die regionären Lymphknoten ab.

Der Hauptanteil der Lymphe aus der weiblichen Brust drainiert in Richtung **axilläre Lymphknoten**, aber einige Lymphe wird in Richtung an-

den Handinnenflächen als mit den Fingerspitzen durchführen; mit den Fingerspitzen würde man zu viele kleine (normale!) Fettknötchen im Brustgewebe tasten. Falls man einen Knoten oder einen anderen pathologischen Befund entdeckt, sollte man dessen Fixation an andere Gewebe feststellen, indem man die Patientin entsprechend lagert oder eine Kontraktion der Mm. pectorales major und minor ausführen läßt. Man sollte auch die axillären Lymphknoten hinsichtlich einer möglichen Vergrößerung oder eines Verbackens mit dem umgebenden Gewebe überprüfen.

B. Radiologische Befunde
Ein Röntgenbild der Mamma ist in der Regel ein Mammogramm; und die Mammographie wird routinemäßig in vielen gynäkologischen Abteilungen als Screening-Verfahren eingesetzt. Die Abbildung 11-11 zeigt im Mammogramm ein Mammakarzinom (Pfeil), das die lokale Gewebsarchitektur zerstört und typische Mikroverkalkungen enthält.

C. Präparate (Abb. 11-13)
Studieren Sie ein Mamma-Präparat, und stellen Sie einige der 15 bis 20 **Lobuli glandulae mammariae** dar, die sich kranzförmig um die Brustwarze anordnen und durch Bindegewebssepten voneinander getrennt sind. Jeder einzelne Lobulus glandulae mammariae mündet für sich mit seinem **Ductus lactiferus** in die Brustwarze. Ein Lobulus glandulae mammariae erweitert sich unmittelbar vor Mündung in die Haut zu einem **Sinus lactiferus**. Die Brustwarze selbst wird von

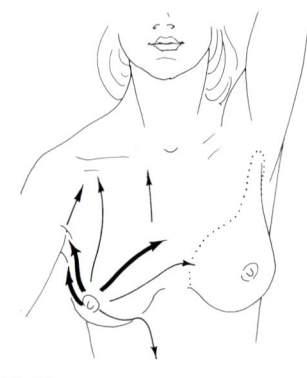

11-12
Lymphabflußwege der weiblichen Brust.

derer Lymphknotengruppen abgeleitet, insbesondere zu den **inneren Thorakallymphknoten** im Brustraum. Man kann die axillären Lymphknoten in eine Anzahl sich überlappender Gruppen untergliedern: eine pektorale Lymphknotengruppe hinter dem Seitenrand des M. pectoralis major; eine laterale Lymphknotengruppe («brachiale Lymphknotengruppe») entlang dem Verlauf der V. axillaris; eine subskapuläre Lymphknotengruppe entlang dem Verlauf der A. subscapularis; eine zentrale Lymphknotengruppe am Boden der Achselhöhle sowie eine apikale Lymphknotengruppe an der Spitze der Achselhöhle. Die letztgenannte Lymphknotengruppe entsorgt die Lymphe aller vorgenannten Lymphknotengruppen; aus dieser apikalen Lymphknotengruppe geht auch ein einziger **Truncus (lymphaticus) subclavius (dexter/sinister)** hervor; er zieht gemeinsam mit der V. subclavia nach kranial und mündet im rechten Venenwinkel (Verbindung von V. subclavia und V. jugularis interna) oder an der linken Körperseite in den Ductus thoracicus.

Diese verschiedenen Lymphknotengruppen stehen untereinander in Verbindung, aber im allgemeinen erhalten die pektoralen Lymphknoten den Hauptanteil der Lymphe aus der Mamma, wobei sie die Lymphe dann direkt oder indirekt in die apikale Lymphknotengruppe ableiten. Die laterale Lymphknotengruppe erhält den Großteil der Lymphe aus dem Oberarm und die subskapuläre Lymphknotengruppe aus den oberen Rückenpartien des Rumpfes sowie dem axillären Ausläufer der Mamma, wenn er tief in Richtung Pektoralisfaszie liegt. Die innere, thorakale Lymphknotengruppe entsorgt die medialen Bereiche der Mamma (man findet Lymphknoten in den meisten der oberen sechs Interkostalräume entlang der A. thoracica interna). Diese inneren, thorakalen Lymphknoten sind deshalb bedeutsam, weil sie oft im Frühstadium der Metastasierung eines Mammakarzinoms betroffen sind; zudem stehen sie retrosternal mit korrespondierenden Lymphknoten der Gegenseite in Verbindung. Die Aussaat von Tumorzellen aus diesen Lymphknoten kann zum Abtropfen der Tumorzellen in die Pleurahöhle führen; es kommt dann zu Fernmetastasen (Pleurabefall durch Mammakarzinomzellen) und zu raschem Fortschreiten der malignen Erkrankung.

Ein oder zwei Lymphknoten liegen auch in der Mohrenheim-Grube (Sulcus deltoideopectoralis) im Verlauf der V. cephalica, andere Lymphknoten in der Fossa infraclavicularis. Diese Lymphknoten erhalten einen Teil der Lymphe aus den beiden oberen Quadranten der Mamma und leiten die Lymphe durch die Fascia clavipectoralis ab; die Fossa clavipectoralis spannt sich zwischen Clavicula und M. subclavius (kranial) sowie M. pectoralis minor (kaudal) aus. Auf diesem Weg erreicht die Lymphe aus den oberen Quadranten der Mamma die apikalen, axillären Lymphknoten. Die Lymphe aus den unteren Quadranten der Mamma drainiert in Lymphgefäße und Lymphknoten an der oberen Bauchwand (durch das Zwerchfell hindurch!); über diesen Lymphableitungsweg können Tumorzellen in die Peritonealhöhle und in die Leber metastasieren.

Die chirurgische Behandlung des Mammakarzinoms hat sich im Laufe der Jahre stark gewandelt. Eine radikale Ablatio mammae umfaßt die Entfernung von allem Brustgewebe, aller darunterliegenden Muskeln und so vieler Lymphknoten wie möglich. Derzeit gängige chirurgische Vorgehensweise ist, den lokalen Tumor zu entfernen und die Metastasierung der Erkrankung zu bekämpfen: entweder durch direkte Bestrahlung der möglicherweise betroffenen Lymphknoten (in den verschiedenen Lymphknotengruppen) oder durch eine Chemotherapie; die Chemotherapie sollte wirksam sein und möglichst wenige Nebenwirkungen haben; denn die Lebensqualität der Patientin tritt bei der Behandlung des Mammakarzinoms in jüngster Zeit immer mehr in den Vordergrund.

11.3 Brustkorb und Diaphragma

Ziel dieses Kapitels ist es, anhand von Präparaten und durch eigenhändige Präparation die Zwischenrippenmuskulatur des Thorax, ihre Nerven- und Gefäßversorgung, das periphere sympathische Nervensystem sowie das Zwerchfell intensiv kennenzulernen.

A. Präparation und Präparate

Interkostalräume

Entfernen Sie Haut sowie Mm. pectorales major und minor von der Brustwand, und stellen Sie einen Zwischenrippenraum dar (Abb. 11-14)! Beachten Sie den Faserverlauf der **Mm. intercostales externi**, die absteigend in ventrokaudaler Richtung von einer Rippe zum Oberrand der nächst tiefer gelegenen Rippe verlaufen. Nahe dem Sternum (ventral) werden die Muskeln durch ventral gelegene Bindegewebszüge ersetzt. Eine Kontraktion der Mm. intercostales externi verlagert mit Ausnahme der 1. Rippe alle Rippen nach oben und außen.

Dabei bewegt sich gleichzeitig das Corpus sterni etwas nach vorne, und es kommt so zu einer leichten Flexion im Bereich des Angulus sternalis. So erweitert sich der Thoraxraum nach lateral in seinem transversalen, aber auch im sagittalen Durchmesser. Mit den Mm. intercostales externi läßt sich auch eine Zeitlang ein erweiterter Thorax halten, was beim Anspielen langer Noten mit einem Blasinstrument oder zu Beginn einer längeren Koloraturstelle einer Arie nötig ist. Die Erweiterung des knöchernen Thorax in vertikaler Richtung erfolgt zu einem geringen Teil durch das Anheben der Rippen mit Hilfe der Mm. intercostales externi; doch den wichtigsten Beitrag hierfür liefert die Kontraktion des Zwerchfelles, was ja eine Abflachung der Zwerchfellkuppeln bewirkt.

Entfernen Sie einige Mm. intercostales externi, und studieren Sie die (darunterliegenden) **Mm. intercostales interni**, die nach kranial und ventral von der einen zur nächsthöher gelegenen Rippe ziehen. Die Mm. intercostales interni

kontrahieren sich bei forcierter Exspiration am stärksten.

Dicht am Rippenunterrand und unterhalb der Mm. intercostales interni im Sulcus costae verlaufen V., A. und N. intercostalis (aus dem Ramus anterior des N. spinalis) von dorsal nach ventral. Der N. intercostalis zieht (bezogen auf den Sulcus costae) am weitesten kaudal (IVAN als Merksatz: innen Vene, Arterie, Nerv).

Ein **Interkostalnerv** (Abb. 11-15) zeigt eine segmentale Gliederung und versorgt die Interkostalmuskulatur, die Pleura parietalis und die Haut in einem gürtelförmigen Areal von lateral bis ventral an jeder Thoraxseite.

Die **kaudalen sechs Interkostalnerven** ziehen jedoch entsprechend dem schrägen Rippenverlauf durch das Diaphragma und weiter zur Bauchwand. Zusätzlich zu den Versorgungsgebieten der Brustwand versorgen diese sechs kaudalen Interkostalnerven mit ihren Ästen sensibel periphere Anteile des Zwerchfelles, Peritoneum parietale und gürtelförmige Hautareale der Bauchwand bis zum Lig. inguinale und zur Symphyse. Es ist nützlich, sich wieder zu vergegenwärtigen, daß der N. intercostalis VI (Th6) das Hautareal über dem Proc. xiphoideus des Brustbeins, der N. intercostalis X (Th10) die Umbilikalregion und der N. intercostalis XII (Th12) das Hautareal über der Symphyse sensibel versorgt. Benachbarte Versorgungsgebiete überlappen sich daher, so daß der Ausfall eines Nerven nicht zu einer auffallenden Unempfindlichkeit führt. Eine Irritation der Nervenwurzel verursacht jedoch Schmerzen in dem entsprechenden Hautareal, das dieser zugehörige Interkostalnerv versorgt. Rippenfrakturen können sehr schmerzhaft sein und so suffiziente Atembewegungen unmöglich machen. Das Periost bildet eine dicke Röhre um die Rippe, die wie eine Schiene wirkt.

Frage 132: Das Periost ist selten durch gebrochene Rippen betroffen; was kann passieren, falls das Periost jedoch vom scharfkantigen Ende einer gebrochenen Rippe durchstoßen wird?

Wenn die Lungen nicht ausreichend belüftet werden und falls das Husten beschwerlich ist, kann sich Sekret in den Luftwegen mit augenfällig schädigenden Folgen ansammeln. Man kann u. U. ein Lokalanästhetikum in die dorsalen Bereiche der Zwischenrippenräume injizieren; hier sind die Nn. intercostales, die den Frakturbereich versorgen, am leichtesten zugänglich.

Frage 133: Wie würden Sie die Nadel bei einer Lokalanästhesie plazieren, und welche Strukturen würde diese Nadel bei der Anästhesie eines Interkostalnerven durchstoßen?

Die Irritation der unteren Interkostalnerven nach entzündlichem Prozeß an der Pleura parietalis der Thoraxwand kann eine reflektorische Kon-

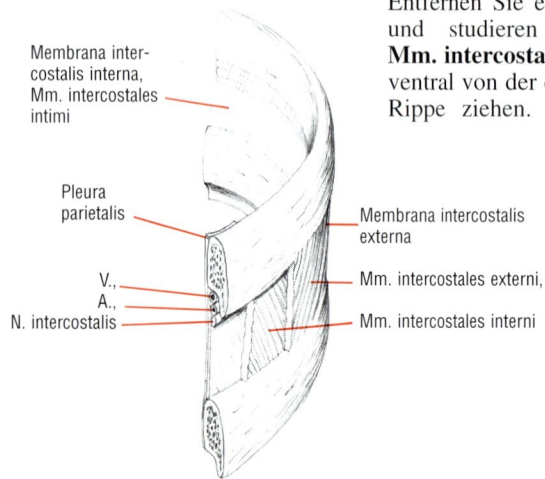

Membrana intercostalis interna, Mm. intercostales intimi

Pleura parietalis

V.,
A.,
N. intercostalis

Membrana intercostalis externa

Mm. intercostales externi,

Mm. intercostales interni

11-14
Inhaltsgebilde eines Interkostalraums.

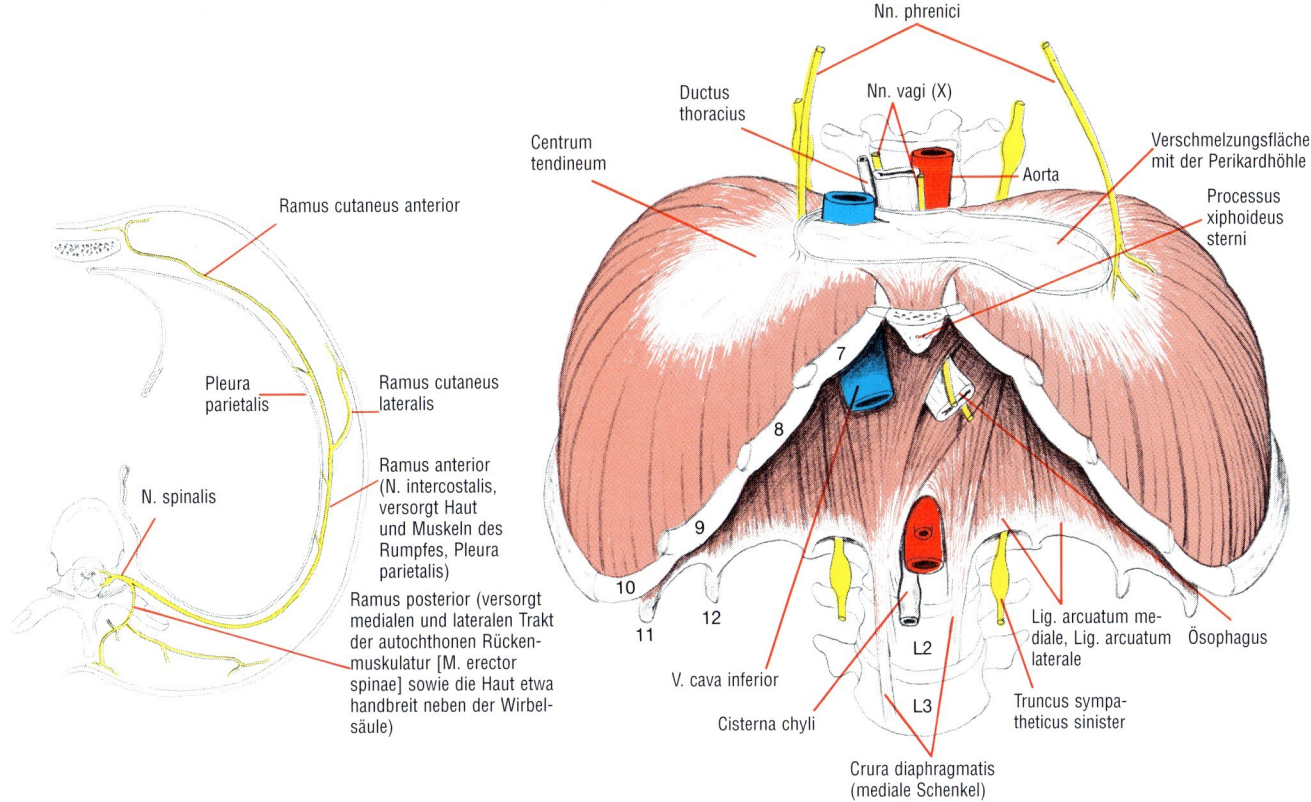

Ramus cutaneus anterior

Pleura
parietalis

Ramus cutaneus
lateralis

N. spinalis

Ramus anterior
(N. intercostalis,
versorgt Haut
und Muskeln des
Rumpfes, Pleura
parietalis)

Ramus posterior (versorgt
medialen und lateralen Trakt
der autochthonen Rücken-
muskulatur [M. erector
spinae] sowie die Haut etwa
handbreit neben der Wirbelsäule)

Nn. phrenici

Ductus
thoracius

Nn. vagi (X)

Centrum
tendineum

Aorta

Verschmelzungsfläche
mit der Perikardhöhle

Processus
xiphoideus
sterni

7

8

9

10

11   12

L2

L3

V. cava inferior

Cisterna chyli

Lig. arcuatum me-
diale, Lig. arcuatum
laterale

Ösophagus

Truncus sympa-
theticus sinister

Crura diaphragmatis
(mediale Schenkel)

11-15
Verzweigung eines N. spinalis im Bereich des
oberen Thorakalmarks.

11-16
Diaphragma und die Inhaltsgebilde der entsprechenden Durchtrittspforten.

traktion der vorderen Bauchwandmuskulatur und
eine Schmerzprojektion ins Abdomen auslösen.
Diese Tatsache läßt den Arzt irrtümlich an ein
akutes Abdomen denken (wenngleich die Situation eines akuten Abdomens nicht besteht).
Wenn also Patienten über Schmerzen im Bauchraum klagen, gehört eine Thoraxübersichtsaufnahme zum Standard bei der diagnostischen Abklärung.

Diaphragma (Zwerchfell)

Studieren Sie als nächstes das **Diaphragma**
(Abb. 11-16). Es bildet eine (nach kranial gerichtete) Kuppel, die in der Peripherie aus quergestreiften Muskelfasern und zentral aus einer
Bindegewebsplatte besteht; das Zwerchfell
trennt so Brustraum (Thorax) vom Bauchraum
(Abdomen). Seine thorakale Seite wird lateral
von Pleura parietalis bedeckt und ist medial mit
dem Pericardium fibrosum der Perikardhöhle
verwachsen.
Die Muskelzüge des Diaphragma ziehen von der
Dorsalfläche des Processus xiphoideus des Sternum, von den Innenflächen der köchernen Rippen und der knorpeligen Rippenanteile; diese
vervollständigen den Rippenbogenrand. Dorsal
entspringen Muskelzüge als **Crura diaphragmatis** von den seitlichen Anteilen der Wirbelkörper L1, L2, L3 (rechts) bzw. L1, L2 (links) und
von Bändern, Ligamentum arcuatum mediale
bzw. laterale, die sich zwischen Wirbelkörper L1
und dessen Processus costarius sowie nach lateral bis zur 12. Rippe ausdehnen. Von diesen
Ursprungsarealen ziehen die Muskelzüge bogenförmig unmittelbar neben den benachbart liegenden Unterfeldern der Lunge nach kranial und

zentral und bilden rechts und links je eine sog.
Zwerchfellkuppel. Im Zentralbereich werden
die muskulären Zwerchfellkuppeln außerdem
von einer Bindegewebsplatte, dem kleeblattför-
migen **Centrum tendineum**, mitgestaltet, auf
deren thorakaler Fläche sich das Pericardium
fibrosum anheftet. Die peripheren Abschnitte der
rechten und linken Zwerchfellkuppel bilden mit
der Thoraxwand den spitzen **Zwerchfell-Rip-
pen-Winkel**; hier kommt es dann zur Bildung
des **Recessus costodiaphragmaticus**.

*Frage 134: Wie wirkt sich eine Zwerchfellkon-
traktion auf die Lage der Zwerchfellkuppeln
aus?*

*Frage 135: Wo liegt die jeweilige Bedeutung
von Diaphragma und Interkostalmuskulatur bei
Ruheatmung und bei forcierter Atmung?*

Das Diaphragma wird vom rechten und linken
N. phrenicus vorsorgt, der aus dem Plexus cervicalis (Rami ventrales C3, C4, C5) hervorgeht.
Die Nn. phrenici ziehen durch den Thorax im
mittleren Mediastinum (jeweils rechts und
links). Das **Mediastinum** ist der Bereich im
Thorax, der zwischen den beiden Pleurahöhlen
bzw. Lungen liegt (Kap. 11.6). Die Nn. phrenici
treten durch das Zwerchfell hindurch und versorgen es von dessen Unterfläche (= abdominale
Seite) aus.
Schluckauf (Singultus) wird durch unwillkürliche Kontraktionen des Zwerchfells ausgelöst,
kann aber auch gelegentlich durch Irritationen
der Nn. phrenici infolge Erkrankungen im Halsbereich oder im Thorax hervorgerufen werden
(S. 201).

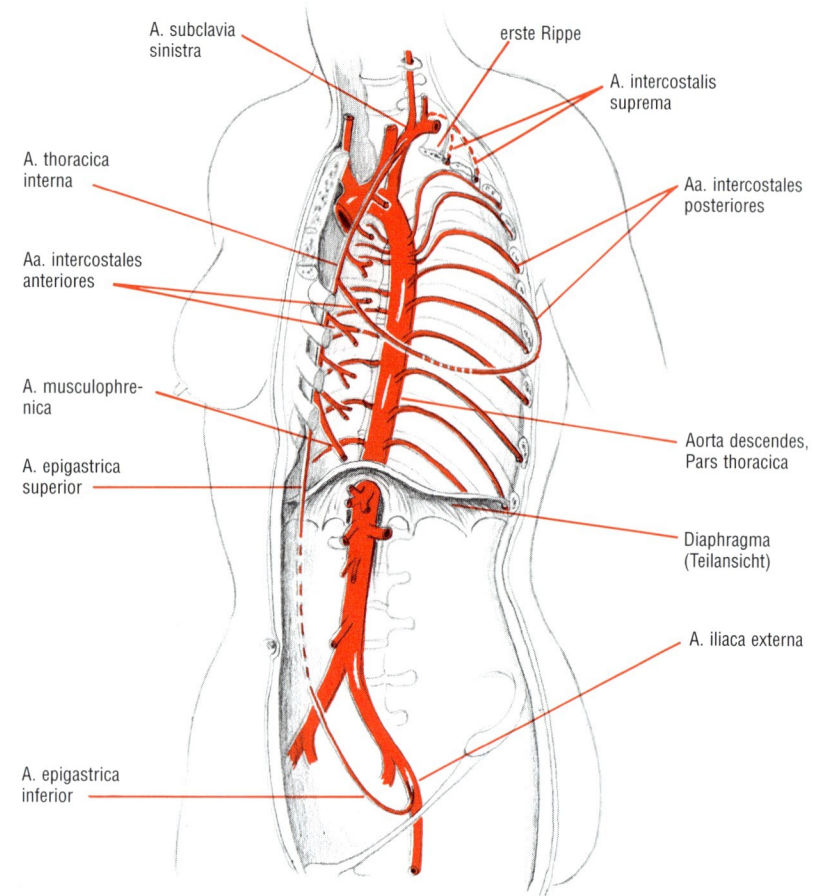

A. subclavia
sinistra

erste Rippe

A. intercostalis
suprema

A. thoracica
interna

Aa. intercostales
posteriores

Aa. intercostales
anteriores

A. musculophre-
nica

A. epigastrica
superior

Aorta descendes,
Pars thoracica

Diaphragma
(Teilansicht)

A. iliaca externa

A. epigastrica
inferior

11-17
Die arterielle Versorgung des
Thorax. Beachten Sie die Lage
der Anastomosen (gestrichelt).

Kleine Aa. phrenicae superiores (aus dem kaudalen Abschnitt der Brustaorta) und inferiores (aus
der Vorderfläche der Bauchaorta) ziehen zur
Zwerchfellober- und unterseite.

Das Diaphragma hat Durchtrittspforten für viele
Strukturen, die zwischen Thorax und Abdomen
ziehen. Die V. cava inferior zieht durch das Centrum tendineum des Zwerchfells in Höhe Wirbelkörper Th8; Ösophagus und Nn. phrenici passieren den linken Zwerchfellschenkel in Höhe
Wirbelkörper Th10. Aorta descens und Ductus
thoracicus laufen zwischen Crus mediale und
Crus laterale des Zwerchfells, z.B. hinter dem
Zwerchfell und dem vorderen Wirbelkörper
Th12.

Innervation des Brustkorbs

Zwölf thorakale Spinalnerven gewährleisten die
Innervation des Brustkorbs. Die Rami posteriores dieser Spinalnerven versorgen ein Hautareal
des Rückens, das zentral über der Wirbelsäule
liegt, sowie die Anteile des M. erector spinae
(= autochthone Rückenmuskulatur), die teilweise an den Rippen inserieren (Kap. 8).

Die Rami anteriores der thorakalen Spinalnerven
bilden die **Nn. intercostales.** Jeder Interkostalnerv zieht mit einem Hauptast unter der entsprechenden Rippe (nach ventral) sowie mit einer
Kollateralen (Seitenast) auf der Oberkante der
nächsttiefer gelegenen Rippe. Jeder Interkostalnerv versorgt die Interkostalmuskulatur des
entsprechenden Zwischenrippenraums und gibt
Äste zum darüberliegenden Hautbezirk und zur
darunterliegenden Pleura parietalis ab. In Höhe
der mittleren Axillarlinie gibt jeder Interkostalnerv einen **lateralen Hautast** ab.

Die oberen sechs Interkostalnerven bleiben in
ihren entsprechenden Interkostalräumen bis zum
Sternalrand, wo sie sich dann als **ventrale Endäste** aufteilen; diese durchbrechen auch die oberflächliche Körperfaszie und erreichen die Haut.
Die unteren sechs Interkostalnerven verlassen
den Interkostalraum in Höhe der Knorpel-Knochen-Grenze der Rippen, um in die Bauchmuskulatur zu ziehen und um Muskulatur der Bauchwand, Haut sowie darunterliegendes Peritoneum
parietale zu innervieren (S. 219).

Gefäßversorgung des Brustkorbs

Arterielle Versorgung (Abb. 11-17): Studieren
Sie an einem Präparat, bei dem Herz und Lungen
aus dem Thorax entnommen wurden, die **Aorta
descendens, Pars thoracica**; sie liegt zuerst
links von Th4 bis Th7 und kreuzt anschließend
die Mittellinie, wo sie dann auf der Vorderfläche
der Wirbelkörper Th7 bis Th12 nach kaudal
zieht. Sie gibt die **Aa. intercostales posteriores
III bis XI (Rumpfwandäste)** ab. Diese ziehen
in der Rumpfwand bogenförmig nach ventral
und versorgen alle Interkostalräume bis auf die
oberen Interkostalräume I und II; diese werden
von der **A. intercostalis suprema** versorgt. (Sie
ist ein absteigender Ast aus dem Truncus costocervicalis, aus der A. subclavia, der über die
Membrana subpleuralis vor dem Hals der ersten
Rippe abwärts zieht.)

Da die Aorta descendens in ihrem Verlauf meist
links der Mittellinie zieht, müssen die Aa. intercostales posteriores, die die rechte Seite der
Thoraxwand versorgen, vorher an der Vorderfläche der Wirbelkörper nach rechts verlaufen.

Studieren Sie die vordere Brustwand, die als
Ganzes (wie eine «Platte») abgehoben werden
kann, und achten Sie auf den Verlauf der
A. thoracica interna, eines direkten Astes der
A. subclavia, die hinter den knorpeligen Rippen-
anteilen (etwa 1 cm vom Sternalrand entfernt)
zwerchfellabwärts zieht. Aus ihr entspringen
Rr. intercostales anteriores, diese ziehen zu
den (oberen 5 bis 6) Zwischenrippenräumen, und
nach Durchtritt durch das Zwerchfell teilen sie
sich in ihre beiden Endäste, A. musculophrenica
und A. epigastrica superior. Die **A. musculophrenica** zieht nahe am Rippenrand bogenförmig nach lateral und beteiligt sich an der Versorgung des Diaphragma mit arteriellem Blut; die
A. epigastrica superior zieht weiter kaudalwärts in die Rektusscheide, versorgt den M. rectus abdominis von dorsal her und anastomosiert
mit der A. epigastrica inferior aus der A. iliaca
externa. Dieser Verbindungsweg zwischen
A. subclavia und A. iliaca externa kann bei
Bedarf einen Kollateralkreislauf schaffen, wenn
die Aorta descendens an einer Stelle durch eine
Entwicklungsstörung verengt ist (Aortenisthmusstenose; S. 192).

Venöse Entsorgung (Abb. 11-18): Studieren Sie
die Venen der Brustwand. Mit Ausnahme der
oberen Interkostalräume erfolgt die gesamte
venöse Entsorgung der Brustwand über die
V. azygos (azygos bedeutet unpaar). Diese
schließlich große Vene entsteht im Bereich der
hinteren Bauchwand in der Regel aus dem
Zusammenschluß kleiner Lumbalvenen. Die
V. azygos zieht und wird sehr bald infolge der
Zuflüsse aus den rechten Interkostalräumen
größer.

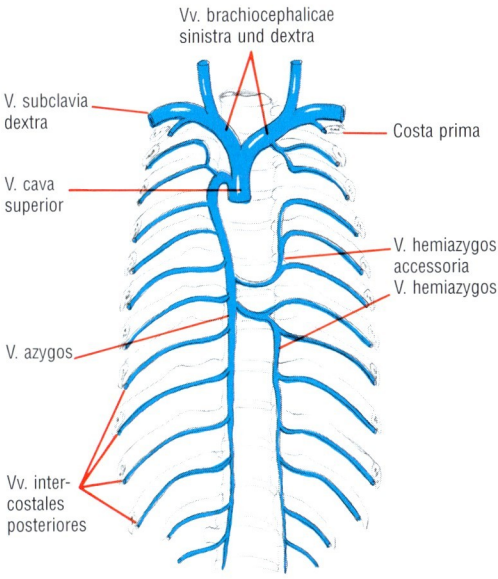

11-18
Die venöse Entsorgung der hinteren Thorax-
wand (Vv. intercostales anteriores und
V. thoracica interna sind nicht dargestellt).

Im Bereich der linken Thoraxseite münden die
Interkostalvenen aus dem 4. ICR und tiefer entweder in die **V. hemiazygos** oder die **V. hemiazygos accessoria**. Beide kreuzen die Mittellinie
dorsal der Aorta und münden in die V. azygos.
Die V. azygos verläuft rechtsseitig auf der Vorderfläche der thorakalen Wirbelkörper kranialwärts und zieht bogenförmig nach ventral (Arcus
venae azygos) über den rechten Lungenhilus,
bevor sie in die Vena cava superior mündet.
Beidseits ziehen Venen aus dem ersten Interkostalraum (V. intercostalis suprema) kranialwärts, in der Regel zu V. brachiocephalica bzw.
V. vertebralis.
Vv. intercostales posteriores aus dem zweiten
und dritten Interkostalraum vereinigen sich zur
Bildung einer V. intercostalis superior, die auf
der rechten Seite Blut in die V. azygos und links
in die V. brachiocephalica sinistra leitet.
Vv. comitantes ziehen mit den Rr. intercostales
anteriores aus der A. thoracica interna. In Höhe
des 3. Rippenknorpels jeder Seite bilden sie eine
gemeinsame **V. thoracica interna**, die in die
V. brachiocephalica mündet.
Wenn sich nach einer Krankheit oder nach einer
Verletzung Luft (Pneumothorax), Blut (Hämatothorax) oder eine andere Flüssigkeit (Pleuraerguß) im Pleuraspalt (dem Raum zwischen
Brustwand [Pleura parietalis] und Lungen
[Pleura visceralis]) ansammelt, ist es wichtig,
Luft oder Flüssigkeit aus dem Pleuraspalt zu entfernen. Man punktiert hierbei in der Mitte eines
Interkostalraums die Brustwand, in der Regel
nahe der mittleren Axillarlinie. Dieses Vorgehen
verhindert eine Schädigung der Vasa thoracica
interna sowie von A., V. und N. intercostalis.

*Frage 136: Die Punktion eines Interkostalraums
mit einer Nadel ist schmerzhaft; aus diesem
Grunde legt man in der Regel eine lokale Anästhesie. In welchen Strukturen findet man die
schmerzleitenden Nervenendigungen?*

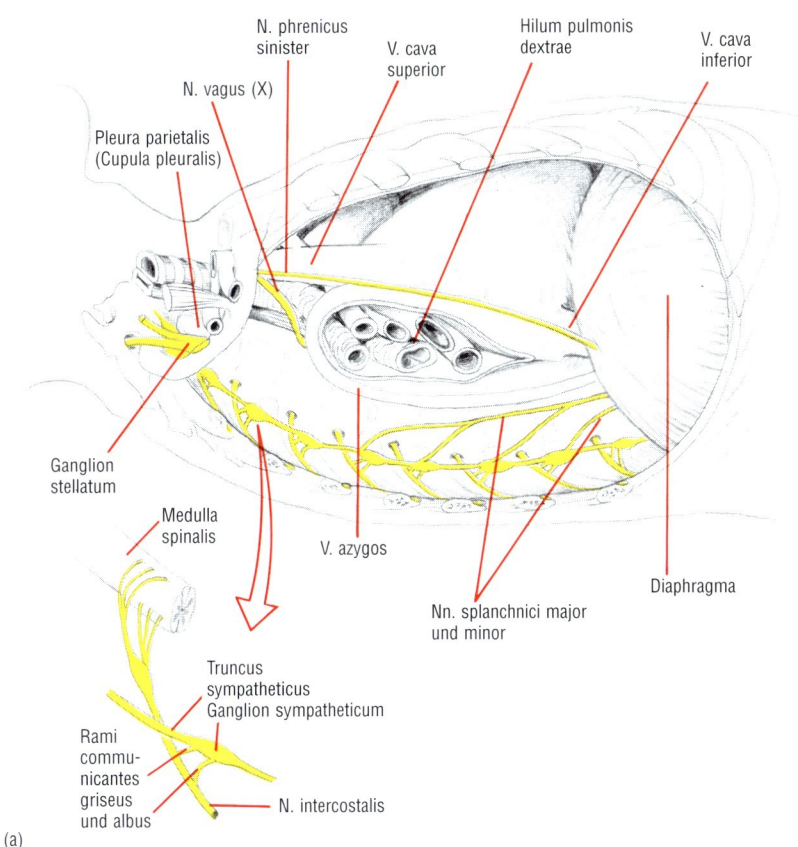

(a)

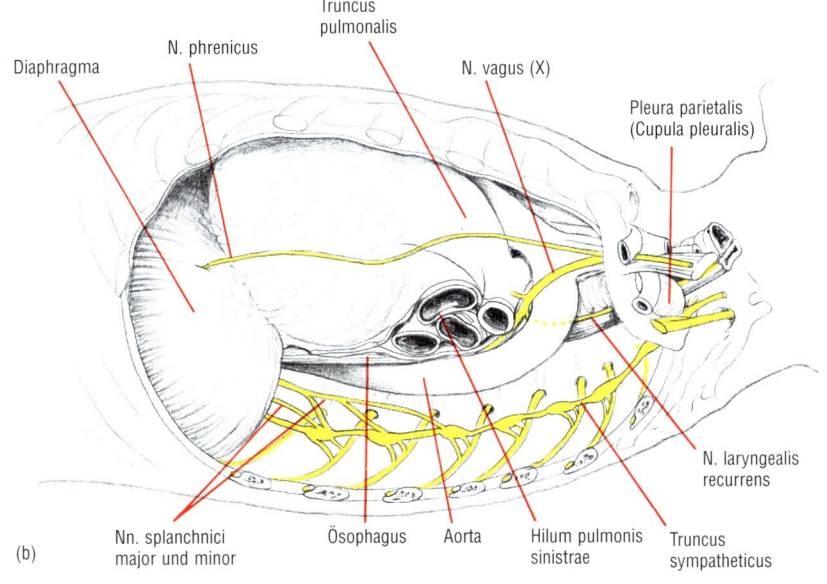

(b)

11-19
Rechte (a) und linke (b) Pleurahöhle (Cavitas pleuralis). Lungen entfernt zur
Darstellung der somatischen und autonomen Innervation sowie der Leitungs-
bahnen, die den Lungenhilus erreichen oder verlassen.

Lymphdrainage: Die Lymphgefäße laufen mit
den Blutgefäßen zu Lymphknoten nahe der
A. thoracica interna ins hintere Mediastinum und
in die Umgebung des Zwerchfells. Sie sollten an
dieser Stelle erneut die lymphatische Entsorgung
der Mamma wiederholen (S. 174).

Das periphere sympathische Nervensystem (Abb. 11-19a, b)

Während der Embryonalentwicklung des Rückenmarks bilden spezielle Neuroblasten (Sympathikoblasten) aus der ventralen Hälfte des Neuralrohrs (Grundplatte) in der Thorakalregion eine **Zellsäule vegetativer motorischer Zellen**, die lateral zum Neuralrohr liegen, die **präganglionären sympathischen Neurone**. Diese unterscheiden sich von den dorsalen (somato-sensorischen) und zentralen (somato-motorischen) Zellsäulen und finden sich nur im thorakalen und oberen lumbalen Rückenmarksabschnitt, zwischen Th1 und L2 oder L3.

Die markhaltigen Axone dieser präganglionären sympathischen Neurone verlassen das Rückenmark mit den somatomotorischen Fasern in den Vorderwurzeln der Spinalnerven (Th1 bis L2 oder L3). Sie bilden Faserbündel, **Rr. communicantes albi** genannt, die sich von den Nn. spinales abgliedern, um den Truncus sympatheticus zu erreichen. Diese Faserbündel enden zum einen auf Höhe ihres jeweiligen Eintritts durch synaptische Verbindung an jeweils einer Nervenzelle des Truncus sympatheticus, die hier haufenförmig angeordnet sind (**Ganglien**); oder zweitens ziehen diese Nervenbündel innerhalb des **Truncus sympatheticus** kranial- bzw. kaudalwärts, wobei sie Kollateralen abgeben, ehe sie eine synaptische Verbindung eingehen; oder drittens können diese Faserbündel den Truncus sympatheticus ohne synaptische Verschaltung durchziehen und über einen medialen Nervenast verlassen, um entweder in den großen unpaaren, in der Mitte gelegenen vegetativen Ganglien oder im Nebennierenmark zu enden.

Die großen, **in der Mitte gelegenen vegetativen Ganglien** liegen typischerweise entweder in Organen (wie z.B. dem Herzen) oder in unmittelbarer Nähe des Ursprungs der großen Gefäße aus der Aorta (z.B. Ganglion coeliacum). Präganglionäre Fasern besitzen deshalb meist einen großen Einflußbereich, und ihr Einfluß wird synaptisch durch den Neurotransmitter Acetylcholin übertragen. Andere Neurotransmitter, wie neuroaktive Peptide (z.B. Enkephalin) können ebenfalls, möglicherweise als «Modulatoren der neuronalen Erregung», beteiligt sein.

Aus den Ganglienzellen entspringen **postganglionäre Fasern**, die jedoch marklos sind. Sie innervieren die glatte Muskulatur, die Herzmuskulatur und bestimmte Drüsenzellen. Die postganglionären Nervenfasern stammen aus den Ganglien des Truncus sympatheticus und können auf zwei Wegen in die Peripherie ziehen: 1. Sie ziehen entweder als eigenständiges Bündel, indem sie einen **R. communicans griseus** bilden und sich so einem Spinalnerven anlagern; auf diese Weise versorgen sie Schweißdrüsen, Mm. arrectores pili sowie die glatte Muskulatur der Gefäße (insbesondere die der Arteriolen) in einem Hautbezirk, der von einem Spinalnerven versorgt wird. 2. Die postganglionären Nervenfasern aus Ganglien des Truncus sympatheticus ziehen in den äußeren Schichten der Arterienwände zu ihren Zielorten, wie z.B. zu Thorax- oder Abdominalorganen. Zu jedem Spinalnerven zieht ein R. communicans griseus aus dem nächstgelegenen Ganglion des Truncus sympatheticus. Als Neurotransmitter findet sich in postganglionären Nervenfasern Noradrenalin; bei postganglionären Nervenfasern zu ekkrinen Schweißdrüsen ist jedoch als Ausnahme Acetylcholin der Neurotransmitter.

Wenngleich sich Rr. communicantes grisei und albi unterscheiden lassen, führen beide Faserbündel sowohl prä- als auch postganglionäre Fasern. Wenn eine Durchtrennung sympathischer Nervenfasern erforderlich ist (um die Durchblutung der Extremitäten zu steigern), sind die Rami beider Faserbündel zu durchtrennen.

Einige **viszerosensible** Fasern, deren Perikaryen in den Ganglien der Hinterwurzel liegen, lagern sich an den vegetativen Efferenzen an, um das Rückenmark zu erreichen.

Je ein **Truncus sympatheticus** zieht kraniokaudalwärts beidseits der Wirbelsäule von der Schädelbasis ins Becken. Jeder besitzt zahlreiche Ganglien, die durch prä- und postganglionäre Fasern miteinander verbunden sind (es gibt keine Assoziationsfasern zwischen den Ganglienzellen). Im Brustraum findet man in der Regel zwölf Ganglien, ein Ganglion für jedes Wirbelsäulensegment. Im lumbalen und sakralen Wirbelsäulenabschnitt gibt es weniger und im Zervikalbereich nur drei.

Das **Ganglion cervicale superius** ist groß, und sein postganglionäres Versorgungsgebiet umfaßt die oberen Halsregionen sowie den Kopfbereich mit Augen und Speicheldrüsen. Ein kleineres **Ganglion cervicale medium** ist nicht immer vorhanden. Das **Ganglion cervicale inferius** hingegen ist oft mit dem Ganglion thoracicum I zum **Ganglion cervicothoracicum [stellatum]** verschmolzen. Alle zervikalen Ganglien verlassen postganglionäre Fasern zum Herzen; zudem versorgen Ganglion cervicothoracicum [stellatum] und Ganglion cervicale medium auch die obere Extremität.

Da die gesamte sympathische Innervation aus dem zentralen Nervensystem zu Kopf- und Halsregion von den oberen Thorakalsegmenten des Rückenmarks kranialwärts ziehen muß, wird eine Schädigung des Truncus sympatheticus im Bereich oberhalb des Ganglion thoracicum II (z.B. durch einen Lungentumor in der Lungenspitze) zu einer kompletten Unterbrechung der sympathischen Innervation («sympathische Denervierung») im Kopf- und Halsbereich dieser Körperhälfte führen (Horner-Syndrom; «Horner-Trias»). Bei diesem Syndrom sieht man gerötete, aber trockene Haut, Miosis und eine Ptose des Oberlids (teilweise Lidsenkung des oberen Augenlids). Die Ptose ist Folge der Mitinnervation des M. levator palpebrae superius durch Sympathikusfasern. Ferner kommt es zu einem Zurücksinken des Augapfels (Bulbus oculi) in die Augenhöhle (Enophthalmus).

Identifizieren Sie an einem Thoraxpräparat den **Truncus sympatheticus,** und machen Sie sich mit der Lage der **Ganglien** des Truncus sympatheticus in Höhe des jeweiligen Collum costae vertraut. Suchen Sie auch speziell das **Ganglion cervicothoracicum [stellatum]** auf, das in enger topographischer Beziehung zum Collum costae der ersten Rippe liegt. Unmittelbar benachbart verläuft die A. intercostalis suprema, aus der die beiden Aa. intercostales posteriores für die ersten beiden Interkostalräume hervorgehen. Weiter lateral gibt der Ramus anterior des N. thoracicus I (Th1) einen N. intercostalis ab und zieht dann über die erste Rippe aus dem Thorax in Richtung Achselhöhle. Er (Th1) legt sich dabei dem N. cervicalis VIII (C8) an und bildet gemeinsam mit C8 den Truncus inferior des Plexus brachialis. Auf diese Weise ist er an der Innervation der (ulnar gelegenen) Muskeln von Hand und Fingern beteiligt.

Alle oben genannten Strukturen ziehen nahe der Lungenspitze und können durch Lungentumoren in den apikalen Lungenarealen gefährdet sein. Orientieren Sie sich über den Verlauf der Rr. communicantes zwischen sympathischen Ganglien und Nn. intercostales.

Frage 137: Sind diese Rr. communicantes Rami communicantes grisei oder Rami communicantes albi? Oder führen sie beide Anteile? Kann man beide Rami (grisei und albi) mit bloßem Auge unterscheiden?

Achten Sie besonders auf die sympathischen Faserbündel, die sich zwischen Ganglion thoracicum V und XII aus dem Truncus sympatheticus abgliedern und in mediokaudaler Richtung auf den Wirbelkörpern im Thorax abwärtsziehen. Sie bilden **N. splanchnicus major** (Th5-9[10]), **N. splanchnicus minor** (Th9-11) sowie den (inkostanten) **N. splanchnicus imus** (Th12). Sie ziehen durchs Zwerchfell und erreichen so den Bauchraum. Die Nn. splanchnici enthalten sowohl efferente (prä- und postganglionäre) motorische als auch afferente sensible Fasern und erreichen das Ganglion coeliacum (Plexus coeliacus) sowie auch andere vegetative Ganglien im Bauchraum. So erreichen letzlich die Fasern der Nn. splanchnici die Muskelschichten und Drüsen des Verdauungstraktes und seiner Abkömmlinge (wie z.B. Leber und Pankreas). Fasern aus dem 12. Thorakalganglion bilden den N. splanchnicus imus, der zum Ganglion aorticorenale zieht. Ein wichtiger Ast des N. splanchnicus major zieht zu den Zellen des Nebennierenmarks. Diese Zellen entsprechen Zellen in den Grenzstrangganglien, und sie stammen wie diese aus der Neuralleiste. Eine Stimulation des N. splanchnicus major führt zu einer Katecholaminfreisetzung, insbesondere von Adrenalin, aus der Nebenniere.

Frage 138: Finden sich in den Nn. splanchnici vorwiegend prä- oder postganglionäre Fasern und warum?

Sympathische Innervation der Thoraxorgane

Lungen: Aus den Zellen der Seitenhörner der Thorakalsegmente II bis IV des Rückenmarks ziehen präganglionäre Fasern zu den oberen thorakalen Grenzstrangganglien des Truncus sympatheticus. Postganglionäre Fasern aus diesen Grenzstrangganglien Th2 bis Th4 (Rr. pulmonales thoracici) ziehen als **Plexus pulmonalis** und liegen auf beiden Seiten des Lungenstiels und verzweigen sich an die Bronchien und Gefäße. Der Plexus pulmonalis enthält sowohl sympathische (aus Truncus sympatheticus) als auch parasympathische (aus N. vagus [X]) Fasern. Die sympathischen Fasern verzweigen sich in der glatten Muskulatur der Bronchien, die sie hemmen; dadurch kommt es zur Bronchodilatation. Außerdem ziehen die sympathischen Fasern zu den Gefäßen. Die parasympathischen Fasern aus dem N. vagus (X) sind für die durch Acetylcholin gesteuerte Kontraktion der Bronchialmuskulatur verantwortlich und steigern die Schleimsekretion in den Bronchien. Viele viszeral-afferente Fasern, die an wichtigen Lungenreflexen beteiligt sind, ziehen im N. vagus (X) zum ZNS (S. 202). Andere Afferenzen, insbesondere Schmerzafferenzen, ziehen über Faserbündel des Grenzstranges zum Rückenmark. Ihre Perikaryen liegen in den entsprechenden Spinalganglien, und deren Neuriten verlaufen in der jeweiligen Hinterwurzel zum Rückenmark.

Herz: Aus den Zellen der Seitenhörner der oberen vier oder fünf Thorakalsegmente des Rückenmarks laufen Fasern zu den oberen fünf thorakalen Grenzstrangganglien. Aus diesen Ganglien ziehen postganglionäre Fasern zu **Plexus aorticus thoracicus** und zu **Plexus cardiacus**; jener ist unter und hinter dem Aortenbogen, dieser an der Herzbasis, um den Aortenbogen sowie an der Wurzel des Truncus pulmonalis zu finden. Weitere präganglionäre Fasern ziehen im Truncus sympatheticus kranialwärts zu den zentralen Grenzstrangganglien. Aus jedem dieser Ganglien gliedern sich postganglionäre Fasern ab, passieren die Halsregion kaudalwärts und erreichen so jeweils den Plexus cardiacus. Parasympathische Fasern aus dem N. vagus (X) erreichen, wie beim Plexus pulmonalis beschrieben, auch den Plexus cardiacus. Aus dem Plexus cardiacus ziehen sympathische Fasern zu Sinusknoten und AV-Knoten (S. 197). Ebenso verzweigen sie sich auf den Koronararterien und deren Ästen innerhalb der Herzmuskulatur sowie auf entsprechenden Gefäßen zu Perikard, Aortenbogen und den Wurzeln der großen Gefäße. Sympathische Stimulation führt zu gesteigerter Herzfrequenz und zu vermehrter Kontraktionskraft des Herzens; vagale Stimulation verlangsamt die Herzfrequenz und vermindert die Kontraktionskraft. Informationen aus spezifischen Rezeptoren (Barorezeptoren, Chemorezeptoren sowie Dehnungsrezeptoren im Vorhof) ziehen direkt zum Hirnstamm via N. vagus (X) und N. glossopharyngeus (IX). Dieser versorgt den Sinus caroticus und das Glomus caroticum (Kap. 13). Viszeroafferenzen aus Herz und großen Gefäßen erreichen über weitere Grenzstrangfasern ihre Perikaryen in Spinalganglien der Hinterwurzel der oberen Thorakal- und Zervikalabschnitte des Rückenmarks. Über diese Fasern laufen Schmerz- Dehnungs- und Druckempfindungen. Schmerzen des Herzens werden zentral (hinter dem Sternum) im Brustraum wahrgenommen und können als **fortgeleitete Schmerzen** in die Halsregion und an die Innenseite des linken Arms ausstrahlen (Head-Zone).

Ösophagus: Der Ösophagus erhält Grenzstrangfasern aus den mittleren und oberen Rückenmarkssegmenten und den Grenzstrangganglien. Ein vegetativer Plexus oesophagealis bildet sich u.a. aus den Nn. vagi und ist in der distalen Hälfte des Ösophagus zu finden (S. 202).

11.4 Pleura und Lunge

Ziel dieses Kapitels ist das Studium von Lunge und Pleuraverhältnissen anhand von Präparaten und durch die Darstellung von Röntgenbildern.

Entwicklung von Lungen und Atemwegen (Abb. 11-20)

In der vierten Entwicklungswoche des Embryos kommt es zur Bildung einer Rinne an der Ventralseite des kaudalen Abschnitts des Pharynx (Abb. 11-20). Das Endoderm dieser **Hypobranchialrinne (Laryngotrachealfurche)** gestaltet die Epitheloberfläche und die Drüsen von Larynx, Trachea sowie der gesamten unteren Atemwege; das umgebende Mesoderm liefert Bindegewebe, glatte Muskulatur und den hyalinen Knorpel der unteren Atemwege. In dem Maße, wie sich diese Rinne vertieft und vergrößert, schnürt sie sich auch vom Vorderdarm durch **ösophagotracheale Einfaltungen** ab, die sich (vorübergehend) als Septum oesophagotracheale in der Medianen vereinigen.

Das Lumen des Ösophagus verschließt sich und muß später wieder durchgängig gemacht werden. Ist die Abschnürung zwischen sich entwickelnder Trachea und Ösophagus unvollständig, kann es zu unterschiedlichen Schweregraden von ösophagotrachealen Verbindungen (Fisteln) kommen. Bei derartigen Fehlbildungen findet man oft gleichzeitig auch andere Mißbildungen des Ösophagus; so kann – nach der Geburt – aufgenommener Nahrungsbrei in die Luftwege gelangen, was Husten, Würgen und Atemnot auslöst.

Am kaudalen Abschnitt des laryngotrachealen Divertikels (Hypobranchialrinne) entwickelt sich eine **Lungenknospe**, die sich in eine rechte und eine linke **Bronchialknospe** aufzweigt. Diese Bronchialknospen dehnen sich nach lateral in die mediale Wand der **Pleuroperitonealkanäle** (die primitiven Pleurahöhlen) aus und teilen sich (dichoton) in die **primären Bronchi** und dann immer weiter, bis **Bronchioli terminales** entstanden sind. Etwa im sechsten Entwicklungsmonat kommt es zur Ausbildung **terminaler Aussackungen** (primitive Alveolen) und der Lungengefäße, die zu einer funktionsfähigen Atmung notwendig sind. Im letzten Abschnitt der Fetalperiode haben sich aus den kubischen Alveolarstammzellen der primitiven Alveolen zum einen flache Alveolarepithelzellen (Typ I) zum Gasaustausch gebildet (dieser Verschmälerungsprozeß der Alveolarepithelzellen Typ I setzt sich bis ins achte Lebensjahr fort); zum anderen entstehen spezielle Alveolarepithelzellen (Typ II); diese sezernieren **Surfactant** nach Stimulation durch Kortikosteroide. Surfactant, ein sehr nützliches (lecithinhaltiges) Phospholipid, senkt die Oberflächenspannung in den Alveolen,

11-20
Entwicklung von Trachea und Lungenknospen zum Zeitpunkt der beginnenden Invagination in die Pleuroperitonealkanäle.

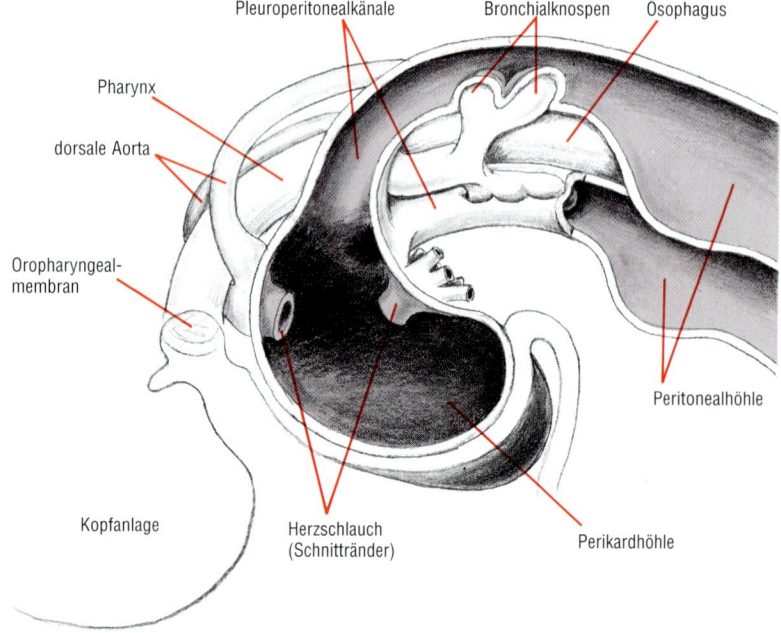

Pleuroperitonealkänale Bronchialknospen Ösophagus
Pharynx
dorsale Aorta
Oropharyngeal-membran
Peritonealhöhle
Kopfanlage Herzschlauch (Schnittränder) Perikardhöhle

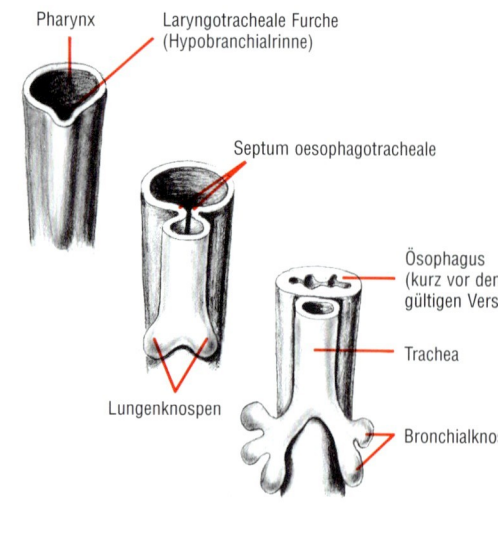

Pharynx Laryngotracheale Furche (Hypobranchialrinne)
Septum oesophagotracheale
Ösophagus (kurz vor den gültigen Vers
Trachea
Lungenknospen Bronchialkno

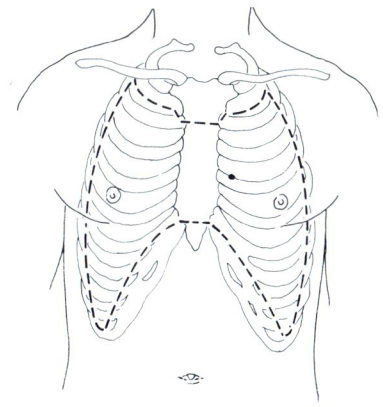

11-21
Schnittführung zur Entfernung der vorderen
Brustwand.

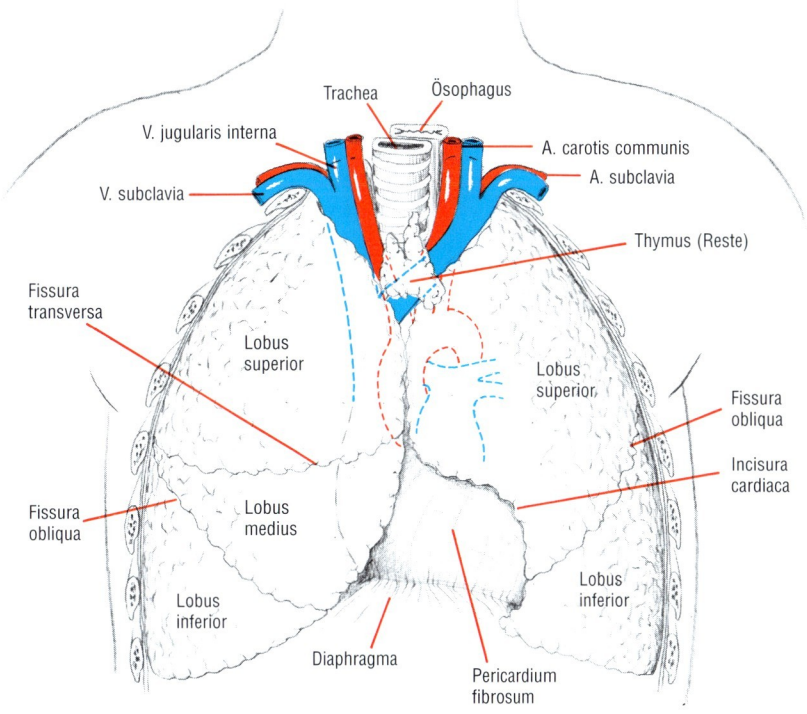

11-22
Lunge und große Gefäße nach
Entfernung der vorderen Brust-
wand. Ansicht von vorne.

wobei diese offen bleiben können, wenn Luft in
die Lunge strömt. Wird nicht in ausreichendem
Maß Surfactant freigesetzt, was häufig bei Früh-
geborenen der Fall ist, können sich die Alveolen
bei Lufteinstrom nicht entfalten, wodurch es zu
Atemnot kommt.

*Frage 139: Warum sind die Lungenbezirke in
der Thoraxaufnahme eines Kindes dichter als
die entsprechenden Lungenfelder eines Erwachsenen?*

A. Präparat

Machen Sie sich nochmals mit den Verhältnissen
in den Interkostalräumen vertraut, und legen Sie
anschließend Haut- und Muskelschnitte entsprechend der Schnittführung in Abbildung 11-21 in
die Thoraxwand. Durchtrennen Sie mit einer
Knochenzange Rippen und Sternum, und heben
Sie anschließend die vordere Brustwand als
Ganzes vom Thorax ab. Studieren Sie die Innenfläche der vorderen Brustwand, und achten Sie
auf die **A. thoracica interna**, die Sie bereits
vorher bei der Präparation der Interkostalräume
gesehen haben. Nun können Sie auch die Rr. intercostales anteriores der A. thoracica interna sehen. Achten Sie ebenfalls auf die unvollständige
Schicht der Mm. intercostales intimi (gliedern
sich von den Mm. intercostales interni ab).
Untersuchen Sie nun die Lageverhältnisse
der Organe und Leitungsbahnen im Thorax
(Abb. 11-22). Beachten Sie auch, wieweit die
Lungen an beiden Seiten die fibröse Perikardhöhle, die das Herz umhüllt, überdecken.
Vor dem Herzen liegt ein Spaltraum, das **vordere Mediastinum**. Hier findet man Fettgewebe,
etwas lymphatisches Gewebe und, bei Erwach-
senen, den zurückgebildeten Thymus (der bei
Kindern vollständig ausgebildet und auffallend
ist).
Das **Pericardium fibrosum** geht kaudalwärts
unmittelbar ins Centrum tendineum des Diaphragma, kranialwärts in Adventitia der großen
Gefäße, die vom oder zum Herzen ziehen. Die
Funktion dieser Hülle ist es, das Herz in seiner
Lage zu fixieren und augenblicklichen Überdeh-
nungen der Herzräume vorzubeugen.
Der homogene Perikardüberzug senkt bei jedem
Herzschlag die Reibung auf ein Minimum. Das
Perikard kann ferner das Ausmaß einschränken,
in welchem das Diaphragma kaudalwärts zu tre-
ten vermag.

Legen Sie Ihre flache Hand auf die **rechte
Lunge,** und lassen Sie Ihre Finger nach kranial
gleiten, so daß Sie die **Lungenspitze (Apex
pulmonis)** tasten können; diese reicht über den
vorderen Abschnitt der ersten Rippe und die
Clavicula hinaus. Die Lungenspitze ist von Halsstrukturen durch die **Membrana suprapleuralis**
abgetrennt, eine bindegewebige Kuppel (Verschiebeschicht aus einer Verstärkung der Fascia
endothoracica), die an der Innenseite der ersten
Rippe fixiert ist.
Nun lassen Sie die Finger seitwärts und nach
unten über die **Facies costalis** der rechten Lunge
gleiten, bis Sie die untere Lungengrenze erreichen; von hier aus liegen **Facies diaphragmatica** und Lungengrenzen konkav der Zwerchfellkuppel an. Untersuchen Sie die **Facies mediastinalis** der rechten Lunge, die dem Mediastinum zugewandt ist. Achten Sie auch darauf, wie
sich die rechte Lunge der Herzkontur und den
großen Gefäßen anpaßt, die medial von ihr liegen. Etwa im Zentrum der Facies mediastinalis
der Lunge können Sie die **Lungenwurzel**, d. h.
den **Hilum pulmonis**, tasten. Hier erreichen und
verlassen u. a. Leitungsbahnen und Luftwege die
rechte Lunge.
Untersuchen Sie die Oberfläche der **linken
Lunge** in derselben Art und Weise. Beachten Sie
auch den Vorderrand und die Facies mediastinalis der linken Lunge, die einen großen Perikard-
bezirk links direkt dem Betrachter zugänglich
macht; diese (am Margo anterior der linken
Lunge gelegene Bucht) bezeichnet man als **Incisura cardiaca**. Während dieser Untersuchungen
waren Ihre Hände in der rechten bzw. linken
Pleurahöhle gelegen. Es ist wichtig, sich daran
zu erinnern, daß diese Hohlräume beim Lebenden nur virtuelle Räume sind. In ihnen können
sich jedoch Luft, Blut, Eiter oder andere Substanzen ansammeln (Abb. 11-28). Jede Zunahme
von Stoffen führt zu einer Einschränkung des für
die Lunge verfügbaren Volumens und somit zu
einer eingeschränkten Lungenfunktion. Lokal

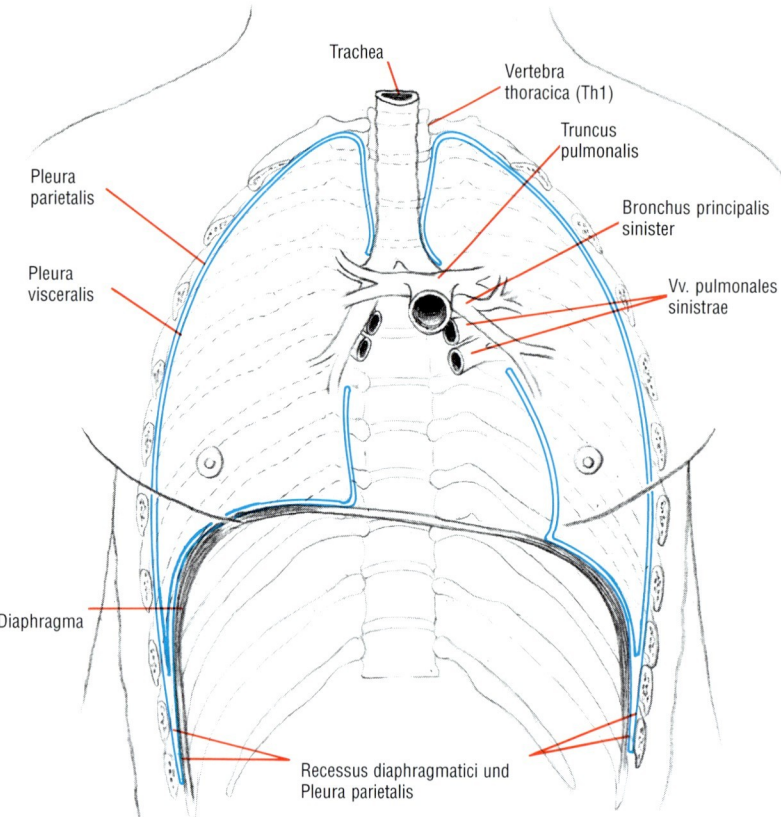

Trachea

Vertebra thoracica (Th1)

Truncus pulmonalis

Bronchus principalis sinister

Vv. pulmonales sinistrae

Pleura parietalis

Pleura visceralis

Diaphragma

Recessus diaphragmatici und Pleura parietalis

11-23
Lage der beiden Pleurahöhlen und der Lungen im Thorax.

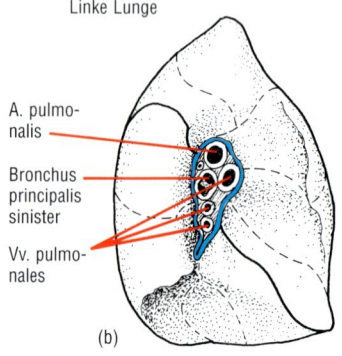

Rechte Lunge

Bronchus lobaris inferior dexter

Bronchus lobaris medius dexter

A. bronchialis

A. bronchialis

A. pulmonalis, Vv. pulmonales

Lig. pulmonale

Lungensegmente

(a)

Linke Lunge

A. pulmonalis

Bronchus principalis sinister

Vv. pulmonales

(b)

11-24
Leitungsbahnen und Strukturen des Hilum pulmonis.

kann die Lunge durch **Bindegewebsadhäsionen** an der Thoraxwand fixiert sein. Derartige Adhäsionen sind Folge früher abgelaufener Entzündungen der Pleura.

Der **Pleurasack** ist ein geschlossener Bindegewebssack, der bei fortschreitender Entwicklung durch die sich vergrößernde Lunge eingestülpt wird. Deshalb besteht die Pleura zum einen aus einer Außenschicht, **Pleura parietalis**; sie liegt der Thoraxinnenwand, dem Diaphragma sowie dem Mediastinum an; zum zweiten besteht die Pleura aus einer Innenschicht, **Pleura visceralis**, die die Lunge umkleidet. Beim Lebenden befindet sich eine dünne Flüssigkeitsschicht zwischen Pleura parietalis und visceralis (= Pleuraspalt).

Wenn sich bei Inspiration Diaphragma und Mm. intercostales externi kontrahieren, erweitert sich der Thoraxraum zusammen mit seinem fixierten parietalen Pleurablatt. Der Druck im Pleuraspalt, der immer niedriger als der Atmosphärendruck ist, fällt dann noch weiter unter den Atmosphärendruck. Die Lungen sind dann passivwirksam erweitert, und der Druck innerhalb der zuführenden Atemwege und der Alveolen fällt; somit ist ein Luftstrom über Nase und Mund in die zuführenden Atemwege und in die Atemwege sichergestellt (sofern diese auch durchgängig und offen sind). Wenngleich man allgemein glaubt, daß wegen der elastischen Rückstellkräfte der Lunge und des Drehmoments des knöchernen Thorax die normale Ausatmung (Exspiration) ein passiver Vorgang ist, stimmt das wahrscheinlich nicht vollständig. Die Aktivität der inspiratorischen Muskulatur reicht zum einen bis in den ersten Abschnitt der Exspiration, bei der sich die Larynxöffnung verengt, wodurch der Exspirationsdruck aufrechterhalten wird; zum anderen verhindert die Aktivität der inspiratorischen Muskulatur mit den Knorpelspangen (Tra-

chea-Wand) bzw. Knorpelanteilen (Wand der oberen Atemwege) den möglichen Kollaps der Wände dieser Abschnitte der Luftwege.

Parietales und viszerales Pleurablatt gehen am Lungenhilus ineinander über. Diese Umschlagfalte läßt kaudal einen Reserveraum entstehen, in den der Lungenhilus während der Inspiration gleiten kann.

Im Gegensatz zur Pleura parietalis wird die Pleura visceralis, die ja die unmittelbar der Lunge anliegende Bindegewebshülle der Lunge darstellt, nicht somatosensibel innerviert. Ein Durchtrennen der Pleura visceralis verursacht deshalb keine Schmerzen. Einige vegetative Nervenfasern erreichen die Pleura visceralis.

Beachten Sie die unteren **Lungengrenzen**: Medioklavikularlinie (MKL) in Höhe des 6. Rippenknorpels, mittlere Axillarlinie (MAL) in Höhe der 8. Rippe und dorsal in Höhe der 10. Rippe. Die Pleura reicht jedoch zwei Rippen tiefer; in Höhe 8. Rippe (MKL), in Höhe 10. Rippe (MAL) und in Höhe 12. Rippe dorsal. Studieren Sie diese Umschlagsfalten der Pleura und die Lage der Zwerchfellkuppeln in Abbildung 11-23. Der kaudal gelegene Reserveraum der Pleurahöhle an jeder Seite des Thorax wird als **Recessus costodiaphragmaticus** bezeichnet. Wenn Sie Ihre Handinnenfläche so auf den Thorax Ihres Partners legen, daß die Eminentia hypothenaris auf der untersten Rippe (10. Rippe) in der mittleren Axillarlinie zu liegen kommt, dann läßt sich durch Ihre Handbreite näherungsweise die Ausdehnung des Recessus costodiaphragmaticus abschätzen. Dieser Recessus ermöglicht bei Inspiration die Ausdehnung der Lunge und gestattet es auch, daß durch die Zwerchfellmuskulatur der Rippenrand nach kranial und leicht nach lateral gezogen wird. Wenn der spitzwinklige Recessus costodiaphragmaticus durch pathologische Lungenblähung (Emphysem) mehr als ausreichend erweitert ist, verursacht der nunmehr schräg nach innen gerichtete Zug der Zwerchfellmuskulatur eine Einwärtsbewegung des Rippenrandes bei forcierter Inspiration.

Führen Sie an beiden Lungenhili einen senkrechten Schnitt, und entnehmen Sie beide Lungen als Ganzes aus ihren entsprechenden Pleurahöhlen. Beachten Sie die an beiden Lungen vorhandene **Fissura obliqua**, die diese in **Ober- und Unterlappen (Lobus superior, Lobus inferior)** gliedert (Abb. 11-24). Vergegenwärtigen Sie sich die Lage von Ober- und Unterlappen am Lebenden sowie die zugehörigen Auskultationsstellen. Prägen Sie sich die Projektion der Fissura obliqua in einer Seitenansicht des Thorax ein (Abb. 11-34a, b), und kennzeichnen Sie auch die oberen Bezirke des Unterlappens in ihrer Beziehung zur Thoraxhinterwand (Abb. 11-34c). In der rechten Lunge läßt sich auch eine **Fissura horizontalis** darstellen, die gemeinsam mit der Fissura obliqua den **Mittellappen (Lobus medius)** der Lunge abgrenzt. Jede der genannten Fissura kann unvollständig ausgeprägt sein. Jeder Lungenlappen gliedert sich zudem – entsprechend der Aufteilung der Bronchen in Segmentbronchen – in Lungensegmente.

Studieren Sie die Hili beider Lungen (Abb. 11-24). Tasten Sie mit den Fingerspitzen die unvollständigen Knorpelringe, wodurch Sie den **linken** vom **rechten Hauptbronchus (Bronchus principalis)** abgrenzen können. Der rechte Hauptbronchus (Bronchus principalis dexter) teilt sich vor seinem Eintritt in die Lungen; deshalb kann man den rechten Oberlappenbronchus (auch eparterieller Bronchus genannt, da er über dem Hauptast der A. pulmonalis dextra zum rechten Lungenhilus zieht) von dem Bronchus unterscheiden, der Mittel- und Unterlappen der rechten Lunge versorgt. Beachten Sie auch, daß der rechte Hauptbronchus steiler verläuft und zudem kürzer und weitlumiger ist als der linke Hauptbronchus.

Kennzeichnen Sie auch die **Aa. pulmonales**, die vom Truncus pulmonalis zu den Lungen ziehen. Im allgemeinen liegen die Hauptgefäße unterhalb der Hauptbronchien; aber von der rechten Seite gibt die A. pulmonalis – wie der Hauptbronchus – einen Ast zum Oberlappen ab, ehe sie in den Lungenhilus eintritt.

Kennzeichnen Sie ebenso die (2–8) **Vv. pulmonales**, die meist vor den Bronchien liegen. Suchen Sie die **kleinen Bronchialarterien** auf, die an der Rückseite eines jeden Bronchus zu finden sind und die vorwiegend die Blutversorgung von Bronchialbaum, Lymphknoten und anderen Strukturen sicherstellen.

Suchen Sie den **Plexus pulmonalis** aufzufinden, der die Bronchien am Lungenhilus umgibt. Der Plexus pulmonalis erhält zum einen efferente Fasern aus dem **N. vagus (X)**, die nach Eintritt ins Lungengewebe die Bronchialmuskulatur, die Drüsen und die Rezeptoren (z.B. Dehnungs- und Druckrezeptoren) innervieren. Aber auch **Efferenzen** aus den **Grenzstrangganglien Th1 bis Th5** erreichen den Plexus pulmonalis und innervieren Bronchialmuskulatur, Drüsen und Blutgefäße.

Frage 140: Wie würde die Stimulation des N. vagus (X) sich auf die Lunge auswirken?

Suchen Sie auch die Hilumlymphknoten auf; **Lymphgefäße** entsorgen das Lungengewebe (Nn. ll. pulmonales) und erreichen Lymphknotengruppen in der Umgebung des Lungenhilus **(Hilumlymphknoten – Nn. ll. bronchopulmonales)**; diese wiederum leiten die Lymphe zu Lymphknoten in der Umgebung der Bifurcatio **tracheae (Nn. ll. tracheobronchiales superiores und inferiores)**. Von diesen Lymphknoten wird die Lymphe im Mediastinum über weitere Lymphknoten und -gefäße ins Venensystem geleitet. Bei vielen Lungenerkrankungen, auch Tuberkulose und Karzinome, sind diese Lymphknoten mitbetroffen; sie können sich dann deutlich vergrößern und so eine Bronchusobstruktion oder einen Kollaps eines Lungenlappens oder -segments verursachen.

Bronchopulmonale Segmente
(Abb. 11-27)

Entfernen Sie mit einer Pinzette das Lungenparenchym von den Ober- und Unterlappenbronchen beider Lungen, und achten Sie darauf, daß der Mittellappenbronchus der rechten Lunge aus dem Unterlappenbronchus abzweigt.

Beachten Sie, daß der erste aus dem rechten Hauptbronchus nach dorsal abzweigende Bronchus zum apikalen Segment des Oberlappens zieht (Bronchus segmentalis apicalis). Wenn ein liegender Patient Erbrochenes oder Schleim aspiriert, wird dieses Spitzensegment durch eine

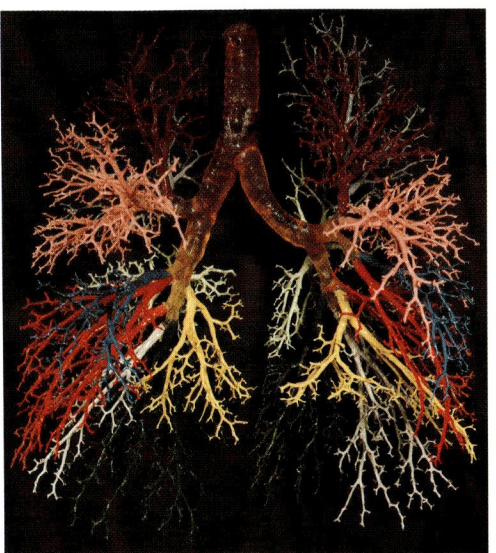

11-25
Ausgußpräparat von Trachea und bronchopulmonalen Segmenten. Die jeweiligen Segmentbronchi sind in unterschiedlichen Farben dargestellt.

Oberlappen
Segmentum apicale – braun
Segmentum posterus – grau
Segmentum anterius – pink
Mittellappen (rechts) oder Lingula (links)
Segmentum laterale (rechts), Segmentum lingulare superius (links) – blau
Segmentum mediale (rechts), Segmentum lingulare inferus (links) – rot
Unterlappen
Segmentum apicale [sup.] – hellgrün
Segmentum basale mediale [cardiacum] – orange
Segmentum basale anterius – hellgrau
Segmentum basale posterius – hellgrün

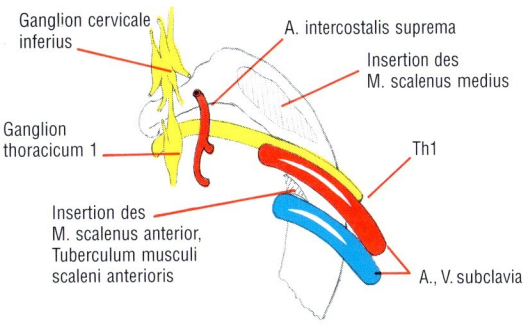

11-26
Leitungsbahnen, die die erste Rippe überkreuzen, und so in enge topographische Beziehung zur linken Lungenspitze zu liegen kommen.

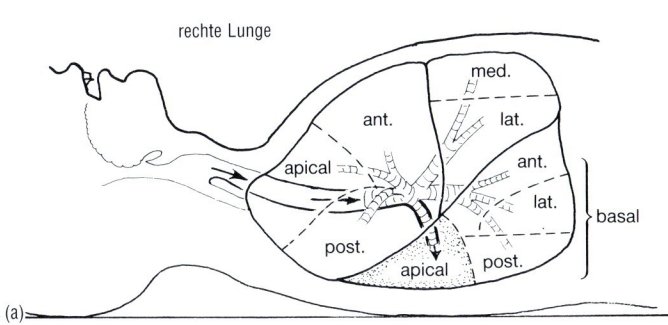
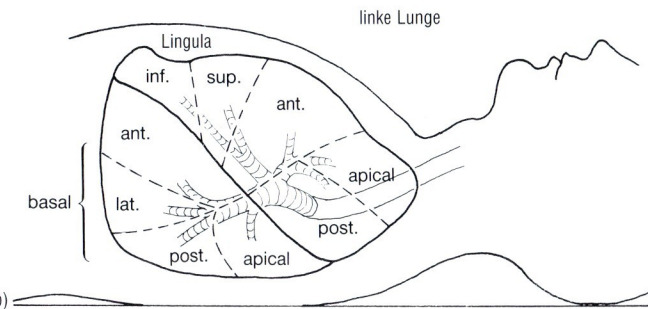

11-27
Bronchopulmonale Segmente der Lungen. (a) rechte Lunge. (b) linke Lunge.

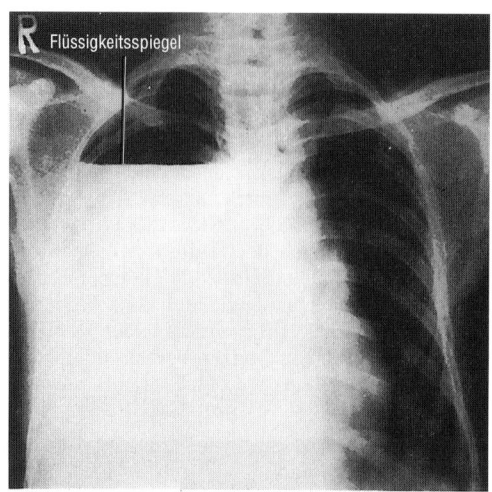

11-28
Röntgenbild des Thorax mit Flüssigkeitsansammlung in der rechten Pleurahöhle;
beachten Sie den Flüssigkeitsspiegel.

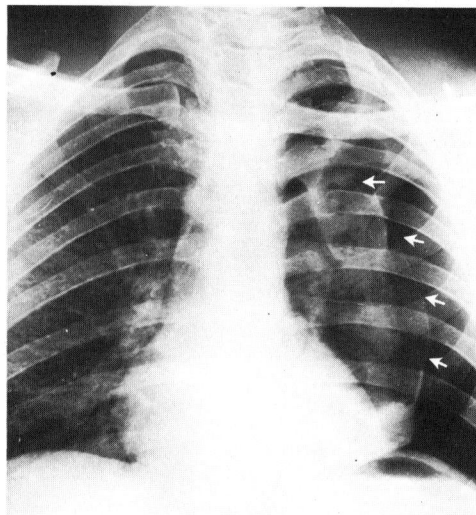

11-29
Röntgenbild des Thorax. Die linke Lunge ist
teilweise kollabiert, da Luft in die Pleura
gelangt ist (Pneumothorax). Die äußere
Lungengrenze ist hilumwärts verschoben.

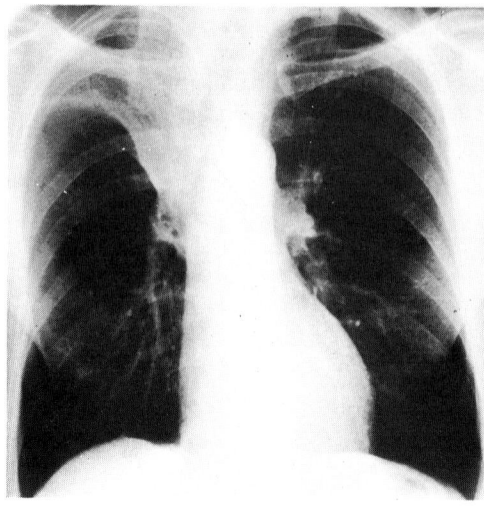

11-30
Pathologisches Röntgenbild des Thorax
(s. Frage 143).

spätere Pneumonie oder eine Abszeßbildung gefährdet sein.

*Frage 141: Wie müßten Sie einen Patienten la-
gern, um eine ausreichende Drainage dieses
Lungenbezirks auf natürlichem Wege zu gewährleisten?*

In der linken Lunge zweigt der **Lingulabron-
chus** (der dem rechten Mittellappenbronchus
entspricht) vom Oberlappenbronchus ab. Vergleichen Sie die Anordnung der Bronchien Ihres
Präparates mit dem Ausgußpräparat von Trachea
und Bronchien (Abb. 11-25) und mit der bron-
chographischen Darstellung (Abb. 11-32); bei
einer Bronchographie wird Kontrastmittel in die
Bronchien instilliert. Machen Sie sich mit dem
Verlauf der Trachea vertraut: sie zieht zur rechten Seite, wenn sie die Apertura thoracis superior
passiert. Beachten Sie auch, daß der rechte
Hauptbronchus einen gestreckten, eher senkrechten Verlauf hat und zudem kürzer und weitlumiger als der rechte Hauptbronchus ist.
Die Lungenspitze (Apex pulmonis) liegt oberhalb des mittleren Drittels der Clavicula und ist
so augenscheinlich im Halsbereich positioniert.
Dies ist jedoch eine Täuschung aufgrund der
schrägen Position der ersten Rippen.
Auch das Lungengewebe (der Lungenspitze)
wird von Pleura visceralis und parietalis umhüllt
und ist durch die Membrana suprapleuralis
(einer Verstärkung der Fascia endothoracica) von
den Halsstrukturen getrennt. Diese Membrana
suprapleuralis heftet sich kranial an den Processus transversus des 7. Halswirbels (Vertebra prominens) und kaudal an die Innenfläche der ersten
Rippe an; jede Struktur, die den Thorax verläßt
oder in den Thorax aus der Halsregion zieht,
muß diese Membran passieren.
Betrachten Sie den oberen Abschnitt des Thorax-
raums, und studieren Sie die Region, wo die
Lungenspitze zu finden wäre (Abb. 11-26). Beachten Sie, daß der Truncus sympatheticus auf
Höhe der Halsabschnitte der Rippen und das
Ganglion cervicale inferius im Bereich des Collum costae der ersten Rippe liegt. Das Ganglion
cervicale inferius ist dabei oft mit dem Ganglion
thoracicum I zum Ganglion cervicothoracicum
(stellatum) verschmolzen. Unmittelbar daneben
verläuft die A. intercostalis suprema, ein Ast aus
dem Truncus costocervicalis; dieser geht direkt
aus der A. subclavia hervor. Weiter lateral zieht
der N. intercostalis I (Th1); er verläßt den Thorax, schließt sich dem Plexus brachialis an und
versorgt u.a. die kleinen Muskeln der Hand und
die Haut an der Ulnarseite von Unterarm und
Hand. (Fasern aus C8 und Th1 bilden gemeinsam den Truncus inferior der Pars supraclavicularis des Plexus cervicalis.)
Wenn Sie mit einer Knochenschere die Rippen
durchtrennen, bleiben wahrscheinlich die scharfkantigen Enden der Knochenfragmente erhalten.
Falls nach einem schweren, stumpfen Thorax-
trauma (Aufprall) mehrere Rippen gebrochen
sind, kann man leicht feststellen, wie dieses Ereignis u.U. zu einem Riß der Pleura parietalis
und visceralis sowie zur Penetration ins Lungengewebe führen kann. Luft kann dann in die Pleurahöhle gelangen, was einen Kollaps der Lunge
durch ihre eigenen elastischen Rückstellkräfte
auslöst und zu einem **Pneumothorax** führt
(Abb. 11-29). Luft kann ebenso durch die Pleura
parietalis in die Schichten der Brustwand ent-
weichen. Dies führt – manchmal ganz drama-

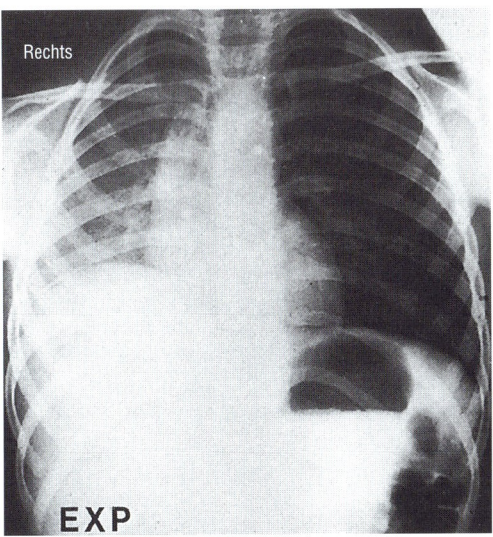

11-31
Thoraxröntgenbilder in Inspiration und Expiration (s. Frage 145).

tisch – zum Aufblähen der Brustwandschichten. Falls der punktförmige Einriß des Lungengewebes wie eine Klappe wirkt (Pleuraöffnung zur Oberfläche bei Ausatmung verschlossen), kann die fortgesetzte Einatmung eine vermehrte Luftansammlung in der Pleurahöhle ermöglichen; dies führt zu einem zunehmend erhöhten positiven Druck in der Pleurahöhle, was man als **Spannungspneumothorax** («**Ventilpneumothorax**») bezeichnet. Dieses Krankheitsbild kann schnell lebensbedrohlich werden, falls die Strukturen des Mediastinums (Herz und große Gefäße) zur Gegenseite verlagert werden, wodurch es zum Kollaps der ursprünglich nicht betroffenen Lunge kommt. In einigen Fällen wird ein Pneumothorax nicht durch ein Trauma ausgelöst; in diesen Fällen spricht man von einem «**Spontanpneumothorax**».

Wenn mehrere Rippen in Folge an zwei Stellen gebrochen sind (**Rippenserienfraktur**), bildet sich ein mobiler Brustwandlappen («**Flattersegment**»), der sich nicht mit den übrigen Rippen während der Atmung bewegt («**Paradoxe Atmung**»).

Frage 142: In welche Richtung wird sich der mobile Brustwandlappen bei forcierter Einatmung bewegen? Was ist der Grund dieser «paradoxen» Atmungsbewegung? Welche Risiken bestehen bei Fortbestehen dieses Phänomens?

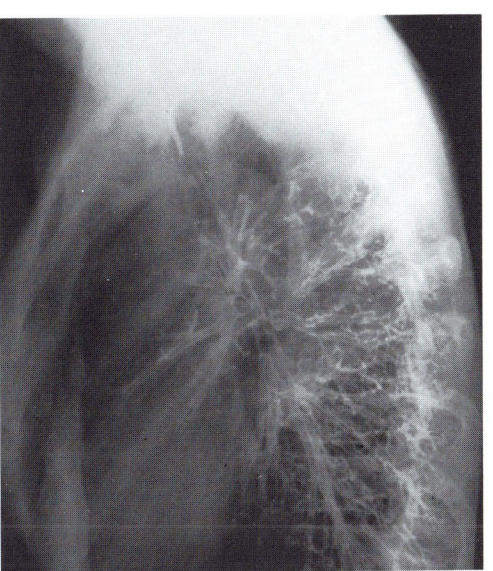

11-32
Bronchographie der linken Lunge.

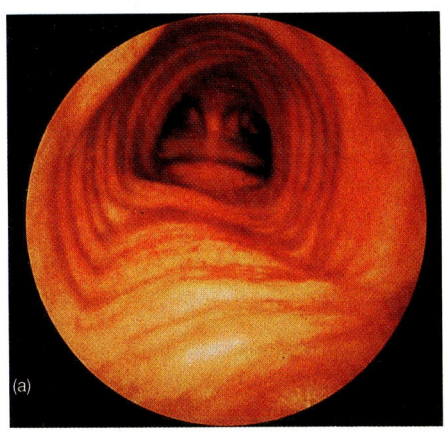
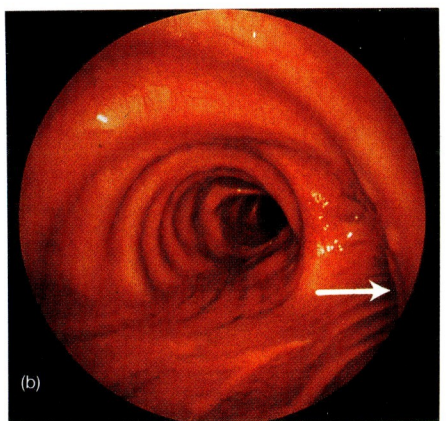
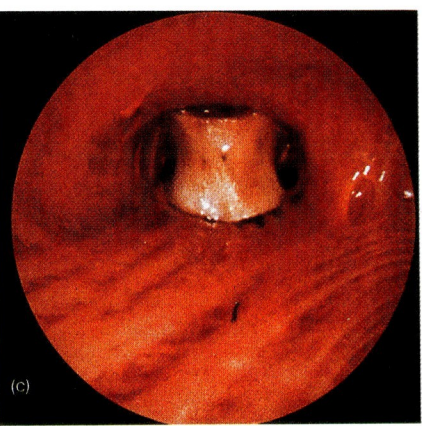

11-33
(a) Bronchoskopisches Bild der Trachea und der Bifurcatio tracheae (Aufteilung in linken und rechten Hauptbronchus). Der First zwischen linkem und rechtem Hauptbronchus wird als Carina bezeichnet. (b) Blick in den rechten Hauptbronchus; der Pfeil markiert den Abgang des Bronchus lobaris superior dexter. (c) Hühnchen-Knochen im rechten Hauptbronchus.

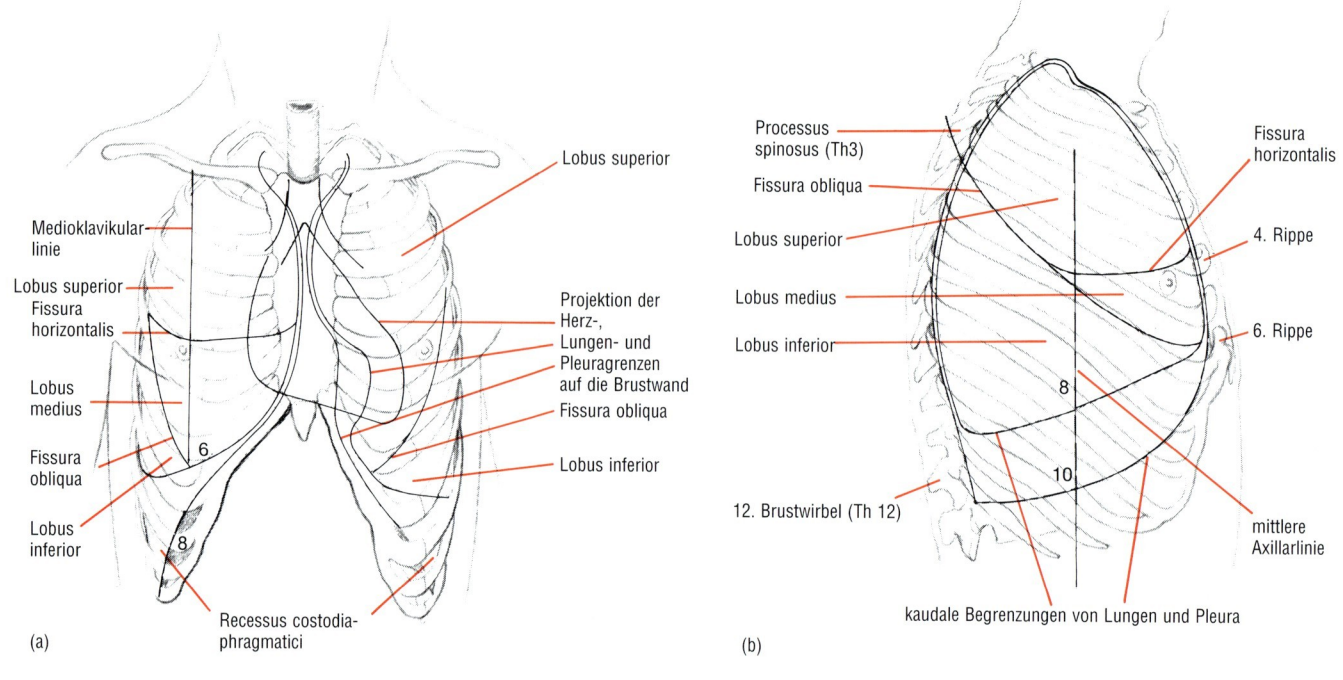

(a)

Medioklavikular-linie

Lobus superior
Fissura horizontalis

Lobus medius

Fissura obliqua

Lobus inferior

6

8

Recessus costodia-phragmatici

Lobus superior

Projektion der Herz-, Lungen- und Pleuragrenzen auf die Brustwand

Fissura obliqua

Lobus inferior

(b)

Processus spinosus (Th3)

Fissura obliqua

Lobus superior

Lobus medius

Lobus inferior

12. Brustwirbel (Th 12)

Fissura horizontalis

4. Rippe

6. Rippe

8

10

mittlere Axillarlinie

kaudale Begrenzungen von Lungen und Pleura

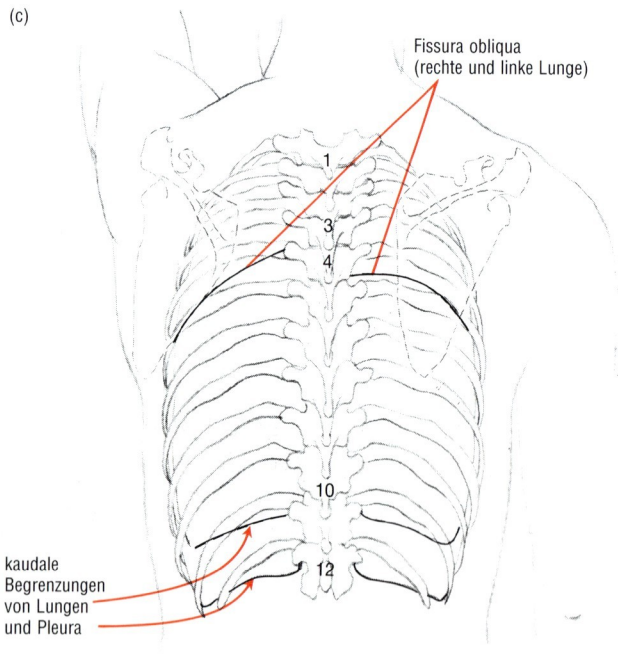

(c)

Fissura obliqua (rechte und linke Lunge)

1

3

4

10

12

kaudale Begrenzungen von Lungen und Pleura

11-34
Knöcherner Thorax in der Ansicht von vorne (a), von lateral (b) und von hinten (c), um die Projektion von Herz, Lungen (mit ihren Fissuren) und Pleura auf Oberflächenstrukturen des knöchernen Thorax zu veranschaulichen.

B. Röntgenologie

Studieren Sie zuerst eine Thoraxübersichtsaufnahme im posterioren-anterioren Strahlengang (Abb. 11-7), und rufen Sie sich die markanten Knochenpunkte, die Lage des Zwerchfells sowie den **Recessus costodiaphragmaticus** ins Gedächtnis zurück. Letztgenannter bildet sich durch Zwerchfell und Rippenrand. Die **Lungenareale** scheinen – je weiter man vom Hilum in die Peripherie kommt – zunehmend röntgendurchlässiger zu werden. Die Luft in den Alveolen behindert den Weg der Röntgenstrahlen nicht; man kann keine Bronchen sehen, da sich sowohl in ihrem Inneren als auch in ihrer Umgebung Luft befindet und zudem ihre Wände schmal sind. Die **Trachea** sollte als ein Halbschatten zu sehen sein, der von der Mitte der Incisura jugularis des Sternum bis leicht rechts der Mittellinie in Höhe Th3/4 reicht. Die **Hilumregion** jeder Lunge erscheint im Vergleich zu den Lungenarealen relativ röntgendicht, da in ihm große Gefäße von Luft umgeben liegen. Wenn Verschattungen (= röntgendichte Areale) in den peripheren Lungenbezirken nachgewiesen werden können, sind sie im Normalfall durch Blutgefäße verursacht. Studieren Sie als nächstes das Röntgenbild eines Patienten mit einem **Pneumothorax** (Abb. 11-29). Achten Sie insbesondere auf die unterschiedliche röntgenologische Darstellung von Lungenarealen und von Luft in der Pleurahöhle.

Frage 143: Studieren Sie das Röntgenbild der Abbildung 11-30. Welchen pathologischen Befund diagnostizieren Sie?

Frage 144: Wenn ein Kind einen ausgefallenen Zahn aspiriert, in welchem Lungenareal wird man diesen Zahn am ehesten finden?

Beurteilen Sie die Röntgenaufnahmen der Abbildung 11-31, die in Inspiration und in Exspiration angefertigt wurden und von einem Kind stammen, das einen Apfelkern aspiriert hat.

Frage 145: Erläutern sie die Röntgenbefunde.

Um den Bronchialbaum darzustellen, wird Kontrastmittel in die Trachea instilliert und, mittels entsprechender Lagerung des Patienten, direkt in die gewünschten Bronchi plaziert. Beurteilen Sie das Bronchogramm der linken Lunge in Abbildung 11-32.

Bronchoskopie

Die Schleimhaut der Atemwege läßt sich mit Hilfe eines Bronchoskops untersuchen, und die moderne Fiberglasoptik hat diese Untersuchungsmethode noch wirksamer gemacht (Abb. 11-33a, b, c). Kennzeichnen Sie zum einen die **Carina tracheae** (Abb. 11-33a), den in Höhe der Birfucatio tracheae gelegenen kranial-konkaven First (Ursprung der beiden Hauptbronchen) (Abb. 11-33b); zum anderen jede Abweichung von den Normalverhältnissen, die durch pathologische Befunde veranschaulicht wird (Abb. 11-33c).

C. Anatomie am Lebenden

Da Sie sich nun mit der Anatomie der Lungen näher befaßt haben, machen Sie sich erneut mit der Erweiterung des Thorax bei der Inspiration vertraut, und perkutieren Sie Vorder- und Rückseite des Thorax (S. 170). Achten Sie auf Atmungsgeräusche, wobei Sie nun auch die Lungenlappen berücksichtigen, in denen diese Geräusche entstehen. Aufgrund der Schräglage des Lungenoberlappens kann man bereits Atmungsgeräusche aus diesem Bereich hören, wenn man das Stethoskop an der Vorderseite des Thorax oberhalb des Knorpelanteils der vierten Rippe plaziert. Wenn man das Stethoskop anschließend auf der Rückseite des Thorax zwischen dem der Wirbelsäule zugewandten Skapularand (Margo medialis scapulae) und den Wirbeln plaziert, wird man Atmungsgeräusche aus den oberen Bereichen der Lungenunterlappen hören. Bitten Sie Ihren Partner, seinen rechten Arm über den Kopf zu heben, und auskultieren Sie dann einen Lungenbezirk, der nach vorne von der mittleren Axillarlinie innerhalb gedachter Linien zum vierten und sechsten Rippenknorpel reicht; in diesem Bereich können Sie dann Atmungsgeräusche vom Mittellappen der rechten Lunge hören.

Kennzeichnen Sie an Ihrem Partner: 1. die Kontur des Diaphragma bei vollständiger Exspiration und Inspiration; 2. die unteren Grenzen von Lungen und Pleura; 3. die beiden Lungenspitzenareale; 4. Fissura obliqua und Fissura horizontalis der rechten Lunge und 5. die Fissura obliqua der linken Lunge.

11.5 Herz und große Gefäße

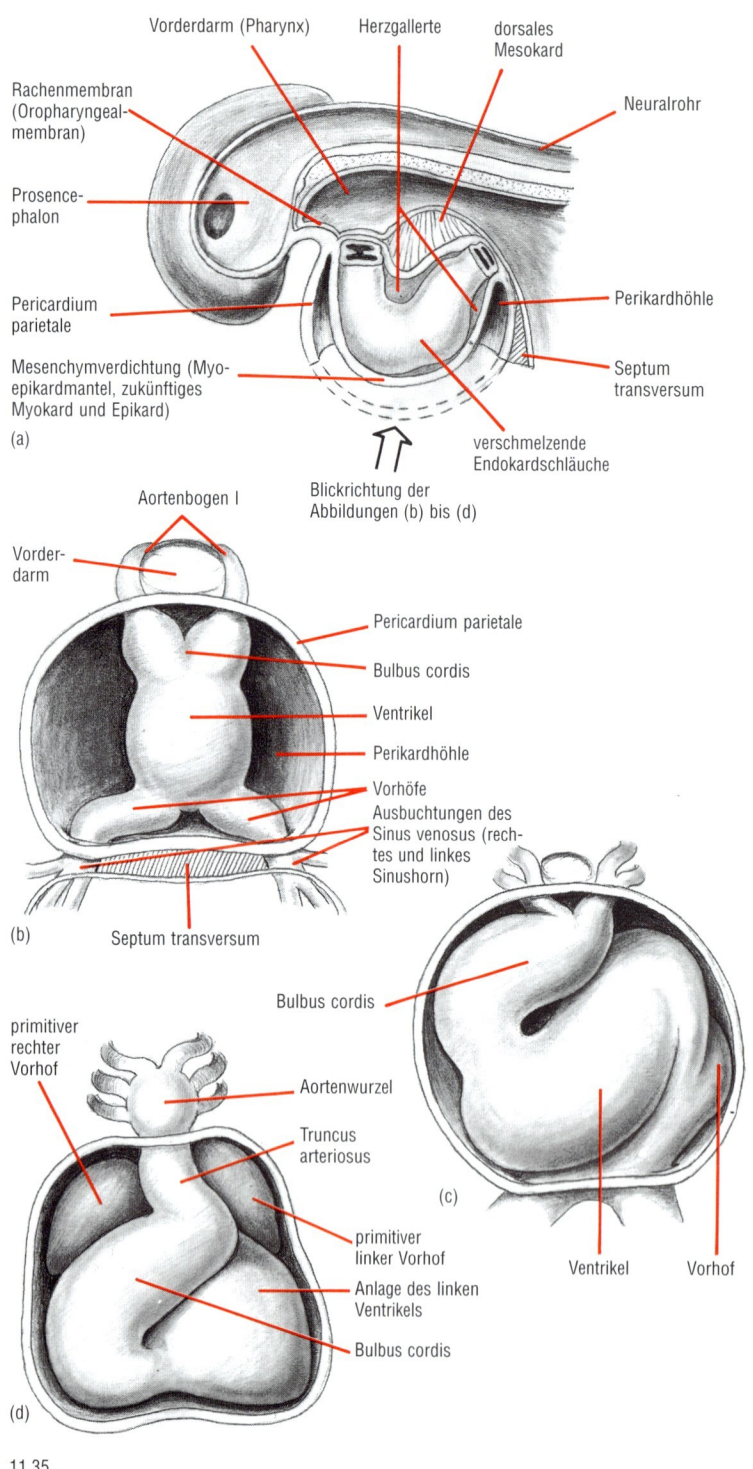

Vorderdarm (Pharynx)

Herzgallerte

dorsales Mesokard

Neuralrohr

Rachenmembran (Oropharyngeal-membran)

Prosence-phalon

Pericardium parietale

Mesenchymverdichtung (Myo-epikardmantel, zukünftiges Myokard und Epikard)

(a)

Perikardhöhle

Septum transversum

verschmelzende Endokardschläuche

Blickrichtung der Abbildungen (b) bis (d)

Aortenbogen I

Vorder-darm

Pericardium parietale

Bulbus cordis

Ventrikel

Perikardhöhle

Vorhöfe

Ausbuchtungen des Sinus venosus (rech-tes und linkes Sinushorn)

(b)

Septum transversum

Bulbus cordis

primitiver rechter Vorhof

Aortenwurzel

Truncus arteriosus

(c)

primitiver linker Vorhof

Anlage des linken Ventrikels

Bulbus cordis

Ventrikel

Vorhof

(d)

11.35

11-35
Frühe Entwicklungsstadien des Herzschlauches.

Ziel dieses Kapitels ist das Studium des Herzens und seiner Hüllen anhand von Präparaten sowie das Studium der großen Gefäße.

Herzentwicklung (Abb. 11-35, 11-36) Während der dritten Embryonalwoche beginnen Mesenchymzellen, die ventral dem perikardialen Zölom liegen, sich zu beiden Seiten des Embryos in zwei parallel liegenden, kardiogenen Platten zu formieren. Die Platten bilden Hohlräume um dünne endotheliale Schläuche (Endokardschläuche), die dann zu einem einzigen, in der Medianen gelegenen **Herzschlauch** verschmelzen. Andere Mesenchymzellen (viszerales Mesoderm) verdichten sich in der Umgebung des Herzschlauches, um eine äußere Hüllschicht zu bilden (Myokardmantel); daraus entwickeln sich nachfolgend das **Myokard** (Herzmuskulatur) und das umhüllende viszerale **Perikard**. Der artifizielle Spaltraum zwischen Endokardschlauch und Myokardmantel wird durch gallertartiges Bindegewebe, **Herzgallerte** genannt, ausgefüllt. Mit zunehmender Abfaltung der Kopffalte verlagert sich der Herzschlauch, der durch das dorsale Mesokard in seinem perikardialen Zölom fixiert ist (Kap. 10), immer mehr kaudal zur Oropharyngealmembran, ventral zum Vorderarm und vor das Septum transversum. Der Herzschlauch (das Herz) ist an seinem rostralen Endabschnitt durch die entstehenden Aortenbögen und an seinem kaudalen Endabschnitt durch die Einmündung von drei paarig angelegten Venensystemen (Dottervenen, Umbilikalvenen, Kardinalvenen) fixiert; diese münden nach Durchtritt durch das Septum transversum in den Sinus venosus. Eine Kette von Erweiterungen des Herzschlauches – **Truncus arteriosus, Bulbus cordis, Ventrikel, Vorhof** sowie **Sinus venosus** – entsteht in rostral-kaudaler Richtung zur gleichen Zeit, in der sich ein einziger Herzschlauch entwickelt. Als Ergebnis eines unterschiedlichen Wachstumsschubes erreicht der Herzschlauch zuerst eine U-Form, anschließend eine S-Form, wobei Atrium und Sinus venosus letztlich dorsal von Ventrikel, Bulbus cordis und Truncus arteriosus zu liegen kommen. Autonome Kontraktionen des Myokards kommen erstmals um den 22. Entwicklungstag zustande, und nach wenigen weiteren Tagen entsteht ein Blutfluß in eine einzige Richtung, wobei das Blut vom venösen zum arteriellen Endabschnitt des Herzens gepumpt wird. Während der vierten Entwicklungswoche bilden Ausbuchtungen der Herzgallerte Polster, die von einer speziellen Zellpopulation (Neuralleistenzellen) freigesetzt werden, sogenannte **atrioventrikuläre Endokardkissen**; diese entstehen an der dorsalen und an der ventralen Wand des Herzschlauchabschnitts, der vom Vorhof zum Ventrikel (= querverlaufende Öffnung des AV-Kanals) führt. Diese Ausbuchtungen (Endokardkissen) verschmelzen in der Schlauchmitte und bilden somit eine Scheidewand, die den Atrioventrikularkanal in eine rechte und eine linke Strombahn teilt.

Zur gleichen Zeit, in der sich die Endokardkissen ausbilden, wächst ein dünnes, halbmondförmiges **Septum primum** vom Dach des Vorhofabschnitts in Richtung der Endokardkissen und verschmilzt u.U. mit diesen (Abb. 11-36). Die zunehmend kleinere Lücke zwischen Septum primum und Endokardkissen bezeichnet man als **Foramen primum**. Ehe sich das Foramen primum schließt, entstehen Perforationen im hinteren Abschnitt des Septum primum; diese offenen Stellen des Septum primum verschmelzen und bilden so das **Foramen secundum**. Gegen Ende der fünften Entwicklungswoche erscheint eine zweite halbmondförmige Scheidewand, das **Septum secundum**, rechts vom Septum primum und wächst abwärts, um das Foramen secundum abzudecken. Die zwei Spitzen des Halbmonds legen sich so dem Endokardkissengewebe an, daß eine ovale Öffnung, das **Foramen ovale**, bleibt; das Foramen ovale bleibt gemeinsam mit dem Foramen secundum bis zur Geburt offen und bildet dabei eine Klappe mit kulissenartig gegeneinander versetzten Ebenen. Durch diese spezielle Anordnung kann sauerstoffreiches Blut (das vorwiegend aus dem plazentaren Kreislauf stammt) aus dem rechten Vorhof, wo ein höherer Druck als im linken Vorhof herrscht, durch das Foramen ovale in den linken Vorhof strömen; von hier aus fließt das Blut zuerst eher in Richtung Kopf als in den weitgehend unvollständigen Lungenkreislauf. Wenn bei der Geburt jedoch der plazentare Kreislauf unterbrochen wird und die Lungen des Babys sich entfalten und mit Luft füllen, öffnet sich der Lungenkreislauf, wodurch ein höherer Druck im linken Vorhof entsteht. Die Reste des Septum primum werden nun (von links) gegen das (rechts gelegene) Septum secundum gepreßt, so daß sich zum einen das Foramen ovale verschließt und zum anderen der Blutstrom im rechten Vorhof Richtung rechter Ventrikel gelenkt wird, um sich dann in den Lungen zu verteilen. Das Foramen ovale bleibt nach der Geburt selten funktionell offen.

Der Ventrikel wird ebenfalls durch eine dicke, halbmondförmige Platte, das **Septum interventriculare**, unterteilt. Das Wachstum dieser Platte wird teilweise durch einen aktiven, nach kranial gerichteten Wachstumsprozeß aufrechterhalten, wodurch die beiden Endabschnitte des Halbmonds in Richtung hinteres Endokardkissen und insbesondere **vorderen Bulbuswulst** wachsen; andererseits wird das Wachstum des Septum interventriculare teilweise durch eine Vergrößerung der Ventrikel zu jeder Seite des Septums beeinflußt. Der offene Zugang zwischen den Ventrikeln bleibt bis zum Ende der siebten Entwicklungswoche offen.

Frage 146: In welche Richtung würde das Blut bei einem Ventrikelseptumdefekt bevorzugt strömen?

Zur gleichen Zeit, wie rechter (RV) und linker (LV) Ventrikel sich ausbilden, beginnt auch die Abtrennung von Aorta und Truncus pulmonalis durch eine Teilung von Bulbus cordis und Truncus arteriosus. Ausbuchtungen der Herzgallerte bilden sog. **Bulbus- und Trunkuswülste (Konuswülste)**, die in der rechten und linken Wand von Bulbus cordis und Truncus arteriosus zu

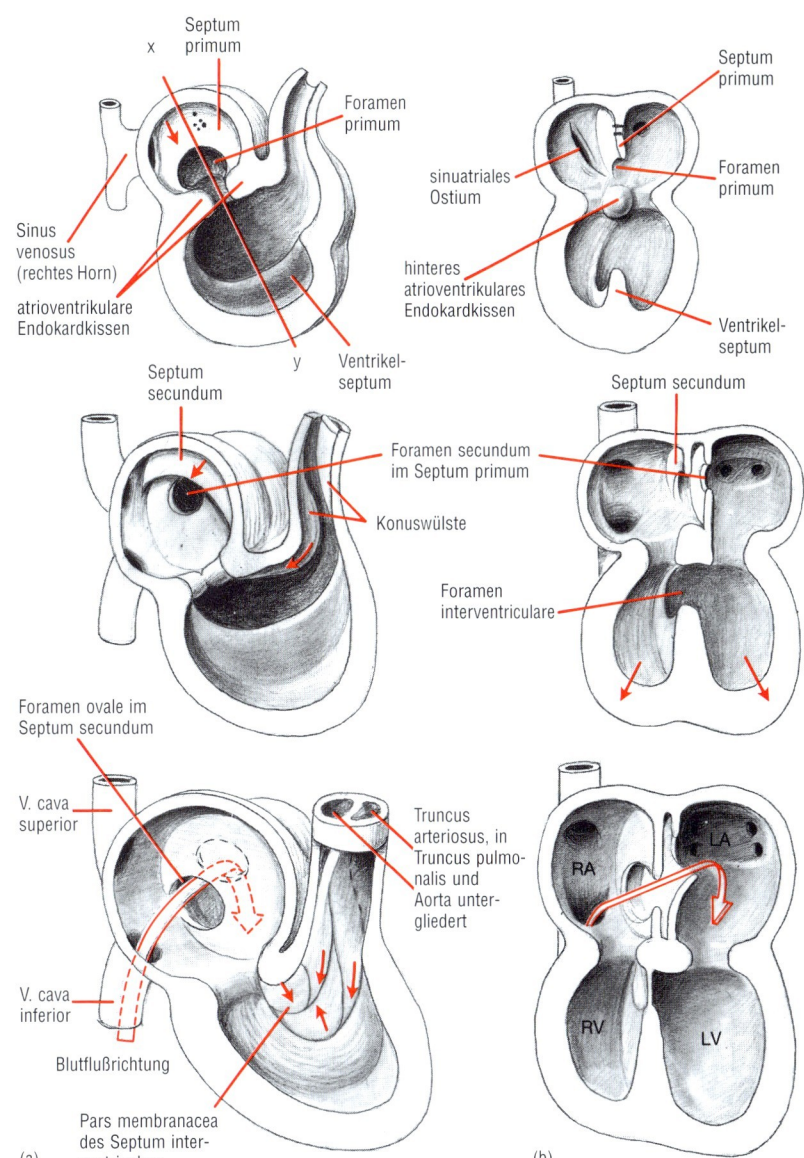

11-36
Herzentwicklung; Sagittalschnitt durch das Herz, Ansicht von rechts (a) und Frontalschnitt durch das Herz, Ansicht von vorne (b). Die Abbildungen zeigen die Entwicklung der Gliederung in rechten und linken Vorhof bzw. Ventrikel sowie die Bildung von Aorta und Truncus pulmonalis aus dem Bulbus cordis.

sehen sind. Sie sind spiralig – entsprechend den beiden unterschiedlichen Blutströmen – ausgerichtet, die von den beiden entstehenden Ventrikeln gesteuert werden. Aus der Verschmelzung der Konuswülste entsteht das **Septum aorticopulmonale**; dieses trennt nicht nur Aorta von Truncus pulmonalis, es schließt sich auch dorsal den atrioventrikulären Endokardkissen (membranöses Kammersystem) an. Die endgültige Trennung der beiden Herzhälften wird durch einen nach kaudal gerichteten Wachstumsprozeß des rechten Endokardkissens erreicht. Es wächst auf das muskulöse Septum interventriculare und auf das Septum aorticopulmonale zu und verschmilzt mit ihnen. Diese Septa können am häufigsten in ihrem membranösen (= Endokardkissen) Anteil unvollständig sein und so die Mischung von venösem mit arteriellem Blut zulassen. Wenn die Konuswülste Aorta und Truncus pulmonalis nur unvollständig trennen und

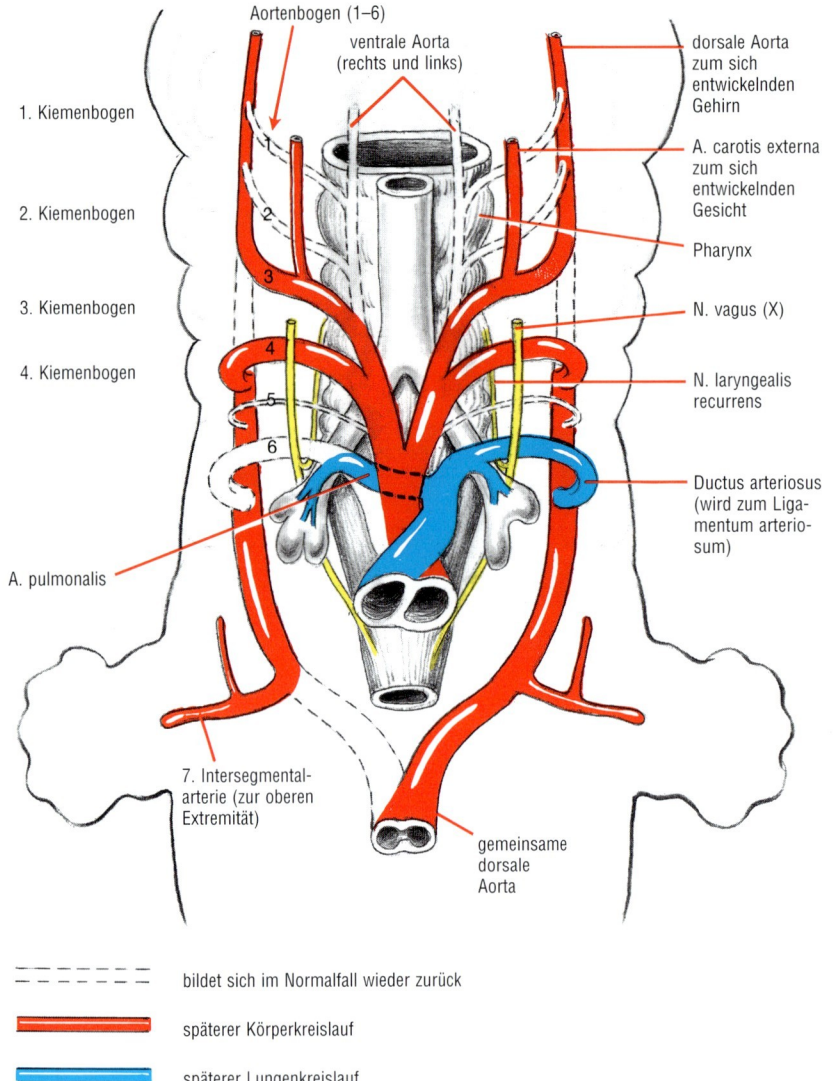

Aortenbogen (1–6)

ventrale Aorta (rechts und links)

dorsale Aorta zum sich entwickelnden Gehirn

A. carotis externa zum sich entwickelnden Gesicht

Pharynx

N. vagus (X)

N. laryngealis recurrens

Ductus arteriosus (wird zum Ligamentum arteriosum)

1. Kiemenbogen

2. Kiemenbogen

3. Kiemenbogen

4. Kiemenbogen

A. pulmonalis

7. Intersegmentalarterie (zur oberen Extremität)

gemeinsame dorsale Aorta

- - - - - - bildet sich im Normalfall wieder zurück

━━━━━ späterer Körperkreislauf

━━━━━ späterer Lungenkreislauf

11-37
Entwicklungsstufen der großen Gefäße.

Entwicklung der großen Gefäße (Abb. 11-37)

Im Laufe der vierten und fünften Entwicklungswoche entwickeln sich an beiden Seiten des Embryos **Kiemenbögen**, in denen paarige Aortenbögen aus dem Truncus arteriosus (um den Schlunddarm herum) nach dorsal einsprossen. Jeder dieser **Aortenbögen** mündet in jeweils eine der beiden dorsalen Aorten; diese verschmelzen kaudal des Somiten 11 zu einer einzigen **Aorta dorsalis**. Wenn sich auch sechs paarige Aortenbögen ausbilden, sind doch nicht alle gleichzeitig vorhanden, da während der Gestaltung der kaudalen Aortenbögen die rostralen sich bereits wieder zurückbilden. Zwischen der sechsten und achten Entwicklungswoche ist bereits der endgültige Gefäßverlauf des Erwachsenen erreicht. Die ersten beiden Aortenbögen bilden sich in der Regel vollständig zurück, während aus dem dritten Aortenbogenpaar beidseits nach proximal die **Aa. carotis communes** und nach distal die ersten Abschnitte der **Aa. carotis internae** entstehen. Der vierte Aortenbogen der linken Seite bildet den **Hauptanteil des Aortenbogens,** und aus dem vierten Aortenbogen rechts entsteht der **Truncus brachiocephalicus** (der mit dem dritten Aortenbogen verschmilzt) sowie der proximale Abschnitt der **A. subclavia dextra.** Der fünfte Aortenbogen wird beim Menschen nur sehr selten angelegt. Der sechste Aortenbogen bildet auf der linken Seite nach proximal den Anfangsteil des Truncus pulmonalis (und der **A. pulmonalis sinistra**) und nach distal den **Ductus arteriosus** (Botallo); dieser ist ein Kurzschluß, der im fetalen Kreislauf Blut vom Truncus pulmonalis zur Aorta dorsalis leitet. Der proximale Abschnitt des sechsten rechten Aortenbogens bleibt als Anfangsteil der **A. pulmonalis dextra** erhalten; der distale Abschnitt dieses Aortenbogens bildet sich zurück, wie auch die rechte dorsale Aorta zwischen dem 3. Aortenbogen und dem Vereinigungspunkt der beiden dorsalen Aorten. Auf jeder Seite wachsen die distal gelegenen Abschnitte der Pulmonalarterien von den 6. Aortenbögen entsprechend der Lungenentwicklung in die Peripherie. Der N. vagus (X) versorgt interessanterweise den 6. Aortenbogen, und der N. laryngealis recurrens, ein Ast des N. vagus (X), schlingt sich links sogar um den Ductus arteriosus (Botallo), um zum Larynx zu gelangen. Rechts fehlen 5. Aortenbogen sowie distaler Abschnitt des 6. Aortenbogens, und so schlingt sich hier der N. laryngealis recurrens um die ventrokranial verlaufende A. subclavia dextra aus dem 4. Aortenbogen.

Der Ductus arteriosus (Botallo) verschließt sich in der Regel kurz nach der Geburt, andernfalls bleibt zukünftig ein Shunt zwischen Aorta und Truncus pulmonalis bestehen. Der Verschluß des Ductus arteriosus ist zum einen offensichtlich Folge eines erhöhten Sauerstoffgehalts des Blutes, das postpartal durch den Ductus arteriosus strömt; zum anderen verändert sich möglicherweise der Prostaglandinanteil und der gebildete Prostaglandintyp; die beiden letztgenannten Merkmale können die Wandmuskulatur des Ductus arteriosus stimulieren. (Der vollständige Verschluß des Ductus arteriosus durch Intimaproliferation dauert etwa 1–3 Monate.)

Verschließt sich der Ductus arteriosus nicht oder nur unzureichend, wird Blut aus der Aorta in den Lungenkreislauf gelangen. Falls ein offe-

auch nicht mit den Endokardkissen verschmelzen, reitet die Aorta über dem rechten und linken Ventrikel; daraus ergibt sich zwangsläufig eine Pulmonalstenose, wodurch der rechte Ventrikel hypertrophiert und das Foramen interventriculare offen bleibt. Diese schwere Entwicklungsstörung am Herzen ist die häufigste Fehlbildung im Truncus/Konus-Abschnitt und wird als **Fallot-Tetralogie** bezeichnet. (Klassische Form der Fallot-Tetralogie: 1. Pulmonalstenose; 2. Ventrikelseptumdefekt; 3. reitende Aorta; 4. Hypertrophie des rechten Ventrikels). Aufgrund der Fallot-Tetralogie kommt es zu unzureichender Sauerstoffbeladung des Blutes in der Lunge mit nachfolgender Zyanose, die Kennzeichen eines sog. «Blue baby» ist.

Frage 147: Welche weiteren relativ häufigen angeborenen Herzmißbildungen würden Sie aufgrund der Kenntnisse zur Herzentwicklung noch erwarten?

ner Ductus arteriosus weit genug durchgängig ist, führt die Blutströmung zwischen den beiden großen Gefäßen zu Geräuschen, die einem arbeitenden «Mühlrad» («Maschinengeräusch» = kontinuierliches systolisch-diastolisches Geräusch) ähneln. Wenn dieses Geschehen zu weit in die Aorta hineinreicht, kann sich u.U. eine Verengung der Aorta, eine **Aortenisthmusstenose**, entwickeln. Eine derartige Obstruktion führt zu Umgehungskreisläufen über die A. thoracica interna sinistra und über die Aa. intercostales sinistrae, die sich alle stark erweitern. Die vergrößerten Interkostalarterien drücken u.U. vermehrt auf die Rippen und bewirken so Knochenerosionen. Diese Knochenusuren kann man u.U. auf Röntgenbildern von Erwachsenen (nicht von Kindern) sehen.

Im Venensystem bildet sich die V. cava inferior aus der Verschmelzung der rechten Dottervene (V. vitellina) und der rechten Nabelvene (V. umbilicalis). Die V. cava superior entsteht aus der rechten Kardinalvene (V. cardinalis communis) und dem unmittelbar anschließenden Abschnitt der rechten vorderen Kardinalvene (V. cardinalis anterior) In dieses Gefäß münden die hintere Kardinalvene (V. cardinalis posterior = Azygosbogen), der Restabschnitt der vorderen Kardinalvene (V. cardinalis anterior = V. brachiocephalica dextra) und eine querverlaufende Anastomose mit der linken vorderen Kardinalvene (V. cardinalis anterior = V. brachiocephalica sinistra). Beide Vv. cavae münden in einen Abschnitt des rechten Vorhofs, der mit glatter Muskulatur leistenförmig verstärkt ist und sich aus dem rechten Sinushorn (Anteil des Sinus venosus) ableitet; in diesen Vorhofbezirk mündet auch der Sinus coronarius, der sich aus dem linken Sinushorn ableitet.

A. Präparation

Studieren Sie erneut das **Pericardium fibrosum** und seine Anheftungsareale am Centrum tendineum des Diaphragma und an den großen Gefäßen (Abb. 11-22, 11-23). Entfernen Sie weitestgehend das Fettgewebe, um den **N. phrenicus** (C3,4,[5]) darzustellen, der beidseits auf dem Perikard nach kaudal zieht. Folgen Sie dem Verlauf beider Nn. phrenici nach kranial und kaudal, achten Sie auf die Strukturen, auf denen die beiden Nerven liegen, und studieren Sie ihre Endaufzweigung im **Diaphragma**, das sie motorisch und sensibel innervieren. Die Nn. phrenici innervieren zudem Perikardium fibrosum, Pleura diaphragmatica und Peritoneum sensibel. Fenstern Sie großzügig den Herzbeutel an seiner Vorderfläche, und machen Sie sich erneut mit den Strukturen vertraut, die die rechte, linke sowie untere Herzkontur bilden. Achten Sie besonders darauf, daß das linke Herzohr (= Teil des linken Vorhofs) in der Ansicht von ventral zu sehen ist, da ja der linke Vorhof meist völlig nach dorsal zu liegen kommt.

Die Herzoberfläche ist größtenteils von einer Doppellage **serösen Perikards** bedeckt (viszerales Blatt [Epikard], parietales Blatt [seröses Perikard] des Herzbeutels); zwischen diesen beiden Blättern befindet sich – analog den Verhältnissen an der Pleura – eine Flüssigkeitsschicht. Die Aufgabe dieses serösen Perikards besteht in der Verminderung des Reibungswiderstands zwischen Herz und seiner fibrösen Perikardhülle. Das **viszerale Blatt** des serösen Perikards überzieht den Großteil der Herzoberfläche. Sondieren

Sie mit Ihrem Zeigefinger kranial und dorsal die Umschlaglinien, an denen das viszerale Blatt in das **parietale Blatt** des serösen Perikards übergeht; dieses liegt dem fibrösen Perikard an.

Die **Perikardhöhle**, ein Reserveraum, ist zwischen viszeralem und parietalem Blatt des serösen Perikards verschlossen und umgibt den Großteil des Herzens. Zeigen Sie durch digitale Untersuchung, daß die Umschlaglinien der Perikardhöhle ventral zwischen den großen arteriellen Ausflußbahnen (Truncus pulmonalis und Aorta) und dorsal zwischen den großen Venen (V. cava superior, inferior sowie Vv. pulmonales) über den Sinus transversus pericardii zusammenhängen; dieser Sinus transversus pericardii entsteht ursprünglich durch die Rückbildung des dorsalen Mesokards. Zeigen Sie auch, daß das seröse Perikard nach oben zur Hinterwand des linken Vorhofs zieht, um den Vorhofwandbezirk zwischen den Vv. pulmonales zu bedecken. Diese Anordnung gestaltet den Sinus obliquus pericardii, der eine reibungsarme Bewegung zwischen linker Vorhofwand und bedeckendem fibrösen Perikard erlaubt.

Eine Entzündung des Perikards (Perikarditis) kann u.U. eine Ergußbildung in der Pleurahöhle zwischen viszeralem und parietalem Blatt des serösen Perikards auslösen. Wenn sich eine erhebliche Ergußmenge in der Perikardhöhle ansammelt, erweitert sich das fibröse Perikard, und die Herzaktion wird eingeschränkt, da seine

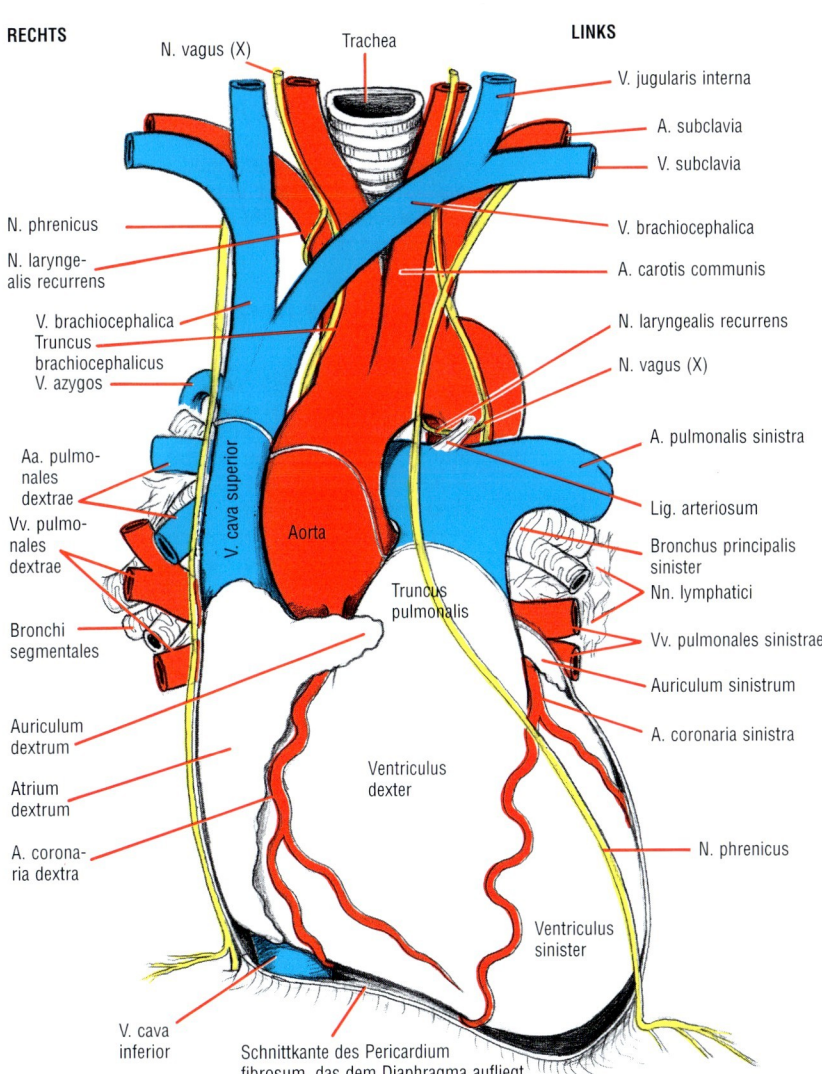

RECHTS   **LINKS**

N. vagus (X)   Trachea

V. jugularis interna

A. subclavia

V. subclavia

N. phrenicus

N. laryngealis recurrens

V. brachiocephalica

A. carotis communis

V. brachiocephalica
Truncus brachiocephalicus
V. azygos

N. laryngealis recurrens

N. vagus (X)

A. pulmonalis sinistra

Aa. pulmonales dextrae

Vv. pulmonales dextrae

Lig. arteriosum

Bronchus principalis sinister

Nn. lymphatici

V. cava superior   Aorta

Bronchi segmentales

Truncus pulmonalis

Vv. pulmonales sinistrae

Auriculum sinistrum

A. coronaria sinistra

Auriculum dextrum

Atrium dextrum

Ventriculus dexter

A. coronaria dextra

N. phrenicus

Ventriculus sinister

V. cava inferior

Schnittkante des Pericardium fibrosum, das dem Diaphragma aufliegt

11-38
Herz und große Gefäße. Ansicht von ventral.

Füllungsphase verhindert wird. Es kann u.U. lebensnotwendig sein, einen Perikarderguß abzuleiten. Dies läßt sich durch eine Punktion erreichen, wobei die Punktionsnadel linksseitig nach oben und dorsal zwischen Processus xiphoideus des Sternum und Rippenwand durch das «freie» Perikard geführt wird; dies ist die Perikardoberfläche, die ventral nicht von Pleura bedeckt wird.

Ansicht des Herzens von außen
(Abb. 11-38)

Resezieren Sie den Großteil des Pericardium fibrosum so, daß die beiden Nn. phrenici unangetastet bleiben, und studieren Sie das Herz in situ in der Ansicht von ventral.

Kennzeichnen Sie den **rechten Vorhof (Atrium dextrum)**. Identifizieren Sie die **V. cava superior**, die im oberen Vorhofbereich eintritt, sowie die **V. cava inferior**, die kaudal, meist unmittelbar nach ihrem Durchtritt durch das Zwerchfell, in den rechten Vorhof mündet. Untersuchen Sie die Rückwand des Herzens, um den **Sinus coronarius** aufzusuchen, eine Sammelvene des Herzens, die in unmittelbarer Nähe der Einmündung der V. cava inferior in den rechten Vorhof (Valvula sinus coronarii) gelangt. Das **rechte Herzohr (Auricula dextra)** ist eine kleine, ohrförmige Aussackung des rechten Vorhofs, die die Wurzel des Truncus pulmonalis von rechts überdeckt. Die Trennungslinie zwischen rechtem Vorhof und **rechtem Ventrikel (Ventriculus dexter)** entspricht dem **Sulcus coronarius (Sulcus atrioventricularis dexter)**, in dem die A. coronaria dextra verläuft. Der rechte Ventrikel nimmt den Großteil des Herzens in der Ansicht von ventral ein. Kennzeichnen Sie den **rechten Ventrikel**, und beachten Sie, daß er die rechte Seite sowohl der Herzvorderwand als auch der Herzhinterwand einnimmt. Studieren Sie auch den Verlauf des **Truncus pulmonalis**, der den rechten Ventrikel auf einer kurzen Strecke in kranialer Richtung und nach links orientiert verläßt, bevor er sich in die **Aa. pulmonales dextra und sinistra** aufzweigt; diese liegen unter dem Aortenbogen. Der **Sulcus interventricularis anterior** ist schräg nach links und kaudal – von der Wurzel des Truncus pulmonalis aus gesehen – orientiert. Er trennt rechten vom linken Ventrikel, und in ihm verläuft der Ramus interventriculare anterior (ein Ast der A. coronaria sinistra).

Kennzeichnen Sie den **linken Vorhof (Atrium sinistrum)**, der dorsal liegt, und das **linke Herzohr (Auricula sinistra)**, das ausschließlich den Rest der Aorta überdeckt und allein von ventral zu sehen ist. Der **linke Ventrikel (Ventriculus sinister)** bildet nur einen geringen Teil der Herzvorderwand, jedoch einen beträchtlichen Teil der Herzhinterwand. Der Ursprung der starken, elastischen **Aorta ascendens** läßt sich finden, da sie zunächst die obere Seite des linken Ventrikels hinter dem Truncus pulmonalis verläßt, um dann an seiner rechten Seite zum Vorschein zu kommen.

Die drei nach außen gerichteten Ausbuchtungen in der Wand der Aorta ascendens, die **Sinus aortae**, beherbergen während der Systole die Taschen der Aortenklappe; **rechte und linke Koronararterie (A. coronaria dextra, A. coronaria sinistra)** gehen aus je einer dieser Ausbuchtungen hervor. Die Aorta ascendens geht in den **Aortenbogen (Arcus aortae)** über, der bogen-

förmig nach dorsal und links orientiert über die A. pulmonalis dextra zieht. Erreicht der Aortenbogen die linke Seite des vierten Wirbelkörpers (der HWS), zieht er nach kaudal und wird als **Aorta descendens**, Pars thoracica, bezeichnet. Bei älteren Menschen ist der Aortenbogen stärker ausgeprägt als bei jüngeren Leuten, was auf den Elastizitätsverlust in seiner Wand zurückzuführen ist.

Entfernen Sie Fett- und Bindegewebe vom Aortenbogen. Suchen sie den N. phrenicus sinister und den N. vagus (X) sinister auf, die in ihrem Verlauf den Aortenbogen kreuzen. Stellen Sie auch die Hauptäste dar, die die Aorta außerhalb des Perikards verlassen. Der **Truncus brachiocephalicus** zweigt als erster ab. Verfolgen Sie ihn in seinem Verlauf nach kranial, wie er an die rechte Seite der Trachea zieht; dort teilt er sich in die mehr ventral gelegene **A. subclavia dextra**, die nach lateral über die erste Rippe zieht und die Achselregion erreicht, sowie in die **A. carotis communis dextra**, die – rechts von der Trachea – nach kranial in die Halsregion zieht. Die nächsten beiden Hauptstämme, die aus dem Aortenbogen hervorgehen, sind die **A. carotis communis sinistra**, die – links von der Trachea – nach kranial zum Hals gelangt, sowie die **A. subclavia sinistra**, die – analog dem Verlauf der A. subclavia dextra – über die erste Rippe in die Achselregion zieht. Eine kleine Arterie (A. thyroidea ima) kann u.U. aus dem Aortenbogen zur Schilddrüse (Glandula thyroidea) ziehen.

Suchen Sie das **Ligamentum arteriosum** (Botallo) auf, eine bindegewebige Verbindung zwischen der Aufteilungsstelle des Truncus pulmonalis und der Unterseite des Aortenbogens. Es ist der obliterierte Ductus arteriosus (Botallo).

Kennzeichnen Sie die **V. brachiocephalica sinistra**, die hinter dem Manubrium sterni und vor den Arterien aus dem Aortenbogen liegt; sie verbindet sich mit der **V. brachiocephalica dextra** und bildet **die V. cava superior**. Jede V. brachiocephalica entsteht aus dem Zusammenfluß von V. subclavia (nimmt das venöse Blut aus der oberen Extremität auf) und V. jugularis interna (sammelt das venöse Blut aus der Kopfregion). Suchen Sie auch die **V. azygos** auf, die bogenförmig von vorne über den rechten Lungenhilus zieht und so in die V. cava superior mündet; die V. azygos entsorgt die dorsalen und lateralen Abschnitte des Brustkorbs. Beachten Sie, daß alle großen Gefäße mit Ausnahme der V. cava inferior hinter dem Manubrium sterni liegen und so von diesem geschützt werden.

Durchtrennen Sie nun Aorta ascendens, Truncus pulmonalis sowie die Vv. cavae superior und inferior, und entnehmen Sie das Herz aus dem Brustkorb.

Frage 148: Kommentieren Sie den unterschiedlichen Wandaufbau dieser Gefäße.

Ansicht des Herzens von innen
(Abb. 11-39)

Schneiden Sie dreieckige Fenster in die Wand von jedem Herzraum (wobei Sie die Koronargefäße intakt lassen), und entfernen Sie soviele Blutkoagel wie möglich, wobei Sie die Binnenstrukturen des Herzens nicht zerstören sollen! Spülen Sie die Herzräume unter fließendem Wasser, um die Reinigung zu vervollständigen.

Studieren Sie zuerst das Innenrelief des **rechten Vorhofs (Atrium dextrum),** und bezeichnen Sie die Öffnungen von V. cava superior, V. cava inferior und Sinus coronarius in den rechten Vorhof.

Frage 149: Warum findet man keine funktionsfähigen Klappen, die die Öffnungen der beiden Vv. cavae in den rechten Vorhof sichern?

Beachten Sie die trabekuläre Anordnung der Muskulatur (Mm. pectinati) in Teilen der Vorhofwand, und untersuchen Sie das rechte Herzohr (Auricula dextra). Suchen Sie die hervortretende, bogenförmig vertikal verlaufende Muskelleiste, die **Crista terminalis,** auf; sie spannt sich zwischen den Mündungen von V. cava superior und V. cava inferior aus. Entwicklungsgeschichtlich leitet sich der zerklüftete Anteil des rechten Vorhofs eines Erwachsenen vom primitiven Vorhof und der glattwandige Anteil von der Einbeziehung des Sinus coronarius und des Vorhofseptums (Septum interatriale) in den Vorhof ab. Der **Sinus coronarius** entsteht aus dem linken Horn des ursprünglichen Sinus venosus. Der Sinus coronarius mündet in den rechten Vorhof zwischen der Mündung von V. cava inferior und der **Fossa ovalis,** einer ovalen Vertiefung des glattwandigen Vorhofseptums.

Frage 150: Die Fossa ovalis kennzeichnet die Lage einer Verbindung auf Vorhofebene, des Foramen ovale; dieses ist im vorgeburtlichen Leben vorhanden. Warum ist ein Foramen beim Fetus, aber nicht beim Kind oder Erwachsenen vorhanden? Zu welchem Zeitpunkt verschließt sich Ihrer Meinung nach das Foramen ovale und durch welchen Mechanismus?

Sondieren Sie vorsichtig die Fossa ovalis mit einer Knopfsonde, und suchen Sie darin nach einer Öffnung. Bei einigen Herzen läßt sich ein enger Kanal finden, der oft die Vorhöfe verbindet. Nur bei relativ großem Lumen wird die Effektivität des Herzens hinsichtlich seiner Pumpleistung durch eine derartige embryologische Fehlbildung beeinträchtigt sein. Studieren Sie auch die Mündung des rechten Vorhofs in den rechten Ventrikel sowie die **rechte Atrioventrikularklappe (Trikuspidalklappe;** Valva atrioventricularis [**Valva tricuspidalis**]). Kennzeichnen Sie die entsprechende Lage und die Anheftungsareale der drei Segel (Cuspis anterior [A], Cuspis posterior [P] und Cuspis septalis [S] sowie die Anheftungsareale der Chordae tendineae am Innenrelief im rechten Ventrikel. Die Segel bestehen aus Bindegewebe mit einem Endothelüberzug, wie alle anderen Segelklappen des Herzens und wie die großen Gefäße. Sie sind in ein bindegewebiges Ringsystem (Anulus fibrosus dexter/sinister) verankert (Abb. 11-40). Dieses Ringsystem (als Teil des bindegewebigen Herzskeletts) trennt die Vorhöfe von den Kammern des Herzens und beteiligt sich auch an der Bildung des Septum interventriculare (Pars membranacea des Kammerseptums).

Studieren Sie nun den **rechten Ventrikel (Ventriculus dexter).** Er unterscheidet sich deutlich in seinem Erscheinungsbild vom rechten Vorhof, hauptsächlich da im rechten Ventrikel dicke, ins Lumen vorspringende Muskelleisten (Trabeculae carneae) und konusartige, ins Lumen vorspringende Zapfen aus Herzmuskulatur (Mm. papillares) vorhanden sind. An den **Mm. papillares** verankern sich zum einen die **Chordae ten-**

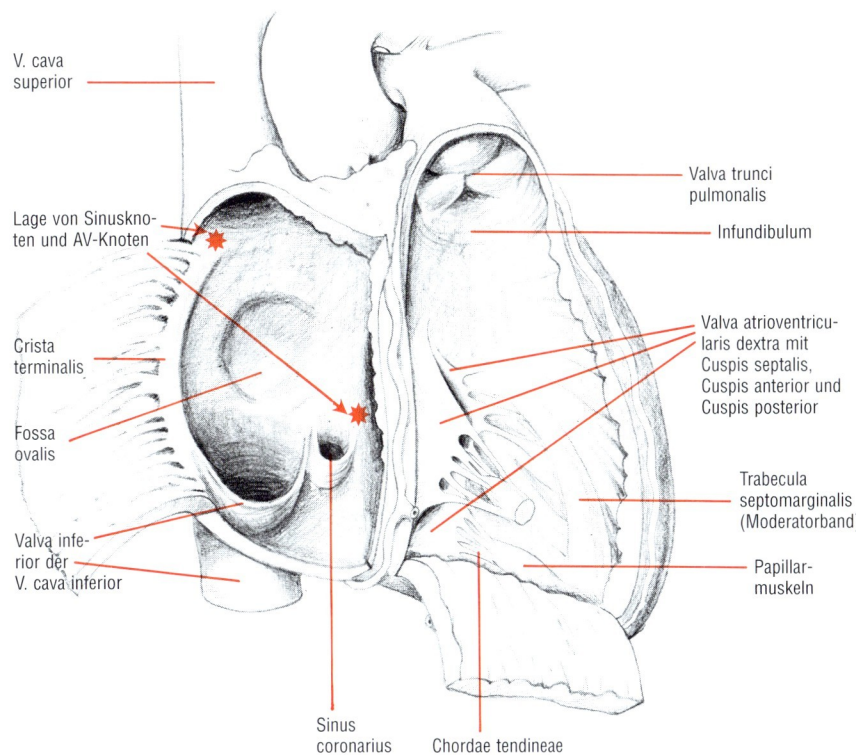

V. cava superior

Lage von Sinusknoten und AV-Knoten

Crista terminalis

Fossa ovalis

Valva inferior der V. cava inferior

Sinus coronarius

Chordae tendineae

Valva trunci pulmonalis

Infundibulum

Valva atrioventricularis dextra mit Cuspis septalis, Cuspis anterior und Cuspis posterior

Trabecula septomarginalis (Moderatorband)

Papillarmuskeln

11-39
Rechter Vorhof und rechter Ventrikel eröffnet; Ansicht von rechts.

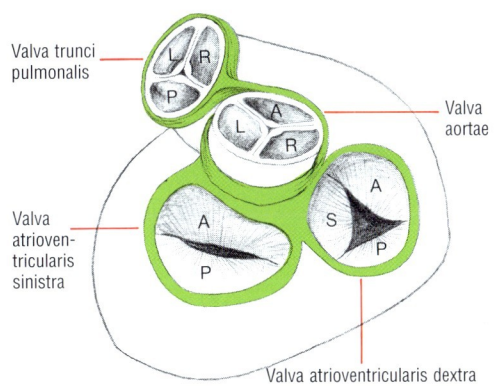

Valva trunci pulmonalis

Valva atrioventricularis sinistra

Valva aortae

Valva atrioventricularis dextra

11-40
Herzklappen nach Abtrennung von Vorhöfen, Truncus pulmonalis und Aorta. Bindegewebszwickel, die Vorhöfe und Ventrikel abgrenzen und die beiden Atrioventrikularostien (Anuli fibrosi dexter und sinister) umgreifen, setzen sich kontinuierlich in Faserringe fort, die Aorta und Truncus pulmonalis umgeben (Trigonum fibrosum dextrum und sinistrum). Die Herzklappen sind in der Abbildung in der Ventilebene dargestellt.

dineae; diese Bindegewebsbündel sind zum anderen an den freien Rändern und an den Unterseiten der drei Segel der Trikuspidalklappe befestigt.

Frage 151: Welche Funktion haben die Chordae tendineae?

Wenn ein Papillarmuskel reißt (was nach einem Infarkt der Herzmuskulatur bei einem «Herzinfarkt» geschehen kann) oder wenn sich die AV-Klappe verdickt oder durch eine Erkrankung zerstört wird, was zu einem unvollständigen Klappenschluß (Insuffizienz) oder zu einer unzureichenden Klappenöffnung (Stenose) führt, dann ist die Effektivität der Pumpleistung des Herzens vermindert.

Frage 152: Wenn sich die Trikuspidalklappe nicht regelhaft während einer Systole schließt, welche Auswirkungen hat dies auf den rechten Vorhof? Ist dieser Schaden beträchtlich, wie wirkt sich dies auf die Leber und die unteren Extremitäten aus?

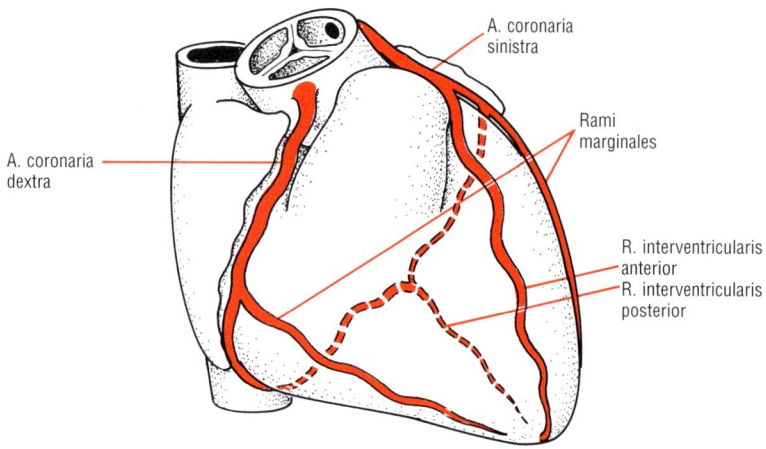

11-41
Die arterielle Versorgung des Herzens.

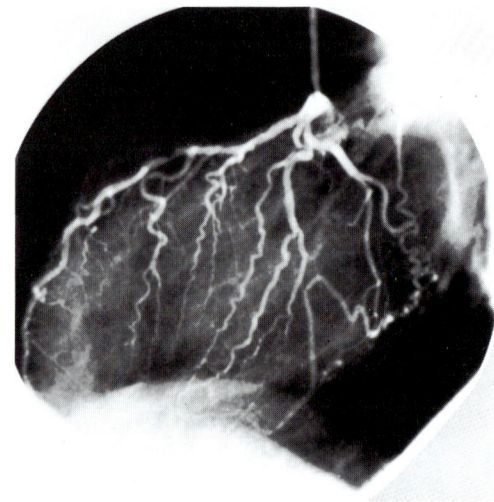

11-42
Koronarangiographie der linken Koronararterie; linke, hintere Schrägprojektion.

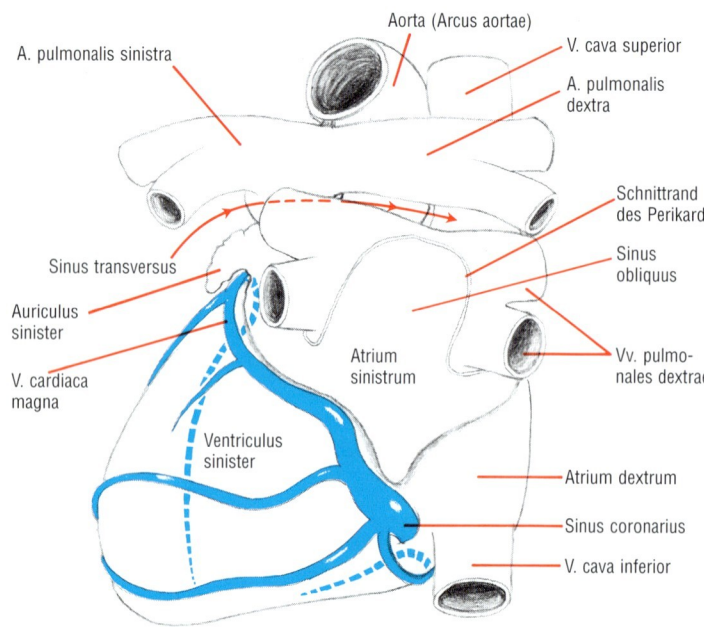

11-43
Die venöse Entsorgung des Herzens.

Kennzeichnen Sie die glattwandige, trichterförmige Ausflußbahn des rechten Ventrikels, **Infundibulum ventriculi dextri** oder Conus arteriosus genannt, und ihre Fortsetzung, den **Truncus pulmonalis**, der sauerstoffarmes Blut zu den Lungen transportiert. Suchen Sie die **Pulmonalklappe (Valva trunci pulmonalis)** am Ursprung des Truncus pulmonalis unterhalb seiner **Sinus (trunci pulmonales)** auf, und studieren Sie sie anschließend. Führen Sie Ihren Finger durch die Klappenöffnung. In der Mitte des Randes jeder der drei Taschen läßt sich eine knotige Verdickung (Nodulus valvularum semilunarium) tasten. Diese Verdickungen nähern sich während der Diastole einander an, wodurch es zu einem kompletten Klappenverschluß kommt. Wenn sich die Pulmonalklappe unvollständig verschließt (stenosiert oder insuffizient wird), kann man sie durch eine künstliche Herzklappe oder durch eine geeignete tierische Herzklappe ersetzen.

Frage 153: Wie unterscheidet sich die Pulmonalklappe von der Trikuspidalklappe?

Untersuchen Sie nun das Innere der linken Herzhälfte, die vornehmlich dorsal liegt und in vielem der rechten Herzhälfte ähnelt. Zuerst studieren Sie den **linken Vorhof (Atrium sinistrum)**, wobei Sie sich insbesondere auf die Mündungen der **Pulmonalvenen (Vv. pulmonales)**, das Vorhofseptum und das allseits glattwandige Innenrelief (mit Ausnahme des linken Herzohrs) konzentrieren.

Frage 154: Wieviele Vv. pulmonales münden in den linken Vorhof des Herzens, das Sie präpariert haben? Sie können vier zählen, wenngleich es bei einem anderen Herzen sechs sein können. Wie können Sie sich das erklären?

Führen Sie Ihren Finger durch die linke **AV-Klappe (Valva atrioventricularis sinistra, Valva mitralis)**. Sie besteht aus zwei Segeln, einem vorderen Segel (Cuspis anterior [A]) und einem hinteren Segel (Cuspis posterior [P]). Die Anordnung der Segel erinnert an eine Bischofs-Mitra, und sie wird deshalb auch als **Mitralklappe** bezeichet. Die Verankerung im bindegewebigen Herzskelett und an den Papillarmuskeln mit Hilfe der Chordae tendineae entspricht dem Muster der Trikuspidalklappe.

Frage 155: Falls die Mitralklappe infolge einer Erkrankung 1. entweder stenosiert oder 2. insuffizient wird, welche Folgen sind dann schrittweise zu erwarten?

Studieren Sie das **Innenrelief des linken Ventrikels** mit seinem stark durch Trabekel zerklüfteten Hauptteil und seiner glattwandigen Ausflußbahn, die zur Aortenklappe führt.

Frage 156: Beurteilen Sie die Wanddicke des linken Ventrikels, verglichen mit der Wanddicke des rechten Ventrikels.

Untersuchen Sie die **Aortenklappe (Valva aortae)** am Ursprung der Aorta, und achten Sie auf die relative Lage ihrer drei Taschen beim Erwachsenen, einer vorderen und zwei hinteren Taschen (Valvula semilunaris sinistra, Valvula semilunaris dextra, Valvula semilunaris posterior). Man verwendet unterschiedliche Bezeichnungen: beim Fetus und in der Echokardiographie, zwei vordere und eine hintere Tasche werden häufig (in der Literatur) beschrieben.

Unmittelbar oberhalb und genau gegenüber jeder Tasche erweitert sich die elastische Aortenwand zur Bildung von drei **Sinus aortae**, in die die Taschen der Aortenklappe während einer Systole passen. Während einer Diastole verursachen diese Erweiterungen Strömungsturbulenzen in der Blutsäule; das Blut fließt diastolisch zurück in die Sinus aortae, wobei es gegen die Taschen der Aortenklappe gepreßt wird, und unterstützt so die Sicherstellung des suffizienten Klappenschlusses. Die rechte und linke Koronararterie (A. coronaria dextra/sinistra) entspringen in jeweils einem dieser Sinus aortae.

Die Blutversorgung des Herzens
(Abb. 11-41 bis 11-43)

Die **rechte Koronararterie (A. coronaria dextra)** entspringt aus dem Sinus aortae unmittelbar oberhalb der Valvula semilunaris anterior der Aortenklappe, während die **linke Koronararterie (A. coronaria sinistra)** unmittelbar über der Valvula semilunaris posterior sinistra abzweigt. Diese beiden Koronararterien verlaufen im rechten bzw. linken Sulcus coronarius, um schließlich an der Hinterwand des Herzens zu anastomosieren. Entfernen Sie das Fettgewebe um die Koronararterien, und stellen Sie deren Verlauf dar! Aus diesem Arterienring zweigen vier Hauptäste ab, die alle Richtung Herzspitze (Apex cordis) ziehen. Der **Ramus interventricularis anterior** ist der auffallendste, er ist ein Ast aus der A. coronaria sinistra; verfolgen Sie seinen Verlauf an der Vorderwand des Herzens zwischen rechtem und linkem Ventrikel im Sulcus interventricularis anterior Richtung Herzspitze. Suchen Sie den **Ramus interventricularis posterior** auf, der aus der A. coronaria dextra hervorgeht; jener Ramus interventricularis posterior zieht im Sulcus interventricularis posterior Richtung Herzspitze. **Ramus marginalis dexter** und **Ramus marginalis sinister** sind ebenfalls an ihren jeweiligen Positionen am linken und rechten (= unteren) Außenrand des Herzens aufzusuchen. Diese vergleichsweise großen Gefäße zweigen aus den beiden entsprechenden Koronararterien ab; sie geben – wie alle wichtigen Äste der Koronararterien – kleine Äste ab, die wiederum in die Herzmuskulatur ziehen und diese mit Blut versorgen. Der Blutfluß in diesen kleinen Gefäßästen geschieht hauptsächlich während einer Diastole und ist somit kein kontinuierlicher Blutfluß.
Kennzeichnen Sie die im Koronarangiogramm dargestellten Arterien (Abb. 11-42).
Diese obengenannten kleinen Gefäße sind – funktionell betrachtet – als Endarterien zu sehen, da Anastomosen eher selten ausgebildet werden, aber der Bedarf des Herzens groß ist. Wenn die Koronararterien – hauptsächlich durch arteriosklerotische Gefäßwandläsionen (dies sind Cholesterinablagerungen in den Gefäßwänden, die verkalken und eine Thrombose in Gang setzen können) – stenosiert sind und wenn es im Anschluß daran zu Nekrosen in der Herzmuskulatur (Herzinfarkt) kommt, sagt der Patient meist, er hätte einen «Herzinfarkt» durchgemacht. Durch Transplantation von Venen aus einer anderen Körperregion (Bypass-Operation) läßt sich häufig die koronare Blutversorgung wiederherstellen. Man kann aber auch – als therapeutische Alternative – einen flexiblen Katheter mit einer aufblasbaren Spitze von der

A. femoralis aus unter Röntgenkontrolle in die Aorta, Pars descendens, und weiter in die (betroffene) Koronararterie vorschieben, dann – an der Stenose – die Katheterspitze aufblasen und so die Plaques sprengen und das Lumen des Koronargefäßes wieder durchgängig machen (Ballondilatation).
Eröffnen Sie die Koronararterien an zahlreichen Stellen mit einem Skalpell in Längsrichtung; Sie werden mit Sicherheit Lumeneinengungen und Verkalkungen in der Gefäßwand finden können. Mit allen genannten Koronarien und deren Ästen ziehen parallel auch venöse Gefäße (Abb. 11-43). Die meisten dieser Venen münden letztlich in ein großes Sammelgefäß, den **Sinus coronarius**; er liegt an der Herzhinterwand im Sulcus coronarius und mündet in den rechten Vorhof. Blut einiger Venen strömt direkt in die Vorhöfe, wobei diese kleinen Venen direkt durch die Herzwand ziehen, z.B. Vv. cardiacae minimae (Thebesische Venen), Vv. atriales anteriores.

Erregungsleitungssystem am Herzen (Abb. 11-44)

Kommen wir zum rechten Vorhof zurück. Der **Sinusknoten (Nodus sinuatrialis; Keith-Flack-Knoten)** liegt am oberen Ende der Crista terminalis; er kann jedoch nicht mit bloßem Auge aufgesucht werden. Aus dem vegetativen Plexus unterhalb des Aortenbogens erreichen sowohl parasympathische (präganglionäre parasympathische aus dem N. vagus) als auch sympathische (postganglionäre sympathische aus dem Grenzstrang) Nervenfasern den Sinusknoten; dabei werden die präganglionären parasympathischen Fasern in Ganglionzellen in der Umgebung des Sinusknotens umgeschaltet. Beide Faserqualitäten steuern die Spontanfrequenz der Herzmuskulatur; diese Spontanrhythmik entsteht in den spezialisierten Zellen des Sinusknotens (primäres Reizbildungszentrum) und wird über die Vorhofmuskulatur zum **AV-Knoten (Nodus atrioventricularis; Aschoff-Tawara-Knoten)** weitergeleitet. Der AV-Knoten ist ebenfalls nur histologisch abzugrenzen und liegt links der Mündung der V. cava inferior (d.h. unter der

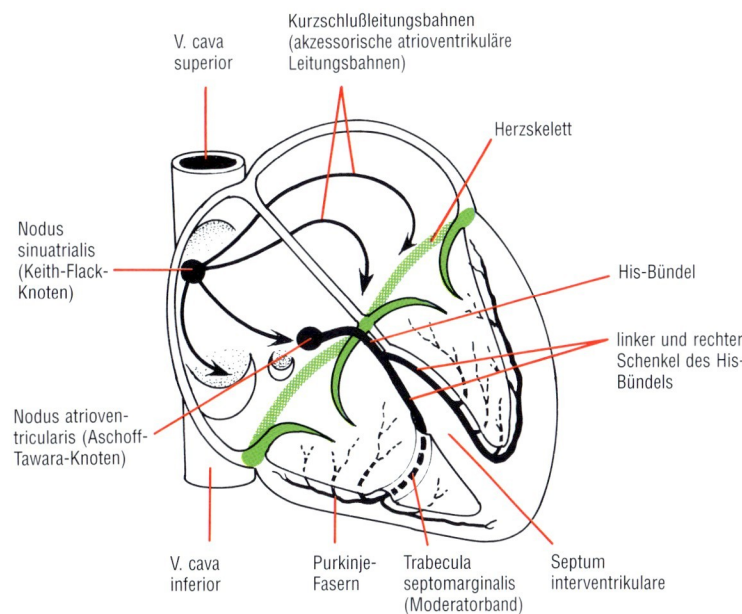

11-44
Erregungsbildungs- und Erregungsleitungssystem des Herzens. Das (bindegewebige) Herzskelett trennt die Muskulatur der beiden Vorhöfe und Kammern (s. a. Abb. 11-40).

Fossa ovalis vor der Mündung des Sinus coronarius). Den AV-Knoten erreichen – wie auch den Sinusknoten – sympathische und parasympathische Nervenfasern. Ein Bündel hochspezialisierten Herzmuskelgewebes, das **His-Bündel (Fasciculus atrioventricularis)**, bildet das anschließende Erregungsleitungssystem.

Das His-Bündel verläßt den AV-Knoten und durchbricht das bindegewebige Herzskelett, das als Klappenebene Vorhöfe und Kammern trennt. Das His-Bündel stellt die einzige direkte Verbindung zwischen Vorhöfen und Kammern dar. Es zieht (im rechten Trigonum fibrosum) nahe dem septalen Segel der Trikuspidalklappe zur rechten Seite des bindegewebigen Abschnitts des Kammerseptums. Dort teilt sich das His-Bündel in einen **rechten und einen linken His-Schenkel** (Crus dextrum, Crus sinistrum des Fasciculus atrioventricularis). Der **rechte His-Schenkel** durchbricht die Trabecula septomarginalis (das sog. **Moderatorband**) und zieht zur Vorderwand des rechten Ventrikels. Dort teilt sich der rechte His-Schenkel – wie auch der **linke His-Schenkel**, der an der linken Seite des Kammerseptums herzspitzenwärts zieht – in die **Purkinjefasern**, die die Papillarmuskeln erreichen und sich anschließend zu den Muskelzügen der Herzmuskulatur verzweigen. Als klinisch wichtiger Aspekt sei erwähnt, daß sich der linke His-Schenkel bald in ein vorderes und ein hinteres Hauptbündel (R. cruris sinistri anterior/posterior) aufzweigt.

B. Anatomie am Lebenden

Nun haben Sie den anatomischen Aufbau des Herzens am Präparat studiert; tasten Sie jetzt den **Herzspitzenstoß** bei Ihrem Partner! Dabei legen Sie Ihre flache Hand auf die linke Brustkorbseite Ihres Partners auf Höhe der Brustwarze oder unmittelbar darunter (über den 4.–5. Interkostalraum). Falls Sie den Herzspitzenstoß nur schwer oder überhaupt nicht fühlen können, bitten Sie zum einen Ihren Partner, sich aufzusetzen und sich nach vorne und links zu beugen; oder lassen Sie ihn mehrmals auf einen Stuhl hinauf- und hinuntersteigen, und fühlen Sie dann den Herzspitzenstoß erneut. Schätzen Sie auch das Areal des Herzspitzenstoßes zur Medioklavikularlinie (MKL). Der Herzspitzenstoß ist in der Regel in

der MKL zu fühlen, das sind bei den meisten Erwachsenen 8,5 cm lateral vom Sternum.

Als nächsten Schritt perkutieren Sie die Herzgrenzen (S. 170), wobei Sie an die dabei beteiligten Herzräume denken. Markieren Sie den **rechten Herzrand**, der vom rechten Vorhof gebildet wird und an der rechten Seite des Sternum liegt; er spannt sich zwischen dem 3. und 5. Sternokostalgelenk sowie dem Sternum aus. Der **linke Herzrand** wird hauptsächlich vom linken Ventrikel gebildet; diese Linie zieht schräg kaudal und lateral vom 2. Rippenknorpel zum Areal des Herzspitzenstoßes. Der **Unterrand** des Herzens dagegen wird vornehmlich vom rechten Ventrikel gestaltet und von der Verbindung der 5. Rippe zum Areal des Herzspitzenstoßes.

Machen Sie sich genau bewußt, inwieweit Sie die Herzform bei Ihrem Partner perkutorisch festlegen können. Zeichnen Sie die Herzform an der Thoraxwand Ihres Partners auf, und skizzieren Sie die Umrisse, was für Sie nun leicht durchzuführen ist. Beurteilen Sie die Herzform unter Berücksichtigung des Körperbaus Ihres (männlichen oder weiblichen) Gegenübers.

Auskultieren Sie erneut die Herztöne mit einem Stethoskop. Auskultieren Sie zuerst über der Herzspitze, und differenzieren Sie ersten und zweiten Herzton, die beide durch den Schluß der Segel- bzw. Taschenklappen verursacht sind. Der erste Herzton entsteht durch den Schluß von Mitral- und Trikuspidalklappe zu Beginn der Ausspannungsphase der Ventrikel, d. h. zu Beginn der **Systole**. Der zweite Herzton entsteht durch den Schluß von Aorten- und Pulmonalklappe, wenn die Ventrikelmuskulatur sich entspannt (also zu Beginn der **Diastole**).

C. Röntgendarstellung des Herzens

Untersuchen Sie als nächstes Größe und Form des Herzens an Röntgenbildern (sowohl im p.-a.- als auch im lateralen Strahlengang). Erinnern Sie sich daran, daß der Querdurchmesser eines gesunden Herzens den halben Gesamtquerschnitt des Thorax nicht überschreiten sollte.

Frage 157: Beurteilen Sie das Röntgenbild in Abbildung 11-45. Welche pathologischen Veränderungen sind zu sehen?

Betrachten Sie wieder die Thoraxübersichtsaufnahme eines Gesunden (Abb. 11-7). Markieren Sie den rechten Rand des Mediastinums, der (von kranial nach kaudal) von der V. brachiocephalica dextra, der V. cava superior, dem Atrium dextrum sowie einem kurzen Abschnitt der V. cava inferior gebildet wird. Markieren Sie anschließend den linken Mediastinalrand, der vom Aortenbogen (dieser ist im p.-a.-Strahlengang als «prominenter» Aortenknopf zu sehen und auch so bezeichnet) nach kaudal bis zur Herzspitze reicht, wobei Truncus pulmonalis, Auricula sinistra des Atrium sinistrum sowie Ventriculus sinister beteiligt sind. Der Unterrand des Herzens verschmilzt im Zentralbereich mit der Kontur des Zwerchfells. An den lateralen Enden des Unterrandes lassen sich beidseits deutlich die **Recessus costodiaphragmatici** abgrenzen.

Wiederholen Sie auch zu guter Letzt die anderen Gesichtspunkte der Röntgendarstellung des Thorax, die im Kapitel 11.1 abgehandelt sind (S. 171).

11-45
Thoraxröntgenbild. Vergleiche mit Abbildung 11-7 und siehe Frage 157.

11.6 Hinteres und oberes Mediastinum

Ziel dieses Kapitels ist das Studium der Strukturen und Leitungsbahnen im hinteren und im oberen Mediastinum.

Das Mediastinum (Abb. 11-46)

Der Zentralbereich des Brustraums (Cavitas thoracis) liegt zwischen den beiden Lungen und wird als **Mediastinum** bezeichnet. Zur Erleichterung einer Beschreibung der Verhältnisse unterteilt man das Mediastinum in ein oberes und unteres Mediastinum (Mediastinum superius, Mediastinum inferius); am unteren Mediastinum wiederum unterscheidet man (in sagittaler Richtung) ein vorderes, ein mittleres und ein hinteres Mediastinum. Das **mittlere Mediastinum (Mediastinum medium)** beherbergt Herz und Perikardhöhle, Lungenhili sowie – teilweise entsprechend ihrem Verlauf – die Nn. phrenici. Das **vordere Mediastinum (Mediastinum anterius)** liegt ventral des Pericardium fibrosum. In ihm findet man die Vasa thoracica interna, Lymphknoten (in die zum Teil die Lymphe aus der Mamma abfließt) sowie den Thymus. Bei Kindern bis zur Pupertät ist der Thymus ein eigenständiges lymphatisches Organ, das in der Regel aus zwei Lappen besteht und sich u.U. bis in die Halsregion ausdehnen kann. Essentielle Aufgaben des Thymus sind: zum einen Differenzierung und Bereitstellung eines Pools immunkompetenter T-Lymphozyten, die zur Entstehung und Funktion einer zellulären Immunantwort unerläßlich sind; zum anderen die Kontrolle der Lymphopoiese durch humorale Faktoren. Zum Zeitpunkt der Pupertät sind die wichtigsten lymphatischen Gewebe ausgereift, und der Thymus wird einer Involution unterzogen; dies führt beim Erwachsenen zu einer Rückbildung des Thymus ins vordere Mediastinum, wobei nur histologisch nachweisbares Restgewebe zurückbleibt. Das **hintere Mediastinum (Mediastinum posterius)** (Abb. 11-46; Abb. 11-19) liegt hinter dem Herzen und beherbergt Ösophagus, Ductus thoracicus, V. hemiazygos accessoria, V. hemiazygos sowie Aorta descendens (Pars thoracica) und ihre Äste (wie Rami bronchiales, Rami oesophageales und Aa. intercostales posteriores III–XI); ferner ziehen im hinteren Mediastinum die Nn. vagi (X) nach kaudal, die um die Lungenhili einen vegetativen Plexus (Plexus pulmonalis) – gemeinsam mit den Trunci sympathetici – bilden, sie ziehen dann weiter nach dorsal der Lungenhili und beteiligen sich schließlich in der Wand des Ösophagus an der Bildung des Plexus oesophagealis. Die Trunci sympathetici liegen lateral außerhalb des hinteren Mediastinums (in der Fascia endothoracica auf den Rippenköpfchen); die Nn. splanchnici major und minor (fallweise auch ein N. splanchnicus imus) dagegen ziehen medial und erreichen erst den unteren Teil des hinteren Mediastinums.

Das **obere Mediastinum (Mediastinum superius)** liegt oberhalb des Herzens und läßt sich kaudal mit einer (gedachten) horizontal gestellten Ebene vom unteren Mediastinum abgrenzen, die sich vom Angulus sterni bis zum Unterrand des 4. Brustwirbels ausspannt. Das obere Mediastinum beherbergt die großen, hinter dem Manubrium sterni liegenden Gefäße, die Nn. vagi (X), den N. laryngealis recurrens sinister sowie die Nn. phrenici; ferner verlaufen im oberen Mediastinum teilweise die Trunci sympathetici, sowie die Trachea und der Ösophagus mit ihren Versorgungsgefäßen, der Ductus thoracicus und das Restgewebe des Thymus.

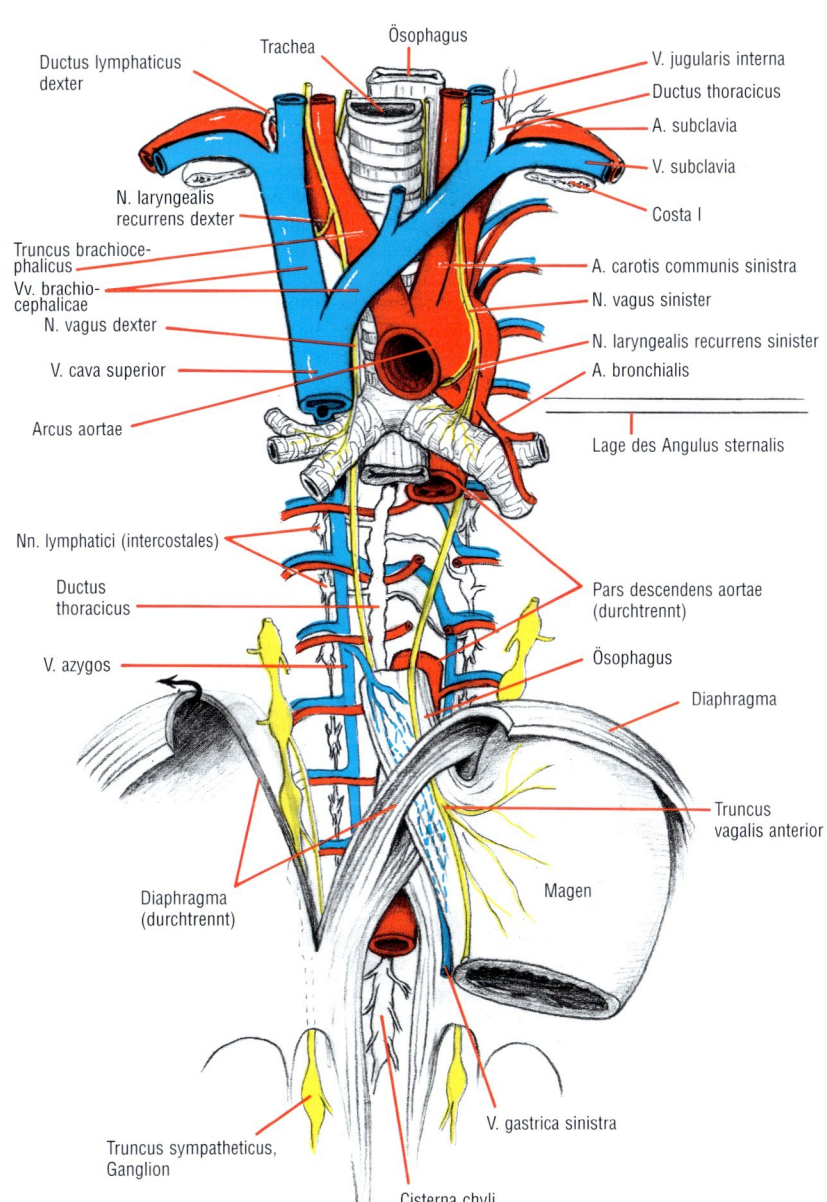

Ductus lymphaticus dexter

Trachea

Ösophagus

V. jugularis interna

Ductus thoracicus

A. subclavia

V. subclavia

N. laryngealis recurrens dexter

Costa I

Truncus brachiocephalicus

Vv. brachiocephalicae

N. vagus dexter

V. cava superior

Arcus aortae

A. carotis communis sinistra

N. vagus sinister

N. laryngealis recurrens sinister

A. bronchialis

Lage des Angulus sternalis

Nn. lymphatici (intercostales)

Ductus thoracicus

V. azygos

Pars descendens aortae (durchtrennt)

Ösophagus

Diaphragma

Truncus vagalis anterior

Diaphragma (durchtrennt)

Magen

Truncus sympatheticus, Ganglion

V. gastrica sinistra

Cisterna chyli

11-46
Hinteres und oberes Mediastinum nach Entfernung des Herzens und Spaltung des Diaphragmas in der Medianen.

A. Präparation und Präparate

Das hintere Mediastinum (Mediastinum posterius)

Gefäße im hinteren Mediastinum: Suchen Sie nach Entfernung des Herzens die **Pars thoracica** der **Aorta descendens** auf, die den Aortenbogen auf Höhe der linken Seite des 4. Brustwirbels fortsetzt. Verfolgen Sie den Gefäßverlauf der Aorta, die zunehmend nach vorne zu liegen kommt und dann vollständig auf der Vorderfläche der unteren Brustwirbelkörper (Th7–Th12) nach kaudal zieht. In Höhe von Th12 durchdringt dann die Aorta hinter und zwischen den Muskelzügen des Zwerchfells (Hiatus aorticus) das Diaphragma und erreicht so den Bauchraum. In diesem zentralen, median gelegenen Streckenabschnitt liegt die Aorta hinter dem Ösophagus. Auf ihrem Verlauf nach kaudal versorgt die Aorta thoracica die Interkostalräume III bis XI mittels der paarigen **Aa. intercostales posteriores (sinistrae und dextrae)**; die Aa. intercostales posteriores dextrae queren dabei die Vorderflächen der entsprechenden Brustwirbelkörper, um an die rechte Thoraxwandseite zu gelangen. Markieren Sie diese Arterien, und beachten Sie insbesondere den schrägen Verlauf der oberen Arterienpaare. Weitere Äste der Aorta thoracica versorgen die **Bronchien** (Rami bronchiales) und den **Ösophagus** (Rami oesophageales).

Kennzeichnen Sie **V. azygos** und **V. hemiazygos,** und vergegenwärtigen Sie sich nochmals die Blutversorgung der Thoraxwand (S. 178).

Suchen Sie den **Milchbrustgang**, den **Ductus thoracicus** auf (Abb. 11-46). Dieses große Lymphsammelgefäß zweigt im Abdomen aus einer Sammelstation von Lymphe, der Cisterna chyli, ab. Die Cisterna chyli liegt in der Regel vor dem 1. Lendenwirbelkörper. Sie sammelt die Lymphe aus nahezu allen Regionen des Rumpfes unterhalb der Leibesmitte (Taille), d. h. sie sammelt die Lymphe aus den Bauchorganen, inklusive der fetthaltigen Darmlymphe; diese enthält viele Chylomikronen, die vornehmlich aus dem Ileum des Dünndarms stammen. Die Cisterna chyli nimmt ferner die Lymphe von der hinteren Bauchwand, vom Beckenbereich samt Beckenorganen, vom unteren Abschnitt der vorderen Bauchwand und von den unteren Extremitäten auf. Unmittelbar nach seinem Ursprung aus der Cisterna chyli tritt der Ductus thoracicus durch das Diaphragma, dabei zieht er zunächst hinter der Aorta und ein bißchen rechts von ihr nach kranial. In seinem weiteren kranialen Verlauf kommt der Ductus thoracicus an der Vorderfläche der Brustwirbelkörper zu liegen, und zwar vor den rechten Zwischenrippenarterien und vor der V. hemiazygos bzw. V. hemiazygos accessoria, jedoch hinter dem Ösophagus. Etwa in Höhe der Thoraxmitte (5.–6. Brustwirbel) verlagert sich der Ductus thoracicus immer weiter links der Medianen in seinem Verlauf nach kranial. Er entsorgt die Lymphe der linken Thoraxseite und der meisten der Thoraxorgane. Wenn er den oberen Abschnitt des Thorax erreicht, liegt der Ductus thoracicus der linken Ösophagusseite an und zieht schließlich bogenförmig, nach lateral und ventral ansteigend, bis in Höhe des Halsansatzes über die Hinterseite der A. subclavia sinistra und tritt von hinten an die Vereinigungsstelle von V. jugularis interna sinistra und V. subclavia sinistra («linker Venenwinkel») heran, wo er auch mündet. Der Ductus thoracicus bildet sehr kleine Anastomosen mit anderen Lymphgefäßen aus und kann deshalb unterbunden werden, ohne daß der Rückstrom von Lymphe ins Blut erschwert ist. Wenn jedoch die Wand des Ductus thoracicus durch Krankheiten geschädigt wird, kann sich sein proteinreicher Inhalt in die Pleurahöhle ergießen.

Frage 158: Warum ist der Inhalt des Ductus thoracicus – insbesondere nach Mahlzeiten – milchig trüb?

Die Lymphe der rechten Thoraxseite und ein Teil der Lymphe aus der rechten Lunge und dem rechten Mediastinum sammelt sich im **Ductus lymphaticus dexter**; dieser zieht rechts im Mediastinum nach kranial und mündet ebenfalls – wie der Ductus thoracicus – an der Vereinigungsstelle von V. subclavia und V. jugularis interna, jedoch im Venenwinkel der rechten Körperseite.

Entwicklung des Ösophagus: Die Abschnürung des Ösophagus von der Trachea durch das Septum oesophagotracheale ist bereits im Kapitel 11.4 erläutert worden. In diesem frühen Entwicklungsstadium ist die Ösophagusanlage zwar sehr kurz, aber in dem Maße, wie der Embryo sich zu wachsen anschickt, verlängert sich auch der Ösophagus. Zur gleichen Zeit proliferiert die entodermale Innenauskleidung der Ösophagusanlage und verschließt kurzzeitig das Lumen; wenig später – gegen Ende der Embryonalperiode – kommt es zur Rekanalisierung, und die Ösophagusanlage ist wieder durchgängig. Eine spontane Deviation des Septum oesophagotracheale nach dorsal oder – seltener – eine unvollständige Rekanalisierung bedingen eine **Ösophagusatresie.** Eine derartige Mißbildung des Verdauungstrakts in utero führt zwangsläufig zu einer Vermehrung von Amnionflüssigkeit (**Hydramnion**), da die übergroße Flüssigkeitsmenge nicht in den Verdauungstrakt gelangen kann, von wo aus sie zur Plazenta entsorgt würde. Dieses Krankheitsbild läßt sich oft postpartal diagnostizieren, da es zum Erbrechen von Milch kurz nach Beginn des Anlegens an die Brust sowie zu Atemwegserkrankungen kommt. Eine überschießende Rekanalisierung kann zu Ösophagusdivertikeln führen. Wenn sich dagegen der Ösophagus nicht ausreichend oder überhaupt nicht verlängert, kann dies zur Verlagerung von Teilen des Magens durch den Hiatus oesophageus des Zwerchfells in den Brustraum führen. In der Entwicklungsphase des Ösophagus dreht sich dieser wie der Magen nach rechts, denn der Magen entwickelt sich ja am kaudalen Ende der Speiseröhre; dieser Rotationsvorgang zwingt am distalen Ende des Ösophagus den lateral gelegenen linken N. vagus (X) nach ventral und den rechten N. vagus nach dorsal.

Studieren Sie den Muskelschlauch des **Ösophagus**, der die Fortsetzung der Pharynxmuskulatur darstellt. Er beginnt im Halsbereich in Höhe des 6. Halswirbels und verlagert sich auf seinem Weg nach kaudal etwas links der Medianen, um in den Thorax zu gelangen. Kurzfristig nimmt der Ösophagus anschließend seine mediane Lage wieder ein und zieht weiter nach kaudal, wobei er vor dem Ductus thoracicus und den in der Medianen verlaufenden Gefäßen, aber hinter dem Herzen liegt.

Frage 159: Welcher Herzraum liegt topographisch vor dem Ösophagus?

Frage 160: Welche A. pulmonalis kreuzt vor dem Ösophagus?

Verfolgen Sie weiter den **Ösophagus**, wie er das Zwerchfell erreicht; achten Sie darauf, daß er sich wieder zur linken Thoraxseite verlagert, wobei er nun vor der Aorta liegt. Im selben topographischen Bezirk verlagert sich die Pars thoracica der Aorta descendens von der linken Seitenfläche der mittleren Brustwirbel auf die Vorderfläche der unteren Brustwirbel. Der Ösophagus durchdringt den linken Zwerchfellschenkel in Höhe des 10. Brustwirbels (Hiatus oesophageus). Wichtig ist an dieser Stelle der Hinweis, daß zum einen der Aortenbogen links des Ösophagus liegt, wenn dieser nach dorsal und zur Seite hin abbiegt, um die linke Seitenfläche des 4. Brustwirbels zu erreichen; zum anderen aber, daß der linke Hauptbronchus unter dem Aortenbogen und dieser anterolateral zum Ösophagus liegt.

Studieren Sie die Doppelkontrast-Röntgendarstellung des Ösophagus («Barium-Breischluck») (Abb. 11-47), bei der der Ösophagus in schrägseitlichem Strahlengang dargestellt ist. Beachten Sie, daß Aorta (A) und linker Hauptbronchus (B) ebenso deutliche Einschnitte in der radiologisch dargestellten Kontur des Ösophagus hervorrufen, wie dies physiologisch der «Cardia-Sphinkter» vor Eintritt in den Magen bewirkt.

Der Ösophagus wird über kleine, direkte Äste aus der Aorta descendens (Rami oesophageales) mit arteriellem Blut versorgt. Er bekommt zudem Blut aus der A. gastrica sinistra, die zwar im Bauchraum aus dem Truncus coeliacus hervorgeht, die aber auch Rami oesophageales zum unteren Abschnitt des Ösophagus in dessen Wand durch den Hiatus oesophageus des Diaphragma nach kranial aufsteigen läßt. Die Vv. oesophageales münden großenteils in die V. azygos, bis auf den Teil, in welchem die venöse Entsorgung nach kaudal in die Vv.gastricae sinistrae erfolgt, die ihrerseits wieder Anschluß an den Pfortaderkreislauf der Leber haben. Im Bereich des unteren Ösophagusabschnitts bilden Venen, die in beide Abflußwege münden, dünnwandige Venennetze, die direkt unter der Mukosa des Ösophagus zu finden sind.

Frage 161: Falls der Blutabfluß über den Pfortaderkreislauf der Leber eingeschränkt ist, in welcher Form könnte dies Auswirkungen auf die Vv. oesophageales haben?

Das obere Mediastinum (Mediastinum superius)

Studieren Sie die **Trachea,** und achten Sie insbesondere darauf, daß die Trachea als kaudale Fortsetzung an den Larynx anschließt; der Larynx liegt im übrigen mit seinem kaudalen Anteil – dem Ringknorpel (Cartilago cricoidea) – auf Höhe des 6. Halswirbels. Die Trachea erreicht den Thorax, verläuft dann mit einer diskreten Verlagerung nach rechts und teilt sich schließlich auf Höhe der Symphysis manubriosternalis in rechten und linken Hauptbronchus; diese ziehen kaudal und lateral zu den Lungenhili. Der rechte Hauptbronchus (Bronchus principalis dexter) ist weitlumiger sowie kürzer und verläuft stärker vertikal nach kaudal als der linke. Aus diesem Grunde werden zufällig aspirierte Gegenstände eher in den rechten Hauptbronchus als in den linken gelangen.

Die Trachea wird durch «unvollständige» Knor

pelringe (aus hyalinem Knorpel) offengehalten; diese Knorpelanteile in der Trachealwand verstärken die Trachea vorne und lateral; die Lumenweite der Trachea läßt sich durch eine Platte glatter Muskulatur (M. trachealis), die in ihre Hinterwand (Paries membranaceus tracheae) eingewoben ist, verändern.

Frage 162: Warum sollten die Knorpelverstärkungen der Trachealwand unvollständig sein?

Frage 163: Wo kommen rechter und linker Hauptbronchus beim Lebenden zu liegen?

Machen Sie sich als nächstes über die großen Blutgefäße im oberen Mediastinum Gedanken (Abb. 11-46). Vergegenwärtigen Sie sich erneut den Verlauf von Truncus brachiocephalicus und A. carotis communis sinistra und die Lagebeziehung dieser Gefäße zu Trachea, Ösophagus und erster Rippe. Danach studieren Sie den Verlauf der großen Venen. Grenzen Sie die **V. cava superior** vom Perikard im oberen rechten Abschnitt des Mediastinums ab, das jene beim Eintritt in den rechten Vorhof durchbricht. Die V. cava superior bildet sich – hinter dem rechten Rand des Manubrium sterni – aus dem Zusammenfluß der Vv. brachiocephalicae dextra und sinstra. Wie der Name schon sagt, nehmen die **Vv. brachiocephalicae** Blut von der oberen Extremität und vom Kopf- und Halsbereich auf; die Vv. brachiocephalicae ihrerseits bilden sich aus der Vereinigung der V. subclavia und der V. jugularis interna unmittelbar hinter den Sternoklavikulargelenken. Die **V. brachiocephalica dextra** zieht direkt nach kaudal, während die **V. brachiocephalica sinistra** nach rechts und leicht kaudal zieht, wobei sie hinter dem Manubrium sterni die Mediane vor der Trachea passiert, in die V. brachiocephalica dextra mündet und sich so an der Bildung der V. cava superior beteiligt. Die (meist unpaare) **V. thyroidea inferior** mündet – aus der Halsregion kommend – in die V. brachiocephalica sinistra; sie ist vom mittleren Blatt der Halsfaszie, der **Lamina praetrachealis,** eingehüllt, die wiederum mit Bindegewebe in der Umgebung von V. brachiocephalica sinistra und Arcus aortae verschmilzt.

Bei Kindern zieht die V. brachiocephalica sinistra oft über der Oberkante des Manubrium sterni; diese Tatsache muß man bei Notfalleingriffen an der Trachea (Tracheostomie) berücksichtigen.

Rufen Sie sich den Verlauf der V. azygos in Ihr Gedächtnis zurück, und beachten Sie, daß die V. azygos bogenförmig über den rechten Lungenhilus hinwegzieht, um anschließend in die V. cava superior zu münden.

Bei Ihrer Betrachtung der großen Venen suchen Sie erneut auch die **V. cava inferior** auf; sie zieht nur eine sehr kurze Strecke im Thorax, d. h. im Perikard, und zwar von ihrer Durchtrittsstelle im Centrum tendineum des Zwerchfells auf Höhe des 8. Thorakalwirbels (Foramen venae cavae) bis zum Eintritt in den unteren Abschnitt des rechten Vorhofs.

Studieren Sie nun die **Nerven** im oberen Mediastinum. Markieren Sie die **Nn. phrenici,** wie sie von der Halsregion, aus der sie entstammen (aus Spinalnerven C3–5), in den Thorax ziehen. Beidseits gelangen die Nn. phrenici zwischen A. subclavia und V. subclavia in den Thorax. Der **N. phrenicus dexter** zieht anschließend auf den Venen, die den rechten Seitenbereich des Media-

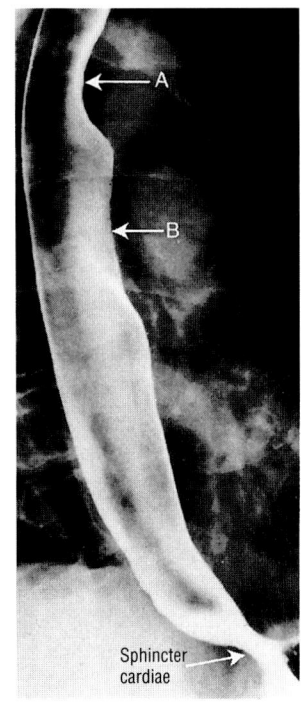

11-47
Röntgendarstellung des Ösophagus mit bariumsulfathaltiger Kontrastmittelsuspension im seitlichen Strahlengang.

stinums ausfüllen, nach kaudal; dabei kommt er nach und nach auf der V. brachiocephalica, der V. cava superior, auf dem rechten Perikard über den rechten Vorhof sowie auf der V. cava inferior zu liegen, ehe er das Diaphragma durchbricht, um das Zwerchfell sowie bedeckende Pleura bzw. Peritoneum zu innervieren. So zieht er vor dem Lungenhilus nach kaudal. Der **N. phrenicus sinister** zieht auf den Arterien, die den linken Seitenbereich des Mediastinums ausfüllen, nach kaudal. Er verläuft ventral der A. subclavia sinistra, dann links des Aortenbogens zwischen A. subclavia sinistra und A. carotis communis sinistra und setzt zuletzt seinen Weg nach kaudal vor dem linken Lungenhilus fort, wobei er hier auf dem den linken Ventrikel bedeckenden Perikard liegt. Wie der N. phrenicus dexter durchbricht auch der linke N. phrenicus das Zwerchfell und innerviert es mit seinen bedeckenden Schichten. Beide Nn. phrenici innervieren auch das Pericardium fibrosum und werden von Vasa pericardiacophrenica (A., Vv.) begleitet.

Die Durchtrennung eines N. phrenicus führt zu einer Lähmung der Zwerchfellhälfte, die dieser N. phrenicus versorgt. Eine Irritation der sensiblen Anteile des N. phrenicus kann zu einer übertragenen Schmerzsensation im Bereich der linken Schulterhöhe führen, wo die Hautinnervation durch C4 erfolgt.

Frage 164: Welche funktionellen Einschränkungen kann man vorfinden, wenn der N. phrenicus dexter durchtrennt ist?

Markieren Sie den **N. vagus (X)**. **Efferente parasympathische Fasern** im N. vagus (X) stammen aus Perikaryen, die in der Medulla oblongata des Hirnstamms liegen; dagegen sind die Perikaryen der Afferenzen in Ganglien zu finden, die unmittelbar unterhalb des Foramen jugulare an der Schädelbasis liegen. Auf seinem extrakranialen Verlauf zieht der N. vagus (X) durch die Halsregion innerhalb der Gefäßnervenstraße des Halses gemeinsam mit der A. carotis communis und der V. jugularis interna abwärts, dabei liegen diese drei Strukturen in einer Bindegewebshülle, der **Vagina carotica**. Sobald der N. vagus (X) in den Thorax auf der **rechten** Seite gelangt, zieht er über die A. subclavia dextra nach kaudal und weiter zum rechten Lungenhilus, wo er lateral zur Trachea liegt. Nach seiner Passage der A. subclavia dextra ist der **N. laryngealis recurrens dexter** aufzufinden, ein Ast des N. vagus (X), der sich um die A. subclavia dextra schlängelt und anschließend nach kranial zum Larynx zieht. Dabei verläuft er zwischen Trachea und Ösophagus.

Bei Eintritt in den Thorax liegt der **linke N. vagus (X)** hinter der A. carotis communis sinistra; verfolgen Sie den N. vagus (X) sinister in seinem Verlauf, wie er die linke Hälfte des Aortenbogens kreuzt und so den hinteren Bereich des linken Lungenhilus erreicht. Bei Passage des Aortenbogens gibt der linke N. vagus (X) den **N. laryngealis recurrens sinister** ab. Verfolgen Sie auch den Verlauf dieses Vagusastes, der sich unterhalb des Lig. arteriosum nach kranial schlängelt und so dann – zwischen Trachea und Ösophagus – nach kranial zum Larynx zieht.

Im Bereich beider Lungenhili gibt der N. vagus (X) Fasern zum **Plexus pulmonalis** ab. **Efferente parasympathische Fasern** innervieren die glatte Muskulatur der Bronchien, die ja konstriktorisch wirken, sowie die schleimproduzie-renden Glandulae bronchiales. **Afferente Fasern** in den Vagusnerven verlaufen aus Husten- und anderen Reizrezeptoren in der Schleimhaut von Trachea und Larynx (Hustenrezeptoren) sowie der Bronchioli (Reizrezeptoren), ferner aus Dehnungs- und Druckrezeptoren in der Bronchialmuskulatur und im Parenchym. Obgleich bei niederen Vertebraten ein Ansprechen der Lungen-Dehnungsrezeptoren während Inspiration die Grundlage des Hering-Breuer-Reflexes zu sein scheint, so scheint dieser Reflex beim Menschen doch nur von eingeschränkter Bedeutung zu sein; der Hering-Breuer-Reflex, bei dem eine zunehmende Lungendehnung die Inspiration einschränkt, wird beim Menschen nur bei besonders tiefer Inspiration ausgelöst.

Weitere Äste des N. vagus (X) – die meistens aus dem Halsbereich stammen) – ziehen zum **Plexus cardiacus**, der unterhalb des Aortenbogens zu finden ist. Aus dem Plexus cardiaci ziehen Fasern zu Sinusknoten und AV-Knoten des Herzens. Vagale Efferenzen haben eine **verlangsamende Wirkung auf das Herz**, sie verlangsamen den Herzschlag. Ebenso erreichen sensible Fasern aus dem Herzen und von den großen Gefäßen den N. vagus (X); diese stammen aus den Baro- und Chemorezeptoren des Aortenbogens, z.B. aus **Glomus aorticum (Corpora para-aortica)**, sowie aus Niederdruckdehnungsrezeptoren in den Vorhöfen und den großen Venen. Markieren Sie die übrigen Fasern des rechten und linken N. vagus, wie sie hinter die Lungenhili ziehen und dort den Plexus oesophagealis bilden; denn der Ösophagus wird – wie Herz und Lungen – sowohl von sympathischen als auch von parasympathischen Fasern innerviert. Als Folge der Drehung von Magen und Ösophagus in der Embryonalentwicklung verlaufen die Fasern des rechten N. vagus (Truncus vagalis dexter) eher an der dorsalen Wand des Ösophagus, während jene Fasern aus dem linken N. vagus (Truncus vagalis sinister) eher an der Ösophagusvorderwand zu finden sind. Wenn der Ösophagus das Zwerchfell passiert, bündeln sich die Nervenfasern erneut zu nach kaudal verlaufenden Nerven, den **Rr. gastrici anteriores und posteriores**. Aus diesen Rami gastrici gehen Äste zu den vegetativen Plexus in der Magenwand ab; so stimulieren sie im besonderen die Freisetzung von HCl aus den Belegzellen der Magenschleimhaut. Weitere Äste des N. vagus verteilen sich weitläufig über den Plexus coeliacus zu Leber und Pankreas, sowie über die vegetativen Plexus der Darmwand zum Dünndarm, ferner über das gesamte Jejunum und Ileum und innerhalb des Dickdarms bis zur linken Kolonflexur. Parasympathische Fasern der Nn. vagi innervieren somit den embryonalen Vorderdarm und den Mitteldarm sowie deren Derivate. Bei Duodenalulcera infolge vermehrter Freisetzung von HCl im Magen durchtrennt man gelegentlich die Äste des N. vagus (= Rr. gastrici), die den Corpus des Magens innervieren, um die Säurefreisetzung zu vermindern (Vagotomie). **Afferente** Fasern des N. vagus, die 70 Prozent aller Fasern ausmachen, verlaufen aus den Eingeweiden, die vom Vagus innerviert sind, zu Perikaryen, die in einem Ganglion unmittelbar unterhalb der Schädelbasis liegen. Axone der Ganglienzellen erreichen dann die Medulla oblongata des Hirnstamms, wohin sie Informationen zur Regulation von Kreislauf, Atmung und Ernährungszustand übermitteln.

11.7 Schnittanatomie des Thorax im CT

Ziel dieses Kapitels ist die Verknüpfung der dreidimensionalen anatomischen Lageverhältnisse im Thorax mit den zweidimensionalen Schnittbildern, wie sie die Computertomographie zeigt. In Ergänzung zu den vorherigen fünf Kapiteln sollte man sich ein exaktes Verständnis der anatomischen Verhältnisse im Thoraxraum erworben haben; dieses Verständnis der Zusammenhänge sollte aus Untersuchungen am Lebenden, Präparation an der Leiche (oder auch Studium von Präparaten) und anhand ausgewählter Röntgenbilder erwachsen sein. Mit Einführung der Computertomographie- und Magnetresonanztomographie-Darstellungen in den klinischen Alltag sollte der Student ebenfalls mit der Schnittanatomie vertraut sein.

Studieren Sie die Bildfolge der Computertomogramme (Abb. 11-48a-e), die in unterschiedlichen Höhen durch Halsansatz und Thorax geführt wurden. Decken Sie dabei zuerst die entsprechenden Umrißskizzen ab, und testen Sie, wieviele Strukturen Sie erkennen können, bevor Sie Ihre Beobachtungen überprüfen. Die Computertomogramme sind so orientiert, als wenn Sie am Fußende des Patienten stehen und nach vorne blicken (= Ansicht von kaudal) würden.

11-48
Computertomogramme und entsprechende schematische Skizzen unterschiedlicher Schnittebenen im Brustraum.

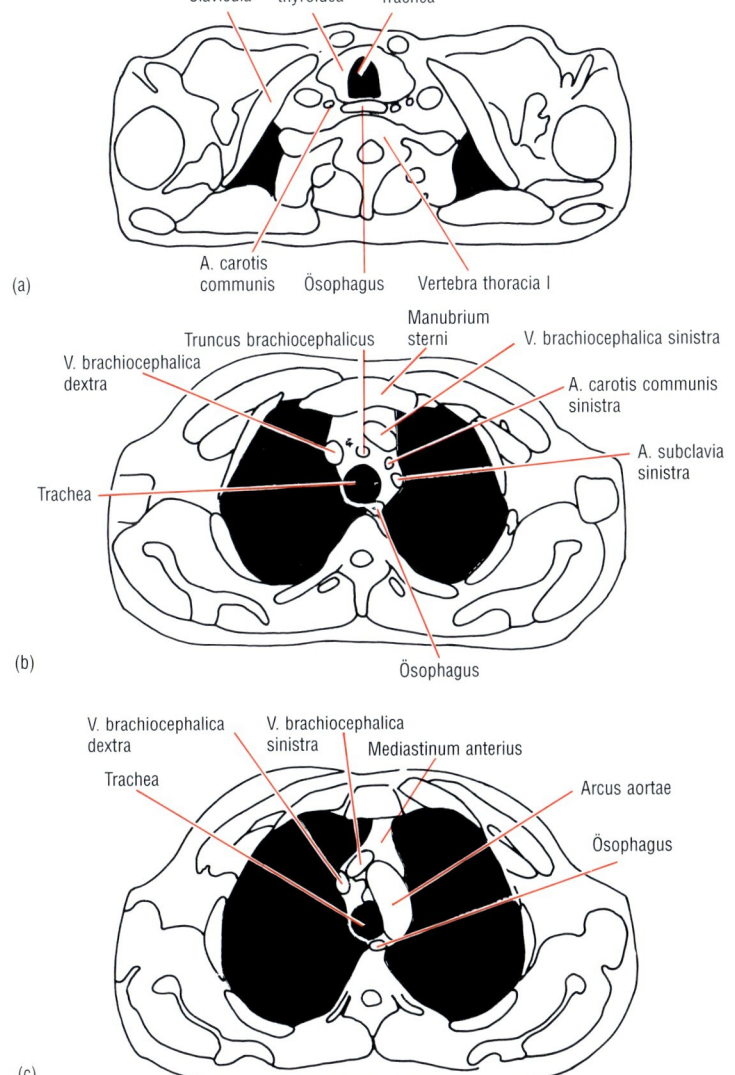

(a)

(b)

(c)

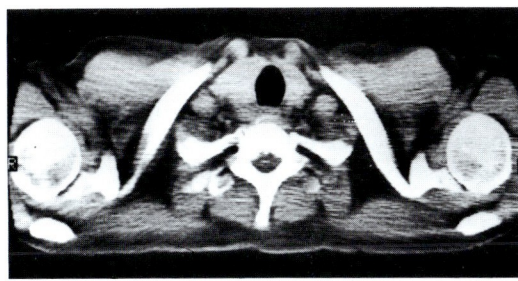

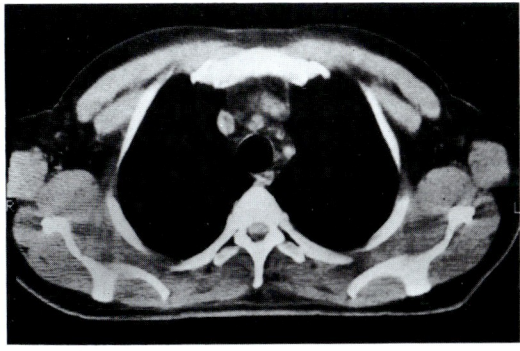

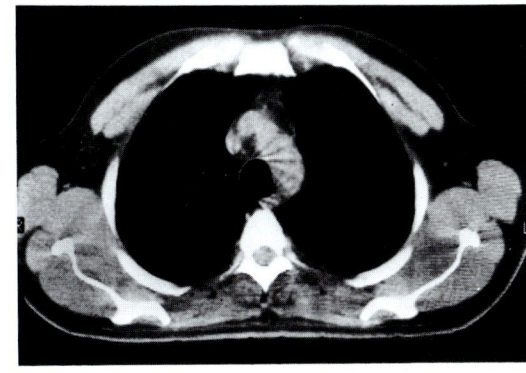

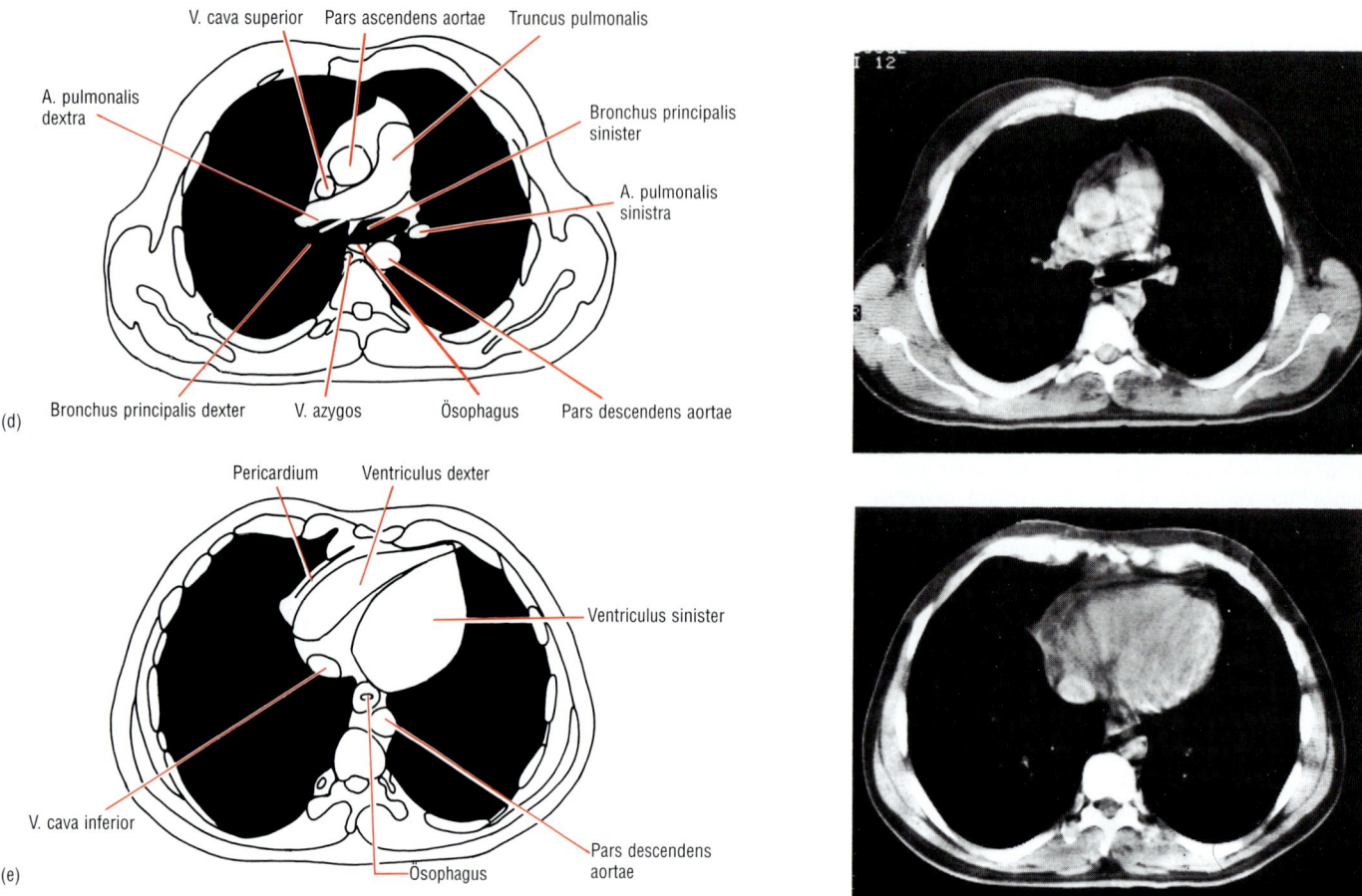

(d)

V. cava superior   Pars ascendens aortae   Truncus pulmonalis

A. pulmonalis dextra

Bronchus principalis sinister

A. pulmonalis sinistra

Bronchus principalis dexter   V. azygos   Ösophagus   Pars descendens aortae

(e)

Pericardium   Ventriculus dexter

Ventriculus sinister

V. cava inferior

Ösophagus   Pars descendens aortae

11-48
Computertomogramme und entsprechende schematische Skizzen unterschiedlicher Schnittebenen im Brustraum.

12. Abdomen und Becken

Zur Zeit der Entwicklung einer aufrechten Körperhaltung bei Primaten fanden dabei auch – dies können wir annehmen – viele Anpassungsvorgänge statt. Der Brustraum verkürzte und verbreiterte sich, während Bauchraum und Becken ebenfalls gestaucht wurden, um einen annähernd faßförmigen Hohlraum, durch Muskeln und Knochen als Wände gestützt, zu bilden. Dieser Hohlraum lag zwischen Brustraum oben und Dammregion unten. In diesen Abdomen und Pelvis umfassenden Höhlen liegen Organe und Organsysteme, die lebensnotwendig für das individuelle Überleben und für die Erhaltung der Art sind. Oberflächlich wird dieser aus Abdomen und Pelvis bestehende Hohlraum durch die Haut des Rumpfes umhüllt, die ventral in der Medianen eine Narbe (den Nabel) zeigt; dieser Überrest des Versorgungstrangs stellte – über die Plazenta – die Verbindung zwischen Fetus und Mutter her, wodurch dessen Unversehrtheit und auch sein Wachstum sichergestellt waren. Unter der Rückenhaut liegen die Wirbelsäule mit deren autochthonen Rückenmuskulatur (M. erector spinae) sowie die kräftigen longitudinalen Muskelsysteme der hinteren Bauchwand. Diese Muskelsysteme sind von einer derben Faszie, der Fascia thoracolumbalis, umhüllt; die flächenhaften Sehnen (Aponeurosen) dieser Bauchmuskeln umgrenzen von lateral den Rumpf und verweben sich in der Medianen ineinander. Diese Bauchwandmuskulatur unterstützt und schützt – gemeinsam mit dem Zwerchfell und der Beckenmuskulatur – die umhüllten Eingeweide; die Bauchmuskeln erhöhen auch, willkürlich oder reflektorisch, den Druck in dem Abdomen und Pelvis umfassenden Hohlraum; dies unterstützt die Entfernung von Inhaltsstoffen aus dem Becken (und den Bronchien), z.B. bei Defäkation (und Husten).

Die Bauchwandmuskulatur und die dorsal gelegenen Organe werden vom Peritoneum parietale bedeckt, das von dorsal (an einer Umschlaglinie) ins Peritoneum viscerale übergeht; das Peritoneum viscerale hüllt seinerseits einen Großteil des Verdauungstrakts und seiner Derivate ein. So gestaltet sich ein weiterer Hohlraum (die Peritonealhöhle) innerhalb des Abdomen und Pelvis umfassenden Hohlraums. Wie die Pleurahöhle enthält auch die Peritonealhöhle extrazelluläre Flüssigkeit, um die Reibung zwischen den sich bewegenden Organen und der Bauchwand herabzusetzen. Zwischen den Doppellagen der Umschlagfalten des Peritoneum parietale auf das Peritoneum viscerale (= Mesenterium, Radix mesenterii), die von der hinteren Bauchwand ausgehen, verlaufen Blutgefäße, Nerven und Lymphbahnen zum Verdauungstrakt. Diese Anordnung ist zudem platzsparend, da z.B. von der kurzen Strecke der Radix mesenterii aus fächerförmig eine große Strecke des Verdauungstrakts versorgt werden kann.

Innerhalb der schützenden Umhüllung der Peritonealhöhle liegt eine Vielzahl lebenswichtiger Systeme. Der schlauchförmige **Verdauungstrakt** befördert die aufgenommene Nahrung vom Ösophagus über Magen, Dünndarm und Dickdarm in Richtung Anus vorwärts, wo nicht verwertbare Nahrungsreste ausgeschieden werden. Der Verdauungstrakt ist mit seinen Derivaten, Leber, Gallenblase und extrahepatischer Gallenwege sowie exokriner Anteil des Pankreas für die Verdauung der Nahrung und für die Resorption der Nährstoffe verantwortlich; diese werden an der Darmschleimhaut in die Kapillaren der Schleimhaut befördert, die Anschluß an eine sehr reichhaltige Blutversorgung haben. Über das **Pfortadersystem** gelangt das nährstoffreiche Blut zur **Leber**, wo die Nährstoffe verstoffwechselt und/oder gepeichert werden; dies geschieht unter Kontrolle ihrer Konzentration im systemischen Kreislauf. Die Leberzellen produzieren auch Galle, die in der **Gallenblase** gespeichert werden kann und bei Bedarf von dort über die **extrahepatischen Gallenwege** zur Fettemulgierung in den Verdauungstrakt gelangt. Der **harnbildende Apparat** umfaßt die Nieren, die Flüssigkeits- und Ionengehalt des Blutes kontrollieren; sie scheiden die harnpflichtigen (= unbrauchbaren) Substanzen in den Urin aus, der über die Harnleiter (Ureteren) in die Harnblase (Vesica urinaria) geleitet wird; dort wird der Harn kurz gespeichert, bis sich die Blase entleert. Der **Genitalapparat** umfaßt bei der Frau Ovarien, Tuben, Uterus und Vagina, beim Mann Hoden, Ductus deferens, Vesiculae seminales und Prostata; der Genitalapparat ist vor allem für die phänotypische Geschlechtsentwicklung verantwortlich und für eine erfolgreiche Fortpflanzung. Die Bildung gesunder Spermien hängt bei Männern von einer bestimmten Temperatur ab, die niedriger als die in der Bauchhöhle ist. Deshalb steigen die Hoden in der Fetalperiode aus der Bauchhöhle ab; dabei ziehen sie durch den Leistenkanal (Canalis inguinalis), der u.a. von den Bauchmuskeln und deren Aponeurosen gebildet wird, um letztlich den Hodensack zu erreichen. Jedes der o.g. Systeme und jeder der o.a. Apparate erhält Arterien aus der Aorta bzw. deren Hauptäste.

Eine Vielzahl von Organen in der Abdomen und Pelvis umfassenden Bauchhöhle bilden Hormone. Der endokrine Anteil des Pankreas steuert mit den Enterohormonen des Verdauungstrakts Verfügbarkeit und Speicherung von Nährstoffen; jede der beiden Nebennieren besteht aus einer Rindenschicht und einer Markzone. Die Zellen der Nebennierenrinde steuern zum einen den Mineralhaushalt und zum anderen – gemeinsam mit den Zellen des Nebennierenmarks – tragen sie viel zur endokrinen Reaktion auf verschiedene Streßformen bei; hierunter zählen Aggressions- und Fluchtreaktionen bis zu akuten Streßreaktionen. Die Gonaden bilden Hormone, die bedeutsam für die phänotypische Geschlechtsentwicklung sind. Zudem bilden Leber und Nieren Hormone und aktivieren im Blut befindliche Vorstufen.

Somatische Nerven der unteren Thorakal-, der Lumbal- und der Sakralsegmente des Rückenmarks verteilen sich segmental zu Haut, Muskulatur und parietalem Peritoneum der Bauchwand, sowie zur Dammregion (Perineum). Die Bauchorgane und ihre Umhüllung (durch Peritoneum viscerale) werden dagegen ausschließlich durch das vegetative Nervensystem (sowohl sympathische als auch parasympathische Fasern) versorgt. Ihre wechselseitig antagonistische/agonistische Aktivität ist überaus bedeutsam, da sie nicht nur die Darmmobilität regeln hilft, sondern auch die Blutverteilung in den Eingeweiden, den Blutdruck, die Körpertemperatur sowie intestinale, harn- und geschlechtsspezifische Reflexe.

12.1 Untersuchung des Abdomen am Lebenden

Ziel dieses Kapitels ist das Studieren von Ausdehnung, Begrenzung und Knochengerüst des Bauchraums, ferner die funktionelle Untersuchung der Muskeln der vorderen Bauchwand; schließlich sollte man langsam unterscheiden können, welche Bauchorgane man durch die Bauchwand tasten kann und welche auf einer Abdomenübersichtsaufnahme zu sehen sind.

Begrenzung und Knochengerüst des Abdomen (Abb. 12-1)

Studieren Sie zuerst das Knochengerüst: vergegenwärtigen Sie sich erneut die Wirbelsäule (Kap. 8) und die Ausbildung des **Arcus costalis** aus **Processus xiphoideus** des Sternum und den Knorpelanteilen der Rippen VII bis X, sowie der Rippen XI und XII (Costae fluitantes); erinnern Sie sich auch an Aufbau und Anordnung der fünf **Vertebrae lumbales** (Abb. 12-2), die die Pars lumbalis der Wirbelsäule bilden: ihre massiv gestalteten Zentralbereiche (Corpora vertebrae), ihre Fortsätze sowie ihre Laminae, ebenso ihre Dornfortsätze (Processus spinosi), die die Ur-

sprungsflächen des M. erector spinae bilden. Wiederholen Sie schließlich auch die ineinandergreifende Anordnung benachbart gelegener Gelenkflächen; sie ist an den unteren Gelenkfortsätzen von Th12 im Bereich des thorakolumbalen Übergangs das erste Mal zu sehen und erlaubt Flexions-/Extensionsbewegungen, erschwert aber Rotationsbewegungen der Lendenwirbelsäule. Achten Sie erneut auf die Lendenlordose und die Gestaltung des lumbosakralen Übergangs; hier ist die Basis ossis sacri, 35° gegen die Horizontale geneigt, verankert. Betrachten Sie vor allem die Besonderheiten des 5. Lendenwirbels, seine kurzen, kräftigen, konisch zulaufenden Querfortsätze (Processus transversi); sie sind durch die Ligg. iliolumbalia mit dem Beckenkamm (Crista iliaca) verbunden.

Frage 165: Wie tragen diese Besonderheiten zur Stabilität im lumbosakralen Übergang bei?

Das **Kreuzbein (Os sacrum)** (Abb. 12-1, 12-2) ist in der Regel aus der Verschmelzung von fünf Kreuzwirbeln hervorgegangen; es ist kranial

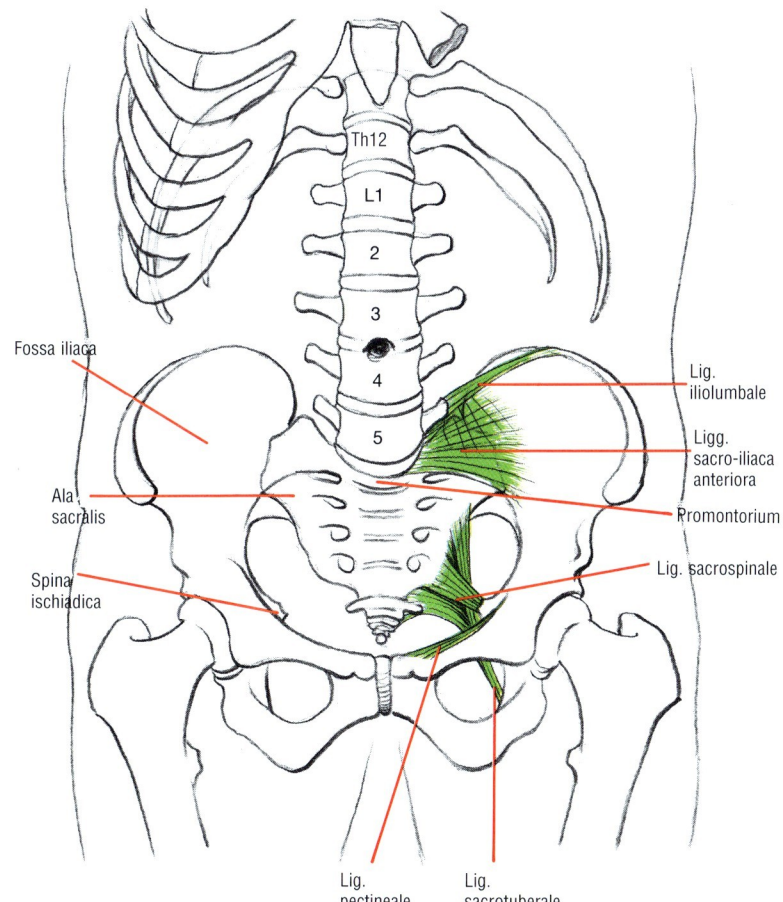

12-1
Umriß und knöchernes Stützgerüst des Abdomens.

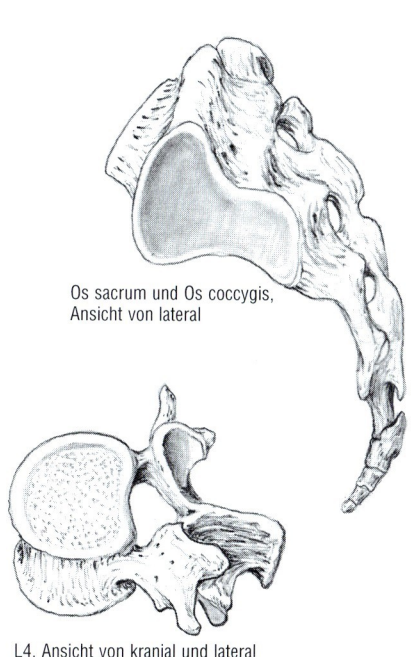

12-2
Typischer Lumbalwirbel (Vertebra lumbalis IV), Kreuzbein (Os sacrum) und Steißbein (Os coccygis).

mächtig, wo es die Kräfte zwischen Becken und Wirbelsäule überträgt, verjüngt sich aber rasch in seiner Gelenkbildung (Iliosakralgelenke) mit dem Becken. Markieren Sie das ventral in der Medianen gelegene **Promontorium** sowie beidseits die **Ala sacralia**. Das **Steißbein (Os coccygis)** besteht aus 4 (–6) rudimentär ausgebildeten Steißwirbeln, von denen der erste gleichzeitig der größte ist.

Das **Hüftbein** (Abb. 12-3) (als Teil des knöchernen Beckens) ist Teil des Beckengürtels. Dieser unterscheidet sich im Aufbau wesentlich vom Schultergürtel. Das Hüftbein (Os coxae) von Mann und Frau zeigt deutliche Unterschiede, die Thema der Kapitel 12.9 und 12.10 sind. Der Großknochen (Os coxae) gestaltet sich aus drei zusammengewachsenen Teilknochen: **Sitzbein (Os ischii)**, **Darmbein (Os ilii)** und **Schambein (Os pubis)**; diese bilden dorsal, zusammen mit dem Kreuzbein (Os sacrum) – über die Iliosakralgelenke – und ventral mit der Knorpelfuge Symphysis pubica einen «geschlossenen» knöchernen Ring; dieser Ring enthält das Becken und geht mit den Oberschenkelknochen eine gelenkige Verbindung (Hüftgelenke) ein.

Kennzeichnen Sie die einzelnen Teile des Os coxae, wie in den Abbildungen 12-1 und 12-3 dargestellt.

Darmbein (Os ilii)
● Facies sacropelvica für die Ala sacralia; sowie die Tuberositas iliaca, eine rauhe Fläche hinter der Facies auricularis zur Verankerung der Ligg. sacro-iliaca
● Darmbeinschaufel, eine Mulde, die die Fossa iliaca bildet; Beckenkamm, Crista iliaca, mit seinem Höcker Linea glutaealis posterior, Linea glutaealis inferior, Linea glutaealis anterior an der Außenfläche der Darmbeinschaufel
● Spina iliaca posterior superior bzw. posterior inferior und Incisura ischiadica major
● Spina iliaca anterior superior bzw. anterior inferior
● Anteil des Os ilii am Acetabulum (Pfanne für den Femurkopf)
● Verstärkte Knochenzonen, die 1. von den Iliosakralgelenken (Linea terminalis oder Linea arcuata) zur Symphyse verlaufen, wo sie die

Eminentia iliopubica und das Pecten ossis pubis bilden, die 2. direkt nach kranial vom Acetabulum aus ziehen (Pfeiler des Os ilii)

Sitzbein (Os ischii)
● Tuber ischiadicum
● Spina ischiadica
● Incisura ischiadica minor
● Ramus ossi ischii, der direkt Anschluß an den
● Ramus inferior ossis pubis erhält
● Anteil des Os ischii am Acetabulum

Schambein (Os pubis)
● Corpus ossis pubis
● Crista pubica
● Tuberculum pubicum
● Pecten ossis pubis
● Ramus superior ossis pubis
● Ramus inferior ossis pubis
● Facies symphysialis
● Anteil des Os pubis am Acetabulum
● Foramen obturatum

Beachten Sie, daß das Acetabulum von allen drei Teilknochen des Os coxae gebildet, daß aber das Foramen obturatum nur von Os pubis und Os ischii gestaltet wird. Incisura ischiadica major und Incisura ischiadica minor liegen entsprechend oberhalb und unterhalb der Spina ischiadica.

An dieser Stelle ist die Ausrichtung des Beckens (Abb. 12-3b) gebührend zu würdigen. Ein knöchernes Becken läßt sich dann korrekt ausrichten, wenn die beiden Spinae iliacae anteriores superiores und die Oberkante der Symphysis pubica in einer Frontalebene zu liegen kommen. Diese Frontalebene entspricht der Beckeneingangsebene, die vom Vorderrand des Os sacrum (Promontorium), der Linea terminale, der Eminentia iliopectinea, dem Ramus superior sowie dem Corpus des Os pubis gebildet wird; sie ist gegen die Horizontale 50 bis 60° geneigt. Des weiteren läßt sich ein Becken durch die Beckenausgangsebene ausrichten, die sich von der Unterkante der Symphysis pubica zur Spitze des Os coccygis ausspannt (12-3b; siehe auch S. 265). Die Beckenausgangsebene ist etwa 15° gegen die Horizontale geneigt. Das kleine Becken ist Teil des Bauchraums und innerhalb des Beckens unterhalb der Beckeneingangsebene gelegen.

12-3
Hüftbein (Os coxae): (a) Ansicht der Außen- und Innenfläche; (b) Lage von Beckeneingangs- und Beckenausgangsebene im Mediansagittalschnitt.

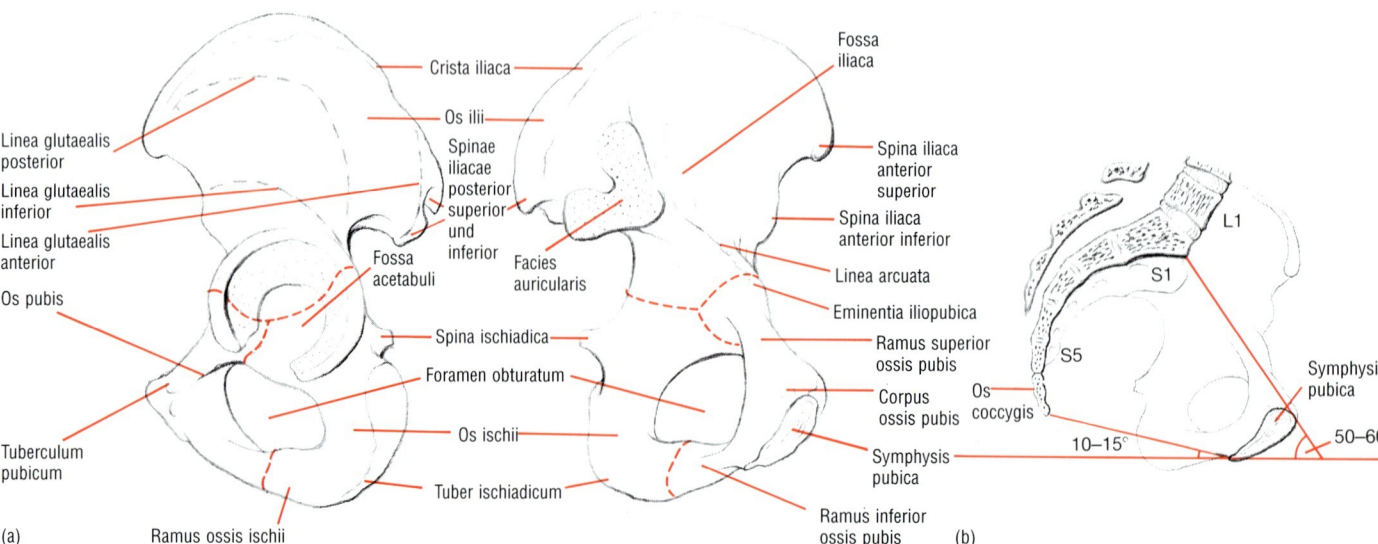

A. Anatomie am Lebenden (Abb. 12-4)

Untersuchen Sie an Ihrem Partner, der Badebekleidung oder enge Sportkleidung trägt, die eine Untersuchung der Bauchwand ermöglichen, zuerst die vordere Bauchwand (Abb. 12-4a). Achten Sie auf die Lage des Nabels, den Rippenbogen und den Processus xiphoideus, die Darmbeinkämme, die Spinae iliacae anteriores superiores sowie in der Medianen auf die Symphyse.

Lassen Sie Ihren Partner sich umdrehen, und untersuchen Sie das Oberflächenrelief des Rückens (Abb. 12-4b). Die Medianfurche überlagert den konkaven Lendenabschnitt der Wirbelsäule (Lendenlordose), der von Muskelwülsten – eingebettet in die derben Blätter der Fascia thoracolumbalis – begrenzt wird (M. erector spinae – ES). Die Medianfurche zeigt oberhalb der Lendenregion einen konvexen Verlauf, indem sie die Brustkyphose bildet (S. 145); unterhalb der Lendenregion findet man ein flaches, dreieckiges Hautareal, das über der Facies dorsalis des Os sacrum (S) liegt. An den seitlichen Ecken dieses sakral gelegenen Hautdreiecks senkt sich die Haut häufig muldenförmig ein, wodurch die Lage der Spinae iliacae posteriores superiores (PSIS) markiert wird. Oberhalb und seitlich von diesen Mulden sind die Beckenkämme (IC) deutlich zu sehen. An der (kaudal gelegenen) Spitze des sakralen Hautdreiecks liegt die Gelenkverbindung zwischen Os sacrum und Os coccygis; das Steißbein neigt sich tief in der Gesäßfalte zwischen den Pobacken nach vorne.

Vergleichen Sie einen weiblichen (Abb. 12-4b) mit einem männlichen (Abb. 11-4) Rücken; die breiten Schultern und die schmalen Hüften eines Mannes stehen in starkem Kontrast zu der eher schlanken Taille, den breiten Hüften und den Fettpolstern am Gesäß bei einer Frau. Diese Unterschiede sind sekundäre Geschlechtsmerkmale, die von einer erhöhten Geschlechtshormonfreisetzung in der Pubertät abhängen.

Frage 166: Worin bestehen geschlechtsspezifische Unterschiede in der Verteilung der Behaarung an der Bauchwand?

Frage 167: Welche pathophysiologischen Vorgänge könnten diese Verteilung der Behaarung verändern?

Lassen Sie nun Ihren Partner sich auf einer Untersuchungsliege auf den Rücken legen. In dieser Körperlage ist die Bauchwand in der Regel flach, obgleich der Fettgehalt sehr unterschiedlich ist. Beachten Sie je einen vertikal verlaufenden Muskelbauch beidseits der Medianen. Dieser wird vom **M. rectus abdominis** hervorgerufen; in ihm lassen sich drei horizontal verlaufende Intersectiones tendineae, Überreste der embryonalen Segmentation, abgrenzen. Die laterale Muskelbegrenzung, die **Linea semilunaris**, erstreckt sich vom Tuberculum pubicum nach kranial bis zu einem Schnittpunkt, wo der Rippenrand an der Spitze des Rippenknorpels Costa IX getroffen wird.

Die Bauchwand führt leichte Bewegungen bei der Atmung aus, und Herzhebungen lassen sich beobachten. In der Regel ist es unmöglich, Umrisse von irgendeinem Organ oder die Darmperistaltik zu sehen.

Zum Zweck einer eindeutigen Zuordnung (und Beschreibung) gliedert man die vordere Bauch-

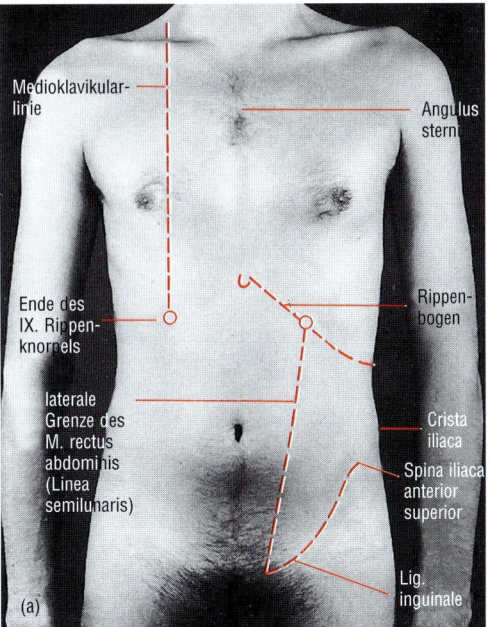
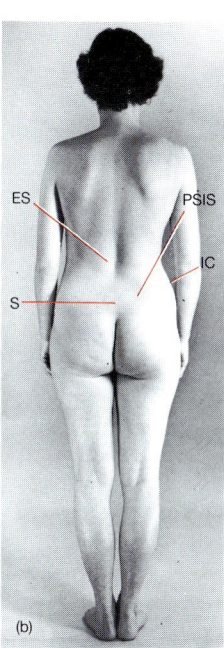

12-4
(a) Vorderansicht der Leibeswand eines Mannes; (b) Dorsalansicht einer Frau; Darstellung der geschlechtsspezifischen Unterschiede des Skeletts und der Körperproportionen.

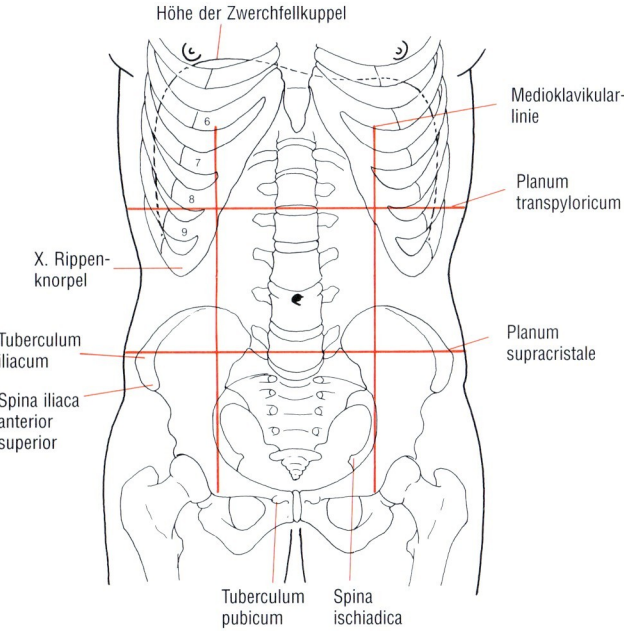

12-5
Darstellung des Abdomen und der zugehörigen Skelettelemente sowie von Orientierungslinien, die man zur Regionengliederung der Bauchwand verwendet.

wand in neun Regionen («Bauchwandfelder»)
(Abb. 12-5). Zeichnen Sie (mit einem Fettstift)
auf der Haut Ihres Partners zum einen zwei **lateral gelegene Längslinien** von der Mitte des
Schlüsselbeins zur Mitte des Lig. inguinale (Verbindung Spina iliaca anterior superior – Tuberculum pubicum, Symphysis pubica), zum anderen zwei Horizontallinien: eine **obere Transversale**, die durch den tiefsten Punkt der 10. Rippe
zieht (**Planum subcostale**) und eine **untere
Transversale**, die durch die höchsten Punkte der
beiden Darmbeinkämme geführt wird (**Planum
supracristale**). Beachten Sie, daß das **Planum
transpyloricum** in Höhe Unterkante 1. Lendenwirbel (L1), das Planum supracristale in Höhe
Oberkante 5. Lendenwirbel liegt.

Auf diese Weise lassen sich neun Bauchwandregionen abgrenzen: oben lateral je eine **Regio
hypochondriaca dextra/sinistra (Hypochondrium)**, tief unter dem Brustkorb, in der Mitte
(dazwischen) die **Regio epigastrica (Epigastrium)**, sozusagen zwischen dem Arcus costalis; direkt darunter liegt die **Regio umbilicalis**
im Zentrum und lateral davon im **Lendenbereich** je eine **Regio lateralis dextra/sinistra**.
Bei Bauchwandregionen kaudal dem Planum
intertuberculare sind lateral je eine **Regio inguinalis dextra/sinistra** und in der Mitte (d.h.
oberhalb der Symphyse) die **Regio pubica** (Hy-
pogastrium) abzugrenzen.

Als nächsten Schritt **palpieren** Sie die knöchernen Begrenzungen der vorderen Bauchwand
(Abb. 12-1, 12-5). Legen Sie den Processus
xiphoideus des Sternum und den Rippenbogenrand fest. Je weiter Sie sich nach lateral vortasten,
desto schwieriger können Sie den Rippenbogenrand fühlen; 11. und 12. Rippe sind – wenn über-
haupt – nur sehr schwierig abzugrenzen. Lassen
Sie Ihren Partner sich auf den Bauch legen, und
palpieren Sie die Dornfortsätze der Lenden- und
Sakralwirbel. Beachten Sie, daß man auch das
Steißbein (Os coccygis) tasten kann; es kann
häufiger verletzt werden, wenn man in sitzender
Position auf das Steißbein fällt. Lassen Sie Ihren
Partner sich wieder zurückdrehen – auf den
Rücken –, grenzen Sie den Beckenkamm bis zur
Spina iliaca anterior superior ab und versuchen
Sie, das Tuberculum iliacum zu tasten. Von der
Spina iliaca anterior superior aus läßt sich der
Rand des Os coxae nach medial nicht weiter ertas-
ten, da er von Muskeln bedeckt wird. In der Me-
dianen lassen sich die Symphysis pubica sowie
die Crista pubica abgrenzen; diese läßt sich etwa
1 cm nach lateral bis zum Tuberculum pubicum
verfolgen, das an der Vorderfläche der Scham-
beinleiste liegt. Zwischen Tuberculum pubicum
und Spina iliaca anterior superior spannt sich das
Leistenband (Ligamentum inguinale) aus; das
Ligamentum inguinale bildet sich als unteres
Ende der Aponeurose des M. obliquus externus
abdominis. Diese Region wird als Leistenregion
(«Leiste») bezeichnet, und in diesem Bereich
durchbricht der Funiculus spermaticus beim
Mann die Bauchwand auf seinem Weg von der
Bauchhöhle zum Scrotum.

Kommen wir nochmals zum M. rectus abdominis zurück. Die vordere Bauchwand wird lateral
des M. rectus abdominis von drei Muskeln und
deren Aponeurosen gebildet. Diese Muskeln sind
(von außen nach innen) M. obliquus externus abdominis, M. obliquus internus abdominis und
M. transversus abdominis. Sie ziehen zum einen
u.a. von der Fascia thoracolumbalis zur Media-

nen (wo sie mittels der Rektusscheide den
M. rectus abdominis einhüllen) und zum anderen
vom Rippenbogenrand zum Leistenband.

*Frage 168: Untersuchen Sie palpatorisch die
Kontraktionen der Muskeln der vorderen Bauchwand. Stellen Sie fest, wann und wie stark sie
sich kontrahieren: 1. bei forcierter Ein- und
Ausatmung; 2. beim Aufrichten des Oberkörpers
aus dem Liegen und beim Wiederzurücklegen;
3. beim Aufheben eines etwas schwereren Ge-
genstands vom Boden mit gestreckter Wirbelsäule – achten Sie auf die Einatmung zu Beginn,
ehe der Vorgang des Aufhebens eines Gegen-
stands startet. Es ist unter biomechanischen
Gesichtspunkten (vom Standpunkt einer Schädigung der Wirbelsäule aus betrachtet) immer
günstiger, einen Gegenstand mit gestreckter Wirbelsäule und gebeugten Knien aufzuheben; 4. bei
simulierter Anspannung der Bauchwand (beim
Husten oder z.B. bei Bauchpresse, wenn eine
Obstipation vorliegt).*

*Frage 169: Was können Sie zusammenfassend
über die Wirkung der Muskeln der vorderen
Bauchwand als gemeinsame Muskelgruppe sagen?*

Lösen Sie als nächstes den **Bauchdeckenreflex**
an den Muskeln der vorderen Bauchwand aus,
indem Sie vom Nabel aus abwechselnd in Richtung aller vier Quadranten leicht auf der Bauchwand streichen (siehe auch S. 414).

*Frage 170: Über welche peripheren Nerven
läuft der Bauchdeckenreflex?*

*Frage 171: Was könnte die Funktion des Bauch-
deckenreflexes sein?*

*Frage 172: Welche Schlüsse könnten Sie ziehen,
wenn der Bauchdeckenreflex fehlt?*

Versuchen Sie zu guter Letzt mit Hilfe eines Erfahrenen, die Bauchorgane zu palpieren, zu perkutieren und auszukultieren. Dies gelingt nur,
wenn die Bauchwand möglichst entspannt ist.
Die zu untersuchende Person sollte hierzu entspannt, falls nötig, mit leicht angezogenen
Knien, auf dem Rücken liegen, und die Hände
des Untersuchers sollten körperwarm sein!

*Frage 173: Falls die Bauchwand – trotz aller
Vorsichtsmaßnahmen – eine brettharte Spannung
zeigt, was kann dafür die Ursache sein?*

Um die Oberflächenanatomie der Bauchorgane
zu studieren, werden Sie in den nachfolgenden
Betrachtungen an vielen Stellen auf die die
Bauchwand am Lebenden betreffenden Fakten
zurückkommen. Für's erste jedoch sollten Sie
zur Kenntnis nehmen, daß es nicht ganz so leicht
ist, die Umrisse irgendeines Bauchorgans zu
tasten. Gelegentlich kann es möglich sein, den
nach unten tretenden Leberrand unter dem Rippenbogen bei Inspiration zu tasten; auch der
untere Nierenpol ist beidseits u.U. zu palpieren,
insbesondere, wenn die Nieren durch die zweite
Hand des Untersuchers von der Lende aus nach
vorne gedrückt werden; am leichtesten ist der
untere Abschnitt des Colon descendens in der
linken Fossa iliaca zu palpieren, wenn er mit
harten Faeces gefüllt ist. Die meisten Organe
lassen sich erst tasten, wenn sie krankhaft verändert oder durch vermehrten Inhalt aufgetrieben
sind.

Mit Hilfe der **Perkussion** lassen sich zum einen

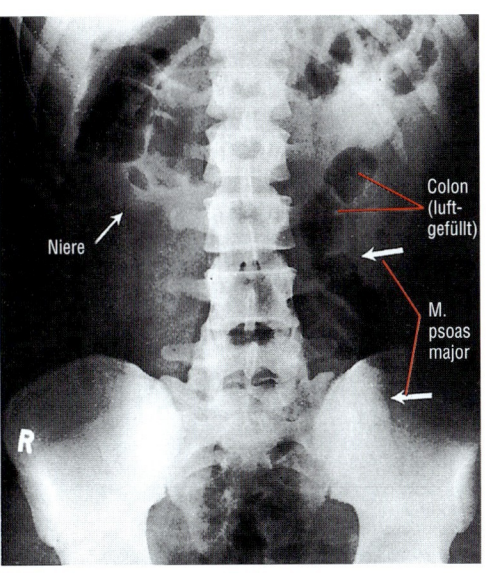

12-6
a.-p.-Röntgenbild des Abdomen (Abdomenübersichtsaufnahme).

Niere

Colon
(luft-
gefüllt)

M.
psoas
major

R

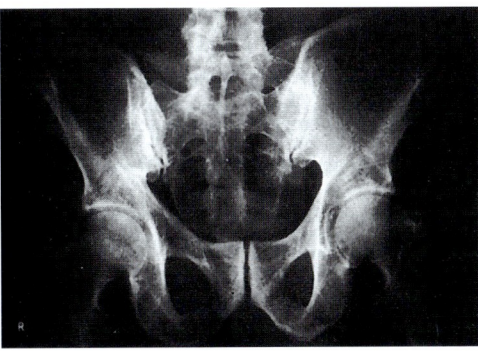

12-7
a.-p.-Röntgenbild des Beckens (Beckenübersichtsaufnahme).

solide oder flüssigkeitsgefüllte Areale abgrenzen,
wie etwa die Leber oder eine erweiterte Gallenblase (als Areale mit Dämpfung), aber zum anderen auch gasgefüllte Bereiche wie etwa Magen
und Dickdarm (als Zonen mit Widerhall). Perkutieren und kennzeichnen Sie die Leberkontur,
insbesondere deren Unterrand unter dem rechten
Hypochondrium; grenzen Sie den Bezirk mit
hellem Klopfschall (über dem Magenfundus)
und alle weiteren derartigen Regionen ab.

Auskultation: Setzen Sie Ihr Stethoskop über
die Regionen der vorderen Bauchwand, die Sie
gekennzeichnet haben. In der Regel lassen sich
Darmgeräusche hören, die durch die Peristaltik
des gasenthaltenden Darminhalts hervorgerufen
werden.

B. Radiologie (Abb. 12-6, 12-7)

Betrachten Sie eine Abdomen- und Beckenübersichtsaufnahme. Abdomenübersichtsaufnahmen
werden in der Regel als a.-p.-Aufnahmen durchgeführt; der Strahlengang wird nur angegeben,
wenn er sich vom Regelfall unterscheidet.
Kennzeichnen Sie die Verschattungen des knöchernen Grundgerüsts des Abdomens (Abb. 12-6)
und die des Beckens (Abb. 12-7). Man kann laterale Begrenzungen des M. psoas major differenzieren. Die meisten Organe lassen sich nur
undeutlich oder überhaupt nicht in einer Abdomenübersichtsaufnahme erkennen; spezielle Dar-
stellungsverfahren sind hierzu nötig. Von den
parenchymatösen Organen kann man den Leberrand, die unteren Nierenpole und die Milz sehen.
Die (geschluckten) Luftansammlungen im Magen und die Gasansammlungen im Dickdarm
(entweder aufgenommen oder durch Aktivität
von Darmbakterien entstanden) sind ebenfalls zu
sehen. Gasbildung kann sich auch durch pathologische Prozeße innerhalb des Darmlumen ausbreiten oder durch eine Perforation der Darmwand in die Bauchhöhle entwickeln.
Als Verkalkungen, die nicht mit Skelettanteilen
in Beziehung zu setzen sind, sieht man Steine in
den extrahepatischen Gallenwegen oder in den
ableitenden Harnwegen, in den Wänden arte-
riosklerotisch veränderter Arterien, in Venen
(«Venensteine/Phlebolithen») und gelegentlich
in Lymphknoten, die nach Tuberkulose befallen
sind.

C. Präparate

Studieren Sie nun einen Situs, bei dem nach
Eröffnung der Bauchwand keine weiteren Mani-
pulationen durchgeführt wurden; untersuchen
Sie – mit Hilfe eines kundigen Präparators – an
einem derartigen Situs die Lage der wichtigen
Bauchorgane.

12.2 Vordere Bauchwand und Leistenregion

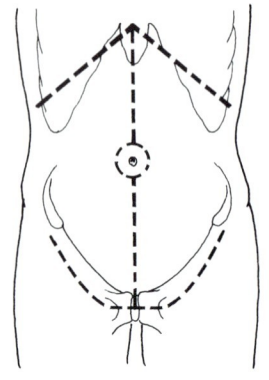

12-8
Präparatorische Hautschnitte im Bereich des Abdomen.

Ziele dieses Kapitels sind 1. das Studium der Muskulatur und der Faszienverhältnisse, aus denen sich die Bauchwand gestaltet, 2. das Studium des Leistenkanals und dessen topographischen Beziehungen zu Scrotum, Hoden und Funiculus spermaticus, sowie 3. die Darstellung der anatomischen Grundlagen der Hernienbildung.

A. Präparation und Präparate (Abb. 12-8)

Legen Sie einen medianen Hautschnitt vom Processus xiphoideus bis zur Symphyse, wobei Sie den Nabel umschneiden und in seiner Lage als Orientierungspunkt belassen; legen Sie einen zweiten Schnitt; dieser führt von der Medianen nach lateral, etwa 2 cm unterhalb und parallel zum Leistenband; erweitern Sie diesen zweiten Schnitt nach lateral bis zur Crista iliaca; legen Sie dann noch einen dritten Schnitt parallel zum Rippenbogenrand. Präparieren Sie die Haut nach lateral und achten Sie auf die **subkutane Fettschicht**. Die Bauchwand ist ein wichtiges Depot für Speicherfett, wobei die jeweilige Dicke der Fettschicht von Individuum zu Individuum stark unterschiedlich ist. Im Depotfett befinden sich wenige Blutgefäße, und die Wundheilung kann bei einer sehr starken Fettschicht in der Bauchwand postoperativ Probleme bereiten. Ebenso erschwert eine starke Fettschicht die Palpation der Bauchorgane. Die unterste Schicht (Unterseite) der äußeren Bauchfaszie (Fascia abdominis superficialis) ist durch zahlreiche elastische und kollagene Fasern verstärkt; es entsteht so eine Schicht, die **bindegewebige Schicht der Fascia abdominis superficialis (Scarpa-Faszie)**; sie ist am deutlichsten im Unterbauch ausgebildet. In der Medianen (**Linea alba**) liegt die oberflächliche Bauchfaszie; sie ist 1. mit der darunterliegenden Externusaponeurose verwachsen, 2. fest mit dem Arcus pubicus sowie 3. mit der Fascia lata des Oberschenkels unmittelbar jenseits des Lig. inguinale (siehe auch S. 275) fest verbunden. Diese Fixierungen verhindern, daß Flüssigkeitsansammlungen unter der äußeren Bauchfaszie in das Subkutangewebe des Beines gelangen können. Beide Lagen der äußeren Bauchfaszie setzen sich ins Scrotum fort. Die subkutane Schicht des Scrotum enthält eigentlich kein Fett, jedoch Bündel glatter Muskelzellen – die **Tunica dartos**. Bei der Frau setzt sich das Fettgewebe in die Labia majora fort. Die bindegewebige Schicht der äußeren Bauchfaszie setzt sich in die Dammregion fort und umhüllt beim Mann Penis und Scrotum (S. 274).

Präparieren Sie Hautlappen und äußere Bauchfaszie zur Seite, um die Muskeln der vorderen Bauchwand freizulegen. Achten Sie auf die Hautnerven, die zur Hautinnervation hervortreten.

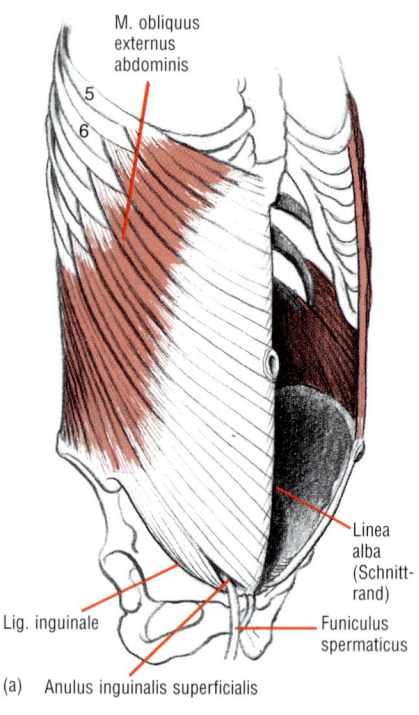

(a)   Anulus inguinalis superficialis

12-9
Muskeln der vorderen Bauchwand: (a) M. obliquus externus abdominis (Fortsetzung nächste Seite).

Frage 174: Wo treten die Hautnerven hervor? Entsprechen Verlauf und Versorgungsmuster dieser Hautnerven den Verhältnissen im Brustbereich? Aus welchen Spinalnerven erfolgt die Hautinnervation in folgenden Hautarealen: 1. Region um den Processus xiphoideus, 2. Nabelregion sowie 3. Region um die Symphyse?

Die Muskeln der vorderen Bauchwand (Abb. 12-9) bestehen beidseits aus drei flächenhaften, schrägen Muskeln (von außen nach innen): M. obliquus externus abdominis, M. obliquus internus abdominis, M. transversus abdominis, ferner – beidseits der Medianen – aus dem M. rectus abdominis, dessen Fasern in vertikaler Richtung verlaufen. In der Leistenregion sind diese Bauchmuskeln sehr komplex um den Funiculus spermaticus oder bei der Frau das Lig. teres uteri angeordnet, der aus der Bauchhöhle ins Scrotum (bzw. das bei der Frau in die großen Schamlippen) zieht.

Der **M. obliquus externus abdominis** bildet die oberflächlichste Muskelschicht (Abb. 12-9a). Er entspringt (fleischig) von der Außenfläche der acht unteren Rippen (Costa V bis Costa XII), und seine Fasern ziehen (leicht divergierend) nach medial und kaudal; zudem hat er einen freien hinteren Muskelrand; die von den unteren

Rippen entspringenden Muskelfasern setzen am vorderen Abschnitt (ventrale $^2/_3$) der Crista iliaca (Labium externum) bis in Richtung Spina iliaca anterior superior an. An diesem Punkt enden die Muskelfasern, und es beginnt die flächenhafte Sehne (Aponeurose) des M. obliquus externus abdominis, so daß man keine Muskelfasern kaudal und medial einer Verbindungslinie «Spina iliaca anterior superior – Nabel» findet. Die dünne, jedoch derbe Aponeurose bedeckt den M. rectus abdominis und ist in der Medianen als **Linea alba** mit den Aponeurosen der Muskeln der Gegenseite verwoben. Suchen Sie den freien Unterrand der Aponeurose auf, der sich zwischen Spina iliaca anterior superior und Tuberculum pubicum ausspannt, verstärkt ist und so das **Leistenband (Lig. inguinale)** bildet. Das Leistenband ist derart angeordnet, daß es eine schräg nach lateral aufwärts gerichtete Rinne bildet. Weiter medial ist die Aponeurose des M. obliquus externus abdominis an der Symphysis pubica angeheftet. Unmittelbar kranial und lateral des Tuberculum pubicum bilden die Fasern der Externusaponeurose eine dreieckige Öffnung, den äußeren Leistenring – **Anulus inguinalis superficialis** (Abb. 12-9, 12-10). Der mediale und der laterale Rand des äußeren Leistenrings sind verstärkt (**Crus mediale, Crus laterale**) und durch sog. **Fibrae intracrurales** verbunden. Sobald der Funiculus spermaticus am äußeren Leistenring zum Vorschein kommt, liegt er auf verstärktem **Crus laterale** und auf dem **Lig. reflexum** (Teil des Lig. inguinale); beide Strukturen sind in der Nähe des Tuberculum pubicum angeheftet. Sondieren Sie durch stumpfe Präparation, nur mit einer Pinzette, (an einem männlichen Situs) den Anulus inguinalis superficialis; beachten Sie dabei, daß der Funiculus spermaticus und seine Hüllen auf ihrem Weg ins Scrotum den äußeren Leistenring passieren. Vom M. obliquus externus abdominis stammt eine Hüllschicht, die **Fascia spermatica externa**. Als nächstes sondieren Sie den Anulus inguinalis superficialis bei einem weiblichen Situs; er enthält nur einen Bindegewebszug, das Lig. teres uteri (sowie Lymphgefäße aus dem Uterus-Tubenwinkel). Man kann den **äußeren Leistenring (Anulus inguinalis superficialis)** am Lebenden tasten, indem man die Skrotalhaut vorsichtig mit dem kleinen Finger eindrückt und dann den Samenstrang nach kranial verfolgt.

Ein Bindegewebszug des Lig. inguinale – das **Lig. lacunare** – zieht vom Tuberculum pubicum nach lateral, kranial und dorsal zur abfallenden Vorderfläche des Os pubis; dort heftet sich dieser Bindegewebszug am medialen Abschnitt des Pecten ossis pubis an, von wo er sich als **Lig. pectineale** auf das Pecten ossis pubis fortsetzt. Das Lig. lacunare ist dreieckig, und sein scharfer Lateralrand bildet die mediale Begrenzung des Canalis femoralis (Abb. 12-10).

Durchtrennen Sie an einer Körperseite den M. obliquus externus abdominis etwa 1 cm lateral des Randes vom M. rectus abdominis, und lösen Sie seine Muskelursprungszacken vom Rippenbogenrand. Präparieren Sie den äußeren schrägen Bauchmuskel nach lateral und kaudal, um den inneren schrägen Bauchmuskel (M. obliquus internus abdominis) darzustellen.

Der **M. obliquus internus abdominis** liegt unter dem M. obliquus externus abdominis und ist in der Regel nicht so kräftig (Abb. 12-9b). Er entspringt fleischig von den lateralen zwei Dritteln

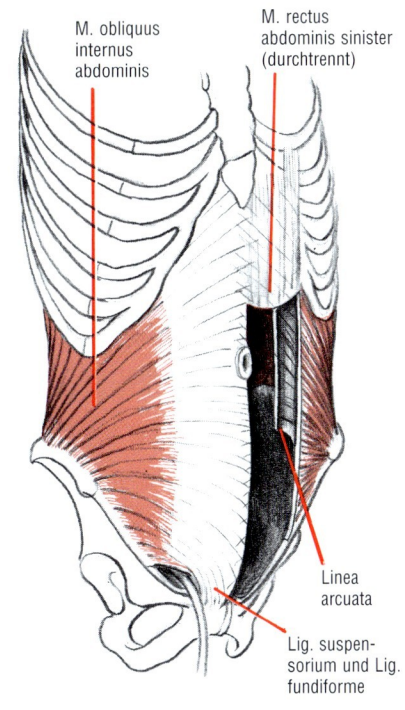

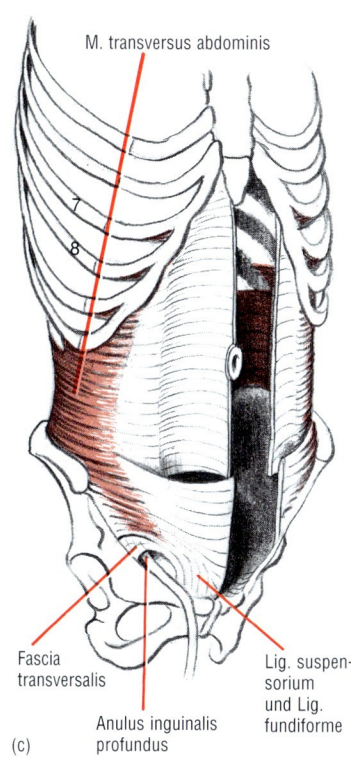

des Leistenbandes, vom ventralen Abschnitt der Crista iliaca (Linea intermedia) sowie von der Fascia thoracolumbalis. Seine dorsalen Muskelfasern ziehen nach kranial und inserieren an der Innenseite des Rippenbogenrandes. Muskelfasern, die vom Lig. inguinale entspringen, ziehen bogenförmig nach medial und kaudal, oberhalb und hinter dem Funiculus spermaticus (oder dem Lig. teres uteri) und gehen schließlich in eine Aponeurose über. Diese inseriert mit einer entsprechenden flächenhaften Sehne des M. transversus abdominis an der Crista des Os pubis als eine **gemeinsame Endsehne**. Die restlichen Fasern des M. obliquus internus abdominis bilden eine flächenhafte Aponeurose, die nach medial zieht und sich mit den entsprechenden Sehnen der Gegenseite in der Linea alba verwebt. Im Bereich oberhalb des Nabels teilt sich die Aponeurose des M. obliquus internus abdominis und scheidet den M. rectus abdominis mit einem vorderen und einem hinteren Blatt ein; im Bereich unterhalb des Nabels ziehen alle Fasern der Internus-Aponeurose ins vordere Blatt der Rektusscheide.

Grenzen Sie wiederum mit stumpfer Präparation die Muskelfasern des M. obliquus internus abdominis ab, die bogenförmig über den Funiculus spermaticus ziehen. Beachten Sie, daß sich diese Muskelfasern lateral an der Bildung der Vorderwand des Leistenkanals beteiligen, dann das Dach des Leistenkanals und anschließend, als gemeinsame Sehnenplatte, dessen Hinterwand bilden. Die Anordnung einer nach lateral ausgerichteten Vorderwandverstärkung und einer nach medial ausgerichteten Hinterwandverstärkung stellt sicher, daß sich bei erhöhtem intraabdominellen Druck Vorder- und Hinterwand des Leistenkanals annähern und diesen so verschließen.

Aus M. obliquus internus abdominis (und M. transversus abdominis) gliedern sich Muskelzüge und Bindegewebsfasern ab, die Samenstrang und Hoden umhüllen, **M. cremaster** und **Fascia cremasterica**. Die Fasern des M. cremaster

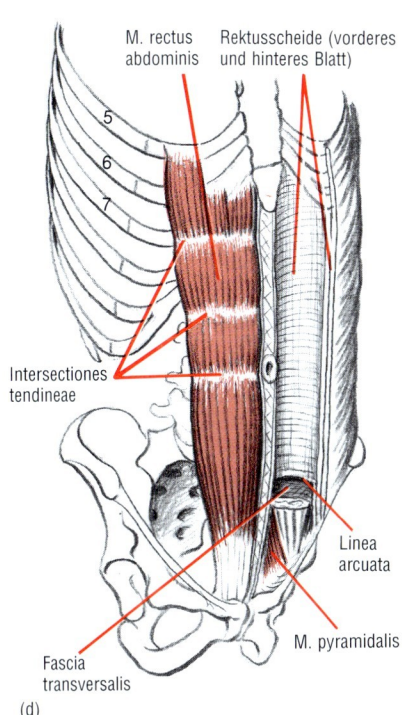

Abbildung 12-9 (Fortsetzung): Muskeln der vorderen Bauchwand: (b) M. obliquus internus abdominis. (c) M. transversus abdominis. (d) M. rectus abdominis.

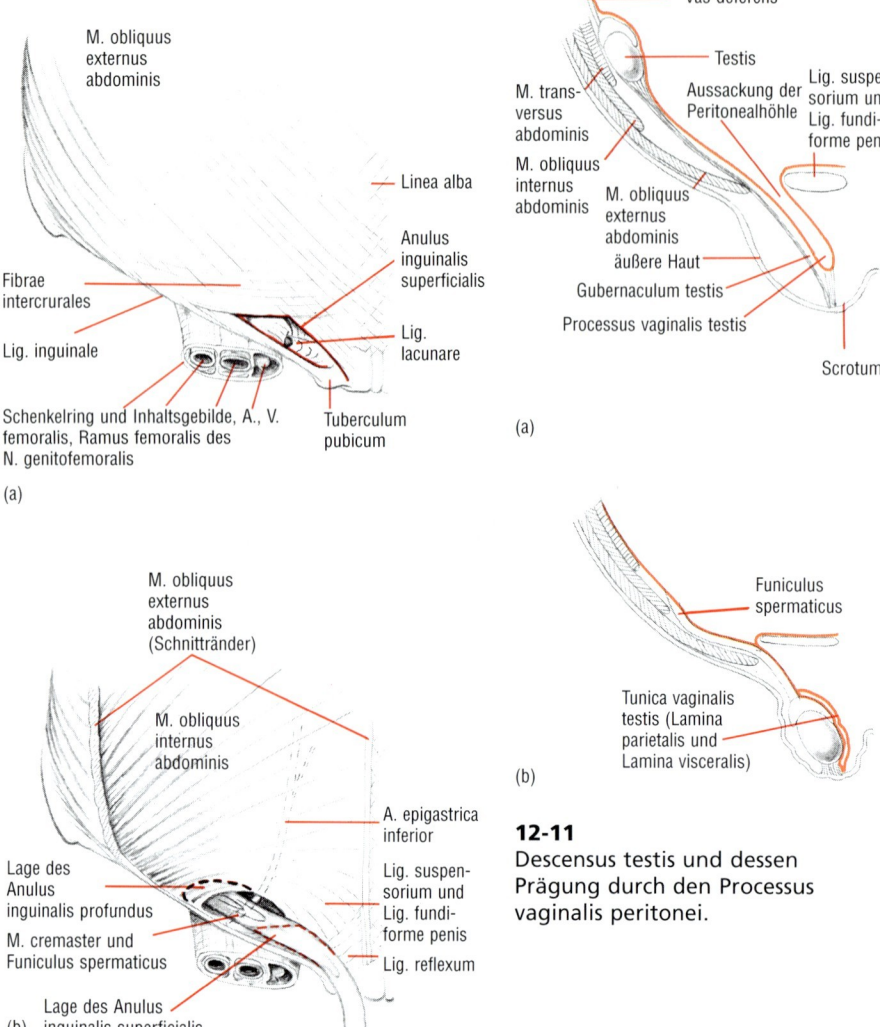

(a)

- M. obliquus externus abdominis
- Linea alba
- Fibrae intercrurales
- Lig. inguinale
- Schenkelring und Inhaltsgebilde, A., V. femoralis, Ramus femoralis des N. genitofemoralis
- Anulus inguinalis superficialis
- Lig. lacunare
- Tuberculum pubicum

(a)

- Vas deferens
- M. transversus abdominis
- Testis
- M. obliquus internus abdominis
- Aussackung der Peritonealhöhle
- Lig. suspensorium und Lig. fundiforme penis
- M. obliquus externus abdominis
- äußere Haut
- Gubernaculum testis
- Processus vaginalis testis
- Scrotum

(b)

- M. obliquus externus abdominis (Schnittränder)
- M. obliquus internus abdominis
- A. epigastrica inferior
- Lage des Anulus inguinalis profundus
- M. cremaster und Funiculus spermaticus
- Lig. suspensorium und Lig. fundiforme penis
- Lig. reflexum
- Lage des Anulus inguinalis superficialis

(b)

- Funiculus spermaticus
- Tunica vaginalis testis (Lamina parietalis und Lamina visceralis)

12-11
Descensus testis und dessen Prägung durch den Processus vaginalis peritonei.

12-10
(a) Lage des Anulus inguinalis superficialis und seine Beziehung zum Schenkelring (Anulus femoralis) und zu dessen Inhaltsgebilden. Beachten Sie, wie der freie Rand des Lig. lacunare zum Canalis femoralis angeordnet ist; hierdurch besteht ein direkter Zugang zum Abdomen. (b) M. obliquus externus abdominis teilweise entfernt zur Darstellung von Boden und Dach des Canalis inguinalis und des Funiculus spermaticus.

schlingen sich um den Hoden und heften sich an der Tunica vaginalis testis an. Der M. cremaster wird vom Ramus genitalis des N. genitofemoralis (L1,2; S. 221) innerviert. Der **Kremasterreflex** (S. 414), bei dem der Hoden nach oben angehoben wird, läßt sich durch Bestreichen der Innenseite des Oberschenkels auslösen. Er ist besser bei Kindern als bei Erwachsenen auslösbar und kann zur Fehldiagnose eines ausgebliebenen Descensus testi führen.

Frage 175: Welche Aufgabe hat der Kremasterreflex?

Lösen Sie an der gleichen Körperseite, wo bereits der M. obliquus externus abdominis durchtrennt wurde, den M. obliquus internus abdominis von seiner Anheftung am Rippenrand, und durchtrennen Sie seine Aponeurose mit einem senkrechten Schnitt, 2 cm lateral von der Rektusscheide; dadurch lassen sich die medialen Aponeurosenanteile der Mm. obliqui externus und internus abdominis zurückklappen, und der darunterliegende M. transversus abdominis ist darstellbar.
Der **M. transversus abdominis** ist der innerste der Bauchmuskeln (Abb. 12-9c). Seine Fasern entspringen vom lateralen Abschnitt (Hälfte oder Drittel) des Lig. inguinale – unter dem M. obliquus internus abdominis – von der Crista iliaca (Labium internum), vom tiefen Blatt der Fascia thoracolumbalis zwischen Crista iliaca und 12.

Rippe sowie von der Innenfläche der Knorpel der unteren sechs Rippen, wobei die Ursprungszacken des M. transversus abdominis mit denen des Zwerchfells alternieren. Die meisten seiner Muskelfasern laufen horizontal und gehen in eine Aponeurose über; diese schließt sich oberhalb des Nabels dem hinteren Blatt der Rektusscheide, unterhalb des Nabels dem vorderen Blatt der Rektusscheide an. Die kaudalsten, vom Lig. inguinale ausgehenden Muskelfasern ziehen bogenförmig nach kaudal und medial, verschmelzen mit Fasern des M. obliquus internus abdominis und bilden eine gemeinsame Sehnenplatte.
Legen Sie einen vertikalen Längsschnitt durch das vordere Blatt der Rektusscheide, und lösen Sie dieses vordere Blatt heraus, wobei Sie die derben Verbindungen zu den (in der Regel) drei Intersectiones tendineae im M. rectus abdominis scharf durchtrennen; diese drei Zwischensehnen findet man oberhalb und auf Höhe des Nabels.
Der **M. rectus abdominis** (Abb. 12-9d) entspringt an den Knorpeln der Rippen V, VI und VII (sowie Processus xiphoideus und Lig. costoxiphoidea), kreuzt den Rippenbogenrand, zieht nach kaudal und inseriert, wobei er sich verschmälert, an der Crista pubica sowie an der Symphysis pubica. Der M. rectus abdominis wird von der **Rektusscheide** umhüllt. Das **vordere Blatt** der Rektusscheide wird oberhalb des Nabels von den Aponeurosen des M. obliquus externus abdominis und einem Teil des M. obliquus internus abdominis, das **hintere Blatt** wiederum von einem Teil des M. obliquus internus abdominis sowie vom M. transversus abdominis gebildet. Alle Aponeurosen sind in der Medianen miteinander verwoben und bilden so die **Linea alba**. Unterhalb des Nabels (etwa in der Mitte einer Linie zwischen Nabel und Symphyse) ziehen alle Aponeurosen ins vordere Blatt der Rektusscheide, und das hintere Blatt der Rektusscheide zeigt eine bogenförmige **Linea arcuata**. Der (rudimentäre) M. pyramidalis ist Teil des M. rectus abdominis und nahe der Symphyse vor dem M. rectus abdominis.
Wiederholen Sie nochmals, was Sie sich über die Funktionen der Muskeln der vorderen Bauchwand bereits erarbeitet haben.
Unter den Muskeln der Bauchwand liegt die **Fascia transversalis**, die sich sehr gut in der Leistenregion abgrenzen läßt; unter der Fascia transversalis ist das **Peritoneum parietale** zu finden, das die Bauchhöhle auskleidet.
Der **Anulus inguinalis profundus** bezeichnet die Region, an der der Funiculus spermaticus die Fascia transversalis durchbricht. Der innere Leistenring projiziert sich auf der Oberfläche eine Fingerbreite oberhalb der Mitte des Leistenbandes (d.h. Mittelpunkt der Verbindungslinie Spina iliaca anterior superior – Tuberculum pubicum). Durch die Fascia transversalis erhält der Samenstrang seine innerste, dünne Hülle, die **Fascia spermatica interna**.

Der Leistenkanal (Abb. 12-10)
Der Leistenkanal (Canalis inguinalis) ist eine schräg – von kranial, dorsal und lateral nach kaudal, ventral und medial – durch die verschiedenen Schichten der Bauchwand verlaufende Röhre; in ihr zieht beim Mann der Funiculus spermaticus ins Scrotum und bei der Frau das Lig. teres uteri ins Labium majus. Im Verlauf des Descensus testis kommt es dazu, daß Hoden und

Samenstrang von Derivaten der Bauchwand umhüllt werden (Abb. 12-76). Sie sollten nun Leistenkanal und Hodenhüllen vorsichtig studieren. Hoden und andere geschlechtsspezifische Strukturen des Samenstrangs werden im Zusammenhang mit den männlichen Geschlechtsorganen (siehe dort) besprochen.

Man sollte sich an dieser Stelle nochmals in Erinnerung rufen, daß sich der Hoden zwar innerhalb der Bauchhöhle entwickelt (Abb. 12-11a,b), anschließend aber außerhalb der Peritonealhöhle zu liegen kommt. Der Hoden schiebt bei seiner Wanderung ins Scrotum (Descensus testis), die in der Regel unmittelbar vor der Geburt stattfindet, eine Aussackung des Peritoneum, den **Processus vaginalis testis**, vor sich her. Wenn der Hoden nach kaudal wandert, nimmt er sein Gangsystem – Nebenhoden (Epididymis) und Ductus deferens – sowie Nerven, Blut- und Lymphgefäße mit. Ist der Descensus testis, dem als Leitstruktur das **Gubernaculum testis** dient, abgeschlossen, verliert das kaudale Ende des Processus vaginalis testis die Verbindung zur Peritonealhöhle und bildet dann die sog. **Tunica vaginalis testis**; diese umgibt teilweise den Hoden und besteht aus einer Lamina parietalis sowie einer Lamina visceralis. Es ist bedeutsam, daß der Hoden des Erwachsenen außerhalb der Bauchhöhle liegt, wo die Körpertemperatur im Vergleich zum Bauchraum erniedrigt ist. Hoden, die im Bauchraum verbleiben, haben eine erhöhte Inzidenz für maligne Entartungen.

Frage 176: Für welchen physiologischen Vorgang ist der Descensus testis unerläßlich?

Das runde Mutterband, Lig. teres uteri, ist Inhaltsgebilde des Leistenkanals bei der Frau und bildet sich aus dem Gubernaculum. Das Ovar senkt sich jedoch nur ins Becken ab, wenngleich das Lig. teres uteri durch den Leistenkanal zur großen Schamlippe zieht.

Der so gestaltete Leistenkanal erreicht eine Länge von 4 cm beim erwachsenen Mann und verläuft von schräg lateral kranial nach medial kaudal durch die Muskeln der vorderen Bauchwand. Er verläuft parallel zum und unmittelbar oberhalb des Lig. inguinale zwischen innerem (Anulus inguinalis profundus) und äußerem Leistenring (Anulus inguinalis superficialis). Überprüfen Sie folgende Punkte am Präparat: der **Boden des Leistenkanals** wird zum einen lateral durch das nach innen abgewinkelte Lig. inguinale und zum anderen medial durch das Lig. reflexum (Lig. lacunare) gebildet; die **vordere Wand** des Leistenkanals besteht (vorwiegend) lateral aus den Aponeurosen der Mm. obliqui externus und internus (geringerer Anteil) abdominis und medial ausschließlich aus der Aponeurose des M. obliquus externus abdominis; die **hintere Wand** des Leistenkanals wird von der Fascia transversalis (lateral) und deren Verstärkungen (medial) gebildet; das **Dach** des Leistenkanals wird durch die Unterränder der Mm. obliquus internus abdominis und transversus abdominis gebildet. Durch den schrägen Verlauf des Leistenkanals kann die Schwäche in der Bauchwand, die dadurch entsteht (Locus minoris resistentiae), gemildert werden. Der Anulus inguinalis profundus wird ventral durch Muskelzüge des M. obliquus internus abdominis verstärkt. Die Innervation dieser Muskelzüge, die aus dem N. ilio-inguinalis stammt, muß deshalb bei einer Hernienoperation geschont werden, da-

mit eine Lähmung der Muskulatur nicht eine Schwäche der verstärkten Aponeurosen auslöst und zu erneuter Hernienbildung führt.

Frage 177: Welche Struktur verstärkt dorsal den Anulus inguinalis superficialis?

Der Verlauf des Funiculus spermaticus (oder des Lig. teres uteri) durch die Bauchwand schafft Schwachstellen innerhalb der Bauchwand (Loci minoris resistentiae). Eine Erhöhung des intraabdominellen Druckes ist häufig auf vielfältige Art und Weise möglich.

Frage 178: Welche Aktivitäten erhöhen den intraabdominellen Druck? Welche Muskeln bewirken das?

Ein erhöhter intraabdomineller Druck wird u. U. verstärkt dazu führen, daß Inhaltsgebilde des Bauchraums durch irgendeine Schwachstelle der Bauchwand (Locus minoris resistentiae) treten können. Einen derartigen Prolaps bezeichnet man als **Hernie** (Abb. 12-12, 12-13). Eine Hernie läßt sich u. U. mit den Fingern wieder in den Bauchraum zurückdrängen (reponieren). Da der Funiculus spermaticus stärker als das Lig. teres uteri ist, ist beim Mann die Wahrscheinlichkeit einer Schwachstelle in diesem Bereich, die durch den Leistenkanal bedingt ist, wesentlich höher. Aus diesem Grund und aufgrund der Tatsache, daß schwere körperliche Arbeit häufiger von Männern ausgeführt wird, sind **Leistenbrüche (Inguinalhernien)** bei Männern wesentlich häufiger als bei Frauen.

Leistenbrüche (Abb. 12-12a, b, 12-13)

Ein Leistenbruch kann zum einen in der gesamten Länge des Leistenkanals ziehen, wie dies bei einem **lateralen Leistenbruch (= indirekte oder schräge Leistenhernie)** der Fall ist. Der indirekte Leistenbruch kann daher eine angeborene Fehlbildung – einen nicht obliterierten Processus vaginalis testis – ausnützen; dies wäre die angeborene Leistenhernie (Abb. 12-11a). Zum anderen kann ein Leistenbruch durch eine Schwachstelle in der hinteren Wand des Leistenkanals hindurch und im Bereich des Anulus inguinalis superficialis hervortreten, wie dies bei einem **medialen Leistenbruch (= direkter oder gerader Leistenbruch)** der Fall ist. Direkte (= mediale) und indirekte (= laterale) Leistenhernien kommen im Bereich des äußeren Leistenrings (Anulus inguinalis superficialis) zum Vorschein und wölben sich in Gewebsstrukturen oberhalb des Scrotum vor (Abb. 12-13). Dabei erweitert sich u. U. das Scrotum bei einem großen Leistenbruch. Beachten Sie in Abbildung 12-13 die Operationsnarbe auf der kontralateralen Seite, die auf eine frühere Hernien-Operation zurückzuführen ist.

Frage 179: Wie läßt sich eine direkte von einer indirekten Leistenhernie – unter der Voraussetzung der Reponierbarkeit – unterscheiden?

Schenkelbrüche (Abb. 12-12c)

Eine weitere Schwachstelle an der Bauchwand (Locus minoris resistentiae) ist der **Schenkelring (Anulus femoralis)**. Diese kurze, spitzzulaufende Röhre ermöglicht die Erweiterung der V. femoralis und bietet Raum für Lymphgefäße aus dem Bein, die zwischen Leistenband und darunterliegendem M. pectineus ziehen;

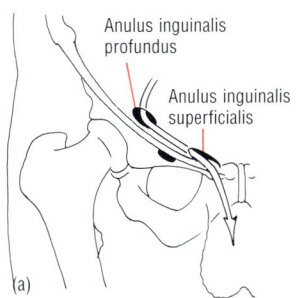

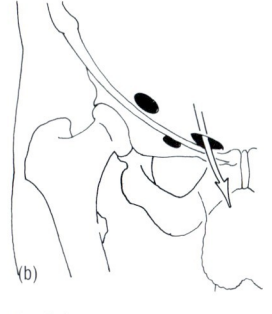

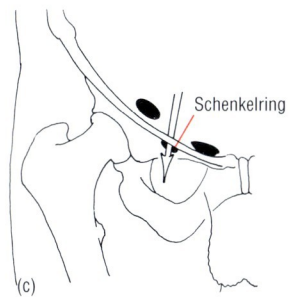

12-12
Durchtrittspforten (a) einer indirekten Leistenhernie; (b) einer direkten Leistenhernie; und (c) einer Schenkelhernie.

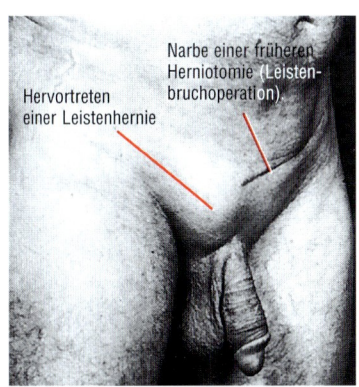

12-13
Leistenhernie (s. Frage 179).

diese Röhre liegt zudem unmittelbar neben der V. femoralis, und der scharfe, sichelförmige Rand des Lig. pectineale (= Fortsetzung des Lig. lacunare) bildet deren mediale Wand. Durch den Anulus femoralis kann eine Schenkelhernie hindurchtreten (Abb. 12-12c). Das breitere Becken bei der Frau und das gleichzeitig dünne Lig. teres uteri tragen dazu bei, daß es bei Frauen relativ häufiger zu einer Schenkelhernie als zu einer Leistenhernie kommt, wenngleich beide Hernienformen insgesamt häufiger bei Männern auftreten.

Frage 180: Welche(n) tastbaren Knochenpunkt(e) würden Sie zur Unterscheidung Leistenhernie/Schenkelhernie heranziehen?

Schenkelhernien sind in der Regel kleiner als Leistenhernien, aber der scharfe, sichelförmige Rand des Lig. lacunare kann eher den Bruchsack in der Bruchpforte abschnüren als die Gefäßversorgung des Bruchinhalts unterbrechen (Inkarzeration = Einklemmung einer Hernie). Eine Einklemmung des Bruchinhalts kann von jeder Seite aus eintreten. Inhalt des Bruchsacks kann nur Fettgewebe sein, aber häufig treten auch Darmschlingen aus der Bruchpforte in den Bruchsack; werden diese Darmschlingen durch die Blutversorgung unterbrochen, kann die Darmwand hier nekrotisch werden und letztlich perforieren.

Weitere Lokalisationen von Hernien (Loci minoris resistentiae)

Das Zwerchfell (Diaphragma) weist eine Schwachstelle auf, insbesondere, wenn es sich unzureichend entwickelt hat. Teile des Magens können nach kranial (= in den Thorax) durch den Hiatus oesophageus treten; eine derartige **Hiatushernie** kann einen Reflux von Mageninhalt in den Ösophagus auslösen; seltener treten Hernien durch andere Durchtrittspforten des Zwerchfells. Mißbildungen in der Umbilikalregion sowie eine zeitlich begrenzte Schwäche, die mit der Narbenbildung am Stumpf der Nabelschnur in Zusammenhang steht, können **Nabelhernien** hervorrufen. Im Bereich des Beckenbodens sind die Öffnungschlitze der Vagina im M. levator ani sowie auch die Wände der Vagina selbst potentielle Schwachstellen. Man bezeichnet einen Prolaps von Rectum und Urethra durch die Wände der Vagina oder einen Descensus uteri in die Vagina als **Scheidenprolaps** (= stärkster Grad der Scheidensenkung). Letztgenannte ähnelt in vielen Aspekten einer Hernie. Das Narbengewebe, das sich nach Inzisionen der Bauchwand in der Heilungsphase bildet, kann sich dehnen und zur Ausbildung einer **Narbenhernie** führen.

Ist die Eröffnung des Bauchraums unerläßlich, führt man diese an der vorderen Bauchwand durch. Da die Bauchwand u. U. beträchtlichen Druckwerten widerstehen muß und da auch eine Schnittführung durch die Muskelfasern zur Ausbildung von Loci minores resistentiae (Schwachstellen), auch nach einer Heilungsphase, führen würde, wählt man allgemein ein Vorgehen, das durch eine parallel zum Muskelfaserverlauf gelegte Schnittführung diese Muskeln eher schützt als durchtrennt. Beim operativen Zugang zum **Blinddarm** z. B. wird in der Regel ein Hautschnitt gelegt, der in der Fossa iliaca dextra liegt. Da das Operationsfeld bei der Appendektomie oft sehr klein ist, lassen sich die drei Muskelschichten ohne einen Schnitt stumpf voneinander trennen, um Peritoneum und dann den Appendix vermiformis freizulegen. Diesen operativen Zugang nennt man Wechselschnitt. Wird die Operationswunde wieder verschlossen, legen sich die Muskelfaserzüge spannungsfrei wieder an ihre ursprüngliche Lage.

Oft muß jedoch auch ein breiterer Zugang zur Bauchhöhle geschaffen werden. In diesem Fall wird ein paramedianer Längsschnitt durch Haut und vorderes Blatt der Rektusscheide über der dicksten Stelle des M. rectus abdominis gelegt. Die Teile des M. rectus abdominis werden mit Haken zur Seite gezogen, und das hintere Blatt der Rektusscheide wird in der gleichen Weise wie das vordere Blatt durchtrennt. Dies ermöglicht die Freilegung der Fascia transversalis und des Peritoneum (parietale), die man in ähnlicher Weise inzidiert. Beim Wundverschluß wird der Schnitt durch Rückverlagerung des M. rectus abdominis in seine ursprüngliche Lage verstärkt gesichert.

Frage 181: Warum wird der M. rectus abdominis bei einem Paramedianschnitt eher nach lateral als nach medial verlagert?

12.3 Begrenzungen der Bauchhöhle, Peritoneum

Ziel dieses Kapitels ist 1. das Studium der Begrenzungen von Bauchhöhle und Beckenraum, 2. das Studium der großen Gefäße und der wichtigen Nerven sowie 3. das Studium der Peritonealverhältnisse. Man sollte hierzu Präparate, an denen die Bauchorgane entfernt wurden, verwenden, da die Inhaltsgebilde der Bauchhöhle noch nicht präpariert worden sind. Zu diesem Zeitpunkt ist es wichtig, Zusammenhänge hinsichtlich des Ursprungs großer Gefäße und wichtiger Nerven sowie der topographischen Verhältnisse bezüglich der Bauchorgane mit der hinteren Bauchwand zu verstehen, wenngleich Sie sich mit den Bauchorganen erst in den Kapiteln 12.4 bis 12.10 genauer befassen.

A. Präparate

Als erstes machen Sie sich erneut mit dem knöchernen Gerüst des Bauchraums vertraut. Beschäftigen Sie sich anschließend intensiv mit Präparaten der hinteren Bauchwand, des Beckens sowie des Zwerchfells, um Muskeln und Bänder abzugrenzen, die an diesem knöchernen Gerüst anheften und so Bauch- und Beckenraum begrenzen.

Beachten Sie zuerst an der **hinteren Bauchwand** (Abb. 12-14) die deutliche, in der Medianen gelegene Vorwölbung der Lumbalwirbelkörper. Der **M. psoas major** liegt beidseits der Lumbalwirbelkörper und zieht über den Beckenrand; er ist ein langer, spindelförmiger Muskel mit Ursprungsarealen von den Processus costales aller Lendenwirbel, von den Seitenflächen der Lendenwirbelkörper, von den dazwischenliegenden Disci intervertebrales und kranial bis hinauf zur unteren Seitenfläche des 12. Brustwirbels. Die Faserzüge des M. psoas major sind durch die Aa. lumbales sowie den Fasern des Truncus sympatheticus von jedem mittleren, zentralen Abschnitt abgetrennt, und seine Endsehne zieht unter dem Leistenband (in der Lacuna musculorum) zur unteren Extremität und heftet sich an den Trochanter minor des Femur an. Er wird segmental durch Rami anteriores der Nn. lumbales I bis IV innerviert.

Frage 182: Welche Funktionen übt der M. psoas major aus?

Der M. psoas major wird von einer straffen Faszienhülle umgeben. Eiter innerhalb dieser Muskelfaszie z.B. bei Knochentuberkulose in einem Wirbel kann innerhalb dieser Faszienstraße nach kaudal abszedieren und in der Leiste zum Vorschein kommen. Der nicht immer vorhandene M. psoas minor liegt auf dem M. psoas major und hat eine lange, flache Sehne, die in der Eminentia iliopectinea des Os pubis inseriert.

Der **M. iliacus**, der die Fossa iliaca bedeckt, hat seine Ursprungsfläche an den oberen zwei Dritteln der Fossa iliaca und zieht lateral des M. psoas major unter dem Leistenband (in der

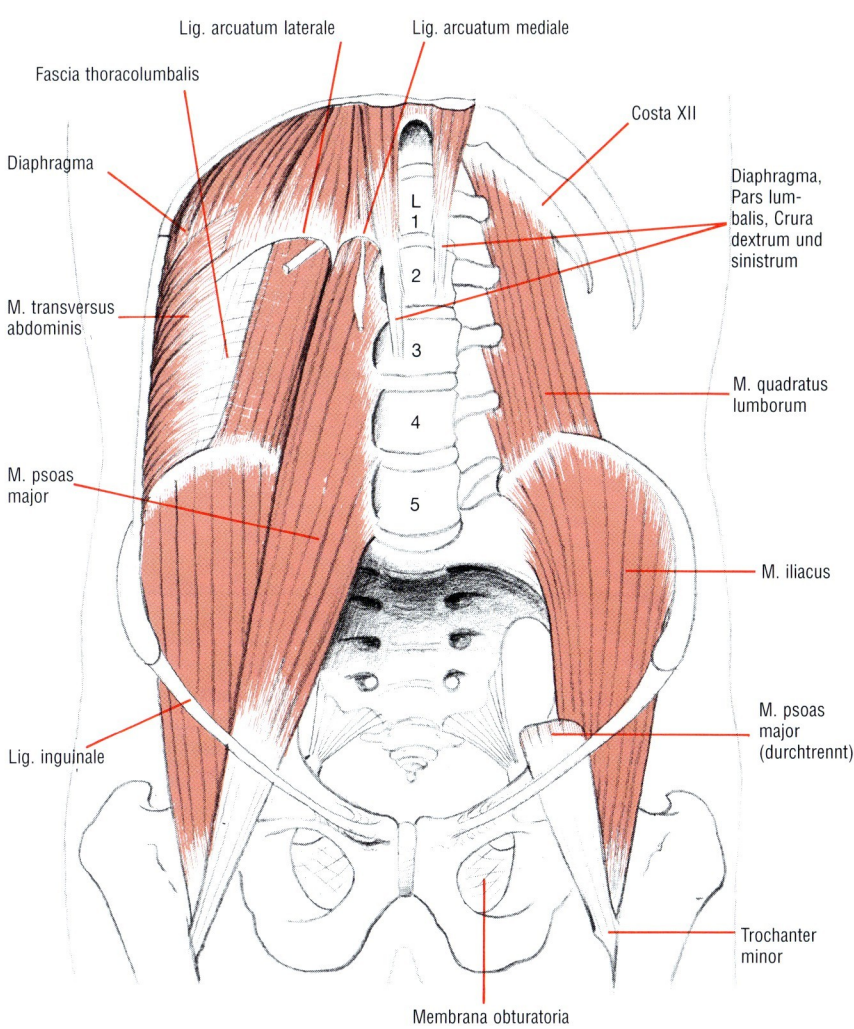

Lacuna musculorum) nach kaudal. Die meisten Muskelfasern inserieren in der Endsehne des M. psoas major, aber wenige Muskelfasern inserieren (an der Kapsel des Hüftgelenks) unmittelbar unterhalb des Tuberculum minus (extrapelviner Kopf). Der M. iliacus wird aus dem N. femoralis (Teil des Plexus lumbalis) innerviert. Wie der M. psoas major wird auch er von einer dicken Faszienhülle umgeben, die unter dem Leistenband zur Oberschenkelfaszie weiterzieht.

Frage 183: An welchen Funktionen des M. psoas major ist der M. iliacus mitbeteiligt und an welchen nicht?

Lateral des M. psoas major und der Wirbelkörper ist deutlich eine tiefe, **paravertebral gelegene Rinne** zu sehen. Deren Boden ist der **M. quadratus lumborum**; er bildet so die seitli-

12-14
Muskeln und knöcherne Elemente der hinteren Bauchwand.

Bildbeschriftungen:
Lig. arcuatum laterale — Lig. arcuatum mediale — Fascia thoracolumbalis — Diaphragma — Costa XII — Diaphragma, Pars lumbalis, Crura dextrum und sinistrum — M. transversus abdominis — L 1, 2, 3, 4, 5 — M. quadratus lumborum — M. psoas major — M. iliacus — M. psoas major (durchtrennt) — Lig. inguinale — Trochanter minor — Membrana obturatoria

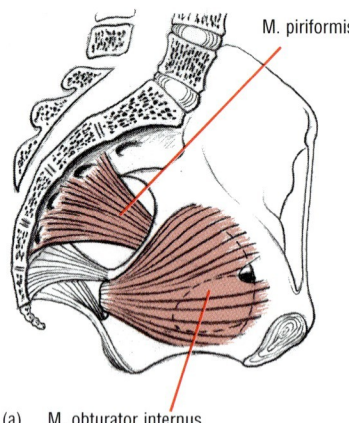

(a)   M. obturator internus

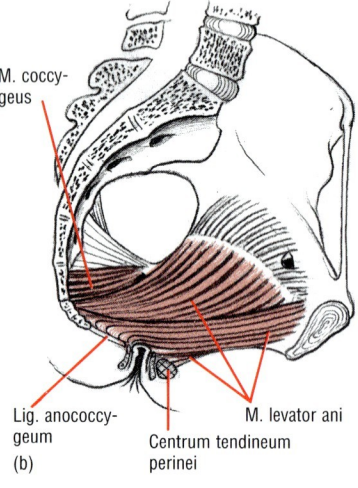

M. coccy-
geus

Lig. anococcy-
geum
(b)

Centrum tendineum
perinei

M. levator ani

12-15
Mediansagittalschnitt des
Beckens; (a) Muskeln und Bänder
an der Innenseite des Os coxae;
(b) M. levator ani.

che Begrenzung der hinteren Bauchwand. Dieser Muskel entspringt vom Lig. iliolumbale sowie vom dorsalen Abschnitt des Beckenkamms (Labium externum); er zieht nach kranial und medial und inseriert an den Enden der Processus costales der oberen vier Lumbalwirbel (dorsaler Muskelanteil) sowie am Unterrand der 12. Rippe (ventraler Muskelanteil). Der M. quadratus lumborum wird segmental von den Rami ventrales der Nn. lumbales I bis III sowie vom N. subcostalis innerviert.

Frage 184: Welche Funktionen hat der M. quadratus lumborum?

Die **Fascia thoracolumbalis** umhüllt den M. quadratus lumborum und ist an die Processus costales der Lendenwirbel angeheftet. An ihrem seitlichen Rand schafft die Fascia thoracolumbalis (insbesondere mit ihrem tiefen Blatt) Anheftungsflächen für die Mm. transversus abdominis und obliquus internus abdominis. Weiter dorsal umgibt ein weiteres (das oberflächliche) Blatt der Fascia thoracolumbalis den M. erector spinae und ist an den Dornfortsätzen der Lumbalwirbel angeheftet.

Der kuppelförmige kraniale Abschluß der Bauchhöhle wird durch das **Zwerchfell (Diaphragma)** gestaltet (Abb. 11-16, 11-46). Die thorakale Fläche des Diaphragma haben Sie bereits untersucht; wir müssen nun seine abdominale Fläche und seine Insertionsareale studieren. Kennzeichnen Sie die beiden Schenkel **(Crura)** der Pars lumbalis, die von den Vorderseitenflächen der Wirbelkörper der oberen Lumbalwirbel entspringen (**Crus dextrum** L1,2,3,[4]; **Crus sinistrum** L1,2,[3]). Die beiden Zwerchfellschenkel ziehen nach kranial und vereinigen sich zu einem Sehnenbogen, **Lig. arcuatum medianum**, hinter dem die Aorta den Bauchraum erreicht, sowie der Ductus thoracicus ihn verläßt. Weiter lateral entspringen Muskelfasern des Diaphragma vom **Lig. arcuatum mediale**; letztgenanntes ist eine bindegewebige Verstärkung, die bogenförmig über dem M. psoas major verläuft und sich zwischen dem Wirbelkörper von L2 und dem Processus costalis von L1 ausspannt. Lateral davon haben Muskelfasern des Diaphragma ihren Ursprung vom **Lig. arcuatum laterale**; dieses überspannt den M. quadratus lumborum zwischen dem Ende des Processus costalis von L1 und der 12. Rippe. Die restlichen Anteile des Diaphragma haben weite Ursprungsareale, die sich von den Innenflächen der unteren sechs Rippen (in Verflechtung mit dem M. transversus abdominis) bis nach kranial zum Processus xiphoideus des Sternum ausdehnen. Die Muskelfasern ziehen bogenförmig nach kranial in eine medial gelegene Sehnenplatte, das **Centrum tendineum**.

Frage 185: Welcher Nerv innerviert das Diaphragma?

Wiederholen Sie für sich die Strukturen, die durch das Zwerchfell ziehen. Kennzeichnen Sie die Durchtrittsstelle der V. cava inferior im Centrum tendineum (Foramen venae cavae) sowie die Durchtrittsstelle des Ösophagus (Hiatus oesophageus); dieser zieht durch die Zwerchfellschenkel links der Mittellinie. Muskelzüge des rechten Zwerchfellschenkels ziehen bogenförmig nach kranial und bilden dabei einen Muskelzügel um den Hiatus oesophageus; diese Tatsache ist für die Aufrechterhaltung des gastro-ösophagea-

len Sphinktermechanismus (bei Druckerhöhung im Abdomen) bedeutsam. Der Truncus sympatheticus erreicht das Abdomen hinter dem Lig. arcuatum mediale; die Nn. splanchnici major und minor ziehen direkt durch die Zwerchfellmuskulatur. Die Vasa epigastrica superiora, die jeweils aus der A. thoracica interna hervorgehen, ziehen mit begleitenden Lymphgefäßen zwischen Pars sternalis und Pars costalis des Zwerchfells. Die unteren sechs Nn. intercostales sowie die entsprechenden Aa. und Vv. intercostales ziehen zwischen den jeweiligen Partes costales des Zwerchfells und versorgen die Muskeln der vorderen Bauchwand und die darüberliegenden Hautareale. Die Aorta wird vom Lig. arcuatum medianum umrahmt (Hiatus aorticus). Betrachten Sie als nächstes die kaudalen Begrenzungen der Bauchhöhle im Bereich des Beckens (Abb. 12-15). Kennzeichnen Sie am Präparat eines Bänderbeckens das **Lig. sacrotuberale** zwischen Tuber ischiadicum und Os sacrum sowie das darunterliegende **Lig. sacrospinale** zwischen Spina ischiadica und Os sacrum. Durch die Anordnung dieser beiden Ligamenta werden Incisura ischiadica major und Incisura ischiadica minor zu Foramina entsprechenden Namens umgestaltet (Foramen ischiadicum [sciaticum] majus, Foramen ischiadicum [sciaticum] minus). Der **M. piriformis** hat an den unteren Abschnitten der Facies pelvina des Os sacrum seinen Ursprung; er zieht durch das Foramen ischiadicum [sciaticum] majus aus dem Beckeninneren nach lateral. Infolge der natürlichen Beckenneigung sowie der Kyphose des Os sacrum ist der M. piriformis vorwiegend am «Dach» des Beckens zu finden.

Am Lebenden spannt sich im **Foramen obturatum** die **Membrana obturatoria** aus. Die Innenseite der Membrana obturatoria und die Randbezirke der entsprechenden Fossa bieten die Ursprungsfläche für den **M. obturator internus** (Abb. 12-15a); dieser zieht durch das Foramen ischiadicum [sciaticum] minus zum Trochanter major des Femur (S. 117).

Der muskulöse Beckenboden wird durch die beiden **Mm. levator ani** gestaltet (Abb. 12-15b); sie bilden gemeinsam mit dem Os sacrum eine schüsselförmige Höhle, die nach vorne, Richtung Beckeneingang, geneigt ist. Blickt man ins Becken, entspringen die am oberflächlichsten gelegenen Muskelfasern des M. levator ani (M. pubococcygeus) von der Innenfläche des Os pubis und ziehen nach dorsal über den anderen Muskelzügen des M. levator ani hinweg. Einige Fasern des M. pubococcygeus ziehen zum Steißbein; weiter ventral bilden andere Fasern eine Muskelschlinge **M. puborectalis**, die im hinteren Abschnitt des anorektalen Bereichs liegt, sowie weitere Fasern eine zweite (ventral der ersten gelegene) Muskelschlinge **M. pubovaginalis**, die sich bei der Frau um den hinteren Abschnitt der Vagina legt (Abb. 12-83). Beim Mann ziehen die am weitesten ventral gelegenen Fasern zur Prostata (**M. levator prostatae**). Zwischen Hiatus urogenitalis und Hiatus ani des Beckenbodens sind die Fasern des M. levator ani fest mit der Bindegewebsplatte des **Centrum tendineum perinei** verbunden. Unter dem M. pubococcygeus entspringt der M. iliococcygeus von einem Sehnenbogen, der sich in der Faszie des M. obturator internus bildet und der nach dorsal zum Steißbein sowie zum **Lig. anococcygeum** zieht; dieses ist mit Muskelfasern verwoben und spannt sich zwischen Steißbein und Analkanal aus. Die am weitesten dorsal gelegenen Fasern (M. coccygeus oder M. iliococcygeus) sind Derivate von Muskeln, die bei Tieren das Wedeln mit dem Schwanz ermöglichen. Sie entspringen von der Spina ischiadica und ziehen zur Seitenfläche des Steißbeins sowie zum kaudalsten Abschnitt des Kreuzbeins. Ventralwärts findet sich eine schmale, median gelegene Lücke zwischen den beiden Mm. levatores ani (Levator-Tor). Der M. levator ani bildet so den muskulösen Beckenboden und die Hinterwand des Beckenraums. Die schräge Ausrichtung des Beckens ermöglicht es, daß der Hauptgewichtsanteil des Bauchinhalts auf der oberen Kante der Symphyse lastet, aber man kann fühlen, wie der M. levator ani vorsorglich kontrahiert wird, wenn sich der intraabdominelle Druck (wie z.B. beim Husten) erhöht. Der M. levator ani wird von Rami anteriores der Nn. sacrales (II), III und IV, (gelegentlich) von Zweigen der Nn. rectales inferiores (S[2],3,4) oder von den Nn. perineales des N. pudendus innerviert.

Frage 186: Warum beteiligen sich Frauen an der Schwangerengymnastik?

Nerven und Gefäße der vorderen Bauchwand (Abb. 12-16)

Kennzeichnen Sie nun die kaudalen sechs **Nn. intercostales** sowie die entsprechenden **Arterien** und **Venen,** den **N. subcostalis** sowie den ersten N. lumbalis, der an der Bildung von N. iliohypogastricus und N. ilio-inguinalis beteiligt ist. Interkostalnerven ziehen gemeinsam mit Interkostalarterien und Interkostalvenen unter den entsprechenden Rippenunterrand und verlaufen schräg nach ventral, entlang einer **Gefäßnervenstraße der vorderen Bauchwand**, um deren Muskeln zu versorgen. Die Nn. intercostales (= Rami anteriores der Nn. thoracici I–XI) geben laterale Hautäste (Rami cutanei) ab und erreichen mit ihren Endästen das vordere Blatt der Rektusscheide, wo sie den M. rectus abdominis und die darüberliegenden Hautareale innervieren.

Frage 187: Zwischen welchen zwei Muskeln liegt diese Gefäßnervenstraße?

Der **N. subcostalis** (= Ramus anterior des N. thoracicus XII) zieht in einer Gefäßnervenstraße am Unterrand der 12. Rippe. Der Ramus anterior des N. lumbalis I bildet (teils gemeinsam mit Fasern aus dem Ramus anterior des N. thoracicus XII) die Nn. iliohypogastricus und ilio-inguinalis; beide letztgenannten Nerven tauchen am Lateralrand des M. psoas major auf und ziehen über den M. quadratus lumborum. Sie durchbohren den M. transversus abdominis oberhalb der Crista iliaca und erreichen die Gefäßnervenstraße (zwischen den Muskeln). Der **N. iliohypogastricus** (Th12, L1) innerviert die Muskulatur an seiner Verlaufsstrecke und versorgt mit seinen Endästen ein Hautareal über der Leistenbeuge und der Symphyse; der schwächere **N. ilio-inguinalis** (Th12, L1) durchbricht den M. obliquus internus abdominis und kommt anschließend unmittelbar unterhalb des Funiculus spermaticus zu liegen; er zieht dann mit dem Samenstrang durch den Anulus inguinalis superficialis. Der N. ilio-inguinalis (Th12, L1) innerviert Teile des M. obliquus internus abdominis, (beim Mann) Haut-

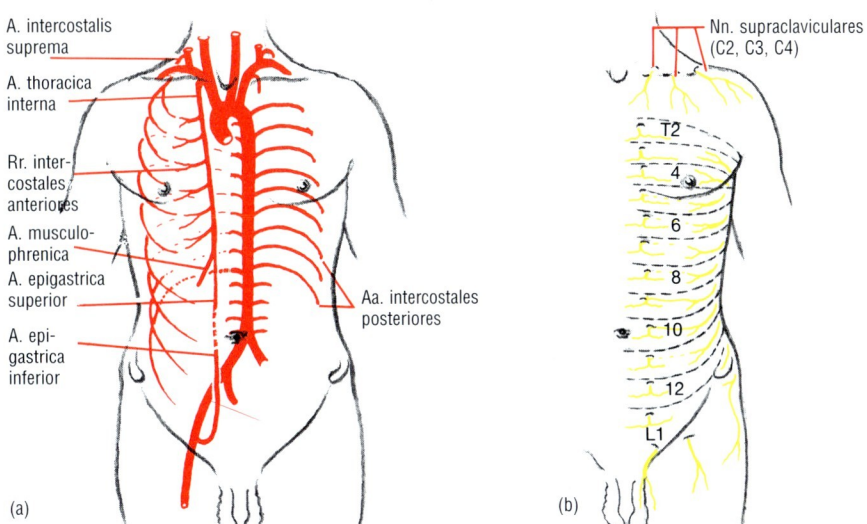

12-16
Arterien (a) und Nerven (b) der vorderen Bauchwand.

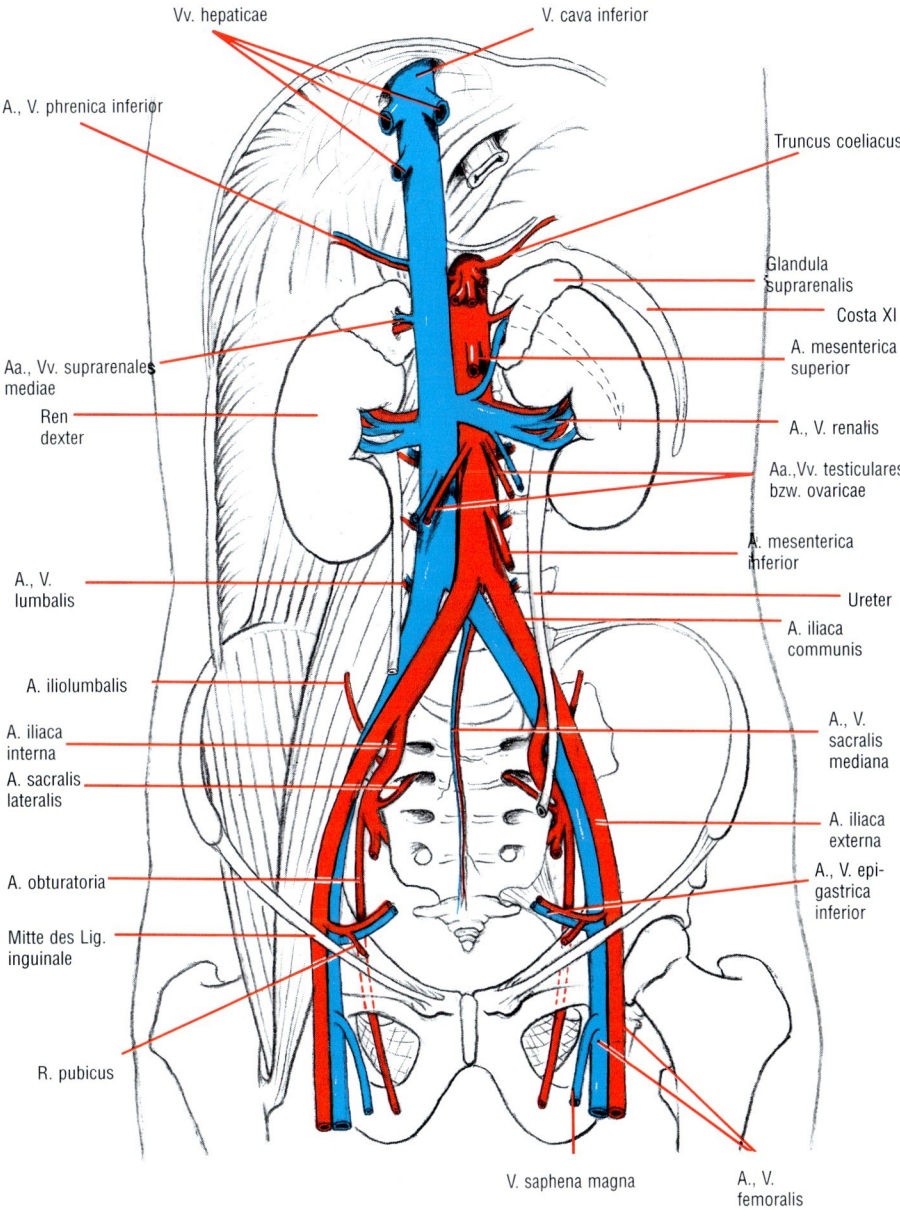

12-17
Arterien und Venen der hinteren Bauchwand.

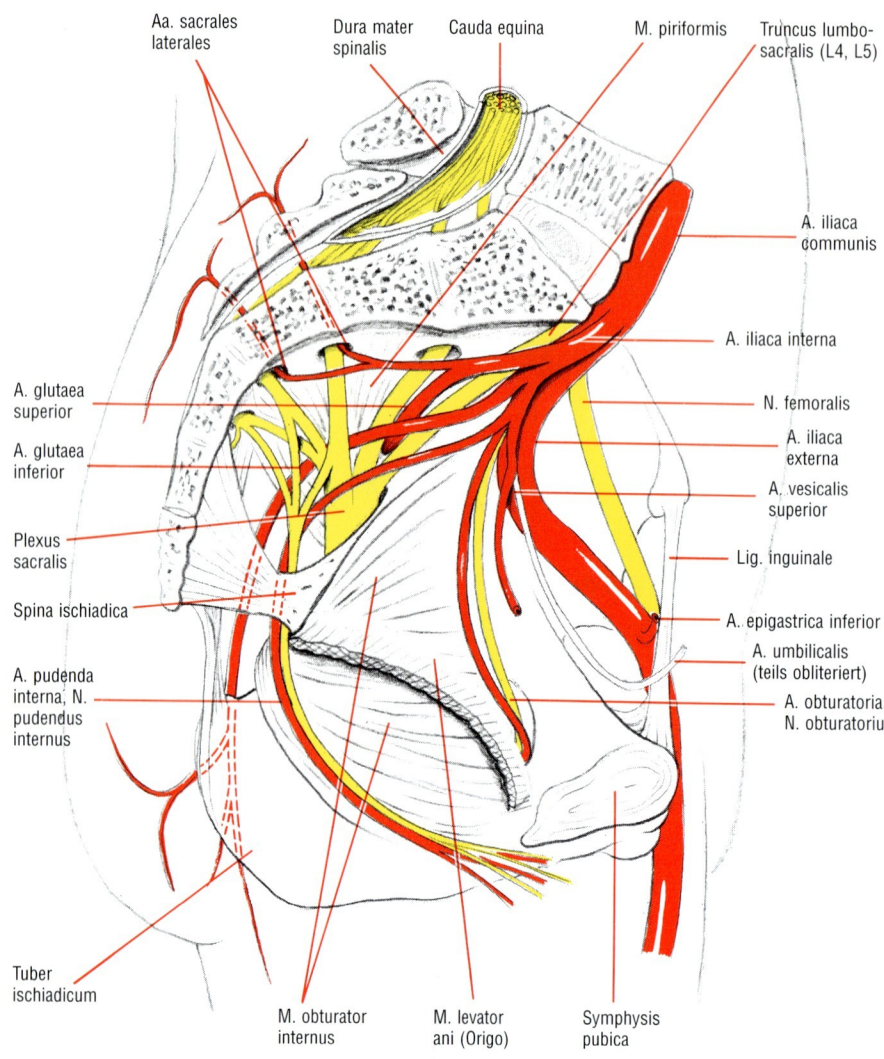

Aa. sacrales laterales

Dura mater spinalis

Cauda equina

M. piriformis

Truncus lumbo-sacralis (L4, L5)

A. iliaca communis

A. iliaca interna

N. femoralis

A. iliaca externa

A. vesicalis superior

Lig. inguinale

A. epigastrica inferior

A. umbilicalis (teils obliteriert)

A. obturatoria, N. obturatorius

A. glutaea superior

A. glutaea inferior

Plexus sacralis

Spina ischiadica

A. pudenda interna, N. pudendus internus

Tuber ischiadicum

M. obturator internus

M. levator ani (Origo)

Symphysis pubica

12-18
Arterien und Nerven des Beckens; Ansicht von medial.

durchzieht und als A. femoralis dann (am Oberschenkel) weiter nach distal verläuft. Die A. epigastrica inferior zieht medial des Anulus inguinalis profundus und unterhalb der gemeinsamen Sehnenplatte nach kranial und erreicht so den hinteren Teil der Rektusscheide; hier anastomosiert sie bisweilen mit der A. epigastrica superior und den Aa. intercostales. Oberflächliche Hautvenen führen das Blut zur Axilla oder zu oberflächlichen Venen der Leistengegend. **Oberflächliche Lymphgefäße** ziehen gemeinsam mit den Venen, und einige wenige, tiefer gelegene Lymphgefäße ziehen mit den Arterien.

Gefäße an der hinteren Bauchwand und den Beckenwänden (Abb. 12-17, 12-18)

Nach dem Studium der Muskulatur befassen Sie sich nun mit den großen Gefäßen und den wichtigen Nerven der hinteren Bauchwand.

Die **Bauchaorta (Aorta abdominalis)** zieht auf der Vorderseite der Lumbalwirbel nach kaudal und teilt sich in Höhe des 4. Lendenwirbels in die beiden Aa. iliacae communes. In ihrem kaudalen Verlauf gibt die Bauchaorta drei wichtige unpaare (ventrale) Eingeweideäste zum Verdauungstrakt ab. Es sind dies Truncus coeliacus, A. mesenterica superior sowie A. mesenterica inferior, die später alle beim Kapitel Verdauungstrakt näher besprochen werden sollen. Von der Bauchaorta zweigen auch paarige (laterale) Arterien zu Nebennieren, Nieren und Gonaden ab. Ebenso ziehen paarige (dorsale) Arterien aus der Bauchaorta zur Bauchwand: zu letztgenannten zählen die paarigen **Aa. phrenicae inferiores**, die an der Unterseite des Zwerchfells liegen, sowie die vier paarigen **Aa. lumbales**. Diese Aa. lumbales zweigen als Segmentalarterien, wie die Aa. intercostales dorsales, aus der Bauchaorta ab, ziehen nach lateral über die Vorderflächen der Lumbalwirbel, treten in die Mm. psoas major und quadratus lumborum ein und versorgen so die Muskeln der hinteren Bauchwand, die Rückenmuskulatur und das Rückenmark mit arteriellem Blut. Im Bereich der Bifurcatio aortae entspringt die dünne **A. sacralis mediana**. Sie zieht in der Medianen über den 4. und 5. Lumbalwirbel, dem Kreuzbein und dem Steißbein nach kaudal und versorgt die oberen Beckenbereiche. Sie kann auch mit kleineren Ästen die dorsale Wand des Rectum versorgen.

Studieren Sie die **Aa. iliacae communes** in ihrem Verlauf nach kaudal und lateral sowie ihre Aufzweigung in die **Aa. iliacae externae** und **internae** ventral der Iliosakralgelenke. Beachten Sie, daß die Aa. iliacae communes zwar vor dem Truncus sympatheticus ziehen, jedoch die sympathischen Fasern des präsakralen Plexus vor den Arterien verlaufen und so das Promontorium des Kreuzbeins erreichen, von wo sie ins Becken ziehen und die Beckeneingeweide versorgen.

Jede **A. iliaca interna** zieht entlang dem entsprechenden Iliosakralgelenk ins Becken. Aus ihr zweigen Äste zu den Beckeneingeweiden, zur Glutäal- und Perinealregion ab sowie die A. obturatoria, die A. iliolumbalis und die (meist zwei) Aa. sacrales laterales. Kennzeichnen Sie die **A. obturatoria**, wie sie nach ventral mit dem N. obturatorius an der seitlichen Beckenwand zum Oberrand des Foramen obturatum zieht; über das Foramen obturatum verläßt die A. obturatoria das Beckeninnere. Innerhalb des Beckens

areale über der Peniswurzel und dem Scrotum (bzw. bei der Frau über dem Mons pubis und dem Labium majus) sowie ein kranial und medial gelegenes Hautfeld am Oberschenkel.

Neben der nervalen Versorgung von Hautbezirken und der Bauchwandmuskulatur sind diese Nerven auch an der Innervation des Peritoneum parietale beteiligt. Eine Reizung dieser Nerven an irgendeinem Punkt jenseits ihres spinalen Ursprungs kann deshalb zum Auftreten von Bauchschmerzen führen. Die Innervation gürtelförmiger Hautareale läßt sich bei entsprechendem Krankheitsbild sehr eindrucksvoll zeigen, wenn z. B. die sensiblen Nervenzellen im Spinalganglion einer Hinterwurzel von Herpes-zoster-Viren befallen sind und das entsprechende gürtelförmige Hautareal durch Rötung, Bläschenbildung und Schmerzen abgrenzbar ist. Da sich jedoch benachbart liegende Hautareale (Dermatome) überlappen, wird der Ausfall einer einzigen Nervenwurzel nicht zu einem deutlichen Sensibilitätsverlust in einem entsprechenden Hautbezirk führen.

Suchen Sie die **A. epigastrica superior** und die **A. epigastrica inferior** zwischen dem M. rectus abdominis und dem hinteren Blatt der Rektusscheide auf. Die A. epigastrica superior ist einer der beiden Endäste der A. thoracica interna, und die A. epigastrica inferior ist ein Ast der A. iliaca externa; sie zweigt aus der A. iliaca externa ab, kurz bevor diese unter dem Leistenband hingibt sie dünne Äste für die Beckenwände ab. Grenzen Sie auch die **A. iliolumbalis** ab; sie zieht nach kranial und lateral vor dem Iliosakralgelenk (hinter dem N. obturatorius und den Vasa iliaca externa) und versorgt den M. psoas major sowie die Muskeln der hinteren Bauchwand. Die **Aa. sacrales laterales** ziehen in unmittelbarer Nähe zu den Foramina sacralia anteriora nach kaudal, treten in die beiden oberen Kreuzbeinlöcher ein und versorgen den Sakralkanal. Äste der Aa. sacrales laterales gelangen durch die Foramina sacralia auf die Dorsalseite des Kreuzbeins und versorgen dort Haut und Muskulatur. Kennzeichnen Sie nun die **Aa. iliacae externae**, wie sie am medialen Rand des M. psoas major in Richtung **Mittelpunkt des Leistenbandes** (Mitte einer Linie zwischen Spina iliaca anterior superior und Tuberculum pubicum) ziehen; dort passieren sie unter dem Leistenband nach kaudal, und man bezeichnet die Arterien nun als Aa. femorales. Unmittelbar oberhalb des Lig. inguinale zweigt aus der A. iliaca externa die **A. epigastrica inferior** ab; diese zieht nach kranial und erreicht die Rektusscheide. Der Ramus pubicus der A. epigastrica inferior, der auch anstelle einer A. obturatoria vorhanden sein kann, kann u. U. über der Öffnung des Canalis femoralis verlaufen und so bei einer Schenkelhernie betroffen sein. Versuchen Sie, eine A. cremasterica aufzuspüren, die über die A. epigastrica inferior den Hüllen des Samenstrangs Blut zuführt.

Die **Venen der hinteren Bauchwand** ziehen mit den Arterien. Die Vv. iliaca externa sowie iliaca communis findet man medial der entsprechenden Arterien und zur **V. cava inferior**, die sich aus dem Zusammenfluß der beiden Vv. iliacae communes bildet. Die V cava inferior beginnt dorsal der A. iliaca communis dextra und verläuft dann nach kranial an der rechten Seite der Lumbalwirbel neben der Aorta abdominalis, die links von ihr liegt. Die Venenäste aus der hinteren Bauchwand entsprechen in ihrem Verlauf im großen und ganzen dem der Arterien. Das venöse Blut aus dem Verdauungstrakt und seinen Derivaten fließt nahezu ausschließlich in die **V. portae** und somit zur Leber, während das venöse Blut aus den Beckeneingeweiden den systemischen Kreislauf erreicht. Es ist wichtig, daß die Beckenvenen, die mit Venen aus dem Lumbal- und dem Sakralabschnitt der Wirbelsäule anastomosieren, keine Venenklappen besitzen; so können maligne Zellen aus Beckentumoren mit Hilfe eines Rückstroms in diesem Niederdrucksystem in die Wirbelsäule gelangen.

Lymphgefäße begleiten alle größeren Arterien und bilden dabei Ketten aus Lymphknoten und Verbindungsgefäßen. Eine **prävertebrale Lymphknotengruppe** ist hier zu finden, und sie erhält Lymphe aus Zuflüssen, die mit den größeren Gefäßen zum Verdauungstrakt ziehen. Lymphe aus der unteren Extremität und dem Becken wird in Richtung **Nodi lymphatici iliaci externi** und **interni** entsorgt und dann zu **paravertebralen Lymphknoten** weitergeleitet; diese findet man weiter lateral der Wirbelkörper, und in ihnen sammelt sich auch die Lymphe aus Nebennieren, Nieren und Gonaden sowie der hinteren Bauchwand. Die Lymphe aus allen genannten Bereichen sammelt sich in der **Cisterna chyli**, einer Sammelstation, die hinter der Aorta abdominalis in Höhe des 1. oder 2. Lendenwirbels liegt und aus der der **Ductus thoracicus** nach kranial hervorgeht.

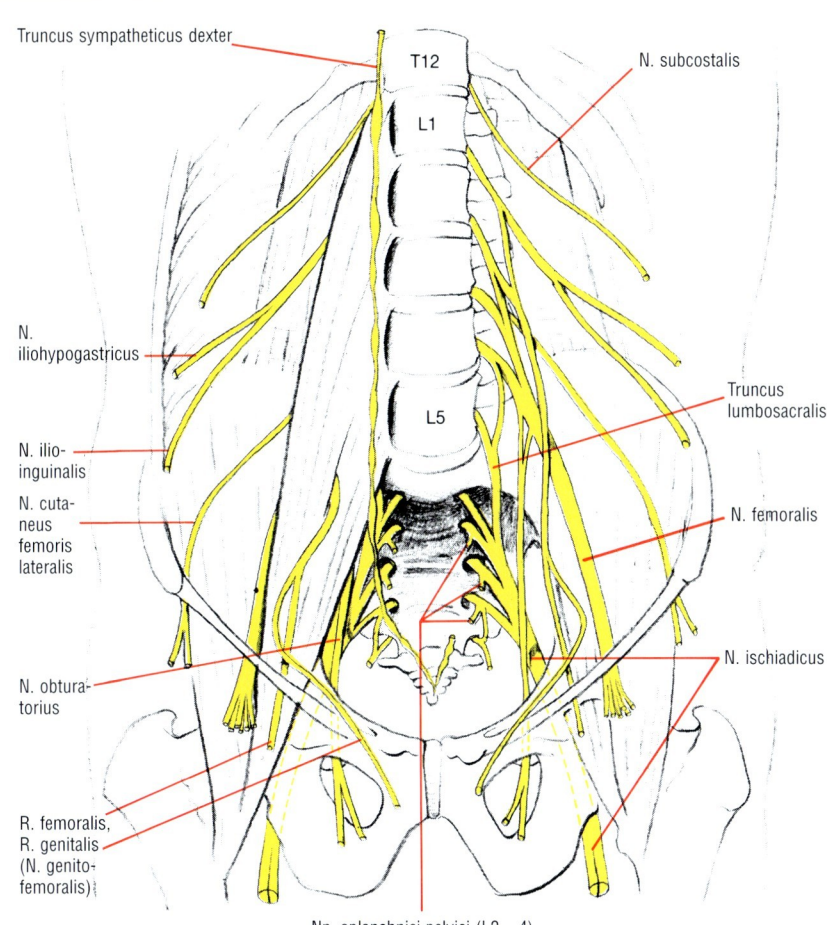

12-19
Nerven der hinteren Bauchwand und des Beckens; auf der linken Seite M. psoas major größtenteils entfernt.

Nerven an der hinteren Bauchwand und den Beckenwänden (Abb. 12-19)

Die Rami anteriores der **lumbalen Spinalnerven** beteiligen sich am Aufbau des **Plexus lumbalis** im M. psoas major. Aus diesem Plexus gehen u. a. zwei wichtige Nerven hervor. Kennzeichnen Sie den **N. femoralis**, der sich aus den Rami anteriores der Nn. lumbales II bis IV (hintere Anteile) bildet; er zieht am Lateralrand des M. psoas major in Richtung Beckenrand nach kaudal. Er innerviert den M. iliacus und zieht anschließend unter dem Leistenband (in der Lacuna musculorum) lateral der A. femoralis zum Oberschenkel und innerviert einen großflächigen Hautbezirk an der Vorderseite des Oberschenkels (Rami cutanei anteriores) und am Bein (Medialseite; N. saphenus) sowie die Extensoren der Oberschenkel (Rami musculares). Markieren Sie nun den **N. obturatorius**, der sich aus den Rami anteriores der Nn. lumbales II bis IV (vordere Anteile) bildet; jener zieht am Medialrand des M. psoas major in Richtung Foramen obturatum, durch das er auch gemeinsam mit der A. obturatoria das Beckeninnere verläßt. Der N. obturatorius innerviert einen kleinen Abschnitt von Peritoneum parietale im Bereich der Ovarien; deshalb können Schmerzen im Bereich der Ovarien in ein Hautareal an der medialen Innenseite des Oberschenkels übertragen werden; dieses

Hautareal wird ebenfalls vom N. obturatorius (Ramus cutaneus) innerviert, ebenso wie die Adduktoren des Oberschenkels (Ramus anterior, Ramus posterior mit entsprechenden Muskelästen) (S. 140). Suchen Sie den **N. subcostalis** (Th12), den **N. iliohypogastricus** (Th12, L1) sowie den **N. ilio-inguinalis** (Th12, L1) auf, wie sie am Lateralrand des M. psoas major zum Vorschein kommen, über den M. quadratus lumborum hinwegziehen und anschließend im M. transversus abdominis eindringen; von hier aus ziehen sie in einer Gefäßnervenstraße innerhalb der Bauchwand. Diese Nerven verzweigen sich in einer den Interkostalnerven ähnlichen Weise. Der **N. genitofemoralis** (L1,2) läßt sich leicht auffinden, da er als einziger Nerv die Vorderfläche des M. psoas major durchbricht und auf dem Muskel nach kaudal zieht. Sein Ramus femoralis verläuft unter dem Leistenband (Lacuna vasorum) zum Oberschenkel; dagegen zieht der Ramus genitalis des N. genitofemoralis zum Leistenkanal und legt sich dem Samenstrang oder dem Lig. teres uteri an. Suchen Sie nun als nächstes den **Truncus lumbosacralis** (gliedert sich von L4 und L5 ab) auf; dieser zieht medial vom M. psoas major und über den Beckenrand nach kaudal und verbindet sich mit dem **Plexus sacralis**. Der Plexus sacralis bildet sich aus den Rami anteriores der Nn. sacrales, liegt an der Beckenhinterwand, und die meisten seiner Äste verlassen das Beckeninnere durch die Foramina ischiadica (sciatica) majus und minus in Richtung Bein und Dammregion (S. 117). Im Inneren des Beckens innervieren Nerven des Plexus sacralis u. a. den M. piriformis (S1,2) und den M. levator ani (S4). Versuchen Sie sorgfältig, die **parasympathischen Nerven im Beckenbereich** aufzufinden (S2,3,4; **Nn. splanchnici pelvici**); jene ziehen ventralseits quer über den Beckenboden und innervieren die Beckenorgane. Die Nn. splanchnici pelvici (parasympathische Nerven) sind präganglionäre Fasern und werden in Ganglienzellen, die in den entsprechenden, von ihnen auch versorgten Organen liegen, auf postganglionäre Fasern umgeschaltet. Die **sympathische Innervation** der Bauchorgane erfolgt vornehmlich durch die **Nn. splanchnicus major und minor** (aus dem Thorax) aus prävertebralen Ganglien; diese Nerven ziehen zu den großen, in der Medianen gelegenen, vegetativen Ganglien und Nervengeflechten. Die lumbalen und sakralen Abschnitte des **Truncus sympatheticus** sind anterolateral der Lumbal- und Sakralwirbel aufzufinden. Wenngleich sie nur dünn sind, versorgen sie doch die hintere Bauchwand, die unteren Extremitäten, die distalen Abschnitte des Magen-Darm-Trakts (distal der Flexura coli sinistra) sowie die Beckeneingeweide.

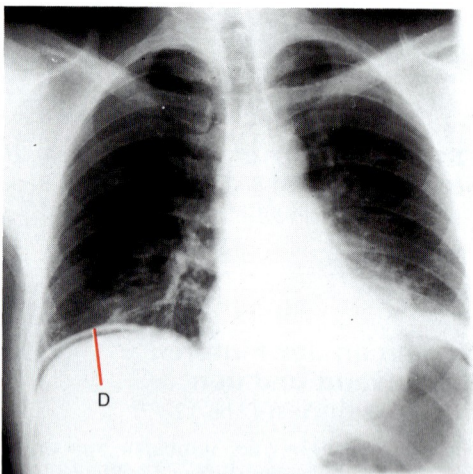

12-20
Röntgenbild von Thorax und Oberbauch, das eine Gasansammlung unter der rechten Zwerchfellkuppel zeigt (D).

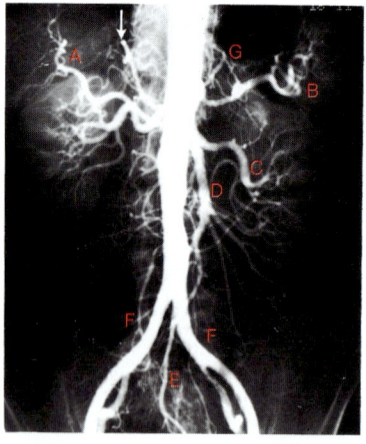

12-21
Arteriogramm der großen Baucharterien (s. Frage 189; Pfeil kennzeichnet Kanüle).

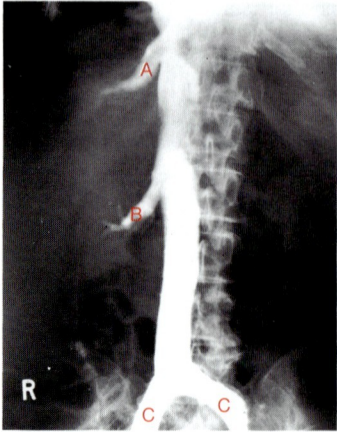

12-22
Venogramm der großen Bauchvenen (s. Frage 189).

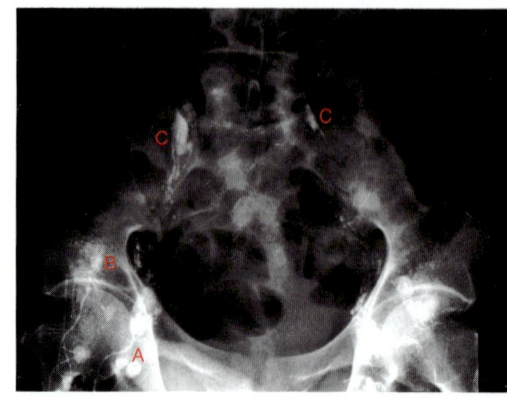

12-23
Lymphangiogramm des Bauchraums und der Leistenregion.

Peritoneum

Die Wände der Bauchhöhle und des Beckens sind von Peritoneum parietale ausgekleidet; ebenso sind viele Organe mit **Peritoneum viscerale** überzogen. Das **Peritoneum** ist eine dünne, aber haltbare Zellschicht, die der Pleura und dem Pericardium serosum sehr ähnlich ist. Seine glatte, flüssigkeitsbenetzte Oberfläche erlaubt eine reibungsarme Bewegung von Organen und Bauchwand. Wie bei den Pleuraverhältnissen überzieht das **Peritoneum parietale** innen die Bauchwand und versorgt sie mit sensiblen Nerven. Viele Organe sind ganz oder teilweise vom **Peritoneum viscerale** umhüllt, das nur durch vegetative Nerven versorgt wird.

Frage 188: Würden Schmerzen aus einer Reibung der sensiblen Nerven 1. im Peritoneum parietale oder 2. im Peritoneum viscerale entstehen? Wie scharf lassen sich Schmerzen in jedem der beiden Fälle abgrenzen?

Einige Organe, wie z.B. die Nieren, sind in unmittelbarer Nachbarschaft zur Bauchwand dorsal dem Peritoneum parietale gelegen; man bezeichnet deren Lage als **retroperitoneal**. Andere Organe, wie Ileum und Jejunum, sind an der Bauchwand durch eine Doppellage von Peritoneum, dem Mesenterium, aufgehängt; im **Mesenterium** laufen große Gefäße und Nerven. Einige Organe sind nur zum Teil von Peritoneum umgeben, und die Peritoneum-freien Organflächen bezeichnet man als **Areae nudae**. Die **Peritonealhöhle** ist wie die Pleurahöhle nur ein möglicher (in der Anlage vorhandener) Raum; sie besteht aus einem Hauptbereich, der eigentlichen **Peritonealhöhle**, der ohne Grenzen am Beckenrand ins **Becken** übergeht, ferner aus einem kleineren Teil, der **Bursa omentalis**, die eine schmale Verbindung zur eigentlichen Peritonealhöhle hat **(Foramen epiploicum)**. Die Bursa omentalis liegt teilweise dorsal des Magens und bildet sich bei der Magendrehung in der Embryonalentwicklung. Da sich die Hand eines Untersuchers bei einer Operation frei in der Peritonealhöhle bewegen läßt und sich auch Flüssigkeits- oder Luftansammlungen (z.B. nach einer Darmperforation) ungehindert in der Peritonealhöhle ausbreiten können, ist es sehr wichtig, Ausdehnung und Verbindungen verschiedener Abschnitte der Peritonealhöhle sowie die Lagebeziehungen des Peritoneums zu den einzelnen Organen gut abschätzen zu können.

B. Radiologische Befunde

Betrachten Sie erneut die Röntgenbilder der Lendenwirbelsäule und des Beckens, und achten Sie besonders auf die knöchernen Bezugspunkte. Sie sollten nun gedanklich die Weichteile der Bauchwandabschnitte auf diese Röntgenaufnahmen projizieren können. Das **Zwerchfell** (D) läßt sich meist deutlich abgrenzen, wenn sich Luft aus einer Darmperforation an seiner Unterseite ansammelt (Abb. 12-20). Der **Lateralrand des M. psoas major** läßt sich ebenfalls sehen («Psoasschatten»). Die **großen Gefäße** im Abdomen sind mittels einer Arteriographie darstellbar. Studieren Sie das durchgeführte Arteriogramm (Abb. 12-21), Venogramm (Abb. 12-22) sowie das Lymphangiogramm (Abb. 12-23).

Frage 189: Benennen Sie die Gefäße und Lymphknoten, die Sie an den Präparaten studiert haben.

12.4 Verdauungstrakt I: Ösophagus, Magen und Duodenum

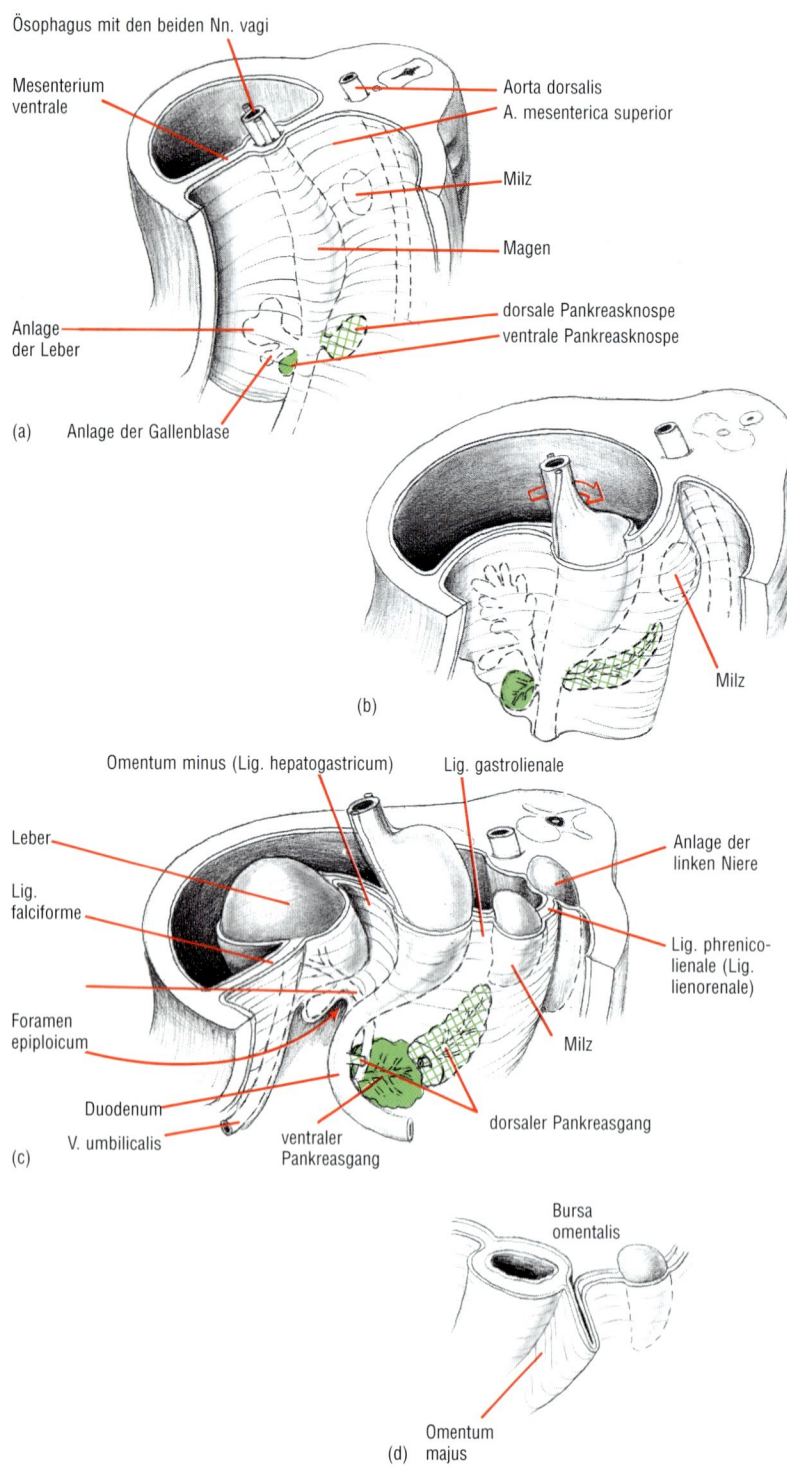

Ösophagus mit den beiden Nn. vagi

Mesenterium ventrale

Aorta dorsalis

A. mesenterica superior

Milz

Magen

dorsale Pankreasknospe

ventrale Pankreasknospe

Anlage der Leber

(a)   Anlage der Gallenblase

Milz

(b)

Omentum minus (Lig. hepatogastricum)   Lig. gastrolienale

Leber

Lig. falciforme

Anlage der linken Niere

Lig. phrenico-lienale (Lig. lienorenale)

Foramen epiploicum

Milz

Duodenum

V. umbilicalis   ventraler Pankreasgang

dorsaler Pankreasgang

(c)

Bursa omentalis

Omentum majus
(d)

12-24
(a–c) Entwicklung des Vorderdarms und seiner Derivate (Leber, Gallengangssystem und Pankreas); (d) Entwicklung des Omentum majus.

Ziel dieses Kapitels ist das Studium von Organen im Bauchraum wie abdomineller Abschnitt des Ösophagus, Magen und Duodenum, deren Beziehung zum Peritoneum sowie deren Gefäßversorgung.

Entwicklung des Verdauungstrakts (Abb. 12-24)

Ehe man mit dem Studium von Gestalt und Anordnung des Verdauungstrakts beim Erwachsenen beginnt, sollte man die embryonale Entwicklung des Verdauungstrakts verstanden haben. An dieser Stelle soll nur ein kurzer Abriß der embryonalen Vorgänge gegeben werden. Das Schleimhautepithel des Verdauungstrakts bildet sich aus dem Entoderm. Die Abfaltung des lateral gelegenen, intraembryonalen Mesoderm («Seitenplattenmesoderm») läßt einen Spaltraum entstehen, der sich im Bauchraum zur Peritonealhöhle umgestaltet (Kap. 10). Peritoneum viscerale sowie Muskulatur und Bindegewebe der Wand des Verdauungstrakts entwickeln sich aus der Splanchnopleura des Mesoderm (viszerale Mesodermschicht), Peritoneum parietale sowie Muskulatur und Bindegewebe der Bauchwand aus der Somatopleura des Mesoderm (parietale Mesodermschicht). Diese Aufteilung des intraembryonalen Mesoderm dehnt sich nicht über die gesamte entodermale Röhre des Verdauungstrakts aus; alle Abschnitte behalten ihre dorsale, von der Medianen ausgehende mesodermale Aufhängung bei, die das **Mesenterium dorsale** des Verdauungstrakts bildet und in dem die großen Gefäße verlaufen, die aus der in der Medianen liegenden Aorta dorsalis abzweigen (Abb. 12-24a).

Es lassen sich am Verdauungstrakt drei verschiedene Abschnitte abgrenzen: Vorderdarm, Mitteldarm und Enddarm, jeweils mit einer eigenen arteriellen Versorgung. Aus dem intraabdominellen Abschnitt des **Vorderdarms** entwickeln sich terminaler Abschnitt des Ösophagus, Magen und Duodenum bis zur Einmündung des Ductus choledochus, aber auch Leber und Pankreas; der Truncus coeliacus versorgt den Vorderdarm und seine Derivate mit arteriellem Blut. Aus dem **Mitteldarm** wiederum entwickeln sich distaler Abschnitt des Duodenum, Jejunum, Ileum, Caecum und Appendix vermiformis, Colon ascendens sowie Hauptteil des Colon transversum; diese o.g. Darmabschnitte werden durch die A. mesenterica superior mit arteriellem Blut versorgt. Der **Enddarm** gestaltet sich schließlich zu Flexura coli sinistra, Colon descendens, Colon sigmoideum, Rectum sowie den proximalen zwei Dritteln des Analkanals; diese letztgenannten Darmabschnitte des Enddarms erhalten arterielles Blut aus der A. mesenterica inferior. Das letzte Drittel des Analkanals entwickelt sich aus Ektoderm, dem Proctodeum, und wird durch Gefäße der Dammregion vaskularisiert. Neben seinem Mesenterium dorsale besitzt der Vorderdarm auch ein **Mesenterium ventrale**, das sich aus dem Septum transversum (Mesodermanlage) entwickelt.

Wenngleich sich der Verdauungskanal zu Beginn als eine in der Medianen gelegene Röhre darstellt, machen doch verschiedene Abschnitte im weiteren Fortgang der Entwicklung Rotation und Lageveränderungen durch. Viele Abschnitte des Verdauungskanals erhalten dabei in ihrer neuen Lage Anschluß zur hinteren Bauchwand, so daß letztlich der Verdauungskanal alles andere als eine in der Medianen gelegene Röhre ist. Es ist jedoch interessant anzumerken, daß das Gehirn Informationen aus den Eingeweiden so verarbeitet, als wenn der Verdauungstrakt noch immer eine in der Medianen gelegene Röhre wäre: Schmerzen aus dem Vorderdarm nimmt man im Epigastrium, Schmerzen aus dem Mitteldarm in der Regio umbilicalis und Schmerzen aus dem Enddarm in der Regio suprapubica wahr.

Frage 190: Mit welchem anatomischen Sachverhalt zur Innervation des Verdauungstrakts läßt sich dieses Phänomen erklären?

Im Laufe der Embryonalentwicklung werden Ösophagus und Duodenum mit Zellmaterial als solide Stränge ausgebildet und anschließend wieder rekanalisiert. Aus diesem Grunde kommt es in diesen beiden Darmabschnitten eher als in anderen Abschnitten des Verdauungstrakts zur Ausbildung von angeborenen Atresien, Strikturen und Divertikeln (dies ist Ausdruck von überschießender oder zu geringer Rekanalisierung). Eine Duodenalatresie findet sich häufig gemeinsam mit einem Down-Syndrom (Trisomie 21, Mongolismus). Der Magen, insbesondere seine Hinterwand (Curvatura major), entwickelt sich als eine spindelförmige Dilatation des Vorderdarms. Dieser dorsale Magenabschnitt und seine entsprechende Aufhängung (Mesenterium dorsale) drehen sich im Uhrzeigersinn und orientieren sich nach links (Abb. 12-24b,c). Die Duodenalschleife dreht sich jedoch (gegenläufig) nach rechts und kommt, da sie so Anschluß an die hintere Bauchwand erhält, größtenteils retroperitoneal (= hinter der Peritonealhöhle) zu liegen. Diese Anheftungsstelle an der hinteren Bauchwand kann wie an anderen Orten auch nur unvollständig sein. Aus dem Abschnitt des Vorderdarms, der an der Konvexität der Duodenalschlinge liegt, wachsen Leberanlage und ventrale Pankreasknospe (= Diverticulum hepatopancreaticum) in das kaudale Ende des Mesenterium ventrale (= Mesogastrium) aus; dieses entwickelt sich aus dem Septum transversum (Abb. 12-24a, b, c, d). Wenn die Duodenalschleife weiter nach rechts verlagert wird, gelangt dieses Diverticulum weiter nach dorsal um die konkave Seite der Schlinge, wobei das ventrale Mesenterium diese Verlagerung vollzieht. Deshalb münden Ductus choledochus und Ductus pancreaticus in der konkaven Seite des Duodenum. Das dorsale Mesenterium vergrößert sich nach links und nach kaudal (unterhalb der großen Kurvatur des Magens) (Abb. 12-24d), und die Milz entwickelt sich im linken Teil des dorsalen Mesenteriums. Vorderer und hinterer Anteil der Aussackung des dorsalen Mesenteriums, die von der Curvatura major des Magens ausgehen, verschmelzen größtenteils und bilden so das große Netz (Omentum majus). Dieses heftet sich dann an die Vorderfläche des Colon transversum.

A. Präparation und Präparate

Lösen Sie als erstes den M. rectus abdominis von den Rippen, und trennen Sie anschließend die Muskeln der vorderen Bauchwand von ihren Ursprungsarealen am Rippenbogen bis in die mittlere Axillarlinie beidseits (Abb. 12-25). Durchtrennen Sie die Muskeln der vorderen Bauchwand mit vertikaler Schnittführung auf Höhe der mittleren Axillarlinie zwischen Rippenrand und Beckenkamm. Um einen vollständigen Muskellappen der vorderen Bauchwand zu erhalten, durchtrennen Sie nun das Lig. falciforme (hepatis), das immer noch mit der Vorderfläche der Leber fest verbunden ist. Lassen Sie die besser durchtrennte Inguinalregion zur weiteren Präparation intakt, und entfernen Sie die Muskeln der vorderen Bauchwand vom Beckenkamm der Gegenseite. Durchtrennen Sie schließlich Peritoneum parietale und Fascia transversalis dergestalt, daß man das Leistenband von den darunterziehenden Gefäßen und Nerven abheben kann, und schlagen Sie nun den Muskellappen der vorderen Bauchwand komplett zur Gegenseite. Betrachten Sie zunächst die nun sichtbaren Strukturen im unberührten Abdomen, und fertigen Sie sich von den Lageverhältnissen eine Skizze an.

Im oberen Abschnitt des eröffneten Abdomen (Abb. 12-26) ist der Leberunterrand mit dem Rest des durchtrennten Lig. falciforme (hepatis) zu sehen. Kennzeichnen Sie unter der Leber von rechts nach links die Flexura coli dextra, den vorderen Anteil der Gallenblase sowie den Magen. Die Kontur des Colon transversum, das ja unterhalb und parallel zum Magenunterrand

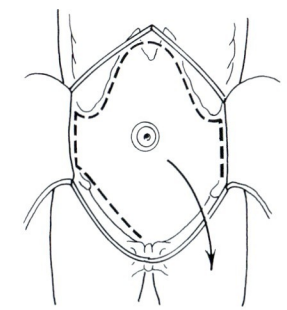

12-25
Schnittführung an der Bauchmuskulatur. Die besser zugängliche Leistenregion verbleibt zur Detailpräparation.

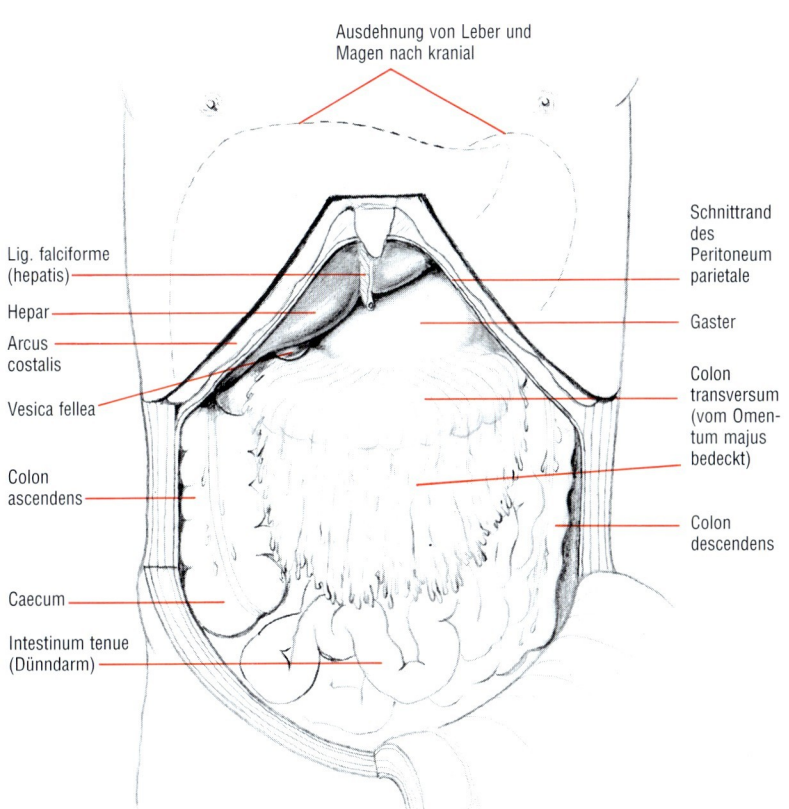

Ausdehnung von Leber und Magen nach kranial

Lig. falciforme (hepatis)

Hepar

Arcus costalis

Vesica fellea

Colon ascendens

Caecum

Intestinum tenue (Dünndarm)

Schnittrand des Peritoneum parietale

Gaster

Colon transversum (vom Omentum majus bedeckt)

Colon descendens

12-26
Entfernung der vorderen Bauchwand zur Darstellung des Bauchsitus.

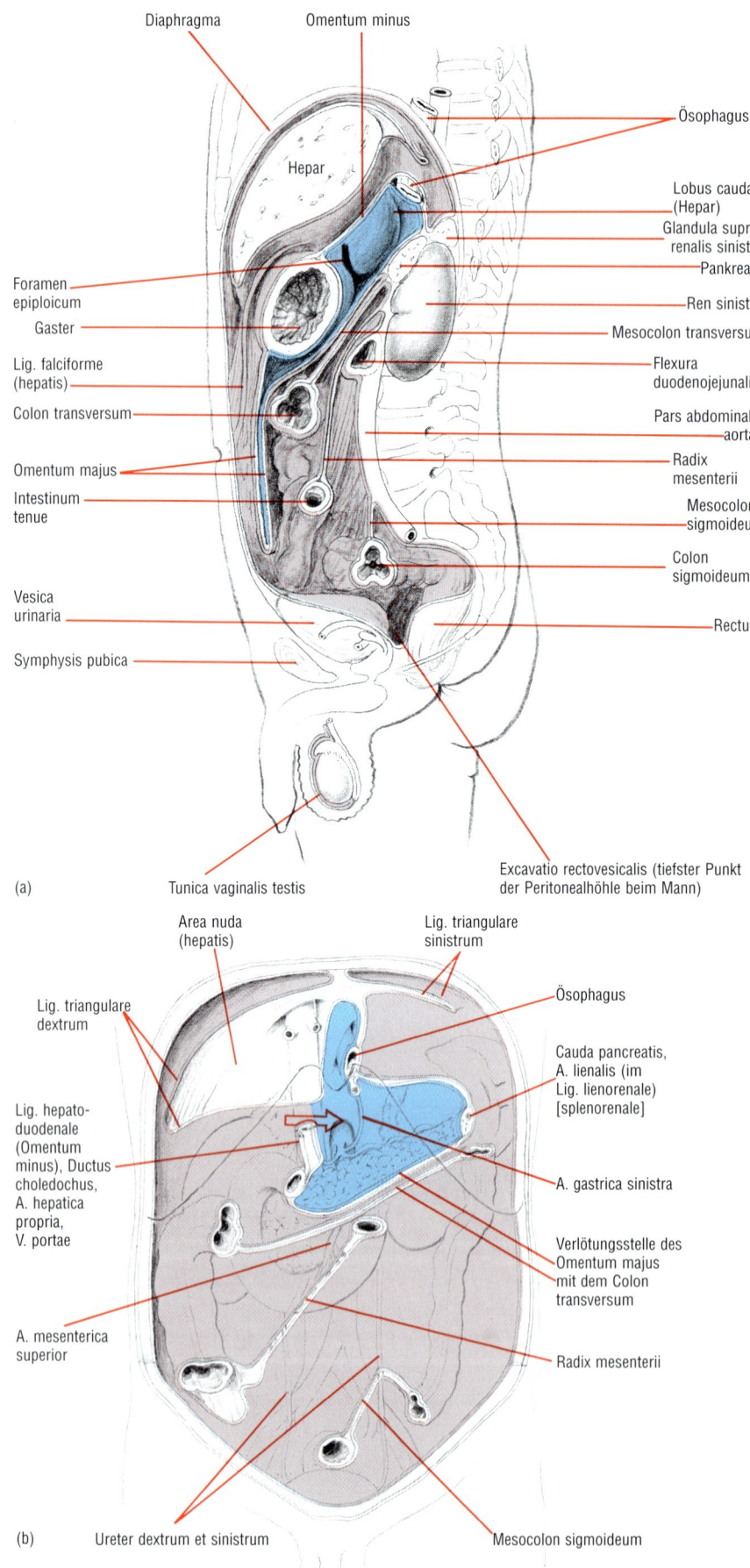

Diaphragma

Omentum minus

Ösophagus

Hepar

Lobus caudatus
(Hepar)

Glandula supra-
renalis sinistra

Pankreas

Foramen
epiploicum

Ren sinister

Gaster

Mesocolon transversum

Lig. falciforme
(hepatis)

Flexura
duodenojejunalis

Colon transversum

Pars abdominalis
aortae

Omentum majus

Radix
mesenterii

Intestinum
tenue

Mesocolon
sigmoideum

Colon
sigmoideum

Vesica
urinaria

Rectum

Symphysis pubica

(a)

Tunica vaginalis testis

Excavatio rectovesicalis (tiefster Punkt
der Peritonealhöhle beim Mann)

Area nuda
(hepatis)

Lig. triangulare
sinistrum

Lig. triangulare
dextrum

Ösophagus

Cauda pancreatis,
A. lienalis (im
Lig. lienorenale)
[splenorenale]

Lig. hepato-
duodenale
(Omentum
minus), Ductus
choledochus,
A. hepatica
propria,
V. portae

A. gastrica sinistra

Verlötungsstelle des
Omentum majus
mit dem Colon
transversum

A. mesenterica
superior

Radix mesenterii

(b)

Ureter dextrum et sinistrum

Mesocolon sigmoideum

12-27
Peritonealverhältnisse von Bursa omentalis und Cavitas peritonealis. (a) Paramedi-
anschnitt; (b) Verwachsungsstellen des Peritoneums mit der hinteren Bauchwand.
Ansicht von ventral (Fortsetzung nächste Seite).

(= Curvatura major) verläuft, ist zwar zu sehen,
wird aber vom **großen Netz (Omentum majus)**
bedeckt; dieses hängt von der großen Kurvatur
des Magens wie eine Schürze nach kaudal und
bedeckt so Colon transversum sowie Jejunum
und Ileumabschnitte. Das Omentum majus ist
dorsal mit dem Colon transversum verwachsen,
was man als Lig. gastro-colicum des Omentum
majus bezeichnet. Ist das Omentum majus nur
kurz, sind kaudal davon Dünndarmschlingen zu
sehen. Das Omentum majus kann auch mit anderen Stellen des Darms verwachsen sein. Derartige Verwachsungen geschehen als Vorsichtsmaßnahme, wobei sich das große Netz umschlägt
und sich an entzündeten Arealen anheftet. Solche
Verwachsungen können jedoch zu Krankheits-
auslösern werden, da sich in deren Umgebung
der Dünndarmabschnitt pathologisch verdrillt
(Volvolus) und von der Blutversorgung abgeschnitten wird.

Vorläufige erste Untersuchung des Verdauungstrakts und seiner peritonealen Anheftungen

Heben Sie das große Netz nach oben, um die
Anheftung des Colon transversum an seiner Unterfläche sowie viele Dünndarmschlingen freizulegen. Die mesenteriale Aufhängung, über die
das Colon transversum mit der hinteren Bauchwand verbunden ist, scheint auf den ersten Blick
die Unterfläche des Omentum majus zu sein;
dem ist aber nicht so: es ist eine eigenständige
mesenteriale Aufhängung, die man als Mesocolon transversum bezeichnet (Abb. 12-27a,b).
Folgen Sie dem **Colon transversum** nach links
und gehen dann, von der Flexura coli sinistra
aus, entlang dem **Colon descendens** nach kaudal, bis eine kurze mesenteriale Aufhängung, das
Mesocolon sigmoideum, zum Vorschein kommt
(Abb. 12-27a,b). Es bleibt zu erwähnen, daß das
Colon descendens an der hinteren Bauchwand
und in der linken Fossa iliaca liegt. Das Mesocolon sigmoideum wiederum kennzeichnet das
Colon sigmoideum (Sigma); dieses geht ohne
Grenze in den **oberen Rektumabschnitt** über,
wo das Mesenterium endet. Kehren Sie nun wie-
der zum Colon transversum zurück, und folgen
Sie diesem bis zur Flexura coli dextra nach
rechts.
Nehmen Sie bewußt zur Kenntnis, daß durch die
Lage der Leber die Flexura coli dextra tiefer als
die Flexura coli sinistra liegt. Folgen Sie dem
Colon jenseits der Flexura coli dextra zum
Colon ascendens. Wie das Colon descendens ist
auch das Colon ascendens mit der hinteren
Bauchwand verwachsen, liegt also retroperitoneal (Abb. 12-27b). Am kaudalen Ende des
Colon ascendens (= an dessen eigentlichem Beginn) findet sich ein Blindsack des Colon, das
Caecum; dieses ist zum größten Teil von Peritoneum umgeben.
Von der medialen Caecumwand stülpt sich der
blind endende **Appendix vermiformis** aus, der
sein eigenes kleines Mesenteriolum besitzt.
Unmittelbar oberhalb der Einmündung des Appendix vermiformis in das Caecum findet sich
der Übergang des Dünndarms (Ileum) in den
Dickdarm, die **Valvula ileocaecalis**. Kennzeichnen Sie proximal den Dünndarm. Ileum und Jejunum sind beide durch die **Radix mesenterii** an
der hinteren Bauchwand angeheftet. Verfolgen
Sie die Dünndarmschlingen nach proximal bis

zu dem Punkt, wo das Mesenterium endet – das ist die **Flexura duodenojejunalis**. Vergleichen Sie makroskopisch die Form des Dünndarms am Duodenum und am Ileum.

Frage 191: Wie unterscheidet sich der Dickdarm vom Dünndarm?

Nun kann man zum Teil die Schleife des **Duodenum** studieren. Verfolgen Sie zuerst das Duodenum vom **Magen** aus, um seine proximalen Abschnitte freizulegen, anschließend vom Jejunum aus, um seinen distalen Abschnitt darzustellen. Der mittlere Abschnitt des Duodenum ist aufgrund der Anheftung des Mesocolon transversum nicht sichtbar. Die Anheftung des Mesocolon transversum hat sich dorthin durch die Rotation der Mitteldarmschlinge verlagert. Verfolgen Sie nun erneut den gesamten Verdauungstrakt, wobei Sie am Magen beginnen und am Rectum enden.

Studieren Sie nun Ösophagus, Magen und Duodenum an der Leiche, die Sie gerade präparieren, sowie an Organ-Präparaten, die aus Gründen der besseren Zugänglichkeit entnommen wurden. Beachten Sie, daß die **Pars abdominalis** des **Ösophagus** kurz ist. Sie liegt links der Medianen und zieht vom Hiatus oesophageus des Diaphragma zum Magen; der abdominelle Ösophagusabschnitt und die **Cardia** bilden normalerweise einen spitzen Winkel (His-Winkel).

Frage 192: Durch welche Mechanismen wird ein Reflux am gastro-ösophagealen Übergang verhindert?

Falls der Hiatus oesophageus des Diaphragma insuffizient ist, kann es zur Hernienbildung, d.h. zum Durchtritt eines Magenabschnitts im Hiatus oesophageus in den Thorax, kommen. Dieser sich verlagernde Magenabschnitt kann u.U. auch mit der Cardia nach thorakal treten. Man nennt diesen pathologischen Vorgang eine **Hiatushernie**; bei ihr kommt es häufig auch gleichzeitig zu einem Reflux von Magensaft in den Ösophagus, was zu Schmerzen in der Thoraxmitte (etwa im Bereich des Epigastrium oder retrosternal) führt. Der **Magen** ist der am stärksten erweiterte Abschnitt des Verdauungstrakts (Abb. 12-28). Er liegt teilweise im linken Hypochondrium, wobei er auch entsprechend seiner Form und Größe bis ins Epigastrium und die Umbilikalregion reicht. Studieren Sie zuerst die Vorderwand des Magens, wobei Sie wenn nötig Teile des Rippenrandes entfernen und das Zwerchfell zurückverlagern. Beachten Sie die Form des Magens. Seine eigentliche Form ist sehr unterschiedlich, wobei sich der Bogen von einer beinahe horizontalen Ausrichtung («Stierhornmagen») bis zu einer vertikal ausgerichteten J-Form («Angelhakenmagen») spannt; dies ist zum Teil von Umfang und Art der Nahrungsaufnahme bei der letzten Mahlzeit abhängig. Der Pylorus ist jedoch ein hinlänglich fest fixierter Punkt, der etwa 1 cm rechts der Medianen, im Planum transpyloricum, liegt.

Frage 193: Wie ist das Planum transpyloricum definiert? Wie ist seine Projektion auf die Wirbelsäule?

Rechts geht die Kontur des Ösophagus in die **kleine Kurvatur** des Magens (**Curvatura gastrica minor**) über; hier ist eine deutliche Einziehung, die **Incisura angularis**, zu sehen, ehe sich die Kontur nach kranial, dorsal und lateral in Richtung **Pylorus** und Duodenum fortsetzt.

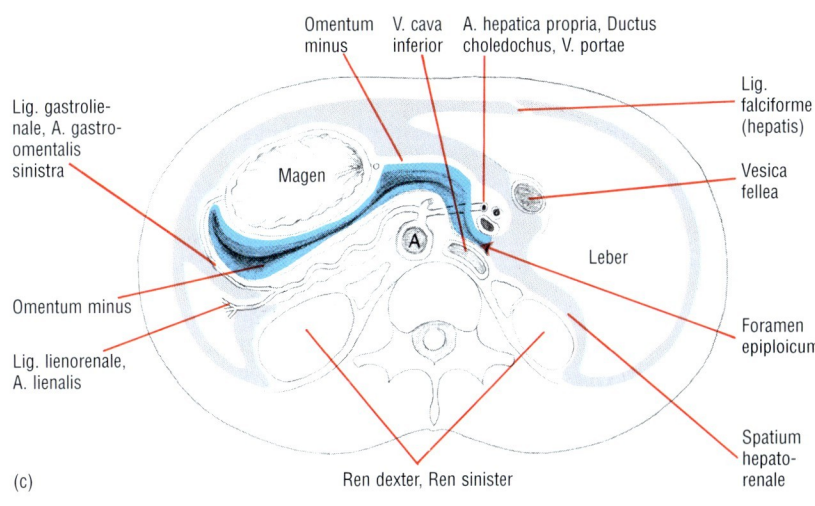

An der linken Randkontur des Ösophagus findet sich die **Incisura cardiaca**, von wo aus die **große Kurvatur** des Magens (**Curvatura gastrica major**) um den **Fundus gastricus** herumzieht. Der Fundus gastricus ist der Magenabschnitt, der über der Einmündung des Ösophagus in den Magen (im Bereich der Cardia) liegt. Das **Corpus gastricum (ventriculare)** stellt den größten Magenanteil und dehnt sich vom Magenfundus bis zum Beginn der **Pylorusregion** aus. Die Abgrenzung zwischen Corpus gastricum und Pars pylorica läßt sich annähernd durch eine Linie markieren, die man vertikal durch die Incisura angularis legt. Die Pars pylorica des Magens besteht aus **Antrum pyloricum** und einem kurzen **Canalis pyloricus** (siehe Detailaufnahme in Abb. 12-31, sowie Abb. 12-33b,c). Der Canalis pyloricus ist vom ersten Abschnitt des Duodenums (Bulbus duodeni) durch einen Bindegewebsring abgegrenzt. Ebenso ist der Canalis pyloricus durch seine verdickte Ringmuskelschicht, die den **M. sphincter pylori** bildet, abgrenzbar (Abb. 12-31). Der M. sphincter pylori («Pylorus») unterliegt sowohl nervalen als auch humoralen Kontrollmechanismen und steuert so die Magenentleerung. Kurze, zeitlich voneinander getrennte, krampfartige Kontraktionen (keine peristaltischen Wellen!) ermöglichen eine schrittweise Abgabe kleiner Portionen von Speisebrei ins Duodenum; dieses kann so optimale Voraussetzungen zur Verdauung des Speisebreis sowie zur Resorption von Nährstoffen bereitstellen. Gelegentlich wird ein Baby mit einer Überaktivität des Magenpförtners geboren; dieses Krankheitsbild (angeborene Pylorusstenose, angeborener Pylorospasmus) ist durch das Leitsymptom «schwallartiges Erbrechen nach Nahrungsaufnahme» charakterisiert. Dieses Krankheitsbild wird operativ mit einer Längsvernähung der Ringmuskulatur des M. sphincter pylori behandelt.

Frage 194: Was sind die unterschiedlichen funktionellen Möglichkeiten der genannten Magenbezirke, und wie korreliert dies mit dem histologischen Aufbau der entsprechenden Schleimhautareale?

Bezeichnen Sie das **große Netz (Omentum majus)**, wie es von der großen Magenkurvatur herabhängt, und beachten Sie seine Fixierung am Querkolon. Kennzeichnen Sie als nächstes das

12-27
Abbildung 12-27 (Fortsetzung): (c) Peritonealverhältnisse in einem Transversalschnitt durch das Abdomen.

kleine Netz (**Omentum minus**), das aus dem Mesogastrium ventrale stammt. Das kleine Netz ist an der kleinen Magenkurvatur fixiert. Es spannt sich zwischen Magen und Eingeweidefläche der Leber (Leberpforte) aus und hat rechts einen freien Rand (Abb. 12-27c); dies ist der ursprüngliche Unterrand des ventralen Mesogastriums (Mesenterium ventrale). Ductus choledochus, A. hepatica propria und V. portae (S. 244) verlaufen in diesem freien Ende (= Lig. hepatoduodenale); diese Strukturen ziehen aufgrund der embryonalen Drehung des Verdauungstrakts vertikal zwischen der Leberpforte (eigentlich dem Leberhilum) an der Facies visceralis der Leber und dem ersten Abschnitt des Duodenum (Bulbus duodeni); das distale Ende des Bulbus duodeni ist an der hinteren Bauchwand fixiert. Hinter dem Omentum minus und dem Magen befindet sich eine Aussackung der Peritonealhöhle, die **Bursa omentalis**. Falls sich ein Ulcus ventriculi an der Hinterwand des Magens bildet, kann es zur Perforation in die Bursa omentalis kommen, und Speisebrei (Chymus) kann sich in diesen Reserveraum entleeren. Die Bursa omentalis steht über das **Foramen epiploicum** mit der eigentlichen Peritonealhöhle in Verbindung. Suchen Sie das Foramen epiploicum auf, und kennzeichnen Sie dessen Begrenzungen. Beachten Sie, daß die Darstellung eines Horizontalschnitts (Abb. 12-27c) die Verhältnisse in der Ansicht von kranial, die CT-Bilder (Abb. 12-101) die Verhältnisse jedoch in der Ansicht von kaudal zeigen.

12-28
Magen, arterielle und nervale (parasympathische) Versorgung.

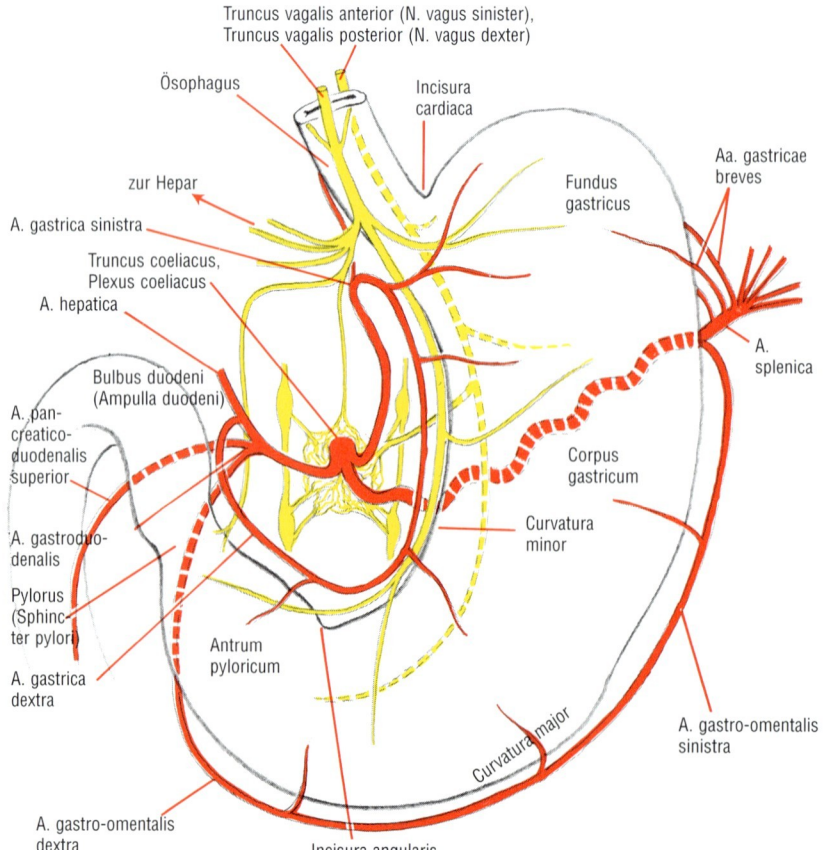

Frage 195: Die V. cava inferior liegt in der hinteren Begrenzung des Foramen epiploicum. Welche Strukturen begrenzen das Foramen epiploicum kranial, kaudal und ventral?

Studieren Sie nun den Bereich unmittelbar rechts vom Foramen epiploicum. Von diesem Abschnitt der Peritonealhöhle sollten Sie einen Finger nach kranial in einen Spaltraum zwischen Leber und rechter Niere (**Recessus hepatorenalis**) führen können. Dieser Spaltraum hat Verbindung mit einer seichten Rinne zwischen Colon ascendens und seitlicher Bauchwand (**rechter parietokolischer Spalt**). Suchen Sie den entsprechenden **linken parietokolischen Spalt** auf, und zeigen Sie, daß jener an seinem kranialen Ende von der Bursa omentalis durch Peritonealstrukturen (Lig. gastrophrenicum; Lig. splenorenale) getrennt ist. Tasten Sie die Bursa omentalis so weit als möglich aus. Links sowie kraniodorsal des Magens liegt die Milz; sie ist in die Außenschicht von zwei Peritonealstrukturen eingehüllt: dadurch lassen sich ein **Lig. gastrolienale**, das sich zwischen Curvatura gastrica major und Milz ausspannt, sowie ein **Lig. splenorenale**, zwischen Milz und Vorderfläche der linken Niere, abgrenzen. So wird links die seitliche Begrenzung der Bursa omentalis (Recessus splenicus) vervollständigt (Abb. 12-27c). Die Bursa omentalis reicht in sichtbarem Maß unterhalb des Magens hinter das Lig. gastrocolicum des Omentum majus und weiter zwischen vorderem und hinterem Peritonealblatt des großen Netzes, bis diese verschmelzen (Recessus inferior omentalis). Die Bursa omentalis reicht auch nach kranial in Richtung Leber und hinter dem Lobus caudatus hepatis (S. 243) bis zum Zwerchfell (Recessus superior omentalis) (Abb. 12-27a).

Frage 196: Wenn man den Magen entfernt, welche Organe könnte man im sog. «Magenbett» finden, die einen Teil der Hinterwand der Bursa omentalis gestalten?

Eröffnen Sie den Magen in der Mitte seiner Vorderwand, und säubern Sie ihn von jeder Art von Inhalt. Beachten Sie das Schleimhautrelief des Magens mit seinen Falten, die man als **Plicae gastricae** bezeichnet.

Frage 197: Zeigen diese Plicae gastricae irgendeine Form der Orientierung?

Studieren Sie ebenso den **Canalis pyloricus** und den **M. sphincter pylori** am distalen Magenausgang.
Befassen Sie sich intensiv mit dem **Duodenum** (Abb. 12-29) an Ihrem Leichnam, den Sie gerade präparieren, soweit dies möglich ist, sowie auch an Präparaten des Duodenum. Das Duodenum ist ein als «C» gestalteter Schlauch, der sich um den Pankreaskopf legt. Es läßt sich in vier Abschnitte gliedern.
Der **erste Abschnitt** erscheint, nicht zuletzt in Röntgenaufnahmen, wie eine **Kappe**, die den Pylorus distalwärts (Pars superior duodeni mit Bulbus duodeni) bedeckt; sein proximaler Abschnitt besitzt ein kurzes Mesenterium und zieht nach kranial, dorsal und rechts auf die schräge Fläche des M. psoas major. Der **zweite Abschnitt**, die **Pars descendens duodeni**, zieht von der deutlich sichtbaren Flexura duodeni superior auf der Vorderfläche der rechten Niere (etwa in der Mitte) bis in Höhe des 3. Lendenwirbels nach kaudal. An diesem Punkt biegt das

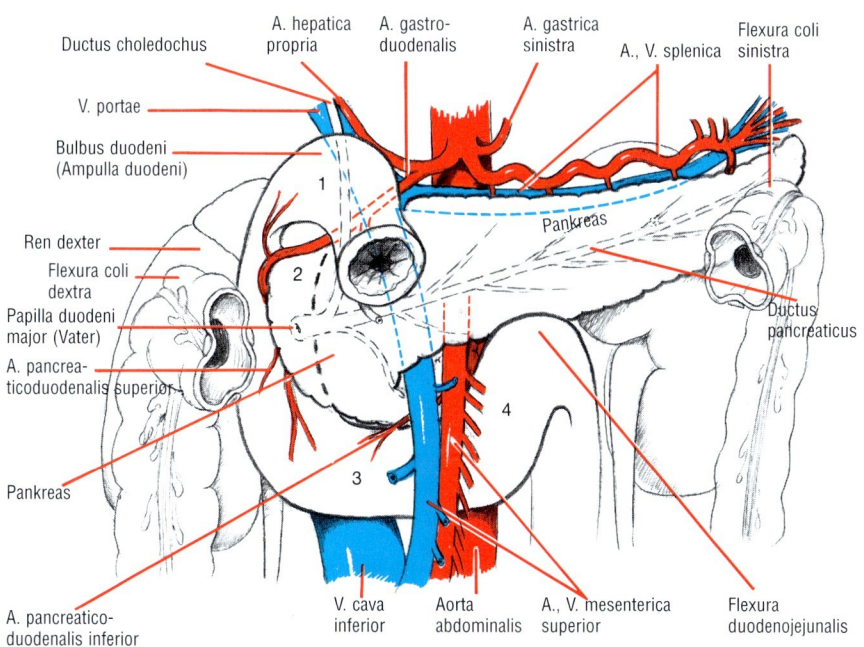

12-29
Blutversorgung von Duodenum
und Pankreas.

Duodenum nach links (Flexura duodeni inferior)
und geht so in den **dritten Abschnitt, Pars horizontalis duodeni**, über. Dieser Teil des Duodenum kreuzt M. psoas major, Truncus sympatheticus, V. cava inferior und Aorta abdominalis und
zieht leicht nach kranial. Vor der Bauchaorta
biegt der **vierte Abschnitt** des Duodenum, **Pars
ascendens duodeni**, abrupt bis in Höhe des
2. Lendenwirbels nach kranial; dort erhält das
Duodenum über die Flexura duodenojejunalis
Anschluß an das Jejunum. Die Flexura duodenojejunalis läßt sich unmittelbar links der Medianen 1 cm kaudal dem Planum transpyloricum
auffinden. Denken Sie daran, daß Ductus choledochus, V. portae sowie A. gastro-omentalis
(epiploica) hinter der Pars superior duodeni verlaufen. Suchen Sie den Ductus choledochus auf,
wie er in die Pars descendens duodeni mündet;
der letztgenannte Duodenalabschnitt wird vom
Colon transversum und dessen Mesenterium
überkreuzt. Stellen Sie A. und V. mesenterica
superior dar, die die Pars horizontalis duodeni
kreuzen, um so zur Radix mesenterii zu gelangen.
Ductus choledochus und Ductus pancreaticus
münden etwa in der Mitte des zweiten Abschnitts des Duodenum (Pars descendens duodeni); dadurch ist der Übergang vom Vorderdarm in den Mitteldarm charakterisiert. Diese
beiden o.g. Ausführungsgänge bilden oft eine
kurze, gemeinsame Endstrecke (Ampulla hepatopancreatica [Ampulla vateri]), und jene mündet in der Plica longitudinalis der Duodenalschleimhaut ins Duodenum; dabei gestaltet sich
eine **Papilla duodeni major** [Vater] mit einem
Schließmuskel (M. sphincter Oddi). Ein Ductus pancreaticus accessorius mündet, falls überhaupt vorhanden, etwa 2 cm proximal der Papilla
duodeni major [Vater] ins Duodenum (Papilla
duodeni minor).
Das Duodenum liegt größtenteils hinter dem
Peritoneum parietale der hinteren Bauchwand
(= retroperitoneal). Die Flexura duodenojejunalis wird an der hinteren Bauchwand durch einen
Bindegewebsstrang, Fascia retinens rostralis, in

den häufig auch Bündel glatter Muskulatur eingewoben sind (Treitz-Band), fixiert. In diesem
Bereich, wo auch die Radix mesenterii beginnt,
kann es zur Bildung von Recessus im Peritoneum kommen (Recessus duodenalis superior,
Recessus duodenalis inferior). Man kann derartige Recessus hinter der Pars ascendens duodeni
oder links, kranial, kaudal sowie lateral des Duodenum aufspüren. Einen Recessus, der lateral
der Flexura duodenojejunalis liegt, bezeichnet
man als **Recessus paraduodenalis**. Selten kann
sich eine Dickdarmschleife in einen derartigen
Recessus verlagern (Bildung einer inneren Hernie). Die V. mesenterica inferior (und gelegentlich ein Ast der A. colica sinistra) können in der
Plica paraduodenalis (eine Peritonealfalte) verlaufen; diese ist an der Bildung des Recessus paraduodenalis beteiligt. Aus diesem Grunde sollte
man Hernien mit größter Vorsicht revidieren.
Wenn Sie das Kapitel 12, Abdomen und Becken,
abschließend bearbeitet und das Colon entfernt
haben, sollten Sie das Duodenum eröffnen und
die Mündungen des Ductus hepatopancreaticus
und des Ductus pancreaticus minor studieren.

Gefäßversorgung von Ösophagus, Magen und Duodenum (Abb. 12-28 und 12-29)

Der Verdauungstrakt bis zur Papilla duodeni major ist ein Derivat aus dem Vorderdarm und wird
deshalb vom **Truncus coeliacus** mit arteriellem
Blut versorgt. Der Truncus coeliacus entspringt
unmittelbar nach Eintritt der Aorta in den Bauchraum als ein unpaarer, medialer Hauptast der
Aorta abdominalis. Suchen Sie die Arterien auf,
die jeweils zum proximalen und distalen Ende
von großer und kleiner Magenkurvatur ziehen;
sie verlaufen an den Magenkonturen, anastomosieren miteinander und versorgen so den Magen
mit arteriellem Blut. Die **A. gastrica sinistra** ist
ein direkter Ast aus dem Truncus coeliacus; sie
zieht an der hinteren Bauchwand zum Hiatus
oesophageus nach kranial, wo sie Äste zum
Ösophagus (Rami oesophageales) abgibt; an-

schließend erreicht sie das kleine Netz und zieht in diesem nach kaudal, entlang der kleinen Magenkurvatur. Sie anastomosiert mit der **A. gastrica dextra**, einem Ast der **A. hepatica communis**. Die A. hepatica communis wiederum ist ebenfalls ein Hauptast aus dem Truncus coeliacus. Verfolgen Sie den Verlauf der A. hepatica communis bis zur Abzweigung der A. gastrica dextra in der Nähe des Pylorus. Verfolgen Sie dann die A. gastrica dextra, die zum Pylorus zieht und dort das Omentum minus erreicht. An der großen Magenkurvatur und im großen Netz ziehen die **Aa. gastricae breves** zum Magenfundus sowie die **A. gastro-omentalis (epiploica) sinistra** zum Magenkörper. Beide sind Äste aus der A. lienalis, dem dritten Hauptast des Truncus coeliacus.

Frage 198: In welcher Peritonealfalte («Ligamentum») erreichen sie den Magen?

Die A. gastro-omentalis (epiploica) sinistra anastomosiert an der großen Magenkurvatur mit der **A. gastro-omentalis (epiploica) dextra**; Diese ist ein Ast der **A. gastroduodenalis** (Ast der A. hepatica communis), die ja hinter der Pars superior duodeni verläuft.
Der Magen ist sehr stark vaskularisiert, und in seiner Wand findet man zahlreiche arteriovenöse Anastomosen.

Frage 199: Welche Aufgabe haben derartige arteriovenöse Anastomosen?

Aus der A. gastroduodenalis zweigen auch die **Aa. pancreaticoduodenales superiores posterior** und **anterior** ab; diese Gefäße ziehen ventral und dorsal in einem Sulcus zwischen Duodenum und Pankreaskopf und versorgen beide Organe mit arteriellem Blut. Der restliche Anteil des Duodenum wird von der **A. pancreaticoduodenalis inferior**, einem Ast der **A. mesenterica superior**, versorgt. Letztgenannte ist das Leitgefäß des Mitteldarms.
Die **Venen** aus Magen und Duodenum verlaufen gemeinsam mit den entsprechenden Arterien; doch gilt es zu beachten, daß es keine V. coeliaca oder V. gastroduodenalis gibt. Die Venen führen das Blut zur **Pfortader (V. portae)**, wobei die

V. gastro-omentalis (epiploica) dextra Anschluß an die V. mesenterica inferior erhält. Die V. portae zieht hinter der Pars superior duodeni nach kranial ins kleine Netz und erreicht so die Leber.
Die **Lymphgefäße** liegen in der Umgebung der Arterien und entsorgen in Richtung Lymphknoten im Bereich des Truncus coeliacus (Nn. ll. coeliaci) sowie in Richtung Lymphknoten im Bereich der Leberpforte (Nn. ll. hepatici).
Den Magen erreichen, wie alle anderen Bauchorgane, sowohl sympathische als auch parasympathische Nervenfasern.
Die **sympathische Innervation** stammt aus den Nn. splanchnici major und minor des Thorax über den **Plexus coeliacus**; der Plexus coeliacus ist eine Ansammlung von Nervenfasern und sympathischen Ganglienzellen, die zu beiden Seiten des Truncus coeliacus liegen; aus dem Plexus coeliacus ziehen dann postganglionäre Fasern mit den Arterien zu den Bauchorganen.

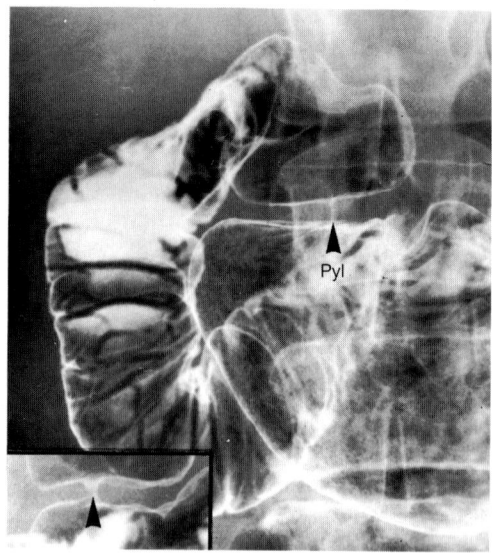

12-31
Doppelkontrast-Röntgenbild des Pylorus mit kontrahiertem M. sphincter pylori (Pyl). In der Detailaufnahme links unten ist der M. sphincter pylori mehr entspannt (Pfeil).

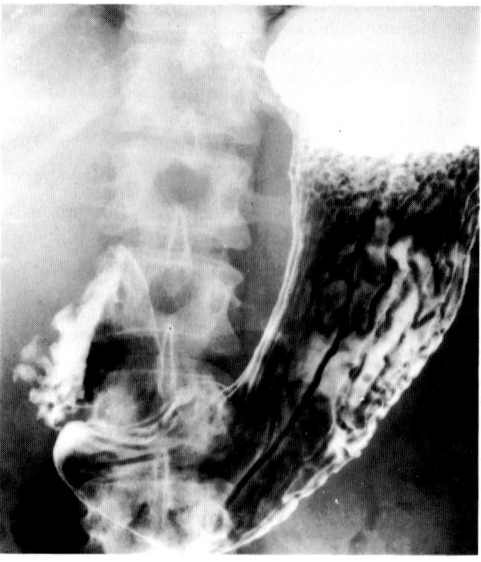

12-30
Doppelkontrast-Röntgenbild des Magens.

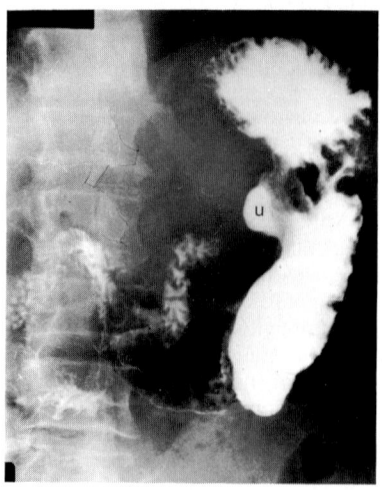

12-32
Röntgenbild eines Magens, der mit bariumsulfathaltigem Kontrastmittel gefüllt ist. Ein Ulcus ventriculi (U) an der Curvatura minor und eine irreguläre peristaltische Welle unmittelbar vorher sind zu erkennen.

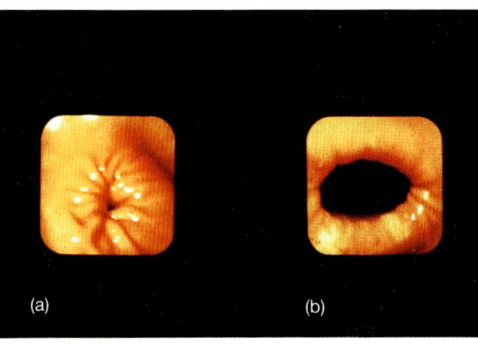

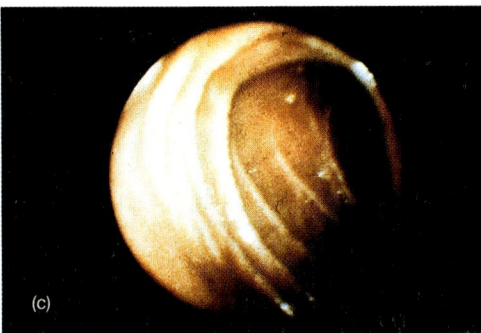

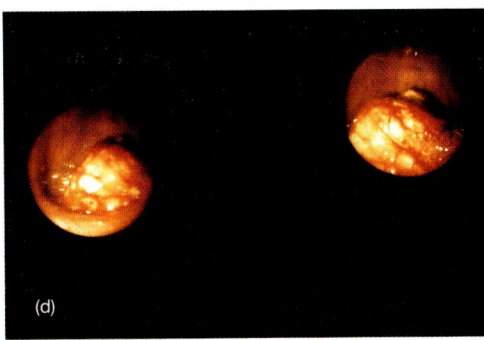

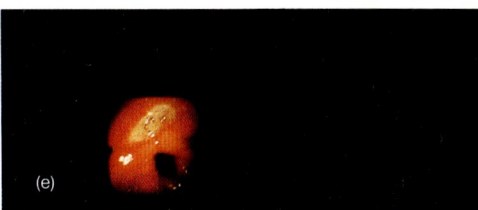

12-33
Endoskopische Bilder von Magen und Duodenum: (a) und (b) Pylorus; (c) Duodenum; (d) Magenkarzinom; (e) Schleimhautulkus in der Nähe des Pylorus.

Frage 200: Was würde die Stimulation sympathischer Fasern im Magen bewirken?

Die **parasympathische Innervation** stammt aus den beiden Nn. vagi (X) (Abb. 12-28). Suchen Sie die **Rami gastrici anteriores** (aus Truncus vagalis anterior) und die **Rami gastrici posteriores** (aus Truncus vagalis posterior) auf, die aus dem Plexus oesophageus unmittelbar hervorgehen und vorne sowie hinten mit dem Ösophagus durchs Zwerchfell ziehen. Die Rami gastrici anteriores und posteriores innervieren den Magen, wobei die Rami gastrici anteriores den Hauptanteil übernehmen. Da nach Stimulation des Parasympathicus die Freisetzung von Magensäure gesteigert wird, führt man gelegentlich eine Vagotomie durch (selektive Durchtrennung der Äste des N. vagus), um die Säurefreisetzung bei Patienten mit Ulzera herabzusetzen. Da jedoch parasympathische Fasern auch den Pylorus, die Leber sowie den Plexus coeliacus erreichen, zeigt die Durchtrennung der parasympathischen Nervenfasern häufig unerwünschte Wirkungen.

Frage 201: Welche Einflüße hat die Durchtrennung von Fasern aus den Nn. vagi (X) auf die Peristaltik des Magens sowie auf den Tonus des M. sphincter pylori?

Aus diesem Grunde wird mit mehr oder weniger selektiven Operationsverfahren versucht, die säureproduzierenden Bezirke am Magen so selektiv wie möglich zu denervieren.
Ulzera können in der Schleimhaut von Magen und Duodenum auftreten; sie sind Ausdruck einer Säureüberproduktion und/oder eines verminderten Schleimhautschutzes. Ulzera sieht man aber auch bei malignen Schleimhautveränderungen am Magen. Gastrointestinale Ulzera lösen in der Regel Schmerzen aus und führen zu Blutungen, die bei Befall einer entsprechend großen Arterie durchaus schwerwiegend sein können.
Ein häufiger Sitz von Duodenalulzera ist die Pars superior duodeni, in die der saure Mageninhalt direkt entleert wird. Gastroduodenale Ulzera können an jeder Stelle durch die Darmwand perforieren und so zur Freisetzung von Gas und saurem Darminhalt in die Peritonealhöhle führen. Gas kann sich dann unter den Zwerchfellkuppeln sammeln und ist so im Röntgenbild darstellbar (Abb. 12-20); der saure Darminhalt löst eine starke Reizung des Peritoneums aus. Falls die Perforation an der Hinterwand des Magens liegt, kann sich Mageninhalt in die Bursa omentalis ergießen; es kann dann, wenn sich das Foramen epiploicum verschließt und es zu keiner chirurgischen Revision der Situation kommt, zur Bildung einer Bindegewebszyste in der Bursa omentalis kommen.

B. Radiologische Befunde
Das Innenrelief des Verdauungstrakts läßt sich radiologisch und auch endoskopisch untersuchen. Mit einer Abdomenübersichtsaufnahme (a.-p.-Strahlengang) läßt sich nur die Gasblase im Magenfundus nachweisen; diese Aufnahme zeigt keine Details des Duodenum. Um das Lumen und Details des Schleimhautreliefs darzustellen, muß man eine kontrasthaltige Flüssigkeit, einen «Bariumbreischluck», zu sich nehmen, wobei sich nun das Lumen füllt. Details des Schleimhautreliefs lassen sich dann sogar darstellen, wenn man eine Mischung aus Kon-

trastmittel und Brausetablette schluckt, um das Lumen mit Barium und Luft zu füllen («Doppelkontrastdarstellung») (Abb. 12-30, 12-31).

Studieren Sie die Röntgenkontrastdarstellungen, und korrelieren Sie die dargestellten Strukturen mit denen, die Sie am Präparat gesehen haben. Peristaltische Wellen im Magen kann man u. U. als Wandkontraktionen sehen. In einer Abdomenübersichtsaufnahme erscheint die Pars superior duodeni verkürzt, da sie in der Regel schräg getroffen wird, und bildet eine duodenale Kappe. Das Kontrastmittel im übrigen Duodenum zeigt das typische Muster wie das Kontrastmittel im Dünndarm, das das Schleimhautrelief sichtbar macht.

Die Darstellung des Schleimhautreliefs im Doppelkontrast (Kontrastmittel und Luft) kann Unregelmäßigkeiten infolge Ulzera (Abb. 12-32) oder Tumoren aufzeigen. Beachten Sie auch die deutliche Peristaltik an der gegenüberliegenden Seite des Ulcus pepticum.

Endoskopische Befunde

Man kann die Schleimhaut von Ösophagus, Magen und Duodenum direkt betrachten, indem man ein **flexibles Endoskop** mit Fiberglasoptik in den oberen Verdauungstrakt einführt. Abbildung 12-33 zeigt endoskopisch die Schleimhautoberfläche von Magen und Duodenum; beachten Sie das Innenrelief, das gut zu erkennen ist. In den Abbildungen 12-33a und b sieht man den Pylorus in geöffnetem bzw. geschlossenem Zustand. Abbildung 12-33c zeigt die Schleimhautoberfläche des Duodenum, wobei man vom Bulbus duodeni in Richtung Pars descendens duodeni blickt. Achten Sie auf die Ringfalten im Schleimhautrelief (Plicae circulares), die ein Charakteristikum der Dünndarmschleimhaut darstellen. Abbildung 12-33d zeigt eine maligne Entartung in der Magenschleimhaut, Abbildung 12-33e ein Ulcus pepticum in unmittelbarer Nähe zum Pylorus. Der Ulkusgrund hat ein gelbliches Aussehen, was deutlich zur (rötlichen) Magenschleimhaut in der Ulkusumgebung in Kontrast steht.

C. Anatomie am Lebenden

Sie sollten bereits die Projektionen von Hiatus oesophageus und Pylorus auf die vordere Bauchwand kennen. Skizzieren Sie am Abdomen Ihres Partners oder an Ihrem eigenen Abdomen das Planum transpyloricum und die Projektionen von Ösophagus, Magen sowie Duodenum (Abb. 12-34). Perkutieren Sie die Bauchwand, und stellen Sie so Bezirke von Geräuschen fest, die durch Gasansammlungen im Magen hervorgerufen werden. Hören Sie ebenso mit einem Stethoskop die Region über dem Magen ab.

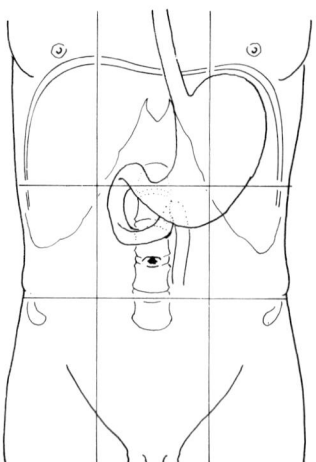

12-34
Projektion von Magen und Duodenum auf die Körperoberfläche. Beachte die Lage des Pylorus (auf Höhe Planum transpyloricum).

12.5 Verdauungstrakt II: Dünndarm und Dickdarm

Ziel dieses Kapitels ist das Studium von Dünn- und Dickdarm inklusive deren peritonealer Fixation, ihrer Gefäßversorgung sowie ihrer Innervation.

Embryonale Entwicklung

(Abb. 12-35)

Ein kurzer Exkurs in die Entwicklungsgeschichte des Darmes soll an dieser Stelle vorangehen, um das Verständnis für die anatomischen Verhältnisse beim Erwachsenen zu erhöhen. Der **Mitteldarm** umfaßt die Strecke zwischen Papilla duodeni major [Vater] bis zur Flexura coli sinistra; er nimmt rasch an Länge zu und bildet eine langgezogene Darmschlinge (Nabelschleife); diese sog. Nabelschleife des Mitteldarms ist an der hinteren Bauchwand durch das dorsale Mesenterium fixiert, und die Axis dieser Nabelschleife wird durch die A. mesenterica superior gebildet (Abb. 12-35a). Der Scheitelpunkt der Nabelschleife hat ursprünglich Anschluß an den Ductus omphalo-entericus, der sich in der Regel vollständig zurückbildet. Das Wachstum von Verdauungstrakt und anderen intraabdominell gelegenen Organen vollzieht sich rascher als die entsprechende Entwicklung der Bauchhöhle; deshalb wird die Nabelschleife des Vorderdarms nach außen in das extraembryonale Coelum innerhalb der Nabelschnur verlagert («physiologischer Nabelbruch» in der Embryonalentwicklung). Hier verlängern sich dann der kraniale Schenkel sowie der unmittelbar benachbart liegende Abschnitt des kaudalen Schenkels der Nabelschleife enorm, wobei es zur Bildung von Darmschlingen kommt; dagegen erweitert sich der restliche kaudale Schenkel der Nabelschleife deutlich, während er sich dabei nur wenig verlängert; aus diesem Rest des kaudalen Schenkels entstehen Caecum, Colon ascendens und Colon transversum. Die Abschnitte des Verdauungstrakts, die später die Flexura duodenojejunalis und die Flexura coli sinistra bilden, werden an der Verlängerung ins extraembryonale Coelum gehindert, da diese Bereiche durch «Haltebänder» an der hinteren Bauchwand fixiert sind. Vor und während der Rückverlagerung der Darmschlingen in die Bauchhöhle führt die Nabelschleife eine schrittweise Drehung gegen den Uhrzeigersinn um 270° um eine Achse durch, die durch die Richtung der A. mesenterica superior im dorsalen Mesenterium bestimmt ist (Abb. 12-35b). Durch diese Rotationsbewegung wandert der kaudale Schenkel der Nabelschleife, aus dem Caecum, Colon ascendens und Colon descendens entstehen, zunächst nach kranial und anschließend nach rechts (im Bezug zum kranialen Schenkel); aus letztgenanntem entwickelt sich der Dünndarm. Der kraniale Schenkel der Nabelschleife wird zuerst ins Abdomen zurückverlagert und zieht dabei den Teil des **Enddarms** mit, aus dem sich Colon descendens und

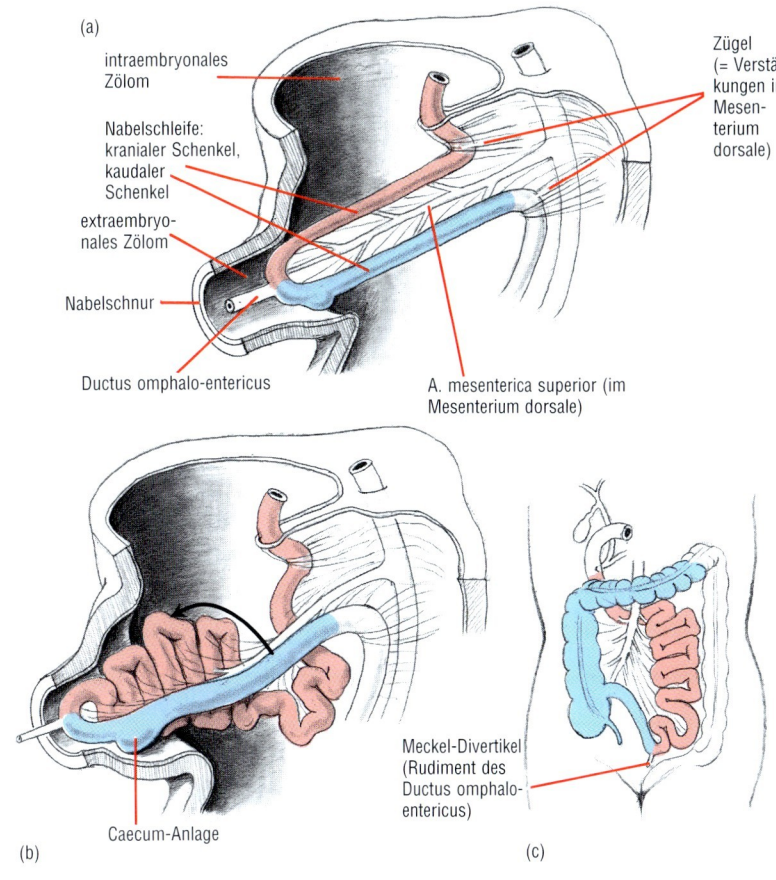

(a)

intraembryonales Zölom

Nabelschleife: kranialer Schenkel, kaudaler Schenkel

extraembryonales Zölom

Nabelschnur

Ductus omphalo-entericus

Zügel (= Verstärkungen im Mesenterium dorsale)

A. mesenterica superior (im Mesenterium dorsale)

(b)

Caecum-Anlage

(c)

Meckel-Divertikel (Rudiment des Ductus omphalo-entericus)

12-35
Entwicklung des kranialen und kaudalen Schenkels der Nabelschleife (Mitteldarm).

Colon sigmoideum entwickeln, dann weiter nach links hinüber, wo Colon descendens und dessen Mesenterium mit der hinteren Bauchwand verwachsen. Das Colon transversum behält seine mesenteriale Aufhängung, Mesocolon transversum; dieses wird an der hinteren Bauchwand, parallel des Unterrandes des Pankreaskörpers (Corpus pancreaticus), fixiert. Colon ascendens und Caecum senken sich in Richtung Fossa iliaca dextra, und das Colon ascendens wird damit mit seinem Mesenterium an der hinteren Bauchwand in gleicher Weise wie das Colon descendens fixiert (Abb. 12-35c). So liegen Colon ascendens und Colon descendens mit ihren Gefäßen sehr dicht an der hinteren Bauchwand. Die A. mesenterica superior, Achse der Rotation der Nabelschleife des Mitteldarms, kommt im Bereich der Ursprungslinie der Radix mesenterii an der hinteren Bauchwand zu liegen. Dies geschieht deshalb, weil das dorsale Mesenterium des kaudalen Schenkels der Nabelschleife an der hinteren Bauchwand fixiert wird, während das dorsale Mesenterium des kranialen Schenkels größtenteils frei bleibt und so die Radix mesenterii bildet. Die Erweiterung des Mesogastrium dorsale, aus der sich das große Netz entwickelt, wächst über die Vorderfläche des Colon transversum sowie dessen Mesenterium hinweg nach kaudal und heftet sich an beide Strukturen an. Es kann zu einer unvollständigen Darmdrehung oder einer Malrotation des Verdauungstrakts kommen; so können z.B. Caecum und Appendix vermiformis rechts oben, unterhalb der Leber liegen. Selten rotiert der Darm im Uhrzeigersinn, und die Lage von Colon ascendens bzw. Colon descendens ist seitenverkehrt; Caecum und Appendix vermiformis liegen dann in der linken statt in der rechten Fossa iliaca.

A. Präparation und Präparate (Abb. 12-36 und 12-37)

Verlagern Sie großes Netz und Querkolon nach kranial, damit Sie den **Dünndarm** studieren können. Verfolgen Sie **Jejunum** und **Ileum** von der Flexura duodenojejunalis bis zum Beginn des Dickdarms. Entnehmen Sie Abschnitte aus Jejunum und Ileum, säubern Sie diese und studieren deren Schleimhautrelief. Die Schleimhaut von Jejunum und Ileum unterscheidet sich zwar histologisch, doch läßt sich makroskopisch keine saubere Grenzlinie zwischen beiden feststellen. Das Jejunum ist jedoch etwas weitlumiger als das Ileum und hat eine dickere, faltenreichere Schleimhaut. Dieser Unterschied läßt sich durch Palpation am Lebenden feststellen, ist aber beim fixierten Leichnam schwer zu eruieren.

Anordnung der Gefäße und Verteilung von Fettgewebe im Mesenterium sind bei Jejunum und Ileum unterschiedlich, und man findet zudem in der Wand des Ileum Ansammlungen von lymphatischem Gewebe, die Peyer-Plaques bilden; die Peyer-Plaques sind an der antimesenterialen Seite des Darms sichtbar und tastbar.

12-36
Charakteristische Unterschiede von Dünndarm (a) und Dickdarm (b).

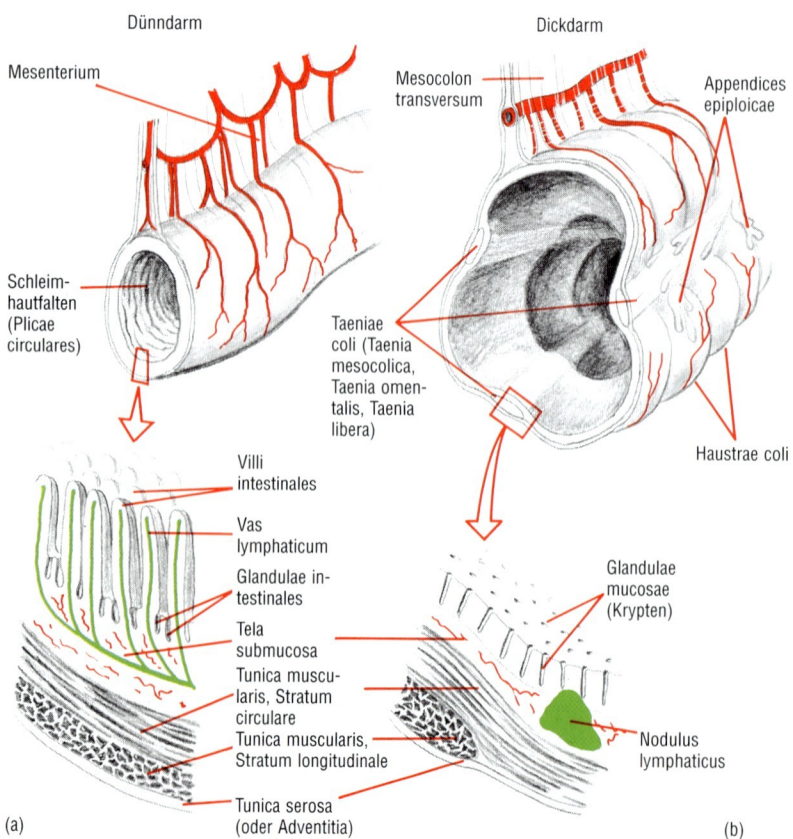

(a)

Das fächerförmig angeordnete **Mesenterium des Dünndarms (Radix mesenterii)** fixiert Jejunum und Ileum an der hinteren Bauchwand (Abb. 12-37). Die Radix mesenterii ist so ausgerichtet, daß ihre Anheftungslinie von der Flexura duodenojejunalis nach kaudal und rechts bis zu einem Punkt in der Medianen reicht, an dem die A. mesenterica superior ans Mesenterium (von dorsal) herantritt; anschließend erstreckt sich die Anheftungslinie in die rechte Fossa iliaca, wo das Caecum liegt und das Colon ascendens beginnt.

Frage 202: Wie können Sie bei einer Operation anhand des Mesenterium des Dünndarms feststellen, welches das proximale Ende einer Darmschlinge war, die man herausgeschnitten hat?

Studieren Sie die antimesenteriale Seite des Ileum. Bei einem kleinen Prozentsatz aller Individuen läßt sich ein unterschiedlich großes **Meckel-Divertikel**, etwa 60 cm vor der Valva ileocaecalis aufspüren. Dies ist ein Überbleibsel des Ductus omphalo-entericus, und es kann mit dem Nabel über einen Bindegewebsstrang oder eine Fistel in Verbindung stehen. Die Schleimhaut ist bei derartigen Divertikeln sehr vielgestaltig, und diese Tatsache steht wahrscheinlich für unzureichende Differenzierungs-Impulse in einem Darmabschnitt, der sich nicht den Regeln gemäß entwickelt. Falls sich Magenschleimhaut ausdifferenziert, kann sich ein Ulcus pepticum im benachbarten Ileum entwickeln.

Studieren Sie nun als nächstes den **Dickdarm** (Abb. 12-36b), der sich in mehrfacher Hinsicht vom Dünndarm unterscheiden läßt: 1. weiteres Lumen; 2. Anordnung der Längsmuskulatur in drei **Taenien**, die vom Caecum zum Rectum laufen; 3. die dazwischenliegenden Aussackungen, **Haustren** genannt; diese bilden sich durch die relativ kürzeren Taenien und 4. das Vorhandensein von Fettgewebsbürzeln, **Appendices epiploicae**; sie findet man am Colon ascendens, am Colon transversum und am Colon descendens. Befassen Sie sich eingehend mit dem Areal des ileozäkalen Übergangs sowie mit der Appendix vermiformis. Das häufige Auftreten einer Appendizitis macht es erforderlich, daß man die Lageverhältnisse in dieser Körperregion klar verstanden hat. Das **Caecum** ist der blind endende, erweiterte Dickdarmabschnitt, der kaudal der Einmündung des Ileum in den Dickdarm liegt. Die Hinterwand des Caecum kann entweder fest mit der Fossa iliaca dextra verwachsen sein, oder sie kann von ihr durch eine **Fossa retrocaecalis** getrennt sein; diese kann, falls sie sehr ausgedehnt ist, u.U. nach kranial bis zur Leber reichen.

Der **Appendix vermiformis** (Abb. 12-38) ist an der medialen Wand des Caecum angeheftet und besitzt eine, die gesamte Zirkumferenz umgreifende, Längsmuskelschicht, die sich aus Zusammenfluß der drei Taenien an seinem Ursprung ausbildet. Der Appendix vermiformis kann äußerst unterschiedlich lang sein und an vielen Stellen im Bauchraum liegen. Während es eine relativ einfache Sache ist, einen nur wenig entzündeten, kurzen Appendix vermiformis, der zudem über den Beckenkamm reicht, zu entfernen, kann die Entfernung eines sehr bröckeligen, entzündeten, langen Appendix vermiformis aus der Tiefe einer Fossa retrocaecalis erheblich mehr Probleme bereiten. Vergleichen Sie an verschie-

(b)

denen Leichen die jeweiligen Appendices vermiformes.

Frage 203: Welche Länge und welche Lage hat der Appendix vermiformis an Ihrem Präparat?

Stellen Sie 1. die **Mesoappendix** oder das **Mesenteriolum appendicis vermiformis** dar, die den Appendix vermiformis mit dem Mesenterium des Ileum verbinden und in der die A. appendicularis verläuft; 2. eine Plica ileocaecalis inferior (das «blutleere» Treves-Feld), die mit der Mesoappendix verschmelzen kann, sowie 3. eine Plica ileocaecalis superior, in der eine A. caecalis anterior zu finden ist (Abb. 12-38). Durch diese Plicae gestaltet sich eine Vielzahl peritonealer Recessus.

Die übliche Projektion der Wurzel des Appendix vermiformis auf die Körperoberfläche (McBurney-Punkt) (Abb. 12-49) ist der äußere Drittelpunkt einer Verbindungslinie zwischen vorderem, oberem Darmbeinstachel und Nabel. Histologisch ist der Appendix vermiformis durch viele lymphatische Gewebe in der Tela submucosa charakterisiert. Ein häufig bei einer Appendizitis einhergehendes Symptom ist die Entzündung mesenterialer Lymphknoten im Mesenterium des Dünndarms (Adenitis des Mesenterium). Der Appendix vermiformis besitzt ein enges Lumen und kann sich verschließen, wobei Faeces im Lumen distal der Stenose verbleibt; dies kann ebenfalls eine Entzündung des Appendix vermiformis (Appendizitis) auslösen. Ein entzündetes Meckel-Divertikel kann ähnliche Schmerzsensationen wie eine Appendizitis hervorrufen.

Frage 204: Aus welchem Grund ist eine Appendizitis bei Kindern häufiger?

Studieren Sie das **Colon ascendens**, das aus der Fossa iliaca dextra zur Flexura coli dextra unter dem rechten Leberlappen zieht. Lateral vom Colon ascendens findet man **den rechten parietokolischen Spalt** (Abb 12-37); dieser verbindet den kranial gelegenen Recessus hepatorenalis mit dem kaudal gelegenen Beckenraum. Bei etwa einem Viertel aller Fälle ist die Anheftung des Colon ascendens an die hintere Bauchwand nur unvollständig.

Frage 205: Zu welchen Muskeln und zu welchen Organen steht das Colon ascendens in unmittelbarer topographischer Beziehung?

Im Bereich der rechten **Kolonflexur** liegt das Colon zwischen rechtem Leberlappen, von dem es durch die Peritonealhöhle getrennt ist, und rechter Niere, oberhalb derer es fixiert ist.

Das **Colon transversum** ist frei im Mesenterium beweglich und bildet eine mehr oder weniger ausgeprägt nach kaudal reichende Schlinge zwischen den beiden Kolonflexuren (**Flexura coli dextra, Flexura coli sinistra**).

Frage 206: Welche der beiden Kolonflexuren liegt weiter kranial, die rechte oder die linke Kolonflexur?

Das **Mesocolon transversum** ist an der hinteren Bauchwand über der rechten Niere, der Pars descendens duodeni sowie Kopf-, Körper- und Schwanzteil des Pankreas angeheftet. Die A. colica media, ein Ast der A. mesenterica superior, erreicht das Anheftungsareal. Mit der Vorderfläche des Colon transversum und einem Teilabschnitt des Mesocolon hat sich das große Netz

fest verbunden. Durch das Mesocolon transversum wird die Peritonealhöhle in **Oberbauch (Drüsenbauch)** und **Unterbauch (Darmbauch)** unterteilt.

Die **Flexura coli sinistra** ist in der Regel wesentlich deutlicher als die Flexura coli dextra abzugrenzen. Das Colon ist an dieser Stelle durch das Lig. phrenicocolicum am Zwerchfell fixiert. Das Lig. phrenicocolicum stellt eine Aufwerfung des Peritoneums dar, die sich als Grenze zwischen **linkem parietokolischem Spalt** kaudal und Peritonealhöhle kranial darstellen kann.

Das **Colon descendens** zieht von der Flexura coli sinistra in Richtung Fossa iliaca sinistra. Wenngleich das Colon descendens in der Regel retroperitoneal liegt, ist es doch in etwa einem Drittel der Fälle mehr oder weniger nicht an der hinteren Bauchwand angeheftet; es kann sogar ein teilweise frei bewegliches Mesocolon descendens vorhanden sein.

Frage 207: Von welchem Abschnitt des embryonalen Darmkanals entwickelt sich das Colon descendens? Und welche Arterie ist deshalb für seine arterielle Blutversorgung verantwortlich?

Das **Colon sigmoideum** («Sigma») bildet eine unterschiedlich lange Darmschleife, die von der Fossa iliaca sinistra bis zum Beginn des Rectum reicht; das Rectum beginnt auf Höhe des oberen Drittels des Kreuzbeins. Das Colon sigmoideum ist am **Mesocolon sigmoideum** als Darmschlinge(n) frei beweglich aufgehängt; diese Kolonschlingen hängen ins Becken. Das Mesocolon

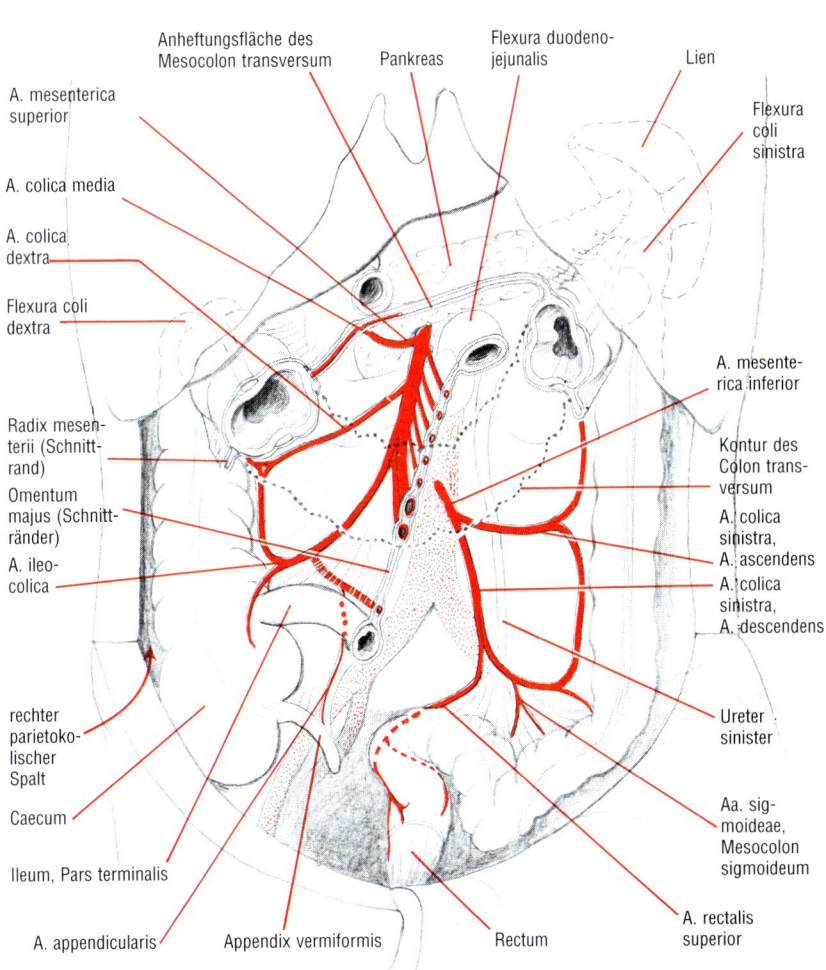

Anheftungsfläche des Mesocolon transversum · Pankreas · Flexura duodeno-jejunalis · Lien · Flexura coli sinistra · A. mesenterica superior · A. colica media · A. colica dextra · Flexura coli dextra · A. mesenterica inferior · Kontur des Colon transversum · A. colica sinistra, A. ascendens · A. colica sinistra, A. descendens · Radix mesenterii (Schnittrand) · Omentum majus (Schnitt-ränder) · A. ileocolica · Ureter sinister · rechter parietokolischer Spalt · Aa. sigmoideae, Mesocolon sigmoideum · Caecum · Ileum, Pars terminalis · A. appendicularis · Appendix vermiformis · Rectum · A. rectalis superior

12-37
Gefäßversorgung zu Dünndarm und Dickdarm aus A. mesenterica superior und A. mesenterica inferior (Großteil des Colon transversum entfernt).

sigmoideum hat eine V-förmige Anheftungslinie an der hinteren Bauchwand, wobei der Scheitelpunkt des V etwa über dem linken Iliosakralgelenk genau an der Stelle liegt, wo der linke Ureter die linke A. iliaca communis kreuzt; der linke Schenkel des V zieht parallel zum Beckenkamm, während der rechte Schenkel nach kaudal zum dritten Sakralwirbel strebt.

Das **Rectum** muß man beim jetzigen Stand der Präparation hauptsächlich an Präparaten studieren; benützen Sie dabei ein vollständiges und ein in der Medianen durchtrenntes Beckenpräparat. Das Rectum verläuft entsprechend der Sakralkyphose und der Kyphose des Steißbeins (Flexura sacralis); da beide Knochen die konvex-gekrümmte, kranio-posteriore Beckenwand bilden. Zusätzlich zeigt das Rectum nach links, wenngleich Beginn und Ende des Rectum in der Medianen liegen. Nach Passage durch den M. levator ani («Levator-Tor») geht das Rectum kontinuierlich in den Analkanal über.

Das obere Drittel des Rectum ist ventral und lateral, das mittlere Drittel des Rectum nur noch an seiner Ventralfläche von Peritoneum überzogen. Das untere Drittel des Rectum hat keine Beziehung mehr zum Peritoneum, das sich nach ventral bei Männern auf die Blase, bei Frauen auf das hintere Scheidengewölbe und den Uterus umschlägt. So bildet sich entweder eine **Excavatio recto-vesicalis** oder eine **Excavatio recto-uterina** (Douglas-Raum) aus. Diese beiden

Excavationes sind die am tiefsten gelegenen Abschnitte der Peritonealhöhle; deshalb können sich Flüssigkeit und Eiter, die sich in der Peritonealhöhle anreichern, in diesen Excavationes ansammeln, wenn letztgenannte dies nicht durch entzündungsbedingte Verklebungen verhindern.

Der **anorektale Übergang** liegt direkt vor und unterhalb der Steißbeinspitze. An dieser Stelle knickt auch der Dickdarm abrupt nach dorsal ab (Flexura perinealis). Der distale Abschnitt des Rectum ist zur Ausbildung der **Ampulla recti** erweitert; alle Rektumabschnitte haben einen, die gesamte Zirkumferenz umgebenden Mantel von Längsmuskulatur. Ringmuskulatur und Schleimhaut werfen zahlreiche, horizontal angeordnete Falten (**Plicae transversales recti**) auf, die sich ins Lumen vorwölben.

Unterhalb des anorektalen Überganges setzt sich der **Analkanal** nach kaudal und dorsal in den Anus fort. Die Schleimhaut der oberen zwei Drittel des Analkanals ist entodermaler Herkunft (aus dem Enddarm) und sieht deshalb größtenteils wie Kolonschleimhaut aus; die Schleimhaut des untersten Drittels stammt dagegen vom Ektoderm (Proctodaeum); sie ist mehrschichtiges, unverhorntes Plattenepithel. Distal der Valvulae anales erscheint das Bindegewebe hier mit der Umgebung stärker verbunden als heller, etwas breiterer Streifen, **Pecten analis (Hilton-Linie)**. Im oberen Abschnitt des Analkanals bildet die Schleimhaut sechs bis zehn vertikal ausgerichtete, ins Lumen ragende, wulstartige Falten (**Columnae anales**), die an ihrem kaudalen Ende miteinander verbunden sind und so **Valvulae anales** gestalten. Die Anordnung von glatter Muskulatur am anorektalen Übergang sowie die Anordnung der Skelettmuskulatur um den Analkanal wird im Zusammenhang mit der Dammregion besprochen (S. 276; Abb. 12-100).

Binden Sie ein Dickdarmsegment ab, entnehmen Sie den dazwischenliegenden Dickdarmabschnitt, und säubern Sie ihn.

Frage 208: Wie läßt sich das Schleimhautrelief des Dickdarms mit dem im Dünndarm vergleichen?

Gefäßversorgung von Dünn- und Dickdarm (Abb. 12-37 bis 12-42)

Wiederholen Sie als erstes nochmals die arterielle Versorgung von Magen und Duodenum (S. 228 und 229). Legen Sie die im Mesenterium verlaufenden Gefäße frei, die die arterielle Blutversorgung von Jejunum und Ileum sicherstellen. Diese **Aa. jejunales** und **Aa. ileales**, Äste der A. mesenterica superior, ziehen im Mesenterium und bilden mit Hilfe von **Gefäßarkaden** Anastomosen; aus diesen Gefäßkaden zweigen, entsprechend ihrer Funktion, sog. Endarterien ab, die dann die Darmwand erreichen (Abb. 12-36, 12-39). Beachten Sie, daß man im Mesojejunum nur Gefäßarkaden 1. Ordnung findet, aus denen dann entsprechend lange Endarterien abzweigen, daß aber im Mesoileum in mehreren Reihen übereinander angeordnete Gefäßarkaden (1., 2., 3. und u. U. 4. Ordnung) darstellbar sind, aus denen dann letzlich kürzere Endarterien abgehen. Suchen Sie die Mesenterialwurzel (Radix mesenterii) auf, und durchtrennen Sie diese, um **A. und V. mesenterica superior** freizulegen; diese Gefäße ziehen unterhalb der Incisura pancreatis und weiter über die Pars horizontalis duodeni in Richtung Fossa iliaca dextra. Verfolgen

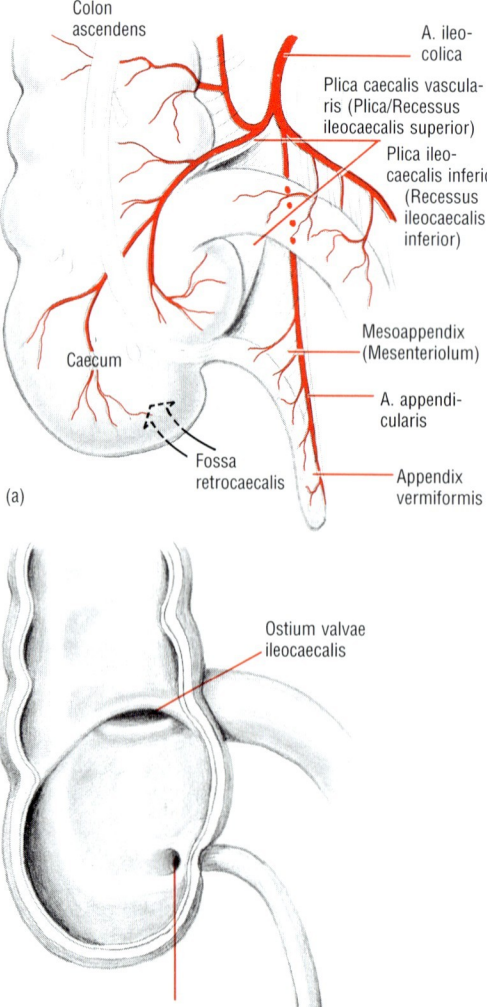

12-38
(a) Ileozäkalregion, Caecum und Appendix vermiformis mit Mesenterien und Gefäßversorgung;
(b) Caecum (von ventral eröffnet) mit Valva ilealis und Ostium appendicis vermiformis.

Colon ascendens

A. ileocolica

Plica caecalis vascularis (Plica/Recessus ileocaecalis superior)

Plica ileocaecalis inferior (Recessus ileocaecalis inferior)

Mesoappendix (Mesenteriolum)

Caecum

A. appendicularis

Fossa retrocaecalis

Appendix vermiformis

(a)

Ostium valvae ileocaecalis

(b)   Ostium appendicis vermiformis

Sie nun die A. mesenterica superior in Richtung Pankreas zurück, und suchen Sie die **A. pancreaticoduodenalis inferior** auf; diese versorgt den unteren Teil des Pankreaskopfes mit arteriellem Blut und anastomosiert mit den entsprechenden Gefäßen aus der A. gastroduodenalis (Ast der A. hepatica propria): A. pancreaticoduodenalis superior anterior/posterior.

Das Versorgungsgebiet der A. mesenterica superior (Abb. 12-37) reicht bis zur Valva ileocaecalis am Ileum, dem Scheitelpunkt der ursprünglichen Nabelschleife (des Mitteldarms); dort kann auch ein Meckel-Divertikel (Überbleibsel des Ductus omphalo-entericus) vorhanden sein. Aus der rechten Seite der A. mesenterica superior zweigt die **A. ileocolica** nach rechts und distal ab. Dieses Gefäß zieht zur Fossa iliaca dextra und teilt sich in einen oberen und unteren Ast: der untere Ast versorgt 1. den terminalen Abschnitt des Ileum, er gibt 2. eine **A. appendicularis** ab, die hinter dem terminalen Ileum absteigt und im Mesenteriolum den Appendix vermiformis erreicht; 3. Arterien zur Vorder- und Hinterwand des Caecum (A. caecalis anterior, A. caecalis posterior) und 4. einen Ramus colicus zum ersten Abschnitt des Colon ascendens. Der untere Ast der A. ileocolica versorgt den daran anschließenden Bereich des Colon ascendens und anastomosiert dabei mit Gefäßästen aus der **A. colica dextra**; die letztgenannte Arterie zweigt weiter proximal direkt aus der A. mesenterica superior ab. Das Colon transversum wird von der **A. colica media** versorgt, die nahe dem Ursprung der A. mesenterica superior aus der Aorta hervorgeht. Die A. colica media zieht im Mesocolon transversum zum Querkolon. Flexura coli sinistra und nachfolgende Dickdarmabschnitte werden durch das Leitgefäß des Enddarms, die **A. mesenterica inferior**, versorgt (Abb. 12-37, 12-40). Suchen Sie diese Arterie an ihrem Ursprung aus der Aorta in Höhe des dritten Lumbalwirbels auf, und verfolgen Sie den Gefäßverlauf nach kaudal und lateral in die linke Darmbeingrube (Fossa iliaca sinistra). Dort teilt sich die A. mesenterica inferior: 1. in die **A. colica sinistra** mit einer A. ascendens zur linken Kolonflexur und einer A. descendens zum Colon descendens; 2. in mehrere **Aa. sigmoideae**, die zum terminalen Colon descendens sowie zum Colon sigmoideum ziehen und 3. in die **A. rectalis superior**; die letztgenannte Arterie zieht parallel der Anheftung des Mesosigmoids ins Becken zum Rectum. Äste der A. rectalis superior versorgen zwar die gesamte Rektumschleimhaut, aber die Muskulatur nur der oberen zwei Drittel des Rectum.

Die Muskulatur des oberen und unteren Rektumdrittels erhält arterielles Blut aus der **A. rectalis media**, einem Ast der A. iliaca interna; dagegen wird der Analkanal über die **A. rectalis inferior** versorgt, die im Dammbereich aus der A. pudenda interna der A. iliaca interna abzweigt.

Die Gefäße zum Colon bilden nur eine einzige große **Queranastomose** (Arkade 1. Ordnung), die im Grunde genommen vielen in Reihe geschalteten Einzelarkaden entspricht. Diese Anordnung bietet eine langgezogene Anastomose von Gefäßen außerhalb des Colons, die nahezu parallel zum gesamten Dickdarm verläuft.

Interessant ist an dieser Stelle, daß der Verdauungstrakt und seine Derivate etwa 20 Prozent des Herzzeitvolumens erhalten. Der weitaus größte Teil dieser Menge fließt im Truncus coeliacus und in der A. mesenterica superior. Die A. mesenterica inferior erhält davon etwa 3 Prozent der Gesamtmenge.

Die Dünn- und Dickdarm-versorgenden Arterien geben zahlreiche Versorgungsarterien ab, die durch Serosa und Muskelschichten der Darmwand hindurchziehen und in der Tela submucosa dann Gefäßplexus bilden. Darmwandanastomosen zwischen einzelnen Endarterien sind nicht immer suffizient; nach Resektion eines Darmsegments sollte die Vitalität der End-zu-End-Anastomose hinsichtlich einer suffizienten Gefäßversorgung immer überprüft werden.

Die Blutversorgung im Bereich der Eingeweide wird durch das vegetative Nervensystem gesteuert. Ereignisse, die physiologische Reaktionen im Sinne von «Flucht- und Kampfbereitschaft»

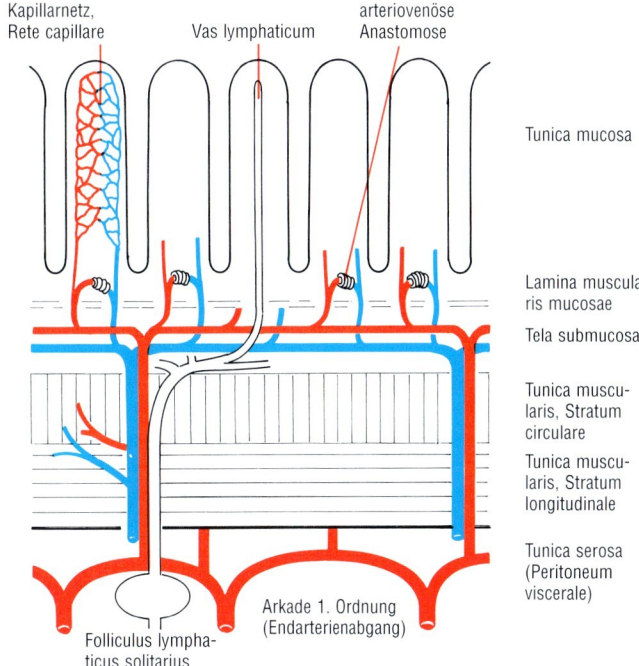

Kapillarnetz, Rete capillare — Vas lymphaticum — arteriovenöse Anastomose

Tunica mucosa

Lamina muscularis mucosae

Tela submucosa

Tunica muscularis, Stratum circulare

Tunica muscularis, Stratum longitudinale

Tunica serosa (Peritoneum viscerale)

Arkade 1. Ordnung (Endarterienabgang)

Folliculus lymphaticus solitarius

12-39
Schema der Blutgefäße und Lymphgefäße innerhalb der Darmwand.

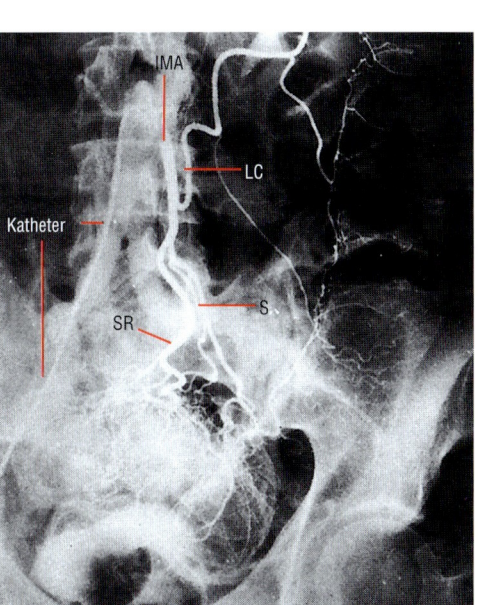

12-40
Arteriogramm der A. mesenterica inferior (IMA) und ihrer Äste, A. colica sinistra (LC), A. sigmoidea (S) sowie A. rectalis superior (SR).

erfordern, stimulieren den Sympathikus sowie die Freisetzung von Adrenalin aus dem Nebennierenmark; durch beide Fakten wird der Blutfluß zum Verdauungstrakt (und auch zur Haut) gedrosselt, um einen vermehrten Blutfluß zur Muskulatur zu ermöglichen. Es finden sich zahlreiche, arteriovenöse Anastomosen in der Darmwand; diese gewährleisten einen suffizienten Pfortaderkreislauf, wenn das kapilläre Strombett der Eingeweide unterbrochen ist. Nach Nahrungsaufnahme nimmt jedoch der Blutfluß in Magen und Dünndarm deutlich zu. So erhalten z. B. die Dünndarmabschnitte in Ruhe 50 bis 60 Prozent des Blutstroms in der A. mesenterica superior, jedoch 60 bis 80 Prozent des Blutstroms nach Nahrungsaufnahme.

Während es zwischen den die Darmwand versorgenden Gefäßen zwar eine beträchtliche Menge von Gefäßanastomosen gibt, kann es dennoch zur Nekrose in einem Darmwandbezirk infolge unzureichender Gewebsdurchblutung kommen. Das kapilläre Gefäßbett der Darmschleimhaut (Abb. 12-39) ist aus folgenden Gründen störungsanfällig: 1. der Druck im Pfortadersystem ist relativ hoch; 2. vasomotorische Reflexe schützen andere Abschnitte des Kreislaufsystems vor der Ausweitung der Durchblutung in den Eingeweiden, und die Arteriolen der Bauchorgane sprechen insbesondere auf Katecholamine im Blut an; 3. die Schleimhautgefäße werden während einer peristaltischen Welle stenosiert; 4. die Anordnung der Schleimhautkapillaren erfolgt in der Schleimhaut nach dem Gegenstromprinzip, wodurch in den Zottenspitzen als erstes Sauerstoffmangelzustände auftreten können. Um den Darm lebensfähig zu erhalten, ist eine ausreichende arterielle Blutversorgung nahezu unerläßlich; Gefäßerkrankungen befallen dabei in gleicher Weise das Strombett der Eingeweide

wie den systemischen Kreislauf. Der am stärksten gefährdete Darmabschnitt ist das Colon descendens und insbesondere die linke Kolonflexur; an der Flexura coli sinistra ist ja das Aufeinandertreffen zweier Versorgungsgebiete («Wasserscheide»: A. mesenterica superior und A. mesenterica inferior). Beträchtliche Drucke können im Blutkreislauf der Darmschleimhaut durch die peristaltischen Wellen auftreten, wenn relativ fester Faeces um die Flexura coli sinistra befördert wird.

Kleine Gefäße durchbrechen die Kolonwand (Abb. 12-36b) in Richtung Appendices epiploicae und schaffen so Schwachstellen in der Darmwand (Loci minoris resistentiae). Bei Situationen, in denen der Druck im Lumen gewöhnlich ansteigt (z. B. bei chronischer Obstipation), kann u. U. die Darmschleimhaut durch die Muskelschichten nach außen gedrückt werden; dadurch bilden sich kleine **Divertikel**, die sich entzündlich verändern können (Divertikulitis). Andere Divertikel der Darmwand sind meist auf embryologische Fehlbildungen zurückzuführen.

Die **Venen von Dünn- und Dickdarm** laufen mit wenigen Ausnahmen parallel der entsprechenden Arterien; alle Venen aus dem Darm münden schließlich in die Pfortader, **V. portae**. Durch diese Ausrichtung der venösen Strömungsverhältnisse im Darm ist gewährleistet, daß das venöse Blut des Darms zuerst durch die Leber fließt und danach erst in den Körperkreislauf gelangt.

Diskrete Anastomosen bestehen zwischen Venen der Bauchwand (= Elemente des Körperkreislaufs) und Venen, die retroperitoneal gelegene

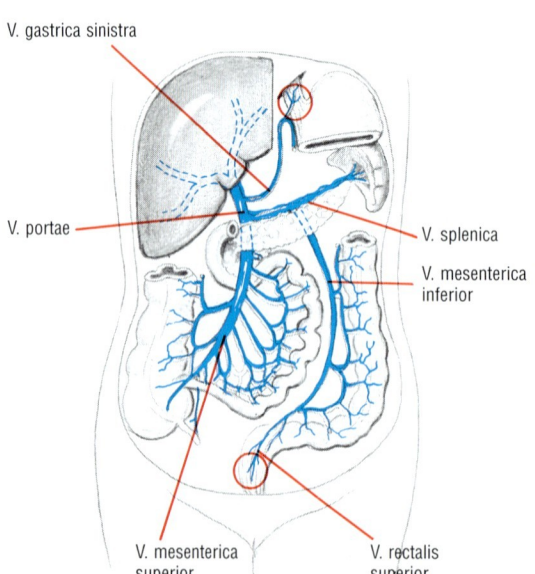

12-41
Venen aus Dünndarm und Dickdarm und ihr Abfluß in die V. portae. Verbindungen zwischen Pfortadersystem und systemischem Kreislauf (portokavale Verbindungen) sind durch Kreise markiert.

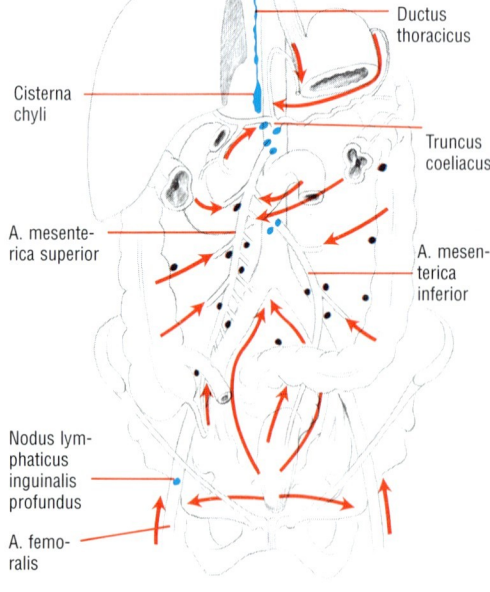

12-42
Lymphatische Entsorgung (Lymphabflußwege) des Verdauungstrakts. Beachte die zentrale Rolle der Cisterna chyli, die von drei zentralen Lymphbahnen erreicht wird: einer, die die Lymphe aus Dünndarm, Dickdarm und der Milz entsorgt, sowie rechts und links je einer Lymphbahn, die die Lymphe von Bauchwand und Bauchorganen (wie z. B. Nieren) aufnimmt.

Abschnitte des Verdauungstrakts entsorgen (S. 245). Die V. mesenterica superior liegt an der rechten Seite der A. mesenterica superior im Bereich der Radix mesenterii und zieht anschließend nach kranial hinter die Incisura pancreatis. Sie erhält Blut aus dem Entsorgungsgebiet der V. gastro-omentalis (epiploica) dextra. Die V. mesenterica inferior hat verglichen mit der A. mesenterica inferior einen eigenständigen Verlauf, zieht aber an der linken Seite der hinteren Bauchwand nach kranial; sie verläuft unmittelbar links der Flexura duodenojejunalis in der Wand einer u. U. ausgeprägten Bauchfelltasche (Recessus paraduodenalis), und sie mündet so hinter dem Pankreaskörper in die V. splenica [lienalis]. Diese V. splenica [lienalis] zieht hinter dem Pankreas zur rechten Seite und mündet in die V. mesenterica superior. Aus dem Zusammenfluß von V. mesenterica superior und V. splenica [lienalis] bildet sich die Pfortader (V. portae).

Die **Rektalvenen** bilden in der Tela submucosa einen in Längsrichtung ausgerichteten Venenplexus. Diese Venen können sich stark erweitern und **Hämorrhoiden** bilden. Diese varikös erweiterten, knotenförmigen Venen (innere Hämorrhoiden) finden sich nach Literaturangaben bei 4:00, 7:00 und 11:00, wenn man den Anus zwischen den Beinen des Patienten so betrachtet, wie er z.B. bei einer Hämorrhoidaloperation in Rückenlage mit in Knie- und Hüftgelenken stark gebeugten und leicht gespreizten Beinen liegt (Steinschnittlage).

Frage 209: Von welchem pathologischen Stuhlverhalten kann ein Mensch, der für ein Hämorrhoidalleiden prädisponiert ist, geplagt sein und warum?

Die **Lymphgefäße** aus dem Verdauungstrakt (Abb. 12-42) laufen parallel zu den Arterien in Richtung Sammellymphknoten, die nahe dem Truncus coeliacus (N. ll. coeliaci), der A. mesenterica superior (Nn. ll. mesenterici superiores) oder der A. mesenterica inferior (Nn. ll. mesenterici inferiores) als **para-aortale** Lymphknotenpakete nahe der Bauchaorta liegen. Die Lymphe aus dem unteren Abschnitt des Analkanals wird nach außen in Richtung Inguinallymphknoten geleitet.

Die Lymphgefäße beginnen als Lymphkapillaren in der Schleimhaut. Im Dünndarm erhalten diese Lymphkapillaren winzige Tröpfchen resorbierten Fetts, und man bezeichnet sie als «**Milchgänge**» (aufgrund des milchig-weißen Aussehens der Lymphe). In der Darmwand finden sich auch viele freie Lymphozyten sowie Lymphfollikel. Nahezu überall im Darm sind diese Lymphfollikel klein, aber im Ileum bilden sich größere Lymphfollikelaggregate (Peyer-Plaques); insbesondere der Appendix vermiformis ist sehr reichlich mit Lymphfollikeln ausgestattet («Darmtonsille»). Lymphknoten, die Sammelstation von Lymphe aus dem Dickdarm sind, liegen in der Kolonwand am mesenterialen Ansatz sowie im Verlauf der Hauptarterien. Die Lymphe aus dem Rectum fließt nicht nur in Richtung Nn. ll. mesenterici inferiores parallel der A. rectalis superior, sondern auch parallel von anderen, an der Versorgung des Rectum beteiligten Arterien.

Frage 210: Welche Lymphknoten sollten Sie außer den Nn. ll. mesenterici inferiores zusätzlich auf eventuelle Lymphknotenmetastasen hin noch in Augenschein nehmen?

Innervation des Verdauungstrakts

Bevor Sie sich mit der Innervation des Verdauungstrakts befassen, sollten Sie nochmals den allgemeinen Aufbau des vegetativen Nervensystems wiederholen (S. 180). An der Innervation des Verdauungstrakts sind sowohl sympathische Fasern des **Truncus sympatheticus** als auch parasympathische Fasern des N. vagus (X) beteiligt. Die Perikaryen der postganglionären, sympathischen Fasern, die den Darm innervieren, finden sich gehäuft in den Ganglien in der Umgebung der großen, unpaaren Arterienstämme aus der Bauchaorta (wie Ursprünge von Truncus coeliacus, A. mesenterica superior, A. mesenterica inferior). Die postganglionären, sympathischen Fasern ziehen mit den Arterien in deren Adventitia. Die Perikaryen der präganglionären, parasympathischen Fasern liegen im Hirnstamm oder im Sakralabschnitt des Rückenmarks. Die präganglionären, parasympathischen Axone (Fasern) dieser Perikaryen laufen im N. vagus (für Vorderdarm und Mitteldarm) oder in den parasympathischen, präganglionären Nn. splanchnici pelvici (für Enddarm) über Plexus coeliacus, **Plexus hypogastricus superior** [N. presacralis] und **Plexus hypogastricus inferior** [Plexus pelvicus] hindurch zur Darmwand; dort findet man die postganglionären, parasympathischen Neurone in den Plexus entericus (Plexus subserosus, Plexus myentericus, Plexus submucosus). Diese Efferenzen des vegetativen Nervensystems steuern teilweise Peristaltik, Sphinktertonus und Sekretion über **Plexus myentericus** (Auerbach) sowie **Plexus submucosus** (Meißner) in der Darmwand. Diese Darmfunktionen sind jedoch nicht ausschließlich von einer suffizienten ex-

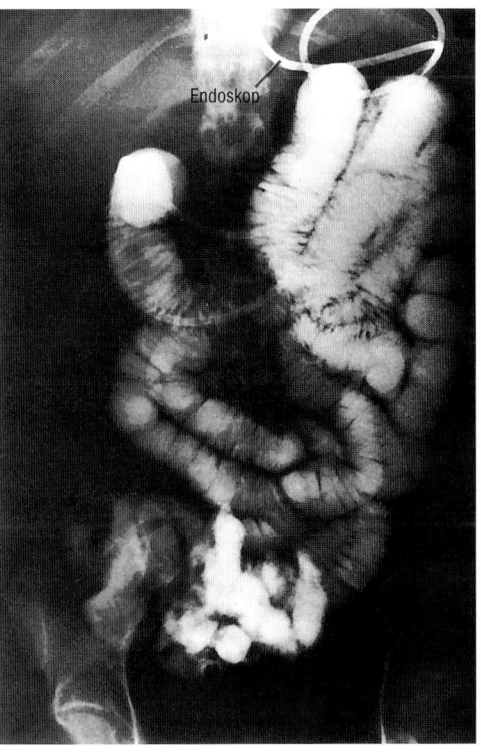

12-43
Röntgenbild des Dünndarms zur Darstellung insbesondere der Plicae circulares (Kerckring-Falten). Das Kontrastmittel wurde mit einem Endoskop appliziert.

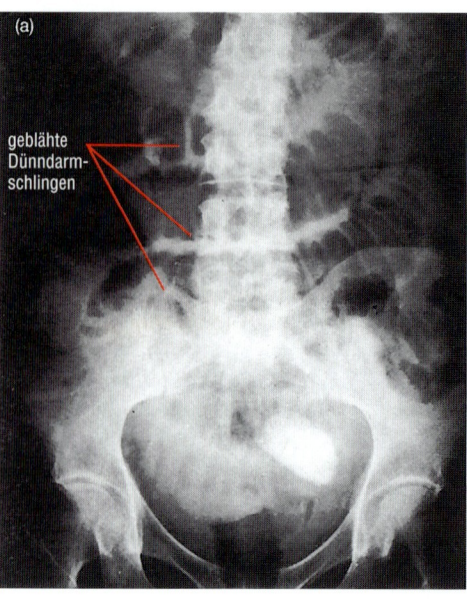

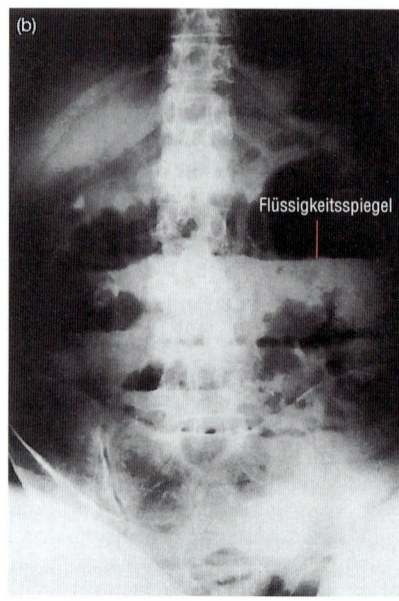

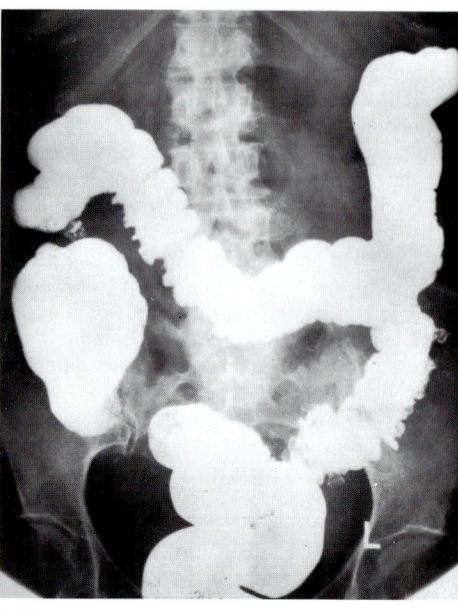

12-44
Doppelkontrastdarstellungen des Dünndarms bei einem Patienten mit Ileussymptomatik. Der Dünndarm ist durch Gasbildung gedehnt, wodurch die Plicae circulares zu sehen sind. (a) Patient auf dem Rücken liegend; (b) Patient in aufrechter Körperhaltung.

12-45
Röntgenbild nach Bariumkontrasteinlauf. Colon, Caecum und Appendix vermiformis sind mit Kontrastmittel gefüllt.

trinsischen Innervation der Darmwand abhängig. Sensible Afferenzen aus dem Verdauungstrakt ziehen sowohl mit sympathischen als auch mit parasympathischen Nerven ins ZNS. Schmerzleitende Fasern aus den Eingeweiden erreichen das ZNS auf Rückenmarksniveau. Eingeweideschmerzen werden nicht entsprechend einer somatotopischen Gliederung wahrgenommen, sondern sie werden auf entsprechende Hautsegmente **projiziert**; diese Hautsegmente werden von dem Rückenmarkssegment innerviert, in dessen Bereich die Eingeweide-Afferenzen ihre erste Synapse bilden. Der übertragene oder projizierte Schmerz läßt sich nicht exakt lokalisie-

ren und wird meist in der Medianen am stärksten wahrgenommen: aus den Abkömmlingen des Vorderdarms wird er im Epigastrium, aus denen des Mitteldarms in der Umbilikalregion und aus denen des Enddarms im Unterbauch wahrgenommen.

Frage 211: Falls es zu einer Appendizitis kommt, in welchem Bereich würden Sie erste Schmerzsensationen erwarten? Wenn der entzündete Appendix vermiformis mit dem Peritoneum parietale der rechten Darmbeingrube in Kontakt kommt und dort lokal eine Reizung des Peritoneums auslöst, wie würden sich dann Schmerz-

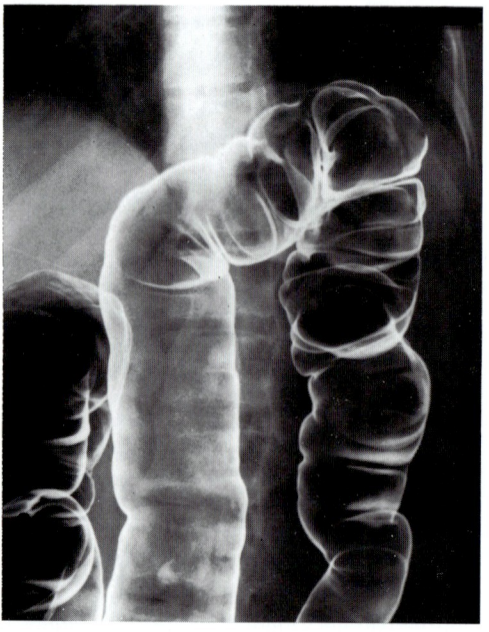

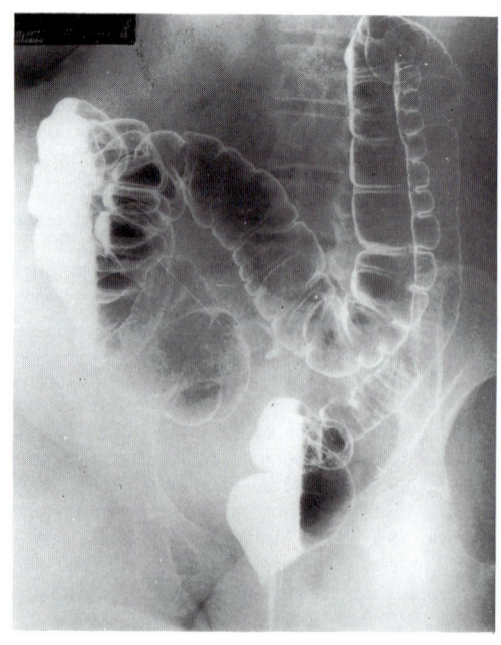

12-46
Doppelkontrastdarstellung der Flexura coli sinistra.

12-47
Doppelkontrastdarstellung des Dickdarms. Patient liegt auf der rechten Körperseite.

qualität und Schmerzlokalisation verändern und aus welchen Gründen?

Neuere Untersuchungen stützen die Annahme nachhaltig, daß bei der Innervation des Verdauungstrakts nicht nur Noradrenalin und Acetylcholin als Neurotransmitter mitwirken, sondern daß eine große Palette unterschiedlicher Neurotransmitter wie etwa Enkephalin und VIP (vasoaktives intestinales Polypeptid) in den vegetativen Efferenzen daran beteiligt ist; dies trifft insbesondere für die Ganglienzellen des ausgedehnten enterischen Nervensystems in den Nervenplexus der Darmwand zu. Substance P läßt sich in den viszeralen Afferenzen nachweisen, während Purine entsprechend ATP freigesetzt werden, was auch durch die Wirkung der glatten Muskulatur in der Darmwand geschieht.

Wenn Sie das Studium der Darmabschnitte abgeschlossen haben, unterbinden und durchtrennen Sie anschließend das Querkolon in der Mitte. Legen Sie die beiden Darmhälften zur Seite, um die Pars descendens duodeni, den zweiten Abschnitt des Duodenum, freizulegen. Sie können nun das Duodenum eröffnen und sein Innenrelief studieren (S. 232). Bei einigen Präparaten ist der Darm gefüllt und erschwert so weitere Studien; in anderen Fällen ist er völlig gefüllt und sollte rasch entfernt werden. Unterbinden Sie den Dünndarm an der Flexura duodenojejunalis und den Dickdarm am rekto-sigmoidalen Übergang. Durchtrennen Sie die drei unpaaren Äste aus der Aorta, die die arterielle Blutversorgung sicherstellen, und entfernen Sie Darm und Mesenterien.

B. Radiologische Befunde

Der **Dünndarm** ist nur darzustellen, wenn er mit Kontrastmittel oder Luft gefüllt ist. Kleine Luftmengen sind von Haus aus im Dünndarm vorhanden; größere Luft-/Gasmengen können jedoch nur dann im Dünndarm auftreten, wenn Bakterien des Dickdarms aus diesem in den Dünndarm aufgrund einer Dickdarmstenose einwandern. Da der Dünndarminhalt flüssig ist, bildet der vermehrte Gas-/Luftinhalt zahlreiche Flüssigkeitsspiegel in den einzelnen Dünndarmschlingen, wenn der Patient sich aufrichtet. Studieren Sie das Röntgenbild (Abb. 12-43); es zeigt den Dünndarm nach Gabe eines bariumhaltigen Breis über ein Endoskop. Studieren Sie auch die Röntgenbilder bei einem Patienten mit einer Darmstenose im Liegen (Abb. 12-44a) und in aufrechter Körperhaltung (Abb. 12-44b). Beachten Sie, daß die Röntgenaufnahme im Liegen deutlicher die Ausdehnung des Gases im Dünndarm, ja sogar die Lage der Stenose zeigt.

Frage 212: Was können Sie bei einem Patienten mit einem Darmverschluß (Darmstenose) sehen und hören, wenn Sie ihn ansehen und die vordere Bauchwand auskultieren?

Der **Dickdarm** enthält von Haus aus Gas, wodurch er sich in gewissem Umfang in einer Abdomenübersichtsaufnahme darstellen läßt. Wenn man jedoch den Dickdarm genau untersuchen will, muß man ihn vorher entleeren lassen und ihn anschließend mit Kontrastmittel füllen (Abb. 12-45), in der Regel meist gleichzeitig mit Luft (Abb. 12-46; 12-47) mittels Doppelkontrast-Einlauf. Studieren Sie die beiden Abdomenübersichtsaufnahmen (Abb. 12-6; 12-7) und die Röntgenkontrastdarstellungen, und bezeichnen Sie die verschiedenen Dickdarmabschnitte.

Frage 213: Wie unterscheidet sich in der Darstellung der Dickdarm vom Dünndarm, wenn beide mit Kontrastmittel gefüllt sind?

C. Endoskopische Befunde

Endoskope mit Fiberglasoptik lassen sich vom Mund aus in den Dünndarm sowie vom Anus aus in den Dickdarm plazieren. Vor Einführung der Endoskope mit Fiberglasoptik in den medizinischen Alltag konnte man das Schleimhautrelief des Dünndarms nicht direkt betrachten. Der Radius einer direkten Beurteilung der Dickdarmschleimhaut mit einem langen, geraden Metallrohr (einem Sigmoideoskop) war auf das Sigmoid beschränkt, wenngleich häufig plötzliche Abknickungen des Sigmoidverlaufs im Bereich des rekto-sigmoidalen Übergangs jene unmöglich machten.

Das endoskopische Erscheinungsbild der Dünndarmschleimhaut entspricht dem des Duodenum (Abb. 12-33c); dagegen läßt das endoskopische Erscheinungsbild der Dickdarmschleimhaut Haustren erkennen, und das Querkolon scheint im Querschnitt dreieckig zu sein (Abb. 12-48).

Frage 214: Können Sie dieses «dreieckige» Querschnittsbild erklären?

D. Anatomie am Lebenden

Perkutieren Sie als erstes die über dem Colon liegenden Bezirke der vorderen Bauchwand, und markieren Sie Resonanzbereiche, die durch Gasblasen hervorgerufen sind. Versuchen Sie dann, das Colon descendens zu palpieren, und markieren Sie an der Haut alle Bereiche, die Sie dabei abgrenzen können. Markieren Sie schließlich an der Haut Ihres Partners die Fixpunkte von Duodenum, Radix mesenterii und Colon einschließlich der Lage des Ursprungs des Appendix vermiformis aus dem Caecum (McBurney-Punkt). Hören Sie erneut mit einem Stethoskop auf Darmgeräusche.

Die routinemäßig durchgeführte, klinische Untersuchung des Analkanals und des untersten Rektumabschnitts wird mit dem Zeigefinger (natürlich mit einem übergestreiften Handschuh) durchgeführt; bei einer derartigen digitalen Untersuchung des Rectum wird der Finger vorsichtig durch den mit Gel benetzten Anus eingeführt. Mit dem tastenden Finger lassen sich Veränderungen im Rectum selbst, aber auch in den benachbart liegenden Organen aufdecken (siehe Kapitel 12.9, 12.10 und 12.12).

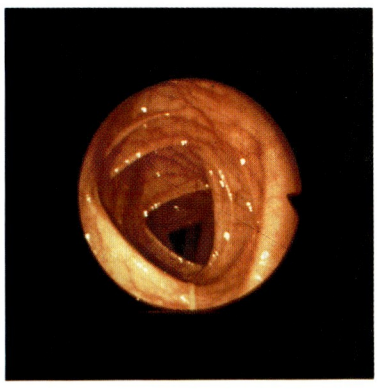

12-48
Endoskopische Darstellung des Colon transversum.

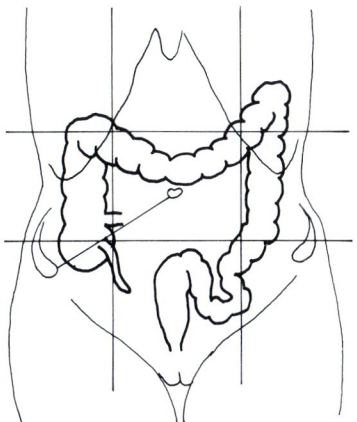

12-49
Projektion des Dickdarms auf die Körperoberfläche. Beachte den Abgang des Appendix vermiformis, der sich auf einer zwischen Nabel und Spina iliaca anterior superior gezogenen Linie auf die laterale Drittelgrenze projizieren läßt (McBurney-Punkt). Der Appendix vermiformis selbst zeigt hinsichtlich seiner Lage viele Möglichkeiten.

12.6 Leber und Gallenwege

Ziel dieses Kapitels ist das Studium von Leber, Gallenblase und extrahepatischen Gallenwegen sowie das Studium der Gefäßversorgung dieser Organe und Strukturen.

Entwicklung

Ein kurzer Blick auf grundsätzliche embryologische Fakten ist für das Verständnis der anatomischen Gegebenheiten beim Erwachsenen notwendig. Die Entwicklung von Milz und Pankreas wird bei der Entwicklung von Leber und Gallenwegen mitbesprochen.

In der 4. Entwicklungswoche wächst am Übergang vom Vorderdarm zum Mitteldarm eine Ausbuchtung für Leber- und Pankreasanlage aus dem primitiven Entodermschlauch des Verdauungstrakts. Diese entodermale Leberausbuchtung wächst in das Mesoderm des Septum transversum (= breite, horizontal stehende Mesodermplatte) vor. Die Leberbucht teilt sich bald in Anteile zur Leberanlage und Anteile für extrahepatische Gallenwege. Die Leberanlage selbst gliedert sich wiederum in je einen rechten und linken Abschnitt, die sich gemeinsam mit mesodermalen Anteilen aus dem Septum transversum zu rechtem und linkem Leberlappen und den entsprechenden Abflußwegen für die Galle gestalten. Mit weiterer Zunahme des Lebergewebes entwickeln sich Sinusoide, die mit rechten und linken Dottersack- und Nabelvenen verschmelzen. Diese Venen ziehen durch das Septum transversum zum Sinus venosus am kaudalen Ende des Herzschlauchs, wobei sie auf ihrem Weg mit den Lebersinusoiden quasi anastomosieren. Die rechte Nabelvene bildet sich dann zurück, wobei die linke Nabelvene vorher noch abzweigt; diese linke Nabelvene bekommt Anschluß an den Ductus venosus (Arantii), und so bildet sich eine bevorzugte Strombahn durch die

Lebersinusoide. Unter diesen Strömungsverhältnissen fließt der Hauptanteil des sauerstoff- und nährstoffreichen Blutes von der Plazenta direkt durch die Leber zum Herzen. Die Nabelvene sowie der Ductus venosus (Arantii) obliterieren nach der Geburt zu Bindegewebssträngen, Lig. teres hepatis und Lig. venosum. Die Dottersackvenen anastomosieren ebenfalls mit den Lebersinusoiden, jedoch nicht in einem vorgebildeten Strombett. Aus den Dottersackvenen entwickeln sich Venen, die den entstehenden Verdauungstrakt entsorgen und das Pfortadersystem bilden; deshalb wird postpartal das nährstoffreiche Blut (aus dem Verdauungstrakt) zuerst zur Leber und danach in den systemischen Kreislauf geleitet. Am kranialen Ende des Septum transversum strömt Blut aus den Lebersinusoiden in den kranial gelegenen Zusammenfluß von rechter Nabelvene und rechter Dottersackvene, die gemeinsam den rechten Leber-Herz-Kanal bilden (linke Nabelvene sowie linke Dottersackvene bilden sich dabei zurück). Aus dem rechten Leber-Herz-Gang bildet sich schließlich, zwischen Leber und Herz, der posthepatische Abschnitt der V. cava inferior.

Die entodermale Ausbuchtung der Gallenwege, aus der sich Gallenblase und Ductus choledochus entwickeln, gliedert sich vom ventralen Rand des ungeteilten Abschnitts der Leberausbuchtung ab (Abb. 12-24).

Aus der gemeinsamen Ausbuchtung der Leberanlage entwickeln sich gleichzeitig die ventrale Pankreasknospe (etwas unterhalb der Leberanlage in enger Nachbarschaft zum Gallengang) und etwas kranialer eine dorsale Pankreasknospe (an der Hinterwand des Verdauungkanals). Diese dorsale Pankreasanlage wächst zunächst nach kranial, nach dorsal und nach links lateral ins Mesogastrium dorsale. Das differenzierte, spezi-

12-50
(a) Entwicklung von Leber und Gallenwegen und (b) Situs eines Erwachsenen.

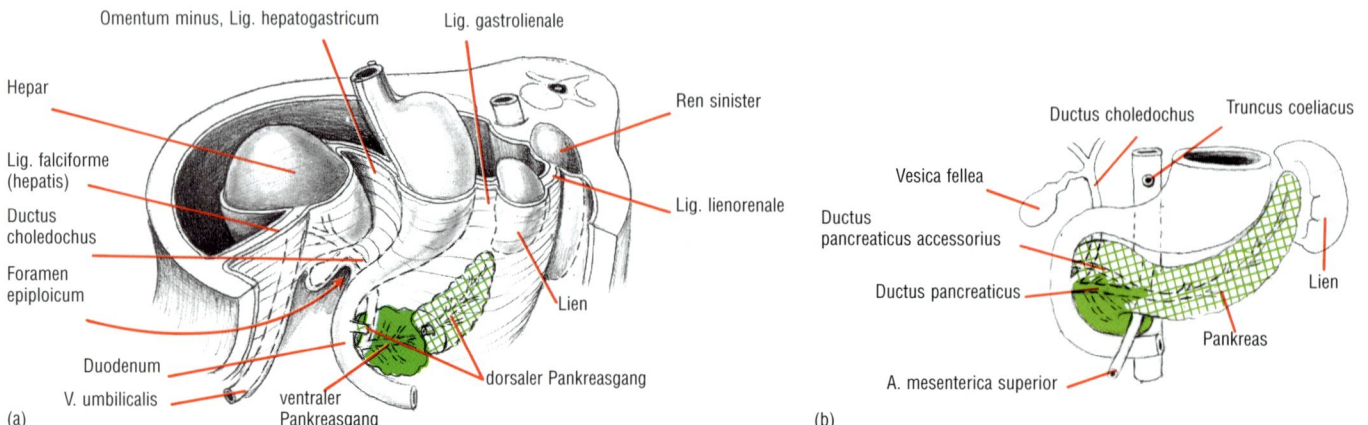

(a)

(b)

fische Wachstum des Duodenum, das zur gleichen Zeit vonstatten geht, verlagert auch die sich entwickelnden Gallenwege und die ventrale Pankreasanlage zusammen mit dem duodenalen Abschnitt des ventralen Mesogastrium nach dorsal und nach links; dieses ventrale Mesogastrium verbindet im übrigen den Schlunddarm mit der sich entwickelnden Leber. Die ventrale Pankreasanlage, aus der sich unterer Abschnitt des Pankreaskopfes und Processus uncinatus des Pankreas bilden, kommt so unmittelbar unterhalb der größeren dorsalen Pankreasanlage zu liegen (und verschmilzt dann auch mit ihr). Aus der dorsalen Pankreasanlage gehen oberer Abschnitt des Pankreaskopfes und auch Corpus- und Cauda-Abschnitt des Pankreas beim Erwachsenen hervor. Da die beiden Pankreasanlagen miteinander verschmelzen, sind A. und V. mesenterica superior zwischen ihnen eingezwängt. Aufgrund dieser relativen Wanderung der Gallenwege und der Verschmelzung der Duodenalschleife rechts mit der hinteren Bauchwand ergibt sich die Situation, daß Ductus choledochus und V. portae hinter dem ersten Abschnitt des Duodenum (Pars superior duodeni) ziehen.

Im Pankreas haben ventrale und dorsale Pankreasanlage zunächst voneinander unabhängige, eigenständige Ausführungsgänge. Im Laufe der weiteren Entwicklung übernimmt das Gangsystem der ventralen Pankreasanlage jedoch den Abfluß des überwiegenden Gewebeanteils der dorsalen Pankreasanlage und bildet den gemeinsamen Hauptausführungsgang (Ductus pancreaticus) [Wirsung-Gang].

Die Milz entwickelt sich unmittelbar neben dem Ende des Pankreasschwanzes (dorsale Pankreasanlage) im Mesogastrium dorsale (Abb. 12-24). Durch die Verlagerung der Anheftungsfläche des Mesogastrium dorsale nach links und durch die Verschmelzung seines kaudalen Abschnitts mit der hinteren Bauchwand bis zum Pankreasunterrand kommt das Pankreas an die hintere Bauchwand (sekundär) retroperitoneal zu liegen. Der linke äußere Pankreasrand ist mit der Milz durch den Abschnitt des dorsalen Mesogastrium verbunden, der zum Lig. lienorenale wird.

A. Präparation und Präparate

Die Leber (Abb. 12-51)

Studieren Sie zuerst eine Leber in situ, und vergleichen Sie diese mit der Situation, wie sie sich Ihnen am eröffneten Abdomen darstellt. Die Leber liegt zum größten Teil unter dem rechten Rippenbogenrand verborgen. Sie füllt das gesamte rechte Hypochondrium und das gesamte Epigastrium aus und reicht zudem ins linke Hypochondrium. Wenngleich auch die Leber beim Erwachsenen das größte Einzelorgan ist, so ist sie doch im Verhältnis gesehen bei Feten zweimal so groß, wo sie eine zusätzliche Aufgabe bei der Blutbildung hat. Beim Metzger läßt sich an der Tierleber beispielhaft die geschmeidige, weiche, konsistente, aber doch bröckelige Gewebsstruktur und die dünne Kapsel des frischen Organs viel besser zeigen (verglichen mit einem fixierten Organ am Präparat). Wenn die unteren Rippen an der rechten Körperseite gebrochen sind, besteht immer die Gefahr, daß die Leber durch ein scharfkantiges Knochenfragment aufgerissen wird, was zu einer massiven Blutung und zum Austritt von Galle führt.

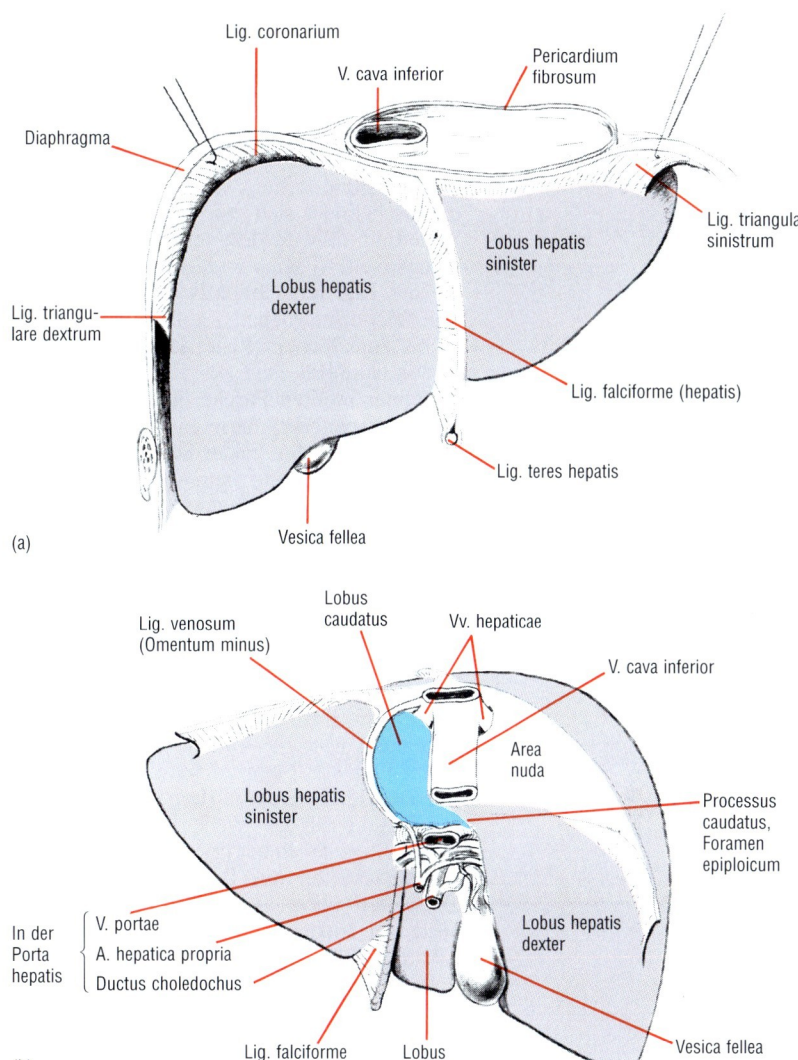

Suchen Sie die **Leberpforte** an der (kaudalen) Eingeweidefläche der Leber auf. Im Bereich der Leberpforte erreichen V. portae und A. hepatica propria und verlassen Ductus hepaticus dexter und sinister die Leber. An der Leberhinterfläche stellen Sie die V. cava inferior oder die Sulcus venae cavae inferioris dar. Das venöse Blut verläßt die Leber über ein paar wenige, kurze, aber weitlumige **Vv. hepaticae**, die in die V. cava inferior münden. Diese Venen können sich zum Teil an der Versorgung der Leber beteiligen, wenn diese, z.B. bei einem schweren Bauchtrauma, von der V. cava inferior getrennt wird. Die Leber wird zum größten Teil durch den intraabdominellen Druck unterstützt; dieser wird durch den Tonus der Bauchwandmuskulatur und auch durch die peritonealen Umschlagfalten, die am Diaphragma angeheftet sind, aufrechterhalten. Nun zurück zur Eingeweidefläche der Leber: Kennzeichnen Sie die **Gallenblase** und den **Ductus cysticus**, der in den **Ductus choledochus** mündet; der Ductus choledochus bildet sich aus der Verschmelzung von **rechtem** und **linkem Ductus hepaticus** (Abb. 12-52).

Die Leber besteht aus zwei miteinander verbundenen Lappen; dabei hat jeder Lappen seine nahezu eigenständige Gefäßversorgung und sein eigenständiges Gallenwegssystem. Der **rechte**

12-51
Leber und ihre peritonealen Übergänge. (a) Ansicht von ventral; (b) Ansicht von kaudal.

Leberlappen (**Lobus hepatis dexter**) ist größer und reicht bis zur Anheftung des **Lig. falciforme (hepatis)** an der Lebervorderfläche und der Leberpforte an der Leberunterseite nach medial. Der **linke Leberlappen (Lobus hepatis sinister)** ist kleiner; zu ihm zählen auch Lobus quadratus und Lobus caudatus. Der **Lobus quadratus** befindet sich zwischen Gallenblase und Anheftungslinie des Lig. teres hepatis an der Leberunterseite (Facies visceralis hepatis). Suchen Sie das **Lig. teres hepatis** als freien Rand des Lig. falciforme (hepatis) auf, und verfolgen Sie es bis zum rechten Rand der Leberpforte. Der **Lobus caudatus** liegt zwischen V. cava inferior und einer zweiten Furche, in der sich das **Lig. venosum** befindet; diese Fissura ligamenti venosi zieht von der linken Seite der Leberpforte aufwärts und rechts zum kranialen Ende der V. cava inferior im Bauchraum. Das zur Leber gerichtete Ende des kleinen Netzes ist an dieser Fissura ligamenti venosi fixiert. Der Lobus caudatus steht mit dem Lobus hepatis dexter durch die schmale Parenchymbrücke des Processus caudatus in Verbindung; dieser Processus caudatus liegt zwischen Leberpforte und V. cava inferior.

Gleiten Sie mit Ihrer Hand unter dem Rippenbogenrand über die Vorderfläche der Leber an Ihrem Präparat. Grenzen Sie die Umschlagstellen des **Lig. falciforme (hepatis)** an der vorderen Bauchwand ab. Wenn Sie die Facies diaphragmatica der Leber erreichen, können Sie die Umschlagstellen des Peritoneum, das auf das Zwerchfell übergeht, sowohl vom rechten als auch vom linken Leberlappen aus tasten. Links sollten Sie Ihre Hand um das scharf begrenzte Ende dieses peritonealen Umschlags (= Lig. triangulare sinistrum mit Appendix fibrosa hepatis) führen können. Eine wesentlich größere «**Area nuda**» ist im Bereich des rechten Leberlappens frei von Peritoneum. Die Umschlagzonen (des Peritoneum viscerale auf das Peritoneum parietale) an den Randbezirken der Area nuda bezeichnet man als Ligg. coronaria und am rechten Ende als Lig. triangulare dextrum. Lassen Sie Ihre Hand auf der Eingeweide(unter)fläche des rechten Leberlappens (= Facies visceralis hepa-

tis) gleiten; Ihre Hand kann die hintere Bauchwand erreichen. Wenn Ihre Hand von rechts nach links auf der Eingeweidefläche der Leber entlangstreicht, kann man zwar rechten Leberlappen, Gallenblase und Lobus quadratus ertasten; das kleine Netz jedoch liegt vor dem Lobus caudatus und umgibt die Leberpforte. Der Lobus caudatus bildet das Dach der Bursa omentalis, und der **Processus caudatus** (des Lobus caudatus) bildet den Oberrand des Foramen epiploicum; über diese Pforte steht die eigentliche Peritonealhöhle mit der Bursa omentalis in Verbindung. Beachten Sie ferner, daß Ihre Hand bei Palpation der Unterfläche des rechten Leberlappens über das Duodenum gleitet und dann in einen abgrenzbaren Raum, den **Recessus hepatorenalis**, gelangt. Der Recessus hepatorenalis ist Teil des Recessus subhepaticus und erstreckt sich zwischen oberem Pol der rechten Niere und Eingeweidefläche der Leber. Grenzen Sie die Umschlagstellen des Peritoneum in dieser Region ab, und kennzeichnen Sie die Leberbezirke, mit denen Sie sich bereits intensiv am einzelnen Leberpräparat befaßt haben. Um Ihnen dies zu erleichtern, kann es u.U. vorteilhaft sein, die vorderen Lebersegmente zu entfernen, um so besser an die hinteren Lebersegmente zu gelangen.

Die Hepatozyten sezernieren **Galle** in mikroskopisch kleine **Gallekanälchen (Canaliculi biliferi)**, die zwischen den Leberzellbalken liegen. Diese kleinen Gallekanälchen münden in größere, intrahepatische Ausführungsgänge der Gallenwege; letztgenannte vereinigen sich und bilden im Bereich der Leberpforte schließlich **Ductus hepaticus dexter/sinister**. Aus der Vereinigung der beiden Ductus hepatici bildet sich der **Ductus hepaticus communis**. Dieser erreicht das kleine Netz (Lig. hepatoduodenale) und nimmt den **Ductus cysticus** von der Gallenblase auf. Nach Vereinigung von Ductus cysticus und Ductus hepaticus communis entsteht als gemeinsamer, extrahepatischer Ausführungsgang der **Ductus choledochus**, der ins Duodenum mündet.

Studieren Sie die **Gallenblase, Vesica biliaris**; sie wird durch Galle, die post mortem in die Wand der Gallenblase eingedrungen ist, grün gefärbt sein. Die Gallenblase ist in der Regel fest an der Leberunterfläche fixiert, wenngleich sie gelegentlich auch ein kleines Mesenterium haben kann. Lösen Sie die Gallenblase aus ihrem Leberbett, durch das kleine Gefäße aus der Leber die Gallenblase erreichen. Die Gallenblase läßt sich wie folgt beschreiben: sie besteht aus **Fundus vesicae biliaris**, das erweiterte, blinde Ende, das den Rippenbogenrand überragt; aus **Corpus vesicae biliaris** sowie aus **Collum vesicae biliaris**. Das Collum vesicae biliaris geht ohne scharfe Grenze in den Ductus cysticus über; in der Wand von Collum und Ductus cysticus bilden sich spiralige, faltenförmige Gewebsbrücken, **Plica spiralis** genannt.

Frage 215: In welcher Richtung ist die zentrale Achse der Gallenblase orientiert? Welches Organ liegt unmittelbar unter und hinter der Gallenblase?

Eröffnen Sie die Gallenblase: man kann etwas Galle und vielleicht einige Gallensteine in ihr finden. Entfernen Sie links von der Gallenblase etwas Lebergewebe (z.B. den Lobus quadratus und einen Teil des linken Leberlappens) zur Dar-

12-52
Gallengangssystem und dessen Blutversorgung.

Ductus hepaticus dexter,
Ductus hepaticus sinister

Ductus cysticus

A. cystica

Foramen epiploicum (Zugang zur Bursa omentalis)

Vesica fellea

Ductus hepaticus communis

V. portae

A. hepatica propria

Ductus choledochus am freien Ende des Omentum minus

Pars superior duodeni

Pars descendens duodeni

Ductus pancreaticus

Papilla duodeni major, Ampulla hepatopancreatica

stellung des kleinen Netzes und zu dessen besserem Studium. Durchtrennen Sie das kleine Netz, und stellen Sie Ductus choledochus, V. portae, A, hepatica propria sowie die anderen Arterien dar, die im Omentum minus ziehen.

Frage 216: Welche anderen Arterien ziehen im kleinen Netz?

Verfolgen Sie den Ductus cysticus bis zu seiner spitzwinkligen Vereinigung mit den Ductus hepaticus communis, von wo sich aus beiden Gängen der Ductus choledochus gebildet hat; verfolgen Sie nun den Ductus choledochus bis zu dessen Einmündung in das Duodenum. Der Ductus choledochus zieht zuerst im freien Rand des Omentum minus in der vorderen Begrenzung des Foramen epiploicum nach kaudal und kreuzt dann hinter den ersten Abschnitt des Duodenum; schließlich verläuft er mehr oder weniger durch den Pankreaskopf, mündet in den Ductus pancreaticus major und durchbricht die Duodenalwand in etwa der Mitte der Pars descendens duodeni. Schneiden Sie die Wand des Ductus choledochus auf, und führen Sie eine flexible Sonde durch den Ductus choledochus in das Duodenum.

Frage 217: Welche Funktion hat die Gallenblase?

Gefäßversorgung der Gallenwege und der Leber (Abb.12-52)

Suchen Sie die **A. hepatica propria (A. hepatica communis)** auf, die man links des Ductus choledochus im Lig. hepatoduodenale des kleinen Netzes tasten oder sehen kann. Verfolgen Sie diese Arterie nach proximal bis zu ihrem Ursprung aus dem Truncus coeliacus und nach distal bis zur Leberpforte, wo sie sich in eine A. hepatica propria, Ramus dexter/Ramus sinister aufteilt. Stellen Sie auch ihre Äste zu Magen, Pankreas und Duodenum dar.
Gallenblase und Ductus cysticus werden von der **A. cystica** versorgt, die in der Regel ein Ast der A. hepatica propria, Ramus dexter, ist. Der distale Abschnitt des Ductus choledochus wird über die A. gastroduodenalis mit sauerstoffreichem Blut versorgt.
Stellen Sie die Pfortader, **V. portae**, dar, die sich aus der Vereinigung von V. lienalis und V. mesenterica superior hinter dem Tuber omentale des Pankreas bildet, dann hinter der Pars superior duodeni nach kranial zieht und schließlich im kleinen Netz die Leberpforte (Porta hepatis) erreicht.

Frage 218: Welche Struktur liegt unmittelbar am freien Rand des kleinen Netzes?

Das Pfortaderblut durchströmt die Leber mit relativ niedrigem Druck (Normalwerte im Durchschnitt 6–12 mmHg). Wenn das Leberparenchym fibrosiert (d.h. bindegewebig umgebaut wird), z.B. als Folge wiederholter Entzündungen oder einer alkoholbedingten Leberzellschädigung (Leberzirrhose), dann wird die Passage des Pfortaderbluts durch die Leber behindert, und der Druck im Pfortaderkreislauf steigt an (Pfortaderhochdruck).
Wenn es zum Pfortaderhochdruck kommt, erweitern sich die Venen, die zwischen Portalkreislauf und systemischem Kreislauf Anastomosen bilden und können varikös werden. Zwei Stellen, wo dies geschehen kann, seien hier genannt:

1. die Nabelgegend, wo kleine Venen, die im Lig. teres hepatis verlaufen, mit Venen der vorderen Bauchwand anastomosieren; sie bilden dort das «Caput medusae», d.h. erweiterte Venen, die strahlenförmig um den Nabel angeordnet sind; 2. das Retroperitoneum, wo Venen der retroperitoneal gelegenen Darmabschnitte mit Venen der hinteren Bauchwand anastomosieren.

Frage 219: Nennen Sie zwei weitere Stellen, wo Anastomosen zwischen Pfortaderkreislauf und systemischem Kreislauf bestehen!

Um den Pfortaderhochdruck zu senken, kann man operativ eine Anastomose zwischen Pfortader und V. cava inferior anlegen.

Frage 220: An welcher Stelle liegen diese beiden Gefäße dicht beieinander und was trennt sie?

Lymphbahnen

Die Lymphe aus der Leber ist aufgrund der Permeabilität der Sinusoidwände sehr proteinreich; ihr Hauptanteil wird entweder zu Lymphknoten abgeleitet, die in der Nähe des oberen Abschnitts der V. cava inferior liegen, oder zu Lymphknoten an der Leberpforte. Lymphe aus den Gallenwegen erreicht Lymphknoten an der Leberpforte oder Lymphknoten am Ductus choledochus.

Innervation

Die Leber wird von sympathischen und parasympathischen Fasern innerviert, die über die Leberpforte in das Organ gelangen. Man kennt ihre genauen Funktionen noch nicht, aber man hält sie u.a. für Übermittler von Informationen aus der Leber an das Zentrum (Afferenzen), wie z.B. aus Glukoserezeptoren oder möglicherweise auch aus Osmorezeptoren. Chirurgen versuchen, Vagusfasern zur Leber zu erhalten, da ihnen eine erhöhte Inzidenz von Gallensteinen nach Vagotomie (im Bereich der Trunci vagales) bekannt ist. Die Gallenblase erhält vornehmlich Fasern aus dem Grenzstrang, Truncus sympatheticus.

Frage 221: Welche Ursachen bewirken nach einem Essen die Kontraktion der Gallenblase?

Eine der Aufgaben der Leber ist der Abbau des Blutfarbstoffs, Häm, in gealterten, roten Blutkörperchen (Erythrozyten) und die Ausscheidung dieser Stoffwechselprodukte über die Galle. Wenn man diese Stoffwechselprodukte nicht ausscheiden kann, kommt es zur Gelbsucht (Ikte-

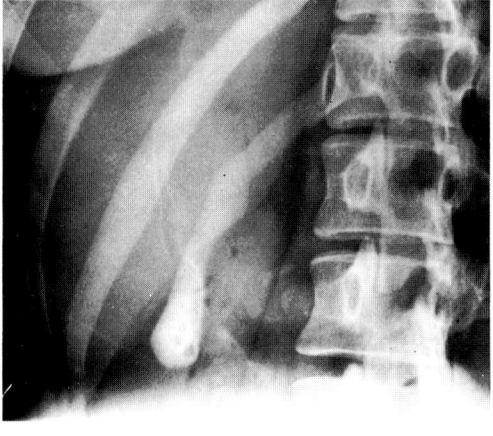

12-53
i.v.-Cholezystographie zur Darstellung von Steinen in der Gallenblase (schräger seitlicher Strahlengang).

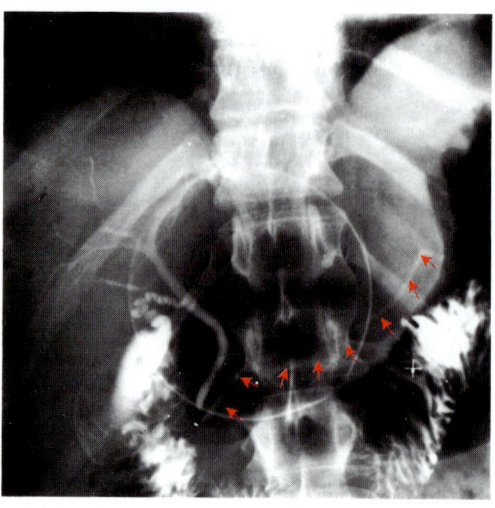

12-54
Endoskopische retrograde Cholangio-Pankrea-tikographie (ERCP). Pfeilspitzen kennzeichnen den Verlauf des Ductus pancreaticus. (Der Kreis im Röntgenbild ist ein Artefakt).

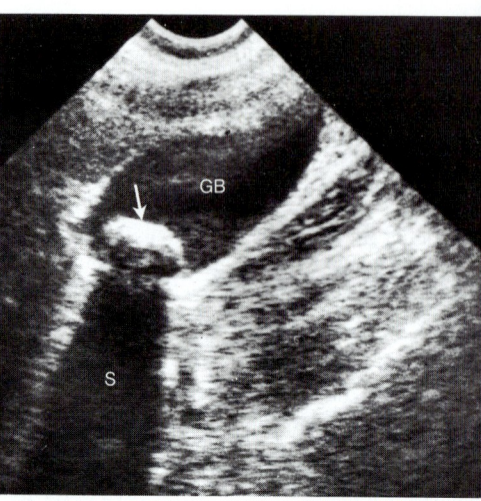

12-55
Ultraschallbild einer Gallenblase (GB) mit einem großen Gallenstein (Pfeil). Der Gallen-stein absorbiert Ultraschallwellen, weshalb ein Schallschatten (S) zu sehen ist.

rus). Gallensteine können in der Galleflüssigkeit der Gallenblase auskristallisieren; sie bestehen oft größtenteils aus Cholesterin. Sie können in die ableitenden, extrahepatischen Gallenwege gelangen und die engen Gangsysteme versper-ren.

Frage 222: Kommt es zum Ikterus nach 1. Blockade des Ductus cysticus, 2. Blockade des Ductus hepaticus dexter oder 3. Blockade des Ductus choledochus?

Frage 223: Falls sich ein Gallenstein nahe dem Spincter Oddi verheddert, welches andere Organ würde dann mitbetroffen sein?

Die Einklemmung eines Gallensteins in den ab-leitenden, extrahepatischen Gallenwegen oder eine Infektion im Bereich der Gallenwege kann starke **Schmerzen** verursachen. Der Schmerz strahlt meist in das rechte Hypochondrium und in das Epigastrium sowie dorsal in den Bereich des Angulus inferior des Schulterblatts aus. Diese «Seitverlagerung» des übertragenen Schmerzes, mit der man eigentlich nicht rechnet, ist Folge der Umschaltung weniger Fasern aus dem N. phrenicus dexter zum Plexus coeliacus und von da aus zu den Gallengängen.

Frage 224: An welcher anderen Stelle ist der Schmerz, der über den N. phrenicus vermittelt wird, noch wahrzunehmen?

Frage 225: Welche anderen Nerven sind am Auf-bau des Plexus coeliacus beteiligt?

Die Gallenwege können primär oder auch sekun-där durch Tumoren komprimiert oder auch völlig verschlossen sein; diese Tumoren haben meist in die Lymphknoten an der Leberpforte oder in den Pankreaskopf metastasiert. Eine derartige, Tu-mor-bedingte Stenose muß nicht unbedingt mit Schmerzen einhergehen.
Es kann u. U. notwendig sein, eine Gewebsprobe aus der Leber zu entnehmen. Man punktiert die Leber mit einer weiten Hohlnadel, die im Be-reich der maximalen Leberdämpfung in der rechten, mittleren Axillarlinie geführt wird.

B. Radiologische Befunde
Die Leber liefert eine Verschattung im rechten Hypochondrium, die sich gut von der Luft in den darüberliegenden Lungen und dem Gas im dar-unterliegenden Colon abgrenzen läßt. Man kann den unteren Leberrand, jedoch nicht die Gallen-wege in einer Abdomenübersichtsaufnahme se-hen. Die Gallenwege muß man deshalb mit Hilfe von Kontrastmitteln darstellen (Cholezystogra-phie und Cholangiographie). Das Kontrastmittel wird nach oraler oder intravenöser Gabe in die Galle sezerniert, oder es wird über eine Kanüle, die in die Gallenwege entweder intraoperativ oder über ein Endoskop durch das Duodenum plaziert wurde, appliziert. Das Cholezystogramm in Abbildung 12-53 zeigt letzlich drei Gallen-steine (beachten Sie dabei den schrägen Strah-lengang in bezug auf das Abdomen). Das en-doskopische, retrograde Cholangiopankreati-kogramm (ERCP) der Abbildung 12-54 zeigt Gallengänge und Pankreasgänge sowie die Plica spiralis. Benennen Sie die verschiedenen, extra-hepatischen Gallenwege, und schauen Sie genau, ob Sie Gallensteine aufspüren können.

Frage 226: Betrachten Sie nochmals das Rönt-genbild der Abbildung 12-32. Was verbirgt sich hinter der Gruppe von Verschattungen, die über dem Kontrastmittel-gefüllten Duodenum zu se-hen sind?

Man benutzt heute zur Untersuchung von Leber und Gallenblase am häufigsten die **Ultraschall-technik**. Vergleichen Sie die sonographische Darstellung der Abbildung 12-55 mit den Rönt-genbildern in Abbildungen 12-53 und 12-54.

C. Anatomie am Lebenden
Bezeichnen Sie nun zum Abschluß an der Kör-peroberfläche Ihres Partners aufgrund perkuto-rischer Befunde sowie aufgrund Ihrer anatomi-schen Kenntnisse der Region die Projektionen von Leber, Gallenblase, Gallenwegen sowie Duodenum; hierbei sollten Sie sich auch die wichtigsten Bezugspunkte markieren, die Sie zur Lokalisation der Organe anwenden (Abb. 12-56).

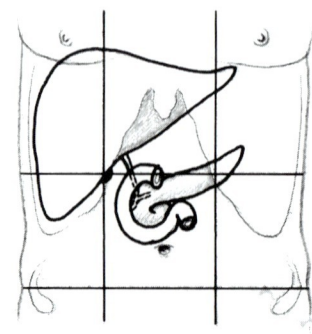

12-56
Projektion von Duodenum, Pan-kreas, Leber und Gallengangs-system auf die Körperoberfläche.

12.7 Pankreas und Milz

Ziel dieses Kapitels ist das Studium von Pankreas und Milz sowie die Wiederholung des Versorgungsgebietes des Truncus coeliacus.

Entwicklung

Siehe dazu auch Seite 224 sowie die Abbildungen 12-24 und 12-50.

A. Präparation und Präparate

Das **Pankreas** (Abb. 12-57) ist eine parenchymatöse, letztlich in Läppchen gegliederte Drüse, die nahezu horizontal vor der hinteren Bauchwand zwischen Duodenum und Milz zu liegen kommt. Normalerweise ist das Pankreas nicht von einer deutlich abgrenzbaren Kapsel umgeben. Man kann zur Beschreibung des Pankreas **Pankreaskopf (Caput pancreatis)**, einen **Buckel** (entspricht dem Halsbereich), **Tuber omentale**, einen schlankeren **Pankreaskörper (Corpus pancreatis)** sowie den anschließenden **Pankreasschwanz (Cauda pancreatis)** und einen hakenförmigen **Processus uncinatus** abgrenzen. Dieser reicht vom Pankreaskopf nach links und ist vom sog. «Halsbereich» des Pankreas durch die Mesenterialgefäße abgetrennt. Eine Fehlbildung während der Entwicklung kann dazu führen, daß sich Pankreasgewebe ringförmig völlig um das Duodenum legt, was man als **Pancreas annulare** bezeichnet; eine derartige Mißbildung kann u.U. das Duodenum einengen. Suchen Sie die benannten Organabschnitte auf; machen Sie sich bewußt, daß der Pankreaskopf in der konkaven Biegung des duodenalen «C» vor der V. cava inferior liegt. Der Halsabschnitt des Pankreas liegt auf der V. portae und dem Ductus choledochus, unmittelbar kaudal dem Pylorus. Der Pankreaskörper zieht quer über Aorta, Crus sinistrum des Diaphragma, linke Nebenniere und linke Niere, und der Schwanzteil des Pankreas verläuft im Lig. lienorenale und erreicht so die Milz. Das Mesocolon transversum ist am Unterrand von Pankreaskörper, Tuber omentale und quer zum Pankreaskopf fixiert (Abb. 12-37).

Frage 227: Welcher Teil der Peritonealhöhle und welches Organ liegen vor dem oberen Teil des Pankreaskörpers?

Das Pankreas besitzt sowohl **endokrine** als auch **exokrine** Anteile. Der **exokrine** Pankreasanteil besteht aus tubulo-alveolären Drüsen (rein seröse Drüse mit azinösen Endstücken). Diese Drüsen sezernieren Verdauungsenzyme und Bikarbonat in ein System von aneinandergeschalteten Ausführungsgängen. Diese Ausführungsgänge münden in einen Hauptausführungsgang, **Ductus pancreaticus**. Der Ductus pancreaticus zieht parallel zur Längsachse durch Pankreasschwanz und Pankreaskörper, biegt dann nach kaudal im Bereich des Pankreaskopfes, vereinigt

sich mit dem Ductus choledochus und mündet schließlich (in der Papilla duodeni major) ins Duodenum. Ein akzessorischer Pankreasgang (Ductus pancreaticus accessorius) ist häufig ebenfalls ausgebildet; er entsorgt dann die oberen Abschnitte des Pankreaskopfes. Der **endokrine** Pankreasanteil sind die **Langerhans-Inseln**, deren Zellen u.a. zwei wichtige Hormone, Insulin (B-Zellen) und Glucagon (A-Zellen) produzieren. Die Freisetzung dieser Hormone in den Blutstrom beeinflußt wesentlich den Kohlenhydratstoffwechsel und das Wachstum. Weitere Zellen der Inseln der Bauchspeicheldrüse produzieren Somatostatin und pankreatische Polypeptide; die letztgenannten Hormone scheinen hauptsächlich eher lokale hormonelle Einflüsse (= parakrine Effekte) innerhalb des Inselapparates zu haben.

Der Pankreaskopf erhält arterielles Blut aus den Aa. pancreaticoduodenales superiores (anteriores/posteriores) aus dem Truncus coeliacus und den Aa. pancreaticoduodenales inferiores aus der A. mesenterica superior (Abb. 12-29). Verlagern Sie den Oberrand des Pankreas nach vorne, und stellen Sie die große, geschlängelte **A. splenica** dar; die A. splenica ist ein Hauptast des Truncus coeliacus und schlängelt sich charakteristischerweise an den oberen Abschnitten von Pankreaskörper und Pankreasschwanz, um so den Milzhilus zu erreichen. Das venöse Blut aus dem Pankreas strömt in die entsprechenden, gleichnamigen Venen, die zur Pfortader führen; die V. portae bildet sich hinter dem Pankreaskopf.

12-57
Oberbauchsitus und die topographischen Beziehungen des Pankreas zu seinen Nachbarorganen.

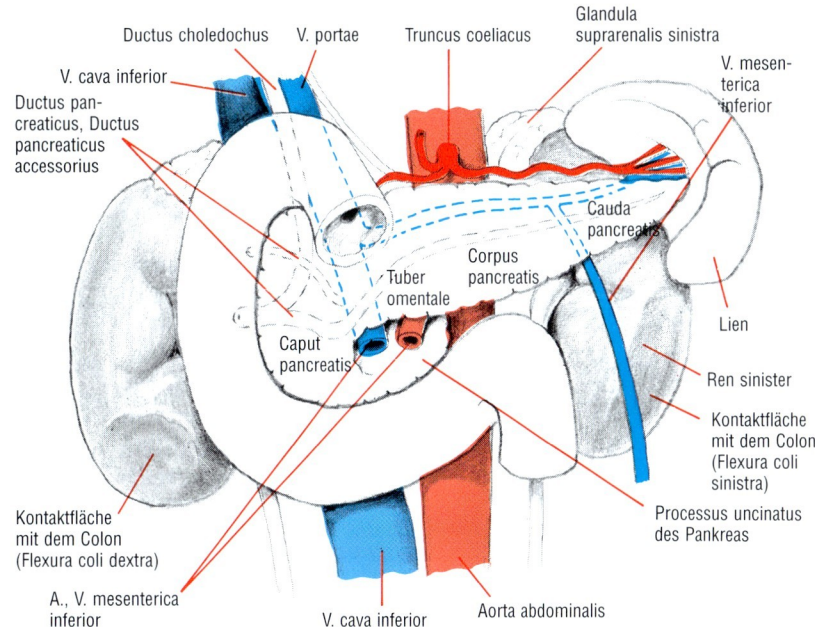

Frage 228: Welche zwei Venen bilden durch ihre Vereinigung die Pfortader (V. portae)?

Sympathische und parasympathische Nervenfasern aus dem Plexus coeliacus erreichen das Pankreas, wo sie insbesondere auf die Gefäße wirken und auch die exokrine und endokrine Sekretion aus den Zellen des Pankreas beeinflussen.

Studieren Sie nun die **Milz**, Lien [Splen], die unter dem Rippenbogen am linken Hypochondrium liegt (Abb. 12-59).

Frage 229: Welche Rippen liegen der Milz unmittelbar an?

Die Milz variiert in ihrer Form, wenngleich ihr anteriosuperiorer Rand in der Regel durch eine scharfe, eingekerbte Kante markiert ist. Die Außenfläche der Milz (Facies diaphragmatica) ist konvex gekrümmt, während ihre Innenfläche (Facies visceralis) konkave Impressionen aufweist, die durch die enge topographische Beziehung zu Magen, Niere, Flexura coli sinistra und zum Pankreasschwanz (im Bereich des Milzhilus) hervorgerufen werden.

Frage 230: Welcher Flächenanteil der Milz wird von Peritoneum umhüllt, und durch welche Strukturen ist die Milz mit der hinteren Bauchwand und dem Magen verbunden?

Man kann kleine (einzelne oder mehrere) Zellhaufen aus Milzgewebe (Nebenmilzen) sehen, und selten behält die Milz ihre lappenförmige Struktur aus der Fetalzeit bei.

Die Milz ist ein sehr gefäßreiches Organ und besitzt eine ähnliche, parenchymatöse Struktur wie die Leber. Eine direkte Verletzung der unmittelbar darüberliegenden Rippen kann deshalb zu einer Milzruptur führen und eine Blutung in die Peritonealhöhle hervorrufen. Dies ist insbesondere dann wahrscheinlich, wenn die Milz infolge eines Pfortaderhochdrucks mit Blut überfüllt ist. Blut reizt, ebenso wie Magensäure, das Peritoneum sehr stark; ist die Blutung aus der Milz so stark, daß sie lebensbedrohlich ist, kann die Milz auch entfernt (d.h. exstirpiert) werden. Eine dünne Bindegewebskapsel umgibt die rote Pulpa der Milz. Bei einigen Tieren, aber nicht beim Menschen, hat die Milz die Aufgabe eines bedeutsamen Speichers von Erythrozyten; die Erythrozyten können dann durch Kontraktion der glatten Muskulatur in den Trabekeln und der Kapsel in den Blutkreislauf freigesetzt werden. Die weiße Pulpa der Milz stellt das zahlreich vorhandene lymphatische Gewebe (lymphatische Stränge [= periarterielle Lymphozytenscheide um die Zentralarterien; T-Region] sowie Lymphfollikel [B-Region]) und Makrophagen dar; eine der Aufgaben der Makrophagen ist der Abbau gealterter Erythrozyten. Die Milz kann sich bei Infektionen, z.B. bei Malaria, enorm vergrößern; dies gilt auch für Tumoren der Blutzellen. In derartigen Fällen kann die Extremitas anterior der Milz und ihr eingekerbter anteriosuperiorer Rand unter dem Rippenbogenrand hervortreten und zu tasten sein. Die **A. splenica** erreicht den Milzhilus, wo sie sich in zahlreiche Äste verzweigt, bevor sie in die Milz eintritt. Die V. splenica sammelt das venöse Blut aus der Milz und transportiert es Richtung Pfortader.

Frage 231: Welche Veränderungen werden Sie Ihrer Ansicht nach bei einem Patienten mit einem Pfortaderhochdruck finden können?

Sie haben nun alle Organe studiert, die von Ästen des **Truncus coeliacus** versorgt werden; Sie sollten nun das Verzweigungsmuster dieser Gefäße, zusammen mit dem Ursprung der A. mesenterica superior, und ebenso die Bildung der Pfortader nochmals wiederholen. Suchen Sie den Truncus coeliacus an seinem Ursprung aus der Aorta abdominalis, zwischen den beiden Zwerchfellschenkeln, auf. Markieren Sie auch den Ursprung der A. mesenterica superior und der Pfortader, wobei Sie das Pankreasgewebe entfernen.

Frage 232: Auf Höhe welcher Wirbel liegen 1. der Ursprung des Truncus coeliacus und 2. der Abgang der A. mesenterica superior?

Suchen Sie nun die Hauptäste des Truncus coeliacus auf. Legen Sie als erstes die **A. gastrica sinistra** frei.

Frage 233: Zu welcher der beiden Magenkurvaturen zieht die A. gastrica sinistra?

Verfolgen Sie die **A. splenica** im Pankreas in Richtung Milz!

Frage 234: Über welche Gefäße ist die A. splenica an der Versorgung des Magens beteiligt?

Suchen Sie nun die **A. hepatica communis** auf, und verfolgen Sie ihren Verlauf an der hinteren Bauchwand in Richtung Pylorus und dann in den Rand des kleinen Netzes. Markieren Sie die Äste der A. hepatica propria zu rechtem und linkem Leberlappen, die Aa. cystica zur Gallenblase sowie die A. gastrica dextra. Varianten der Gefäßmuster und der extrahepatischen Gallenwege kommen häufig vor.

Verfolgen Sie die **A. gastrica dextra** in ihrem Verlauf entlang der kleinen Kurvatur des Magens; durchtrennen Sie dann die Pars superior duodeni, und folgen so einem Hauptast zum Pankreas, der **A. gastroduodenalis**.

Frage 235: Über welches Gefäß beteiligt sich die A. gastroduodenalis an der arteriellen Versorgung des Pankreas?

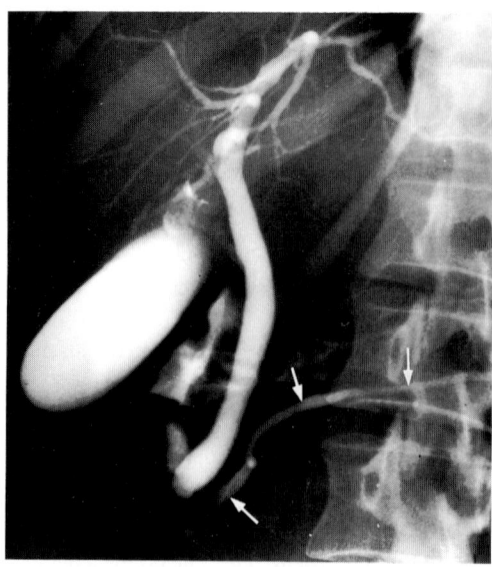

12-58
Röntgenologische Darstellung von extrahepatischen Gallenwegen und Pankreasgang.

B. Radiologie

Man kann das Pankreas nicht mit einer Abdomenübersichtsaufnahme darstellen, jedoch ist oft der untere Milzpol zu sehen. Studieren Sie die Röntgenaufnahme in schrägseitlichem Strahlengang; sie zeigt das Gangsystem des Pankreas, das über ein Endoskop mit Kontrastmittel gefüllt wurde (Abb. 12-58 und auch Abb. 12-54). In Computertomogrammen (Abb. 12-101) dagegen sind Pankreas, Milz und andere parenchymatöse Organe sehr gut darstellbar; man kann auch Ultraschalltechniken anwenden.

C. Anatomie am Lebenden

Zeichnen Sie an der Körperoberfläche Ihres Partners die Umrisse der Milz ein (Abb. 12-59); perkutieren Sie die Milz und versuchen Sie, den eingekerbten Vorderrand unterhalb der linken Regio hypochondriaca zu palpieren. Beim gesunden Mitmenschen ist dies in der Regel falls überhaupt nur bei maximaler Einatmung (Inspiration) möglich. Zeichnen Sie ebenfalls die Duodenalschleife (S. 246) und das Pankreas bei Ihrem Partner ein, wobei Sie auch die Lage von Aorta abdominalis, Truncus coeliacus und A. mesenterica superior andeuten.

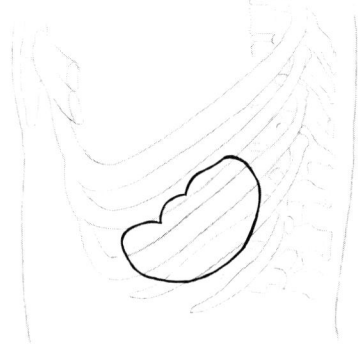

12-59
Projektion der Milz auf die Körperoberfläche (zwischen 10. und 11. Rippe). Ansicht von links lateral.

12.8 Niere und ableitende Harnwege

Ziel dieses Kapitels ist das Studium von Nieren, Ureteren, Harnblase sowie Urethra bei der Frau und beim Mann.

Embryologische Grundlagen (Abb.12-60)

Die Nieren sind die eigentlichen harnbildenden Organe. Bei den Säugern entwickeln sich die Nieren im späteren Becken aus der Nachniere (Metanephros) und wandern anschließend aus dem Becken nach kranial ins Peritoneum an die hintere Bauchwand. Dieser Aszensus der Nieren findet vor der Anheftung von verschiedenen Darmabschnitten und deren Mesenterien an die hintere Bauchwand statt. Nieren und Ureteren kommen deshalb hinter dem Darm und seinen Versorgungsgefäßen zu liegen. Gelegentlich kommt es zu keinem/oder einem unvollständigen Aszensus der Nieren, und die Nieren bleiben im Becken liegen (Beckennieren); manchmal kann es dabei auch dazu kommen, daß rechte und linke Niere (an den unteren Nierenpolen) miteinander verwachsen und auf diese Weise eine Hufeisenniere bilden. Ein weiterer Beweis des Aszensus der Nieren läßt sich in der Gefäßversorgung des Organs beim Erwachsenen finden (siehe unten). Die Harnblase entsteht aus drei Anteilen: 1. dem Sinus urogenitalis der Kloake (entodermaler Ursprung), 2. den Beckenabschnitten der Urnierengänge sowie deren Ureterknospe (mesodermaler Ursprung; späteres Trigonum vesicae) sowie 3. aus der Allantois, einer Ausstülpung, die von der Kloake in den Urachus (dicker fibroser Strang; Verbindung zwischen dem Blasenscheitel und dem Nabel) reicht. Beim Erwachsenen kann man Bandzüge der Allantois als fibröses Band zwischen Harnblase und Nabel finden (Lig. umbilicale medianum). Bei der Frau trennt sich im Laufe der Entwicklung der Harntrakt von Vagina und Rectum. Beim Mann trennt sich zwar der Harntrakt vom Rectum, aber er behält dennoch seine Verbindung mit dem Ductus deferens, da ja Harntrakt und Urogenitaltrakt gemeinsam die männliche Urethra als Ausführungsgang nutzen. Beim Mann verlagert sich durch die Entwicklung des Penis und des entsprechenden Urethraabschnitts (letztgenannter aus äußerem Abschnitt des Sinus urogenitalis) die äußere Mündung der Urethra (Ostium urethrae externum) aus dem Dammbereich zur Penisspitze. Entwicklungsbedingte Mißbildungen können zur Entstehung von Fisteln zwischen dem Harntrakt und anderen Beckenorganen und zur Ausbildung pathologischer Öffnungen der ableitenden Harnwege führen, insbesondere zu pathologischen Urethralöffnungen im Penis des Mannes

Frage 236: Wenn ein menschlicher Fetus keine Nieren ausbildet, könnte diese Tatsache zu kritischen Situationen bereits vor der Geburt führen?

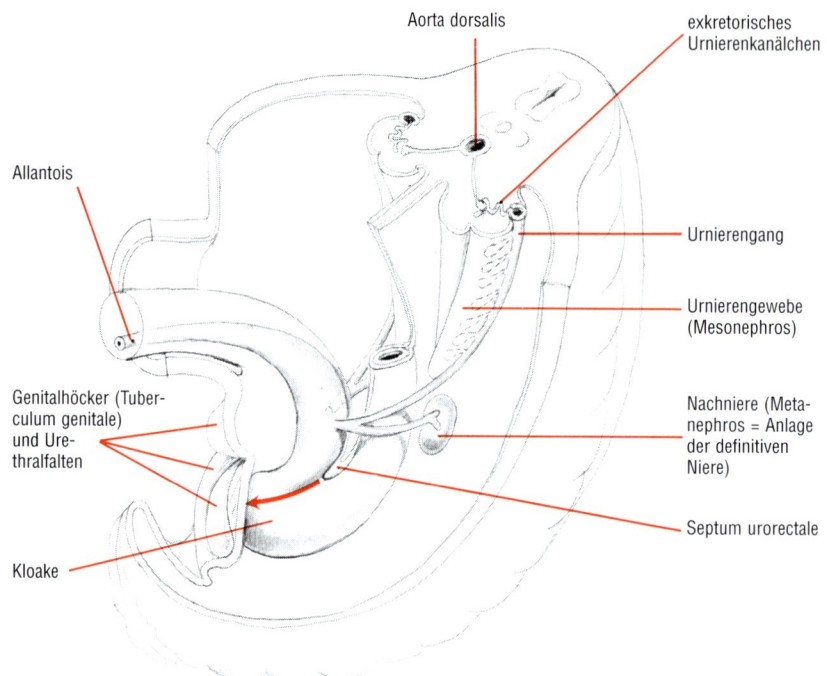

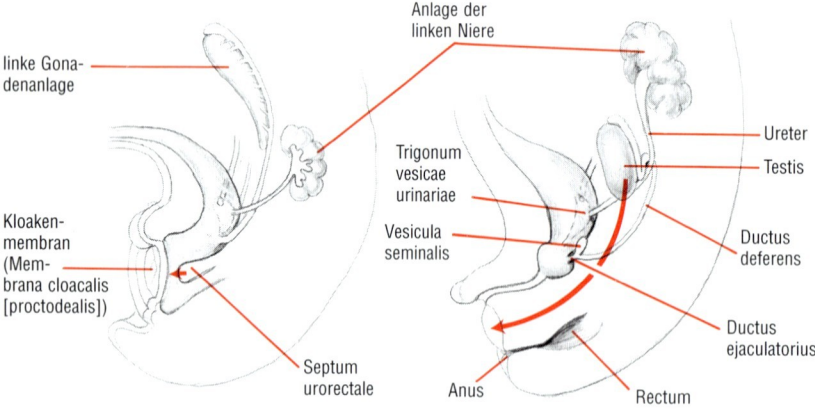

12-60
Entwicklung der Harnorgane und des Enddarms.

A. Präparation und Präparate (Abb. 12-61, 12-62)

Suchen Sie rechte und linke Niere auf; diese liegen an der hinteren Bauchwand im Retroperitonealraum (Spatium retroperitoneale) dorsal dem Peritoneum parietale in einer paravertebralen Mulde, dem sog. Nierenlager.

Zur vollständigen Freilegung der Nieren entfernen Sie Magen und Duodenum, Leber, Pankreas sowie Milz und die entsprechenden Versorgungsgefäße. Damit Ihnen das gelingt, durchtrennen Sie 1. die peritonealen Aufhängungsbänder der Leber; 2. die V. cava inferior unmittelbar oberhalb und unterhalb der Leber (oder besser, falls dies möglich ist, lösen Sie die V. cava inferior aus dem Leberbett); 3. den Truncus coeliacus und die A. mesenterica superior an ihrem Ursprung aus der Bauchaorta; 4. den Ösophagus nahe dem Hiatus oesophageus des Zwerchfells und schließlich 5. das Lig. lienorenale an seiner Anheftung an der linken Niere. Sie sollten nach den Schritten 1. bis 5. den Eingeweideblock in toto (d. h. mit Duodenum und Pankreas) von der hinteren Bauchwand stumpf lösen und ihn eventrieren können; auf diese Weise können Sie gleichzeitig die Eingeweide mit Leber, Magen und Milz aus dem Abdomen herausnehmen. Nach Herausnahme des Eingeweideblocks beachten Sie die topographischen Lagebeziehungen der Strukturen, die auf der Vorderfläche der Nieren lagen (Abb. 12-62a). Legen Sie den Eingeweideblock zum weiteren Studium vorerst zur Seite.

Frage 237: Welche Organe haben unmittelbar Kontaktflächen auf der Vorderfläche von rechter bzw. linker Niere?

Entfernen Sie das Peritoneum parietale, das die Vorderflächen der Nieren bedeckt; beachten Sie, daß jede Niere mehr oder weniger von einer **Fettkapsel (Capsula adiposa)** umgeben ist; diese Fettkapsel kann beim übergewichtigen Menschen Niere und Nebenniere, die kappenförmig dem oberen Nierenpol aufsitzt, sowie die dazwischenliegenden Hohlräume völlig ausfüllen. Entfernen Sie zur Darstellung von rechter und linker Niere die Fettkapsel; nun sehen Sie die eigentliche bindegewebige Organkapsel jeder Niere, Capsula renalis. Gehen Sie bei der Freilegung der Nieren vorsichtig vor, um die Nebennieren, Glandulae suprarenales, die kappenförmig den Nieren jeweils am oberen Nierenpol aufsitzen, oder die Nn. splanchnici major und minor, die durch die Zwerchfellschenkel ziehen und von medial die Nebennieren erreichen, nicht zu beschädigen. Heben Sie die Nebennieren vorsichtig an, und Sie können die (sympathischen) Nervenfasern aus dem Plexus suprarenalis (einer Fortsetzung des Plexus coeliacus) tasten, die aus den Nn. splanchnici stammen.

Beide Nieren reichen beim Erwachsenen etwa in Höhe des Oberrandes des 12. Brustwirbels bis zum 3. Lendenwirbel. Der Nierenhilus projiziert sich etwa in Höhe des 1. Lendenwirbels. Als Orientierungspunkt dient die 12. Rippe, die schräg nach lateral abfallend über die Hinterfläche der Niere zieht.

Frage 238: Welche der beiden Nieren liegt höher?

Befreien Sie die Nieren von Fettgewebe, und studieren Sie ihre Form. Selten bleibt bei den

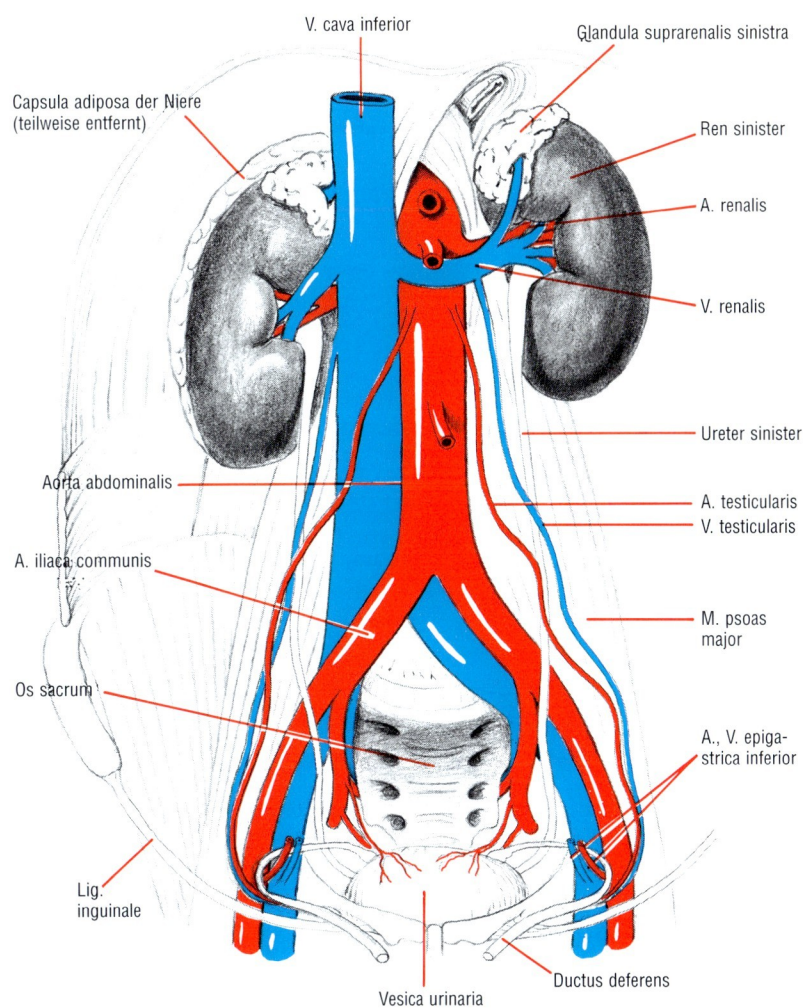

V. cava inferior — Glandula suprarenalis sinistra — Capsula adiposa der Niere (teilweise entfernt) — Ren sinister — A. renalis — V. renalis — Aorta abdominalis — Ureter sinister — A. iliaca communis — A. testicularis — V. testicularis — Os sacrum — M. psoas major — A., V. epigastrica inferior — Lig. inguinale — Ductus deferens — Vesica urinaria

12-61
Harnapparat und seine Gefäßversorgung.

Nieren die fetale Lappung erhalten, und nicht allzu selten findet man Zysten. Wie bei Leber und Milz geben auch die fixierten Nieren nur einen schwachen Eindruck vom parenchymatösen Organ Niere des Lebenden, das ja gut gefüllt ist, aber eine weiche Konsistenz hat und sehr gut vaskularisiert ist.

Achten Sie darauf, daß die Nieren schräg verankert im Nierenlager liegen, wobei der Nierenhilus ventral vor dem lateralen Rand zu liegen kommt.

Frage 239: Wie wird diese schräge Lage die Darstellung der Nieren in ihren Größenverhältnissen bei der Abdomenübersichtsaufnahme und/oder anderen a.-p.-Röntgenaufnahmen beeinflussen?

Frage 240: Welcher der beiden Nierenpole liegt weiter medial?

Legen Sie, wenn die Nieren völlig freigelegt sind, den vorher entnommenen Eingeweideblock wieder in das Präparat zurück, und machen Sie sich mit den topographischen Verhältnissen von Organen und den Vorderflächen beider Nieren, insbesondere im Hilusbereich, vertraut.

Verlagern Sie nun jede Niere nach ventral, um deren Lagebeziehungen (Abb. 12-62b) an ihrer Hinterfläche (Facies posterior) zu den unteren Rippen, dem M. quadratus lumborum und dem M. psoas major, sowie zum Diaphragma und der darüberliegenden Pleura zu studieren. Grenzen Sie die einzelnen unteren Rippen durch die hintere Bauchwand des Präparats palpatorisch ab!

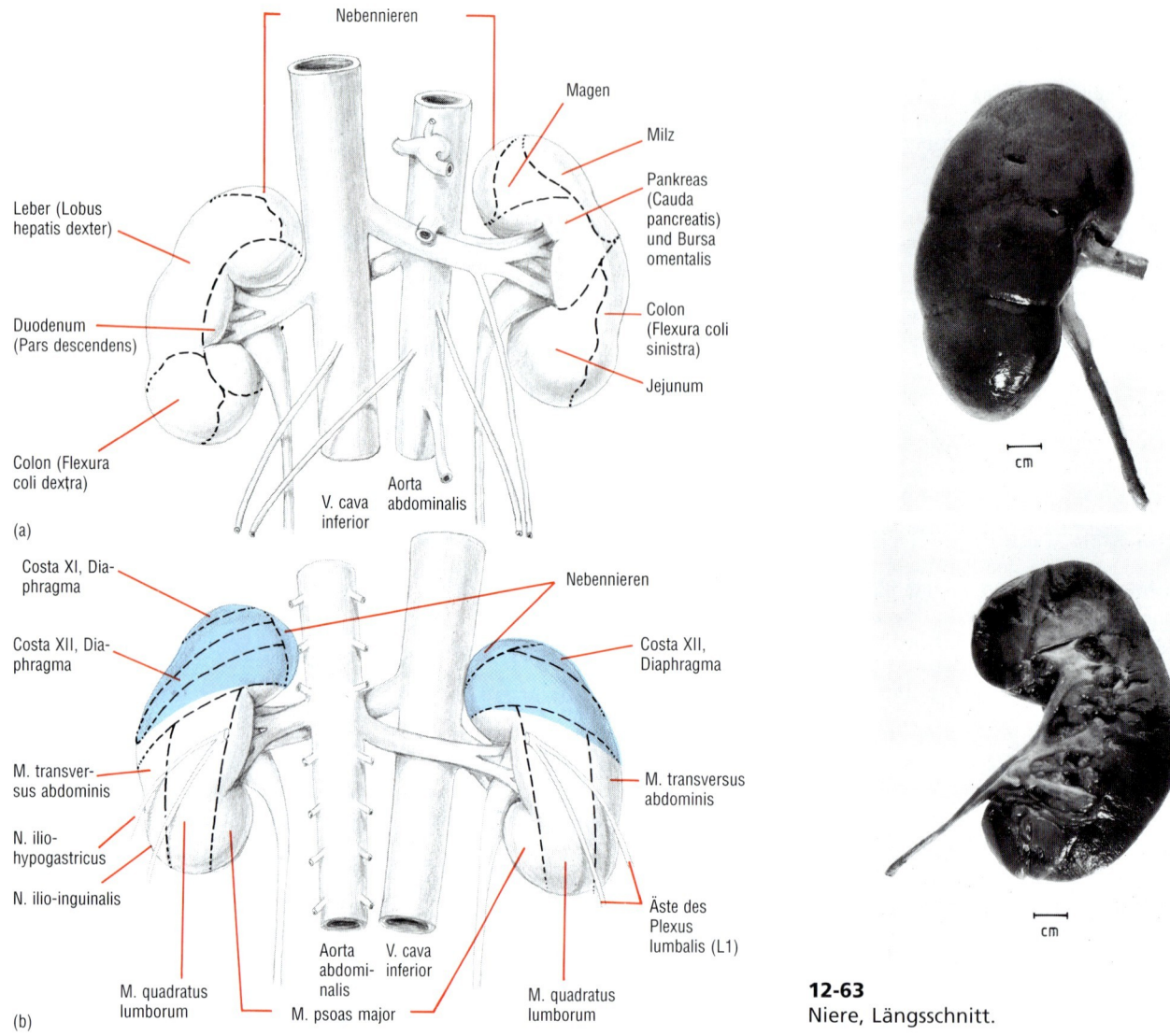

(a)

(b)

- Nebennieren
- Magen
- Milz
- Pankreas (Cauda pancreatis) und Bursa omentalis
- Colon (Flexura coli sinistra)
- Jejunum
- Leber (Lobus hepatis dexter)
- Duodenum (Pars descendens)
- Colon (Flexura coli dextra)
- Aorta abdominalis
- V. cava inferior

- Costa XI, Dia-phragma
- Nebennieren
- Costa XII, Dia-phragma
- Costa XII, Diaphragma
- M. transver-sus abdominis
- M. transversus abdominis
- N. ilio-hypogastricus
- N. ilio-inguinalis
- Äste des Plexus lumbalis (L1)
- M. quadratus lumborum
- Aorta abdomi-nalis
- V. cava inferior
- M. psoas major
- M. quadratus lumborum

12-63
Niere, Längsschnitt.

12-62
Die Nieren und ihre topographischen Beziehungen zu den Nachbarorganen (Kontaktflächen).
(a) Ansicht von ventral; (b) Ansicht von dorsal.

Frage 241: Über welche Rippen liegen 1. rechte und 2. linke Niere?

Frage 242: Welche weiteren Strukturen trennen die oberen Nierenpole von der Haut des Rückens?

Grenzen Sie an jeder Niere den **Hilusbereich (Hilum renale)** am medialen Nierenrand (Margo medialis) ab. Beim Erwachsenen liegt er im Mittel 5 cm lateral der Medianen im Planum transpyloricum. Im Bereich des Hilum renale ziehen von ventral nach dorsal V. renalis und A. renalis mit begleitenden vegetativen Nerven sowie Lymphgefäßen zur Kapsel und zu Nierenbecken (Pelvis renalis) und Ureter. Entfernen Sie das Fettgewebe aus dem Nierenhilus, und identifizieren Sie die **Nierenvenen (Vv. renales)**. Die **V. renalis dextra** hat einen kurzen Verlauf und mündet direkt in die V. cava inferior. Die **V. renalis sinistra** hat eine längere Verlaufsstrecke und zieht in der Regel ventral über die Bauchaorta zur V. cava inferior. Dieser Gefäßverlauf der linken Nierenvene läßt sich aus der Entwicklung ableiten, da sich eine Reihe von vertikal und auch horizontal ausgerichteten, venösen Abflüssen ausbildet, die miteinander in Verbindung stehen. Der Abschnitt der V. cava inferior, der die Niere entsorgt, bildet sich in der

Regel aus Abflußwegen, die ventral der Bauchaorta liegen; aber auch ein dorsaler, horizontal ausgerichteter Abflußweg kann ausgebildet sein. **V. suprarenalis sinistra und V. ovarica/testicularis** führen ihr venöses Blut über die V. renalis sinistra zur V. cava inferior (der vertikal ausgerichtete, venöse Abfluß der linken Körperseite bildet sich bereits im Fetalstadium zurück).

Frage 243: Wohin münden diese Venen an der rechten Körperseite?

Stellen Sie die beiden kurzen, weitlumigen **Aa. renales** dar, die direkt aus der Aorta abdominalis hervorgehen (Abb. 12-61). Beachten Sie, daß die A. renalis dextra hinter der V. cava inferior verläuft.

Trennen Sie jede Niere vorsichtig von ihrer am oberen Nierenpol aufsitzenden Nebenniere, und schneiden Sie dann jede Niere vom medialen Rand her so auf, daß die Nierenarterien jeweils ventral und das Nierenbecken dorsal der Schnittebene liegen; so können Sie das eigentliche Nierenparenchym darstellen (Abb. 12-63). Stellen Sie als erstes die dünne, bindegewebige **Nierenkapsel (Capsula fibrosa)** dar, die sich leicht von einer gesunden Niere abziehen lassen sollte. Als nächstes grenzen Sie die außen liegende, hellere **Nierenrinde (Cortex renalis)** vom innen liegenden, dunkleren **Nierenmark (Medulla renalis)** ab; das Nierenmark wird von den konischen, mit ihrer Spitze gegen die Kelche des Nierenbeckens gerichteten **Nierenpyramiden** gebildet. Man kann nun sehen, daß der Raum **(Sinus renalis)**, der sich nach lateral vom Nierenhilus ausbreitet, die Nierenkelche und ihre Vereinigung zum Nierenbecken sowie den Abgang des Ureters aus dem Nierenbecken, die Äste der zu- und abführenden Nierengefäße und etwas Fettgewebe enthält. Machen Sie sich bewußt, daß sich die **Nierenarterie** in etwa fünf Äste aufzweigt, ehe sie in das Nierenparenchym eintritt. Diese Arterienäste (meist einer zum oberen Nierenpol, zwei in den mittleren Nierenabschnitt und zwei zum unteren Nierenpol) sind genaugenommen Endarterien. Jeder dieser Arterienäste teilt sich in zwei oder drei **Aa. interlobulares**; diese ziehen durch das Nierenmark zur Mark-Rinden-Grenze der Niere, wo sie sich in **Aa. arcuatae** gabeln, die in diesem Grenzbereich des Nierenparenchyms verlaufen. Die **Aa. interlobulares** ziehen zentrifugal, d.h. vom Zentrum in die Peripherie, durch die Nierenrinde und geben die Vasa afferentia zu den Glomerula ab; sie enden in Anastomosen, die die verhältnismäßig spärliche Versorgung der Nierenkapsel mit arteriellem Blut sicherstellen. Damit die Vorgänge bei der Harnbildung in den Nieren begriffen werden können, ist das Verständnis für die differenzierte Gefäßarchitektur des Nierenparenchyms unerläßlich. Man sollte die Gefäßarchitektur der Niere am histologischen Präparat studieren, da man am makroskopischen Präparat nur wenige Details erkennen kann. **Akzessorische Nierenarterien** können am oberen oder unteren Nierenpol bei beiden Nieren eintreten. Sie sind nur unzureichend bezeichnet, da sie wie die Äste der Hauptarterie eigentlich Endarterien zu einem Nierensegment sind.

Frage 244: Worauf läßt das Vorhandensein derartiger Gefäße schließen?

Suchen Sie an Ihrem Präparat gezielt nach einer akzessorischen Nierenarterie, und studieren Sie eine derartige Arterie an einem Demonstrationspräparat. Eine akzessorische Nierenarterie zum unteren Nierenpol zieht dicht am Abgang des Ureters aus dem Nierenbecken, und sie kann, wie man annimmt, bei entsprechenden Umständen durch diese enge, topographische Nachbarschaft den Harnabfluß aus der Niere einschränken.
Eröffnen Sie das **Nierenbecken** (Abb. 12-63). Grenzen Sie die 7 bis 13 Nierenpyramiden des Nierenmarks ab, die mit ihrer Spitze in je einem **kleinen Nierenkelch, Calix renalis minor,** plaziert sind. Die (röhrenförmigen) Stiele der kleinen Nierenkelche vereinigen sich zu 2 bis 3 **großen Nierenkelchen, Calices renales majores;** diese liegen im Nierenhilus hinter den Nierengefäßen. Stellen Sie die beiden **Ureteren** dar, die den Harn aus den Nieren in die Harnblase leiten. Jeder Ureter ist eine enge Röhre mit einer dicken Schicht glatter Muskulatur in seiner Wand. Intraoperativ kann man von Zeit zu Zeit peristaltische Kontraktionen beobachten oder diese auslösen, indem man sanft mit den Pinzettenbranchen den Ureter kurzzeitig abdrückt. Verfolgen Sie jeden der beiden Ureteren vom Nierenbecken aus in ihrem Verlauf auf dem M. psoas major nach kaudal bis zum Beckeneingang. Die Gefäße zu den Gonaden (Vasa testicularia/ovarica) überkreuzen beidseits die Ureteren; auf der linken Körper-

seite kreuzt zudem die A. rectalis superior den linken Ureter am Beckeneingang. Beachten Sie, daß der Ureter in Höhe des Iliosakralgelenks die Aufzweigung der A. iliaca communis in A. iliaca interna und A. iliaca externa überkreuzt und an der seitlichen Bauchwand weiter nach kaudal zieht. In Höhe der Spina iliaca anterior superior biegt der Ureter nach ventral und medial in die Faszie des Beckenbodens (bei der Frau unterhalb des Lig. latum) und erreicht so von lateral die Blase (Blasenwinkel). Beim Mann unterkreuzt der Ureter unmittelbar vor seinem Eintritt in die Harnblase den Ductus deferens, der seinerseits nach kaudal hinter der Blase zieht; bei der Frau unterkreuzt der Ureter die A. uterina an der Basis des Lig. latum.
Entfernen Sie das vorhandene Peritoneum, um die Ureteren weiter zur Harnblase zu verfolgen. Im gesamten Verlauf werden die Ureteren aus vielen Quellen mit arteriellem Blut versorgt, wobei zudem gute Anastomosen bestehen. Versuchen Sie, die Versorgungsäste aus der A. renalis und der A. testicularis/ovarica (Rami ureterici) im oberen Abschnitt sowie diejenigen aus der A. vesicalis superior im unteren Abschnitt aufzufinden. Ein weiterer Versorgungsweg, der nur schwer präparativ darzustellen ist, stammt für den Ureter aus der A. iliaca communis am Beckeneingang (fakultativ). Eine Verlagerung des distalen Ureterabschnitts von der Blase ins Colon kann notwendig sein, wenn die Blase durch ein Karzinom verschlossen wird. Bei derartigen Operationen ist die Aufrechterhaltung der arteriellen Blutversorgung aus der A. iliaca communis bedeutsam, um einen funktionsfähigen unteren Ureterabschnitt zu gewährleisten.
Grenzen Sie die **Harnblase (Vesica urinaria)** ab, die im Becken am weitesten ventral liegt (Abb. 12-61, 12-64, 12-65). Entfernen Sie das viszerale Peritoneum vom Blasenkörper, und achten Sie dabei auf die Fläche, die an der Harnblase mit viszeralem Peritoneum bedeckt ist. Bei der Frau ist der Uterus im Normalfall antevertiert und anteflektiert, so daß er auf dem Dach des Blasenkörpers zu liegen kommt. Beachten Sie, daß das Peritoneum nur locker fixiert ist, wenn es sich von der Harnblase auf die vordere Bauchwand umschlägt; hierbei entsteht ein abgrenzbarer Raum, das **Spatium prevesicale** oder **Spatium retropubicum (Cavum Retzii).** Beim Mann schlägt das Peritoneum dorsal von der Harnblase auf das Rectum um und bildet so die Excavatio rectovesicalis. Wenn die Harnblase entleert ist, hat sie die Form einer Pyramide. Die ventrale und obere Fläche der Harnblase **(Corpus vesicae)** erstreckt sich ventral von der **Harnblasenspitze (Apex vesicae)** hinter der Symphyse posterolateral in Richtung der Einmündung der beiden Ureteren. Der **Fundus vesicae** liegt hinten und kaudal und spannt sich zwischen den beiden Uretermündungen (Hinterwand des Fundus vesicae) und der inneren Harnröhrenöffnung (Ostium urethrae internum) sowie den dreieckigen Seitenwänden der Blase aus, die der Beckenwand gegenüberliegen. Eröffnen Sie den Blasengrund (Fundus vesicae), um das Innenrelief der Harnblase darzustellen, und markieren Sie die beiden **Uretermündungen (Ostia ureteris)** sowie die innere **Harnröhrenöffnung (Ostium urethrae internum).** Die Ureteröffnungen sind schlitzförmig, da die Ureteren schräg durch die Bauchwand ziehen. Überprüfen Sie diesen Sachverhalt mit einer Knopfsonde.

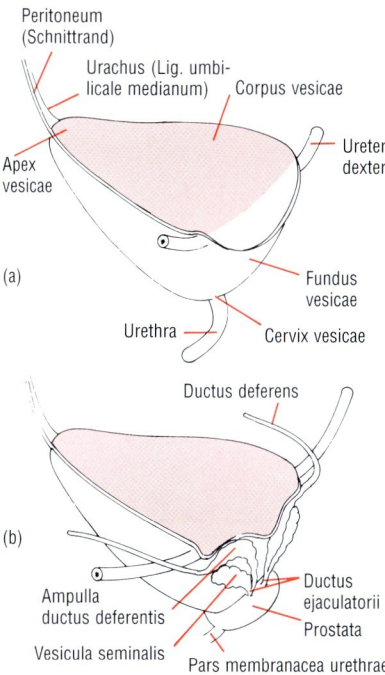

12-64
Peritonealverhältnisse im Bereich der Harnblase; (a) bei der Frau; (b) beim Mann (Peritoneum blaßrosa).

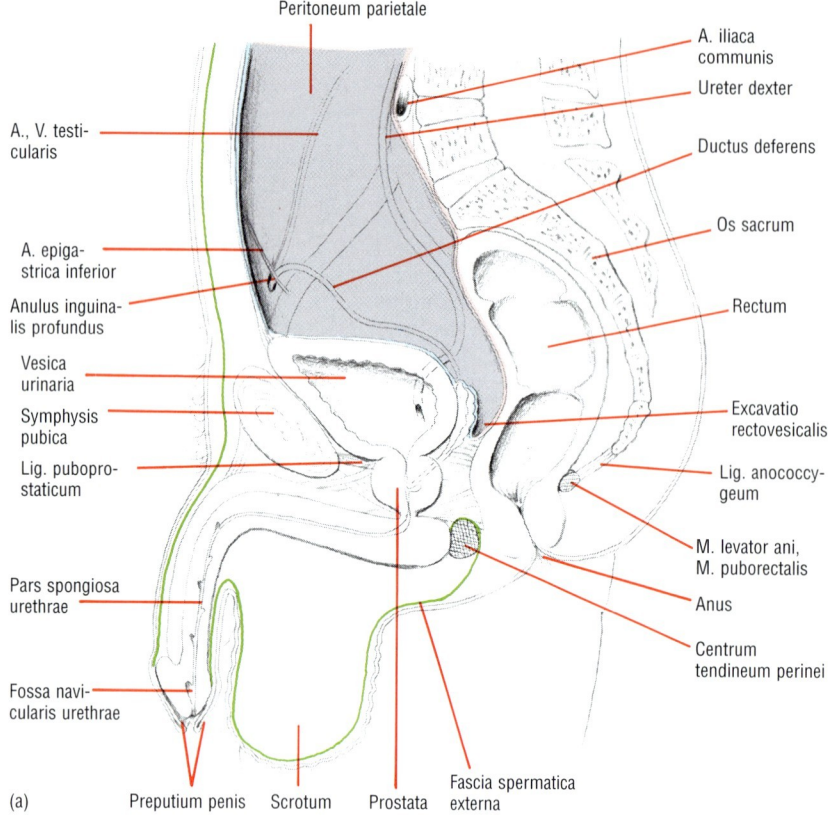

- Peritoneum parietale
- A. iliaca communis
- Ureter dexter
- Ductus deferens
- Os sacrum
- A., V. testicularis
- Rectum
- A. epigastrica inferior
- Anulus inguinalis profundus
- Excavatio rectovesicalis
- Vesica urinaria
- Symphysis pubica
- Lig. anococcygeum
- Lig. puboprostaticum
- M. levator ani, M. puborectalis
- Pars spongiosa urethrae
- Anus
- Centrum tendineum perinei
- Fossa navicularis urethrae
- (a) Preputium penis   Scrotum   Prostata   Fascia spermatica externa

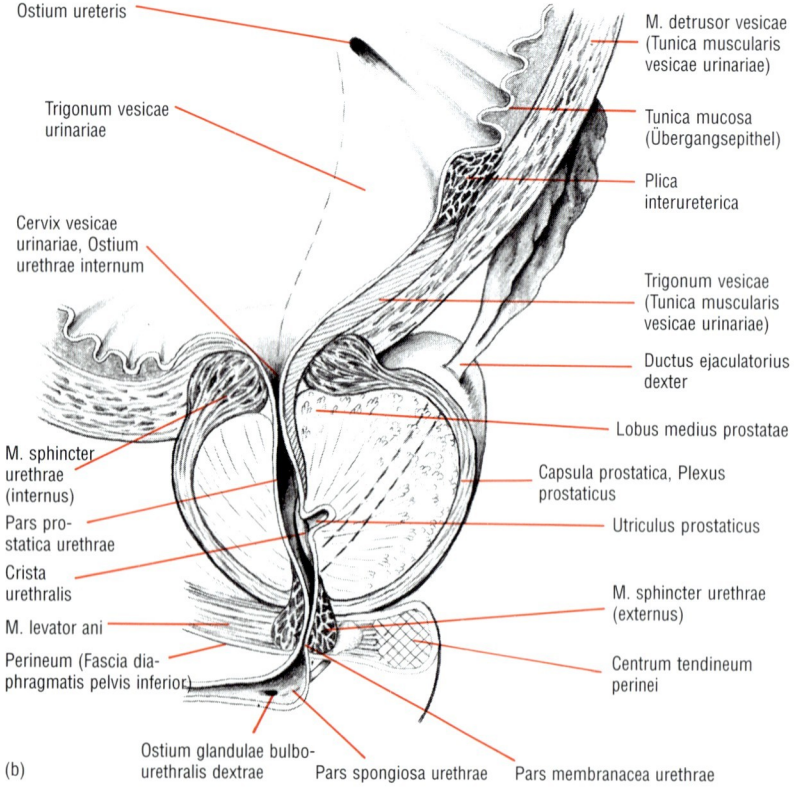

- Ostium ureteris
- M. detrusor vesicae (Tunica muscularis vesicae urinariae)
- Trigonum vesicae urinariae
- Tunica mucosa (Übergangsepithel)
- Plica interureterica
- Cervix vesicae urinariae, Ostium urethrae internum
- Trigonum vesicae (Tunica muscularis vesicae urinariae)
- Ductus ejaculatorius dexter
- Lobus medius prostatae
- M. sphincter urethrae (internus)
- Capsula prostatica, Plexus prostaticus
- Pars prostatica urethrae
- Utriculus prostaticus
- Crista urethralis
- M. sphincter urethrae (externus)
- M. levator ani
- Perineum (Fascia diaphragmatis pelvis inferior)
- Centrum tendineum perinei
- Ostium glandulae bulbourethralis dextrae
- (b)
- Pars spongiosa urethrae   Pars membranacea urethrae

12-65

(a) Sagittalschnitt eines männlichen Beckens; Ansicht von medial. (b) Detaildarstellung der topographischen Verhältnisse im Bereich der Prostata.

Frage 245: Welche Aufgabe hat dieser schräge Verlauf der Ureteren durch die Blasenwand?

Zwischen den beiden Uretermündungen und der inneren Harnröhrenöffnung spannt sich das Blasendreieck, **Trigonum vesicae**, aus. Beachten Sie den Schleimhautfirst zwischen den beiden Uretermündungen, **Plica interureterica**, sowie das Schleimhautareal des **Blasenhalses, Cervix vesicae**, in der Umgebung der inneren Harnröhrenöffnung. Das Gewebe des Blasenhalses, das ohne Grenzen in die Kapsel der Prostata übergeht, ist beim Mann weitaus stärker als bei der Frau ausgebildet. Aus diesem Grunde ist eine Stenose im Bereich des Blasenhalses bei Männern häufiger als bei Frauen.

Die Schleimhaut des weitaus größten Anteils des Innenreliefs der Blase kann in Falten gelegt sein, aber die Schleimhaut über dem Blasendreieck (**Trigonum vesicae**) ist glatt; denn im Bereich des Trigonum vesicae ist die Schleimhaut mit der darunterliegenden **Bindegewebsplatte** der Blase und auch der Muskelschicht fest verwachsen.

Wenn sich die Blase füllt, wölbt sich der Blasenkörper (Corpus vesicae) nach kranial. Im Regelfall entleert sich die Blase dann, wenn der Oberrand der Blase oberhalb der Symphyse zu tasten ist; jedoch kann sich eine abnorm erweiterte (= überfüllte) Blase bis zum Nabel hin ausdehnen. Da ja eine erweiterte Blase das Peritoneum von der vorderen Bauchwand verdrängt, läßt sich die stark erweiterte Blase unmittelbar oberhalb der Symphyse mit einer Kanüle punktieren, ohne die Peritonealhöhle zu verletzen (suprapubische Blasenpunktion). Im Gegensatz dazu verlagern sich Fundus vesicae und Trigonum vesicae bei zunehmender Blasenfüllung nur unwesentlich.

Frage 246: Wie läßt sich dies bei einer entleerten Blase beweisen?

Beim Mann liegt das Blasendreieck (Trigonum vesicae) unmittelbar oberhalb der Prostata (Abb. 12-64b, 12-65). Eine Prostatahypertrophie/-hyperplasie führt meist zu einer Gewebsvermehrung («Uvula vesicae»), die unmittelbar hinter dem Blasenhals (Cervix vesicae) zu finden ist. Eine derartige Prostatahypertrophie beeinträchtigt die normale Funktion des inneren Schließmechanismus und kann u.U. zum Verschluß des Ostium urethrae internum führen. Diese pathologische Veränderung läßt sich an vielen Präparaten im Präpariersaal sehen, da eine Prostatahypertrophie/-hyperplasie jenseits des 50. Lebensjahrs eine häufige Erkrankung ist. Eine Gewebsbarriere an dieser Stelle verhindert eine reguläre Entleerung der Blase und führt zur permanenten Restharnbildung mit der Gefahr einer Infektion. Bei beiden Geschlechtern wird die Blasenmuskulatur von der Muskulatur des Beckenbodens (M. levator ani) unterstützt. Beim Mann liegt die Prostata zwischen M. levator ani und Harnblase. Bandhafte Bindegewebsverstärkungen ziehen bei beiden Geschlechtern zwischen Symphyse und Blasenhals. Beim Mann bezeichnet man diese Bindegewebszüge als **Lig. puboprostaticum**, bei der Frau als **Lig. pubovesicale**. Sie festigen den Blasenhals und sind bei der Aufrechterhaltung der Harnkontinenz bedeutsam.

Die glatte Muskulatur der Harnblasenwand (**M. detrusor vesicae**) gliedert sich in drei Muskelschichten: äußere Längsmuskelschicht, mittlere Ringmuskelschicht, innere Längsmuskelschicht (Abb. 12-65b). Durch die Kontraktion der glatten Muskulatur (M. detrusor vesicae) wird der Harn über das Ostium urethrae internum in die Pars prostatica urethrae des Mannes oder in die kurze Urethra bei der Frau ausgepreßt. Eine Abflußbehinderung bzw. eine Stenose der Abflußwege führt zur Hypertrophie der Blasenwandmuskulatur und zum Phänomen der sog. «Balkenblase». Die Funktionsfähigkeit der inneren Urethralöffnung (Ostium urethrae internum) wird von einem «inneren Urethralsphinkter» aufrechterhalten. Seine genaue Herkunft ist derzeit noch nicht endgültig geklärt; jedoch steht eindeutig fest, daß dieser Sphinkter an der Urethra wie der Sphinktermechanismus an der Cardia des Magens nicht ein abgrenzbarer, umschriebener Schließmuskel (von zirkulär angeordneten Muskelfasern) ist. Eine Annahme geht dahin, daß die Anordnung der drei Schichten glatter Muskulatur hinsichtlich der **Bindegewebsplatte** der Harnblase so gestaltet ist, daß sie die basale Bindegewebsplatte permanent gegen die Vorderwand des Blasenhalses drückt. Eine Kontraktion des M. detrusor vesicae führt nicht nur zu einer Erhöhung des Blaseninnendrucks, sondern verändert auch die räumliche Gestalt von Blasenhals und Blasendreieck dahingehend, daß sich eine Art Trichter ausbildet. Dies läßt sich anhand von Röntgenaufnahmen eines Patienten darstellen, der kontrastmittelhaltigen Urin entleert. Dieses Verfahren nennt man Miktionsurogramm (Abb. 12-69).

Frage 247: Welche weiteren pathologischen Veränderungen lassen sich mit einem Miktionsurogramm noch nachweisen, die man ohne Blasenentleerung nicht sofort feststellt?

Studieren Sie die **Harnröhre (Urethra)** (Abb. 12-65) an der Beckenhälfte eines männlichen und eines weiblichen Beckens. Bei der Frau ist die Urethra eine sehr kurze, gerade verlaufende, muskelstarke Röhre, die nach kaudal und leicht nach ventral vom Blasenhals zur äußeren Harnröhrenöffnung (Ostium urethrae externum) zieht. Außer bei der Passage von Harn liegen die Wände der Harnröhre dicht aneinander. Die Urethra ist bei der Frau in die Vorderwand der Vagina integriert, und die äußere Harnröhrenöffnung bildet unmittelbar vor der Vagina einen schlitzförmigen Spalt. Die kurze Strecke der weiblichen Harnröhre ist u. U. dafür verantwortlich, daß bei Frauen eine höhere Inzidenz von Harnblaseninfektionen (Zystitiden) vorliegt.

Frage 248: Welche Folgen im Hinblick auf die Funktionsfähigkeit der Harnabflußwege hat u. U. ein Prolaps der Vaginavorderwand?

Beim **Mann** ist die Urethra weitaus länger und reicht vom Blasenhals bis zur Penisspitze; dabei zieht die Urethra durch die Prostata und das gesamte Corpus spongiosum penis. Die Urethra besteht beim Mann aus drei Abschnitten: Pars prostatica urethrae, Pars membranacea urethrae, Pars spongiosa urethrae. Bei der Frau ist das Lumen, außer es wird gerade Harn entleert, ein Spalt. Die **Pars prostatica urethrae** ist der weitlumigste und am meisten dilatierbare Abschnitt der Harnröhre und zieht durch die Prostata nach kaudal. Das Lumen der Harnröhre im Bereich der Pars prostatica urethrae ist im Querschnitt halbmondförmig, da sich die längsgerichtete

Schleimhautfalte, **Crista urethralis**, von dorsal vorbuckelt; die Crista urethralis wird beidseits von einem Sinus prostaticus flankiert, in die sich die Ausführungsgänge der Prostatadrüsen öffnen. Der längsovale **Samenhügel, Colliculus seminalis**, ist eine Vorwölbung in der Mitte der Crista urethralis, auf dem die beiden Spritzkanälchen, Ductus ejaculatorii, jeweils beidseits der Medianen zu finden sind und in die Urethra münden. Dies ist die Schnittstelle zwischen Genitalapparat und Harnapparat. Der kleine, schlauchförmige **Blindsack, Utriculus prostaticus**, mündet (zwischen den beiden Ductus ejaculatorii) auf dem Samenhügel. Man nimmt an, daß sich der Utriculus prostaticus aus dem kaudalen Abschnitt der Ductus paramesonephrici («Müller-Gänge») bildet.

Frage 249: Welche Aufgaben haben die Müller-Gänge bei der Frau?

Am unteren Ende der Prostata zieht die **Pars membranacea urethrae** zunächst durch den M. levator ani und dann durch die Fascia diaphragmatis pelvis inferior (Abb. 12-65b).
Die quergestreiften Muskelzüge des **M. sphincter urethrae**, der in der Regel von Nn. perineales aus dem N. pudendus innerviert wird, liegen zwischen diesen beiden o. g. Strukturen. Kennzeichnen Sie die Pars membranacea urethrae an einer Beckenhälfte. Dieser Abschnitt der Urethra ist am kürzesten und der am wenigsten dilatierbare Abschnitt der männlichen Urethra. Beidseits der Pars membranacea urethrae liegen die beiden Glandulae bulbo-urethrales (Cowper-Drüsen). Unterhalb der Fascia diaphragmatis pelvis inferior (Diaphragma urogenitalis) erweitert sich die Urethra im Corpus spongiosum penis und bildet so einen geringfügig erweiterten Abschnitt, **Bulbus urethralis**, der den proximalen Abschnitt der **Urethra** innerhalb des **Penis** bildet. Die Drüsenausführungsgänge der beiden Glandulae bulbo-urethrales durchstoßen die Fascia diaphragmatis pelvis inferior (Diaphragma urogenitalis) und münden in den Bulbus urethralis. Der restliche Abschnitt der Pars spongiosa urethrae ist englumig und im Querschnitt spaltförmig; innerhalb der Glans penis jedoch erweitert sich die Urethra zur **Fossa navicularis**, einer spindelförmigen, im Längsschnitt spaltförmigen Erweiterung; die Fossa navicularis mündet an der Penisspitze im Ostium urethrae externum, der äußeren Öffnung der Harnröhre. Muköse **Glandulae urethrales (Schleimdrüsen)** münden in den Penisabschnitt der Harnröhre über erweiterte Lakunen; deren Öffnungen sind unmittelbar in Richtung der äußeren Öffnung der Harnröhre orientiert.
Harnröhrenstrikturen (das sind Verengungen der Harnröhre) können nach Infektionen oder Verletzungen entstehen, und derartige Strikturen können den Harnfluß einschränken. Sie lassen sich u. U. durch spezifische Instrumente (Katheter) dilatieren («bougieren»), die über die Urethra bis in die Harnblase eingeführt werden. Bei anderen Erkrankungen ist die Plazierung eines Katheters notwendig, um über die Urethra den Harn aus der Harnblase abzuleiten.

Frage 250: Erläutern Sie aufgrund Ihrer Kenntnisse der unterschiedlichen Abschnitte der männlichen Urethra Ihre Vorgehensweise, um bei einem männlichen Patienten einen Katheter über die Harnröhre in die Blase einzuführen.

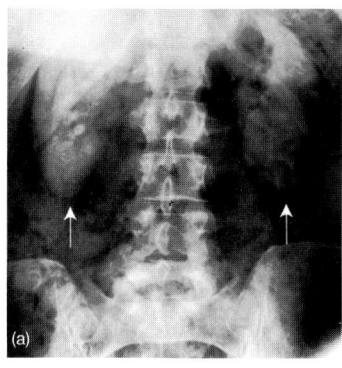
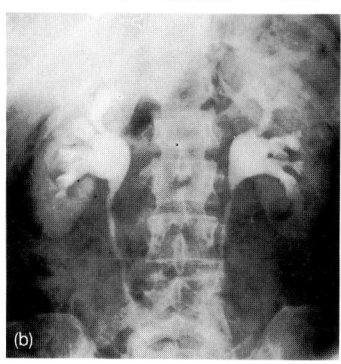
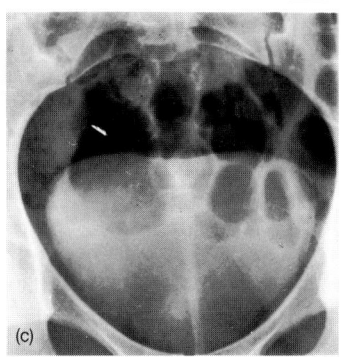

12-66
i.v.-Urogramm zu unterschiedlichen Zeiten nach Kontrastmittelgabe.

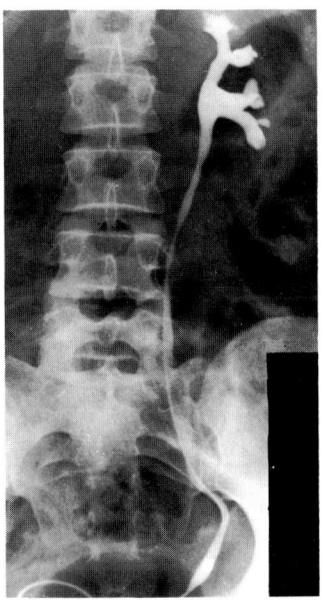

12-67
Retrogrades Urogramm.

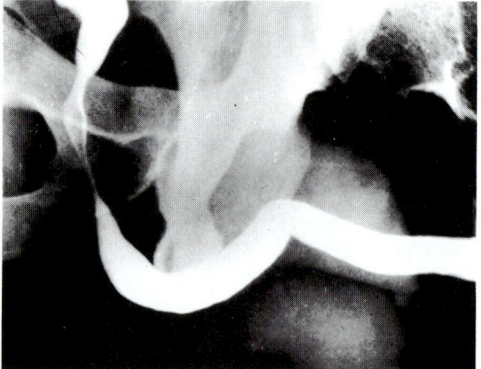

12-68
Röntgenbild einer männlichen
Urethra (mit Kontrastmittel gefüllt).

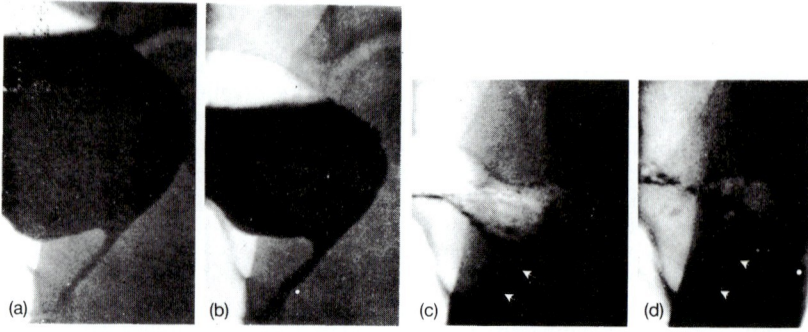

12-69
Röntgenbilder einer mit Kontrastmittel gefüllten Harnblase. Beachten Sie den
sich ändernden Durchmesser der Urethra während der Miktion. Pfeile in den
Abbildungen (c) und (d) kennzeichnen die unveränderte Lage der Urethra.

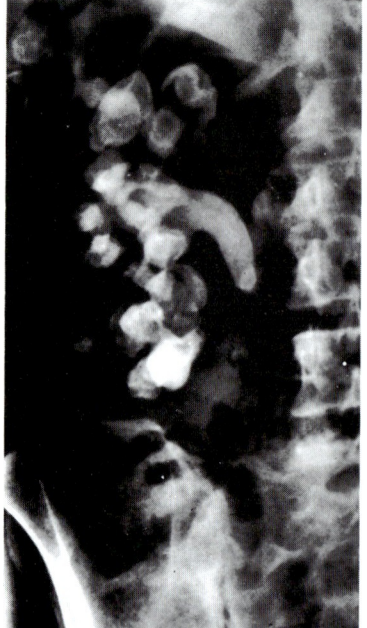

12-70
Röntgenbild der Niere mit einem
großen Nierenstein im Nierenbecken.

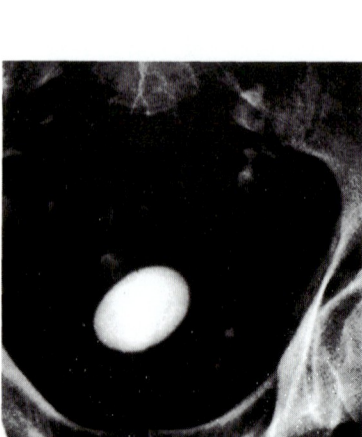

12-71
Röntgenbild mit einem Stein in
der Harnblase.

*Frage 251: Welches Epithel kleidet die ableiten-
den Harnwege von den Nierenpyramiden, d.h.
den kleinen Kelchen des Nierenbeckens, bis zum
distalen Abschnitt der Harnröhre aus? Was sind
die typischen Eigenschaften dieses Epithels?*

Die Gefäßversorgung der ableitenden Harnwege

Die Gefäße zu den Nieren und zum Ureter sind
bereits präpariert worden. Suchen Sie an einem
Präparat die **A. vesicalis superior** und die **A. vesicalis inferior** auf, die zum Apex vesicae sowie
zum Corpus vesicae ziehen und insbesondere
aus der A. iliaca interna hervorgehen. Die Urethra wird von Rami perineales aus der A. pudenda externa versorgt, die gemeinsam mit dem
N. pudendus nach peripher zieht.

Die Innervation der ableitenden Harnwege

Sympathische und parasympathische Nervenfasern aus dem Plexus renalis erreichen die
Nieren. Die Hauptfunktion der sympathischen
Nervenfasern ist wahrscheinlich die Gefäßregu-
lation, die Aufgabe der parasympathischen dagegen ist noch nicht endgültig geklärt.
Die **Ureteren** werden sympathisch und parasympathisch über Plexus renalis, Plexus aorticus,
Plexus hypogastricus superior, Plexus presacralis
sowie Plexus hypogastricus inferior (Plexus pelvicus) versorgt (S. 272). Schmerzen von den
Ureteren (kolikartige Schmerzen), die z.B. von
der Passage von Nierensteinen im Ureter her-
führen, sind in der Regel sehr stark und projizieren sich auf Hautfeldern auf der entsprechenden
Körperseite des Abdomens und nicht in der Medianen. Diese Schmerzen beginnen zuerst im
Lendenbereich (Th10), verlagern sich anschließend in die Leistengegend und ziehen schließlich ins Scrotum oder in die Labia (L1). Die
Harnblase wird von den Plexus hypogastrici inferiores (Plexus pelvici) versorgt, die beidseits
des Rectum lokalisiert sind. Die Stimulation efferenter, parasympathischer Fasern der Nn.
splanchnici sacrales bewirkt die Kontraktion des
M. detrusor vesicae und die Entleerung der
Harnblase, aber die Rolle der sympathischen
Nervenfasern bei der Miktion ist noch nicht endgültig geklärt; möglicherweise verzögern die
sympathischen Nervenfasern durch Hemmung
des M. detrusor vesicae die Miktion. Das Gefühl
einer **vollen Blase** scheint über sympathische

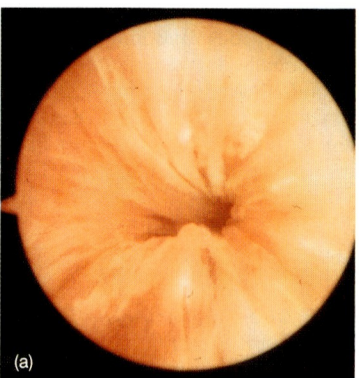

(a)

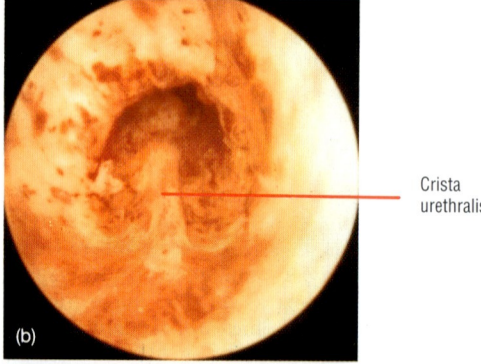

(b)

Crista
urethralis

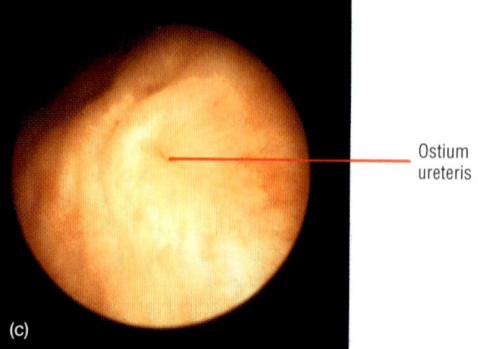

(c)

Ostium
ureteris

12-72
Endoskopische Bilder der Pars spongiosa urethrae (a), der Pars prostatica urethrae (b) und
der Mündung des Ureters in die Harnblase (c).

Fasern in Richtung oberer, lumbaler Rückenmarksabschnitte fortgeleitet zu werden, während dagegen **Schmerzen** im Bereich der Harnblase über sympathische und parasympathische Fasern in Richtung sakraler und lumbaler Rückenmarksabschnitte fortgeleitet werden. Die Pars prostatica urethrae wird vom Plexus hypogastricus inferior (Plexus pelvicus) versorgt; dagegen wird die Pars spongiosa urethrae von Rami perineales aus dem N. pudendus innerviert.

Frage 252: Wie läßt sich diese unterschiedliche Innervation erklären?

B. Radiologische Befunde

Studieren Sie eine Abdomenübersichtsaufnahme (Abb. 12-6). Man kann darin u.U. die Umrisse der Nieren, insbesondere die unteren Nierenpole, abgrenzen, die lateral und parallel zum seitlichen Rand des M. psoas major liegen; aber die restlichen Abschnitte der ableitenden Harnwege lassen sich nur nach Applikation von Röntgenkontrastmittel ins Lumen darstellen. Hierzu injiziert man entweder intravenös ein Röntgenkontrastmittel, das dann über die Nieren ausgeschieden wird (i.v.-Urogramm oder IVU; Abb. 12-66). Auf der anderen Seite kann man das Röntgenkontrastmittel auch retrograd ins Lumen der ableitenden Harnwege applizieren, zum einen in die Harnblase oder zum anderen über die Uretermündungen der Harnblase in die Ureter selbst (retrogrades Zystogramm oder retrogrades Urogramm; Abb. 12-67).

Mittels eines i.v.-Urogramms läßt sich nachweisen, ob jede der beiden Nieren Harn bilden kann oder nicht; zudem lassen sich auch die unteren ableitenden Harnwege darstellen. Studieren Sie die dargestellten i.v.-Urogramme, und beachten Sie die unterschiedliche Zeit nach Kontrastmittelgabe, bei der sie angefertigt worden sind. Beachten Sie in Abbildung 12-66a, daß sich das Kontrastmittel im Nierenparenchym angereichert hat; nehmen Sie in Abbildung 12-66b die Form des Nierenbeckens und die kleinen Nierenkelche mit den Nierenpyramiden wahr, deren Spitzen sich in die kleinen Nierenkelche einsenken; verfolgen Sie auch die Ureteren nach distal in Richtung Harnblase, und studieren Sie letztlich auch die Form der Harnblase, wenn sie gefüllt ist (Abb. 12-66c).

Mit retrograden Urogrammen lassen sich Ureteren und Nierenbecken gut darstellen, wenn die Nieren kein Kontrastmittel ausscheiden können (Abb. 12-67).

Frage 252: An welchen knöchernen Strukturen kann man sich beim Verlauf des Ureters zur Harnblase orientieren?

Studieren Sie das Röntgenbild eines Mannes (Abb. 12-68), dessen Urethra mit Kontrastmittel gefüllt wurde. Derartige Röntgenaufnahmen erhält man, wenn man die Harnblase mit Kontrastmittel füllt und den Patienten anschließend eine Miktion versuchen läßt, wobei der Penis abgedrückt wird. Die Serie von Röntgenbildern (Abb. 12-69a bis d) wurde angefertigt, als die Miktion wieder möglich war. Achten Sie auf die deutlichen Veränderungen im Bereich des Corpus vesicae und die relativ geringen Veränderungen im Bereich des Fundus vesicae bei der Blasenentleerung.

Nierensteine können sich im harnbildenden/ harnableitenden System wie in den ableitenden Gallenwegen auch bilden. Man findet sie im Nierenbecken (Abb. 12-70), im Ureter (wo sie starke, kolikartige Schmerzen auslösen können) oder in der Harnblase (Abb. 12-71). Nierensteine sind an Engstellen vermehrt zu finden, wie z.B. an der oberen Ureterenge (Übergang des Nierenbeckens in den Ureter), an der mittleren Ureterenge (Ureter überkreuzt die Vasa iliaca communia) sowie an der unteren Ureterenge (Eintritt des Ureters in die Harnblase). Kalkhaltige Nierensteine sind bereits auf einer Abdomenübersichtsaufnahme zu sehen, andere sind röntgendurchlässig. Man muß den Verlauf des Ureters in Röntgenbildern zweifellos genau kennen, um entscheiden zu können, ob eine Verschattung u.U. auf einen Stein in den ableitenden Harnwegen zurückzuführen ist. Die Kontrastmittelgabe wird auch durchgeführt, um Steine auszuschließen, insbesondere jene Steine, die kontrastmitteldurchlässig sind.

Die Nieren lassen sich auch sonographisch darstellen

Endoskopische Befunde

Das Schleimhautrelief von Harnröhre und Harnblase läßt sich unmittelbar durch starre oder flexible Endoskope untersuchen. Studieren Sie die Photographien des Schleimhautreliefs der Pars spongiosa urethrae (Abb. 12-72a), der Pars prostatica urethrae (Abb. 12-72b), wobei Sie insbesondere die Crista urethralis beachten sollten, sowie die Mündung des Ureters in die Harnblase (Abb. 12-72c).

Die Nebennieren (Glandulae suprarenales) (Abb. 12-74)

Ehe Sie mit der Präparation der Nebennieren beginnen, verlagern Sie diese wieder in ihre ursprüngliche Lage; sie sitzen ja kappenförmig unmittelbar den oberen Nierenpolen auf.

Frage 253: Welche Organe liegen ventral der Nebennieren?

Studieren Sie die Nebennieren, grenzen Sie ihre jeweilige Kontur ab, und kappen Sie ihre Blutgefäßversorgung. Sie sollten die Arterien, die die Nebennieren versorgen, genau abgrenzen können: A. suprarenalis superior aus der A. phrenica inferior, A. suprarenalis media direkt aus der Aorta abdominalis und A. suprarenalis inferior aus der A. renalis. Die jeweilige V. suprarenalis, die aus dem Hilus einer Nebenniere abgeht, ist kurz und weitlumig.

Frage 254: In welche Venen mündet jeweils rechte bzw. linke V. suprarenalis?

Schneiden Sie jede Nebenniere der Länge nach von lateral nach medial auf, und kennzeichnen Sie Nebennierenrinde und Nebennierenmark. Beide Anteile der Nebenniere sind Teile des Endokriniums. Die Nebennierenrinde bildet Mineralkortikoide (Zona glomerulosa), Glukokortikoide (Zona fasciculata) sowie Geschlechtshormone (vorwiegend Androgene; Zona reticularis); das Nebennierenmark bildet Adrenalin und Noradrenalin. Die Zellen des Nebennierenmarks gleichen den Zellen sympathischer Ganglien; sie geben ihre Produkte aber nicht aus Nervenendigungen ab, sondern setzen die Hormone direkt ins Blut frei.

Frage 255: Von woher erhalten die Zellen des Nebennierenmarks ihre präganglionären Ner-

venfasern? Welches ist der vorherrschende Neurotransmitter im Bereich der Synapsen zwischen präganglionären Fasern und Zellen des Nebennierenmarks?

Die Nebennieren lassen sich gut im CT (Abb. 12-74) und NMR darstellen.

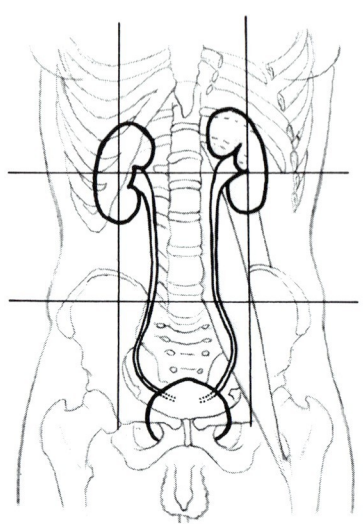

12-73
Projektion der Nieren und der ableitenden Harnwege auf die Körperoberfläche in der Ansicht von ventral (vgl. dazu auch Abb. 12-62b: Ansicht von dorsal).

C. Anatomie am Lebenden

Zeichnen Sie bei Ihrem Partner die ventralen (Abb. 12-73) und dorsalen (Abb. 12-62b) Projektionen der Nieren, der Ureteren sowie der Nebennieren ein; bedenken Sie dabei den Verzerrungseffekt durch die schräge Lage beider Nieren. Ergänzen Sie anschließend Ihre Konturzeichnungen an der ventralen Körperoberfläche durch die Umrisse von Duodenum, Pankreas und Dickdarm (S. 241 und 246), und beachten Sie die topographischen Beziehungen. Ergänzen Sie danach Ihre Konturzeichnungen an der dorsalen Körperoberfläche mit den unteren Begrenzungen von Pleura und Lungen (S. 188). Nehmen Sie zur Kenntnis, daß Penetrationsverletzungen, die die oberen Nierenpole betreffen, auch die unmittelbar benachbart liegenden Pleurahöhlen und Lungen schädigen können, ferner können spitze, scharfkantige Rippenfragmente nach Frakturen der unteren Rippen Pleurahöhlen und Nieren verletzen!

Versuchen Sie an Ihrem Partner, der auf einer Untersuchungsliege liegt, vorsichtig den unteren Pol jeder Niere zu palpieren, wobei Sie die hintere Bauchwand mit Ihrer Hand nach ventral drücken. Nur bei sehr schlanken Personen ist es in der Regel möglich, die Nieren differenziert abzutasten (zu palpieren).

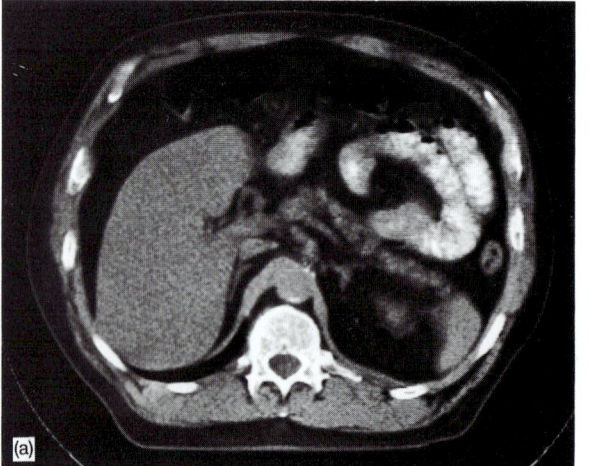

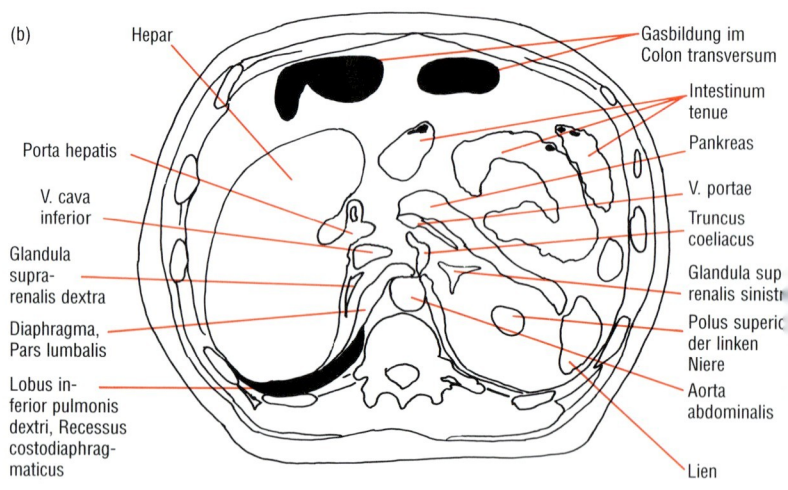

12-74
Computertomogramm des Abdomens (a) und entsprechende Übersichtsskizze (b). Darstellung der Nebennieren.

12.9 Männliches Genitalsystem

Ziel dieses Kapitels ist das Studium von Hoden, Ductus deferens, Prostata und Vesiculae seminales und darüber hinaus eine erste Untersuchung des Penis.

Das Genitalsystem des Mannes

Die Entwicklung des Genitalapparats: Im Laufe der vierten Embryonalwoche lassen sich in der Wand des Dottersacks nahe dem Allantoisstiel Zellen abgrenzen, die das genetische Material zur Fortpflanzung enthalten. Diese Urkeimzellen wandern, wobei sie sich stetig teilen, entlang der hinteren Bauchwand in die Genitalleisten ein und gelangen zum Ort der Keimdrüsenanlagen medial der jeweiligen Urnierenanlage. Embryos mit einem XY-Chromosomensatz exprimieren in der Regel ein Gen auf dem Y-Chromosom (SRY); dieses Gen (SRY) beeinflußt die zunächst indifferente Gonadenanlage dahingehend, sich nun in einen Hoden weiterzuentwickeln. Mesodermale Zellen der Gonadenanlage differenzieren sich zu Prä-Sertoli-Zellen (Stützzellen); diese werden gemeinsam mit den Urkeimzellen von einer Basalmembran umgeben, um so die ursprünglichen (= primitiven) Tubuli seminiferi zu bilden. Im interstitiellen Gewebe zwischen den Samenkanälchen (Tubuli seminiferi) differenzieren sich Nester von Leydig-Zwischenzellen, die bereits um die siebte Embryonalwoche mit der Sekretion von Testosteron beginnen. Dieses androgene Steroid diffundiert lokal (d.h. auf derselben Körperseite), wodurch Wachstum und Differenzierung des männlichen Reproduktionstrakts aus dem mesonephritischen Gangsystem (Wolff-Gang) initiiert wird. Gleichzeitig sezernieren die Sertoli-Zellen ein Protein, das die Entwicklung des paramesonephritischen Gangsystems (Müller-Gang) supprimiert. Aus den beiden Müller-Gängen entwickelt sich die Anlage des weiblichen Genitaltrakts. Über den Blutkreislauf stimulieren Testosteron und/oder dessen Metabolite Ausbildung und Differenzierung des äußeren Genitale. Diese androgenen Effekte werden in den Zielzellen über spezifische Androgenrezeptoren vermittelt, deren Gen auf dem X-Chromosom lokalisiert ist.
Bei Nichtprimaten und wahrscheinlich auch bei Primaten entwickeln sich verschiedene Gehirnanteile bei männlichen Spezies geschlechtsspezifisch; viele dieser Auswirkungen erfordern im Gehirn die Umwandlung von Testosteron in Östrogen.
Falls der Embryo einen XX-Genotyp trägt, fehlt in der Regel das SRY-Gen, und die mesodermalen Zellen der Gonadenanlage differenzieren sich in Richtung Prä-Granulosa-Zellen; diese Prä-Granulosa-Zellen umgeben die Urkeimzellen und bilden so die Primordialfollikel. Ein weiblicher Typus des Reproduktionstrakts, der äußeren Genitalien und möglicherweise auch

die sexuelle Differenzierung des Gehirns scheint das Grundmuster bei Säugetieren zu sein, das sich auch bei fehlenden Ovarien herausbildet. Bei normalen weiblichen Individuen werden diese Effekte durch Östrogene und die entsprechenden Rezeptoren gefördert.

Die Entwicklung des männlichen Reproduktionstrakts (Abb. 12-75)

Obwohl sich beim Mann der größte Teil der Urniere (Mesonephros) zurückbildet, bleiben doch einige Kanälchen erhalten, die den sich differenzierenden Gonaden unmittelbar benachbart liegen. Aus ihnen entstehen die Ductuli efferentes, die die Tubuli seminiferi mit dem Urnierengang (Wolff-Gang) verbinden; aus dem Wolff-Gang entwickeln sich Nebenhoden und Ductus deferens. Am distalen Ende des Ductus mesonephricus entsteht die Ureterknospe, die die Bildung der Nachniere induziert. Aufgrund unterschiedli-

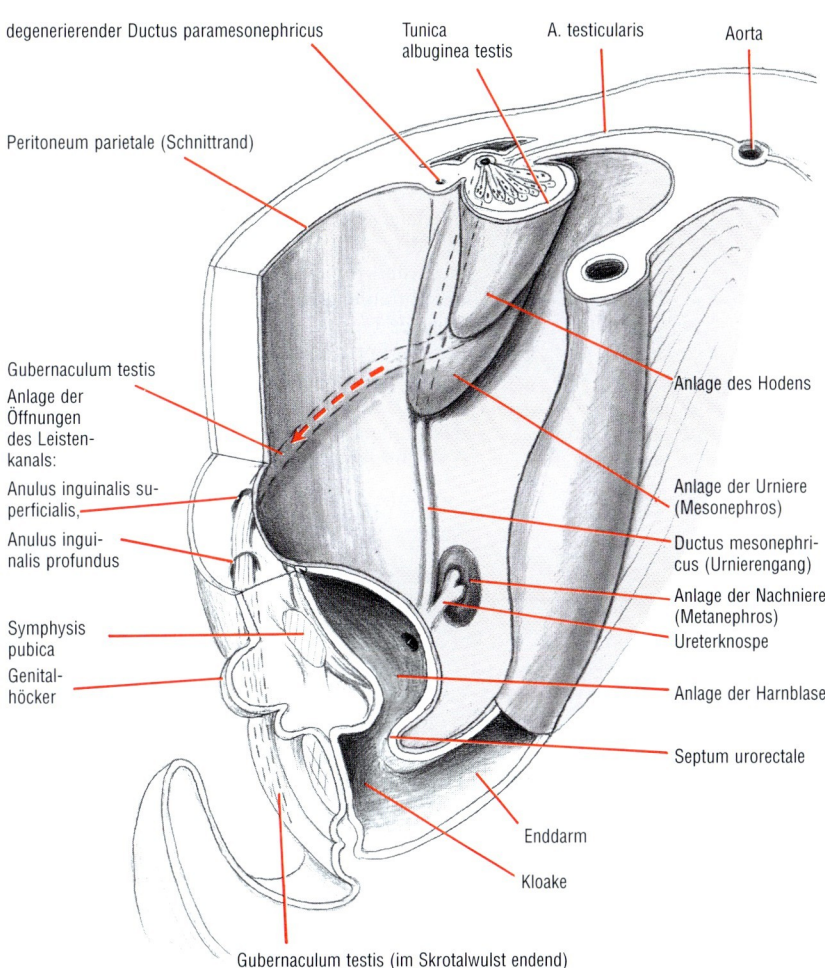

12-75
Entwicklung des Urogenitalapparats beim Mann.

cher Wachstums- und Entwicklungsraten wird das kaudale Ende von Ductus mesonephricus und Ductus metanephricus in die Blasenwand eingegliedert. Rotationsvorgänge im Zuge dieser Entwicklungsschritte bewirken, daß die beiden metanephritischen Gänge (zukünftige Ureteren) kraniolateral in die sich entwickelnde Harnblase münden, und zwar rostral der Urnierengänge; so bildet sich das Trigonum vesicae, an dessen Spitze sich die Mündung der Urethra befindet. Die Prostata entsteht aus zahlreichen glandulären Ausstülpungen der Urethra. Proximal der Urethra erscheinen laterale Ausstülpungen des Ductus mesonephricus, die schließlich die Samenbläschen (Vesiculae seminales) bilden. Aus diesem Grunde münden Vesiculae seminales und Ductus deferentes beider Seiten in je einen gemeinsamen Ductus ejaculatorius, der schräg durch die lateralen Anteile der sich entwickelnde Prostata zieht und in die Pars prostatica urethrae mündet.

Aufgrund unterschiedlichen Längenwachstums des Rumpfes eines Embryos nach oben und wegen des Gubernaculum testis bleibt der Hoden, dessen Entwicklung weit oben an der hinteren Bauchwand begann, nahe der Leistenregion liegen. Das Gubernaculum testis ist Leitstruktur des Hodens bei seinem Deszensus; der Strang hochdifferenzierten Gewebes setzt im fetalen

12-76
Hüllen von Hoden und Samenstrang.

Leben am unteren Pol des Hodens und der Skrotalhaut an. Während sich die Hoden und deren Begleitstrukturen, die den Samenstrang (Funiculus spermaticus) bilden, den Weg durch den sog. Leistenkanal (Faszien und Muskeln der inguinalen Bauchwand) bahnen, schieben sie eine Aussackung des Peritoneum, den Processus vaginalis peritonei, vor sich her. Das distale Ende dieser Peritonealaussackung bleibt offen und bildet die Bursa-ähnliche Tunica vaginalis testis; das proximale Ende verschließt sich im Normalfall.

A. Präparation und Präparate

Suchen Sie den **Samenleiter (Ductus deferens)** im Abdomen auf. Verfolgen Sie ihn bis zum inneren Leistenring (Anulus inguinalis profundus). Er wird von seiner eigenen Arterie (A. ductus deferentis) begleitet; am Anulus inguinalis profundus treten A. testicularis und sein Venenplexus (Plexus pampiniformis), Nerven, Lymphgefäße hinzu; diese Leitungsbahnen werden durch Bindegewebe (Lig. vaginalis) umhüllt und bilden so gemeinsam den Samenstrang (Funiculus spermaticus). Der Ramus genitalis des N. genitofemoralis begleitet den Samenstrang und versorgt eine seiner Hüllen. Wiederholen Sie auch gezielt die Anatomie des Leistenkanals (Canalis inguinalis) und die Hüllen des Ductus deferens (die aus den aufeinanderfolgenden Schichten der Bauchwand stammen) (Abb. 12-76 und S. 214).

Frage 256: Welche Hülle ist Abkömmling von: 1. Fascia transversalis? 2. M. obliquus internus abdominis? 3. M. obliquus externus abdominis?

Stellen Sie den N. ilio-inguinalis im Leistenkanal dar.

Frage 257: Welche Strukturen versorgt der N. ilio-inguinalis?

Durchtrennen Sie die Haut des Scrotum, um die Fascia superficialis freizulegen. Sie enthält nur sehr wenig Fettgewebe und schimmert aufgrund darin verwobener Muskelfasern **(M. dartos)** rötlich; der M. dartos legt die Skrotalhaut in Falten. Unter der Tunica dartos liegt die membranöse Fortsetzung der Fascia superficialis. Sie formt einen Sack um das Scrotum, der seitlich an den Rami ossis ischii bzw. ossis pubis nach kaudal und posterior am Centrum tendineum perinei befestigt ist (S. 274).
Verfolgen Sie anschließend den Samenstrang in das Scrotum bis zu einer abgegrenzten Tasche der Peritonealhöhle, die die **Tunica vaginalis testis** bildet.

Hoden und Nebenhoden
(Abb. 12-76, 12-77)

Eröffnen Sie die Tunica vaginalis testis, um Hoden und Nebenhoden freizulegen; beachten Sie dabei, daß die Tunica vaginalis testis keines der beiden Organe vollständig umhüllt. Die Hoden sind am Boden des Scrotum durch Reste des Gubernaculum testis und über die Nebenhoden an der Hinterwand des Scrotum fixiert. Stellen Sie die Umschlagfalte der Tunica vaginalis testis auf die Oberfläche von Hoden und Nebenhoden dar. Beachten Sie den Spalt zwischen Hoden und Nebenhoden. Der **Nebenhoden** ist an der Hinterfläche des Hoden fixiert und besteht aus **Kopf (Caput epididymidis)**, **Körper (Corpus epididymidis)** und **Schwanz (Cauda epididymidis)**. Studieren Sie die glatte Oberfläche von Hoden

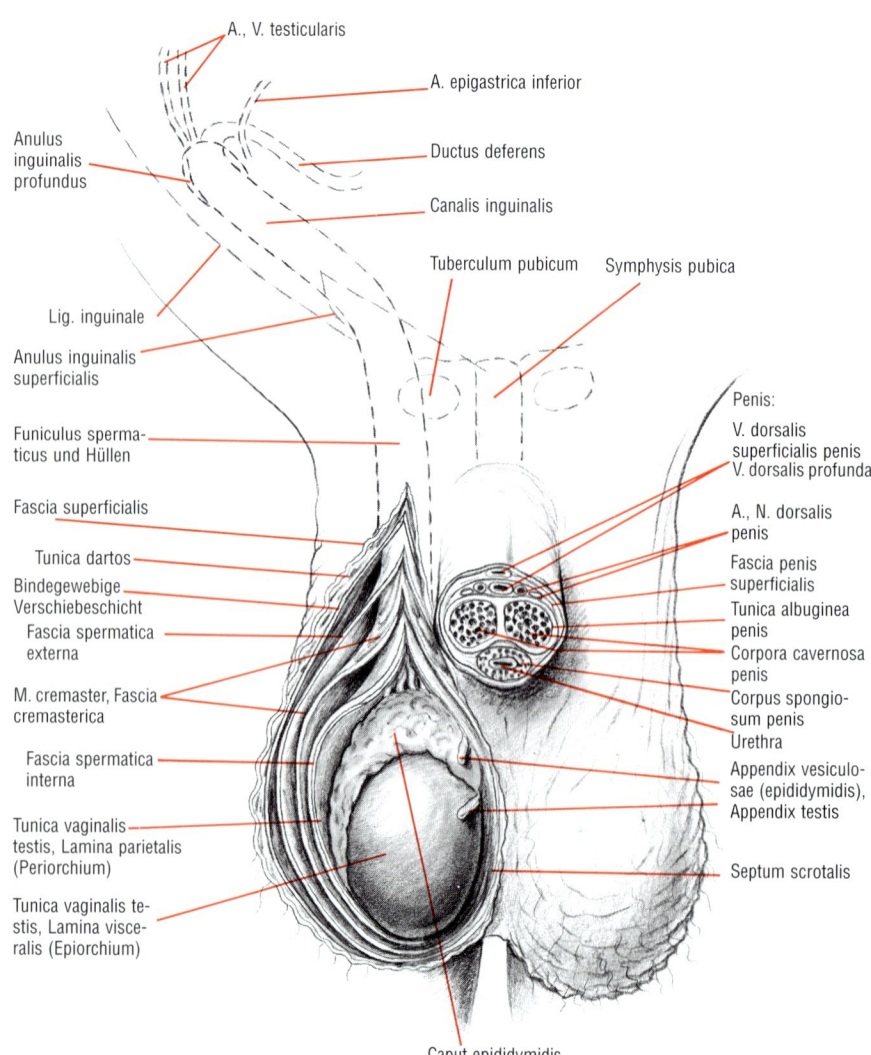

A., V. testicularis
A. epigastrica inferior
Ductus deferens
Canalis inguinalis
Anulus inguinalis profundus
Tuberculum pubicum
Symphysis pubica
Lig. inguinale
Anulus inguinalis superficialis
Funiculus spermaticus und Hüllen
Fascia superficialis
Tunica dartos
Bindegewebige Verschiebeschicht
Fascia spermatica externa
M. cremaster, Fascia cremasterica
Fascia spermatica interna
Tunica vaginalis testis, Lamina parietalis (Periorchium)
Tunica vaginalis testis, Lamina visceralis (Epiorchium)
Caput epididymidis

Penis:
V. dorsalis superficialis penis
V. dorsalis profunda
A., N. dorsalis penis
Fascia penis superficialis
Tunica albuginea penis
Corpora cavernosa penis
Corpus spongiosum penis
Urethra
Appendix vesiculosae (epididymidis), Appendix testis
Septum scrotalis

und Nebenhoden nach kleinen Unebenheiten. Der Hoden wird von der derben fibrösen **Tunica albuginea** umhüllt. An seiner Oberfläche kann man den **Appendix testis** und an der Oberfläche des Nebenhodens den **Appendix epididymidis** darstellen. Beide Appendices sind Überreste des Ductus paramesonephricus (Müller-Gang) beziehungsweise des distalen Endes des Ductus mesonephricus (Wolff-Gang).

Frage 258: Welche weiteren Reste des Ductus paramesonephricus verbleiben in der Prostata?

Die beiden Appendices testis und epididymidis scheinen bedeutungslos zu sein; sie können sich jedoch an ihrem «Stiel» drehen, wodurch Gefäße verdrillt werden, was u.U. starke Schmerzen

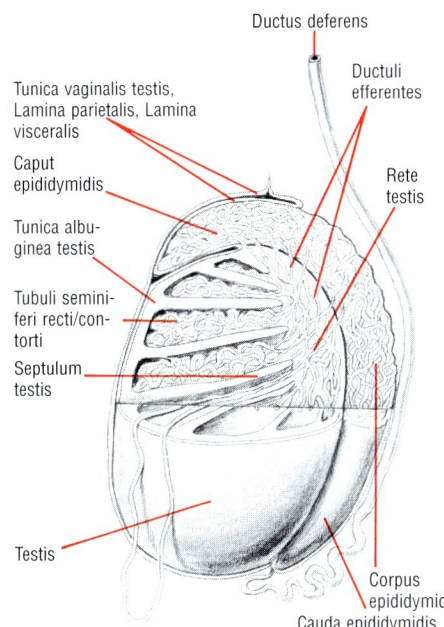

12-77
Feinbau von Hoden (Testis) und Nebenhoden (Epididymis).

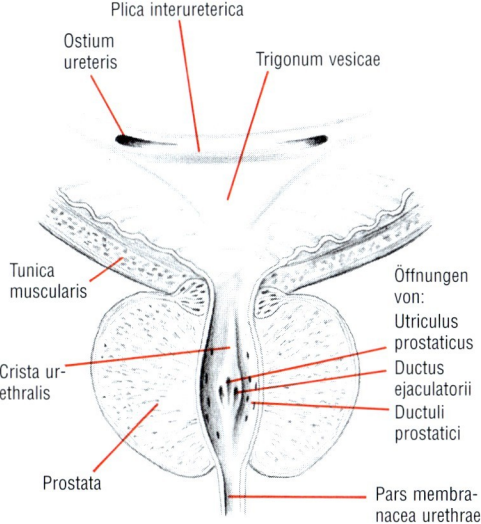

12-78
Blasengrund (Fundus vesicae) und Pars prostatica der Urethra.

verursacht. Ebenso kann sich der gesamte Hoden um den Samenstrang drehen (Hodentorsion); wird dieser Zustand nicht schnellstens behandelt, besteht Gefahr, daß der Hoden degeneriert und seine Funktion einbüßt. Weitere Reste von Urnierenkanälchen bleiben u.U. im Nebenhodenkopf oder -schwanz erhalten und bilden Zysten aus.

Präparieren Sie den Ductus deferens, und stellen Sie seinen kontinuierlichen Übergang in die Cauda epididymidis dar. Suchen Sie die A. testicularis und die A. ductus deferens auf. Es gibt eine begrenzte Anzahl von Anastomosen zwischen diesen Gefäßen; im Falle einer Obstruktion der A. testicularis reichen diese Anastomosen in der Regel jedoch nicht aus, die arterielle Versorgung des Hodens sicherzustellen.

Heben Sie Hoden, Nebenhoden und Samenstrang vom Scrotum ab, und teilen Sie den **Hoden** vertikal in Richtung Nebenhoden in zwei Hälften (Abb. 12-77). Achten Sie auf die **Bindegewebssepten**, die von der Tunica albuginea ausgehen und in den Hoden einstrahlen; dadurch ist der Hoden in Kompartimente eingeteilt, in denen die **Tubuli seminiferi** liegen. Die Tubuli seminiferi sind stark geknäuelt und münden jeweils mit ihren beiden Enden in das **Rete testis** und in die Ductuli efferentes, die die Tubuli seminiferi mit dem **Nebenhodenkopf** verbinden. Eröffnen Sie den Nebenhoden, und versuchen Sie zu demonstrieren, daß er aus einem einzigen, stark geknäuelten Schlauch (Ductus) besteht; dieser schlauchförmige Gang beginnt am Nebenhodenkopf und zieht über die den Nebenhodenkörper zum Nebenhodenschwanz, wo er in den Ductus epididymidis übergeht. Verfolgen Sie den Ductus deferens auf seinem Weg durch den Leistenkanal in das Becken, indem Sie das darüberliegende Peritoneum entfernen.

Frage 259: Welche Strukturen überkreuzt der Ductus deferens bei seinem Verlauf durch das Becken?

Suchen Sie die erweiterte **Ampulla ductus deferentis** hinter der Harnblase auf. Die beiden Ampullae ductus deferentis liegen zwischen den beiden **Samenbläschen**; jeweils eine Ampulla ductus deferentis begleitet dabei den Ausführungsgang eines Samenbläschens (**Ductus excretorius**), wodurch zwei **Ductus ejaculatorii** entstehen. Diese zwei Ductus ejaculatorii durchziehen die Prostata ventralwärts und münden in schlitzförmigen Öffnungen am First des Colliculus seminalis in die Pars prostatica urethrae. Studieren Sie die Vesiculae seminales. Jedes Samenbläschen ist ein mehrfach gefaltetes Säckchen, das aus einem einzigen Schlauch mit Aussackungen besteht. Eröffnen Sie ein Samenbläschen, und sondieren Sie sein Lumen.

Frage 260: Welche Funktion haben die Vesiculae seminales?

Prostata

Untersuchen Sie nun, soweit möglich, die **Prostata** (Abb. 12-78, 12-65) an Ihrem Präparat und zusätzlich ein isoliertes Organ. Die Prostata ist eine derbe, muskuläre Drüse, die die Pars prostatica urethrae umgibt und dem M. levator ani anliegt (der an die Prostata fixiert ist und hier als M. levator prostatae dient). Nur ein kleiner Drüsenteil, der Isthmus prostatae, liegt vor der Urethra; posterolateral der Urethra liegen **rech-**

ter und linker Lappen der Prostata (**Lobus dexter/Lobus sinister prostatae**); sie sind durch eine **median angelegte Furche** getrennt. Zwischen den Ductus ejaculatorii und der Urethra findet man in der Regel einen kleinen **mittleren Lappen (Lobus medius prostatae)**, der unmittelbar unter dem vorderen Teil des Trigonum vesicae liegt; am häufigsten hypertrophiert dieser Teil der Prostata bei der sog. benignen Prostatahyperplasie/Prostatahypertrophie. Die Prostata ist nach vorne über das Lig. puboprostaticum, seitlich eher über die Beckenfaszie, die sich hier zur Faszia prostatica verdichtet, sowie über den Plexus venosus prostaticus fixiert. Die Ausführungsgänge der Prostata münden in der Umgebung des Colliculus seminalis in die Pars prostatica urethrae.

Frage 261: Welchen operativen Zugang zur Prostata müßte man wählen, um die Peritonealhöhle nicht zu eröffnen?

Beachten Sie die topographischen Verhältnisse des **Peritoneum** im männlichen **Becken**. Vom Rectum aus zieht das Peritoneum nach vorne zur Hinterfläche der Vesiculae seminales und zur Harnblase und bildet so die **Excavatio rectovesicalis**. Unter dieser Umschlagfalte sind Rectum und Prostata durch eine vertikale Schicht der derben Fascia retrovesicalis (Denonvillier-Faszie) getrennt, in der Gefäße und Nerven zu Prostata, Vesiculae seminales und Harnblase ziehen.

Gefäßversorgung der männlichen Genitalorgane (Abb. 12-61)

Suchen Sie die beiden **Aa. testiculares** auf, die aus der Bauchaorta unmittelbar kaudal der Aa. renales hervorgehen; die A. testicularis verläuft nach kaudal und lateral und erreicht so den Anulus inguinalis profundus. Mit der Arterie ziehen auch **Vv. testiculares**.

Frage 262: In welche Gefäße münden rechte und linke V. testicularis?

Präparieren Sie den Samenstrang (Funiculus spermaticus), und legen Sie den **Plexus pampiniformis** der Vv. testiculares frei, die sich um die A. testicularis schlängeln.

Frage 263: Welche Bedeutung hat diese Gefäßarchitektur?

Stellen Sie **die A. ductus deferentis** dar, die eng dem Ductus deferens anliegt. Die A. ductus deferentis zweigt aus einer Arterie zur Harnblase ab, die ja aus der A. iliaca interna hervorgeht. Eine dünne A. cremasterica kommt aus der A. epigastrica inferior. Prostata und Samenbläschen werden über A. vesicalis inferior und Rr. rectales medii aus der A. iliaca interna mit arteriellem Blut versorgt; die Prostata erhält zusätzlich Blut aus der A. pudenda interna. Die **Venen** der Prostata bilden einen ausgedehnten **Plexus prostaticus** um die Basis und Seitenflächen der Drüse.

Frage 264: In welche Venen gibt der Plexus prostaticus sein Blut ab?

Frage 265: Mit welchen Venen steht der Plexus prostaticus ohne weitere Klappen in direkter Verbindung, wodurch auch Prostatakarzinomzellen streuen können?

Die **lymphatische Entsorgung** folgt den Arterien und Venen.

Frage 266: In welche Lymphknoten wird die Lymphe 1. aus Hoden; 2. aus Scrotum; 3. aus Prostata und Samenbläschen geleitet?

Der **Penis** bildet sich aus drei Schwellkörpern, den beiden **Corpora cavernosa** und dem **Corpus spongiosum**; dieser umgibt die Urethra. Die Peniswurzel liegt im Perineum (S. 274). Sie sollten nun den Penisschaft präparieren, um Corpora cavernosa, Corpus spongiosum, Urethra, Faszie, Gefäße sowie Nerven freizulegen. Präparieren Sie den Penisschaft von dorsal. Stellen Sie **V. dorsalis penis superficialis** in der Fascia superficialis dar; in dieser findet man so gut wie kein Fettgewebe.

Frage 267: In welche Vene mündet die V. dorsalis penis superficialis?

Eine direkte Fortsetzung der oberflächlichen Bauchfaszie (Fascia abdominis superficialis) umgibt den Penis (Abb. 12-76; siehe auch Abb. 12-65). Sie trennt V. dorsalis penis superficialis von V. dorsalis penis profunda, Aa. dorsales penis und N. dorsalis penis. Die dorsalen Arterien und Nerven des Penis sind Endäste von A. pudenda interna sowie N. pudendus (S. 220). Die V. dorsalis penis profunda entsorgt die Schwellkörper, verläuft unterhalb der Symphyse und mündet in den Plexus prostaticus; andere Venen aus den Corpora cavernosa im Bereich der Peniswurzel finden auch Anschluß an den Plexus prostaticus. Eine Thrombose im Plexus prostaticus nach Prostataoperationen kann zu einer Thrombose in den Corpora cavernosa führen und zeitlich verlängerte Peniserrektion auslösen (Priapismus). Durchtrennen Sie den Penisschaft quer, um Schwellkörper und Urethra freizulegen; beachten Sie dabei, daß die Urethra im Penis einen horizontal ausgerichteten Schlitz aufweist. Die beiden Corpora cavernosa werden durch die derbe, bindegewebige **Tunica albuginea** umgeben und so zusammengehalten.

Frage 268: Welche Aufgabe hat die Tunica albuginea?

Innerhalb der Corpora cavernosa befinden sich die **Aa. helicinae**, geschlängelte Äste der jeweiligen **Aa. profundae penis**, die aus der A. pudenda interna hervorgehen. Das Corpus spongiosum liegt ventral zu den Corpora cavernosa; es erweitert sich distal und bildet die **Glans penis**; dabei ist deren Basis selbst verbreitert und gestaltet so die Corona glandis. Innerhalb des Corpus spongiosum verläuft die Urethra, die wiederum in der Glans penis zu einem vertikal orientierten Schlitz, der **Fossa navicularis** erweitert ist. Die unterschiedliche Ausrichtung der Urethra und der Fossa navicularis ermöglichen einen kontinuierlichen Harnfluß.
Falls noch vorhanden, studieren Sie **Preputium** oder Vorhaut, die die Glans penis umgibt; Achten Sie auch auf das dünne, in der Medianen gelegene **Frenulum preputii**, das von der tief gelegenen Unterseite zur ventralen Seite der Glans penis zieht.

Frage 269: In welche Lymphknoten wird die Lymphe aus dem Penis abgeleitet?

Innervation des männlichen Genitalapparats (Abb.12-79)

Hoden und Ductus deferens erreichen ein dichtes Geflecht vegetativer Nervenfasern (aus den vegetativen Plexus), die über die entsprechenden Arterien beide Organe erreichen. Prostata und Samenbläschen erreichen vegetative Nervenfasern aus dem Plexus hypogastricus inferior (Plexus pelvicus). Postganglionäre sympathische Nervenfasern lösen Kontraktionen der glatten Muskulatur in Ductus deferens, Vesiculae seminales und Prostata aus, was während einer Ejakulation geschieht. Es kommt während einer Ejakulation auch zu einer Kontraktion des M. bulbospongiosus, der Pars spongiosa der Urethra umgibt.

Frage 270: Welche Nerven innervieren 1. die Skrotalhaut und 2. den M. cremaster?

Frage 271: Welche Mechanismen vollziehen eine Erektion des Penis (siehe auch S. 417)?

Klinische Untersuchung des männlichen Genitalapparats

Die glatte Kontur des gesunden Hodens läßt sich leicht durch die Haut des Scrotum tasten. Der Nebenhoden läßt sich dorsal (im Skrotalsack) palpieren, und der dicke, muskelstarke Ductus deferens («Kugelschreibermine») läßt sich im Funiculus spermaticus tasten. Schwellungen im Bereich des Scrotum sind häufig und haben viele Ursachen. Darunter findet man Schwellungen von Hoden und Nebenhoden, Varikosis im Bereich des Plexus pampiniformis (Varikozele), Flüssigkeitsansammlungen in der Tunica vaginalis testis (Hydrozele) und Zystenbildungen aus entwicklungsgeschichtlichen Stadien (siehe oben); letztgenannte können mit dem Lumen des Ductus deferens in Verbindung stehen oder auch nicht. Im Durchlicht kann man oft klare Flüssigkeit von spermahaltiger Flüssigkeit unterscheiden.

Prostata und Samenbläschen kann man digitalrektal untersuchen. Normalerweise ist die Hinterfläche der Prostata weich und glatt und zeigt einen deutlichen mittleren Sulcus; die Vesiculae seminales sind kaum zu tasten. Hyperplasien und Tumoren der Prostata sowie Entzündungen der Samenbläschen sind bei einer digital-rektalen Untersuchung zu entdecken.

Frage 272: Worüber klagt in der Regel ein Patient mit einer vergrößerten Prostata?

Beschäftigen Sie sich schließlich mit dem operativen Eingriff einer **Vasektomie**, bei der der Ductus deferens zur Sterilisierung des Mannes in der Leiste durchtrennt wird.

Frage 273: Welche topographische unmittelbar benachbart liegenden Gefäße muß man bei dieser Operation unbedingt schonen und weshalb?

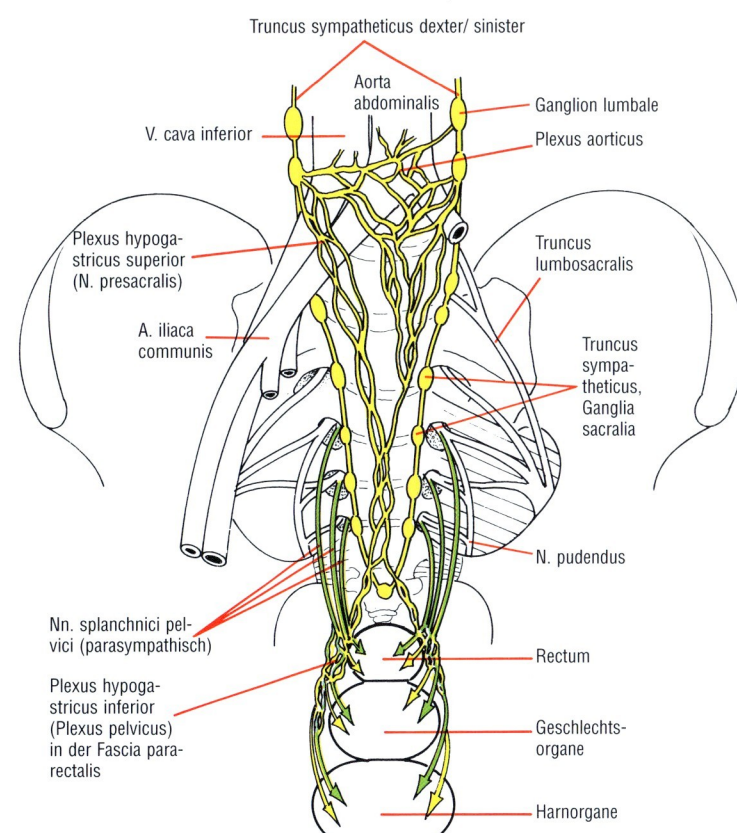

12-79
Vegetative Innervation der männlichen Geschlechtsorgane.

12.10 Weibliches Genitalsystem

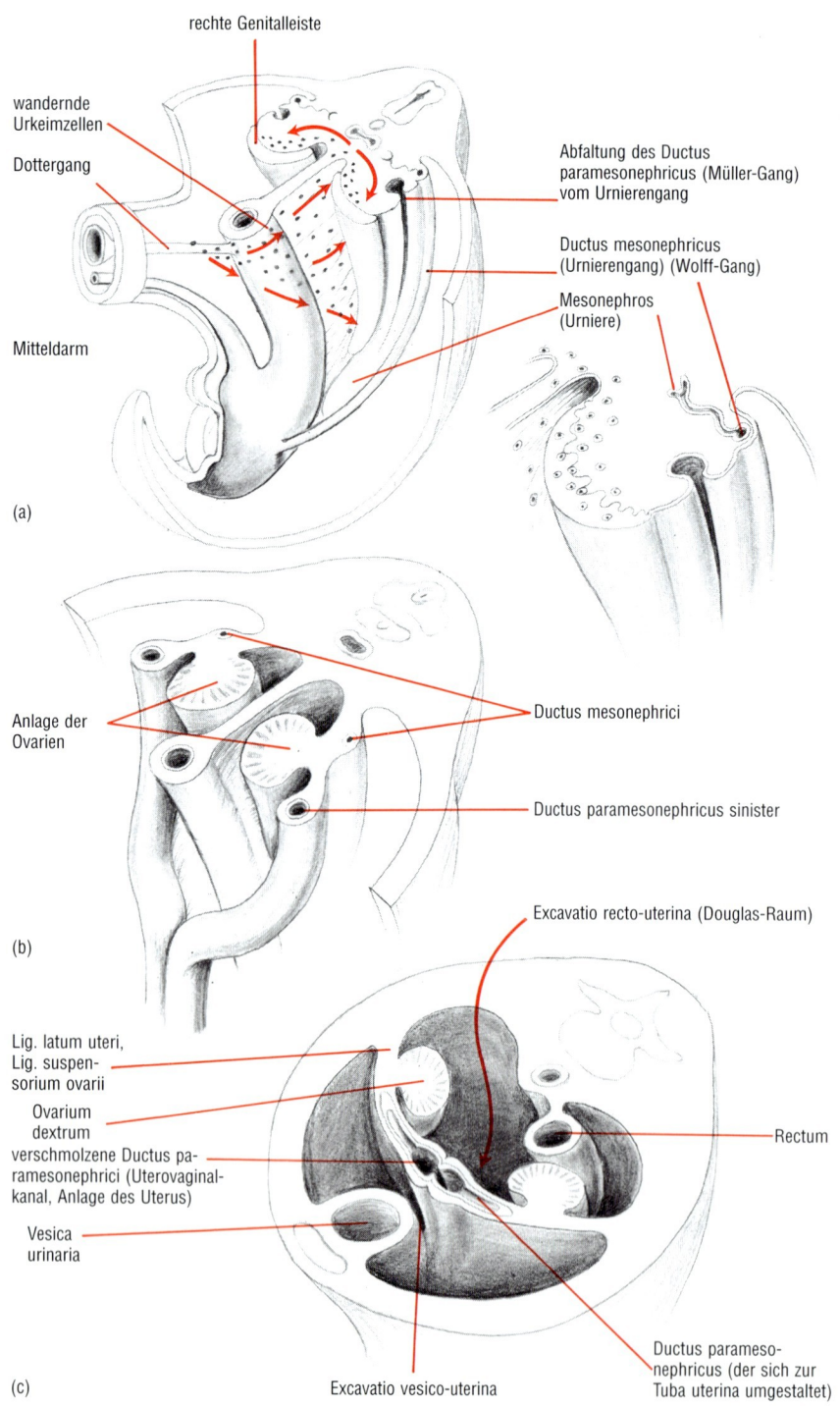

rechte Genitalleiste

wandernde
Urkeimzellen

Dottergang

Abfaltung des Ductus
paramesonephricus (Müller-Gang)
vom Urnierengang

Ductus mesonephricus
(Urnierengang) (Wolff-Gang)

Mesonephros
(Urniere)

Mitteldarm

(a)

Anlage der
Ovarien

Ductus mesonephrici

Ductus paramesonephricus sinister

Excavatio recto-uterina (Douglas-Raum)

(b)

Lig. latum uteri,
Lig. suspen-
sorium ovarii

Ovarium
dextrum

verschmolzene Ductus pa-
ramesonephrici (Uterovaginalkanal, Anlage des Uterus)

Rectum

Vesica
urinaria

Ductus parameso-
nephricus (der sich zur
Tuba uterina umgestaltet)

(c)

Excavatio vesico-uterina

12-80
Entwicklung des Urogenitalapparats bei der Frau. (a) Wanderung der Urkeimzellen
über das Mesenterium dorsale (des Enddarms) in Genitalleisten. Hier bilden sich
(vom Zölomepithel ausgehend) die primären Keimstränge (indifferente Gonaden-
anlagen). (b) Entwicklung von Ovar und weiblichen Genitalwegen (Derivate des
Ductus paramesonephricus).

Ziel des Kapitels ist das Studium des knöchernen
Beckens der Frau, der Ovarien, der Eileiter, des
Uterus mit seinem Halteapparat, der Vagina und
der Peritonealverhältnisse der Beckenorgane zueinander. Darüber hinaus sollten Sie ein Basis-
wissen der endokrinen Regelkreise des Repro-
duktionssystems erlernen.

Die Entwicklung des weiblichen Genitaltrakts (Abb. 12-80)

Wenn die Urnierengänge (Ductus mesonephrici,
Wolff-Gänge) bei der Frau zu degenerieren beginnen, kommt es an den Seiten beider Genitalleisten jeweils zur Invagination des Zölom-
epithels. Die lateralen Ränder dieser Einstülpung
verschmelzen miteinander und bilden einen vertikal ausgerichteten Kanal, den Ductus paramesonephricus (Müller-Gang). An seinem rostralen
Ende ist der Kanal tunnelartig gestaltet und mündet in die Peritonealhöhle. Kaudal vereinigen
sich jedoch die beiden Ductus paramesonephrici
in der Mittellinie und bilden so den primitiven
Uterus. Dadurch entstehen zwei Peritonealfalten
(rechtes und linkes Lig. latum uteri), die in der
Frontalebene eine Scheidewand bilden; diese
trennt Excavatio vesico-uterina vorne von Excavatio recto-uterina (Douglas) hinten. Die kaudalen Enden der verschmolzenen Ductus paramesonephrici (der **Uterovaginalkanal**) berühren
die dorsale Wand des Sinus urogenitalis, wo sich
eine Erhebung, der **Müller-Hügel**, bildet. Diese
Epithelhöcker proliferieren und formieren sich
zur **Vaginalplatte**, die später kanalisiert wird
und aus der der größte Teil der Vagina entsteht
(die genauen Beiträge der verschiedenen Vorstufen zur Entstehung der Vagina sind umstritten).
An der Kontaktstelle der sich entwickelnden Vagina und des Sinus urogenitalis bleibt eine Gewebsplatte, das **Hymen**, bestehen; seine Persi-
stenz kann bei der ersten Penetration Schmerzen
verursachen. Der untere Teil des Sinus urogenitalis bildet den **Scheidenvorhof**. Die Ovarien,
die an den medialen Flächen der Genitalleisten
entstehen, behalten ihre Position bei und liegen
deshalb jeweils an der hinteren Fläche der Ligg.
lata. Unterschiedliches Wachstumsverhalten bewirkt, daß die Ovarien schließlich im Becken zu
liegen kommen. Ein spezielles Gewebsband, das
dem Gubernaculum testis des Mannes entspricht,
ist zwischen Ovar und Labium majus ausgebildet. Außerdem setzt das Band am Tubenwinkel
an und bildet so das Lig. ovarii proprium, wodurch die Ovarien am Tubenwinkel und am Ligamentum teres uteri befestigt sind. Dieses zieht
vom Uterus durch den Leistenkanal zum Labium
majus.

Unterschiede zwischen weiblichem (Abb. 12-81a) und männlichem (Abb. 12-81b) knöchernen Becken

Untersuchen Sie ein weibliches und ein männliches knöchernes Becken.

Frage 274: Welche Unterschiede sind zu finden bei: 1. der Form des Beckeneingangs? 2. der Form der jeweiligen Fossa iliaca? 3. den Spinae ischiadicae? 4. der Form des Arcus pubicus bzw. des Angulus subpubicus? 5. den Größenverhältnissen des Os pubis? 6. beim Ramus inferior ossis pubis? 7. der Form der Incisura ischiadica major?

Bestimmen Sie zuerst die Weite des Acetabulum und anschließend die Distanz zwischen dem lateralen Randwulst des Acetabulum und der Symphysis pubica bei männlichen und weiblichen Becken. Das Verhältnis dieser beiden Meßwerte ist ein besonders zuverlässiger Hinweis auf geschlechtsspezifische Unterschiede bei Mann und Frau.

Frage 275: Welche geschlechtsspezifischen Unterschiede sind zu finden?

Es gibt beträchtliche geschlechtsspezifische Unterschiede der Form des knöchernen Beckens von Mann und Frau. Form und Dimensionen von Beckeneingang und Beckenausgang sind von

entscheidender Bedeutung für den Geburtsvorgang, und insbesondere bei kleinen, schlanken Frauen sind diese Maße sowohl klinisch als auch radiologisch zu bestimmen.

A. Präparation und Präparate (Abb. 12-82, 12-83)

Studieren Sie zunächst die **Peritonealverhältnisse** im weiblichen Becken (Abb. 12-82). Der Beckenraum ist im wesentlichen durch **Uterus** und dessen **Lig. latum** zweigeteilt; das Lig. latum ist eine Peritonealfalte, die den Uterus bedeckt und sich von seinen Seiten zu den Seitenwänden des Beckens ausspannt. Am mittleren Drittel des Rectum schlägt das Peritoneum auf die Hinterwand von Vagina und Uterus um und bildet so die **Excavatio recto-uterina** (Douglas-Raum). Der «normale» Uterus (Abb. 12-83) ist nach vorn über die Blase geneigt und geknickt (Anteversio uteri und Anteflexio uteri); die Harnblase wird dabei teilweise bedeckt. Zwischen Harnblase und Uterus gestaltet das Peritoneum eine flache **Excavatio vesico-uterina**. Über die Vorderseite der Harnblase erreicht das Peritoneum die vordere Bauchwand. So stellt die Excavatio recto-uterina die tiefste Stelle der Peritonealhöhle bei der Frau dar; deshalb sammelt sich hier Flüssigkeit an, die aus der Peritonealhöhle stammt. Die topographischen Verhältnisse der Excavatio recto-uterina sind deshalb von herausragender Bedeutung.

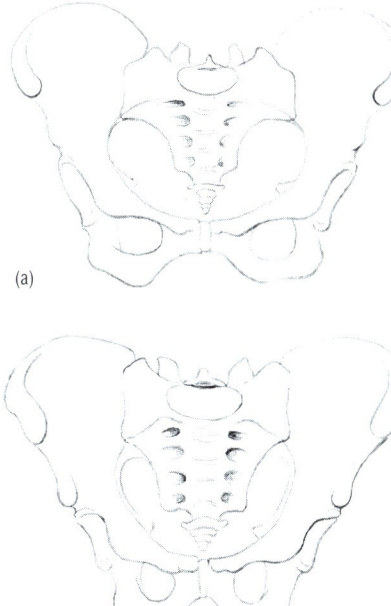

12-81
Knöchernes Becken einer Frau (a) und eines Mannes (b).

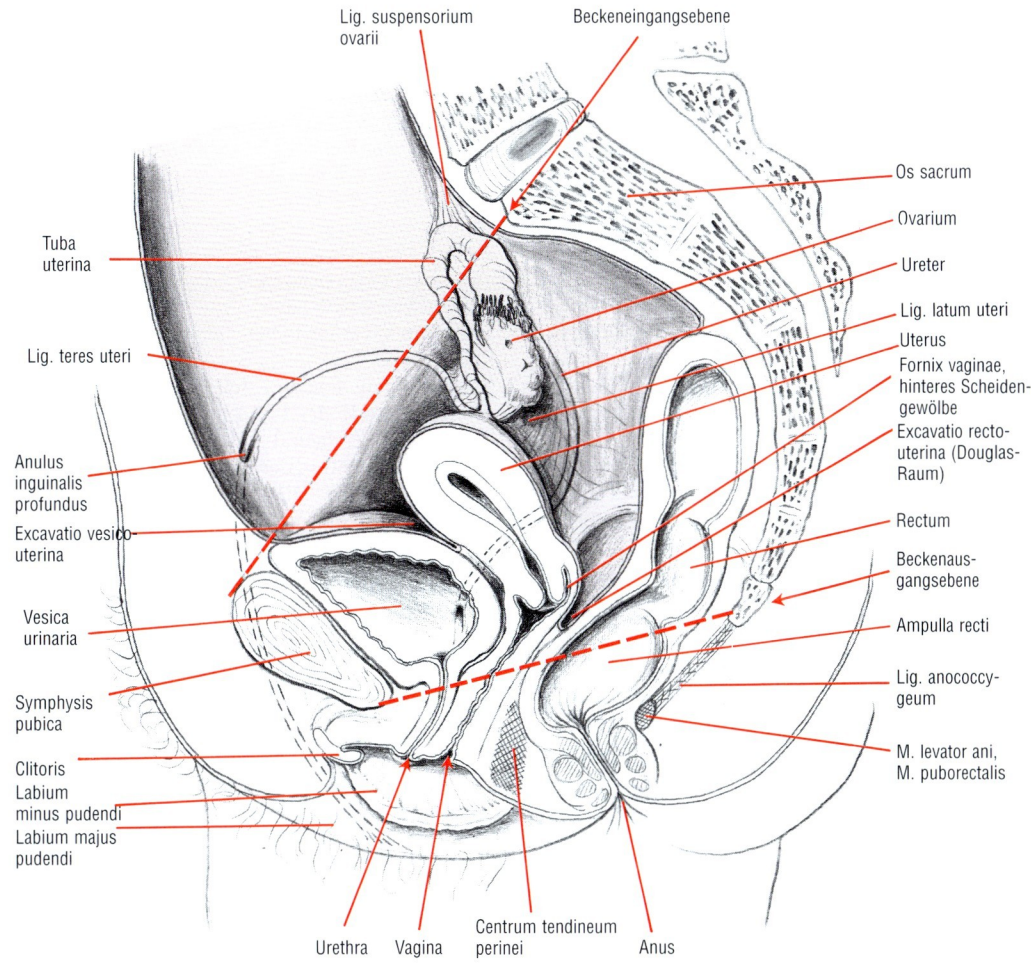

12-82
Sagittalschnitt durch ein weibliches Becken. Ansicht von medial.

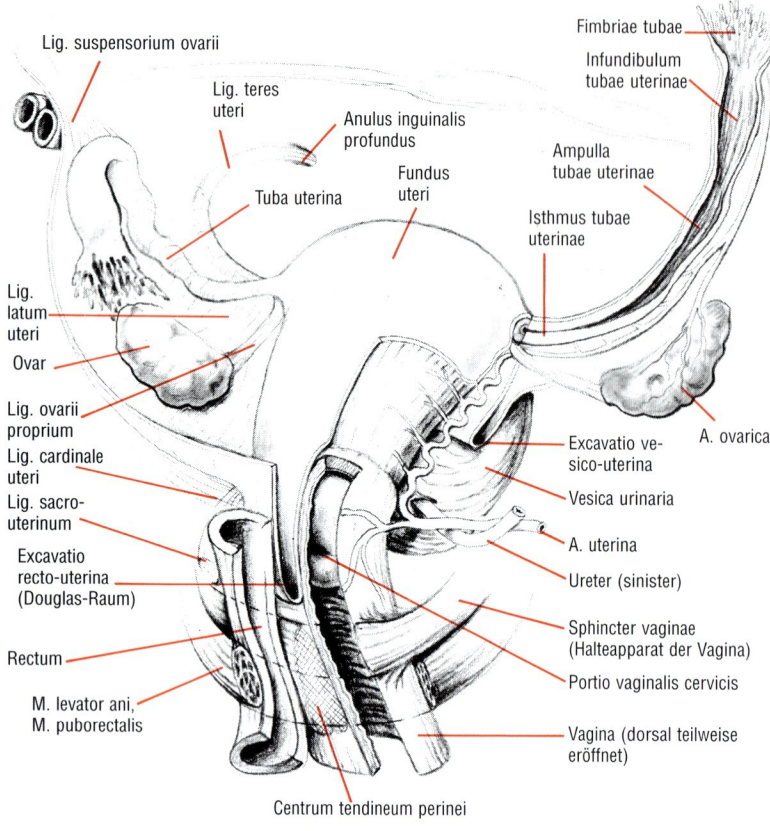

Lig. suspensorium ovarii

Lig. teres uteri

Anulus inguinalis profundus

Fundus uteri

Tuba uterina

Lig. latum uteri

Ovar

Lig. ovarii proprium

Lig. cardinale uteri

Lig. sacro-uterinum

Excavatio recto-uterina (Douglas-Raum)

Rectum

M. levator ani, M. puborectalis

Centrum tendineum perinei

Fimbriae tubae

Infundibulum tubae uterinae

Ampulla tubae uterinae

Isthmus tubae uterinae

Excavatio ve-sico-uterina

A. ovarica

Vesica urinaria

A. uterina

Ureter (sinister)

Sphincter vaginae (Halteapparat der Vagina)

Portio vaginalis cervicis

Vagina (dorsal teilweise eröffnet)

12-83
Beckenorgane bei der Frau; Ansicht von dorsal. (Die Tuben sind nach lateral gezogen).

Suchen Sie die **Ovarien** auf, die jeweils an der Hinterfläche eines jeden Lig. latum fixiert sind. Wenngleich die Lage der Ovarien insbesondere bei Frauen, die Kinder geboren haben, stark variieren kann, liegen die distalen Endabschnitte der Tuben mit den Ovarien in der Regel in der Excavatio recto-uterina (Douglas-Raum) hinter dem Corpus uteri; sie sind dabei in etwas Peritonealflüssigkeit (2-20 ml) eingetaucht. Aus diesem Grund kann man normalerweise die Ovarien durch die hintere Scheidenwand palpieren; man kann sie auch über ein Laparoskop betrachten.

Die Ovarien bestehen zum einen aus Ova in Follikeln (in unterschiedlichen Entwicklungsstadien) und zum anderen aus Bindegewebsstroma; alle Ova sind vor der Geburt bereits angelegt. Zu Beginn eines Menstruationszyklus erscheinen die Ovarien gerunzelt und im Längsdurchmesser etwa 2 cm groß. Zur Mitte eines Menstruationszyklus erhöht sich ihre Größe um etwa 30 Prozent durch das Entstehen eines hervorstechenden Follikels. Nach dem Eisprung (Ovulation) und nach Bildung eines Gelbkörpers (Corpus luteum) bildet sich das Ovar größenmäßig wieder zurück. Falls der Follikel nach der Ovulation nicht in das Stadium der Corpus-luteum-Phase eintritt, verbleibt typischerweise blutige Flüssigkeit in einer Zyste; dies kann als entzündetes Gewebe fehlgedeutet werden. Diese blutiges Sekret enthaltende Zyste bildet sich in der Regel vor Beginn des nächsten Menstruationszyklus wieder zurück. Nach der Menopause werden die Ovarien zunehmend atrophisch und bindegewebig umgebaut. Eigentlich dürften alle im Präpariersaal befindlichen weiblichen Präparate Frauen sein, bei denen bereits die Postmenopause eingetreten war. Ihre Uteri sind oft retrovertiert (siehe oben), und

ihre Ovarien sind häufig durch das Lig. latum dem direkten Blick entzogen.
Man kann die Ovarien laparoskopisch über das hintere Scheidengewölbe betrachten; so können Ova aus reifen Follikeln zur Befruchtung in vitro abgesaugt werden.

Frage 276: Wieviele der ursprünglich angelegten Ova treten ins Stadium der Ovulation ein?

Suchen Sie das **Lig. suspensorium ovarii** auf; es ist eine Peritonealfalte, die dem neurovaskulären Stiel des Ovars anliegt und von der hinteren Bauchwand über den Beckenrand zu den Ovarien nach kaudal zieht. Präparieren Sie das Lig. suspensorium ovarii, um A. ovarica und V. ovarica freizulegen; diese bildet einen Plexus pampiniformis (ähnlich dem der Vv. testiculares des Mannes).

Frage 277: Entspricht der Ursprung der A. ovarica und Mündung der Vv. ovaricae den Verhältnissen beim Mann?

Stellen Sie das **Lig. ovarii proprium** dar, das medial vom Ovar zum Tubenwinkel zieht; an diesem ist das Lig. ovarii proprium dorsal angeheftet. Legen Sie außerdem das **Lig. teres uteri** frei, das die Fortsetzung des Lig. ovarii proprium ist und vorne am Tubenwinkel ansetzt. Hier wirft das Lig. teres uteri eine Falte auf, die aus dem Peritoneum des Lig. latum uteri besteht; degegen zieht das Lig. teres uteri nach ventral durch das Becken, über den Beckenrand zum Anulus inguinalis profundus. Verfolgen Sie, wenn möglich, das Lig. teres uteri durch den Leistenkanal bis zum Labium majus. Das Lig. teres uteri enthält glatte Muskelfasern, die nach der Menopause (postmenopausal) meist atrophieren.

Frage 278: Woraus entsteht das Lig. teres uteri?

Studieren Sie das **Lig. latum uteri**. Es besteht aus einem zentralen Abschnitt, der dem Uterus anliegt, sowie aus zwei seitlichen Anteilen; diese sind an den Eileitern aufgehängt und spannen sich von den Seiten des Uterus zu den Seitenwänden des Beckens aus. Bei Anteversio und Anteflexio uteri (d.h. bei normalen Lageverhältnissen des Uterus) bildet das Lig. latum uteri also eine Peritonealplatte, deren Flächen nach hinten oben sowie nach vorne unten ausgerichtet sind. Die Ovarien liegen der posterosuperioren Fläche an.
Suchen Sie die beiden **Eileiter (Tubae uterinae)** am freien Ende des Lig. latum uteri. Legen Sie das erweiterte, lateral gelegene **Infundibulum tubae uterinae** frei, das die abdominale Öffnung der Eileiter bildet. Die Tubenöffnug ist von fransenförmigen Anhängseln umgeben, den **Fimbriae tubae uterinae**; eine dieser Fimbrien ist in der Regel am Ovar fixiert.
Um den Zeitpunkt des Eisprungs werden die Fimbriae tubae uterinae vermehrt vaskularisiert und sind in erhöhtem Maße aktiv beweglich. Sie umhüllen das Ovar und tragen dazu bei, daß der gesprungene Follikel seinen Weg in das Infundibulum tubae uterinae und in die Tuba uterina findet. Bei den muskulären Eileitern unterscheidet man eine **Ampulla tubae uterinae** (laterale zwei Drittel) und einen engeren **Isthmus tubae uterinae** (mediales Drittel); dieser erreicht von oben und seitlich die Gebärmutterwand und mündet am sog. Tubenwinkel in den Uterus; die Pars uterina des Eileiters ist dabei die engste (und kürzeste) Strecke des gesamten Eileiters.

Frage 279: Von welchem Epithel werden die Eileiter ausgekleidet? Welche Aufgabe hat dieses Epithel?

Zwischen den Eileitern (die sich wie Uterus und oberes Drittel der Vagina aus dem Ductus paramesonephricus = Müller-Gang entwickeln) und den Ovarien (die in der Region der Urnieren entstehen) können kleine Reste der Urnierenkanälchen in Form eines Epoophoron oder Paroophoron persistieren; Epoophoron (Geschlechtsteil der Urniere) und Paroophoron (Nierenteil der Urniere) können sich zystisch erweitern. Auch der **Ductus mesonephricus (Wolff-Gang)**, der normalerweise im Zuge der intrauterinen Entwicklung des weiblichen Genitaltrakts degeneriert, kann seitlich entlang von Tuben, Uterus und Vagina in Form eines Gangs (Gartner-Gang) persistieren und sich zystisch umbilden und erweitern.

Präparieren Sie das Lig. latum uteri, und entfernen Sie das Peritoneum viscerale vom Uterus; beachten Sie dabei, daß Fundus uteri, Hinterwand des Uterus und hinteres Scheidengewölbe einen Peritonealüberzug aufweisen; dagegen besitzt der untere Teil der Uterusvorderwand keinen Peritonealüberzug. Verfolgen Sie die beiden Eileiter bis zum **Uterus**; teilen Sie dann den Uterus in Längsrichtung in zwei Hälften, um seine muskuläre Wand und sein vom Endometrium ausgekleidetes Lumen darzustellen. Beachten Sie an Ihrem Präparat die Größe der Gebärmutter, und vergleichen Sie gedanklich diese Uterusgröße mit der Größenzunahme der Gebärmutter bei einer Schwangeren unmittelbar vor ihrer Entbindung (Abb. 12-84): der Oberrand der Gebärmutter erreicht in der 36. Schwangerschaftswoche das Sternum. Die normale Position des Uterus ist die Anteflexio uteri (Corpus uteri im Isthmusbereich nach vorn abgeknickt) und die Anteversio uteri (Zervixachse gegen die Körperlängsachse nach vorn geneigt); er liegt deshalb über der Hinterwand der Blase. Die Gebärmutter ist ausgesprochen beweglich, wobei ihre Position vom Füllungsgrad der Blase abhängt.

Stellen Sie die genannten Strukturen des Uterus dar (Abb. 12-85). Man unterscheidet **Corpus uteri** von **Cervix uteri**. Als **Fundus uteri** bezeichnet man den Teil des Corpus uteri, der oberhalb der Tubenöffnungen liegt. Das Corpus uteri hat eine Cavitas uteri in der Form eines Dreiecks, wobei die Vorder- und Hinterwand der Uterushöhle für gewöhnlich aufeinanderliegen. Die Uterushöhle geht am **inneren Muttermund** in das Lumen der Cervix über. Der längliche Canalis cervicis uteri öffnet sich am **äußeren Muttermund** in das Scheidengewölbe. Das obere Drittel der Cervix uteri wird bereits während des zweiten Schwangerschaftsmonats in das Corpus uteri miteinbezogen: es weitet sich und bildet das sog. untere Uterinsegment.

Studieren Sie an Ihrem Präparat die Form der Cervix uteri und den äußeren Muttermund (Ostium uteri externum (Abb. 12-85b). Bei Frauen, die keine Kinder geboren haben (Nullipara), ist der äußere Muttermund ein kleines, rundes Grübchen. Nach der Geburt erscheint er als vergrößerter, quergestellter Spalt.

Normalerweise ist die Oberfläche des Uterus glatt; oft kann man jedoch runde Knoten der glatten Muskulatur tasten, die sich vom Uterus abheben. Diese Myome entstehen im Myometrium und können verstärkte Menstruationsblu-

tungen auslösen. Werden sie zu groß, ist u.U. eine Entfernung der Gebärmutter indiziert (Hysterektomie).

Studieren Sie Uterus, Cervix uteri und Vagina an einem Sagittalschnitt eines weiblichen Beckens (Abb. 12-82). Beachten Sie, daß der untere (vaginale) Abschnitt der Cervix uteri in die vordere Wand der Vagina hineinragt. Die **Vagina** bildet einen von anterior nach posterior abgeflachten Muskelschlauch, der zwischen Harnblase mit Urethra (vorn) und Rectum (hinten) liegt. Sie reicht von der Cervix uteri nach vorne-unten bis zum **Vestibulum vaginae**. Die Urethra ist mit der Vorderwand der Vagina fest verbunden. Oberhalb der Urethra liegt die Scheidenvorderwand unmittelbar dem Trigonum vesicae benachbart. Kennzeichnen Sie **vorderes** und **hinteres Scheidengewölbe**; diese Räume gestalten sich oberhalb der Region, die an die Blase angrenzt, weil die Cervix uteri in die Scheidenvorderwand hineinragt.

Frage 280: Welches Scheidengewölbe grenzt unmittelbar an die Peritonealhöhle und an welchen Teil der Peritonealhöhle?

Vestibulum vaginae und Clitoris werden im Kapitel «Perineum» besprochen (S. 273).

Gefäßeversorgung und Innervation des weiblichen Genitaltrakts (Abb. 12-83)

Suchen Sie erneut die **A. ovarica** auf, und folgen Sie ihrem Verlauf bis zum Ovar. Schneiden Sie dann die Faszie des Beckenbodens ein, und legen Sie so die **A. uterina** frei, einen Ast der A. iliaca interna. Die beiden Aa. uterinae verlaufen nach medial quer über den Beckenboden in der Basis des Lig. latum uteri, überkreuzen die Ureteren vorne und erreichen die Seiten der Cervix uteri. Hier versorgen sie den oberen Teil der Vagina, biegen dann nach oben und verlaufen entlang der Gebärmutterseiten innerhalb des Lig. latum.

Frage 281: An welche wichtige Struktur grenzt die A. uterina seitlich der Cervix uteri unmittelbar an? (Bei einer Hysterektomie ist es unerläßlich, diese Struktur freizulegen und zu schonen, bevor die Aa. uterinae abgeklemmt werden.)

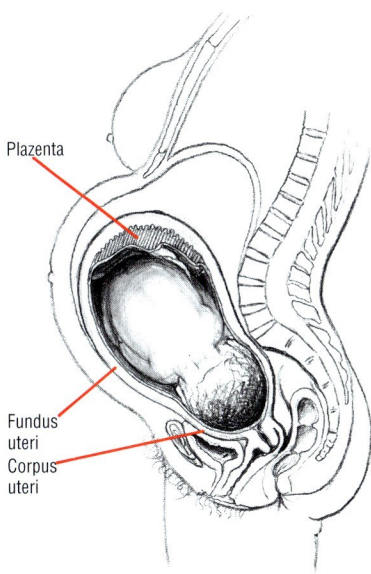

12-84
Sagittalschnitt eines weiblichen Situs kurz vor dem Ende der Schwangerschaft.

Plazenta

Fundus uteri
Corpus uteri

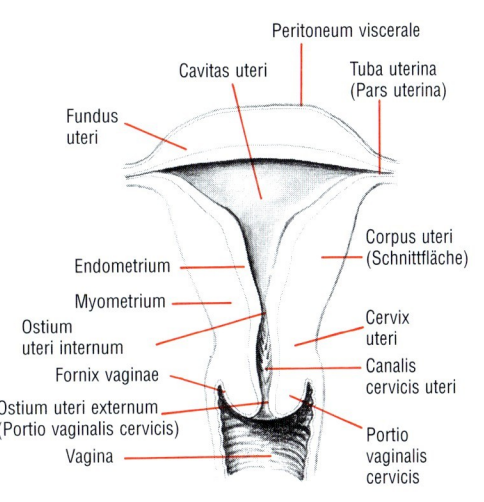

Peritoneum viscerale

Cavitas uteri

Tuba uterina (Pars uterina)

Fundus uteri

Corpus uteri (Schnittfläche)

Endometrium

Myometrium

Cervix uteri

Ostium uteri internum

Canalis cervicis uteri

Fornix vaginae

Ostium uteri externum (Portio vaginalis cervicis)

Portio vaginalis cervicis

Vagina

(a)

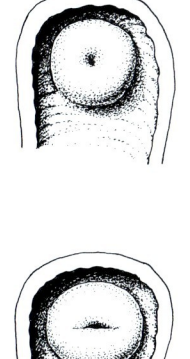

(b)

12-85
(a) Frontalschnitt durch einen Uterus; (b) Portio vaginalis cervicis einer Nullipara (oben) und einer Frau nach einer Geburt (unten).

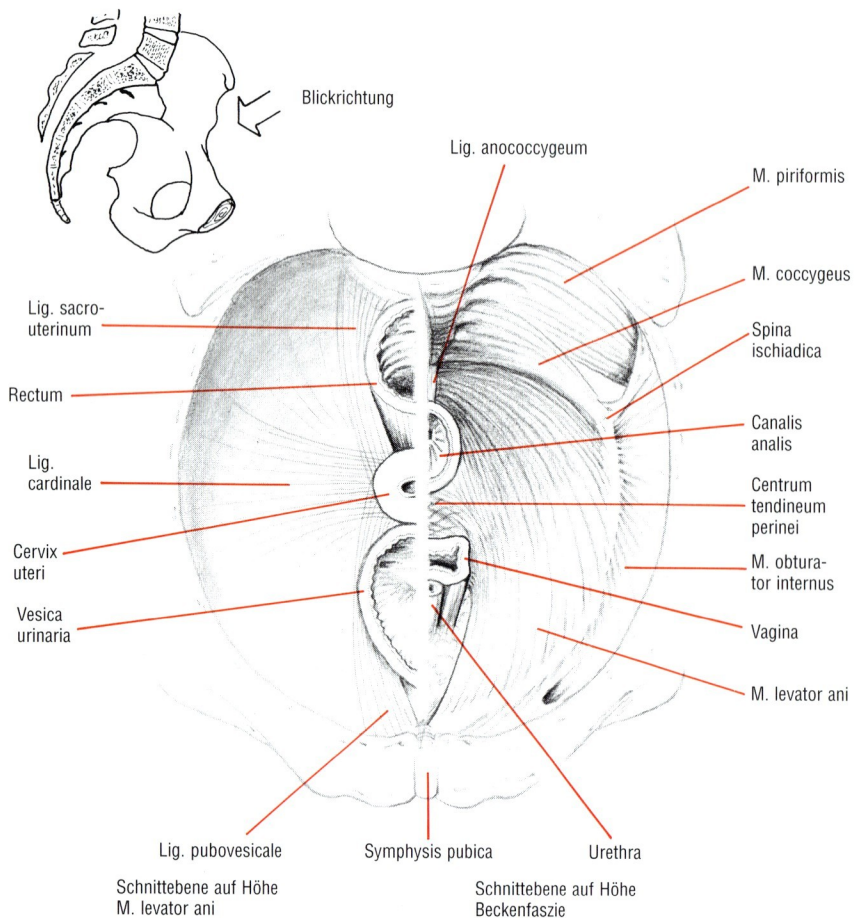

Blickrichtung

Lig. anococcygeum

M. piriformis

M. coccygeus

Spina ischiadica

Lig. sacro-uterinum

Canalis analis

Rectum

Centrum tendineum perinei

Lig. cardinale

M. obturator internus

Cervix uteri

Vagina

Vesica urinaria

M. levator ani

Lig. pubovesicale

Symphysis pubica

Urethra

Schnittebene auf Höhe
M. levator ani

Schnittebene auf Höhe
Beckenfaszie

12-86
Schematische Darstellung zweier Ebenen im weiblichen Becken (Ansicht von vorne und oben). Links im Bild sind (in einer kranialer gelegenen Bildebene) die Aufhängebänder der Cervix uteri zu sehen; rechts im Bild (in einer kaudaler gelegenen Bildebene) die Anteile des M. levator ani.

Die Aa. uterinae und ovaricae anastomosieren im Lig. latum uteri. Diese Anastomosen versorgen die Eileiter. Während einer Schwangerschaft vergrößern sich die Gefäße beträchtlich.

Frage 282: In welche Gefäße drainieren die Vv. uterinae das venöse Blut?

Der **Lymphabfluß** des Uterus erfolgt zum größten Teil in die Nn. ll. iliaci interni; es bestehen jedoch Verbindungen zu den Nn. ll. inguinales superficiales über Lymphgefäße, die mit dem Lig. teres uteri verlaufen. Gelegentlich finden sich deshalb Metastasen eines malignen Tumors der Gebärmutter in den oberflächlichen inguinalen Lymphknoten. Lymphe aus den Ovarien wird (ähnlich wie die aus den Hoden) entlang der Aa. ovaricae in para-ortale Lymphknoten in Höhe der Abgänge der Aa. renales abgeleitet.
Die **Innervation** des weiblichen Genitaltrakts stammt von sympathischen Nerven der Plexus des Beckens und der Ovarien sowie von parasympathischen Nerven des Beckens ab.
Schmerzen aus dem Bereich des Corpus uteri werden via sympathische Bahnen über den präsakralen Plexus zu oberen lumbalen Rückenmarksegmenten fortgeleitet. Empfindungen aus der Cervix uteri werden über den Plexus hypogastricus inferior (Plexus pelvicus) zu sakralen Rückenmarksegmenten weitergeleitet. Bei einer Entzündung der Ovarien können Schmerzen unter Umständen medial am Oberschenkel empfunden werden; dies liegt an der engen topographischen Nachbarschaft der Ovarien zu einem Nerven.

Frage 283: Welcher Nerv der seitlichen Beckenwand liegt in unmittelbarer Nähe der Ovarien?

Halteapparat des Uterus (Abb. 12-86)

Präparieren Sie den Beckenboden, und beachten Sie die dicke Schicht derben Bindegewebes mit Fasern glatter Muskulatur, die **Fascia pelvis**, zwischen dem Peritoneum des Beckens und dem M. levator ani (S. 276). Verstärkungen der Beckenfaszie in der Umgebung von Gefäßen und Nerven dienen der Verankerung der Cervix uteri im Beckenboden: Verstärkungen der Beckenfaszie um die beiden Aa. uterinae bilden das **Lig. cardinale uteri (Mackenrodt)**; das Lig. pubovesicale zieht zur Symphysis pubica, und das **Lig. sacro-uterinum** zieht um das Rectum zum Os sacrum. Das **Lig. teres uteri** hält den Corpus uteri normalerweise in einer anteflektierten Position. Der M. levator ani bildet den muskulären Beckenboden; seine Fasern schlingen sich um die Vagina, an der sie auch inserieren (Sphincter vaginae). Die Neigung des Beckenbodens zwingt den rotierenden Kopf des Feten während der Geburt normalerweise in eine Hinterhauptslage, bei der das Okziput (das meist der vorangehende Teil ist) nach vorn zeigt.

Frage 284: In welche Richtung neigt sich der Beckenboden?

Der ligamentäre Halteapparat der Cervix uteri ist für die Positionierung der Gebärmutter von großer Bedeutung. Im hohen Alter und insbesondere nach Geburtsschäden können die ligamentären Strukturen dieses Halteapparats erschlaffen; in diesem Fall besteht die Gefahr einer Senkung der Gebärmutter, bei der die Cervix uteri im Introitus sichtbar werden oder diesen sogar überragen kann (Gebärmuttervorfall = Uterusprolaps). Eine solche Bänderschwäche stört unzweifelhaft die anatomische Integrität der vorderen und hinteren Scheidenwand, so daß auch Harnblase, Urethra oder Rectum u. U. in die entsprechenden Scheidenwände vorfallen.

B. Klinische Untersuchung des weiblichen Genitaltrakts

Die Palpation der vorderen Bauchwand ermöglicht es, die Ausdehnung der Gebärmutter bei einer bestehenden Schwangerschaft (auch einiger fetalen Strukturen, wie z. B. Kopf und Steiß ab etwa dem sechsten Schwangerschaftsmonat), jedoch keine anderen Anteile des weiblichen Genitaltrakts zu bestimmen. Vagina und Cervix uteri kann man digital (per vaginam) als auch inspektorisch untersuchen, wenn die Vagina durch ein Instrument offen gehalten wird. Die Wände der Vagina sind normalerweise sehr elastisch; die Ovarien lassen sich oft durch das vordere Scheidengewölbe tasten. Der Uterus wird am besten bimanuell untersucht, wobei eine Hand über der Symphyse auf der vorderen Bauchwand den Fundus kontrolliert, während die andere Hand gleichzeitig vaginal untersucht. Auch die Weite des knöchernen Beckens läßt sich vaginal bestimmen, da sich die beiden Spinae ischiadicae durch das vordere Scheidengewölbe palpieren lassen. Eine vaginale Untersuchung ist ferner zur Untersuchung von Material sinnvoll, das sich in der Excavatio recto-uterina befindet. Man kann auch ein Endoskop über das hintere Scheidengewölbe in die Peritonealhöhle einführen und so die Inhaltsgebilde des Beckens begutachten.

Frage 285: Welche Organe sind u. U. in der Excavatio recto-uterina zu tasten?

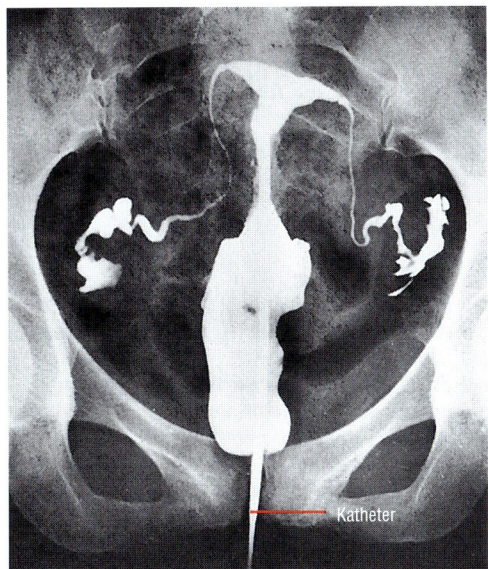

12-87
Hysterosalpingogramm. Kontrastmitteldarstellung des Uterus und der Lichtung der Eileiter über einen in der Vagina plazierten Katheter.

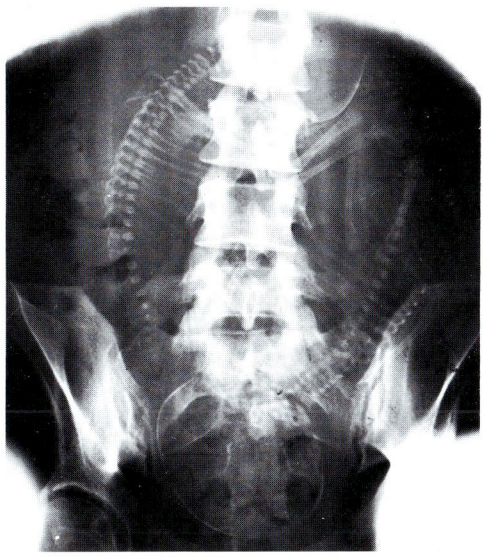

12-88
Siehe Frage 286.

C. Radiologie

Befassen Sie sich auch eingehend mit der Röntgenanatomie des weiblichen Beckens, und vergleichen Sie sie mit den Befunden am männlichen Becken. Bestätigen Sie die Unterschiede, die am knöchernen Becken zu finden waren.
Die Durchgängigkeit der Tuben ist für die Fertilität von entscheidender Bedeutung. Man kann die Durchgängigkeit der Tuben mittels einer Salpingographie überprüfen. Hierzu wird Kontrastmittel unter einigem Druck in den Uterus gepreßt, so daß es über das Uteruslumen und die Tuben in die Peritonealhöhle gelangt. Studieren Sie das Hysterosalpingogramm (Abb. 12-87).

Frage 286: Welchen unerwarteten außergewöhnlichen Befund zeigt das Röntgenbild der Abbildung 12-88?

Sonographie und Magnetresonanztomographie sind die bevorzugten Methoden zur Untersuchung eines Fetus; diese beiden radiologischen Verfahren arbeiten ohne ionisierende Strahlen.

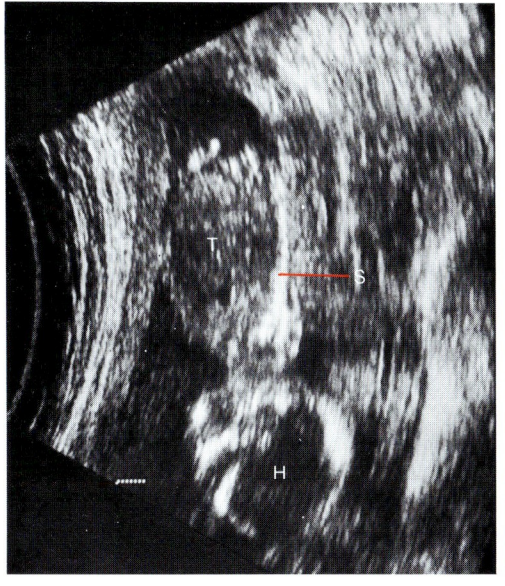

12-89
Sonogramm des Uterus einer schwangeren Frau. Man sieht Thorax (T), Wirbelsäule (S) und Kopf (H) des Feten.

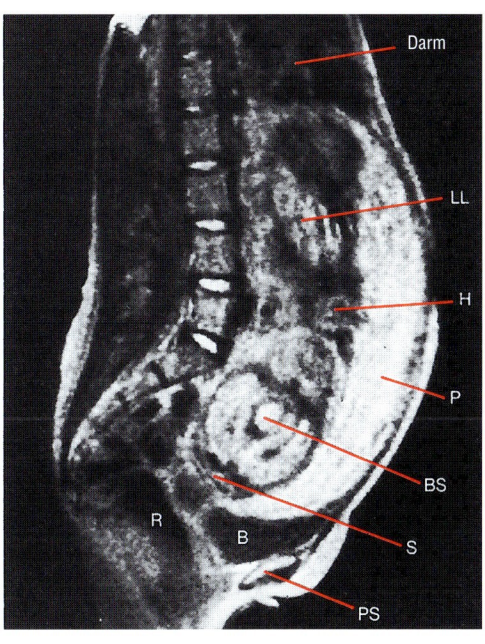

Studieren Sie das Ultraschallbild (Abb. 12-89) einer Schwangerschaft (etwa in der 15. Schwangerschaftswoche), und achten Sie insbesondere auf Darstellung von Kopf (H), Wirbelsäule (S) und Thorax (T).
Betrachten Sie ebenso das Magnetresonanztomogramm (Abb. 12-90) einer Schwangerschaft (34. Schwangerschaftswoche), und identifizieren Sie Abschnitte des Feten, des Uterus und der Plazenta, die auf dem medianen Sagittalschnitt zu sehen sind.

D. Endoskopie

Die Ovarien sind, wie auch viele andere Bauchorgane, einer direkten Betrachtung mit einem Endoskop zugänglich; dabei wird das Endoskop (Laparoskop) durch die vordere Bauchwand eingeführt. Dieses Verfahren der Endoskopie wird zu diagnostischen Zwecken, zur Sterilisation mittels Ligatur der Tuben und zur Gewinnung von Follikel (Abb. 12-91) zur In-vitro-Fertilisation eingesetzt.

12-90
Magnetresonanztomogramm eines Uterus in der 34. Schwangerschaftswoche (sagitale Schnittführung). Man sieht untere Extremität (LL), Hand (H), Hirnstamm (BS) und umgebende Hirnanteile sowie Schädel (S) des Feten; Plazenta (P); ferner Dickdarm, Rektum (R), Harnblase (B) sowie Symphyse (PS) der Mutter.

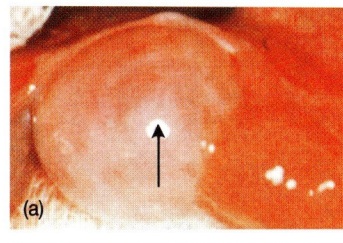

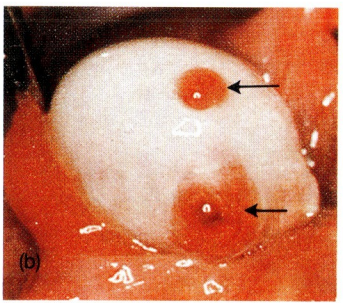

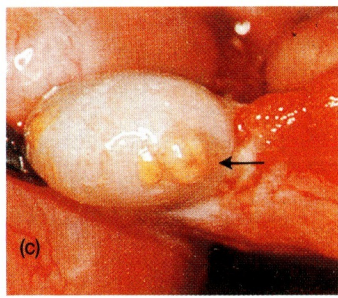

12-91
Ovarien eines Rhesusaffen. Man sieht (durch Pfeile markiert) einen großen Follikel (a), einen Follikel unmittelbar vor der Ruptur und ein bereits länger bestehendes Corpus luteum (b) sowie ein Corpus luteum (c).

12.11 Hintere Bauchwand und Beckenwände

Ziel dieses Kapitels ist die erneute Beschäftigung mit den Muskeln, den Gefäßen und den Nerven der hinteren Bauchwand und der Beckenwände (S. 217), nachdem man die Prüfung zu den Bauch- und Beckenorganen vollständig abgeschlossen hat.

A. Muskeln der hinteren Bauchwand und der Beckenwände

Stellen Sie an der Leiche, die derzeit von Ihnen präpariert wird, folgende Muskeln dar, und prägen Sie sich nochmals deren Anheftungen (Ursprung/Ansatz) sowie deren Funktionen ein: Diaphragma, M. psoas major, M. quadratus lumborum, M. iliacus, M. obturator internus, M. piriformis sowie M. levator ani. Achten Sie insbesondere auf die topographischen Beziehungen der Bauch- und Beckenorgane und deren Mesenterien zu diesen Muskeln.

B. Arterien der hinteren Bauchwand und der Beckenwände

Stellen Sie die Aorta dar, wie sie durch die Zwerchfellschenkel in Höhe Th12 ins Abdomen eintritt. Stellen Sie die drei wichtigen, unpaaren Äste der Bauchaorta dar, und prägen Sie sich nochmals diese Gefäße ein, die zum Verdauungstrakt ziehen.

Frage 287: In welcher Höhe (bezogen auf die Wirbelsäule) zweigt der Truncus coeliacus aus der Aorta abdominalis ab? Welche Hauptäste hat der Truncus coeliacus?

Frage 288: Zwischen welchen beiden Pankreasabschnitten zieht die A. mesenterica superior?

Frage 289: Welche Abschnitte des Verdauungstrakts werden von der A. mesenterica superior versorgt?

Frage 290: In welcher Höhe (bezogen auf die Wirbelsäule) zweigt die A. mesenterica inferior aus der Aorta abdominalis ab?

Verfolgen Sie die **A. rectalis superior** aus der A. mesenterica inferior in ihrem Verlauf nach kaudal ins Becken; durchtrennen Sie dabei um die A. rectalis superior darzustellen das Peritoneum viscerale, das das Rectum bedeckt.
Stellen Sie die paarigen Äste der Bauchaorta dar und prägen Sie sich diese Gefäße ein, die nach lateral zu den Derivaten des intermediären Mesoderm ziehen:
Aa. suprarenales mediae, Aa. renales sowie Aa. testiculares/ovaricae. Durchtrennen Sie die Faszie an den Vorder- und Seitenflächen der Wirbelkörper, um die **Aa. lumbares** darzustellen; sie ziehen nach lateral und dorsal um die Wirbelkörper herum und ziehen unter dem M. psoas major

weiter. Stellen Sie die **Aa. iliacae communes** dar, und achten Sie besonders auf ihre topographischen Beziehungen zu den Vv. iliacae communes; suchen Sie auch die A. sacralis mediana. Vervollständigen Sie nun Ihre Präparation, indem Sie die **A. iliaca interna** und ihre Äste darstellen. Suchen Sie den Hauptstamm der A. iliaca interna auf, der entlang dem Iliosakralgelenk nach kaudal zieht. Die Äste der A. iliaca interna verzweigen sich 1. zu den Beckeneingeweiden, 2. zu den Beckenwänden, 3. zum Perineum sowie 4. in die Gesäßregion und zum Adduktorenbereich am Oberschenkel.
Suchen Sie die **Aa. vesicales superiores** und die **A. vesicalis inferior** auf, die alle zur Harnblase ziehen. Die Arterie zum Ductus deferens (A. ductus deferentis) zweigt beim Mann aus einem dieser o.g. Gefäße ab; die A. vesicalis inferior versorgt zudem Prostata und Vesiculae seminales mit arteriellem Blut. Suchen Sie an einem weiblichen Situs die große **A. uterina** auf.

Frage 291: Was versorgt die A. uterina bei einer Frau außer dem Uterus noch?

Stellen Sie die **A. rectalis media** dar.

Frage 292: Welche Rektumabschnitte werden von der A. rectalis media versorgt? Zu welchen anderen Arterien bestehen Anastomosen?

Suchen Sie die A. sacralis lateralis und die A. iliolumbalis in ihrem Verlauf am Beckeneingang bzw. an der hinteren Bauchwand sowie in der Fossa iliaca auf. Stellen Sie an Präparaten mit freigelegtem Gesäß-Situs die **A. pudenda interna** dar. Diese Arterie verläßt das Becken über das Foramen infrapiriforme, zieht dann um die Spina ischiadica und das Anheftungsareal des Lig. sacrospinale und erreicht so den dorsalen Abschnitt des Dammbereichs. Die A. pudenda interna zieht am Innenrand des Ramus inferior des Schambeins (Os pubis) nach vorne und gibt Äste ab, die nach medial zum Analkanal und zu den Genitalorganen des Dammbereichs ziehen (S. 220 und 277). Zu diesen Ästen aus der A. pudenda interna zählen: **A. rectalis inferior** (zum Analkanal), **A. profunda penis/clitoridis**, die durch das Diaphragma urogenitale ziehen und so die Schwellkörper erreichen, sowie beim Mann Äste zum **Scrotum** bzw. bei der Frau Äste zu den **großen Schamlippen (Labia majora)**. Beim Mann erscheinen die beiden Aa. pudendae internae unterhalb des Angulus subpubicus auf dem Dorsum peni; dort bilden sie die **Aa. dorsales penis** (S. 277 und 278).
Suchen Sie die **A. glutaealis superior** und die **A. glutaealis inferior** auf; beide ziehen durch das Foramen ischiadicum majus, die A. glutaealis superior durch das Foramen suprapiriforme und die A. glutaealis inferior durch das Foramen infrapiriforme. Beide Arterien versorgen Glutäalmuskulatur und Hüftgelenk.

Frage 293: Bei welcher Aktivität kann eine unzureichende Gefäßversorgung der Glutäalmuskulatur durch Schmerzsensationen auffällig werden (Claudiatio)?

Suchen Sie die **A. obturatoria** auf; sie zieht seitlich an der Beckeninnenwand, gemeinsam mit dem N. obturatorius, nach vorne. Sie verläßt das Becken durch den oberen Teil des Foramen obturatum (mögliche Schwachstelle für sehr seltene Obturatorhernien); sie versorgt die Adduktoren am Oberschenkel und gibt einen kleinen Ast zum Femurkopf ab.

Frage 294: Ein bindegewebiger Strang zieht von einem Ast der Harnblase (aus jeder der beiden A. iliaca interna) zum Nabel und bildet so die beiden Ligg. umbilicalia medialia. Welche Struktur bilden diese Bindegewebsstränge?

Beschäftigen Sie sich nochmals intensiv mit den Bauchorganen, den Beckenorganen und den entsprechenden Begrenzungen von Bauchraum und Becken. Achten Sie besonders auf die Unterschiede im Versorgungsmuster der Arterien bzw. im **Entsorgungsmuster der Venen**. Legen Sie die Zuflüsse zu V. iliaca interna und V. iliaca externa und zur V. cava inferior frei.

Frage 295: Wie endet die V. mesenterica superior? Wie endet die V. mesenterica inferior?

Frage 296: Warum gibt es keine V. coeliaca?

Lymphknoten bilden Stränge entlang der großen Arterien des Bauchraums und des Beckens.

Frage 297: Welche Strukturen/Organe drainieren die Lymphe in die Nn.ll. iliaci externi?

Entlang der Aorta gruppieren sich die Lymphknoten in zwei Stränge: **para-aortale Lymphknoten**, die lateral der Aorta liegen, sowie **präaortale Lymphknoten**, die sich um die Ursprungsareale von Truncus coeliacus, A. mesenterica superior und A. mesenterica inferior gruppieren. Die prä-aortalen Lymphknoten erhalten die Lymphe aus dem Verdauungstrakt, wobei diese Lymphgefäße gemeinsam mit den Gefäßen des Verdauungstrakts ziehen.

Frage 298: Aus welchen Körperregionen stammt die Lymphe, die in die para-aortalen Lymphknoten fließt?

Präparieren Sie vorsichtig die Region, die unmittelbar hinter dem oberen Abschnitt der Bauchaorta liegt und legen Sie die **Cisterna chyli** frei; die Cisterna chyli sammelt letztlich die gesamte Lymphe der meisten Bauchorgane sowie der Beckenorgane und der unteren Extremitäten.

Frage 299: Warum nennt man dieses Sammelgefäß Cisterna chyli? Was versteht man unter «Chylus»?

Markieren Sie die Cisterna chyli unter dem Hiatus aorticus des Zwerchfells, und zeigen Sie deren Fortsetzung über den Ductus thoracicus.

Frage 300: Wie endet der Ductus thoracicus?

C. Nerven an der hinteren Bauchwand und an den Beckenwänden

Suchen Sie als erstes die **somatischen** Nerven auf, die sich aus dem Plexus lumbalis und aus dem Plexus sacralis ableiten, und wiederholen Sie diese Nerven nochmals intensiv: 1. N. subcostalis, 2. N. iliohypogastricus, 3. N. ilio-inguinalis, 4. N. cutaneus femoris lateralis, 5. N. femoralis, 6. N. obturatorius sowie 7. N. genitofemoralis. Präparieren Sie das Peritoneum von den seitlichen Beckenwänden, und legen Sie so den N. obturatorius frei; achten Sie insbesondere auf dessen topographische Beziehung zum Ovar.

Frage 301: Wie liegt der N. femoralis in Bezug zu A. femoralis und V. femoralis unter dem Leistenband?

Stellen Sie den **Truncus lumbosacralis** dar, der durch die Nn. lumbales IV und V gebildet wird; er zieht aus dem M. psoas major, danach über den Beckenkamm und erreicht so das Becken. Stellen Sie die **Rami anteriores der Nn. sacrales** dar, die aus den Foramina sacralia anteriora hervortreten und den Plexus sacralis bilden.

Frage 302: Auf welchem Weg verlassen die Rami posteriores der Nn. sacrales den Sakralkanal? Welche Strukturen innervieren sie?

Beachten Sie, daß alle Hauptäste des Plexus sacralis das Becken verlassen; viele von ihnen versorgen die untere Extremität und sind dort zu studieren. Zu den Hauptästen des Plexus sacralis zählen: N. glutaeus superior, N. glutaeus inferior, N. ischiadicus, N. musculi quadratus femoris, N. obturator internus, N. cutaneus femoris posterior sowie ein perforierender Hautast. Der M. piriformis wird direkt aus den Wurzeln der Sakralnerven innerviert. Der **Ramus perinealis von S4** beteiligt sich teilweise an der Innervation des M. levator ani. Der **N. obturator internus** und **N. pudendus** verlassen beide das Becken über das Foramen infrapiriforme (Teil des Foramen ischiadicum majus). Suchen Sie beide Nerven an einem Präparat auf; sie ziehen um die Spina ischiadica gemeinsam mit der A. pudenda interna (siehe oben). Der N. obturatorius dringt von medial in den M. obturator internus ein. Der N. pudendus verzweigt sich weitgehend wie die A. pudenda interna und endet beim Mann als N. dorsalis penis.

Frage 303: Welche Nerven kontrollieren die willkürliche Schließmuskulatur von Anus und Harnblase?

Studieren Sie nun die **vegetativen Nerven** im Bauchraum und im Becken. Beschäftigen Sie sich zunächst mit den **sympathischen Nerven** des Bauchraums. Stellen Sie nun die lumbalen und sakralen Abschnitte des Truncus sympathicus dar und zeigen Sie deren unmittelbare Fortsetzung aus dem thorakalen Abschnitt des Grenzstranges.

Frage 304: Welches ist der kaudalste Bereich, von dem aus präganglionäre sympathische Fasern das zentrale Nervensystem verlassen?

Frage 305: Wie erreichen die beiden Trunci sympathetici den Bauchraum?

Lumbarer und sakraler Abschnitt des Truncus sympathicus entlassen postganglionäre Fasern; die meisten von ihnen ziehen als Rami communicantes und legen sich den Nerven aus Plexus lumbalis und Plexus sacralis an und versorgen auf diese Weise die unteren Extremitäten und die Dammregion. Andere Fasern ziehen zu den paarigen Organen (Nieren, Gonaden), zu dem in der Medianen angeordneten Verdauungskanal und insbesondere zu den Geschlechtsorganen im Becken. Zusätzlich erhalten die beiden Trunci sympathetici sensible Fasern aus den Beckenorganen.

Suchen Sie im Thorax die **Nn. splanchnici major** und **minor** auf und verfolgen Sie beide Nerven auf ihrem Weg ins Abdomen.

Frage 306: Welche Organe innervieren die Nn. splanchnici major und minor?

Präparieren Sie das Bindegewebe in der Umgebung der Ursprünge des Truncus coeliacus, der A. mesenterica superior und der A. mesenterica inferior ab und legen Sie so die **Ganglien** und die **Plexus** frei, wie **Plexus coeliacus**, **Plexus mesentericus superior** und **Plexus mesentericus inferior**. Von diesen sind Ganglion coeliacum und Plexus coeliacus die Mächtigsten. Zupfen Sie aus den Plexus um die Ursprünge der großen, unpaaren Arterien einige Nerven ab und verfolgen Sie dabei deren Verlauf zur Darmwand. Die Fasern, die auf der A. mesenterica superior ziehen, sind in der Regel sehr zahlreich und leicht auf diese Weise darzustellen.

Frage 307: Woher erhalten Plexus coeliacum und Plexus mesentericum superior präganglionäre, parasympathische Fasern?

Frage 308: Sind die Ganglienzellen in diesen Plexus sympathische oder parasympathische Ganglienzellen?

Suchen Sie die beiden **Nn. praesacrales (Plexus hypogastricus superior)** auf! Diese vegetativen Nerven ziehen aus dem unteren Abschnitt des lumbalen Grenzstranges nach kaudal, überkreuzen die Aa. iliacae communes (in Höhe des 5. Lendenwirbels), queren das Promontorium und erreichen so den **Plexus pelvicus (Plexus hypogastricus inferior)** zu beiden Seiten des Rectum. Auf diese Weise verzweigen sich sympathische Fasern aus den lumbalen Abschnitten des Grenzstranges zu den Beckenorganen. Der sakrale Abschnitt des Grenzstranges liefert vornehmlich Rami communicantes für die sakralen Wurzeln, die sich in die unteren Extremitäten verzweigen. Die Nn. praesacrales enthalten jedoch auch sensible Nerven aus den Beckenor-

ganen sowie parasympathische Nerven aus den parasympathischen Nn. pelvini; letztere verzweigen sich entsprechend ihrer Aufgabe zum Colon descendens und zum Sigma über den Plexus mesentericus inferior und dessen Äste.

Frage 309: Welche Folgen/Auswirkungen könnte man durch eine allgemeine Stimulation der sympathischen Nerven im Abdomen auslösen? Wie lassen sich diese Auswirkungen hinsichtlich einer «Kampf- oder Fluchtreaktion» zuordnen?

Stellen Sie nun die **parasympathischen** Anteile des vegetativen Nervensystems im Bauchraum und im Becken dar!

Suchen Sie die **Nn. vagi (X)** im Thorax auf, und folgen Sie deren Verlauf hinter den jeweiligen Lungenhili, wo sie den **Plexus oesophagealis** bilden.

Frage 310: Unter welchen Namen erreichen Fasern aus den Nn. vagi den Bauchraum, und wie verzweigen sich diese Nerven?

Beschäftigen Sie sich mit den **parasympathischen Nn. pelvici**. Rufen Sie sich wieder in Ihr Gedächtnis zurück, daß präganglionäre Fasern des parasympathischen, vegetativen Nervensystems nur aus dem zentralen Nervensystem im Schädelbereich und im Sakralbereich entstammen. Präparieren Sie die Faszie zu beiden Seiten des Rectum ab, und legen Sie den **Plexus pelvicus (Plexus hypogastricus inferior)** und seine Fasern frei. Manchmal ist die Entfernung des Rectum notwendig, um einen malignen Tumor zu entfernen oder um eine Blutung im Bereich des Rectum unter Kontrolle zu bringen. Bei einer derartigen Operation muß der Plexus pelvicus (Plexus hypogastricus inferior) sehr sorgfältig behandelt werden. Versuchen Sie, die **Nn. splanchnici pelvici** darzustellen; sie führen präganglionäre, parasympathische Fasern aus den Sakralwurzeln II, III und IV zum Plexus pelvicus (Plexus hypogastricus inferior). Behalten Sie gut im Gedächtnis, daß die Nn. splanchnici des Thorax sympathische Nerven und die Nn. splanchnici des Beckens parasympathische Nerven sind! Die parasympathischen Nerven des Beckens verzweigen sich zu den Organen des Beckens und der Dammregion sowie zu allen Abkömmlingen des Enddarms.

Frage 311: Welche Folgen würde bei einem Mann die Durchtrennung der Nn. splanchnici pelvici haben?

12.12 Perineum

Ziel des Kapitels ist das Studium der Damm-region beim Mann und bei der Frau. Die Damm-region ist besonders schwierig zu präparieren, so daß man sie wahrscheinlich am leichtesten mit Hilfe anatomischer Präparate und Beckenhälften studieren kann. Das Modellieren, z.B. der ent-sprechenden Muskulatur mit Plastilin an einem knöchernen Becken, kann ebenso helfen, rele-vante Gesichtspunkte zu demonstrieren.

Entwicklung des äußern Genitale beim Mann und bei der Frau (Abb. 12-92)

In der vierten Entwicklungswoche erscheinen sowohl beim männlichen als auch beim weibli-chen Embryo die **Genitalhöcker** am vorderen Ende der Kloakenmembran sowie die **Kloaken-falten** und **Genitalwülste** beiderseits der Kloa-kenmembran. Gleichzeitig entwickelt sich im Becken ein **Septum urorectale**, das sich nach kaudal weiter ausdehnt und mit der Kloaken-membran verschmilzt. Diese Fusion teilt die Kloakenmembran in eine dorsal gelegene **Anal-membran** und in eine ventral gelegene **Uro-genitalmembran**. Mit der Perforation der Mem-branen und der Bildung des Ostium urogenitale und des Anus kommt das indifferente Stadium der Entwicklung zu einem Schlußpunkt.

Bei einem **männlichen Feten**, der Androgene produziert, wächst der Genitalhöcker um die 10. bis 12. Entwicklungswoche rasch nach vorne und schiebt dabei die Kloakenfalten ebenso nach vorne. Der entstehende **Sulcus urogenitalis**, der zwischen den Kloakenfalten (auf der ventralen Seite des Phallus) liegt, wird vom Entoderm der Pars phallica des Sinus urogenitalis ausgekleidet. An der Spitze (**Glans**) des sich entwickelnden Penis wächst ein ektodermaler Zellstrang ein, der dann kanalisiert und schließlich mit der Ure-thralrinne kommuniziert. Zur selben Zeit fusio-nieren die Kloakenfalten und bilden so die **Pars spongiosa urethrae**. Bei unvollständigem Ver-schluß der Kloakenfalten mündet die Urethral-rinne an der Unterseite des Penis, was man als **Hypospadie** (= Fissura urethrae inferior) be-zeichnet. In der 12. Woche wächst ektodermales Gewebe um die Glans penis. Diese Haut löst sich nach der Geburt zum größten Teil wieder, so daß das **Preputium** normalerweise retrahierbar ist. Die Schwellkörper und die Muskeln, die die Urethra umgeben, entstehen aus Mesenchym des Phallus. Schließlich verwachsen auch die Geni-talfalten miteinander und bilden dadurch den Skrotalsack, in den die Processus vaginales, Hoden sowie begleitende Nerven, Blut- und Lymphgefäße deszendieren.

Beim **weiblichen Fetus** entwickeln sich die Ge-nitalhöcker aufgrund fehlender Androgene nur langsam zu einer relativ kleinen **Clitoris**. Die Urethralfalten verschmelzen nicht miteinander

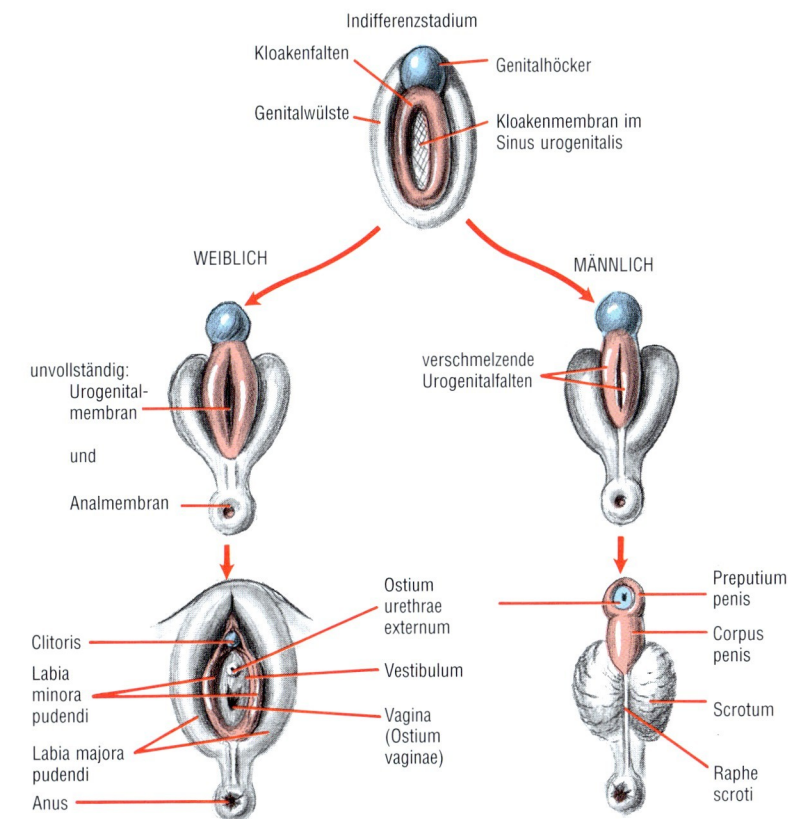

12-92
Entwicklung der äußeren Genitalien bei Mann und Frau.

(außer im Analbereich) und bilden die **Labia minora pudendi**. Auch die Genitalwülste ver-bleiben zum größten Teil unverbunden und bil-den zwei große Hautfalten, die **Labia majora pudendi**. Der ventrale (anteriore) Teil des Sinus urogenitalis (Urogenitalspalt), an dem sowohl Urethra als auch Vagina münden, wird zum **Ve-stibulum vaginae**.

A. Präparation und Präparate

Das Perineum liegt über dem Beckenausgang und wird begrenzt von Arcus pubis bzw. An-gulus subpubicus, den Rami ossis ischii/ossis pubis, den beiden Ligg. sacrotuberalia sowie dem Os coccygeum. Zu deskriptiven Zwecken kann man die Regio perinealis mit Hilfe einer Verbindungslinie zwischen den beiden Tubera ischiadica vorne in eine **Regio urogenitalis** und dahinter in eine **Regio analis** unterteilen. Die Regio analis ist bei beiden Geschlechtern ähn-lich; die Regio urogenitalis weist beträchtliche

Unterschiede auf. Man kann sich das Perineum als eine Schicht zwischen Haut und M. levator ani vorstellen. Die Regio urogenitalis wird durch die Membrana perinei (Fascia diaphragmatis urogenitalis inferior) nochmals in tiefe und oberflächliche Räume unterteilt. Die Membrana perinei (Fascia diaphragmatis urogenitalis inferior) spannt sich horizontal zwischen den Rami inferiores ossis pubis und deren unmittelbar anliegenden Muskeln und Faszien aus.

Zunächst erinnern Sie sich an die Form und/oder Ursprung/Ansatz des M. obturator internus, der Membrana obturatoria, der Rami ossis ischii und ossis pubis sowie den Rami superiores ossis pubis und an den M. levator ani. Der M. levator ani bildet den Boden der Beckenhöhle (S. 218), und somit auch das Dach der Dammregion (Perineum) sowie die mediale Begrenzung von deren tiefer gelegenen Kompartimenten. Wiederholen Sie den Durchtritt von Urethra, Vagina und Canalis recto-analis durch den M. levator ani.

Frage 312: Liegt die Prostata über oder unter dem M. levator ani?

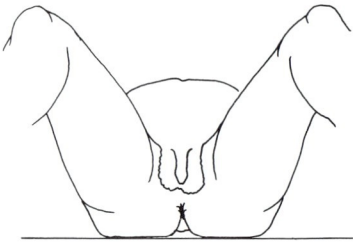

12-93
Steinschnittlage.

Regio urogenitalis beim Mann
(Abb. 12-93, 12-94)

Beschäftigen Sie sich mit den Strukturen des Penisschafts, und präparieren Sie soweit wie möglich in das Perineum hinein. Die **Peniswurzel** besteht aus drei Anteilen von Schwellgewebe: den beiden **Corpora cavernosa penis** und dem **Corpus spongiosum penis**, das die Urethra umschließt. Diese Strukturen divergieren in der Regio urogenitalis. Die beiden Corpora cavernosa penis liegen seitlich und setzen an der unteren und medialen Fläche der beiden Rami inferiores ossis pubis an; diese sind nach außen gekehrt und nehmen sie auf. Bestätigen Sie diesen Sachverhalt durch den Vergleich eines männlichen mit einem weiblichen Becken. Die Corpora cavernosa penis liegen der **Membrana perinei (Fascia diaphragmatis urogenitalis inferior)** an; sie ist eine straffe, dreieckige Bindegewebsschicht, die sich zwischen den Rami ossis ischii und Rami inferiores ossis pubis ausspannt. Diese Membran ist vorne unvollständig und läßt unter dem Angulus subpubicus einen schmalen Spaltraum frei, durch den die Endäste der Nn. pudendi und der Aa. pudendae internae ziehen und sich auf dem Penis als Nn. dorsales penis bzw. Aa. dorsales penis fortsetzen.

Frage 313: Welche weiteren Gefäße ziehen durch diesen Spaltraum, und wo enden sie?

Das Corpus spongiosum penis liegt auf der Mittellinie der Unterfläche der Membrana perinei (Fascia diaphragmatis urogenitalis inferior). Die **Pars membranacea urethrae** durchbricht die Membrana perinei (Fascia diaphragmatis urogenitalis inferior) unmittelbar vor deren freiem Rand (Abb. 12-65) und zieht dann in das Corpus spongiosum penis, wo sich die Urethra zum **Bulbus urethrae** erweitert. Die Schwellkörper sind teilweise von Muskeln umgeben. Die **Mm. ischiocavernosi** sind jeweils an einem Ramus ossis ischii und an der Membrana perinei (Fascia diaphragmatis urogenitalis inferior) angeheftet; sie umgeben die Corpora cavernosa penis, die sie deshalb komprimieren können. Schwellkörper und Muskeln bilden die **Crura penis**.

Der **M. bulbospongiosus**, der zu beiden Seiten der Membrana perinei (Fascia diaphragmatis urogenitalis inferior) ansetzt, umgibt den Bulbus urethrae und das Corpus spongiosum penis. Muskelfasern beider Seiten vereinigen sich in der Mitte in einer Raphe, die den embryonalen Verschluß der Genitalwülste zum Einschluß der pars spongiosa der Urethra kennzeichnet.

Frage 314: Welche Funktion hat der M. bulbospongiosus? (siehe dazu auch S. 417)

Oberflächlich zur Membrana perinei (Fascia diaphragmatis urogenitalis inferior) liegt das **Spatium perinei superficialis** (Abb. 12-95), das die Peniswurzel, deren Muskeln, Nerven und Gefäße enthält. Zur Oberfläche hin wird das Spatium perinei superficialis von der kaudalen Fortsetzung der Fascia superficialis der vorderen Bauchwand begrenzt: Fascia perinei superficialis (Abb. 12-95, 12-96, siehe auch Abb. 12-65a); diese Fascia perinei superficialis zieht um das Scrotum herum und erreicht so die Dammregion (wo man sie auch als Colles-Faszie bezeichnet). Die Faszie, die an den Rami ossis ischii und Rami inferiores ossis pubis sowie am freien hinteren Rand der Membrana perinei (Fascia

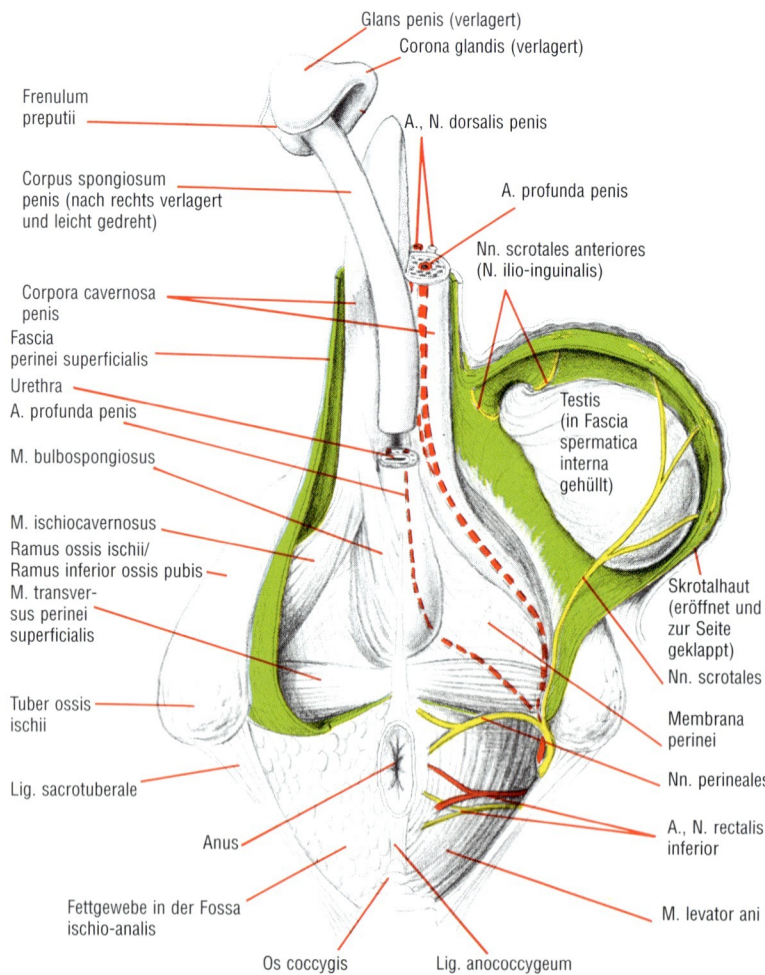

Glans penis (verlagert)
Corona glandis (verlagert)
Frenulum preputii
A., N. dorsalis penis
Corpus spongiosum penis (nach rechts verlagert und leicht gedreht)
A. profunda penis
Nn. scrotales anteriores (N. ilio-inguinalis)
Corpora cavernosa penis
Fascia perinei superficialis
Urethra
A. profunda penis
Testis (in Fascia spermatica interna gehüllt)
M. bulbospongiosus
M. ischiocavernosus
Ramus ossis ischii/ Ramus inferior ossis pubis
M. transversus perinei superficialis
Skrotalhaut (eröffnet und zur Seite geklappt)
Nn. scrotales
Tuber ossis ischii
Membrana perinei
Nn. perineales
Lig. sacrotuberale
A., N. rectalis inferior
Anus
Fettgewebe in der Fossa ischio-analis
M. levator ani
Os coccygis
Lig. anococcygeum

12-94
Regio perinealis (Diaphragma urogenitale und Analdreieck) des Mannes. Die rechte Hälfte des Scrotum ist zur Seite gelegt, die linke Hälfte entfernt. Links im Bild sind Aufbau des Spatium perinei superficiale und der Fossa ischio-analis (die mit Fettgewebe ausgefüllt ist) dargestellt; in der rechten Bildhälfte sind die Schwellkörper sowie Gefäße und Nerven des Spatium perinei superficiale, der Fossa ischio-analis und des Scrotum dargestellt.

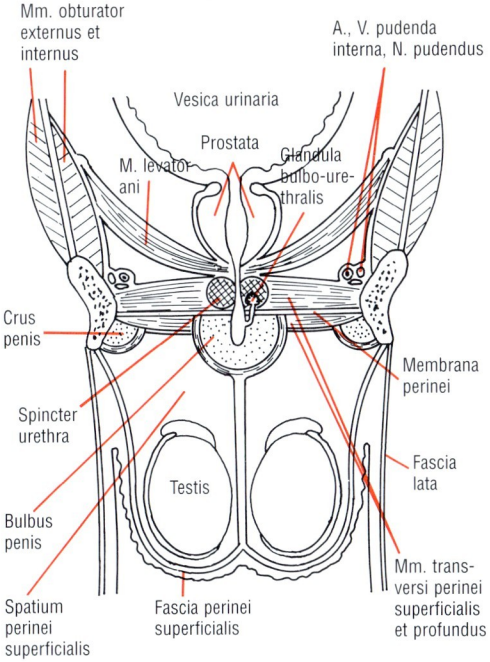

Mm. obturator externus et internus

A., V. pudenda interna, N. pudendus

Vesica urinaria

Prostata

M. levator ani

Glandula bulbo-ure-thralis

Crus penis

Membrana perinei

Spincter urethra

Fascia lata

Testis

Bulbus penis

Mm. transversi perinei superficialis et profundus

Spatium perinei superficialis

Fascia perinei superficialis

12-95
Bindegewebsräume des männlichen kleinen Beckens. Frontalschnitt in Höhe der Prostata; die Glandula bulbo-urethralis ist nur an der linken Körperseite dargestellt.

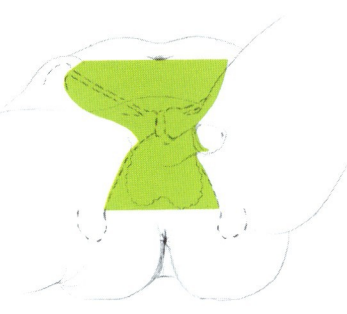

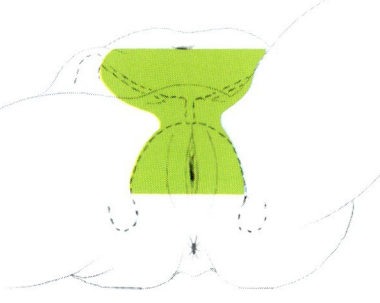

12-96
Ausdehnung und Anheftungsstellen der Fascia perinei superficialis im kleinen Becken des Mannes (oben) und der Frau (unten).

diaphragmatis urogenitalis inferior) ansetzt, begrenzt das Spatium perinei superficialis auch nach dorsal und lateral. In der Mittellinie zwischen Membrana perinei (Fascia diaphragmatis urogenitalis inferior) und der Fascia perinei superficialis liegt das fibromuskuläre **Centrum tendineum perinei**, an dem Muskelfasern von M. levator ani, M. bulbospongiosus, M. transversus perinei profundus et superficialis sowie M. sphincter ani externus ansetzen. Die **Mm. transversi perinei profundus** und **superficialis** liegen oberflächlicher bzw. tiefer als der hintere Rand der Membrana perinei (Fascia diaphragmatis urogenitalis inferior) und spannen sich zwischen den Sitzbeinhöckern und -ästen und dem Centrum tendineum perinei aus; die Mm. transversi perinei superficialis und profundus tragen auch zur Stabilisierung des Centrum tendineum perinei bei.

Frage 315: Wohin würde Urin fließen, wenn bei einem Knaben, der auf einem Zaun ausrutscht, die Pars spongiosa urethrae rupturierte?

Kranial der Membrana perinei (Fascia diaphragmatis urogenitalis inferior) liegen beidseits potentielle Räume, die nach hinten mit der Fossa ischio-analis und nach vorn über den engen Spalt zwischen Membrana perinei und Symphysis pubica mit dem Spatium perinei superficialis in Verbindung stehen. Das Dach der Räume wird durch den M. levator ani gebildet, und zwar durch die Fasern, die seitlich an der Prostata vorbei in das Centrum tendineum perinei einstrahlen. Diese Fasern halten die Prostata und werden oft «M. levator prostatae» genannt (Abb. 12-99). Über der Membrana perinei (Fascia diaphragmatis urogenitalis inferior) liegt die **Pars membranacea urethrae**, die der **M. sphincter urethrae** (willkürlich) umschließt; dieser wird zum Teil durch Fasern des M. transversus perineus profundus gebildet. Beidseits der Pars membranacea urethrae liegen die **Glandulae bulbo-urethrales (Cowper-Drüsen)**, deren Ausführungsgänge die Membrana perinei (Fascia diaphragmatis urogenitalis inferior) durchbrechen und am Bulbus urethrae münden, wo sie ein schleimiges Sekret abgeben.

Die Regio urogenitalis bei der Frau (Abb. 12-96 bis 12-99)

Suchen Sie die **Labia majora** auf; diese leiten sich von den nicht verschmolzenen Genitalwülsten ab. Die Labia majora sind Hautwülste, deren Subkutis mit Fettgewebe ausgepolstert ist. Sie reichen nach dorsal und kaudalwärts, schließen an den **Mons pubis** an und bilden die laterale Begrenzung der **Schamspalte**.

Frage 316: Welche Ligamenta strahlen in die Labia majora pudendi ein?

Suchen Sie anschließend die kleineren **Labia minora pudendi** (diese leiten sich von den Urethralfalten ab). Die fettfreien Hautfalten bilden die seitliche und vordere Grenze des **Vestibulum vaginae**. Vorne sind die Labia minora pudendi miteinander verbunden und umschließen so die Clitoris. Die Fixation von Fascia perinei superficialis und Membrana perinei (Fascia diaphragmatis urogenitalis inferior) (Abb. 12-96) entspricht den Verhältnissen beim Mann. Bei der Frau durchbricht die Vagina die Membrana perinei (Fascia diaphragmatis urogenitalis inferior) zwischen Centrum tendineum perinei und Urethra, weshalb Vagina und Uethra im Vestibulum vaginae münden. Deshalb ist die Membrana perinei (Fascia diaphragmatis urogenitalis inferior) bei der Frau eine viel weniger deutlich abgrenzbare Schicht als beim Mann.
Stellen Sie die oberflächlichen Dammmuskeln bei der Frau dar, die denen des Mannes entsprechen. Die **Musculi ischiocavernosa** bedecken die **Crura clitoridis** (das Äquivalent der Corpora cavernosa penis des Mannes). Die **Mm. transversi perinei superficiales** sind wie beim Mann ausgebildet. Der **M. bulbospongiosus** umgibt das untere Ende der Vagina beidseits unterhalb der Labia minora pudendi. Sie umhüllen die **Bulbi vestibuli**, Schwellkörper, das den Corpora spongiosa penis entspricht. Die vorderen Enden der Schwellkörper des Vorhofs vereinigen sich und bilden so die **Glans clitoridis**. Der Klitorisschaft besteht also aus der Glans clitoridis und den Crura clitoridis; die Urethra umfaßt der Klitorisschaft im Unterschied zum Penisschaft des Mannes jedoch nicht. Es findet sich ein dünnes Ligamentum suspensorium clitoridis; die Clitoris liegt beinahe vollständig innerhalb der Falten der kleinen Schamlippen, die sich nach vorn zweiteilen, so daß jeweils eine Falte vor und eine hinter der Clitoris verläuft.
Kranial der Membrana perinei (Fascia diaphragmatis urogenitalis inferior) sind Urethra und M. sphincter urethrae fest mit der Scheidenvorderwand verbunden.
Die **Glandulae vestibulares majores** der Frau (Bartholini-Drüsen) entsprechen den Glandulae bulbo-urethrales des Mannes (Cowper-Drüsen). Die paarig angelegten Glandulae vestibulares majores liegen beidseits des Ostium vaginae unter den Schwellkörpern der Labia majora. Der Ausführungsgang mündet zwischen Hymen und

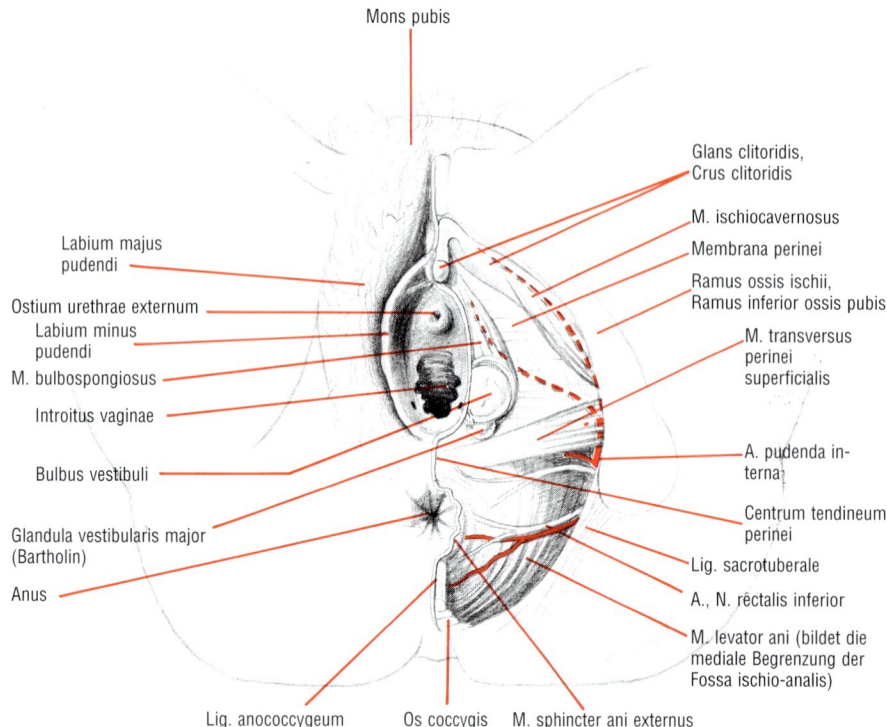

Mons pubis

Glans clitoridis, Crus clitoridis

M. ischiocavernosus

Membrana perinei

Ramus ossis ischii, Ramus inferior ossis pubis

M. transversus perinei superficialis

Labium majus pudendi

Ostium urethrae externum

Labium minus pudendi

M. bulbospongiosus

Introitus vaginae

Bulbus vestibuli

Glandula vestibularis major (Bartholin)

Anus

A. pudenda interna

Centrum tendineum perinei

Lig. sacrotuberale

A., N. rectalis inferior

M. levator ani (bildet die mediale Begrenzung der Fossa ischio-analis)

Lig. anococcygeum   Os coccygis   M. sphincter ani externus

12-97
Regio perinealis (Diaphragma urogenitale und Analdreieck) bei der Frau. Haut an der rechten Bildseite entfernt zur Darstellung der Inhaltsgebilde des Spatium perinei superficiale (ebenso Fett aus der Fossa ischio-analis entfernt).

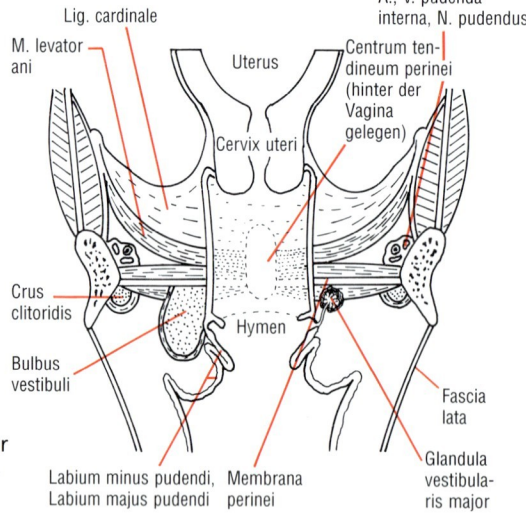

Lig. cardinale

M. levator ani

Uterus

Cervix uteri

A., V. pudenda interna, N. pudendus

Centrum tendineum perinei (hinter der Vagina gelegen)

Crus clitoridis

Hymen

Bulbus vestibuli

Fascia lata

Glandula vestibularis major

Labium minus pudendi, Labium majus pudendi

Membrana perinei

12-98
Bindegewebsräume des weiblichen kleinen Beckens. Frontalschnitt in Höhe des Bulbus vestibuli; die Glandula vestibularis major (Bartholin-Drüse) ist nur an der linken Körperseite dargestellt.

Labium minus. Die Drüsen sondern ein schleimiges Sekret ab und feuchten die Haut des Vestibulum vaginae und erleichtern so das Eindringen des Penis in die Scheide.

Das fibromuskuläre **Centrum tendineum perinei** mit seinen Verbindungen zum Beckenboden (über M. levator ani) und zu den Muskeln und Faszien das Damms ist für die anatomische und funktionelle Integrität der Dammregion von entscheidender Bedeutung. Wird deshalb bei einer Geburt ein Dammschnitt zur Erweiterung der vaginalen Durchtrittspforte notwendig, muß man den Dammschnitt so setzen, daß das Centrum tendineum perinei geschont wird. Man muß jedwede Verletzung des Centrum tendineum perinei während der Geburt im Anschluß daran sorgfältig versorgen. Geschieht dies nicht, kann

eine Schwäche des Beckenbodens mit Gefahr einer Gebärmuttersenkung oder gar eines Vorfalls des Uterus resultieren. Auch Urethra, Harnblase und Rectum können prolabieren, was zu Harn- und Stuhlinkontinenz führen kann.
Postpartale gymnastische Übungen beziehen immer willkürliche Kontraktionen des M. levator ani mit ein, und zwar der Muskelfasern, die seitlich an der Vagina vorbeiziehen und in das Centrum tendineum perinei einstrahlen. Diese Muskelfasern stützen die Vagina und werden deshalb oft auch als «M. sphincter vaginae» (M. pubovaginalis) bezeichnet (Abb. 12-99).

Die Regio analis (Abb. 12-94, 12-97)

Studieren Sie an Beckenhälften zunächst den Analkanal und seine topographischen Beziehungen zu den Nachbarorganen. Beachten Sie die Abwinkelung des Darms am anorektalen Übergang, während er den M. levator ani durchquert. Der Analkanal zieht posterior und kaudal durch zwei fibromuskuläre Strukturen: durch das **Lig. anococcygeum** hinten und das Centrum tendineum perinei vorne.
Die Kontinenz des Anus wird durch zwei wichtige Schließmuskeln aufrechterhalten (Abb. 12-100). Der **M. sphincter ani internus** ist die kaudale Fortsetzung der Ringmuskelschicht des Darms; er erstreckt sich über die oberen drei Viertel des Analkanals. Eine fibroelastische Schicht ersetzt beim Rectum die äußere Längsmuskelschicht. Sie bildet eine Schleife um den Analkanal, mit welcher der M. levator ani verbunden ist. Diese fibroelastische Schicht teilt sich unterhalb der Schleife in Faserzüge, die, vielleicht durchsetzt mit einigen Muskelfasern (M. corrugator cutis ani), Anschluß an die perianale Haut gewinnen, die sich deshalb bei Kontraktionen des M. levator ani runzelt

Frage 317: Welche Nerven müssen erregt werden, damit der M. sphincter ani internus erschlafft?

Der **M. sphincter ani externus** besteht aus drei mehr oder weniger separaten Teilen: Pars profunda, Pars superficialis, Pars subcutanea. Die **Pars profunda** ist ein dicker Muskelring, der sich gemeinsam mit der Schlinge des M. puborectalis um den anorektalen Übergang legt. Bei digital-rektaler Untersuchung läßt sich dieser **anorektale Ring** deutlich tasten. Die Durchtrennung dieses Rings hat eine Stuhlinkontinenz zur Folge. Manche Fälle rektaler Inkontinenz sind durch einen in diese Region eingesetzten Plastikring zu therapieren. Die **Pars superficialis** des M. sphincter ani externus liegt außerhalb des inneren Sphinkters und besteht in der Hauptsache aus Muskelfasern, die zwischen Os coccygeum und Lig. anococcygeum sowie Centrum tendineum perinei verlaufen. Die **Pars subcutanea** des M. sphincter ani externus liegt distal des inneren Sphinkters und der Pars superficialis des M. sphincter ani externus. Der **intersphinktäre Spalt** zwischen Pars subcutanea und dem unteren Rand des M. sphincter ani internus ist bei der digital-rektalen Untersuchung zu tasten; er entspricht der Hilton-Linie.
Die Mucosa des Canalis analis wird durch 6 bis 10 vertikal gestellte **Columnae anales** gebildet, die an ihrem unteren Ende über quergestellte **Valvulae anales** miteinander verbunden sind. Zwischen ihnen liegen die **Sinus anales**. Bei der

konservierten Leiche sind diese Strukturen kaum zu erkennen. Die Columnae anales enthalten Endäste von A. und V. rectalis superior (S. 237). Die Valvulae anales liegen entlang der Linea pectinea; diese kennzeichnet wahrscheinlich die Lage der Membrana analis beim Feten.

Faeces kann im Sinus anales zurückbleiben. Harter Stuhlgang kann zu Einrissen der Valvulae anales führen. In der Folge können **Analfissuren** entstehen; derartige Analfissuren sind außerordentlich schmerzhaft, da der Analkanal über ein dichtes Netz sensibler Nerven verfügt. Die **Glandulae anales** reichen tief in die Submukosa, bis in die Region der Sinus anales; häufig dringen sie tief in den inneren analen Sphinkter ein. Entzündungen der Glandulae anales können Fisteln und Abszesse nach sich ziehen.

Studieren Sie nun den Teil das Dammes, der den Analkanal umgibt. Beidseits des Analkanals liegt je eine **Fossa ischio-analis** (Abb. 12-94, 12-97, 12-100). Sie stellt einen potentiellen Raum dar, der kranial durch den M. levator ani und lateral durch den M. obturator internus, seine Faszie (Fascia obturatoria) und den Rami ossis ischii und Rami ossis pubis begrenzt wird. Dorsal stehen die beiden Fossae ischio-anales über einen sehr schmalen Spalt miteinander in Verbindung; dieser Spaltraum befindet sich hinter dem Analkanal. Posterolateral werden die Fossae jeweils durch die Tuberositas ischii, das Lig. sacrotuberale und ansetzende Muskelfasern des M. glutaeus maximus begrenzt.

Die Fossae ischio-anales enthalten **Fettgewebe**, das bei Körpertemperatur eher pastös-flüssig ist. Rectum und Analkanal werden so gestützt, und ihre Erweiterung während der Defäkation wird ermöglicht. Das Fettgewebe verfügt nur über eine schlechte Blutversorgung; deshalb sind Abszesse in beiden Fossae ischio-anales, die fortgeleitet aus den entzündeten Glandulae anales oder aus Fissuren entstehen können, oftmals nur langsam und mühsam zu sanieren; ihre Therapie kann sich außerordentlich schwierig gestalten, da intravenös applizierte Antibiotika die Fossae ischio-anales nur in geringem Maß erreichen. Vorne gehen die Fossae ischio-anales in einen sichelförmigen Spalt über, der sich zwischen Membrana perinei (Fascia diaphragmatis urogenitalis inferior) und M. levator ani fortsetzt. Der Raum wird seitlich durch den M obturator internus und durch seine Faszie begrenzt und beherbergt den Canalis pudendalis mit seinen Nerven und Gefäßen.

Nerven und Gefäße der Dammgegend

Suchen Sie im Becken den **N. pudendus** und die **A. pudenda interna** auf, die beide das Perineum versorgen. Beide verlassen das Becken durch die Incisura ischiadica major unterhalb des M. piriformis (Foramen infrapiriforme), winden sich um die Spina ischiadica, ziehen im **Canalis pudendalis** entlang des Ramus ossis ischii und Ramus inferior ossis pubis durch die Fossa ischio-analis zur Dammregion. Der Canalis pudendalis führt die wichtigsten Gefäß- und Nervenstämme oberhalb der Membrana perinei (Fascia diaphragmatis urogenitalis inferior) ins Perineum. Der **N. pudendus** entsteht aus Zuschüssen der Segmente S2,3,4 und repräsentiert das unterste Rückenmarkssegment, das die Haut versorgt. (Man erinnere sich, daß sich die Beine aus den

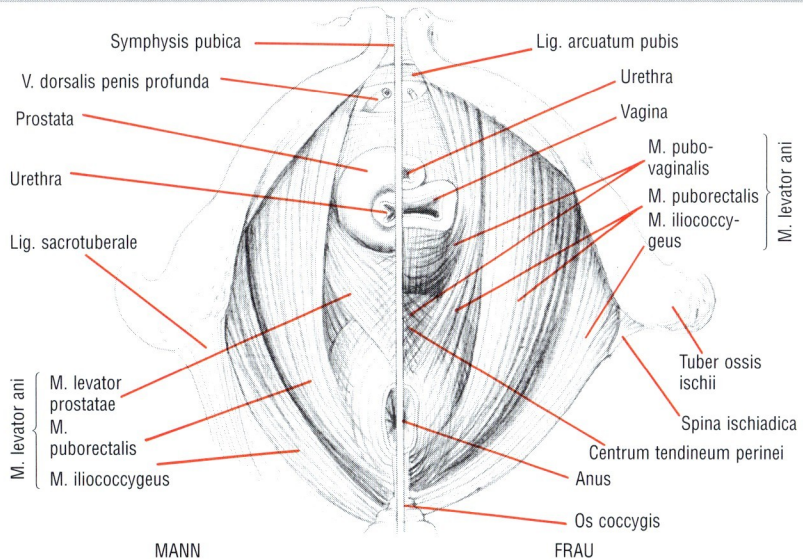

12-99
Inhaltsgebilde im Spatium perinei profundum beim Mann (linke Bildhälfte) und bei der Frau (rechte Bildhälfte).

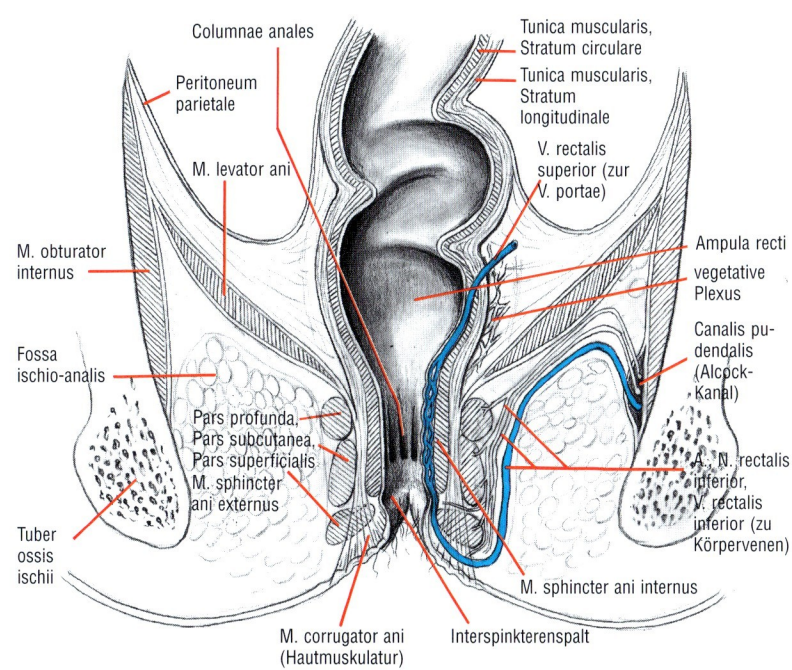

12-100
Frontalschnitt durch das Becken mit Rectum, Analkanal und Sphinktermuskulatur. Gefäße und Nerven sind nur an der rechten Bildhälfte dargestellt. Beachte, daß Aa., Vv. und Nn. rectales inferiores schräg nach vorne durch das Fettgewebe in der Fossa ischio-analis ziehen.

Körperseiten in Höhe der Segmente L2–S2 entwickeln, weshalb sie auch von diesen Segmenten versorgt werden. Allein spätere Rotationsvorgänge der unteren Extremitäten hatten zur Folge, daß sich die Beine unter dem Perineum befinden.)

Äste des N. pudendus und der A. pudenda interna verlassen den Canalis pudendalis und ziehen nach medial, um Teile der Dammregion zu versorgen. Suchen Sie die **Nn., Aa. et Vv. rectales inferiores** in der Faszie, die zum Canalis analis zieht und das Dach der Fossa ischio-analis bildet (Abb. 12-94, 12-97, 12-100).

Frage 318: Welcher Analsphinkter wird von den Nn. rectales inferiores versorgt?

Endäste des N. pudendus sind die Nn. perineales und der N. dorsalis penis (oder clitoridis). Suchen Sie die **Nn. perineales**, die nach ventral und medial ziehen und die Haut des hinteren Teils der Labia majora bzw. des Scrotum, die Pars spongiosa der Urethra und die Dammuskulatur innervieren.

Frage 319: Welcher Nerv und welches Dermatom versorgt die vorderen Anteile der Labia majora pudendi bzw. des Scrotum?

Suchen Sie den **N. dorsalis penis/clitoridis** an Ihren Präparaten auf, und markieren Sie ihn proximal seiner Abzweigung aus dem N. pudendus. Das Versorgungsgebiet der **A. pudenda interna** entspricht dem Versorgungsgebiet des N. pudendus. Präparieren Sie die **Aa. rectales inferiores**, die **Aa. perineales** sowie die **A. dorsalis penis/clitoridis**. Suchen Sie auch die **A. profunda penis** auf, die aus der A. pudenda interna (als stärkster Ast) in der Tiefe nahe dem Diaphragma urogenitale abzweigt und dieses durchzieht, um in den hinteren Abschnitt des Corpus cavernosum penis einzudringen. Sie versorgt die Schwellkörper über die spiralig geschlängelten **Aa. helicinae.**

Die **venöse** und **lymphatische** Entsorgung verläuft über Gefäße, die zum Teil parallel mit der A. pudenda interna zur V. iliaca interna und zu Nn. ll. iliaci interni, zum Teil aber auch parallel zur A. pudenda externa superficialis (ein Ast der A. femoralis) in Richtung V. femoralis und zu Nn. ll. inguinales superficiales ziehen.

Frage 320: Welche Unterschiede im Verteilungsmuster würden Sie erwartungsgemäß zwischen sekundären Tumorabsiedlungen aus Primärtumoren im Analkanal und im Rectum finden?

Frage 321: Welche Unterschiede im Verteilungsmuster würden Sie erwartungsgemäß zwischen sekundären Tumorabsiedlungen aus Primärtumoren im Hoden und in der Skrotalhaut finden?

12.13 Schnittanatomie des Abdomen im CT

Ziel des Kapitels ist es, die bereits erworbenen Kenntnisse der dreidimensionalen Anatomie des Abdomen auf Querschnitte zu übertragen, wie sie im Computertomogramm wiedergegeben werden (Abb. 12-101a-e).

Computertomogramme haben ohne jeden Zweifel ihren festen Stellenwert als wichtige Möglichkeit in der Diagnostik. In Zukunft wird wahrscheinlich immer häufiger auf Computertomographie (und auch Magnetresonanztomographie) zurückgegriffen werden. Für Medizinstudenten ist es deshalb unentbehrlich, daß sie die normale Form und Lage aller wichtigen großen Organe des Bauch- und Beckenraumes und deren topographische Beziehungen zueinander genau kennen. Ist diese Hürde erst einmal genommen (und dies sollte nicht zu viel Zeit beanspruchen, wenn man die vorangegangenen Kapitel gründlich bearbeitet hat) wird es viel

einfacher sein, Details und pathologische Veränderungen im Querschnittsbild zu erkennen. Analog dem Vorgehen im Kapitel Thorax wird nachfolgend eine Serie von Computertomogrammen (Abb. 12-101a-e) des Abdomen und des Beckens gezeigt, die in bestimmten Abständen aufgenommen wurden.

Am besten ist es, wenn man die neben den Coputertomogrammen stehenden beschrifteten Umrißskizzen zunächst abdeckt; man sollte zuerst einmal selbst versuchen, die abgebildeten Strukturen zu benennen, ehe man die eigenen Kenntnisse überprüft. Beachten Sie immer die Orientierung der Tomogramme: Computertomogramme werden vereinbarungsgemäß immer in der Darstellung von kaudal abgebildet («es ist, als säße man im Bauchraum und blickte in Richtung Zwerchfell»).

12-101
Computertomogramme und entsprechende Übersichtsskizzen in verschiedenen Ebenen durch Bauchraum und Becken.

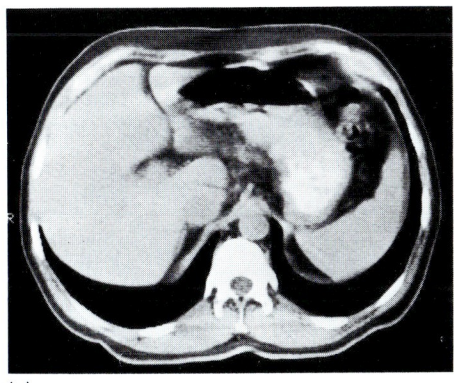

(a)

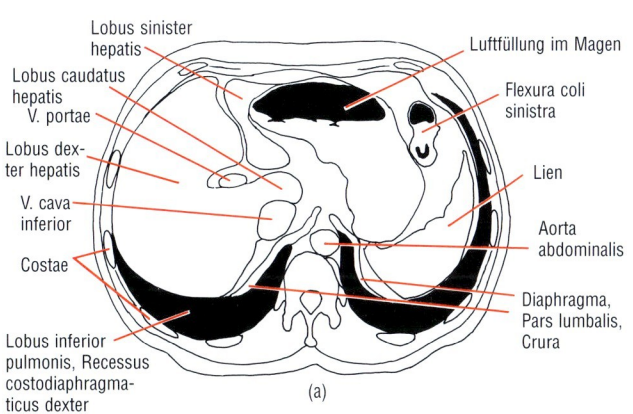

Lobus sinister hepatis
Lobus caudatus hepatis
V. portae
Lobus dexter hepatis
V. cava inferior
Costae
Lobus inferior pulmonis, Recessus costodiaphragmaticus dexter
Luftfüllung im Magen
Flexura coli sinistra
Lien
Aorta abdominalis
Diaphragma, Pars lumbalis, Crura

(a)

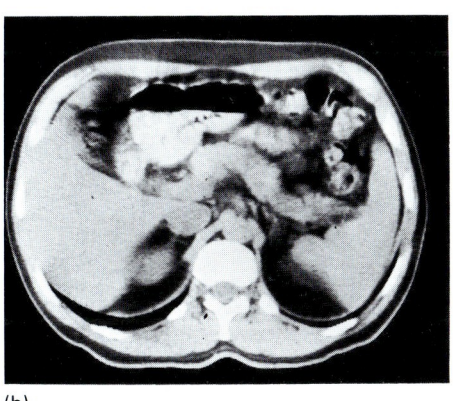

(b)

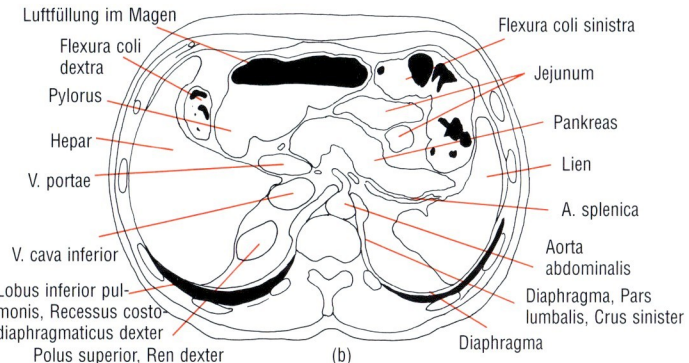

Luftfüllung im Magen
Flexura coli dextra
Pylorus
Hepar
V. portae
V. cava inferior
Lobus inferior pulmonis, Recessus costodiaphragmaticus dexter
Polus superior, Ren dexter
Flexura coli sinistra
Jejunum
Pankreas
Lien
A. splenica
Aorta abdominalis
Diaphragma, Pars lumbalis, Crus sinister
Diaphragma

(b)

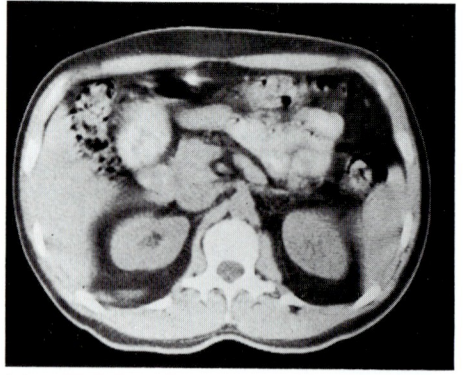

(c)

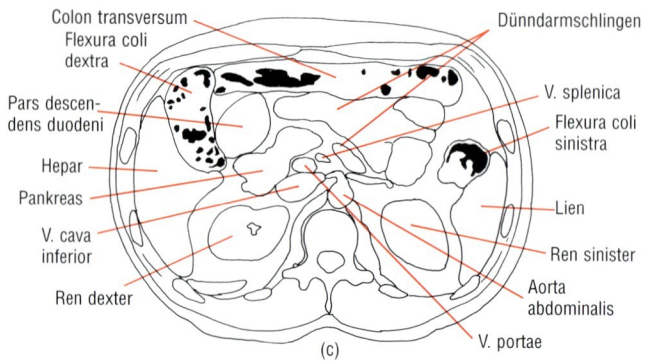

Colon transversum
Flexura coli dextra
Pars descendens duodeni
Hepar
Pankreas
V. cava inferior
Ren dexter

Dünndarmschlingen
V. splenica
Flexura coli sinistra
Lien
Ren sinister
Aorta abdominalis
V. portae

(c)

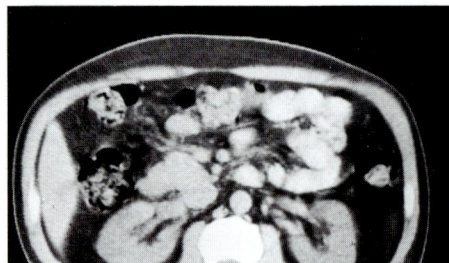

(d)

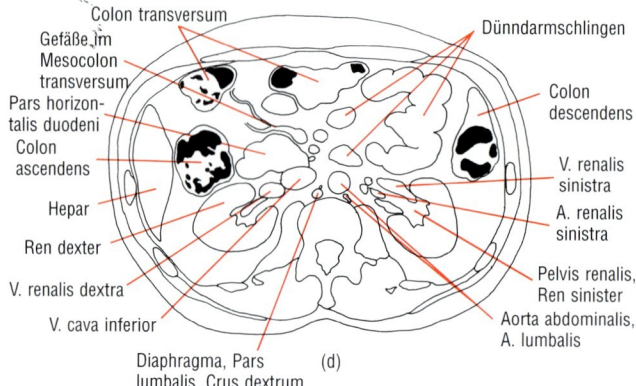

Colon transversum
Gefäße im Mesocolon transversum
Pars horizontalis duodeni
Colon ascendens
Hepar
Ren dexter
V. renalis dextra
V. cava inferior
Diaphragma, Pars lumbalis, Crus dextrum

Dünndarmschlingen
Colon descendens
V. renalis sinistra
A. renalis sinistra
Pelvis renalis, Ren sinister
Aorta abdominalis, A. lumbalis

(d)

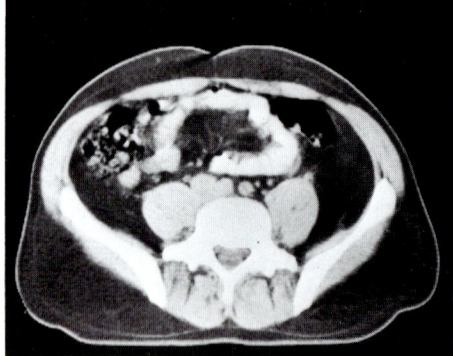

(e)

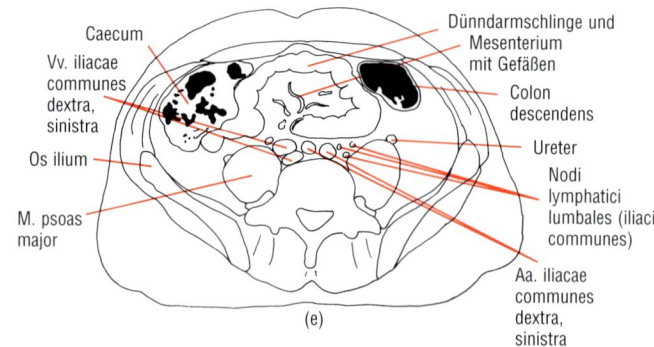

Caecum
Vv. iliacae communes dextra, sinistra
Os ilium
M. psoas major

Dünndarmschlinge und Mesenterium mit Gefäßen
Colon descendens
Ureter
Nodi lymphatici lumbales (iliaci communes)
Aa. iliacae communes dextra, sinistra

(e)

12-101
Computertomogramme und entsprechende Übersichtsskizzen in verschiedenen Ebenen durch Bauchraum und Becken.

13. Kopf und Hals

Ein Mensch ist neben dem aufrechten Gang auch dadurch charakterisiert, daß sein Gehirn größer und an der Oberfläche wesentlich stärker gefaltet ist (mehr Hirnwindungen) als das Gehirn irgendeines anderen Säugers. Der evolutionäre Prozeß des aufrechten Ganges und die dabei stattfindenden Anpassungsvorgänge, die zur Absicherung einer vermehrten vertikalen Belastung erforderlich sind, gehen zwangsläufig mit Veränderungen bei Bau und Gestalt von Kopf und Hals einher; man kann aber nur Vermutungen darüber anstellen, ob diese Veränderungen vorher abliefen, gleichzeitig mit der Entwicklung des aufrechten Ganges einhergingen oder erst Folge dieses evolutionären Geschehens waren.

Beim Menschen hält sich der Schädel an der Spitze der beweglichen Wirbelsäule im Gleichgewicht (Abb. 13-1). Dies ermöglicht eine bemerkenswerte Beweglichkeit von Kopf und Hals; doch gleichzeitig findet man mehrere Kontrollmechanismen, die mögliche Instabilitäten vorbeugen. So hat sich die gelenkige Verbindung der Schädelbasis nahe dem Foramen magnum – im Vergleich zur Position bei niederen Vertebraten – nach vorne verlagert; dadurch hat sich der Schweremittelpunkt des Schädels mit seinem Inhalt verändert und erleichtert so die Balance des Schädels auf dem ersten Halswirbel (Atlas). Die Dornfortsätze der Halswirbel sind durch ein kräftiges, mit elastischen Fasern durchwobenes Band (Lig. nuchae) verbunden, das passiv der Flexion entgegenwirkt. Kurze Nackenmuskeln verankern die Schädelbasis mit den oberen Halswirbeln, während Muskeln mit längeren Faserbündeln Schädel und obere Halswirbel mit den kaudalen Abschnitten der Wirbelsäule, den oberen Rippen sowie dem Schultergürtel verbinden. Diese Muskeln gewährleisten eine stabile Haltung von Kopf und Hals und ermöglichen gleichzeitig den außerordentlich weiten Bewegungsumfang, wodurch das gesamte Gesichtsfeld des Menschen deutlich erweitert wird. Der Schädel besteht zum einen aus dem Gehirnschädel (Neurocranium); dieser umhüllt und schützt das Gehirn sowie Innenohr und Mittelohr, Bereiche, in denen Hör- und Gleichgewichtssinne beheimatet sind. Zum anderen läßt sich am Schädel der Gesichtsschädel (Viscerocranium) abgrenzen; jener bildet das knöcherne Skelett des Gesichts. Im Neurocranium findet man Foramina, durch die Rückenmark, Hirnnerven sowie Blutgefäße, die das Gehirn versorgen, aus dem Schädelinneren oder in das Schädelinnere gelangen. Der Gesichtsschädel liefert das knöcherne Gerüst für Augen, Nase, Mundhöhle, Kehlkopf und Rachen. Die beiden tiefen Augenhöhlen (Orbitae) für die Augenbulbi und die Augenmuskeln (Mm. bulbi) sind nach vorne gerichtet, damit der Mensch räumlich sehen kann. Das Nasenskelett ist – im Vergleich zu dem der Nichtprimaten mit Schnauze – abgeflacht und reicht als parallel an-

gelegter Weg von den äußeren Nasenvorhöfen (Nares) bis zum Nasopharynx (Epipharynx). Im Nasenhöhlendach findet sich das Riechepithel, mit dem man Moleküle wahrnehmen kann, die die Geschmacksempfindung stimulieren. Die Seitenwände der Nasenhöhle sind mit einem sehr gefäßreichen Epithel ausgekleidet, das die eingeatmete Luft reinigt, erwärmt und befeuchtet. Außerdem steht die Nasenhöhle mit einer Reihe von sog. Nasennebenhöhlen (Sinus) in direkter Verbindung. Diese Sinus liegen in den Schädelknochen. Oberkiefer- (Maxilla) und Unterkieferbereich (Mandibula) bieten Halt für die Zähne und lassen sich durch die Kaumuskeln bewegen. Im Bereich des Mundbodens ist der Zungengrund an Unterkiefer (Mandibula) und Zungenbein (Os hyoideum) verankert. Unterkiefer und Zungenbein bieten aber auch gemeinsam mit Oberkiefer und Schädelbasis dem Rachen (Pharynx) knöcherne Anheftungsareale; der Pharynx befördert zum einen aufgenommene Nahrung aus der Mundhöhle zur Speiseröhre (Ösophagus), aber auch Luft aus Mund und Nase zum Kehlkopf (Larynx).

Feste Nahrung, die in Mundvorhof (Vestibulum oris) und Mundhöhle (Cavitas oris) gelangt, muß durch die Zähne zerkleinert und gemahlen, weiter mit Speichel durchmischt, durch Zunge und Wangen zu einem Nahrungsbolus geformt und schließlich verschluckt werden. Das robuste Epithel der Zunge ist nicht nur gegenüber allgemeinen Empfindungen wie Schmerz, Temperatur und Berührung sensibel, sondern nimmt auch Geschmacksempfindungen wahr, wodurch sich die Natur der im Mund befindlichen Speisen beurteilen und – falls nötig – auch ausspucken läßt. Beim Schluckakt muß der Nahrungsbolus vom Mund in den Pharynx und danach weiter in den Ösophagus gelangen; dabei muß gleichzeitig ein Abgleiten des Nahrungsbolus in Abschnitte von Nasenpharynx oder Larynx, d.h. in Abschnitte der Luftwege, verhindert werden. Denn es besteht ja eine Überkreuzung von Luft- und Speiseweg. Andererseits müssen die Luftwege bei der Atmung frei sein.

Luft wird durch Nase oder Mund aufgenommen, gelangt über den Rachen (Pharynx) in den Kehlkopf (Larynx) und von dort weiter in die Luftröhre (Trachea) und die Lungen (Pulmones). Luft verläßt auf gleichem Wege wieder den Körper. Der Kehlkopf hat sich in besonderer Weise durch die beiden aktiv kontrollierbaren Stimmfalten entwickelt. Die Stimmfalten können zum einen den Kehlkopf verschließen und so den intrathorakalen Druck beim Husten, Gewichtheben und Pressen erhöhen; sie können zum anderen aber auch Schwingungen der ausgeatmeten Luftsäule erzeugen, wodurch Töne unterschiedlicher Höhe entstehen. Letztgenanntes – als höhere Stufe der Kommunikation – ist einer der bedeutendsten Entwicklungsschritte des Menschen.

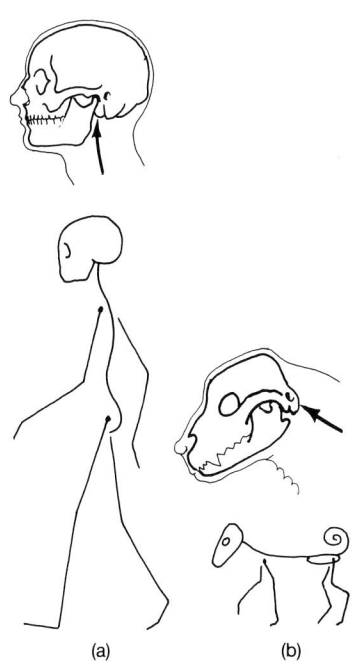

(a)   (b)

13-1
Unterschiede in der gelenkigen Verbindung zwischen Schädel und Wirbelsäule: (a) beim Menschen; (b) beim Vierfüßler.

Dieser Punkt unterscheidet ihn wesentlich von den Primaten und den niederen Säugern. Die Fähigkeit, sich mit Armen und Beinen sowie mit dem Gesicht auszudrücken, verband sich mit der Fähigkeit, Larynx, Zunge, Gaumen und Gesicht zu bewegen, um Worte und Sprache zu formen, die sich – u.U. gepaart mit manueller Geschicklichkeit – zum geschriebenen Wort weiterentwickelten. Worte und Sprache sind nicht so sehr durch die anatomische Form und Gestalt der lautproduzierenden Strukturen, als vielmehr durch Intellekt und dessen nervale Kontrolle bestimmt.

Die nervale Kontrolle von Kopf und Hals wird durch Hirnnerven (Nn. craniales) und Spinalnerven (Nn. spinales) gesteuert und kontrolliert. Diese Nerven enthalten sensible, motorische und vegetative Fasern. Die Hirnnerven gewährleisten die Sinne (Sehen, Hören, Schmecken, Riechen); sie bieten die sensible Innervation von Gesicht, Luftwegen, Mund und Verdauungstrakt (bis zur linken Kolonflexur, Flexura coli sinistra); die Hirnnerven kontrollieren aber auch die Augenbewegungen, die Muskeln im Ohr sowie die Muskeln von Kiefer, Zunge, Larynx, Pharynx und oberem Verdauungstrakt. Vegetative Nervenfasern (sympathische und parasympathische) regulieren die Iris (Pupillenweite) sowie den Krümmungsradius der Linse, ferner die Sekretion von Tränendrüse (Glandula lacrimalis) und Speicheldrüsen (Glandulae parotidea, submandibularis, sublingualis) sowie der serösen und muskulösen Drüsen im Epithel von Luft- und Speiseweg und auch der spezialisierten Drüsen im Verdauungstrakt; die vegetativen Nerven steuern auch die Lumenweite der meisten Blutgefäße im Kopf- und Halsbereich, haben aber nur geringen Einfluß auf die Weite der intrakraniellen Gefäße, die das Gehirn versorgen. Die Perikaryen der parasympathischen Nerven liegen im Hirnstamm, und ihre Axone legen sich den Hirnnerven an und gelangen so in die Peripherie. Die Perikaryen der postganglionären sympathischen Nerven liegen meistens im Halsabschnitt des Grenzstrangs (Truncus sympatheticus) und gelangen mit den Blutgefäßen (an deren Adventitia verlaufend) in die Peripherie zu ihren jeweiligen Zielorganen. Der Truncus sympatheticus wiederum untersteht einer präganglionären Kontrolle aus dem oberen thorakalen Rückenmark.

Aus je zwei großen Hauptgefäßen an beiden Seiten erhalten Kopf- und Halsregion ihr arterielles Blut: 1. die beiden Aa. carotis communes, die sich in je eine A. carotis externa und A. carotis interna aufzweigen, und 2. die Aa. subclaviae beidseits. Extrakranielle Strukturen werden größtenteils von der A. carotis externa (und deren Ästen) versorgt, dagegen stellt die A. subclavia (mit ihren Ästen) die Versorgung der Strukturen am Übergang vom Hals zum Thorax sicher. Gehirn und Innenohr werden sowohl von der A. carotis interna als auch von der A. vertebalis versorgt; diese ist ein Ast der A. subclavia, der zum überwiegenden Teil (Pars transversaria) in den Foramina transversaria der Halswirbel nach kranial zieht. Der Abfluß venösen Blutes innerhalb des Gehirns erfolgt in ein Geflecht venöser Sinus, die sich aus Duplikaturen der Dura mater cranialis bilden und das venöse Blut letztlich in die V. jugularis interna ableiten. Aus Kopfhaut, Gesicht und Hals wird das venöse Blut teils in die V. jugularis interna, teils aber auch in V. jugularis anterior und V. jugularis externa drai-

niert, ja sogar teilweise auch in die V. subclavia; alle genannten Venen können sich vereinigen und gemeinsam den Stamm der V. cava superior bilden. Es finden sich ein paar Klappen in den größeren Venen der Kopf- und Halsregion, und der Venendruck ist infolge des aufrechten Stands gering.

Lymphatische Entsorgungswege sind innerhalb des zentralen Nervensystems wegen der besonderen Bedingungen, die dort herrschen, nicht notwendig; aber in den übrigen Regionen von Kopf und Hals finden sich zahlreiche Areale lymphatischen Gewebes, zahlreiche Lymphknoten und viele Lymphgefäße.

Gesicht und Kopfhaut leiten ihre Lymphe zu Lymphknotengruppen, die am Übergang von Schädel und Hals kragenförmig angeordnet sind. Aus Lymphgeweben, die tiefer unter den Schleimhäuten von Mund, Verdauungstrakt und Luftwegen liegen, wird die Lymphe zunächst zu Lymphknoten geführt, die in der Umgebung dieser o.g. Strukturen liegen; anschließend fließt die Lymphe aus diesen Regionen – gemeinsam mit Lymphe aus Gesicht und Kopfhaut – in vertikal angeordnete Lymphstraßen, die parallel der großen Venen liegen und in deren Verlauf etliche Lymphknoten als Filterstationen eingeschaltet sind. Schließlich erreicht die Lymphe beidseits das Venensystem am Übergang vom Hals zum Thorax (links via Ductus thoracicus, rechts via Ductus lymphaticus dexter in linken bzw. rechten Venenwinkel).

Im Bereich von Kopf und Hals findet man viele wichtige endokrine Drüsen. Unmittelbar unter dem Gehirn liegt die Hypophyse (Glandula pituitaria) – ihr Hinterlappen (Neurohypophyse) wird durch Axone aus dem Hypothalamus gebildet; ihr Vorderlappen (Adenohypophyse) besteht aus verschiedenen endokrinen Zellen, die mit dem Hypothalamus über ein Pfortadersystem verbunden sind; über diesen Weg werden sog. «Releasing-Hormone» aus dem Gehirn an die Zellen des Hypophysenvorderlappens zu deren Steuerung herangeführt (hormoneller Regelkreis). Die Schilddrüse (Glandula thyroidea) liegt vorne und seitlich vor dem Kehlkopf; zudem liegen der Schilddrüse in ihren dorsalen Abschnitten je zwei Paare von Nebenschilddrüsen (Glandulae parathyroideae superiores und inferiores) an. Hormone aus allen genannten Drüsen gelangen ins venöse System und anschließend in den Körperkreislauf.

Die generelle Anordnung aller dieser Strukturen orientiert sich an einem allgemeinen Bauplan. Dorsal liegt das zentrale Nervensystem, umhüllt vom Schädel sowie der Wirbelsäule und deren benachbarten Bandstrukturen und Muskeln. Unmittelbar neben dem Schädelinneren liegen vorne die Augen und seitlich die Ohren. In der Mittellinie sind verschiedene Abschnitte der Luftwege und des Verdauungstrakts angeordnet; im Raum zwischen diesen zentralen Strukturen und der autochthonen Rückenmuskulatur sowie der Wirbelsäule (Achsenskelett) finden sich die Gefäße und Nerven, die diese Strukturen versorgen und steuern. Verschiedene Lagen aus derbem Bindegewebe (Fascia cervicalis mit ihren drei Laminae superficialis, praetrachealis, praevertebralis) unterteilen diese Kompartimente, erleichtern manchen darinliegenden Strukturen das Gegeneinandergleiten und umhüllen sowie stützen die gesamte Halsregion.

Jede allgemeine Einführung in einen Körperabschnitt, die den Anspruch hat, sowohl einen breiten Überblick über die Systeme zu geben als auch die wichtigen Strukturen von speziellem Interesse besonders herauszustellen, wird zwangsläufig vieles nicht ansprechen können. Wir hoffen, daß die Leser selbst ihre persönlichen Notizen an den Rändern der jeweiligen Seiten anbringen.

Zusammengefaßt sei angemerkt: Stellen Sie sicher, daß Sie Ihre makroskopischen Studien auch mit funktionellen Gesichtspunkten und mit histologischen Befunden der jeweiligen Gewebe und Organe verknüpfen.

Ergänzen Sie die kurzen Kapitel zur Embryologie in diesem Buch mit eingehenderen, detaillierteren persönlichen Anmerkungen, und machen Sie auch beim Studium der Hirnnerven und der Spinalnerven Anmerkungen zu deren Verbindungen mit dem zentralen Nervensystem.

13.1 Embryonalentwicklung

G.M. Morriss-Kay

Abstammung und Entwicklung des Menschen

Ein fundamentales Merkmal der Vertebraten ist die Gliederung des Körpers in Kopf (Caput) und Rumpf (Truncus); beide Körperabschnitte haben unterschiedliche Aufgaben zu erfüllen und entwickeln sich aus getrennten Wurzeln. Diese Trennung von Gestalt und Funktion muß sich nach heutiger Meinung in enger Beziehung zur Fortbewegung im Wasser als Lebensraum entwickelt haben, vielleicht im Urzustand an den Larven der prävertebralen Chordaten (Amphioxus), ähnlich den heutigen Larven kieferloser Wirbeltiere (Lanzettfischchen) (Abb. 13-2a): der Rumpf erzeugt die Vorwärtsbewegung, während der Kopf das Gehirn und besonders ausgebildete Sinnesorgane, zusammen mit einem Oropharynx, beherbergt; dabei dient dieser Oro-

pharynx sowohl der Nahrungsaufnahme als auch der Atmung. Wasser wird in den Maulbereich gesogen, indem der Boden des Oropharynx abgesenkt wird; anschließend wird das Wasser durch Kiemenspalten gepreßt, wobei die atmungsaktive Oberfläche der Kiemen mit Sauerstoff in Kontakt kommt. Bei allen Fischen besitzen die Kiemen eine arterielle Gefäßversorgung aus den Aortenbögen (Kiemenbogenarterien) und sind durch Kiemenbögen (Knorpelspangen des primitiven Reusendarms) verstärkt. Diese Kiemenbögen werden durch Muskeln bewegt, die durch motorische Anteile der Hirnnerven innerviert werden (Abb. 13-2b). Der Pharynx eines menschlichen Embryos läßt diese Entwicklungsstufen nachvollziehen, wenn auch keine perforierten Kiemenspalten ausgebildet werden.

Ein entscheidendes, grundlegendes Merkmal des Rumpfes ist seine segmentale Gliederung, die auf den Somiten in der Embryonalperiode und deren Derivaten (Sklerotom, Myotom, Dermatom) beruht. Die Somiten entstammen dem paraxial gelegenen Mesoderm, das zu beiden Seiten des primitiven Achsenskeletts (Chorda dorsalis) liegt. Dieser embryonale Bauplan ist im Halsbereich eindeutig zu sehen und greift nach rostral auf die Okzipitalregion des Kopfes über. Rostral des ersten (= okzipitalen) Somitenpaares ist zwar das kraniale, paraxiale Mesoderm nicht klar segmentiert, aber einige seiner Derivate (wie z.B. die Augenmuskeln, Mm. bulbi) entsprechen eindeutig Strukturen, die sich aus Somiten ableiten.

Unter Berücksichtigung von evolutionären Gesichtspunkten und von Entwicklungsschritten der Embryonalentwicklung des Individuums läßt sich die Entwicklung von Kopf und Hals eines Menschen als System von drei miteinander zusammenhängenden Untereinheiten verstehen: 1. der **Gehirnschädel (Neurocranium)**, der Gehirn und die paarig angelegten Sinnesorgane enthält; 2. der **Oropharynx**, der für Nahrungsaufnahme, Atmung, Stimmbildung und Weiterleitung ankommender Geräusche zuständig ist; sowie 3. die anderen Strukturen, die sich aus dem **paraxial** gelegenen **Mesoderm** ableiten (Abb. 13-3b). Dieser Bauplan ist auch an der Innervation im Bereich von Kopf und Hals (Abb. 13-3c) abzulesen. An der Innervation sind beteiligt:

Hirnnerven (Nn. craniales)

● Nerven, die spezielle Sinnesorgane versorgen: Nn. olfactorii (I), N. opticus (II), N. vestibulocochlearis (VIII)

● Nerven, die den embryonalen Pharynx versorgen: N. trigeminus (V), Nerv des 1. Kiemenbogens; N. facialis (VII), Nerv des 2. Kiemenbogens; N. glossopharyngeus (IX), Nerv des 3. Kiemenbogens; N. vagus (X), Nerv des 4. und 6. Kiemenbogens; N. accessorius (XI), Nerv des 6. Kiemenbogens.

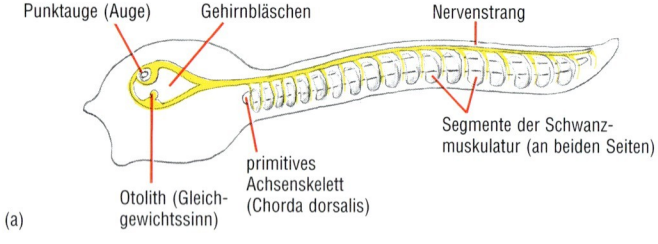

Punktauge (Auge)   Gehirnbläschen   Nervenstrang

Segmente der Schwanzmuskulatur (an beiden Seiten)

Otolith (Gleichgewichtssinn)

primitives Achsenskelett (Chorda dorsalis)

(a)

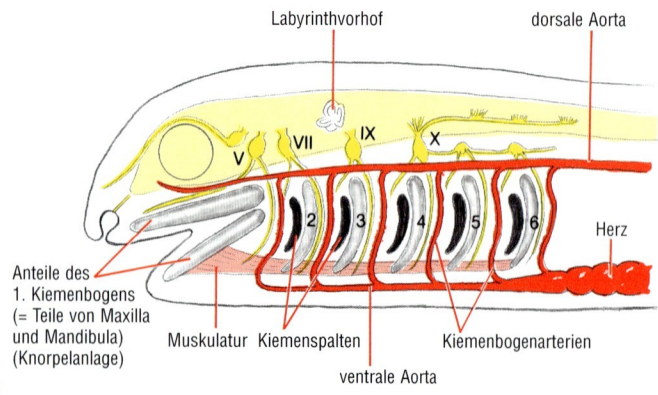

Labyrinthvorhof   dorsale Aorta

V   VII   IX   X

2   3   4   5   6

Herz

Anteile des 1. Kiemenbogens (= Teile von Maxilla und Mandibula) (Knorpelanlage)

Muskulatur   Kiemenspalten   Kiemenbogenarterien

ventrale Aorta

(b)

13-2
Differenzierung von Kopf- und Rumpfregion (a) bei der Larve eines Lanzettfischchens. (b) Gliederung der Kopfregion bei einem niederen Vertebraten. Kaudal jeder Kiemenfurche ist ein Knorpel zu finden (konturiert dargestellt). Aus dem Knorpel des ersten Kiemenbogens bilden sich die Kiefergelenksanteile von Maxilla und Mandibula.

● Nerven, die Muskeln innervieren, die sich aus dem paraxial gelegenen Mesoderm ableiten: N. oculomotorius (III), N. trochlearis (IV), N. abducens (VI) zu den Augenmuskeln (Mm. bulbi); N. hypoglossus (XII) zur Zungenbinnenmuskulatur, die sich aus okzipital gelegenen Somiten ableitet.

Zervikale Spinalnerven, Nn. cervicales
● C1, C2, C3 innervieren supra- und infrahyale Muskulatur, die sich aus dem embryonalen Pharynx herleitet.
● C1 bis C8 innervieren Muskeln aus dem Bereich der Halswirbelsäule.
Die Gliederung des Kopfes in der Embryonalperiode in die drei Einheiten (Neurocranium, Oropharynx, Derivate aus paraxial gelegenem Mesoderm) ist in der 4. bis 5. Entwicklungswoche klar zu sehen; sichere Kenntnisse der embryonalen Strukturen zu diesem Entwicklungszeitpunkt sind deshalb für das Verständnis des Gesamtzusammenhangs sicherlich von Vorteil. Ebenso wird dadurch das Verständnis der Abtrennung der kraniofazialen Entwicklung in dieser frühen und auch in der folgenden Entwicklungsphase erleichtert, in der sich die Situation der 4. bis 5. Entwicklungswoche in die fetalen Verhältnisse umgestaltet.

Die frühe Entwicklung des kraniofazialen Abschnitts
In den Frühstadien der Embryonalentwicklung finden große Veränderungen in Form und Gestalt des Embryos statt, die die Abfaltung der epithelialen Keimblätter und Wanderungsbewegungen ganzer Populationen von Mesenchymzellen betreffen.

Die Baumaterialien der frühen kraniofazialen Entwicklung
Bei Embryonen in frühen Entwicklungsstadien finden sich nur zwei Grundgewebearten: Epithel und Mesenchym.
Epithelzellen besitzen eine freie, apikale Zelloberfläche, eine basale Zelloberfläche, die meist (aber manchmal auch keinen) Kontakt zu einer Basalmembran hat, sowie seitliche Zelloberflächen, die mit benachbart liegenden Epithelzellen über spezielle Zell-Zell-Kontakte in Verbindung stehen.
Mesenchymzellen zeigen offenbar keine Polarisierung ihrer Zellen; sie liegen durch relativ weite Zwischenräume voneinander getrennt, die Extrazellularsubstanz (Grundsubstanz) enthalten. Die molekulare Zusammensetzung dieser Grundsubstanz in der Umgebung der Mesenchymzellen und von der Basalmembran der Epithelzellen hat grundlegende Einflüsse auf das Verhalten der Zellen während der Morphogenese. Änderungen der molekularen Zusammensetzung – hervorgerufen durch Veränderungen auf der Ebene der Genexpression – sind unmittelbar mit Beginn und Ende von Zellwanderungen sowie mit der Entstehung der epithelialen Abfaltungen verknüpft. Moleküle in der extrazellulären Matrix (Grundsubstanz) sind über membranständige Rezeptormoleküle mit kontraktilen Elementen des Zytoskeletts gekoppelt. Deshalb können Änderungen in der Zusammensetzung der Grundsubstanz Veränderungen der Gestalt der Zellen oder Veränderungen des Wanderungsverhaltens von Zellen auslösen. Adhäsionsmo-

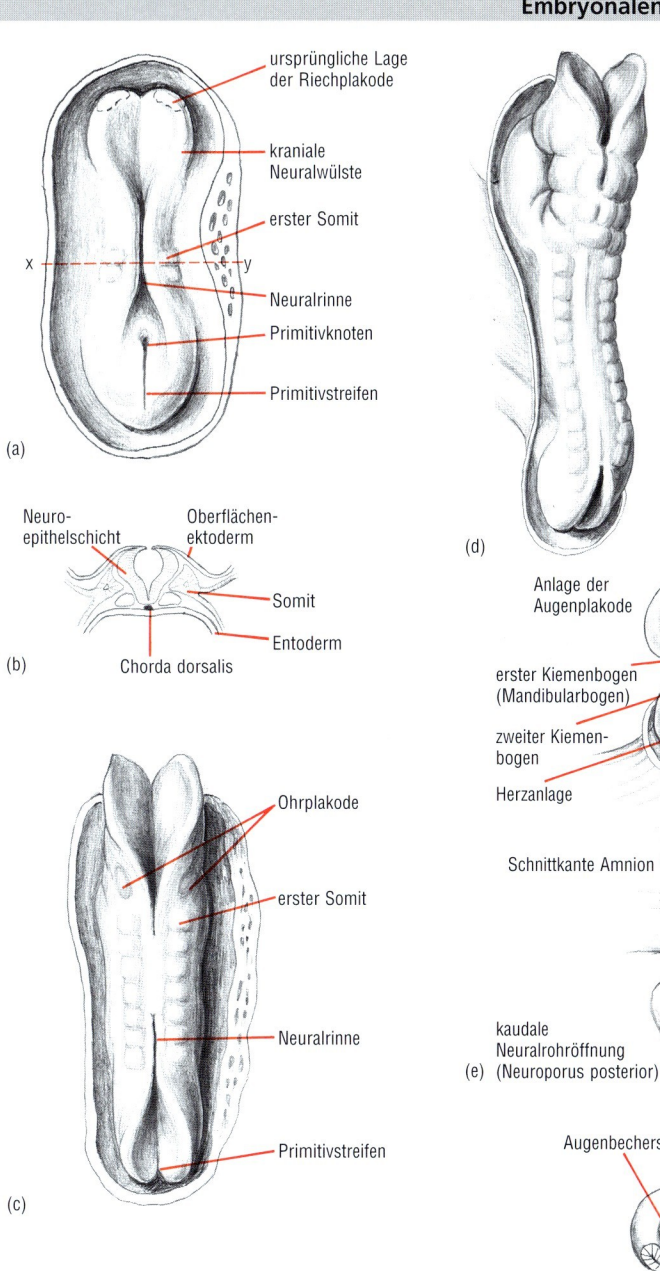

13-3
(a) Dorsalansicht eines Embryos mit 2 Somiten; Frühstadium der Ausbildung des Neuralrohrs. (b) Transversalschnitt eines Embryos mit 2 Somiten; die Lage der Schnittebene ist in (a) durch die xy-Achse markiert. (c) Embryo mit 7 Somiten; Beginn des Schlusses des Neuralrohrs. (d) Embryo mit 10 Somiten. (e) Seitenansicht eines Embryos mit 14 Somiten; (f) Sagittalschnitt durch einen Embryo mit 14 Somiten.

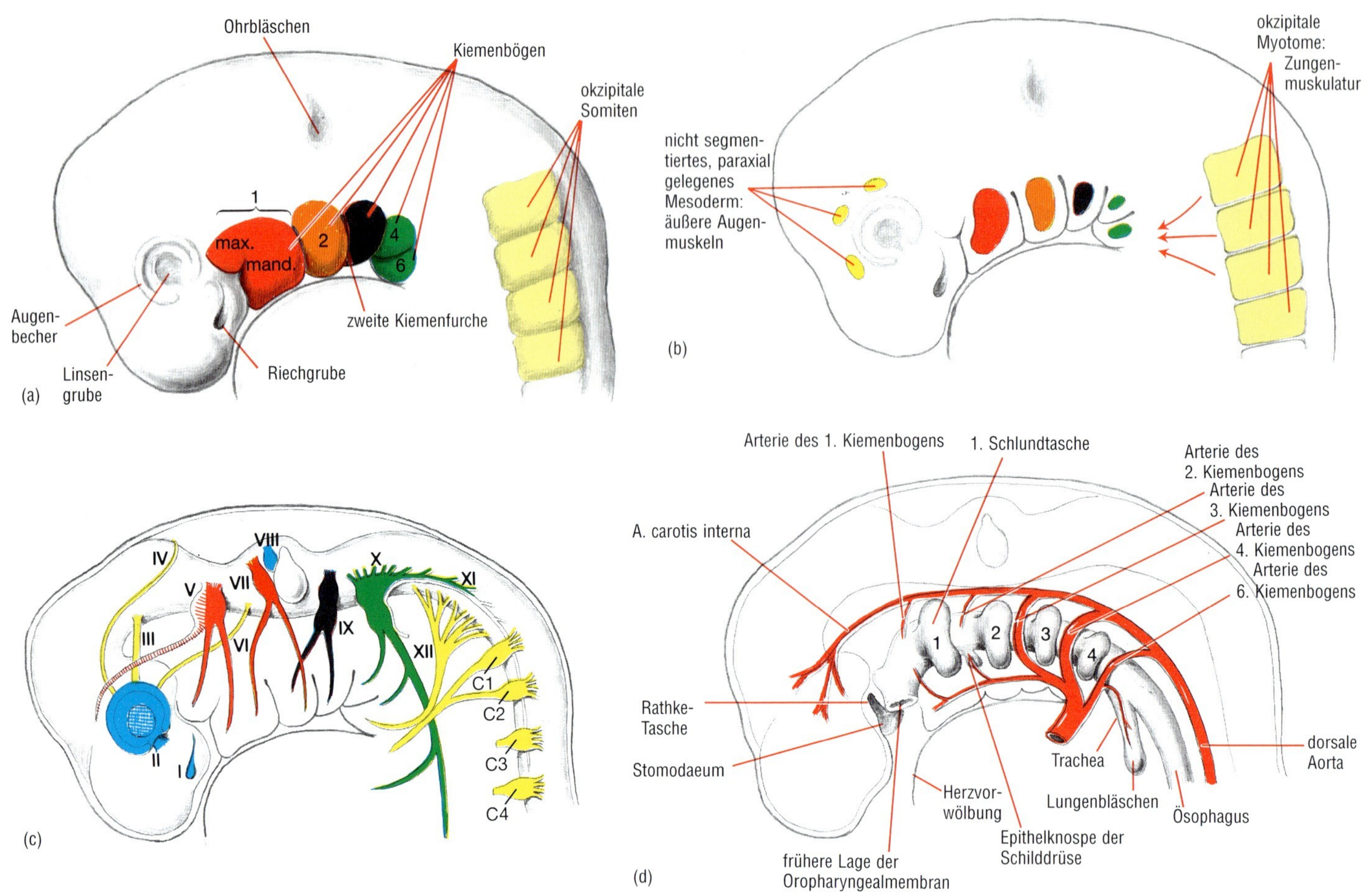

Ohrbläschen

Kiemenbögen

okzipitale
Somiten

okzipitale
Myotome:
Zungen-
muskulatur

1

max.
mand.
2
4
6

zweite Kiemenfurche

Augen-
becher

Linsen-
grube

Riechgrube

(a)

nicht segmen-
tiertes, paraxial
gelegenes
Mesoderm:
äußere Augen-
muskeln

(b)

IV
VIII
V
VII
X
XI
III
IX
VI
XII
II
I
C1
C2
C3
C4

(c)

Arterie des 1. Kiemenbogens

1. Schlundtasche

Arterie des
2. Kiemenbogens
Arterie des
3. Kiemenbogens
Arterie des
4. Kiemenbogens
Arterie des
6. Kiemenbogens

A. carotis interna

1
2
3
4

Rathke-
Tasche

Stomodaeum

dorsale
Aorta

Trachea

Lungenbläschen

Ösophagus

Herzvor-
wölbung

Epithelknospe der
Schilddrüse

frühere Lage der
Oropharyngealmembran

(d)

13-4
Darstellung eines Embryos mit 7 mm Scheitel-Steiß-Länge. (a) Frühentwicklung von Nase, Auge, Ohr, Kiemenbögen und Somiten; (b) Bildung der kranialen Skelettmuskulatur durch paraxial gelegenes Mesoderm (Tab. 1: Muskulatur der Kiemenbögen und ihre Derivate); (c) Innervation von Sinnesorganen, Kiemenbögenderivaten und Derivaten des paraxial gelegenen Mesoderm durch entsprechende Hirnnerven und Spinalnerven; (d) arterielle Versorgung von Kopf und Hals. Blau = Sinnesanlagen; gelb = Hirnnerven III, IV, VI, XII sowie zentrale Spinalnerven; rot = V2 (N. maxillaris) und V3 (N. mandibularis) (1. Kiemenbogen); rot/weiß = V1 (N. ophthalmicus); orange = VII (2. Kiemenbogen); purpur = IX (3. Kiemenbogen); grün = X (4. und 6. Kiemenbogen); farblos = XI (Pars spinalis).

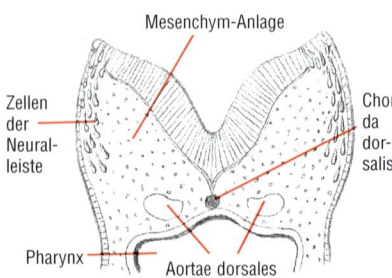

Mesenchym-Anlage

Zellen
der
Neural-
leiste

Chor-
da
dor-
salis

Pharynx

Aortae dorsales

13-5
Transversalschnitt durch die offenen Neuralleisten eines Embryos mit 8 Somiten (auf Höhe des rostralen Rhombencephalons). Darstellung der Wanderung der Neuralleistenzellen.

leküle an Zelloberflächen sind ebenfalls an diesen morphogenetischen Vorgängen beteiligt. Gewebestrukturen aus allen drei **Keimblättern** sind an der frühen Keimentwicklung beteiligt (Abb. 13-3).
Ektoderm: aus dem sog. Oberflächenektoderm entstehen Epidermis und Strukturen, die sich aus den Plakoden (Linsenplakode, Ohrplakode) entwickeln; aus dem Neuroektoderm bilden sich Neuralrohr, Neuralleiste und Riechepithel.
Mesoderm: das primitive Mesoderm, das sich vom Primitivstreifen herleitet, ist Ausgangsmaterial von segmentiertem paraxialem Mesoderm sowie des Mesoderm der Seitenplatte. Im Kopfbereich gibt es kein intermediäres Mesoderm.
Entoderm: das embryonale Entoderm entsteht ebenfalls aus dem Primitivstreifen und bildet die Innenauskleidung der vorderen Darmbucht (Vorderdarm) und ihrer Aussackungen (Diverticula).

Die frühe Entwicklung des kranialen Nervensystems

Das Nervensystem der Kopfregion entsteht aus **kranialem Neuralrohr**, **kranialer Neuralleiste** und dem **Plakoden**.
Das **kraniale Neuralrohr** (Abb. 13-3): Die Kopfregion ist der erste Abschnitt der Neuralplatte, die sich beim Embryo im Stadium von drei Keimblättern differenziert. Sie läßt sich erstmals am 18. Entwicklungstag abgrenzen, noch ehe überhaupt irgendein Somit ausgebildet wird. Die Neuralplatte der Kopfregion ist breiter als die der Region des späteren Rückenmarks; der kaudale Abschnitt des Rhombencephalon schafft einen Übergang zwischen beiden Neuralplattenabschnitten. Prosencephalon, Mesencephalon und Rhombencephalon lassen sich bereits in einem frühen Entwicklungsstadium voneinander abgrenzen. Der Neuralrohrverschluß beginnt kranial am oberen zervikalen Abschnitt und setzt sich dann am Rumpf in rostro-kaudaler Richtung, am Kopf in kaudo-rostraler Richtung fort. Die kranialen Nervenwülste sind zuerst konvex

gefaltet, werden anschließend V-förmig und sind schließlich unmittelbar vor dem sog. Neuralrohrverschluß im Querschnitt konkav. Der **Neuroporus anterior** (= vordere Öffnung des Neuralrohrs) schließt sich am 24. Entwicklungstag, wenn beim Embryo 20 Somitenpaare angelegt sind. (Der **Neuroporus posterior,** hintere Öffnung des Neuralrohrs, schließt sich dagegen erst am 26. Entwicklungstag, wenn der Embryo bereits 25 Somitenpaare besitzt.)

Nach dem Neuralrohrschluß bewirkt die Zunahme des Liquor cerebrospinalis eine Erweiterung der Gehirnbläschen. Eine kontrollierte Abfolge von Wachstums- und Entwicklungsschritten führt zur Ausbildung der Endhirnhemisphären, des Kleinhirns und weiterer Hirnabschnitte.

Die Hypophyse (Glandula pituitaria) hat zwei unterschiedliche Ursprünge: die Anlage der Neurohypophyse (Hypophysenhinterlappen) stülpt sich aus dem Boden des Zwischenhirns (Diencephalon) aus (das Diencephalon ist der kaudale Abschnitt des Prosencephalon); die Anlage der Adenohypophyse (Hypophysenvorderlappen, Mittellappen der Hypophyse und Pars tuberalis der Hypophyse – nahe dem Hypophysenstiel gelegen) entwickelt sich aus einer Aussackung des ektodermalen Dachs der Mundbucht (Rathke-Tasche); diese Aussackung liegt unmittelbar rostral des Endes der Chorda dorsalis und der Oropharyngealmembran (Abb. 13-3f).

Die **kraniale Neuralleiste** (Abb. 13-5). Zellen der Neuralleiste entstehen in Bereichen der lateralen Abschnitte der Neuralplatte, außer im Prosencephalon. Im Prosencephalon entwickeln sich Neuralleistenzellen nur im Augenbereich. Man kann Neuralleistenzellen morphologisch erst dann von anderen Zellen, die nicht aus Neuralleisten stammen, unterscheiden, wenn letztgenannte aus dem Neuroektoderm auswandern und sich zu Mesenchymzellen differenzieren. Am Rumpf und an den kaudalen Abschnitten des Rhombencephalon beginnen zwar die Neuralleistenzellen nur nach dem Neuralrohrverschluß auszuwandern, aber in den meisten Bereichen des Kopfes beim menschlichen Embryo und bei Embryonen von anderen Säugern beginnt diese Wanderungsbewegung bereits zu einem früheren Zeitpunkt.

Die Zellen bewegen sich entlang definierter Wege zu ganz bestimmten Zielen, wo sie sich dann in viele Zellarten weiterdifferenzieren. Alle Ganglienzellen der Hirnnerven (z. B. die afferenten Anteile aller Hirnnerven bis auf Nn. olfactorii [I] und N. opticus [II]) entstammen der Neuralleiste, wobei aber auch in geringem Maß Zellen aus den Plakodenanlagen beteiligt sind (siehe unten). Die kranialen Neuralleistenzellen wandern auch aus dem Kopfbereich aus und bilden so die postganglionären parasympathischen Neurone, die durch den N. vagus (X) innerviert werden.

Nicht-neurale (= mesenchymale) Derivate der kranialen Neuralleistenzellen sind Bindegewebe, Knorpel, Knochen sowie Melanozyten (siehe unten: Abschnitt «Kraniales Mesenchym»).

Plakoden: Plakoden sind lokal umschriebene Verdickungen des Oberflächenektoderms. Es gibt zwei Arten von Plakoden: 1. Plakoden, die sich an der Ausbildung der paarigen Sinnesorgane beteiligen; 2. Plakoden, die bei den sensiblen Neuronen der Hirnnerven beteiligt sind. Die letztgenannten Plakoden (epipharyngeale Plako-

den) findet man an den proximalen Enden eines jeden Schlundbogens, wobei sie vor den sich gerade entwickelnden sensiblen Kopfganglien liegen; Zellen aus diesen epipharyngealen Plakoden gliedern sich ab und beteiligen sich an den sensiblen Zellen der Ganglien der Kiemenbogennerven (N. trigeminus [V], N. facialis [VII], N. glossopharyngeus [IX] und N. vagus [X]). Die Ohrplakode ist beiden obengenannten Arten von Plakoden zuzuordnen; sie bildet zum einen das Innenohr, zum anderen aber auch Teile des Ganglion vestibulocochleare des N. vestibulocochlearis (VIII).

Bildung von Nervenzellen und Entstehung der Glia

Neuroblasten (primitive Nervenzellen) entstehen aus dem Neuroektoderm des Neuralrohrs, aus der Neuralleiste und aus den Plakoden. Innerhalb des Neuralrohrs können sich Neuroblasten aus ihren ursprünglichen Standorten fortbewegen; Neuroblasten aus Neuralleiste oder aus Plakoden sind bereits auf Wanderschaft gewesen. An ihren letztendlichen Standorten entwickeln diese primitiven Nervenzellen dann Neuriten (Axone) und Dendriten, indem sie Fortsätze bilden; das Perikaryon der ausdifferenzierten Nervenzelle verbleibt dabei aber am Endpunkt der Wanderungsbewegung. Die in die Peripherie ragenden Fortsätze bilden synaptische Verbindungen mit anderen sich entwickelnden Nervenzellen aus.

Die **sensiblen** (afferenten) Anteile der Hirnnerven (mit Ausnahme der Anteile der Hirnnerven I und II) bilden sich durch Ausstrahlung von Neuriten aus jedem der entstehenden Hirnnervenganglien in das Neuralrohr und in die jeweils innervierte Struktur. Die **motorischen** (efferenten) Anteile der Hirnnerven bilden sich durch Neuriten, die nach peripher aus Neuroblasten des Neuralrohrs ausstrahlen.

Aus Zellen des Neuroektoderms und aus Zellen der Neuralleiste (jedoch nicht aus Zellen, die den Plakoden entstammen) entstehen auch die **Neuroglia,** die nicht-neuronalen Zellen des Nervensystems (= «Bindegewebe des Nervengewebes»).

13-6
Gesichtsentwicklung bei einem Embryo von 6 Wochen (a) (E = Auge) und von 8 Wochen (b) nach Fusion der Nasen-, Oberkiefer- und Unterkieferwülste (s. a. Abb. 13-59 für weitere Details).

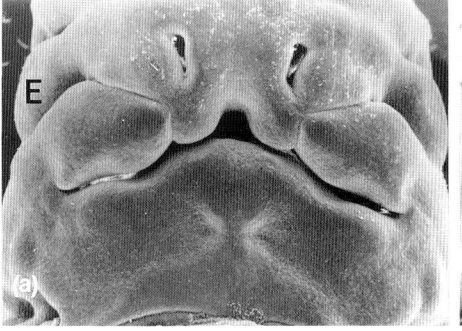
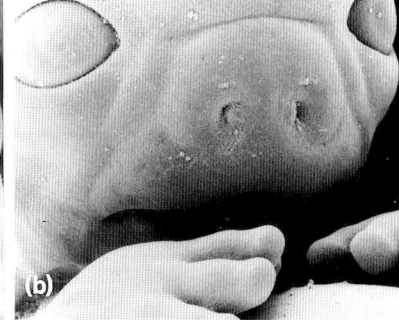

13-7
Entwicklung des Ohres.
(a) Embryo 20 Tage (9-Somiten-Stadium); (b) Embryo 23 Tage (16-Somiten-Stadium); (c) Embryo 30 Tage (30-Somiten-Stadium).

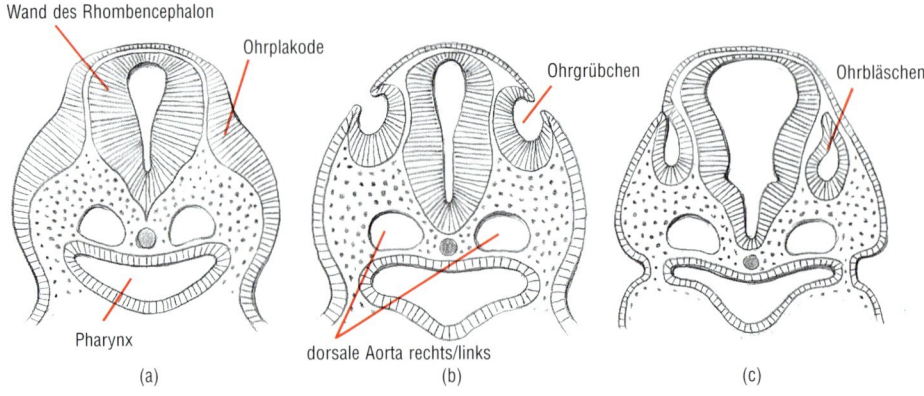

Wand des Rhombencephalon

Ohrplakode

Ohrgrübchen

Ohrbläschen

Pharynx

dorsale Aorta rechts/links

(a)   (b)   (c)

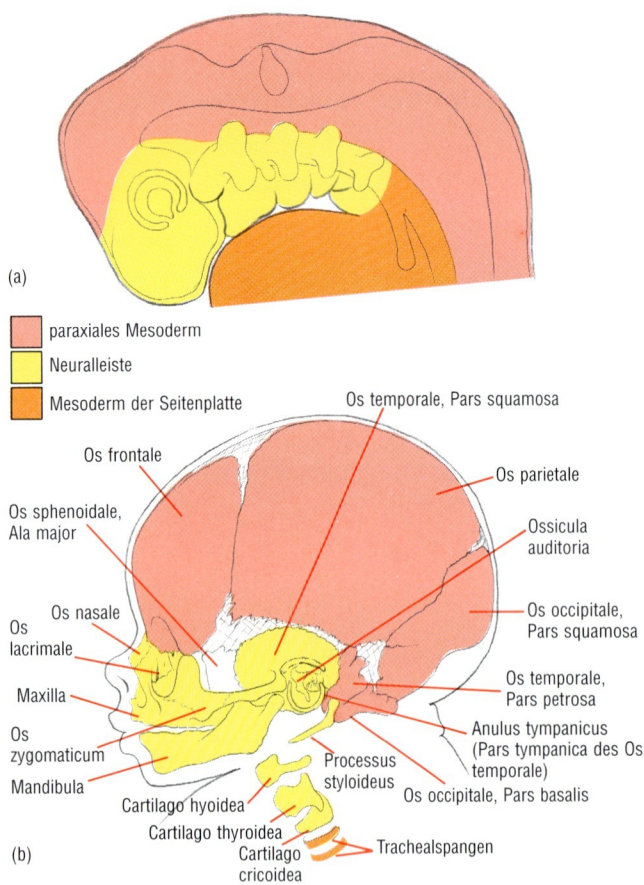

(a)

paraxiales Mesoderm

Neuralleiste

Mesoderm der Seitenplatte

Os temporale, Pars squamosa

Os frontale

Os parietale

Os sphenoidale, Ala major

Ossicula auditoria

Os nasale

Os lacrimale

Os occipitale, Pars squamosa

Maxilla

Os temporale, Pars petrosa

Os zygomaticum

Anulus tympanicus (Pars tympanica des Os temporale)

Mandibula

Processus styloideus

Os occipitale, Pars basalis

Cartilago hyoidea

Cartilago thyroidea

Trachealspangen

(b)

Cartilago cricoidea

13-8
Anteile von Neuralleiste von beidseits der Mittellinie (paraxial) gelegenem Mesoderm sowie von Mesoderm der Seitenplatte an Bindegewebe und knöchernem Schädel bei der Kopfentwicklung eines Embryos mit 7 mm Scheitel-Steiß-Länge (a) und an Schädelskelett und Halsskelett zum Geburtstermin (b).

Die frühe Entwicklung von Nase, Auge und Innenohr

Die Innenauskleidung der Nasenhöhle stammt aus einer Zellgruppe des Neuroektoderms am rostralen Rand der Neuralplatte im Bereich des Prosencephalon; dies entspricht der Lage der Neuralleiste in allen anderen Regionen (Abb. 13-3a). Diese Zellgruppe gleitet in das benachbarte, oberflächlich liegende Ektoderm, ehe sich das Neuralrohr verschließt, und bildet so die **Riechplakoden** an der Frontseite des Gesichts. Diese Riechplakoden senken sich zu einer konkaven Vertiefung ein, sobald sich Mikrofilamente kontrahieren, die nahe der apikalen (äußeren) Oberfläche der Plakodenzellen liegen; dadurch

entstehen die Riechgruben. Das Riechepithel entsteht am tiefstgelegenen Abschnitt der Riechgruben, wo diese dem sich entwickelnden Prosencephalon am engsten benachbart sind. Die Nn. olfactorii (I) entstehen dann durch Auswachsen von Axonen der primären Sinneszellen des Riechepithels in Richtung der sog. Matrixzone (olfaktorische Region) des Prosencephalon (Abb. 13-59 und 13-60).

Retina und N. opticus (II) entstehen aus einer Ausstülpung des Prosencephalon. Beide erscheinen zuerst als Augenbecherspalte an jeder der beiden offenen Neuralwülste (Abb. 13-3f); aus dieser Augenbecherspalte entsteht dann der **Augenbecher** (Abb. 13-4a). Die Linse wiederum entwickelt sich aus der **Linsenplakode**, einer Verdickung des Oberflächenektoderms, deren Bildung wiederum durch direkten Kontakt mit dem darunterliegenden Zellmaterial des Augenbechers induziert wird. Die Linsenplakode bildet eine Linsengrube in der Weise aus, wie sie oben analog bereits für die Nasenplakode beschrieben wurde; die Linsenplakode ändert jedoch ihre Form derart, daß ein geschlossenes Linsenbläschen unterhalb des Oberflächenektoderms entsteht (Abb. 13-131).

Das Innenohr bildet sich im Oberflächenektoderm aus der **Ohrplakode**, deren Bildung durch direkten Kontakt mit den unmittelbar benachbart liegenden Neuralwülsten des Rhombencephalon induziert wird. Des weiteren senkt sich die Ohrplakode (konkav) ein (Ohrgrübchen), gliedert sich anschließend vom Oberflächenektoderm ab und bildet so das Ohrbläschen (Abb. 13-7). Aus dem Ohrbläschen entstehen dann in der weiteren Entwicklung Vestibularapparat und Cochlea (Abb. 13-151). Einige Zellen tropfen aus dem Ohrbläschen ab und bilden auf diese Weise die sensiblen Nervenzellen des Ganglion vestibulocochleare (VIII). Axone aus diesem Ganglion strahlen in das entstehende Ohrbläschen und in das Rhombencephalon und bilden somit den N. vestibulocochlearis (VIII).

Kraniales Mesenchym (Abb. 13-8)

Während des und nach dem Neuralrohrschluß enthält der Kopf- und Halsbereich des Embryos viel Mesenchym, das aus drei Quellen stammt: der **Neuralleiste**, dem **paraxialen Mesoderm** und dem **Mesoderm der Seitenplatte**. Mesenchymzellen differenzieren sich in viele Zellformen. Die jeweiligen Anteile von Zellen aus jeder dieser drei Quellen am Bindegewebe (inklusive den Knochen) zeigt Abbildung 13-8. Einige der Erkenntnisse, die nachfolgend dargestellt sind, stammen aus Transplantationsexperimenten an Hühnerembryonen; es gibt dabei verläßliche Hinweise, daß diese Ergebnisse auch für Säugerembryonen und für menschliche Embryonen übertragbar sind.

Neuralleiste: Kraniale Neuralleistenzellen entwickeln eine weitaus größere Vielfalt von Zellformen als Neuralleistenzellen des Rumpfes. Wie diejenigen des Rumpfes bilden Neuralleistenzellen im Kopfbereich Nervenzellen und Zellen der Neuroglia; kraniale Neuralleistenzellen wandern auch in die Haut, wo sie sich zu Melanozyten weiterdifferenzieren. Nur kraniale Neuralleistenzellen haben jedoch die Fähigkeit, sich zu Chondrozyten, Osteozyten und zu Bindegewebszellen von Haut, Sehnen und Bändern und in den Wänden der Blutgefäße (nicht aber zu Gefäßendothelien) zu differenzieren. Aufgrund derartiger Entwicklungsschritte leisten kraniale Neuralleistenzellen einen bedeutenden Beitrag bei der Entwicklung von Gesicht und Ohr; einige kraniofaziale Mißbildungen beruhen auf Störungen der Wanderung kranialer Neuralleistenzellen. Auch liefern kraniale Neuralleistenzellen die Bindegewebsanteile der Speichelzellen, der Schilddrüse, der Nebenschilddrüsen und des Thymus sowie der Typ-1-Zellen des Glomus caroticum. Sie beteiligen sich auch wesentlich am sich entwickelnden Herzen, insbesondere am Mesenchym des Truncus arteriosus und des Konuswulstes des Herzens; weiter sind die kranialen Neuralleistenzellen an den Arterien des Aortenbogens beteiligt (Kap. 11.5); dadurch läßt sich auch das manchmal gleichzeitige Auftreten von Mißbildungen in der Gesichtsentwicklung und von angeborenen Herzfehlern erklären.

Paraxiales Mesoderm: Jeder quergestreifte Skelettmuskel von Kopf- und Halsbereich stammt vom paraxialen Mesoderm. In der Umgebung des sich entwickelnden Auges entstehen aus dem paraxialen Mesoderm die Augenmuskeln, Mm. bulbi. In der Hinterhauptsregion gliedert sich das paraxiale Mesoderm in Segmente und bildet vier Somitenpaare, die entsprechend denen am Rumpf Aufgaben erfüllen (Kap. 8): das Sklerotom erstreckt sich um den kaudalen Abschnitt des Rhombencephalon und bildet die Hauptmasse des Hinterhauptsbeins (Os occipitale) (Abb. 13-10); das Myotom wandert nach ventral und rostral und bildet die Zungenbeinmuskulatur, wobei es den entsprechenden Nerven für die Innervation mitnimmt (N. hypoglossus [XII]); das Dermatom beteiligt sich an der Haut und an Bindegewebsstrukturen der Hinterhauptsregion. Die zervikalen Somiten sind typische Somiten des Rumpfes; ihr Sklerotom bildet die Wirbel, ihr Myotom die quergestreifte Muskulatur, und ihr Dermatom ist an der Haut und den Bindegewebsstrukturen des Halses beteiligt.

Mesoderm der Seitenplatte: Die Seitenplatte stellt (wie der Name schon sagt) das am weitesten lateral gelegene Mesoderm des Embryo dar. Beim Embryo mit drei Keimblättern (= frühe Embryonalentwicklung) reicht die Seitenplatte an beiden Seiten bis zu den rostralen Polen des Embryo. Diese Region, in der die embryonale Herzentwicklung stattfindet, wandert während der kranialen Nervengewebsentwicklung nach ventral und kranial, so daß es keine Derivate von Mesoderm aus der Seitenplatte im Kopfbereich gibt; dennoch ist das Mesoderm der Seitenplatte an einigen Bindegewebsstrukturen der vorderen Halspartien (Dermis, Trachealknorpel und u. U. unterer Kehlkopfabschnitt) beteiligt.

Embryonaler Pharynx
(Abb. 13-4 und 13-9)

Der embryonale Pharynx besitzt fünf paarig angelegte Pharyngealbögen (auch Schlundbögen oder Kiemenbögen genannt); diese werden – entsprechend denen bei den Embryonen niederer Vertebraten – mit den Ziffern 1, 2, 3, 4 und 6 bezeichnet, denn der 5. Pharyngealbogen ist bei den Säugern nicht ausgebildet (Abb. 13-4a). Jeder Kiemenbogen besteht aus einer Mesenchymlage, die beidseits von je einer Epithelschicht bedeckt wird: dem Entoderm des Pharynx und dem Oberflächenektoderm. Der Hauptanteil dieser Mesenchymlage entstammt den Neuralleistenzellen; aber es gibt auch einige, vom Primitivstreifen stammende Zellnester (paraxiales Mesoderm), aus denen sich die Pharynxmuskulatur entwickelt. An der Seite des Oberflächenektoderms finden sich Einsenkungen, die man

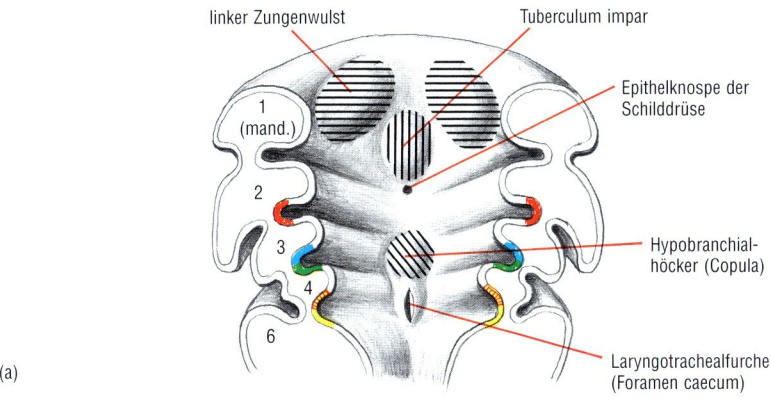

linker Zungenwulst
Tuberculum impar
Epithelknospe der Schilddrüse
Hypobranchial-höcker (Copula)
Laryngotrachealfurche (Foramen caecum)

1 (mand.)
2
3
4
6

(a)

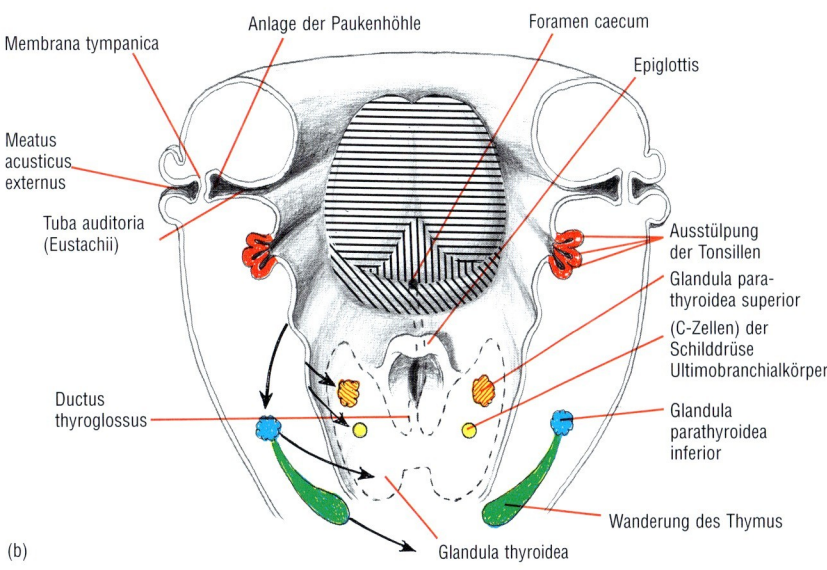

Membrana tympanica
Anlage der Paukenhöhle
Foramen caecum
Epiglottis
Meatus acusticus externus
Tuba auditoria (Eustachii)
Ausstülpung der Tonsillen
Glandula parathyroidea superior
(C-Zellen) der Schilddrüse Ultimobranchialkörper
Glandula parathyroidea inferior
Ductus thyroglossus
Wanderung des Thymus
Glandula thyroidea

(b)

13-9
Darstellungen der Entwicklung des Mundbodens. Anteile der jeweiligen Kiemenbögen, Kiemenfurchen und Schlundtaschen bei der Bildung von Zunge, Larynx, Ohr, Tonsillen, Nebenschilddrüsen, Thymus und Schilddrüse.

als Schlundfurchen (= Kiemenfurchen) bezeichnet; die Aussackungen an der Seite des Entoderms bezeichnet man als Schlundtaschen. (Daher legen sich die entodermalen Aussackungen der Schlundtaschen am Boden der Schlundfurchen dem Ektoderm direkt an.) Muskulatur, Knorpel, Bindegewebe sowie eine Kiemenbogenarterie bilden sich aus dem Mesenchym eines jeden Kiemenbogens (Abb. 13-4b,d und Tabelle 1). Der Hirnnerv, der motorische Nervenfasern zu den Kiemenbögen 1 bis 3 abgibt, hat auch einen Ast zum vorne gelegenen Bogen; diese vorneweg ziehenden Äste (d.h. vor den Kiemenfurchen) versorgen keine Muskeln (Abb. 13-4c). Strukturen, die sich vom Pharynx ableiten, sind Gesicht, Gaumen, Zunge, Schilddrüse, Pharynx, Larynx und äußeres Ohr sowie Mittelohr.

Umgestaltung des vier bis fünf Wochen alten Embryos zum Feten

Im folgenden kurzen Abriß werden einige Veränderungen zusammengefaßt, die bei der Umgestaltung des Embryos zum Feten im kraniofazialen Bereich stattfinden. Jeder Vorgang wird ausführlicher zu Beginn des entsprechenden Kapitels nochmals besprochen.

Schädel (Abb. 13-8)

Der Schädel wird aus ortsständigem, kranialem Mesenchym gebildet. So entsteht der Gehirnschädel (Neurocranium), der das Gehirn und die paarigen Sinnesorgane umhüllt, aus dem paraxialen Mesoderm; dagegen entwickelt sich der Gesichtsschädel (Viscerocranium), der sich vom embryonalen Pharynx herleitet und Gesicht und Ohrbereiche entstehen läßt, aus der Neuralleiste (Abb. 13-8a). Sowohl im Neurocranium als auch im Viscerocranium finden sich Bereiche, die durch enchondrale Ossifikation (= Ersatzknochenbildung) oder durch desmale Ossifikation (= Deckknochenbildung) entstehen.

Gesicht und sekundärer Gaumen

Gesicht und Gaumenplatten bilden sich als eine Reihe von Erhabenheiten, die aus dem Oberflächenektoderm und dem darunterliegenden – von der Neuralleiste stammenden – Mesenchym bestehen. Diese Aufwerfungen verändern ihre Lage, und benachbart liegende Erhabenheiten verschmelzen (Abb. 13-6). Unvollständige Ver-

schmelzungsvorgänge führen zu Spaltbildungen im Bereich von Gesicht, Lippen und/oder Gaumen. In dieser Entwicklungsphase kommt es auch zu Veränderungen der Proportionen; so wandern die Augen auf die Vorderseite des Gesichtes; dagegen verlagert sich infolge Längenwachstums des Gesichtes die Zunge aus ihrer ursprünglichen Lage zwischen den beiden Gaumenplatten nach kaudal, so daß diese sich aufeinander zubewegen und in der Mittellinie verschmelzen können (Abb. 13-59, 13-79, und 13-80).

Pharynx (Abb. 13-9 und Tab. 3)

Die erste Kiemenfurche wird zum Meatus acusticus externus; die anderen Kiemenfurchen (2–4) werden restlos vom Operculum bedeckt und verschwinden, es sei denn, der Sinus cervicalis bleibt als laterale Halszyste bestehen (und bildet sich somit nicht vollständig zurück). Die Aurikularlöcher sind als kleine Aufwerfungen zu beiden Seiten der ersten Kiemenfurche zu sehen; diese verschmelzen und bilden so die Ohrmuschel. Aus der ersten Schlundtasche entstehen – gemeinsam mit Anteilen aus der zweiten Schlundtasche – die Paukenhöhle und die Tuba auditoria; letztgenannte umgibt die sich entwickelnden Gehörknöchelchen, so daß diese bis zur Geburt von Amnionflüssigkeit umspült werden. Aus dem Entoderm der zweiten bis vierten Schlundtasche entstehen – gemeinsam mit dem benachbarten Mesenchym – die Gaumenmandeln (Tonsillae palatinae), die Nebenschilddrüsen (Glandulae parathyroideae inferiores und superiores), der Thymus sowie die parafollikulären C-Zellen in der Schilddrüse. Die Schilddrüse selbst entwickelt sich aus Entoderm und Mesoderm des distalen Endes des Ductus thyroglossus; der Ductus thyroglossus senkt sich als ein Divertikulum, das in der Mittellinie liegt, vom Boden des ersten Kiemenbogens nach kaudal (Abb. 13-9b). Die Zunge bildet sich aus drei Erhabenheiten am Boden des ersten und einem Wulst am Boden des dritten Kiemenbogens. Vom vierten Kiemenbogen stammt nur noch ein geringer Anteil des Zungenrückens (Dorsum linguae); der zweite Kiemenbogen ist dagegen nur minimal oder überhaupt nicht beteiligt. Dieses Bauprinzip der Zunge spiegelt sich in ihrer Innervation wider (S. 328). Aus drittem, viertem und sechstem Kiemenbogen bilden sich Pharynx und Larynx beim Embryo.

Tabelle 3: Abkömmlinge der Kiemenbögen und ihre Nervenversorgung.

Kiemenbogen	Nerv	Muskeln	Knochen, Knorpel und Bänder	Arterien
1 (maxillar)	V, maxillärer Anteil	—	Incus	ursprüngliche 1. Kiemenbogenarterie (bildet sich wieder zurück)
1 (mandibular)	V, mandibulärer Anteil	Kaumuskulatur, vorderer Bauch des M. digastricus, M. mylohyoideus, M. tensor veli palatini, M. tensor tympani	Malleus, Meckel-Knorpel, Lig. malleus ant., Lig. sphenomandibulare	
	VII, Chorda tympani	—	—	
2 (hyoid)	VII, N. facialis	M. stapedius, M. stylohyoideus, hinterer Bauch des M. digastricus, mimische, Ohrmuschel- und Kopfhautmuskulatur, M. buccinator	Stapes, Processus styloideus, Lig. stylohyoideum, Os hyoideum (oberer Teil)	ursprüngliche Stapes-Arterie (bildet sich wieder zurück)
	IX, R. tympanicus	—	—	
3	IX, N. glossopharyngeus	M. stylopharyngeus	Os hyoideum (unterer Teil)	A. carotis communis, A. carotis interna
	X, pharyngealer Anteil	obere und mittlere Schlundmuskulatur, palatinale Muskulatur außer M. tensor veli palatini	—	
4	X, oberer laryngealer Anteil	untere Schlundmuskulatur, M. cricothyroideus	Laryngealknorpel: Thyroid, Cricoid, Arytenoid	Aortenbogen, Stamm der rechten A. subclavia
5	X, lanryngealer Anteil	laryngeale Muskulatur außer M. cricothyroideus		Pulmonalarterie, Ductus arteriosus (Bosallo)

13.2 Schädel und Halswirbelsäule

Ziel dieses Kapitels ist das Studium des allgemeinen Aufbaus von **Schädel** und **Halswirbelsäule**. Der Schädel setzt sich aus zahlreichen Einzelknochen zusammen, die sich zum einen als Gehirnschädel (Neurocranium) und zum anderen als Gesichtsschädel (Viscerocranium) zusammenfassen lassen. Das **Neurocranium** schützt Gehirn, Augen und Ohren, das **Viscerocranium** bildet die Stütze für Gesicht, Nase, Nebenhöhlen und Mundbereich. Die Anteile des Schädels, die nahe den Augen, der Nase und dem Mundbereich liegen, werden bei den entsprechenden Regionen erneut behandelt. Die Halswirbelsäule besteht aus Atlas (C1), Axis (C2) und den Halswirbeln (C3–C7) (siehe dazu auch Kap. 8). Dieses Kapitel ist insgesamt länger als die anderen, und zur Bearbeitung sind deshalb mehr als die üblichen zwei bis drei Stunden Studierzeit zu veranschlagen.

Entwicklung des Schädels (Abb. 13-10, 13-11)

Der Schädel entsteht aus dem embryonalen Mesenchym, welches das sich entwickelnde Gehirn umgibt, sowie aus dem ersten und zweiten Kiemenbogen. Das **Neurocranium** bildet sich im allgemeinen aus paraxialem Mesoderm, das **Viscerocranium** dagegen aus Material der Neuralleiste.

Anfangs bildet sich das **Neurocranium** entweder aus Bindegewebs- oder aus Knorpelmodellen der einzelnen Knochen, die im weiteren Verlauf der Entwicklung verknöchern (Abb. 13-11). An der Schädelbasis wiederum beginnt die Entwicklung aus voneinander getrennten, knorpeligen Einzelelementen, die um das kraniale Ende der Chorda dorsalis entstehen (Abb. 13-10a). Das Modell ihres Wachstumfortschritts ist durch die vorhandenen Hirnnerven und Blutgefäße beeinflußt (Abb. 13-10b). Die drei okzipitalen Sklerotome verschmelzen mit der Knorpelplatte in der

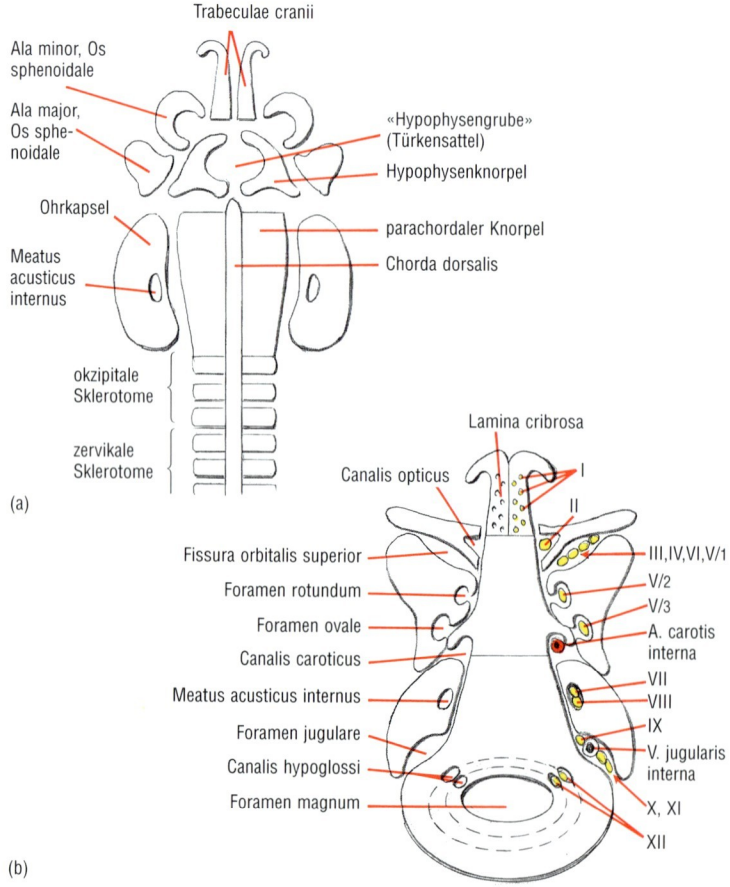

13-10
Entwicklung der Schädelbasis:
(a) Bestandteile des Knorpelschädels (Chondrocranium) und
(b) Verlauf der entsprechenden Leitungsbahnen (Gefäße, Nerven).

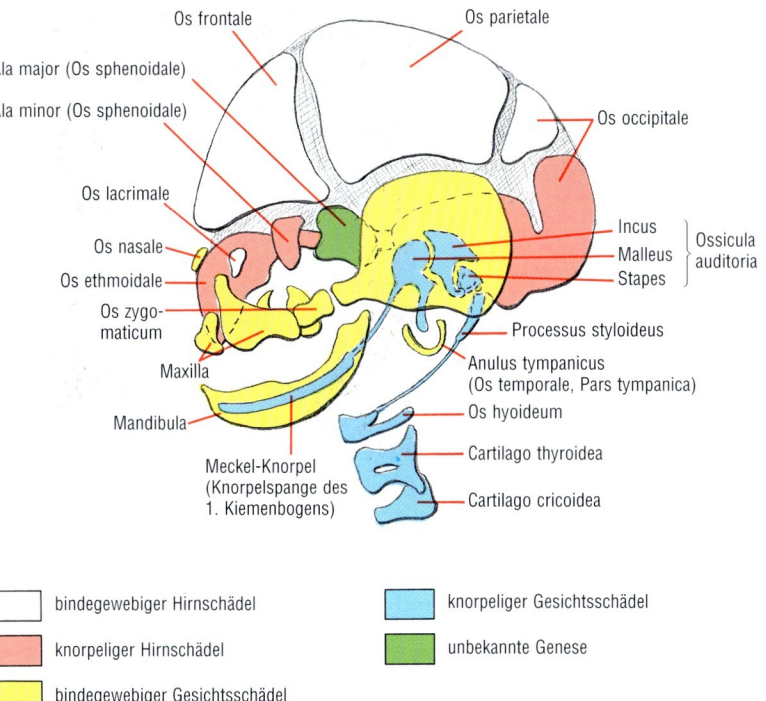

Os frontale
Os parietale
Ala major (Os sphenoidale)
Ala minor (Os sphenoidale)
Os occipitale
Os lacrimale
Os nasale
Incus
Malleus — Ossicula auditoria
Stapes
Os ethmoidale
Os zygo-maticum
Processus styloideus
Anulus tympanicus (Os temporale, Pars tympanica)
Maxilla
Mandibula
Os hyoideum
Meckel-Knorpel (Knorpelspange des 1. Kiemenbogens)
Cartilago thyroidea
Cartilago cricoidea

bindegewebiger Hirnschädel
knorpeliger Gesichtsschädel
knorpeliger Hirnschädel
unbekannte Genese
bindegewebiger Gesichtsschädel

13-11
Skelettelemente des Schädels und der vorderen Halsseite. Halswirbel (nicht dargestellt) entwickeln sich aus zervikalen Sklerotomen.

Umgebung der Chorda dorsalis und bilden so die Grundlage des Hinterhauptsbeins (Os occipitale). Zudem dehnen sich die okzipitalen Sklerotome in die Umgebung des Rhombencephalon und des Foramen magnum aus; dies geschieht in derselben Weise, in der die Sklerotome am Rumpf die Wirbel bilden; dadurch sind die Foramina, durch die der N. hypoglossus (XII) den Schädel verläßt, baugleich den Foramina intervertebralia (an der Wirbelsäule). Weitere Knorpelanteile, die u.U. verknöchern und zum Siebbein (Os ethmoidale) werden, entstehen um die Nasenbereiche. Dagegen bildet sich eine ähnliche Abkapselung um die sich entwickelnden Mittel- und Innenohrbezirke und gestaltet schließlich das Fersenbein (Pars petrosa des Os temporale).

Die Wölbung des Neurocranium bildet sich durch Ossifikation der bindegewebigen Vorstufen von Stirnbein (Os frontale), Scheitelbeinen (Ossa parietalia), Schuppe des Schläfenbeins (Pars squamosa des Os temporale) und dem oberen Anteil des Hinterhauptsbeins (Os occipitale). Zum Zeitpunkt der Geburt sind zwischen diesen dünnen Knochen des Schädelgewölbes vorläufige **Bindegewebsbrücken (Suturen)** vorhanden. An den Nahtstellen zwischen 1. Os frontale und Ossa parietala sowie 2. Ossa parietala und Os occipitale sind die Bindegewebsbrücken entsprechend groß und werden deshalb als Fontanellen: 1. **Fonticulus anterior** (viereckig) und 2. **Fonticulus posterior** (dreieckig) bezeichnet (Abb. 13-12). Dieses Bauprinzip erlaubt eine gewisse Verformung des Schädels während des Geburtsvorgangs, doch keine derartige Verformung der Knochen ist an den Schädelbasisknochen möglich. Wenn der Kopf des Kindes gerade in den Geburtskanal eintritt, läßt sich die vordere Fontanelle in der Regel mit dem eingeführten Finger tasten; dadurch läßt sich die Kopflage des Kindes verifizieren. Postpartal sollte sich jede vorübergehend entstandene Verformung des Schädels innerhalb von zwei bis drei Tagen vollständig zurückbilden. Die bindegewebig angelegten Deckknochen des Schädels

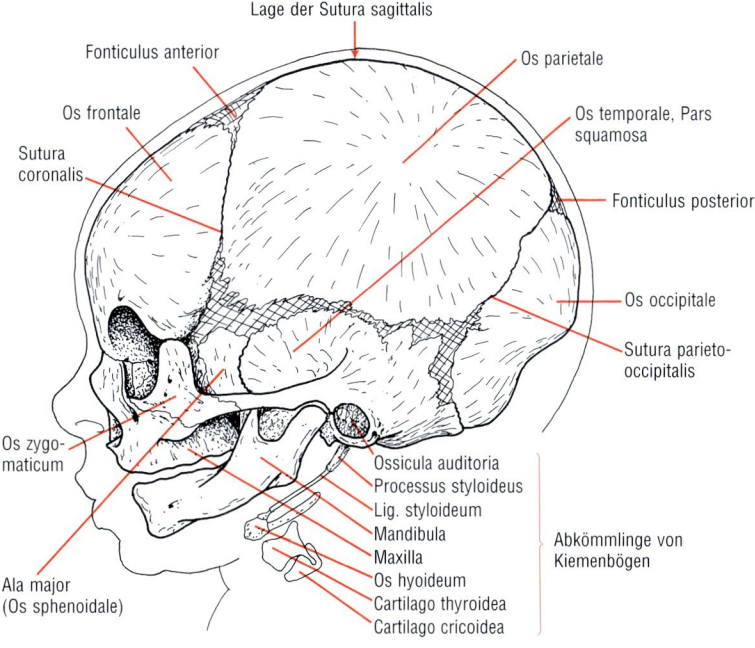

Lage der Sutura sagittalis
Fonticulus anterior
Os parietale
Os frontale
Os temporale, Pars squamosa
Sutura coronalis
Fonticulus posterior
Os occipitale
Sutura parieto-occipitalis
Os zygo-maticum
Ossicula auditoria
Processus styloideus
Lig. styloideum
Mandibula
Maxilla
Os hyoideum
Cartilago thyroidea
Cartilago cricoidea
Abkömmlinge von Kiemenbögen
Ala major (Os sphenoidale)

wachsen zum einen an den Randbezirken im Bereich der Schädelnähte (Suturen) und zum anderen ebenso durch apositionelles Wachstum an ihrer Außenseite; dagegen werden sie an ihrer Innenseite verschmälert, um dem wachsenden Gehirn Platz zu bieten. Wenn sich die Suturen der Schädelkalotte vorzeitig schließen (prämature Kraniosynostose) (Abb. 13-13), kommt es zu Fehlbildungen des Schädelwachstums; so können Schädelformen entstehen, die – ohne operativen Korrektureingriff – einen erhöhten intrakraniellen Druck bewirken und zu einer Schädigung von Gehirnstrukturen führen.

13-12
Schädel eines Neugeborenen. Ansicht von lateral.

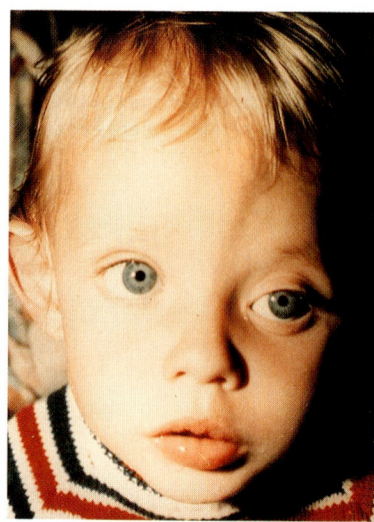

13-13
Gesichtsasymmetrie nach vorzeitigem Schluß der Schädelnähte an der linken Schädelhälfte.

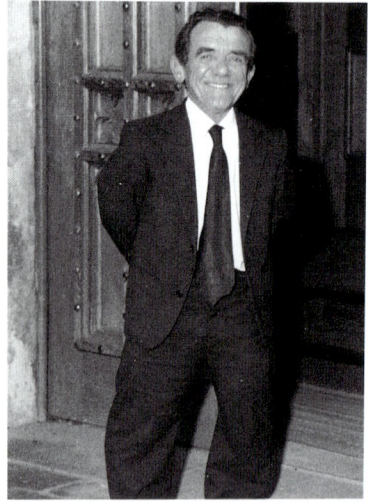

13-14
Klinisches Bild einer Achondroplasie.

Pathologisch gestörte Entwicklungen von knorpelig angelegten Knochen des Schädels (Ersatzknochen) – oft infolge mangelhafter Bildung von Kollagen Typ II – lassen eine nicht so seltene Form von Zwergwuchs entstehen – die Achondroplasie (Chondrodystrophia fetalis) (Abb. 13-14). Diese zwergwüchsigen Patienten haben kurze Extremitäten, großen Gehirn- sowie kleinen Gesichtsschädel mit Sattelnase («birnenförmiger» Schädel); die Knochen des Gehirnschädels sind dabei normal entwickelt, aber die Knochen der Schädelbasis, die aus Knorpelvorstufen entstehen, sind verkleinert.

Der **Gesichtsschädel (Viscerocranium)** wird – wie der Gehirnschädel – durch Ossifikation von zunächst sowohl knorpelig als auch bindegewebig vorgeformten Anteilen gebildet. Die knorpelig präformierten Strukturen entstehen aus Mesenchym der Kiemenbögen, das der Neuralleiste entstammt. Der erste Kiemenbogen besteht aus späteren Anteilen von Mandibula und Maxilla; aber nur der Mandibular-Anteil besitzt Knorpelmaterial (Meckel-Knorpel). Der Meckel-Knorpel wird schließlich durch Bindegewebsknochen ersetzt, der lateral von ihm entsteht, ihn teilweise auch umgibt und so den Hauptanteil der Mandibula bildet. Dennoch beteiligt sich später auch Ersatzknochen an der Bildung von Caput mandibulae und Processus coronoideus der Mandibula. Die ursprüngliche Lage des Knorpels zeigt sich beim Erwachsenen schließlich in Form des Canalis mandibulae. Wenn sich der Meckel-Knorpel nur unzureichend an einer Seite ausbildet, kommt es zu einer deutlichen Asymmetrie des Gesichtes (Abb. 13-15). Ossifikationsinseln im mesenchymalen Bindegewebe der Protuberanzen an der Maxilla und der Areale dazwischen bilden den Oberkiefer (Maxilla), das

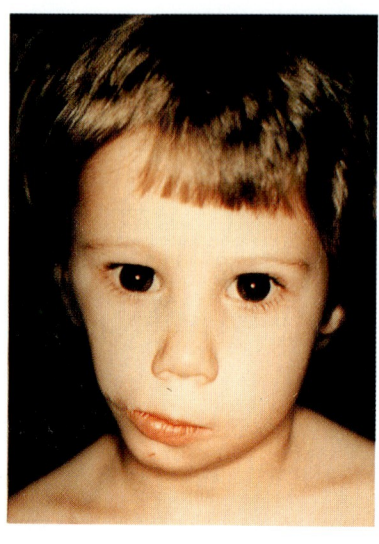

13-15
Gesichtsasymmetrie infolge Fehlentwicklung des rechten Mandibularbogens.

Jochbein (Os zygomaticum) sowie die Schuppe des Schläfenbeins (Pars squamosa des Os temporale); diese zählt zum Gehirnschädel.
Der dorsale Endabschnitt des Knorpels des ersten Kiemenbogens verknöchert und bildet so die beiden Gehörknöchelchen, Hammer (Malleus) und Amboß (Incus). Durch Ossifikation des dorsalen Endabschnitts des Knorpels des zweiten Kiemenbogens (Reichert-Knorpel) entstehen das dritte Gehörknöchelchen, der Steigbügel (Stapes) sowie der Processus styloideus. Dagegen entstehen aus dem ventralen Endabschnitt des Reichert-Knorpels Teile des Zungenbeins (Os

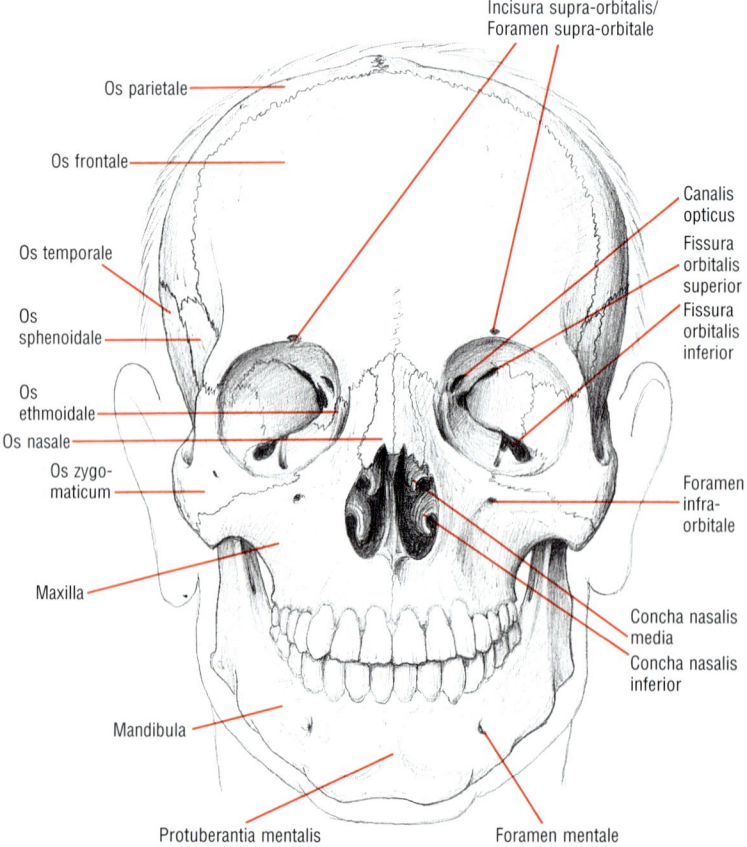

13-16
Knöcherner Schädel. Ansicht von vorne.

Os parietale

Os frontale

Os temporale

Os sphenoidale

Os ethmoidale

Os nasale

Os zygomaticum

Maxilla

Mandibula

Protuberantia mentalis

Incisura supra-orbitalis/ Foramen supra-orbitale

Canalis opticus

Fissura orbitalis superior

Fissura orbitalis inferior

Foramen infra-orbitale

Concha nasalis media

Concha nasalis inferior

Foramen mentale

hyoideum): Cornu minus und oberer Anteil des Zungenbeinkörpers (Abb. 13-11).
Eine ausführliche Darstellung der Entwicklung und Ossifikation der Wirbel finden Sie in Kapitel 8.

A. Studium des knöchernen Schädels

Ehe Sie einen knöchernen Schädel an sich studieren, betrachten Sie ein knöchernes Skelett mit Schädel. Machen Sie sich klar, daß beim aufrecht stehenden Menschen die Schädelbasis (bestimmt durch Mund- und Nasenhöhle) meist rechtwinklig zu den oberen Halswirbeln liegt (Abb. 13-1).
Beim Studium des Schädels sollten Sie sich auch darüber Klarheit verschaffen, welche Knochenkonstruktionen man am Lebenden tasten kann; diese sollten sie dann auch bei sich selbst bzw. Ihrem Partner palpieren. Leitungsbahnen, die durch die Öffnungen des Schädels hindurchziehen, werden nur im Abschnitt der Inhaltsgebilde des Schädels abgehandelt.

Gehirnschädel (Neurocranium) – Äußere Strukturen

Ventralansicht (Abb. 13-16)
Nehmen Sie einen kompletten knöchernen Schädel (d.h. mit Schädelkalotte), und studieren Sie seine Vorderansicht. Das **Stirnbein (Os frontale)** beherrscht die Ventralansicht des Gehirnschädels; es bildet ebenso das Dach der Augenhöhle (Orbita). Tasten Sie die **supra-orbital gelegenen Knochenleisten** (wie z.B. **Arcus supraciliaris, Margo supra-orbitalis**), und markieren Sie die Lage der **Incisura supra-orbitalis** bzw. des **Foramen supra-orbitale** (etwa in der Mitte des Margo supra-orbitalis). An der Außenseite der Orbita hat das Stirnbein direkten Kontakt mit dem Jochbein (Processus frontalis des Os zygomaticum), an der Innenseite der Orbita mit dem Nasenbein (Os nasale) an der Nasenwurzel. Verfolgen Sie die Ausdehnung des Os frontale und seine Kontaktflächen (Suturen) mit dem Scheitelbein (Os parietale), dem Keilbein (Ala majora des Os sphenoidale) sowie dem Jochbein (Os zygomaticum).

Ansicht von hinten (Abb. 13-18)
Hier beherrscht größtenteils das **Hinterhauptsbein (Os occipitale)** mit dem **Hinterhauptsloch (Foramen magnum)** das Bild. Durch das Foramen magnum zieht der Hirnstamm und erhält so Anschluß an das Rückenmark. Suchen Sie an jeder Seite des Foramen magnum die **Condyli occipitales** auf, die mit den Gelenkflächen an den Massae laterales des Atlas artikulieren. Dorsal der Condyli occipitales können Sie u.U. ein **Foramen venae emissariae** erkennen, über das Diploëvenen (aus den Knochenmarkanteilen) den Schädel verlassen. In der Mittellinie ist leicht ein Knochenvorsprung, die **Protuberantia occipitalis externa (Inion)** und – davon beidseits nach lateral ausgehend – jeweils die **Linea nuchalis superior** zu tasten. Zwischen den beiden Lineae nuchales superiores und dem Foramen magnum finden sich weitere knöcherne Linien und Vorsprünge, die den dorsalen Wirbelsäulenmuskeln als Anheftungsareale dienen.

Dorsalansicht (Abb. 13-17a,b)
Studieren Sie die Dorsalseite der Schädelkalotte, suchen Sie die **Kranznaht (Sutura coronalis)**

zwischen Stirnbein und den beiden Scheitelbeinen, die **Pfeilnaht (Sutura sagittalis)** zwischen den beiden Scheitelbeinen sowie die **Lambdanaht (Sutura lambdoidea)** zwischen beiden Scheitelbeinen und dem Hinterhauptsbein auf. Die Sutura sagittalis ist Verbindung zwischen dem Schnittpunkt mit der **Sutura coronalis (Bregma)** und dem mit der **Sutura lambdoidea (Lambda)**. Kleine, isolierte Knochenstücke in der Schädelkalotte bezeichnet man als **Schaltknochen**. Gelegentlich verbleibt bei der Entstehung von rechter und linker Hälfte des Stirnbeins eine mittig verlaufende Naht (Sutura frontalis), die vom Bregma aus nach vorne zieht.

Seitansicht (Abb. 13-19)
In der Seitansicht des Gehirnschädels sieht man oben das **Stirnbein (Os frontale)** und das **Scheitelbein (Os parietale)**, unten die Schuppe des **Schläfenbeins (Pars squamosa des Os temporale)** und den großen **Keilbeinflügel (Ala major des Os sphenoidale)**. Man nennt den Bereich «Pterion», wo Os frontale, Os parietale, Os tem-

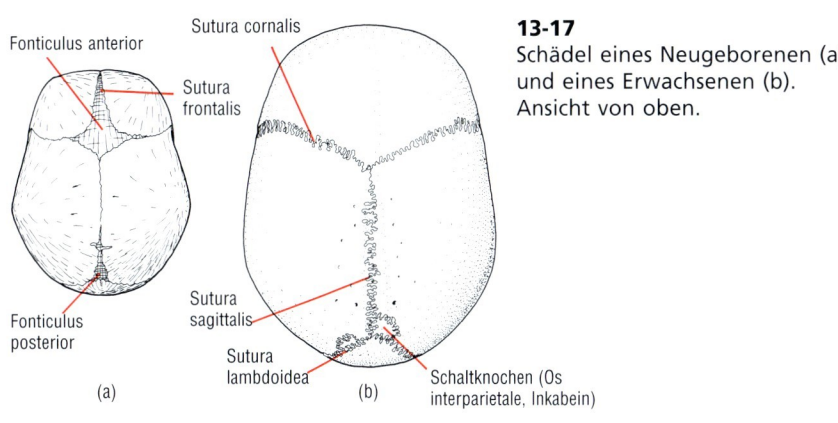

13-17
Schädel eines Neugeborenen (a) und eines Erwachsenen (b). Ansicht von oben.

(a) Fonticulus anterior, Sutura frontalis, Fonticulus posterior

(b) Sutura cornalis, Sutura sagittalis, Sutura lambdoidea, Schaltknochen (Os interparietale, Inkabein)

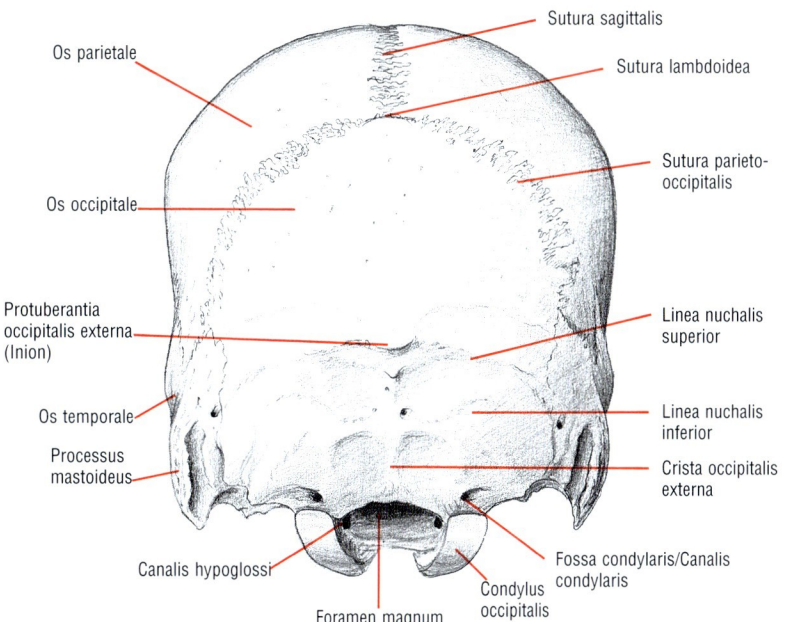

13-18
Schädel eines Erwachsenen. Ansicht von hinten.

Os parietale, Sutura sagittalis, Sutura lambdoidea, Sutura parieto-occipitalis, Os occipitale, Linea nuchalis superior, Protuberantia occipitalis externa (Inion), Os temporale, Linea nuchalis inferior, Crista occipitalis externa, Processus mastoideus, Canalis hypoglossi, Foramen magnum, Condylus occipitalis, Fossa condylaris/Canalis condylaris

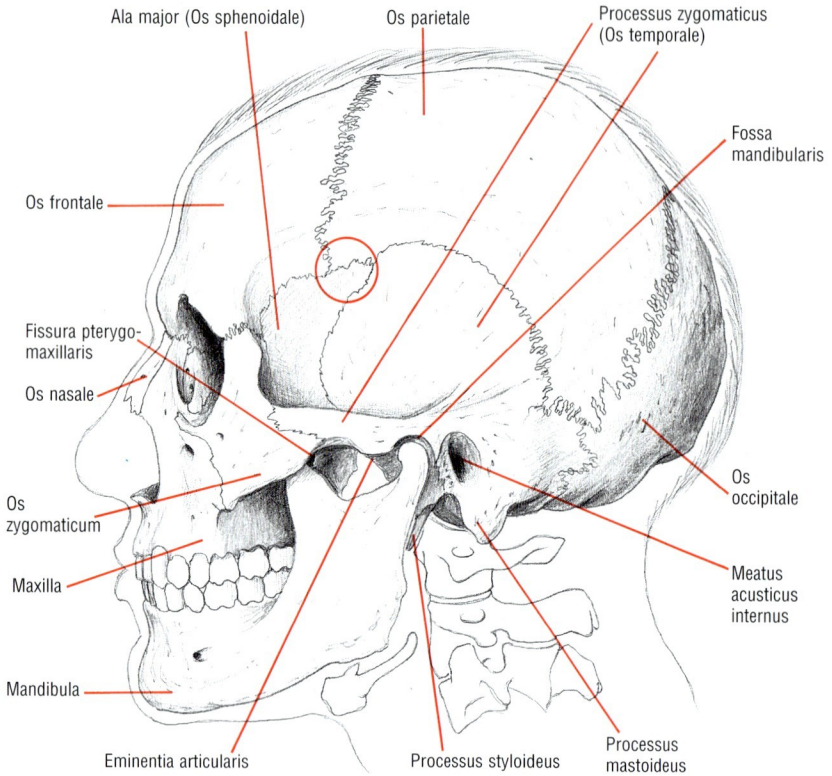

Ala major (Os sphenoidale)

Os parietale

Processus zygomaticus (Os temporale)

Fossa mandibularis

Os frontale

Fissura pterygo-maxillaris

Os nasale

Os zygomaticum

Maxilla

Os occipitale

Mandibula

Meatus acusticus internus

Eminentia articularis

Processus styloideus

Processus mastoideus

13-19
Schädel eines Erwachsenen.
Ansicht von lateral
(Pterion mit Kreis gekennzeichnet).

porale und Os sphenoidale aufeinandertreffen; das Pterion ist ein Bereich von besonderer Bedeutung (S. 377).

Kennzeichnen Sie am **Os temporale** 1. den **Meatus acusticus externus** sowie 2. die **Pars tympanica**, welche vordere und untere Begrenzung des äußeren Gehörgangs bildet und 3. den **Warzenfortsatz (Processus mastoideus)**; dieser tritt deutlich hervor und reicht nach unten bis hinter das äußere Ohr. Er kann zudem knöchern völlig durchbaut sein, jedoch finden sich in ihm viel häufiger bienenwabenartige, lufthaltige Räume **(Cellulae mastoideae)**, die mit der Paukenhöhle des Mittelohrs **(Cavum tympani)** in Verbindung stehen. Betrachten Sie den **Processus zygomaticus** des Os temporale; er zieht von der Pars squamosa des Os temporale als knöcherne Strebe nach vorne und gewinnt Anschluß an das **Jochbein**. So bildet sich der **Jochbogen (Arcus zygomaticus)**. Der Knochenvorsprung an der Unterfläche des Processus zygomaticus des Schläfenbeins heißt **Tuberculum articulare**; dorsal davon befindet sich die **Fossa mandibularis**, in der das Caput mandibulae mit einem Discus articularis eine gelenkige Verbindung eingeht (Kiefergelenk, Articulatio temporomandibularis).

Ansicht von unten (Abb. 13-20)
Im Grunde genommen besteht die Basis des Gehirnschädels aus zwei Teilen. Den vorderen Teil bilden **Stirnbein (Os frontale)** und **Siebbein (Os ethmoidale)**, die sozusagen jeweils das Orbitadach und die Nase bilden. Der hintere Teil ist eine dicke, in der Mitte liegende Knochenplatte, zu welcher der **Keilbeinkörper (Corpus des Os sphenoidale; Basisphenoid)**, die **Pars basilaris des Os occipitale (Basiocciput)** sowie seitliche Knochenstrukturen gehören. Diese seitlich gele-

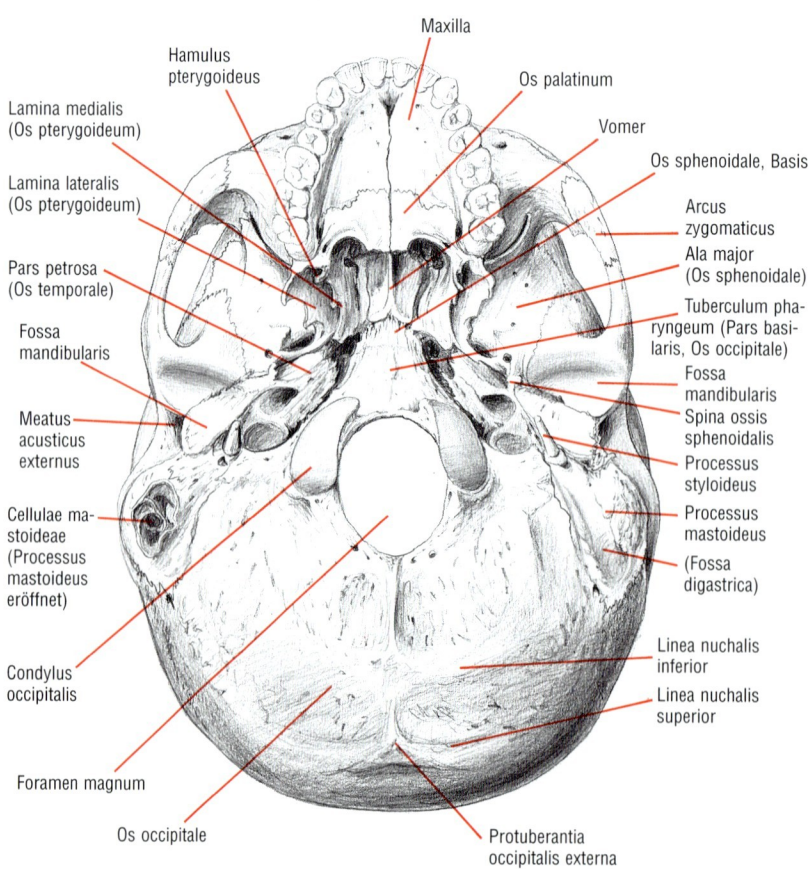

Hamulus pterygoideus

Maxilla

Os palatinum

Lamina medialis (Os pterygoideum)

Vomer

Os sphenoidale, Basis

Lamina lateralis (Os pterygoideum)

Arcus zygomaticus

Ala major (Os sphenoidale)

Pars petrosa (Os temporale)

Tuberculum pharyngeum (Pars basilaris, Os occipitale)

Fossa mandibularis

Fossa mandibularis

Spina ossis sphenoidalis

Meatus acusticus externus

Processus styloideus

Processus mastoideus

Cellulae mastoideae (Processus mastoideus eröffnet)

(Fossa digastrica)

Linea nuchalis inferior

Linea nuchalis superior

Condylus occipitalis

Foramen magnum

Os occipitale

Protuberantia occipitalis externa

13-20
Schädelbasis. Ansicht von unten.

genen Knochenstrukturen werden von den **gro-ßen Keilbeinflügeln (Alae majores des Os sphenoidale)**, dem **Felsenbein (Pars petrosa des Os temporale)** und den unteren Anteilen der **Pars squamosa des Os temporale** gebildet. Hinter diesen Strukturen liegt wiederum das Foramen magnum und das Hinterhaupt (Occiput). Werfen Sie erneut einen Blick in die knöcherne Orbita (S. 359), und studieren Sie deren Dach. Es wird vorne von der **Pars orbitalis (Facies orbitalis) des Os frontale** und hinten vom kleinen **Keilbeinflügel (Ala minor des Os sphenoidale)** gebildet. Dieser läßt Platz für den runden **Canalis opticus**. Zwischen den beiden Orbitae liegt das **Siebbein (Os ethmoidale)**. Entfernen Sie nun die Schädelkalotte, halten Sie den Schädel gegen das Licht, und schauen Sie so von unten in die beiden Nasenlöcher. Sie werden sehen, daß – beidseits der Medianen – ein sehr löchriger Knochen das Nasendach bildet: die **Lamina cribrosa** des Os ethmoidale. Sie verbindet zwei etwa rechtwinklig angeordnete Knochenbereiche (die beiden Labyrinthi ethmoidales), welche beidseits im oberen Teil der Nasenhöhle liegen und somit den größten Teil der medialen Orbita-wand bilden. In den **Labyrinthi ethmoidales** befinden sich die Cellulae ethmoidales, die zum Nasenraum direkte Verbindung haben und ihr Sekret über mehrere Öffnungen in die Nase ableiten. Von der Mittellinie der Lamina cribrosa senkt sich die **Lamina perpendicularis** des Os ethmoidale nach unten in den Nasenraum; die Lamina perpendicularis ist auch Teil des in der Medianen liegenden Nasenseptum (S. 299).

Nach dorsal wird die Schädelbasis von dem in der Medianen befindlichen Keilbeinkörper (Corpus ossis sphenoidalis) gebildet. (In der Ansicht von ventral ist dieser aber größtenteils durch das Nasenskelett verdeckt.) Ebenso beteiligen sich am dorsalen Bereich der Schädelbasis Basisphenoid und Basiocciput; auf diesem sitzt in der Medianen das Tuberculum pharyngeum. An jeder Seite des Keilbeinkörpers lagert sich horizontal der mächtige **große Keilbeinflügel** an, **Ala major des Os sphenoidale**; dessen **Flügelfortsatz, Processus pterygoideus**, mit seinen Lamina medialis und Lamina lateralis ist nach unten gerichtet; zwischen Flügelfortsatz des Keilbeins und Unterkieferast gestaltet sich ein Raum, die **Fossa infratemporalis** (= kaudale Fortsetzung der Fossa temporalis). Der große Keilbeinflügel hat somit eine Facies temporalis und eine Facies infratemporalis; zwischen beiden Flächen liegt die Crista infratemporalis. Der hintere Abschnitt des großen Keilbeinflügels trägt einen kleinen Knochenfortsatz, die **Spina ossis sphenoidalis**. Dorsal des großen Keilbeinflügels und lateral der zentral gelegenen knöchernen Basis sind Teile des Schläfenbeins zu sehen: 1. medialwärts das **Felsenbein (Pars petrosa des Os temporale)**; es ist durch das Foramen lacerum von der zentral gelegenen Basis getrennt (die kantige Struktur des Felsenbeins verschwindet letzlich nach der Bestattung); 2. mehr nach lateral **Processus styloideus** (ragt wie eine spitze Nadel nach kaudal), **Processus mastoideus, Pars tympanica** und **Fossa mandibularis**. Zwischen Pars tympanica und Fossa mandibularis des Os temporale drängt sich ein kleiner Teil des Felsenbeins.

Os sphenoidale und Os temporale sind durch Öffnungen (Foramina) durchbrochen, durch die Leitungsbahnen zwischen Schädelinnerem und Halsregion ziehen. Das Vorhandensein der Fora-

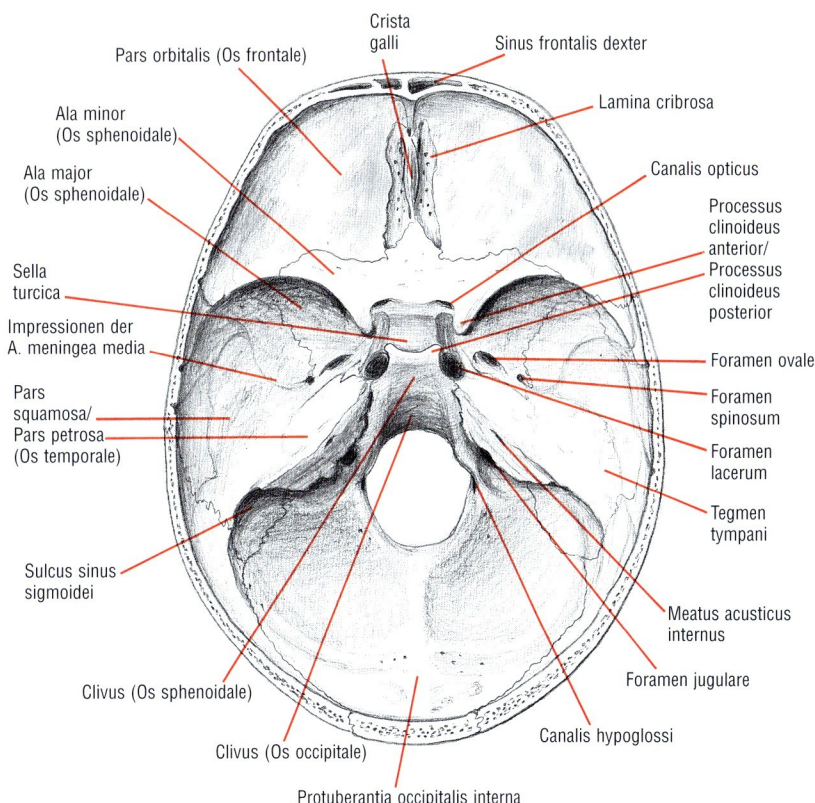

Pars orbitalis (Os frontale)
Crista galli
Sinus frontalis dexter
Ala minor (Os sphenoidale)
Lamina cribrosa
Ala major (Os sphenoidale)
Canalis opticus
Processus clinoideus anterior/ Processus clinoideus posterior
Sella turcica
Foramen ovale
Impressionen der A. meningea media
Foramen spinosum
Pars squamosa/ Pars petrosa (Os temporale)
Foramen lacerum
Tegmen tympani
Meatus acusticus internus
Sulcus sinus sigmoidei
Foramen jugulare
Clivus (Os sphenoidale)
Canalis hypoglossi
Clivus (Os occipitale)
Protuberantia occipitalis interna

mina und der zahlreichen Suturen stellt einen Locus minoris resistentiae an der Schädelbasis dar, wodurch es durch schwere Verletzungen zu Schädelbasisfrakturen kommen kann. Am Vorderrand des großen Keilbeinflügels befindet sich die **Fissura orbitalis inferior**; und der große Keilbeinflügel selbst wird von **Foramen ovale** und **Foramen spinosum** durchbrochen. Vor dem Felsenbein liegt der knöcherne Abschnitt der **Tuba auditoria (Eustachio-Röhre)**. Der weite **Canalis caroticus** durchzieht – von unten aufsteigend – das Felsenbein. Führen Sie eine biegsame Sonde in den Canalis caroticus, und achten Sie auf dessen Lage und seinen gewundenen Verlauf. Das **Foramen stylomastoideum** liegt – wie der Name schon sagt – zwischen Processus styloideus und Processus mastoideus. Zwischen Felsenbein und Hinterhaupt kann man das **Foramen jugulare** aufsuchen, und am Hinterhaupt selbst ist das weite **Foramen magnum**. Vor jedem Condylus articularis am Os occipitale verläuft der **Canalis hypoglossi**. Hinter den Hinterhauptskondylen finden sich gelegentlich weitere kleine Knochenkanäle.

Neurocranium (Knochen des Gehirnschädels) – Innenrelief
(Abb. 13-21)

Entfernen Sie die Schädelkalotte, und studieren Sie das **Schädelinnere**. Sie werden dabei ohne weiteres drei augenfällige (nacheinander angeordnete, paarige) Vertiefungen bemerken – die vordere, mittlere und hintere Schädelgrube, Fossa cranii anterior, media, posterior) (Abb. 13-22). Leitungsbahnen, die durch die zahlreichen Foramina und Fissurae aus dem Schädel oder in den Schädel ziehen, sind in Abbildung 13-21 dargestellt und im folgenden Text jeweils in eckigen Klammern aufgelistet.

13-21
Schädelbasis. Ansicht von innen.

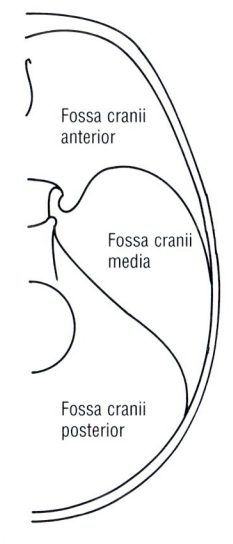

Fossa cranii anterior

Fossa cranii media

Fossa cranii posterior

13-22
Schädelgruben.

Vordere Schädelgrube, Fossa cranii anterior

Die **Fossa cranii anterior** beherbergt den Frontallappen des Endhirns; sie wird durch die Facies orbitales der beiden Stirnbeine gebildet, zwischen denen sich die vielfach perforierte **Lamina cribrosa** des Siebbeins [Nn. olfactorii (I)] zwängt. Nach kranial erhebt sich von der Lamina cribrosa als Knochenvorsprung die **Crista galli** (wie ein Hahnenkamm), an der die Falx cerebri angeheftet ist (S. 348). Dorsal schließt sich an jede Facies orbitalis des Stirnbeins der **kleine Keilbeinflügel** an (**Ala minor des Os sphenoidale**), von dem sich nach dorsal der **Processus clinoideus anterior** vorwölbt.

Mittlere Schädelgrube, Fossa cranii media

In der **mittleren Schädelgrube, Fossa cranii media,** liegen der Temporallappen des Endhirns, der Hypothalamus und die Hypophyse. Der Boden der mittleren Schädelgrube wird im Zentralbereich durch den Keilbeinkörper und lateral durch den großen Keilbeinflügel sowie durch die Vorderfläche des Felsenbeins (Os temporale) gebildet; die seitliche Begrenzung entspricht der Ausdehnung des großen Keilbeinflügels (Ala major des Os sphenoidale) und Anteilen der Schläfenbeinschuppe (Pars squamosa des Os temporale).

Im Keilbeinkörper (Corpus ossis sphenoidalis) befindet sich die Keilbeinhöhle, Sinus sphenoidalis. Ihre knöcherne Hinterwand ist dünn und wie ein Türkensattel, **Sella turcica**, gestaltet. Darin liegt die Hypophyse, Hypophysis (Glandula pituitaria). Deshalb bezeichnet man die Sella turcica auch als **Fossa hypophysialis**. Der Processus clinoideus anterior liegt beidseits lateral von Fossa hypophysialis und S-förmig gewundenem Sulcus caroticus; in diesem erreicht die A. carotis interna zu beiden Seiten das Schädelinnere. Die Fossa hypophysialis ist nach hinten durch eine rechtwinklig angeordnete Knochenstruktur begrenzt, dem Dorsum sellae; von ihm springt beidseits ein **Processus clinoideus posterior** hervor. Der Keilbeinkörper geht nach lateral in die großen Keilbeinflügel, Ala major (rechts und links), ohne scharfe Abgrenzung über. Die großen Keilbeinflügel stehen dann wiederum mit Stirnbein, Scheitelbein sowie Schläfenbein in Verbindung. Wenn Sie eine knöcherne Schädelbasis gegen eine Lichtquelle halten, sehen Sie, wie dünn der Knochen an dieser Nahtstelle ist.

Suchen Sie nun die einzelnen Durchtrittsstellen in der mittleren Schädelgrube auf. Vor dem Türkensattel und etwas seitlich davon zieht beidseits der **Canalis opticus** zwischen Keilbeinkörper und einem kleinen Keilbeinflügel (Ala minor ossis sphenoidalis) in Richtung Orbita. Im Canalis opticus ziehen N. opticus (II), A. ophthalmica und sympathische Nervengeflechte zum Auge. Im oberen Abschnitt der mittleren Schädelgrube besteht eine direkte Verbindung zur Orbita zwischen kleinem und großem Keilbeinflügel, ehe diese lateralwärts verschmelzen: die **Fissura orbitalis superior**. Durch die Fissura orbitalis superior ziehen N. oculomotorius (III), N. trochlearis (IV), N. ophthalmicus (V/1), N. abducens (VI) sowie die Vv. ophthalmicae. Sondieren Sie nun das nach vorne orientierte **Foramen rotundum** (N. maxillaris [V/2]); über das Foramen rotundum stehen mittlere Schädelgrube und Flü-

gelgaumengrube (Fossa pterygopalatina) in Verbindung, unmittelbar benachbart, zwischen Maxilla und dem Processus pterygoideus des Keilbeins, sieht man die **Fissura pterygomaxillaris**. Lateral und dorsal des Foramen rotundum liegt das **Foramen ovale** (N. mandibularis [V/3]) und – am weitesten lateral – das **Foramen spinosum**; über das Foramen spinosum erreicht die A. meningea media das Schädelinnere. Sondieren Sie jede der letztgenannten Öffnungen von der knöchernen Schädelbasis bis zur Fossa infratemporalis. Beachten Sie auch die Einkerbungen (Sulci arteriales), die vom Foramen spinosum ausgehen. Sie stammen von Ästen der A. meningea media und ziehen nach lateral Richtung Pterion. An der medialen Kante des Felsenbeins (Pars petrosa des Os temporale) befindet sich das Foramen lacerum. Legen Sie von außen eine flexible Sonde in den Canalis caroticus; diese Sonde wird am vorderen Rand des Foramen lacerum zum Vorschein kommen; verfolgen Sie von dieser Stelle aus die knöcherne Impression der A. carotis interna in der seitlichen Wand des Keilbeinkörpers nach vorne. Suchen Sie an der Vorderfläche des Felsenbeins zwei enge Knochenkanäle auf, die nach vorne medial in Richtung Foramen lacerum und Foramen ovale ziehen: Sulcus nervi petrosi minoris und Sulcus nervi petrosi majoris (für parasympathischen N. petrosus major, N. petrosus minor). Suchen Sie abschließend auch die knöcherne Erhabenheit auf, die durch den Canalis semicircularis superior des Innenohrs verursacht ist.

Hintere Schädelgrube, Fossa cranii posterior

In der **hinteren Schädelgrube, Fossa cranii posterior,** liegen lateral die Kleinhirnhemisphären und – zentral – der Hirnstamm. Die Seiten der hinteren Schädelgrube bilden Pars petrosa und Pars squamosa des Os temporale sowie die Pars squamosa des Os occipitale; den Zentralbereich bildet der **Clivus** (Basisphenoid und Basiocciput), beide werden während des Schädelwachstums durch eine Synchondrosis spheno-occipitalis getrennt.

Suchen Sie an der Hinterfläche des Felsenbeins den **Meatus acusticus internus** auf. Hier liegen N. facialis [N. intermediofacialis] (VII), N. vestibulocochlearis (VIII) und die A. labyrinthi.

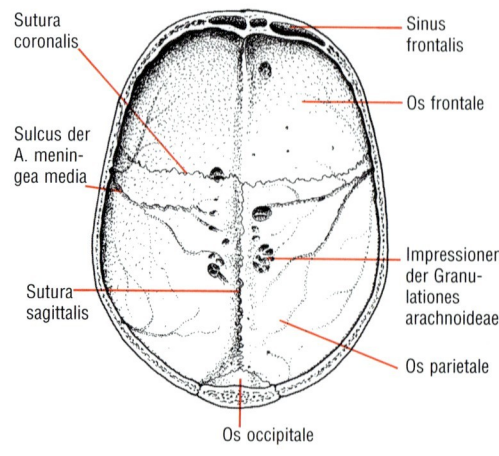

13-23
Schädeldach. Ansicht von innen.

Die A. labyrinthi, ein Ast der A. basilaris, zieht vom Schädelinneren im Felsenbein zu Mittelohr und Innenohr. Markieren Sie das **Foramen jugulare** an der Grenze von Felsenbein und Hinterhauptsbein; hier findet man N. glossopharyngeus (IX), N. vagus (X), N. accessorius (XI) sowie den Sinus petrosus inferior und den Sinus sigmoideus. Anschließend suchen Sie den **Canalis hypoglossi** auf, über den der N. hypoglossus (XII) den Schädel verläßt.

Das knöcherne Innenrelief des Schädels ist von venösen Sinus auffallend gestaltet. Nehmen Sie eine Schädelkalotte zur Hand (Abb. 13-23); suchen Sie nun die in der Medianen gelegene Sutura sagittalis auf, die die Nahtstelle der beiden Scheitelbeine (Ossa parietalia) darstellt; kennzeichnen Sie anschließend an der Innenseite der Schädelkalotte eine linienförmige Einkerbung (Sulcus sinus sagittalis superior), die der Lage des **Sinus sagittalis superior** entspricht. Beidseits dieses knöchernen Sulcus finden sich kleine Vertiefungen (Foveolae granulares), die die Position der Granulationes arachnoideae (Pacchioni) markieren; über die Granulationes arachnoideae fließt der Liquor cerebrospinalis in das Venensystem ab (Abb. 13-124). Verfolgen Sie die rinnenförmige Einkerbung des Sinus sagittalis superior nach hinten; gegenüber der Protuberantia occipitalis externa wird sich diese Knochenrinne beidseits teilen und sich jeweils in den **Sulcus sinus transversi** rechts und links fortsetzen; der Sulcus sinus transversi wiederum zieht weiter an der Grenze von Hinterhauptsbein und Felsenbein als **Sulcus sinus sigmoidei** nach unten in Richtung Foramen jugulare. Diese Knochenrinnen für Sinus transversus und Sinus sigmoideus finden sich an beiden Seiten der Schädelbasis (S. 348). An der Grenze zwischen Apex des Felsenbeins und Clivus (Fissura petrooccipitalis) befindet sich der **Sinus petrosus inferior** (Sulcus sinus petrosi inferioris), während der **Sinus petrosus superior** eine kleine Rinne an der oberen Hinterfläche des Felsenbeins einkerbt (Margo superior partis petrosae, Sulcus sinus petrosi superioris).

Ein schwerer Schlag gegen den Schädel kann zu einer Schädelbasisfraktur führen. Ist der Schlag mit einem spitzen Gegenstand ausgeführt worden, kommt es in der Regel zu einer umschriebenen Impressionsfraktur. Wenn der Schlag dagegen mit einem runden oder stumpfen Gegenstand ausgeführt wurde oder wenn der Schlag Folge eines Aufpralls des Kopfes gegen eine Fläche ist, können die Frakturzonen größere Flächen des Schädels betreffen. Eine derartige Fraktur kann u. U. benachbart verlaufende Strukturen mitbetreffen wie etwa: Gefäße (venöse Sinus, Venen, Arterien); Hirnnerven, die ja durch die verschiedenen Foramina der Schädelbasis verlaufen; die Nasennebenhöhlen sowie das Gehirn mit seinen Hirnhäuten (Abb. 13-35). Falls die Kraft einer Gewalteinwirkung das Gehirn aus seiner Ausgangslage im Liquor cerebrospinalis verlagert und sogar zur Gegenseite der Schädelhöhle drückt, kann es zu einer Gehirnverletzung genau auf der Gegenseite der ursprünglichen knöchernen Schädelverletzung kommen (Contrecoup-Phänomen).

Viscerocranium (Knochen des Gesichtsschädels)

Die Knochen des Gesichtsschädels (Abb. 13-16) sind quasi unterhalb des vorderen Schädelabschnitts aufgehängt. Dazu gehören die zwei **Nasenbeine (Ossa nasalia)**, der **Oberkieferknochen (Maxilla)** sowie die beiden **Jochbeine (Ossa zygomatica)**; diese stellen starke seitliche Stützpfeiler zwischen Gesichts- und Gehirnschädel dar. Ferner sind zum Gesichtsschädel Siebbein (Os ethmoidale), Tränenbein (Os lacrimale), Gaumenbein (Os palatinum) und Pflugscharbein (Vomer) zu rechnen.

Die beiden **Nasenbeine** grenzen in der Medianen aneinander und bilden so den knöchernen Nasenrücken; sie sind leicht palpatorisch von den knorpeligen Nasenanteilen abzugrenzen, die wiederum den vorderen und unteren Abschnitt der Nase bilden.

Der paarige **Oberkieferknochen (Maxilla)** ist hauptsächlich an der Gestaltung von wesentlichen Teilen des Gesichts und des Oberkiefers beteiligt. Embryologisch verschmelzen die zwei Oberkieferwülste von lateral unterhalb der Nase in der Medianen (und bilden so die Maxilla); die Maxilla liefert den Boden der Nasenhöhle, während die **alveolären Randzonen** Platz für die Zähne des Oberkiefers bieten (vier Schneidezähne, zwei Eckzähne, vier Prämolaren, sechs Molaren). Beim Milchgebiß des Kindes fehlen die Prämolaren und der dritte Molar (Weisheitszahn) (S. 329). Der zentral gelegene Körper des Oberkieferknochens beherbergt die paarigen, pyramidenförmig gestalteten **Oberkieferhöhlen, Sinus maxillaris**, deren «Pyramidenspitze» nach

13-24
Nasenseptum.

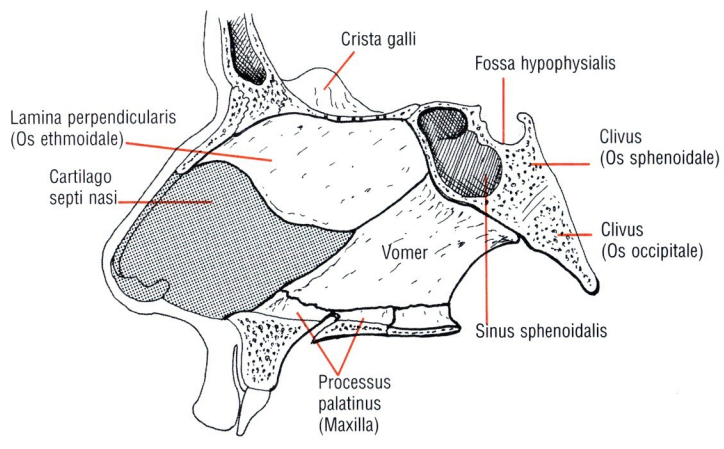

13-25
Laminae des Processus pterygoideus des Os sphenoidale und Fissura pterygomaxillaris.

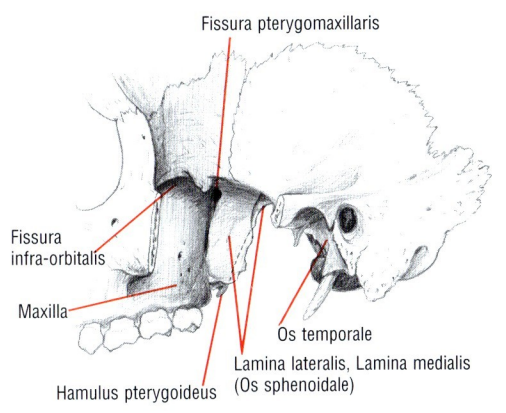

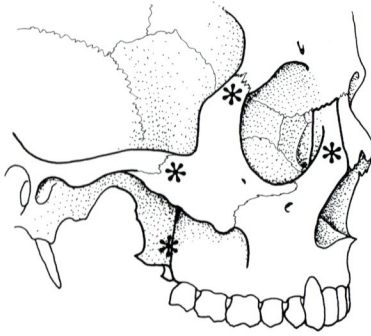

13-26
Bruchlinien (∗) zwischen Gesichts- und Gehirnschädel.

13-27
Mandibula. Linke Unterkiefer- hälfte. Ansicht von lateral.

lateral in Richtung Jochbein zeigt. An der «Pyramidenbasis», d.h. medial, bildet der Zentralbereich der Maxilla die Seitenwand der Nasenhöhle. Hier befindet sich auch die Öffnung des Sinus maxillaris zur Nase (S. 318). Nach oben hin bildet der Körper der Maxilla den Hauptteil des knöchernen Orbitabodens. Von der Maxilla zeigt ein knöcherner Fortsatz wie ein Strebepfeiler steil nach oben und medial (Processus frontalis) und grenzt dabei an Nasenbein und Stirnbein. Hinter dem Stirnbein bildet er gemeinsam mit Tränenbein und Siebbein die mediale Wand der Orbita. Lateral entläßt die Maxilla einen weiteren Strebepfeiler (Processus zygomaticus), der wiederum Anschluß an das Jochbein gewinnt.

Zwischen Maxilla und **Os lacrimale** sieht man eine knöcherne Vertiefung, die den Tränensack (Saccus lacrimalis) aufnimmt. Von diesem Saccus lacrimalis wird die Tränenflüssigkeit über den **Tränennasengang (Ductus nasolacrimalis)** in die Nase (genauer in den Meatus nasi inferior) abgeleitet. Die seitliche Randzone der Maxilla ist im Bereich des Orbitabodens vom großen Keilbeinflügel durch die **Fissura orbitalis inferior** getrennt. Von der Fissura orbitalis inferior zieht ein Sulcus nach ventral und endet im **Foramen infra-orbitale**, das man etwa einen Fin-

ger breit seitlich von der Nasenöffnung aufsucht. Im Foramen infra-orbitale verläßt der N. infra-orbitalis, ein Ast des N. maxillaris (V/2), den Schädel.

Suchen Sie die beiden horizontal gestellten **Gaumenfortsätze, Processus palatini**, der Maxilla auf; sie grenzen in der Medianen unmittelbar aneinander und bilden so den vorderen Abschnitt des harten Gaumens, der die Nasenhöhlen vom Mundbereich trennt. Unmittelbar hinter den Schneidezähnen liegt das **Foramen incisivum**, durch das Äste des N. maxillaris (V/2) – wie N. nasopalatinus – ziehen. Nach hinten treffen die Processus palatini auf die Laminae horizontales der beiden Gaumenbeine.

Jedes der beiden **Gaumenbeine** hat die Form eines L. Neben einer **Lamina horizontalis** kann man 1. eine vertikale **Lamina perpendicularis** abgrenzen, die sich am Aufbau der seitlichen Nasenwand beteiligt und ebenso 2. kranial einen Processus orbitalis, der einen kleinen Teil des Orbitabodens liefert.

Studieren Sie das knöcherne Nasenseptum (Abb. 13-24); es wird von der Lamina perpendicularis des Os ethmoidale sowie von kleinen, nach oben gerichteten Knochenvorsprüngen der Maxilla gebildet; zwischen diese schiebt sich von dorsal noch ein weiterer Knochen, das **Pflugscharbein (Vomer)**. Der Vomer grenzt im Bereich der Schädelbasis auch an den Keilbeinkörper. In der Nasenhöhle ragen drei walzenförmige Vorsprünge von der seitlichen Nasenwand in den Nasenbinnenraum und bilden die Conchae nasales; die Concha nasalis inferior gilt sogar als ein eigener Knochen.

Unmittelbar hinter der Lamina perpendicularis des Os palatinum sieht man zwei weitere vertikale Knochenplatten, **Lamina medialis und Lamina lateralis des Processus pterygoides des Keilbeins** (Abb. 13-25). Beide Laminae sind nach unten gerichtete, knöcherne Ausläufer des Os sphenoidale, die mit der Maxilla über das Gaumenbein in Verbindung stehen, wodurch sich eine weitere Stützstrebe zwischen Gesichts- und Gehirnschädel ausbildet. Achten Sie auf den **Hamulus pterygoideus**, einen kleinen, hakenförmigen Knochenvorsprung an der Lamina me-

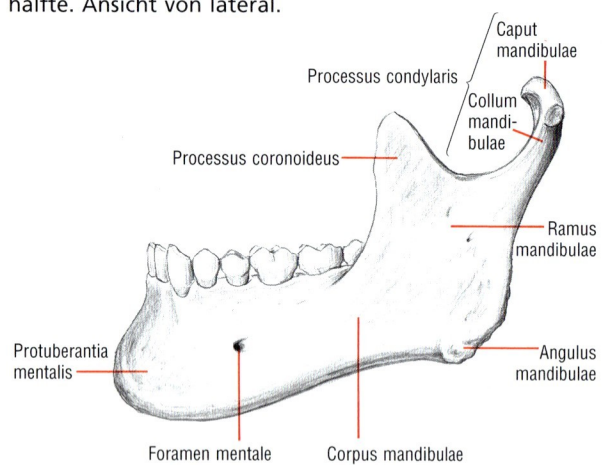

13-28
Mandibula. Rechte Unterkieferhälfte. Ansicht von medial. SL = Glandula sublingualis; SM = Glandula submandibularis.

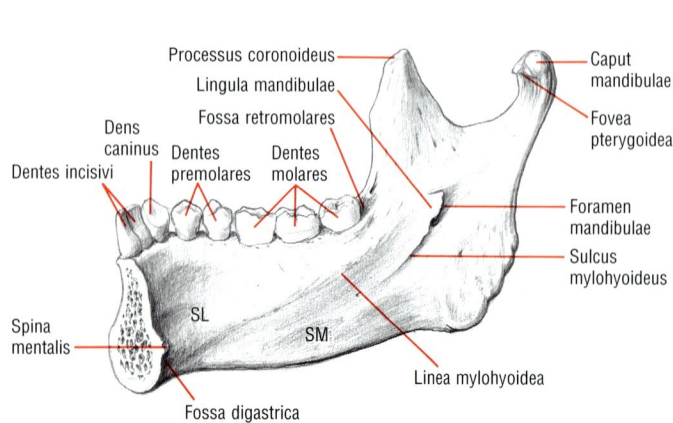

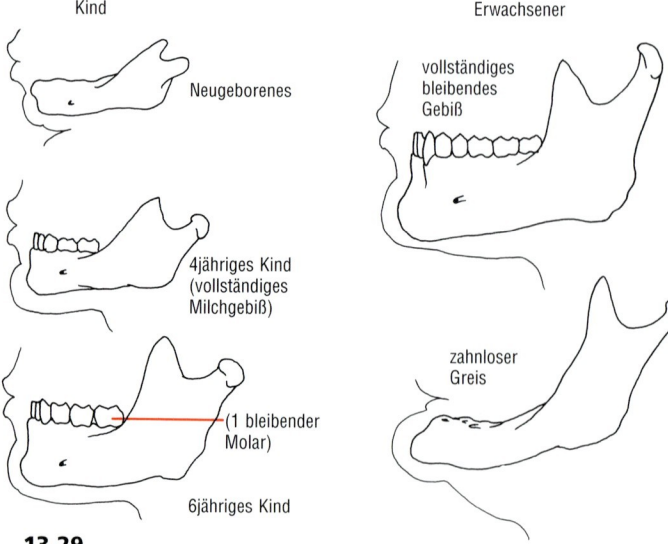

13-29
Altersabhängige Veränderungen in der Form der Mandibula.

dialis des Processus pterygoideus am hinteren Ende des harten Gaumens.

Studieren Sie nun an Ihrem eigenen Gesicht und an Ihrem eigenen Schädel die vorderen Abschnitte der Maxilla und deren Verbindung zum **Jochbein, Os zygomaticum**; letztgenanntes formt die knöcherne Kontur der Wange. Das Jochbein besitzt einerseits einen Fortsatz (Processus frontalis), der an der lateralen Orbitaseite nach oben zeigt und an das Stirnbein angrenzt; andererseits einen nach hinten gerichteten Fortsatz (Processus temporalis), der gemeinsam mit dem Processus zygomaticus des Os temporale den Jochbogen (Arcus zygomaticus) bildet. In der Facies orbitalis des Jochbeins liegt das Foramen zygomatico-orbitale; in ihm findet man den N. zygomaticus des N. maxillaris (V/2); vom Foramen zygomatico-orbitale aus bestehen Verbindungen zu Foramen zygomaticofaciale und zu Foramen zygomaticotemporale, in denen sich gleichnamige Nerven befinden (Ramus zygomaticusfacialis und Ramus zygomaticustemporalis, beides Endäste des N. zygomaticus).

Schwere Verletzungen des Gesichts (z.B. Aufprall, Schläge durch Gegenstände) können zu Frakturen des Gesichtsschädels an den Strebepfeilern zum Gehirnschädel führen (Abb. 13-26):
● an der medianen Orbitawand;
● an den Nahtstellen des Jochbeins mit Stirnbein und Schläfenbein;
● an den Nahtstellen der Laminae pterygoideae mit Gaumenbein und Maxilla.
Falls eine komplette, beidseitige Fraktur vorliegt, kann der gesamte Gesichtsschädel zurückverlagert sein, wodurch die oberen Atemwege verlegt sein können.

Unterkiefer, Mandibula
(Abb. 13-27, 13-28)

Die **Mandibula** trägt eine Anzahl von Zähnen, die sich mit denen der Maxilla ergänzen (Kongruenz des Gebißes) und ist mit dem Schädel durch das **Kiefergelenk (Articulatio temporomandibularis)** verbunden. Grenzen Sie den **Unterkieferkörper (Corpus mandibulae)** ab; das Corpus mandibulae ist horizontal orientiert, und die (ursprünglich paarigen) Anlagen sind zunächst syndesmotisch durch die **Kinnsymphyse (Symphysis mandibulae)** in der Medianen miteinander verbunden. (Die Kinnsymphyse ist eine Syndesmose und keine Synchondrose, vgl. S. 16). Nach dorsal, am **Angulus mandibulae**, schließt der **Unterkieferast, Ramus mandibulae**, nahezu senkrecht an; er endet in zwei Knochenvorsprüngen: ventral dem **Processus coronoideus** und dorsal dem **Processus condylaris** (zwischen beiden befindet sich die Incisura mandibulae). Am Processus condylaris kann man zudem ein schlankeres **Collum mandibulae** vom eigentlichen **Caput mandibulae** abgrenzen, das transversal ausgerichtet ist. Die Form der Mandibula verändert sich mit zunehmendem Alter deutlich (Abb. 13-29).

Suchen Sie nun an der Innenfläche der Mandibula das **Foramen mandibulae** auf; die Öffnung des Foramen mandibulae ist dabei durch eine kleine Knochenschuppe, **Lingula mandibulae**, geschützt. Über das Foramen mandibulae gelangt man in den **Canalis mandibulae**, in dem der N. alveolaris inferior (aus dem N. mandibularis [V/3]) und gleichnamige Begleitgefäße zu den Zähnen des Unterkiefers und zur Gingiva ziehen. Dieser Knochenkanal in der Mandibula endet wieder im **Foramen mentale** an der Außenfläche der Mandibula; hier treten die sensiblen Fasern des N. mentalis (ein Endast des N. mandibularis [V/3]) hervor. An der Innenfläche des Corpus mandibulae lassen sich Knochenstrukturen abgrenzen, die Anheftungsareale für Muskeln der Zunge und des Mundbodens bilden. Grenzen Sie in der Medianen die beiden **Spinae mentales** (Ursprungsareale der Mm. genioglossus und geniohyoideus) sowie die beiden **Fossae digastricae** (Ansatzareal des M. digastricus) ab; verfolgen Sie ferner – etwas lateral gelegen – einen deutlichen Knochenvorsprung, die **Linea mylohyoidea** (Ursprungslinie des M. mylohyoideus). Oberhalb und unterhalb der Linea mylohyoidea lassen sich in der Regel flache Vertiefungen (Fovea sublingualis, Fovea submandibularis) abgrenzen, die der Glandula sublingualis und der Glandula submandibularis Platz bieten.

Zungenbein, Os hyoideum
(Abb. 13-30)

Das **Os hyoideum** ist eine hufeisenförmig gestaltete Knochenspange und liegt am Hals horizontal oberhalb des Schildknorpels. Es besteht aus einem in der Medianen gelegenen **Zungenbeinkörper, Corpus ossis hyoidei**, dem – nahezu horizontal nach hinten und etwas auswärts gerichtet – beidseits ein **Cornu majus** angefügt ist. An der Grenze von Zungenbeinkörper und großem Zungenbeinhorn ist beidseits ein viel kleineres **Cornu minus** aufgesetzt. Das Zungenbein ist über das Lig. stylohyoideum mit dem Processus styloideus am Schädel verbunden und bildet eine wichtige Verankerung für die Zunge. Tasten Sie in der Medianen zwischen Mandibula und Larynx den Zungenbeinkörper und – vorsichtig – die Cornua majores, indem Sie den Hals zwischen Daumen und Zeigefinger halten.

Halswirbel, Vertebrae cervicales
(Abb. 13-31)

Eine ausführliche Darstellung der Wirbelsäule finden Sie auf Seite 145ff. An dieser Stelle werden nur spezifische Charakteristika der Halswirbelsäule behandelt.

Beim Erwachsenen zeigt die Halswirbelsäule im Regelfall eine leichte Lordose. Diese lordotische Krümmung der Halswirbelsäule zeigt sich das erste Mal, wenn der Säugling den Kopf zu heben beginnt. Die gesamte Halswirbelsäule ist auf einer wesentlich starreren Brustwirbelsäule deutlich beweglicher.

Zu den Grundelementen eines jeden Wirbels zählen 1. der **Wirbelkörper, Corpus vertebrae**; 2. der **Wirbelbogen, Arcus vertebrae**; dieser besitzt einen sog. **Bogenfuß, Pediculus arcus vertebrae**, der am Wirbelkörper befestigt ist, sowie einen hinteren, **abgeplatteten Teil, Lamina arcus vertebrae**. Ferner sind elementare Bauteile eines jeden Wirbels der **Dornfortsatz, Processus spinosus**; zwei **Querfortsätze, Processus transversi**, sowie jeweils zwei, nach oben und nach unten zeigende **Gelenkfortsätze, Processus articulares superiores und inferiores**. Diese Gelenkfortsätze ragen vom Bogenfuß aus nach kranial und kaudal und gehen, jeweils mit dem nächst höher und tiefer gelegenen Wirbel, eine gelenkige Verbindung ein.

Die ersten beiden Halswirbel (Atlas und Axis)

13-30
Zungenbein, Os hyoideum.

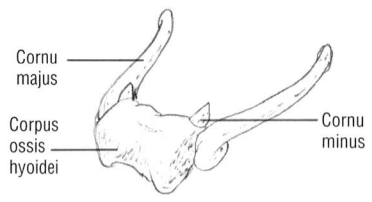

Cornu majus

Corpus ossis hyoidei

Cornu minus

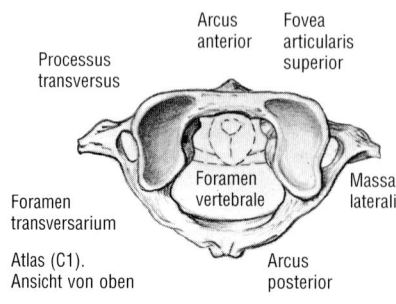

Arcus anterior

Fovea articularis superior

Processus transversus

Foramen vertebrale

Massa lateralis

Foramen transversarium

Arcus posterior

Atlas (C1). Ansicht von oben

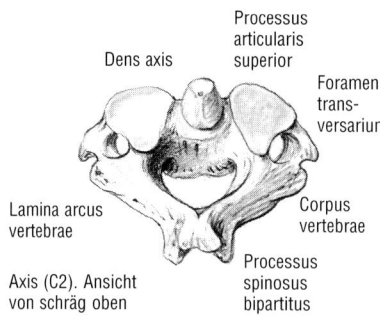

Processus articularis superior

Dens axis

Foramen transversarium

Lamina arcus vertebrae

Corpus vertebrae

Processus spinosus bipartitus

Axis (C2). Ansicht von schräg oben

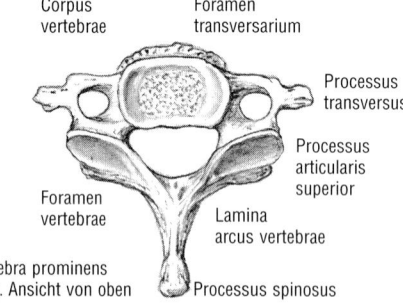

Corpus vertebrae

Foramen transversarium

Processus transversus

Processus articularis superior

Foramen vertebrale

Lamina arcus vertebrae

Vertebra prominens (C7). Ansicht von oben

Processus spinosus

13-31
Halswirbel: Atlas (C1); Axis (C2) und Vertebra prominens (C7). Ansicht von oben.

sind sehr stark umgestaltet, um Bewegungen des Schädels auf der Wirbelsäule zu ermöglichen.
Erster Halswirbel, Atlas: Der Atlas **(C1)** ist nach dem griechischen Gott benannt, der die Welt auf seinen Schultern trug; der Atlas (C1) hat keinen Wirbelkörper. Das Baumaterial des Wirbelkörpers von C1 hat sich im Laufe der frühen Entwicklung mit dem Körper des 2. Halswirbels (Axis) zum Dens axis vereinigt. Der Atlas (C1) besitzt einen **vorderen Bogen (Arcus anterior atlantis)** mit einem **vorderen Höcker (Tuberculum anterius)** auf seiner Vorderfäche, an dem das Ligamentum longitudinale anterius fixiert ist. Andererseits ist an der Hinterfläche des vorderen Atlas eine Gelenkgrube (Fovea dentis) abzugrenzen, die mit der vorderen Ge-

lenkfläche des Dens axis (Facies articularis anterior) in Verbindung tritt. Der größere **hintere Atlasbogen (Arcus posterior atlantis)** besitzt an seiner kranialen Fläche einen Sulcus arteriae vertebralis für die gleichnamige Arterie. Der hintere **Bogenhöcker (Tuberculum posterius)** ist ein rudimentärer Dornfortsatz. Die beiden verstärkten **seitlichen Partien** des Atlas **(Massae laterales)** lassen sich u.U. zwischen Processus mastoideus und Kieferwinkel tasten; die Massae laterales enthalten je ein **Foramen transversarium**, in dem die A. vertebralis nach kranial zieht, und enden lateral jeweils in einem **Processus transversus**. Das Ligamentum transversum atlantis, das wesentlich den Dens axis in Position hält, spannt sich an der Atlasinnenfläche von einer Seite zur anderen. Große, kranial gelegene, **konkave Gelenkflächen** am Atlas **(Facies articulares superiores)** artikulieren mit den entsprechenden Hinterhauptkondylen (Condyli occipitales) sowie kaudal gelegene, eher **flache Gelenkflächen** des Atlas **(Facies articulares inferiores)** mit dem Axis (Processus articulares superiores).
Zweiter Halswirbel, Axis: Der Axis **(C2)** ist durch seinen **Dens axis** leicht von anderen Wirbeln zu unterscheiden. Am Dens axis kann man (an seiner Vorderfläche) eine vordere Gelenkfläche (Facies articularis anterior) für die entsprechende Gelenkfläche am vorderen Atlasbogen sowie (an seiner Hinterfläche) eine hintere Gelenkfläche für das Ligamentum transversum atlantis abgrenzen; ferner finden sich seitlich am Dens axis jeweils Anheftungsareale für die Ligamenta alaria. Der Wirbelkörper des Axis (C2) besitzt beidseits auffallend flache, ovale Gelenkflächen, die mit den entsprechenden Gelenkflächen des Atlas (C1) in Verbindung stehen. Die **Laminae arcus vertebrae** des Axis (C2) sind mächtig, und sein **Dornfortsatz** ist gespalten **(Processus spinosus bipartitus)**.
Halswirbel, Vertebrae cervicales III bis VI: Die Halswirbel III bis VI sind die klassischen Halswirbel. Jeder hat einen relativ kleinen **Wirbelkörper** sowie einen **Querfortsatz**, der durch ein Foramen transversarium durchbrochen wird. Am **Processus transversus** dieser Halswirbel findet sich ein **Tuberculum anterius** (Rippenrudiment) und ein **Tuberculum posterius**. Die Halswirbelkörper tragen an ihren Seitenrändern nach kranial zeigende Fortsätze (Uncus corporis), und die Gelenkflächen an den Gelenkfortsätzen der Wirbelbögen sind flach und etwa 45° gegen die Horizontale geneigt. Die **Dornfortsätze** sind gespalten und bieten so Anheftungsflächen für das Nackenband (Ligamentum nuchae).
Siebter Halswirbel, Vertebra prominens: Der siebte Halswirbel ist der erste Halswirbel, den man eigentlich leicht palpieren kann, indem die Hand des Untersuchers am Hals nach unten gleitet. Der Dornfortsatz des siebten Halswirbels zeigt nach horizontal und ist nicht gespalten; ferner laufen Vv. vertebrales, aber nicht die A. vertebralis, durch sein Foramen transversarium (das zudem oft sehr schmal ist).
Am Halsansatz bieten Manubrium sterni, Clavicula, die ersten beiden Rippen, Acromion und Spina scapulae sowie die obere Brustwirbelsäule Anheftungsareale für die Halsmuskeln und die Halsfaszien. Diese topographisch-anatomischen Verhältnisse sind weiter vorne besprochen worden; siehe hierzu auch Seiten 401 und 402.

B. Radiologische Befunde

Schädel

Übersichtsaufnahmen des Schädels sind wichtige Informationsquellen für den Kliniker, wenn keine neueren bildgebenden Verfahren zur Verfügung stehen. Der Medizinstudent sollte deshalb die wichtigsten Kenndaten von Schädelübersichtsaufnahmen wissen. Die vier Standardeinstellungen sind die seitliche, die posterioranteriore (p.-a.), die antero-posteriore (a.-p.) sowie die basale Aufnahme. Um die äußerst röntgendichten Felsenbeine nicht auf die Orbitae zu projizieren, ist der Zentralstrahl bei p.-a.- und a.-p.-Aufnahmetechnik etwas schräg abgewinkelt. Denken Sie daran, daß der Bereich des Schädels, der am dichtesten zum Film liegt, auch am deutlichsten zu erkennen ist. Es gibt viele weitere Spezialaufnahmen und Detaildarstellungen, wie etwa zur Darstellung der Nasennebenhöhlen oder des Meatus acusticus internus.

Vergleichen Sie die p.-a.-Röntgenaufnahme in Abbildung 13-32 mit der Abbildung von 13-16 sowie mit einem Präparat des knöchernen Schädels. Benennen Sie soviele Details, wie nur möglich, u.a. das Os frontale und den Margo supraorbitalis, das Os zygoticum und die Maxilla, die Pars petrosa des Os temporale und den Processus mastoideus, das Septum nasi und die Concha nasalis inferior sowie die Mandibula.

Vergleichen Sie nun ebenso das seitliche Röntgenbild (Abb. 13-33) mit der Abbildung 13-19, und bezeichnen Sie insbesondere Os frontale, Os parietale, Os occipitale, Sutura coronalis, Sutura lambdoidea, Os temporale, Processus mastoideus, Meatus acusticus externus sowie Maxilla und Mandibula.

Vergleichen Sie auch die basale Röntgenaufnahme Abbildung 13-34 (siehe dazu auch Abb. 13-175) mit der Abbildung 13-20 (bei der Mandibula und Halswirbel nicht zu sehen sind). Kennzeichnen Sie den Processus mastoideus und dessen Cellulae mastoideae, die Pars petrosa des Os temporale (P), das Foramen magnum, in das sich der Arcus anterior des Atlas (C1) projiziert (durch Pfeile markiert) und den Dens axis (O); ferner den Clivus und vor diesem den Sinus sphenoidalis, den Vomer und das Septum nasi, die Begrenzungen der Orbita sowie die Mandibula.

Eines der wichtigsten pathologischen Kennzeichen, auf das man bei der Beurteilung der Schädelübersichtsaufnahme eines Erwachsenen neben dem Vorhandensein von Frakturlinien (Abb. 13-35) achten muß, ist die Verschmälerung oder die Zerstörung des Türkensattels (Sella turcica). Dies ist meist durch eine intrakranielle Drucksteigerung verursacht. Oft wird diese intrakranielle Drucksteigerung durch einen rasch wachsenden Hirntumor ausgelöst, der wiederum Druck auf die ihn umgebenden Strukturen ausübt. Die meisten Binnenstrukturen des Schädels – außer dem Türkensattel – können in der Regel der Drucksteigerung standhalten (vergleichen Sie hierzu Abb. 13-36 mit Abb. 13-33). Ein erhöhter intrakranieller Druck kann bei einem Kind die Schädelnähte sprengen (Pfeile in Abb. 13-37). Ein Hirntumor kann verkalken

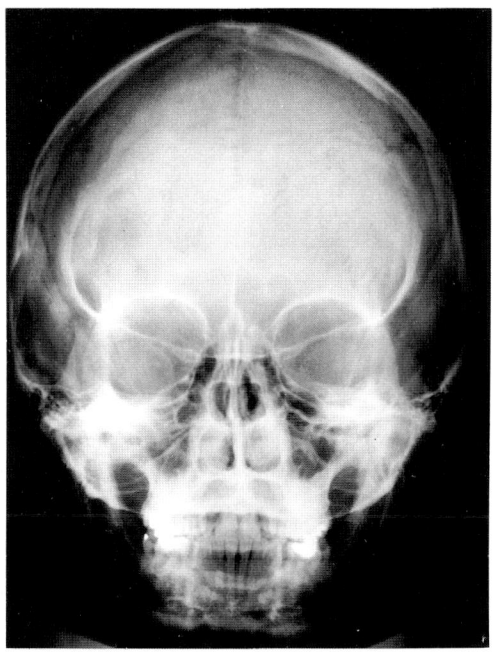

13-32
Röntgenbild des Schädels.
p.-a.-Strahlengang.

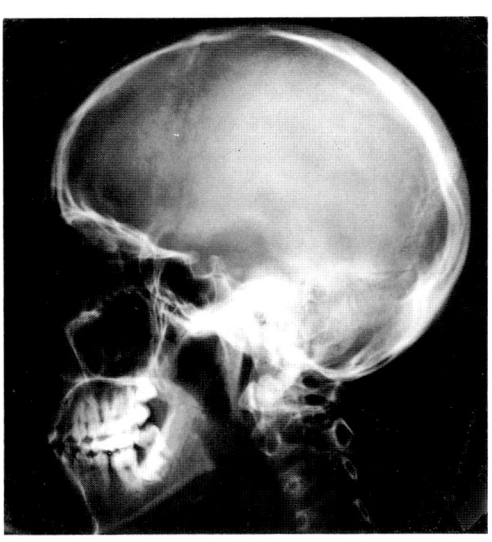

13-33
Röntgenbild des Schädels. Seitlicher Strahlengang.

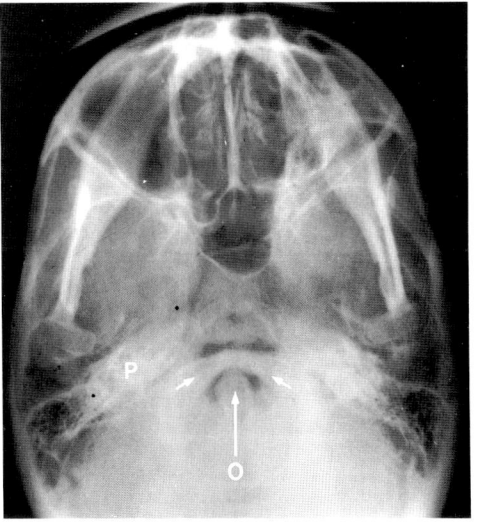

13-34
Röntgenbild des Schädels und der Halswirbelsäule. Inferior/anteriorer Strahlengang.

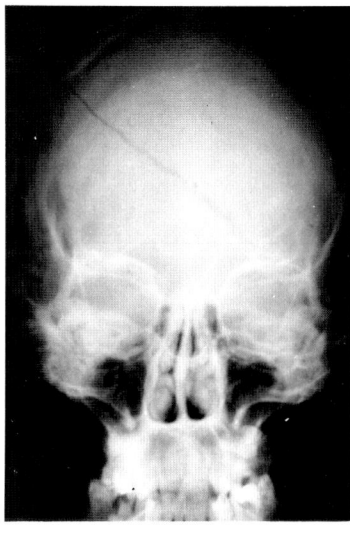

13-35
Schädelfraktur.

13-36
Zerstörung des Processus clinoideus posterior (Pfeil) durch erhöhten intrakraniellen Druck, der durch ein rasch wachsendes, teilweise kalzifiziertes Meningeom (Pfeilspitze) verursacht ist.

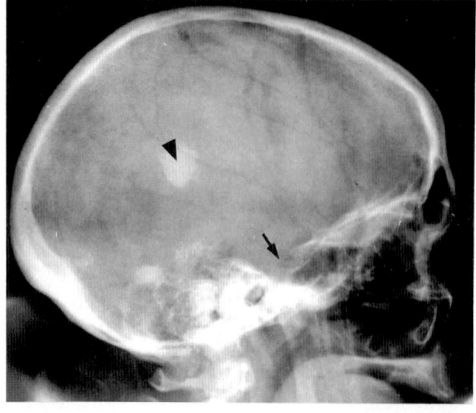

13-37
Röntgenbild des Schädels mit erweiterten Schädelnähten (Pfeile).

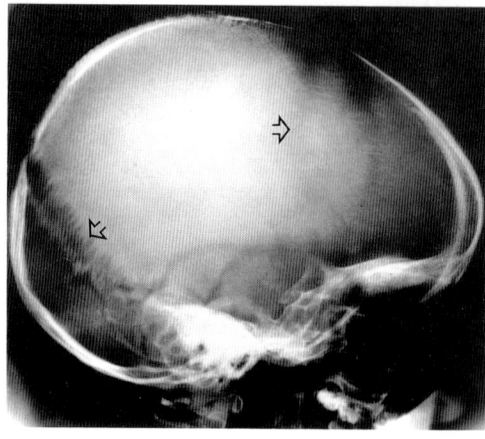

13-38
Röntgenbild der Halswirbelsäule, seitlicher Strahlengang.

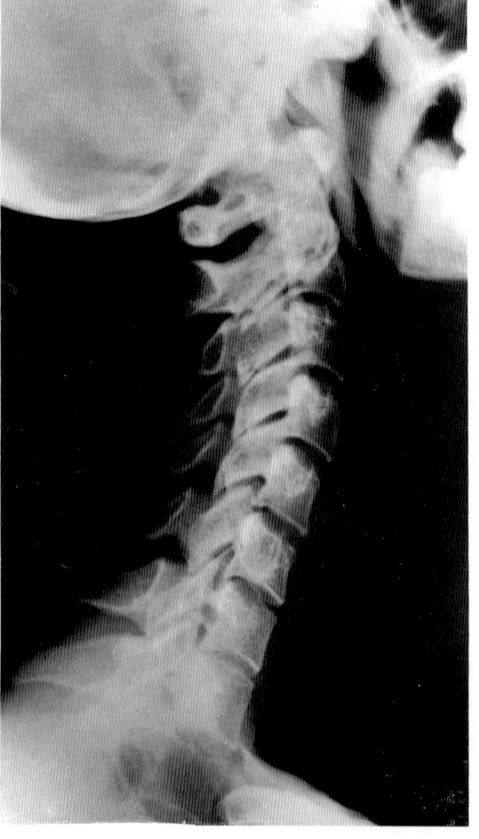

(Abb. 13-36) und somit in einer Schädelübersichtsaufnahme zu sehen sein. Tumore verursachen – neben allgemeinen Veränderungen – oft auch **lokal umschriebene** Befunde: so vergrößert u. U. ein Hypophysentumor die Fossa hypophysialis (Abb. 13-128); ein Akustikusneurinom (am Kleinhirnbrückenwinkel) kann den Meatus acusticus internus erweitern. Ein Tumor der Hirnhäute (Meningeom) zerstört u. U. von innen das benachbarte Schädeldach. Die Verlagerung einer verkalkten Epiphyse (die normalerweise in der Medianen liegt) zur Gegenseite ist möglicherweise durch einen Tumor oder durch eine intrazerebrale oder intrakranielle Blutung verursacht, in der Regel unterhalb der Dura (subdurales Hämatom, S. 348). Meist sind jedoch nur wenige Epiphysen verkalkt und wenn, dann oft beim älteren Menschen.

Computertomogramme und Magnetresonanztomogramme bestimmter Schädelbereiche sind in späteren Kapiteln bei bestimmten Regionen zu sehen.

Halswirbelsäule

Studieren Sie die a.-p.- und die seitlichen Röntgenaufnahmen der Halswirbelsäule (Abb. 13-38). Beachten Sie die leichte Lordose der Halswirbelsäule beim aufrecht stehenden Menschen. Kennzeichnen Sie auch die einzelnen Wirbel und ihre entsprechenden Charakteristika: Arcus anterior atlantis, Arcus posterior atlantis, die auffallenden Processus transversi des Atlas (C1); den Dens axis (Abb. 13-39), ferner Wirbelkörper, Dornfortsätze und Querfortsätze der Halswirbel II–VII sowie die etwas gegen die Horizontale geneigten Gelenkflächen an den Gelenkfortsätzen der Wirbelbögen.

Kennzeichnen Sie Corpus und Cornua majora des Zungenbeins; Teile der Kehlkopfknorpel (S. 341) können verkalken und so in Röntgenbildern sichtbar werden.

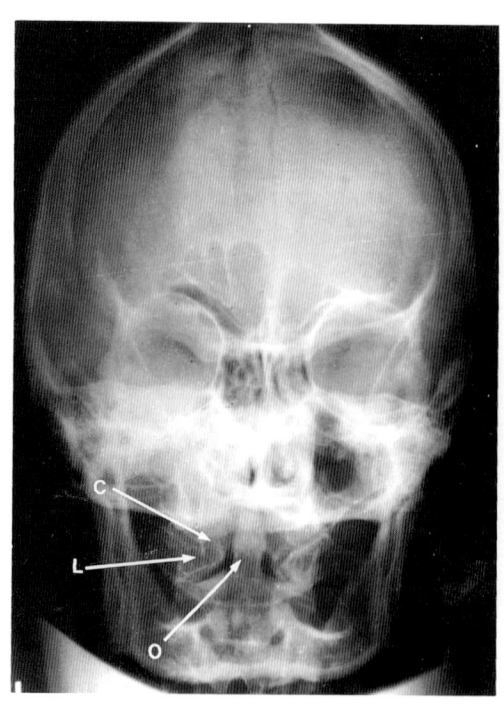

13-39
Röntgenbild des Atlas (C1) durch den geöffneten Mund eines zahnlosen Menschen. a.-p.-Strahlengang; Massa lateralis (L); Dens axis (O); Condylus occipitalis (C).

13.3 Bewegungen und Muskeln von Kopf, Hals und Mandibula

Ziel dieses Kapitels ist das Studium der Bewegungen von Kopf, Hals sowie die Bewegungsmöglichkeiten der Mandibula. Man sollte die dabei involvierten Gelenke und Muskeln am Lebenden und auch an Präparaten studieren. Die Muskeln von Gesicht, Mund, Pharynx und Larynx, Auge und Ohr werden in den entsprechenden Abschnitten dieses Buches besprochen.

A. Anatomie am Lebenden

Bewegungen an der Halswirbelsäule

Studieren Sie den Bewegungsumfang von Kopf und Hals, den Sie und Ihr Gegenüber zustandebringen können. Kopf und Hals führen ja in der Regel synchrone Bewegungen aus, aber der Kopf läßt sich soweit gegen die Wirbelsäule nach vorne beugen, bis das Kinn den Hals erreicht. Beugen und strecken Sie nun Ihren Kopf auf die Wirbelsäule und tasten Sie dabei die beiden Querfortsätze des Atlas; ihre Enden sind beidseits auf halber Höhe zwischen Warzenfortsatz und Kiefergelenk zu palpieren. So läßt sich zeigen, daß der Hauptanteil von Beugung und Streckung im Atlantookzipitalgelenk geschieht. Bestimmen Sie im Anschluß nun maximale Beugung und Streckung an der Halswirbelsäule; dabei sollte die Brustwirbelsäule nicht mitbewegt werden (Abb. 13-57).

Frage 322: Wodurch ist die Streckung von Kopf und Hals eingeschränkt?

Drehen Sie nun Ihren Kopf und berühren dabei mit einem Finger vorsichtig Ihren Adamsapfel (Prominentia laryngea). Der Adamsapfel bewegt sich bei der Kopfdrehung nur wenig mit, da die gesamte Drehbewegung tatsächlich im Atlantookzipitalbereich und nicht zwischen anderen Halswirbeln stattfindet.

Bewegen Sie nun Ihren Kopf seitwärts, von einer Seite zur anderen; diese Lateralflexion geschieht ebenfalls vornehmlich in den Atlantookzipitalgelenken – und nur zu einem geringen Teil zwischen den anderen Halswirbeln (CIII–CVII). Versuchen Sie dann, Ihren Kopf gegen einen Widerstand nach vorne und nach hinten zu drücken, und achten Sie dabei beidseits auf den beim Vorwärtsdrücken hervortretenden M. sternocleidomastoideus (Abb. 13-40). Drehen Sie Ihren Kopf gegen Widerstand auch nach einer Seite, und zeigen Sie so, daß sich dabei der M. sternocleidomastoideus der Gegenseite kontrahiert.

Zum Schluß drücken Sie Ihren Kopf gegen Widerstand nach einer Seite, und tasten Sie dabei seitlich die Kontraktion des M. trapezius hinter dem M. sternocleidomastoideus (Abb. 13-41). (Der M. trapezius läßt sich im allgemeinen schon bei jedem Achselzucken tasten.)

Bewegungen des Unterkiefers

Legen Sie Ihre Zeigefingerspitze sodann sanft vor das Ohrläppchen gegen die Wange, und drücken Sie anschließend gegen das Mandibulaköpfchen. Sprechen Sie zuerst, und dann kauen Sie genüßlich; öffnen Sie nachher aber weit Ihren Mund. Schließen Sie Ihren Mund wieder, und öffnen Sie ihn erneut; achten Sie dabei während der Mundöffnung auf die deutliche, nach vorne abwärts gerichtete Schiebebewegung des Gelenkkopfes (Caput mandibulae) unterhalb des Jochbogens («Drehgleiten»). Somit ist die Öff-

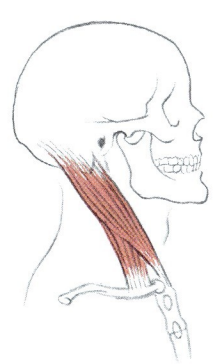

13-40
M. sternocleidomastoideus.

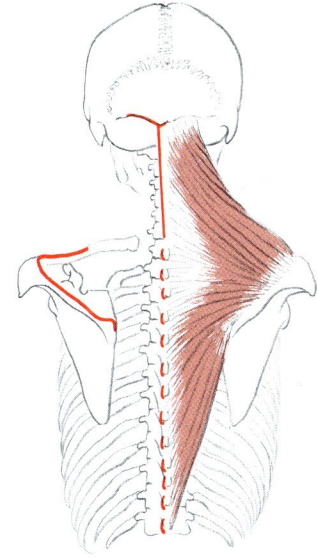

13-41
M. trapezius. Die roten Linien markieren die Anheftungsstellen.

nung des Mundes eine Kombinationsbewegung aus einer Senkung des Unterkiefers und einer nach vorne abwärts gerichteten Schiebebewegung des Mandibulaköpfchens. Beim Schließen des Mundes erfolgt das Bewegungsmuster in umgekehrter Reihenfolge. Bei Mundöffnung und Mundschluß bleibt die Position der Lingula mandibulae nahezu unverändert; somit wird der N. alveolaris inferior (der ja im knöchernen Canalis mandibulae zieht) bei der Mundöffnung nicht gedehnt. Bei Kaubewegungen kommt es ferner zu einer Vielzahl von sog. Schrägbewegungen (die abwechselnd nach rechts und nach links geführt werden); dies sind aber keine echten Seitwärtsverschiebungen.

Legen Sie nun Ihre Finger auf beide Wangen, und beißen Sie die Zähne fest zusammen. Sie werden so den angespannten M. masseter (Abb. 13-54) tasten können; grenzen Sie dabei auch seinen Vorder- und Hinterrand ab. Legen Sie nun Ihre Finger etwa 1 bis 2 cm über dem Jochbogen an die Schläfe, und beißen Sie erneut die Zähne aufeinander. Jetzt werden Sie den angespannten M. temporalis (Abb. 13-55) tasten; jedoch ist die Kontraktion dieses Muskels weit-

aus schwerer als die des M. masseter zu spüren, da eine derbe Bindegewebsfaszie den M. temporalis bedeckt.

Lassen Sie Ihr Gegenüber mit einem breiten Grinsen seine Zähne zeigen, und prüfen Sie dabei die Stellung der oberen und unteren Schneidezähne. Bei Kieferschluß (Schlußbiß) stehen die Kanten der unteren Schneidezähne in der Regel hinter den Kanten der oberen Schneidezähne und haben mit ihnen Kontakt.

B. Präparate

Articulatio atlanto-occipitalis, Articulatio atlanto-axialis sowie Articulationes zygapophysiales

Führen Sie einen knöchernen Schädel am Hinterhauptbein und einen Atlas mit den entsprechenden Gelenkflächen aneinander; studieren Sie den möglichen Bewegungsumfang in den beiden **Articulationes atlanto-occipitales**. Diese Gelenke bilden gemeinsam hinsichtlich der Gelenkmechanik ein Eigengelenk. Suchen Sie die beiden Articulationes atlanto-occipitales an einem Präparat auf, bei dem sich der Schädel gegen den Hals etwas beugen und strecken läßt, wodurch ein Nicken imitiert wird; eine leichte Seitwärtsbewegung sollte auch durchführbar sein.

Fügen Sie danach Atlas und Axis in entsprechender Weise aneinander, so daß die korrespondierenden Gelenkflächen aufeinanderliegen. Beachten Sie, daß der prominente Dens axis mit dem Atlas an der Hinterfläche des vorderen Atlasbogens eine gelenkige Verbindung eingeht (Articulatio atlanto-axialis). Machen Sie sich an einem Präparat klar (Abb. 13-42, 13-43), daß der Dens axis fest gegen den Atlas durch das kräftige **Ligamentum transversum atlantis** fixiert ist. Dieses Band ist beidseits an der Hinterfläche des Atlas in Höhe der Massae laterales fixiert. So ist der Dens axis davor geschützt, in den Wirbelkanal zurückzugleiten und das Rückenmark, das dorsal des Dens axis liegt, zu verletzen. Das Ligamentum transversum atlantis wird zudem durch vertikal verlaufende Bandstrukturen (Fasciculi longitudinales) verstärkt; diese heften sich kranial am Os occipitale (Rand des Foramen magnum), kaudal am Wirbelkörper des zweiten Halswirbels an. So bildet sich ein **Ligamentum cruciforme atlantis** (aus Ligamentum transversum atlantis und Fasciculi longitudinales). Gelenke bestehen zwischen Dens axis und Ligamentum transversum atlantis sowie zwischen Dens axis und Hinterfläche des vorderen Atlasbogens. Drehbewegungen des Kopfes gehen mit Drehbewegungen des Dens axis in diesem fibroossären Ring (Articulatio atlanto-axialis = Zapfengelenk) einher sowie mit Gleitbewegungen in den kleinen Wirbelgelenken von Atlas und Axis (Articulationes zygapophysiales).

Studieren Sie die aufgerauhte Spitze des Dens axis; das dünne **Ligamentum apicis dentis** zieht zum Vorderrand des Foramen magnum und ist dabei ventral der Fasciculi longitudinales des Ligamentum cruciforme atlantis angeheftet. Das Ligamentum apicis dentis enthält gelegentlich Rudimente des primitiven Achsenskeletts (Chorda dorsalis) und manchmal auch einen kleinen Knochensporn, den sog. «Proatlas». Stellen Sie die kräftigen **Ligamenta alaria** dar, die von Seitenflächen des schlankeren Mittelabschnitts des

A. vertebralis dextra

Membrana tectoria

Membrana atlanto-occipitalis posterior

Ligamentum apicis dentis

Membrana atlanto-occipitalis anterior

Ligamentum transversum atlantis

Arcus posterior atlantis

Lamina arcus vertebrae des Axis

Ligamentum nuchae

13-42
Bänder im Bereich der Kopfgelenke. Medianschnitt in der Ansicht von links.

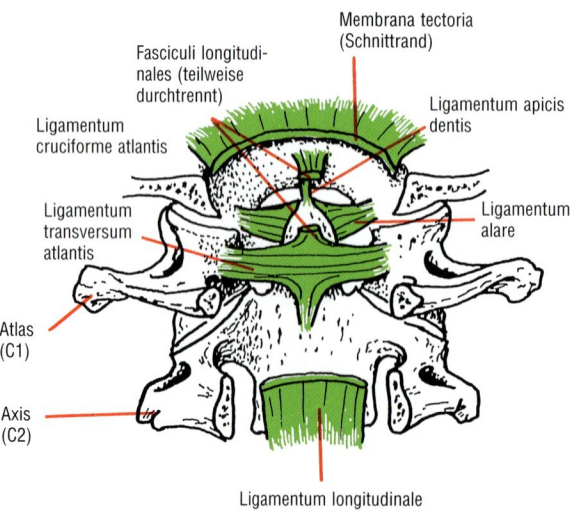

Membrana tectoria (Schnittrand)

Fasciculi longitudinales (teilweise durchtrennt)

Ligamentum apicis dentis

Ligamentum cruciforme atlantis

Ligamentum transversum atlantis

Ligamentum alare

Atlas (C1)

Axis (C2)

Ligamentum longitudinale posterius (durchtrennt)

13-43
Bänder im Bereich der Kopfgelenke. Ansicht von dorsokranial. Wirbelbogen entfernt.

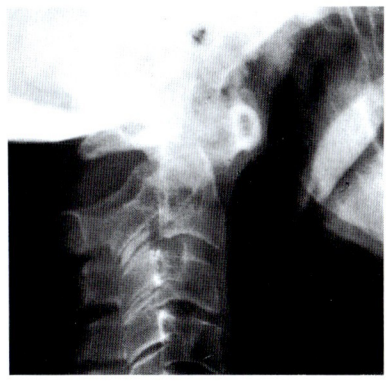

13-44
Luxation im Bereich der Halswirbelsäule zwischen C1 und C2.

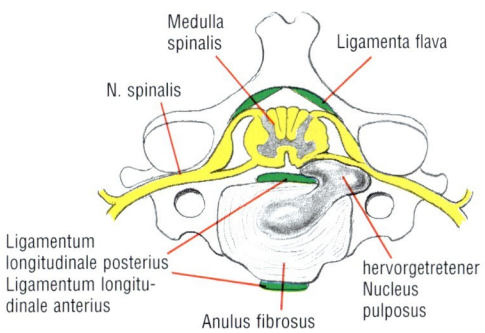

13-45
Bandscheibenvorfall.

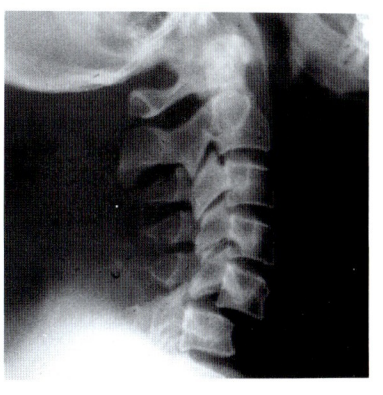

13-46
Siehe Frage 323.

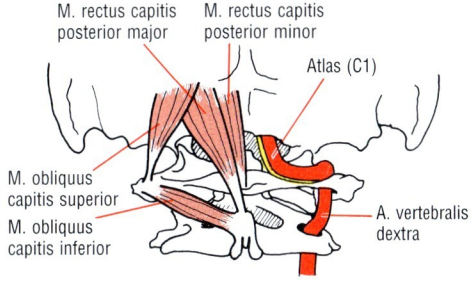

13-47
Kurze Nackenmuskeln. Ansicht von hinten.

Dens axis nach lateral an entsprechende Anheftungsareale am Rand des Foramen magnum (sowie Innenflächen der Hinterhauptskondylen) ziehen. Die Ligamenta alaria üben eine Kontrollfunktion hinsichtlich des Bewegungsumfanges des Dens axis aus: sie schränken somit die gegenseitige Bewegung von Atlas und Axis sowie die Lateralflexion im Atlantookzipitalgelenk ein. Außerdem beugen sie u. a. auch dem Zurückgleiten des Dens axis vor.

Bei schweren Flexionstraumen im Halsbereich (wie etwa beim Erhängen) rupturieren u. U. Ligamentum transversum atlantis (und Ligamenta alaria), wodurch der Dens axis dann nach dorsal in den Wirbelkanal gleiten und den obersten Abschnitt des Rückenmarks schädigen kann («hoher Querschnitt»). Wenn es zur Densfraktur kommt (typischerweise im Verschmelzungsbereich von Dens axis mit dem Wirbelkörper des Axis), lassen sich der Kopf und der Atlas nach vorne bewegen, wodurch das Rückenmark quasi durchtrennt wird (Abb. 13-44). Beide obengenannten Verletzungen führen in der Regel schnell zum Tode.

Stellen Sie das **Ligamentum longitudinale anterius** dar; es zieht über der gesamten Wirbelsäule über die Vorderflächen der Wirbelkörper (und ist mit diesen fest verbunden); ferner setzt sich das Ligamentum longitudinale anterius nach kranial über den vorderen Atlasbogen bis zur Schädelbasis als schmales Band (Ligamentum atlanto-occipitale anterius) fort, wobei lateral von ihm die **Membrana atlanto-occipitalis anterior** in die Gelenkkapseln der beiden Articulationes atlanto-occipitales einstrahlt. Suchen Sie nun die kraniale Fortsetzung des Ligamentum longitudinale posterius auf; das hintere Längsband ist an Ober- und Unterrand der Wirbelkörper und an den Zwischenwirbelscheiben fixiert. Diese kraniale Fortsetzung des Ligamentum longitudinale posterius – **Membrana tectoria** genannt – kann sich nicht am Atlas anheften, zieht aber vom Wirbelkörper des Axis zum Vorderrand des Foramen magnum und liegt somit hinter dem Dens axis und dem Ligamentum cruciforme atlantis. Zwischen hinterem Atlasbogen und Foramen magnum spannt sich die **Membrana atlanto-occipitalis posterior** aus, deren Korrelat in den kaudalen Wirbelsäulenabschnitten die Ligamenta flava sind.

Studieren Sie die kleinen Wirbelgelenke im unteren Abschnitt der Halswirbelsäule und zwischen den Wirbeln CVII und ThI. Die Zwischen-

wirbelscheiben (Disci intervertebrales) bestehen aus einem äußeren **Faserring**, **Anulus fibrosus**, und einem inneren **Gallertkern**, **Nucleus pulposus**. Der Faserring besteht aus konzentrisch geschichteten, miteinander verflochtenen, kollagenen Bindegewebslamellen und Faserknorpeln; der Gallertkern ist eine proteoglykanreiche Gallerte und liegt innerhalb des Discus intervertebralis eher exzentrisch, d. h. mehr dorsal. Die Halslordose wird dadurch mitverursacht, daß die ventralen Anteile der zervikalen Zwischenwirbelscheiben dicker sind als die dorsalen Anteile. Der Gallertkern der Disci intervertebrales cervicales kann – wie auch in der Lendenwirbelsäule – aus dem brüchigen, bindegewebigen Faserring hervortreten und entweder nach dorsal auf das (vordere) Rückenmark oder nach vorne seitlich auf die Wurzeln der zervikalen Spinalnerven drücken (Abb. 13-45).

Die gegen die Horizontale geneigten Gelenkflächen der kleinen Wirbelgelenke sind so positioniert, daß Flexion/Extension und etwas Lateralflexion möglich ist. Jedes kleine Wirbelgelenk ist von einer Gelenkkapsel umhüllt. Die **Ligamenta longitudinalia anterius** und **posterius** verlaufen, wie bereits oben erwähnt, auf Vorder- und Hinterfläche der Wirbelkörper; die kurzen **Ligamenta flava** besitzen einen hohen Anteil elastischer Fasern und spannen sich jeweils zwi-

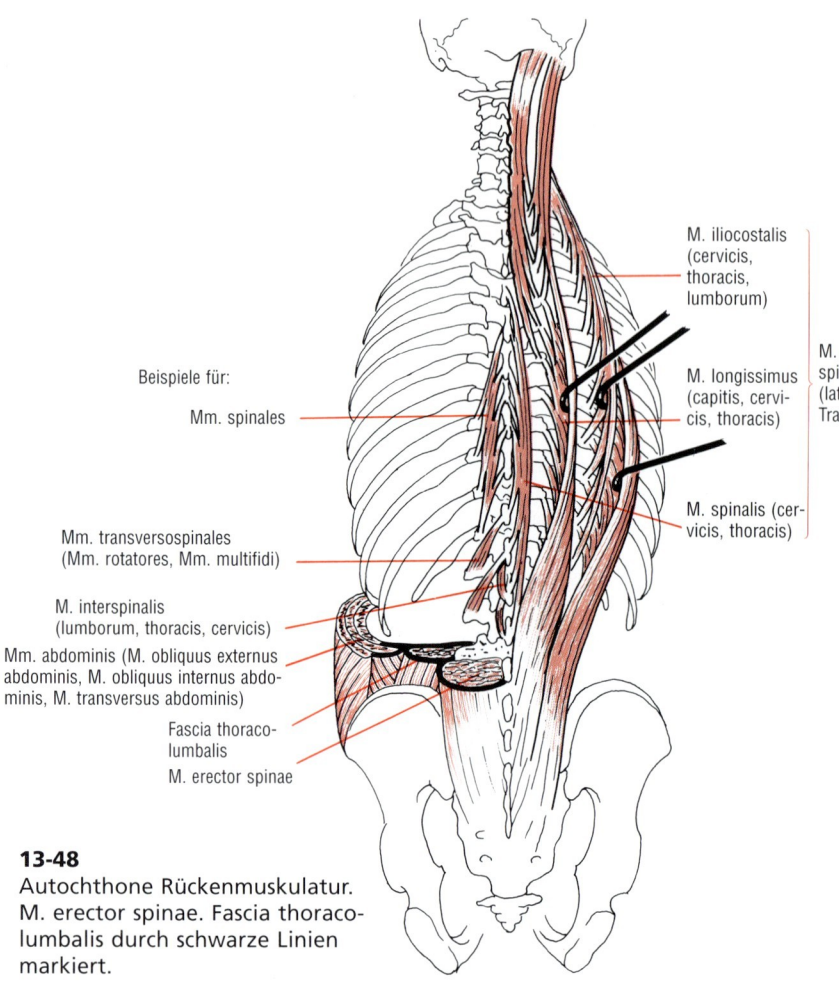

Beispiele für:

Mm. spinales

Mm. transversospinales
(Mm. rotatores, Mm. multifidi)

M. interspinalis
(lumborum, thoracis, cervicis)

Mm. abdominis (M. obliquus externus
abdominis, M. obliquus internus abdominis, M. transversus abdominis)

Fascia thoraco-
lumbalis

M. erector spinae

M. iliocostalis
(cervicis,
thoracis,
lumborum)

M. longissimus
(capitis, cervi-
cis, thoracis)

M. spinalis (cer-
vicis, thoracis)

M. erector
spinae
(lateraler
Trakt)

13-48
Autochthone Rückenmuskulatur.
M. erector spinae. Fascia thoracolumbalis durch schwarze Linien
markiert.

schen den Wirbelbögen benachbarter Wirbel aus. Im Nackenbereich ersetzt das **Nackenband, Ligamentum nuchae**, das Ligamentum supraspinale sowie die Ligamenta interspinalia; diese findet man an den unteren Halswirbeln. Das kräftige Ligamentum nuchae enthält beim Menschen nur wenige elastische Fasern und spannt sich mit freien Rändern zwischen Protuberantia occipitalis externa und dem Dorn des 7. Halswirbels, Vertebra prominens, aus. Es ist zudem an tiefergelegenen Strukturen wie an den Dornfortsätzen der Halswirbel, am Tuberculum posterius des Atlas und an der median gelegenen Crista occipitalis externa des Os occipitale fixiert. Es bleibt zu erwähnen, daß das Ligamentum nuchae beim aufrecht gehenden Menschen zwar weniger elastische Fasern als beim Vierfüßler enthält, daß es aber Anheftungsfläche für Hals- und Rückenmuskulatur bietet.

Frage 323: Wie beurteilen Sie die Röntgenaufnahme in Abbildung 13-46?

Muskeln, die Kopf und Halswirbelsäule bewegen
(Abb. 13-47 bis 13-49)

Studieren Sie an Präparaten die Muskeln, die auf Articulatio atlanto-occipitalis, Articulatio atlanto-axialis und die anderen Articulationes zygapophysiales cervicales einwirken. Sie gehören zu vier funktionellen Gruppen: Flexoren, Extensoren, Lateralflexoren und Rotatoren. Einige davon sind sog. lange Muskeln mit einem guten mechanischen Wirkungsgrad; andere sind wesentlich kürzer und üben eher eine Haltefunktion aus. Stellen Sie zwischen Atlas und Hinterhauptsbein kurze, gerade Muskeln dar, die von vorderem

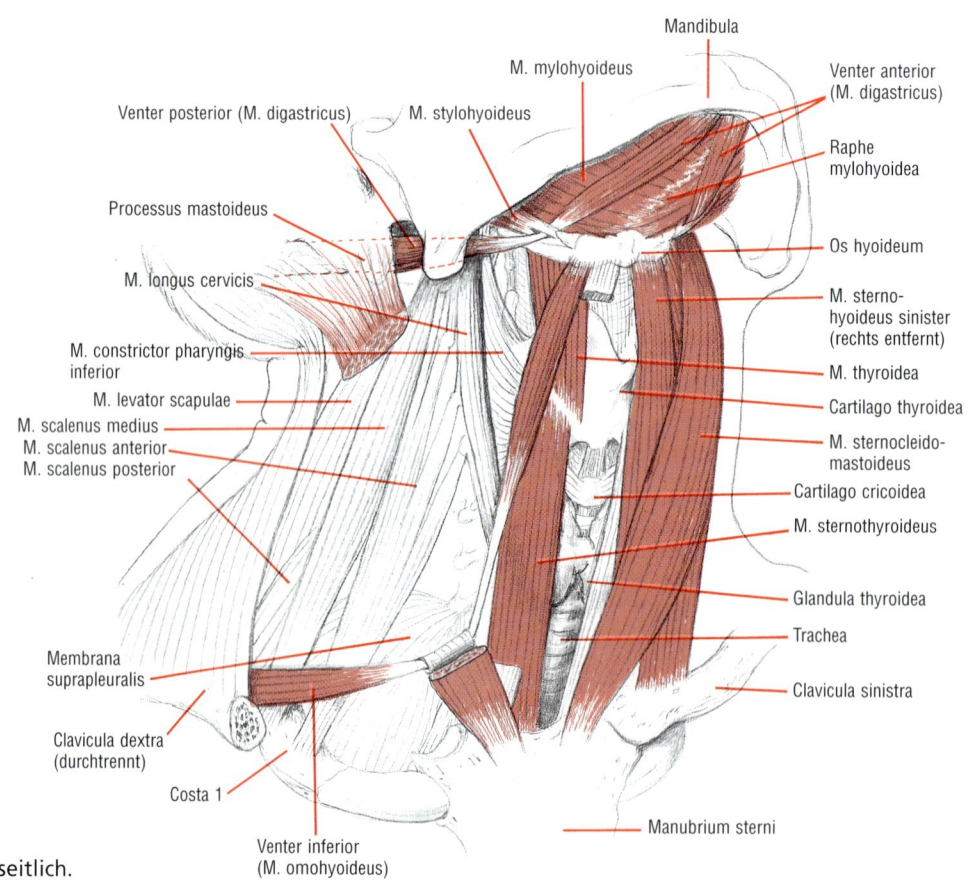

Mandibula

M. mylohyoideus

Venter anterior
(M. digastricus)

Raphe
mylohyoidea

Venter posterior (M. digastricus)

M. stylohyoideus

Os hyoideum

Processus mastoideus

M. sterno-
hyoideus sinister
(rechts entfernt)

M. longus cervicis

M. thyroidea

Cartilago thyroidea

M. constrictor pharyngis
inferior

M. sternocleido-
mastoideus

M. levator scapulae

M. scalenus medius
M. scalenus anterior
M. scalenus posterior

Cartilago cricoidea

M. sternothyroideus

Glandula thyroidea

Trachea

Membrana
suprapleuralis

Clavicula sinistra

Clavicula dextra
(durchtrennt)

Costa 1

Venter inferior
(M. omohyoideus)

Manubrium sterni

13-49
Halsmuskeln. Ansicht von vorne und seitlich.

und hinterem Atlasbogen zum Os occipitale ziehen: M. rectus capitis anterior, M. rectus capitis lateralis, M. rectus capitis posterior minor. (Der M. rectus capitis posterior major entspringt vom Dornfortsatz des Axis.) Die kurzen Nackenmuskeln (Mm. suboccipitales) beugen und strecken im Atlantookzipitalgelenk.

Kurze, schräg ziehende Muskeln haben ihren Ursprung am Dornfortsatz des Axis und ihr Ansatzareal an der Massa lateralis (Processus transversus) des Atlas wie der M. obliquus capitis inferior; oder sie entspringen von der Massa lateralis (Processus transversus) des Atlas und ziehen zur Linea nuchalis inferior am Os occipitale wie der M. obliquus capitis superior; sie sind insbesondere Rotatoren im Atlantookzipitalgelenk.

Grenzen Sie nun an einem Präparat die langen Beuge- und Streckmuskeln der Wirbelsäule gegeneinander ab. Der M. longus colli ist ein langer Flexor, der an den Ventralflächen der Wirbelkörper zieht und bogenförmig die oberen Halswirbel mit den unteren Halswirbeln bzw. den oberen Brustwirbeln (Th I–Th III) verbindet. Seine kraniale Fortsetzung stellt der M. longus capitis dar; er entspringt von den Tubercula anteriora der Querfortsätze der Halswirbel (CIII–CVI) und inseriert an der Pars basilaris des Os occipitale. Dorsal im Bereich zwischen Foramen magnum und Linea nuchalis superior heftet sich eine vielschichtige Streckergruppe an das Hinterhauptsbein an, ferner an das Ligamentum nuchae sowie an die Tubercula posteriora der Querfortsätze der Halswirbel und ebenso an die weiter kaudal gelegenen Abschnitte der Wirbelsäule.

Die Seitwärtsbeuger der Wirbelsäule sind die Mm. scaleni. Suchen Sie an einem Präparat, bei dem der M. sternocleidomastoideus zurückgeklappt ist (Abb. 13-49), den **M. scalenus anterior** auf. Er entspringt von den Tubercula anteriora der Querfortsätze der 3. bis 6. Halswirbel (vor den Wurzeln der Zervikalnerven), zieht nach kaudal und lateral und inseriert am **Tuberculum musculi scaleni anterioris** auf der medialen Kante der ersten Rippe. Stellen Sie nun den **M. scalenus medius** und den **M. scalenus posterior** dar; letztgenannter entspringt von den Tubercula posteriora der Querfortsätze der 4. bis 6. Halswirbel. Der M. scalenus medius setzt auf der kranialen Fläche der ersten Rippe hinter dem M. scalenus anterior an; der M. scalenus posterior zieht weiter nach kaudal und inseriert am Oberrand der zweiten Rippe.

Hinter den Mm. scaleni verläuft der **M. levator scapulae**; er hat seinen Ursprung an den Hinterflächen der Tubercula posteriora der Querfortsätze der oberen Halswirbel und setzt kaudal am Angulus superior der Scapula an, die er somit auch anhebt.

Alle oben erwähnten Muskeln dieser Gruppe werden von Ästen aus den zervikalen Spinalnerven versorgt. Rami ventrales der zervikalen Spinalnerven versorgen die Flexoren sowie die Mm. scaleni anterior, medius und posterior; Rami dorsales versorgen alle Strecker in dieser Muskelgruppe (autochthone Rückenmuskeln).

Stellen Sie nun die beiden **Mm. sternocleidomastoidei** dar (Abb. 13-40); sie liegen mit schrägem Faserverlauf jeweils an der lateralen Halsseite. Der M. sternocleidomastoideus entspringt zum einen sehnig von der Vorderfläche des Manubrium sterni (Caput sternale) und zum anderen

muskulär vom medialen Drittel der Clavicula (Caput claviculare); seine langen, parallel verlaufenden Muskelfasern sind in die Lamina superficialis der Fascia cervicalis eingescheidet und inserieren am Processus mastoideus (Os temporale) sowie an der Linea nuchalis superior des Os occipitale. Der M. sternocleidomastoideus wird vom N. accessorius (XI) versorgt (S. 398). Wenn beide Mm. sternocleidomastoidei zusammenwirken, wird der Kopf «in den Nacken» geworfen.

Frage 324: Der M. sternocleidomastoideus kann an einer Halsseite nicht vollständig entwickelt sein, so daß er verkürzt ist; andererseits kann auch eine nervale Schädigung bei einer Zangengeburt den Muskel lähmen. Beschreiben Sie die daraus resultierende pathologische Kopfstellung (angeborener Schiefhals), die in diesem Falle oder bei einseitiger Muskelkontraktion zu sehen ist.

Suchen Sie jetzt den **M. trapezius** auf (Abb. 13-41); er hat seine Ursprungsareale an der Protuberantia occipitalis externa und an den beiden Linea nuchales superiores des Os occipitale, ferner am Ligamentum nuchae, das wiederum an den Halswirbeln fixiert ist sowie an den Dornfortsätzen aller Brustwirbel. Die kranialen Muskelfasern inserieren am Innenrand des lateralen Klavikuladrittels, am Acromion und an der kranialen Fläche der Spina scapulae; die kaudalen Fasern inserieren ebenfalls an der Spina scapulae. Die kranialen Fasern (Pars descendens des M. trapezius) heben das Schulterblatt, wobei die kaudalen Fasern (Pars ascendens des M. trapezius), wenn sie sich kontrahieren, die Scapula am Thorax mit dem Angulus inferior scapulae nach lateral drehen; dadurch wird die Schultergelenkspfanne (Cavitas glenoidalis) – und somit das Schultergelenk – nach kranial geführt, und der Arm läßt sich über die Horizontale elevieren (Kap. 6.2). Der M. trapezius wird – wie der M. sternocleidomastoideus – vom N. accessorius (XI) innerviert (S. 398).

Die Halsdreiecke und die Faszienverhältnisse in der Halsregion (Abb. 13-50)

Um die Beschreibung der topographischen Verhältnisse in der Halsregion zu erleichtern, hat man an der Halsoberfläche zwei Halsdreiecke festgelegt, die durch M. sternocleidomastoideus und M. trapezius begrenzt werden. Das **mittlere Halsdreieck**, die unpaare **Regio cervicalis anterior**, liegt an der Halsvorderseite zwischen den

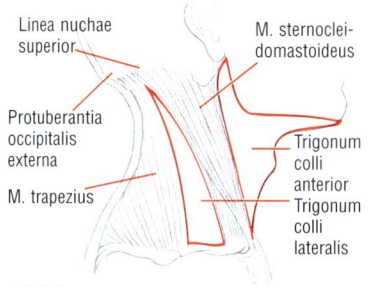

13-50
Lage der verschiedenen Halsdreiecke. Ansicht von lateral.

13-51
Faszienverhältnisse im Halsbereich. Halsquerschnitt durch den 7. Halswirbel.

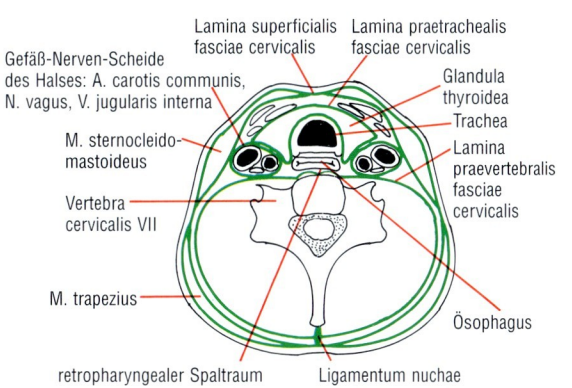

beiden Mm. sternocleidomastoidei (lateral) sowie dem Unterrand des Unterkiefers (kranial); das **seitliche Halsdreieck**, die paarige **Regio cervicalis lateralis**, erstreckt sich zwischen den Mm. sternocleidomastoideus und trapezius und wird nach kaudal vom mittleren Drittel der Clavicula begrenzt. Markante Faszienschichten bilden Dach und Boden dieser beiden Halsdreiecke. Die **Lamina superficialis** der **Fascia cervicalis** (Abb. 13-51) umgibt den Hals zwischen Schultergürtel und Schädel. Sie umhüllt beidseits von vorne die Mm. sternocleidomastoidei, zieht dann nach lateral um den Hals und scheidet von hinten den M. trapezius ein. Kaudal heftet sich die Lamina superficialis der Fascia cervicalis am Oberrand des Manubrium sterni, an der Clavicula, am Acromion sowie an der Spina scapula an; kranial ist dieses oberflächliche Blatt der Halsfaszie an der Unterkante der Mandibula (bis zum Angulus mandibulae), am Processus mastoideus sowie an der Linea nuchalis superior fixiert. Die Lamina superficialis der Fascia cervicalis bildet somit die kraniale Begrenzung (das «Dach») von mittlerem Halsdreieck und den beiden seitlichen Halsdreiecken. Die Lamina praevertebralis der Fascia cervicalis (Abb. 13-51) bedeckt – wie der Name schon andeutet – die tiefen, prävertebralen Halsmuskeln und bil-

det so den Boden der beiden seitlichen Halsdreiecke. Die Lamina praevertebralis ist in der Medianen fester, da liegt sie hinter Pharynx und Ösophagus; in den Seitenbereichen ist sie jedoch dünner. Kaudal läßt sich eine dreieckige Lücke innerhalb der prävertebralen Halsfaszie abgrenzen; durch diese Lücke zwischen Unterrand des M. scalenus anterior und lateraler Begrenzung der Halswirbel sowie M. longus colli zieht die A. vertebralis und erreicht so die Foramina transversaria in den Querfortsätzen der Halswirbel (S. 374).

Zwischen den Ursprungsarealen der Mm. scaleni anterior, medius und posterior liegen seitlich die Foramina intervertebralia. Deshalb muß jeder Zervikalnerv, ob er sich nun später dem Plexus cervicalis oder dem Plexus brachialis anschließt, immer zwischen den Mm. scaleni und hinter der Lamina praevertebralis der Fascia cervicalis ziehen. Somit müssen Äste des Plexus cervicalis, die oberflächliche Halsstrukturen versorgen, diese Lamina praevertebralis durchbrechen. In der Umgebung der Nervenwurzeln C5 bis Th1, aus denen sich der Plexus brachialis bildet (Kap. 6.9), setzt sich die **Lamina praevertebralis der Fascia cervicalis** in die **Fascia axillaris** fort.

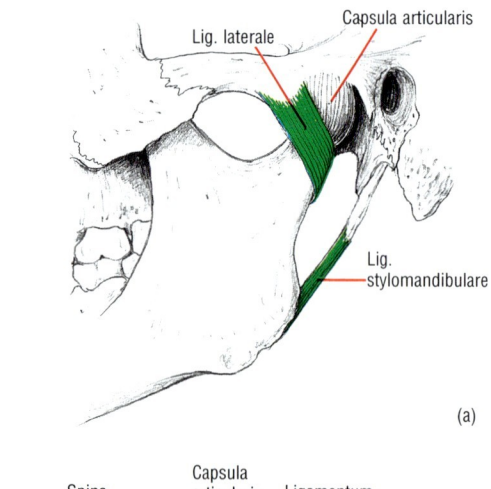

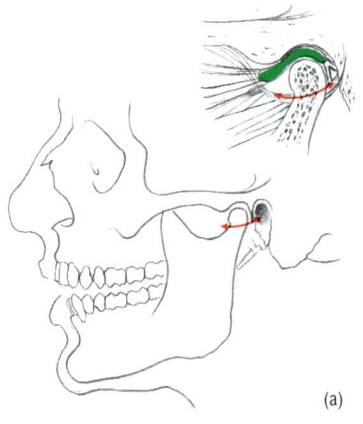

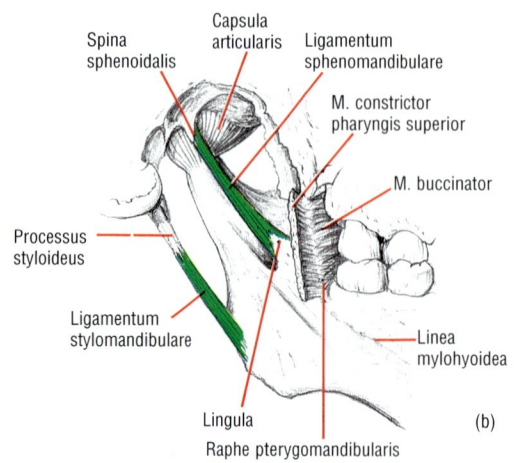

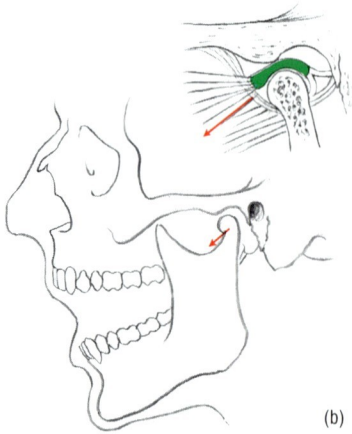

13-52
Bänder des Kiefergelenks. (a) Ansicht von lateral; (b) Ansicht von medial.

13-53
Sagittalschnitt durch das Kiefergelenk. Ansicht von medial. (a) Mund geschlossen; (b) Mund geöffnet.

Kiefergelenk, Articulatio temporomandibularis

Nehmen Sie einen Schädel, und entfernen Sie den Unterkiefer. Rufen Sie sich die wichtigsten Knochenstrukturen der Mandibula, insbesondere das **Caput mandibulae**, wieder ins Gedächtnis. Dieses bildet eine runde Walze, die horizontal auf dem **Collum mandibulae** liegt (Abb. 13-28). Bewegen Sie die Mandibula am Schädel, und legen Sie die Position der **Fossa mandibularis** fest.

In der Fossa mandibularis ruht das Unterkieferköpfchen und der Discus articularis. Die Fossa mandibularis wird zum größten Teil von der Pars squamosa des Schläfenbeins sowie vorne von dessen Processus zygomaticus gebildet. Die **Wand des Tympanon (Pars tympanica)** im **Os temporale** liegt dorsal der Fossa mandibularis und ist von der Pars squamosa des Schläfenbeins durch die **Fissura petrotympanica** (auch Glaser-Spalte genannt) getrennt.

In der Tiefe der Fissura petrotympanica schiebt sich oft ein kleiner Teil des Felsenbeins dazwischen. Die Chorda tympani (S. 394) und eine kleine Arterie zum Mittelohr ziehen in dieser Fissur.

Das Kiefergelenk, Articulatio temporomandibularis, ist ein echtes Gelenk; rechtes und linkes Kiefergelenk bewegen sich normalerweise synchron. Das Caput mandibulae wird von der Fossa mandibularis durch einen zwischengeschalteten Discus articularis getrennt. Studieren Sie nun die **Gelenkkapsel** des Kiefergelenks: ihr oberer Anteil ist dünn und elastisch; nach hinten ist sie an der Fossa articularis in Höhe der Fissura petrotympanica angeheftet; nach vorne ist sie am Tuberculum articulare des Processus zygomaticus des Schläfenbeins fixiert. Die Gelenkkapsel ist zudem sehr stark mit dem Discus articularis, unterhalb des Discus jedoch ziemlich stark mit dem Collum mandibulae verankert. Seitlich wird die Gelenkkapsel des Kiefergelenks durch das kräftige **Ligamentum laterale** verstärkt (Abb. 13-52). Stellen Sie das Ligamentum laterale dar; es zieht von vorne oben (Processus zygomaticus des Schläfenbeins) nach hinten unten (an die Außenseite des Collum mandibulae).

Studieren Sie anschließend die Medialseite des Kiefergelenks an einem Kopfpräparat. Das Gelenk wird medial durch zwei Bandzüge verstärkt, die nicht mit der Gelenkkapsel verwoben sind: 1. das **Ligamentum sphenomandibulare** zieht von der Spina ossis sphenoidalis zur Lingula mandibulae; 2. das **Ligamentum stylomandibulare** (eine Verdickung der Lamina superficialis der Halsfaszie) verbindet Processus styloideus mit Angulus mandibulae.

Studieren Sie auch den Discus articularis im Gelenk: der faserknorpelige Diskus ist nach oben konkavkonvex geformt, um Tuberculum articulare und Fossa mandibularis zu unterfüttern, und nach unten konkav, um für das Caput mandibulae Platz zu bieten. Die Zwischengelenkscheibe ist randständig mit der Gelenkkapsel verwachsen, wodurch die eigentliche Gelenkhöhle zweigeteilt wird: in je einen Binnenraum oberhalb und unterhalb des Discus articularis. Dessen hinterer Anteil gliedert sich zudem in eine fibroelastische obere Bindegewebslamelle, die am Hinterrand der Fossa mandibularis verankert ist, sowie in eine rein bindegewebige Lamelle, die wiederum an der Hinterfläche des Processus condylaris fixiert ist. Wird der Mund geöffnet, kommt es zu einer scharnierartigen Bewegung zwischen Caput mandibulae und Discus articularis (Abb. 13-53a); dabei gleiten Discus articularis und Caput mandibulae nach vorne abwärts unter das Tuberculum articulare (Abb. 13-53b). Geringe Kieferbewegungen, wie etwa beim Sprechen, werden dagegen nur von Mandibulaköpfchen und Zwischengelenkscheibe ausgeführt. Wegen der starken Fixation des Diskus an der Mandibula finden Scharnier- und Gleitbewegungen in verschiedenen Kammern des Kiefergelenks statt.

Frage 325: Welche Bewegung wird in der oberen, welche in der unteren Gelenkkammer ausgeführt?

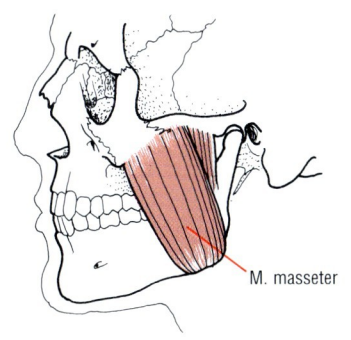

13-54
M. masseter. Ansicht von lateral.

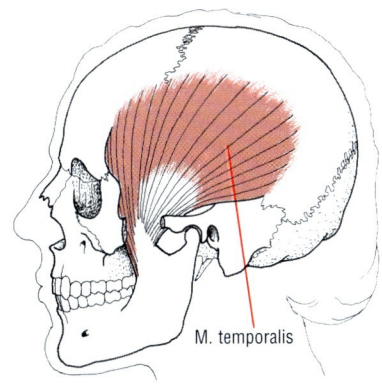

13-55
M. temporalis. Ansicht von lateral.

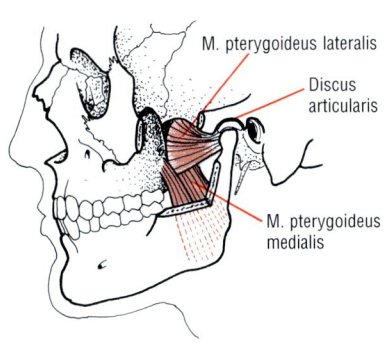

13-56
Musculi pterygoidei. Ansicht von lateral.
Mandibula teilweise durchtrennt.

Frage 326: Ist das Kiefergelenk luxiert und das Caput mandibulae nach vorne über das Tuberculum articulare verschoben, mit welchem Handgriff ließe sich diese Luxation wieder beheben?

Frage 327: Wenn das Kiefergelenk nach rückwärts durch einen Schlag gestaucht wurde, welche Nerven sind dann u.U. geschädigt? (Beantworten Sie diese Frage erst nach Studium des Kapitels 13.12.2)

Kaumuskulatur, Mm. masticatorii

Studieren Sie **M. masseter** (Abb. 13-54) und **M. temporalis** (Abb. 13-55), die Sie bereits am Lebenden in kontrahiertem Zustand palpiert haben. Der **M. masseter** hat in mehreren unterschiedlichen Schichten (Pars superficialis, Pars profunda) verschiedene Ursprungsareale am Arcus zygomaticus. Seine Fasern verlaufen schräg nach hinten unten (Pars superficialis) bzw. nahezu senkrecht (Pars profunda) und inserieren an der lateralen Fläche des Angulus mandibulae (Tuberositas masseterica) und an der unteren Hälfte des Ramus mandibulae. Der **M. temporalis** entspringt fächerförmig in der Fossa temporalis und von seiner Muskelfaszie (Fascia temporalis). Seine Fasern ziehen konvergierend unter den Arcus zygomaticus und setzen an Spitze und medialer Fläche des Processus coronoideus mandibulae, an dessen Vorderkante sowie an der Vorderkante des Ramus mandibulae an. M. temporalis und M. masseter sind wichtige Kieferschließer. (M. temporalis ist dabei als Einzelmuskel der stärkste Kieferschließer.)

Frage 328: Einige Fasern des M. temporalis haben ihr Ursprungsareal am Os temporale sehr weit hinten, etwa auf Höhe des Processus mastoideus. Was werden diese Muskelfasern bewirken?

Der **M. pterygoideus lateralis** (Abb. 13-56) hat zwei Köpfe: oberer Kopf (akzessorischer Kopf) und unterer Kopf (Hauptkopf). Dieser ist in erster Linie an der Öffnung des Kiefers beteiligt. Die beiden Köpfe des M. pterygoideus lateralis ermöglichen Vorwärtsbewegungen (= Protrusion) des Caput mandibulae, was bei weiter Mundöffnung nötig ist. Betrachten Sie nun genau und vorsichtig Ursprungs- und Ansatzareale des M. pterygoideus lateralis: der Muskel entspringt von der seitlichen Fläche der Lamina lateralis des Processus pterygoideus des Keilbeins (unterer Kopf) sowie der infratemporalen Fläche des großen Keilbeinflügels (oberer Kopf). Die Fasern ziehen nach hinten und lateral und in-

serieren an der Vorderfläche des Collum mandibulae (Fovea pterygoidea); Fasern des oberen Kopfes inserieren zusätzlich noch an Kapsel und Discus articularis des Kiefergelenks. Der **M. pterygoideus medialis** (Abb. 13-56) hat Ursprungsflächen an der medialen Fläche der Lamina lateralis des Processus pterygoideus des Keilbeins (Fossa pterygoidea) sowie am Processus pyramidalis des Os palatinum. Die Fasern des M. pterygoideus medialis ziehen nach unten, hinten und lateral in Richtung mediale Seite des Angulus mandibulae (Tuberositas pterygoidea).

Frage 329: Welche Funktion hat der M. pterygoideus medialis?

Frage 330: Was wird das Resultat sein, wenn sich beide Mm. pterygoidei medialis und lateralis gemeinsam kontrahieren?

Falls sich beide Mm. pterygoidei medialis und lateralis rechts und links abwechselnd kontrahieren, kommt es zu seitlichen Mahlbewegungen. Alle diese Kaumuskeln werden durch Äste des N. mandibularis (V/3) innerviert (S. 391), der über das Foramen ovale den Schädel verläßt und in die Fossa infratemporalis gelangt. Zwei weitere Muskeln, **Venter anterior** des **M. digastricus** sowie **M. mylohyoideus,** heften sich ebenfalls an der Mandibula an und werden von Ästen des N. mandibularis (V/3) innerviert. Beide Muskeln finden sich im Bereich des Mundbodens (S. 325). Der Venter anterior des M. digastricus ist zudem schwach an der Mundöffnung beteiligt.

C. Radiologische Befunde

Studieren Sie a.-p.- und seitliche Röntgenaufnahmen der Halswirbelsäule (Abb. 13-38) und deren gelenkiger Verbindung mit dem Schädel. Bezeichnen Sie die einzelnen Gelenkpartner von Articulatio atlanto-occipitalis, Articulatio atlanto-axialis sowie Articulationes zygapophysiales. Beachten Sie auch den Bewegungsumfang, dargestellt durch Röntgenaufnahmen in maximaler Flexion (Abb. 13-57a) und maximaler Streckung (Abb. 13-57b) der Halswirbelsäule. Betrachten Sie auch sorgfältig die Röntgenaufnahme eines Dens axis, schräger Strahlengang bei geöffnetem Mund (Abb. 13-39).
Studieren Sie ferner seitliche Röntgenaufnahmen des Kiefergelenks, Articulatio temporomandibularis (Abb. 13-58a,b); sie wurden bei geschlossenem (a) und weit geöffnetem Mund (b) durchgeführt. Beachten Sie insbesondere, wie weit Caput mandibulae und Discus articularis nach vorne unter das Tuberculum articulare gleiten.

13-57
Halswirbelsäule (a) in maximaler Flexion, (b) in maximaler Extension.

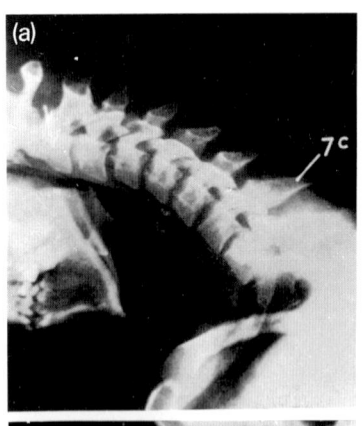
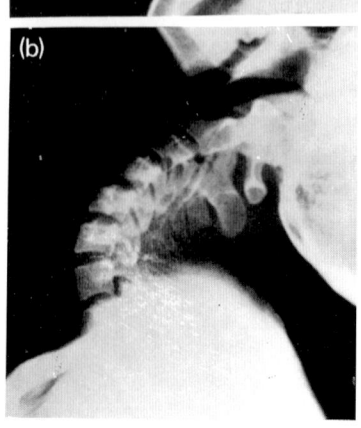

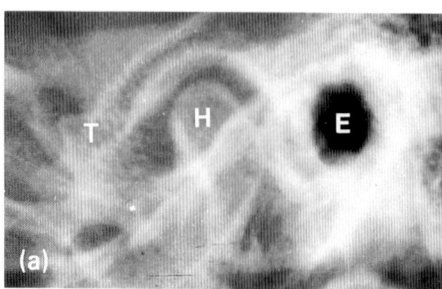
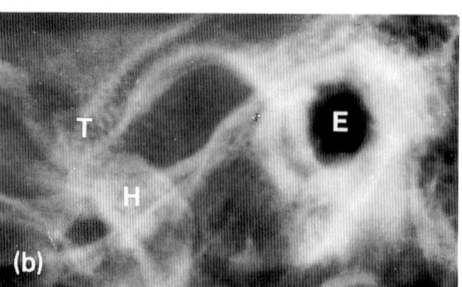

13-58
Röntgenaufnahmen des Temporomandibulargelenks, (a) mit offenem, (b) mit geschlossenem Mund. H = Caput mandibulae; T = Tuberculum articulare; E = äußerer Gehörgang.

13.4 Gesicht, Nase und Nasennebenhöhlen

Ziel dieses Kapitels ist das Studium von Gesicht, Nase und Nasennebenhöhlen am Lebenden und an Präparaten.

Entwicklung des Gesichts (Abb. 13-59, 13-60)

Die Gesichtsentwicklung beginnt zu dem Zeitpunkt, da Neuralleistenzellen aus den kranialen Neuralleisten nach ventral und rostral in die Schlundbögen und in die frontonasale Region abtropfen, um Unterkieferwulst, Oberkieferwulst sowie lateralen und medialen Nasenwulst zu bilden. Unterkiefer- und Oberkieferwulst umgeben die primitive ektodermale Mundbucht (Stomodeum); das Stomodeum erhält dabei Anschluß an den Vorderdarm, wenn die Rachenmembran (Membrana buccopharyngea) einreißt (Ende der dritten Entwicklungswoche). Medialer und lateraler Nasenwulst wachsen (in der fünften Woche) schnell und umgeben die ektodermale Riechplakode (diese entwickelt sich zwar aus dem neuralen Ektoderm, liegt aber letztlich im Oberflächenektoderm, S. 288). Dadurch kommt die Riechplakode am Boden einer flachen Einsenkung zu liegen. Die beiden Riechgruben vertiefen sich nun, bis jede von der primitiven Mundhöhle nur noch durch eine dünne **Epithelbarriere (Membrana bucconasalis)** getrennt ist (sechste Woche). Wenn sich diese Bucconasalmembran auflöst, sind die Nasenhöhlen mit Mundhöhle und primitivem Pharynx (Vorderdarm) direkt verbunden, aber voneinander durch ein Nasenseptum getrennt. Während der Entwicklung der Nasenhöhlen behält die Riechplakode ihre Position in topographischer Nähe zum Vorderhirn bei und differenziert sich durch Ausbildung des Riechepithels, indem Axone in das sich entwickelnde Riechzentrum einsprossen.

Die Mandibularwülste wachsen nach medial und verschmelzen – kaudal dem Stomodeum – in der Medianen und bilden so die Anlage des Unterkiefers. Die medialen Nasenwülste treffen sich ebenfalls in der Medianen und bilden auf diese Weise die Anlagen des medialen Nasenabschnitts, der Oberlippe (Philtrum) sowie des Oberkiefers (dreieckiger primärer Gaumen). Die Oberkieferwülste wiederum wachsen oberhalb des Stomodeum und kaudal der sich entwickelnden Augen nach medial; die Oberkieferwülste verschmelzen dabei mit den lateralen Nasenwülsten und gestalten so die seitlichen Anteile von Oberlippe und Oberkiefer sowie die seitlichen Nasenpartien. Im Bereich dieser Fusionsfurche (Tränennasenfurche), die zwischen seitlichem Nasenabschnitt und dem medialen Winkel des sich gerade entwickelnden Auges liegt, bildet sich ein solider epithelialer Zellstrang; dieser Strang löst sich ab, und es entsteht daraus nach sekundärer Kanalisierung der **Tränennasengang (Ductus nasolacrimalis)**. Unter- und Oberkie-

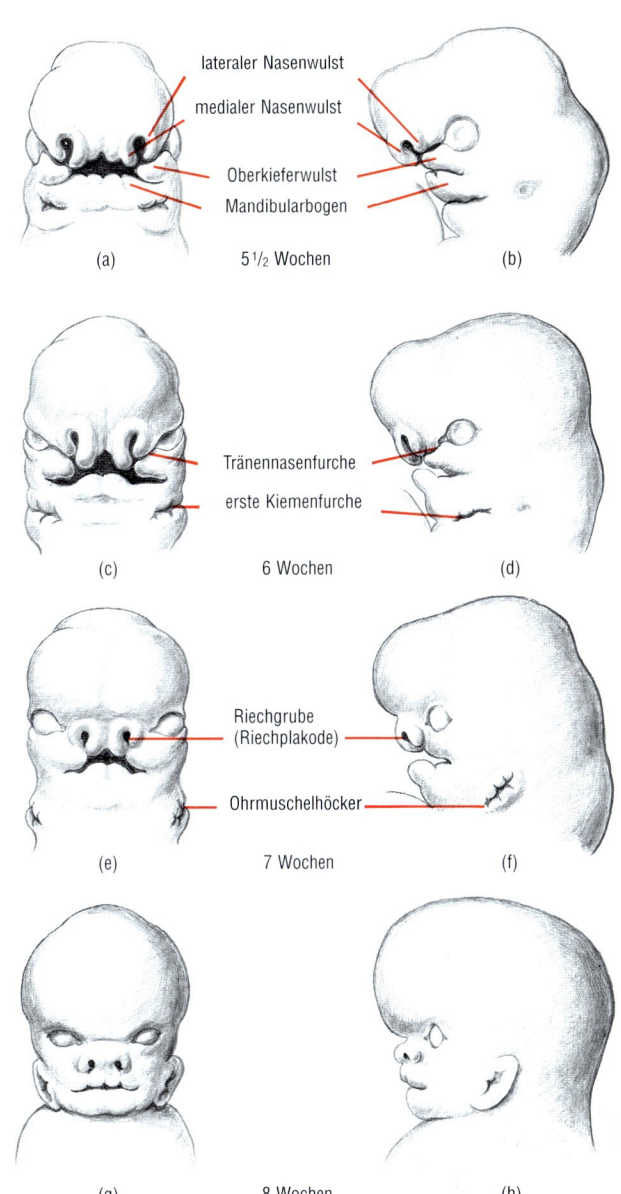

lateraler Nasenwulst
medialer Nasenwulst
Oberkieferwulst
Mandibularbogen

(a) 5½ Wochen (b)

Tränennasenfurche
erste Kiemenfurche

(c) 6 Wochen (d)

Riechgrube (Riechplakode)
Ohrmuschelhöcker

(e) 7 Wochen (f)

(g) 8 Wochen (h)

13-59
Entwicklung des Gesichts; Ansicht vor vorne und lateral; in der Woche 5½ (a, b); in der Woche 6 (c, d); in der Woche 7 (e, f) und in der Woche 8 (g, h).

ferwulst verschmelzen ebenfalls teilweise, um die Wangen zu gestalten.

Innerhalb sowie an jeder Seite der sich gestaltenden Mundhöhle wachsen sinusähnliche Fortsätze der Oberkieferwülste schräg nach kaudal; diese Zellmauern (Gaumenplatten) sind dabei durch die wachsende Zunge voneinander getrennt (sechste Entwicklungswoche). Wenn sich der Schädel bei seinem Wachstumsprozeß aufrichtet,

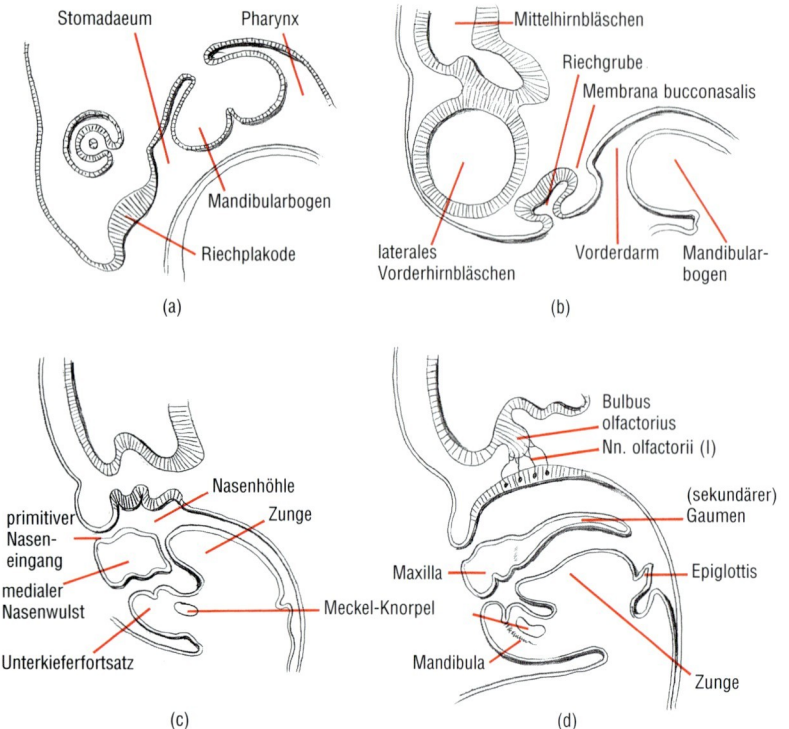

13-60
Entwicklung der Nase (in einem Parasagittalschnitt). (a) Anlage der Riechplakode; (b) Anlage der Riechgrube und der Membrana bucconasalis; (c) Auflösung der Membrana bucconasalis; (d) Zustand am Ende der Entwicklung.

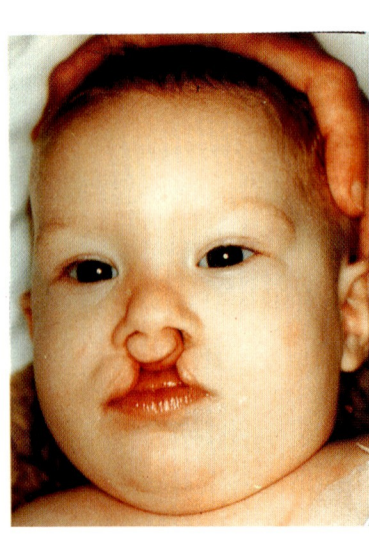

13-61
Bilaterale Lippenspalte.

verlagert sich die Zunge nach unten (siebte Entwicklungswoche); die «sekundären» Gaumenplatten richten sich daraufhin nach horizontal aus, treffen einander in der Mittellinie und verschmelzen sowohl mit dem primitiven Gaumen (aus dem Zwischenkiefersegment) als auch miteinander und bilden so den definitiven (= sekundären) Gaumen. Diese sekundären Gaumenplatten gewinnen auch an das median gelegene **Nasenseptum** Anschluß. Aus diesen Fusionsschritten ergibt sich u. a. die Trennung der primitiven Nasenhöhlen in der Medianen sowie deren Abtrennung von der Mundhöhle.

Wenn ein einziger dieser Fusionsschritte infolge von genetischen oder nahrungsbedingten Faktoren (ohne nun weitere Faktoren zu berücksichtigen) mißlingt, kommt es zu angeborenen Mißbildungen von Gesicht, Nase, Lippen und/oder Gaumen. Laterale Lippenspalten (Abb. 13-61) (infolge mißglückter Fusion von Oberkieferwulst und medialem Nasenwulst) sowie Gaumenspalten sind dabei am häufigsten. Derartige Spaltbildungen schaffen Probleme beim Säugen und später bei der Nahrungsaufnahme und beim Sprechen. Damit eine funktionsgerechte Korrektur derartiger Spaltbildungen erreicht werden kann, sollten diese Fehlbildungen so früh wie möglich chirurgisch behoben werden.

Frage 331: Wenn die Mandibula nicht ausreichend wächst, so daß ein Kind mit einem kleinen Unterkiefer zur Welt kommt, welche andere Mißbildung können Sie dann meist auch sehen?

Die Entwicklung der Zunge wird auf Seite 322 abgehandelt.

A. Anatomie am Lebenden

Betrachten Sie das Gesicht Ihres Partners. Schauen Sie auf Gefüge und Farbe der Haut; beachten Sie jede Art von Hautgeruch durch die Sekretion der Schweißdrüsen oder die Talgsekretion der Talgdrüsen. Sie finden auch Sommersprossen, pigmentierte oder depigmentierte Naevi, entzündete Talgdrüsen oder aber durch Akne

hervorgerufene Narben. Achten Sie auch auf geschlechtsspezifische Unterschiede des Haaransatzes am Kopf und die Verteilung der Behaarung im Gesichtsbereich. Studieren Sie die Augenbrauen, und betrachten Sie, ob die Haardichte von medialer bzw. lateraler Ansicht gleich ist. Betrachten Sie ebenfalls die ungeschnittenen Haare (Vibrissae) am Naseneingang sowie am Meatus acusticus externus, die Schutzfunktion an diesen Öffnungen haben.

Sehen Sie irgendwelche Blutgefäße an Gesicht oder Hals Ihres Gegenübers? Wenn ja, können Sie auch Pulsationen erkennen? Palpieren Sie die Region, die sich unmittelbar vor dem Meatus acusticus externus befindet: über dem Ansatz des Arcus zygomaticus läßt sich oft der Puls in der A. temporalis superficialis fühlen. Fordern Sie nun Ihr Gegenüber auf, die Zähne fest zusammenzubeißen, und tasten Sie dabei am Kieferwinkel den kontrahierten M. masseter: palpieren Sie den Vorderrand des M. masseter an der Unterkante des Corpus mandibulae, wo man auch leicht die A. facialis tasten kann, wenn diese gerade um den Knochen zieht.

Studieren Sie die Lippen: sie erscheinen wegen des unverhornten Plattenepithels und der darunterliegenden Gefäße in der Dermis rötlich (Lippenrot).

Frage 332: Sind die Wangen Ihres Gegenübers gerötet oder blaß? Wenn die Wangen pigmentiert sind, können Sie auch dann abschätzen, ob sie gerötet sind oder nicht?

Der Gesichtsausdruck ist stark veränderbar und ein ureigener Kommunikator mit der Umwelt. Können Sie aus den Gesichtszügen Ihres Gegenübers erkennen, ob es entspannt oder angespannt ist? Schauen Sie sich doch jetzt einmal die Gesichter der Leute in Ihrer Umgebung an. Fordern Sie Ihr Gegenüber auf, «glücklich, ängstlich oder traurig dreinzuschauen» oder irgendeine andere Stimmung auszudrücken. Wenn Sie die mimische Muskulatur studieren, bedenken Sie dabei auch deren Rolle bei verschiedenen Ausdrucksformen (Sie werden sich mit den Muskeln, die die Augen bewegen, in Kap. 13.10, S. 361, näher beschäftigen). Fordern Sie Ihre/n Partner/in nun auf, seine/ihre Augen sanft zu schließen und sie anschließend nach oben «zu verdrehen».

Frage 333: Welchen Unterschied bemerken Sie?

Studieren Sie jetzt nochmals am knöchernen Schädel sowie an Ihrem Partner die Gesichtsknochen und ihre Konturen (S. 299).

Frage 334: An welchen Schädelbereichen sind die Knochen des Gesichtsschädels mit dem Hirnschädel verankert?

Die **Nase** hat zwei Funktionen: sie ist zum einen Sinnesorgan, zum anderen ist sie Teil der Atemwege, in dem die eingeatmete Luft erwärmt, gefiltert und befeuchtet wird. Ihre Aufgaben als Sinnesorgan sind ausführlich auf Seite 385 erläutert.

Im Frontalschnitt zeigt die **Nase** eine dreieckige Form. Der Nasenbinnenraum gliedert sich dabei in zwei Räume, die sich von den Naseneingängen (**Nares externae;** Vestibula nasi) bis zum Übergang in den Nasenpharynx (**Nares internae**) ausdehnen. Führen Sie ein Nasenspekulum zuerst in einen Naseneingang und dann in den anderen ein, spreizen Sie vorsichtig das Spekulum, und begutachten Sie so die **Conchae nasales**; diese krümmen sich nach innen und unten von jeder Seite der Nase in den Binnenraum. Durch die drei Conchae nasales ist die Binnenfläche der Nase mehr als verdoppelt.

Palpieren Sie nun zuerst die knöchernen, dann die knorpeligen Anteile der Nase. In ihren Knorpelanteilen ist die Nase durchaus beweglich.

B. Präparate des Gesichts und der Nase

Mimische Muskulatur, Mm. faciales (Abb. 13-62)

Die mimische Muskulatur wird ausschließlich vom N. facialis (VII) innerviert (S. 393); sie umgibt und kontrolliert die Öffnungen von Mund, Nase und Augen sowie – bei einigen Arten – die Stellung der äußeren Ohren. Sie beeinflußt Augen- und Mundspalte und verhindert so den Sekretfluß über das Gesicht; der M. buccinator wirkt dagegen in dem Sinne, daß sich beim Kauen keine Speisen zwischen Zähnen und Schleimhaut ansammeln. Mit einer Änderung des Mienenspiels fügen die mimischen Muskeln dem gesprochenen und ungesprochenen Wort feinsinnige Bedeutung bei.

Grenzen Sie an einem Präparat die auch in Abbildung 13-62 dargestellten Muskeln ab, wobei Sie immer Ihre Mitmenschen in Ihrer unmittelbaren Umgebung im Blick haben sollten.

Die beiden **Mm. orbiculares oculi** (rechts und links) bestehen aus zwei Anteilen. Die dünne **Pars orbitalis** ist aus konzentrischen Muskelfasern gestaltet, die das Auge umgeben. Wenn sich auch die meisten Muskelfasern an der darüberliegenden Haut anheften, inserieren doch einige an einem schmalen Knochenstück (Os frontale/Os lacrimale) der Orbita – diese Fasern «verdrehen» die Augen. Die feinen Muskelzüge der **Pars palpebralis** ziehen in den Augenlidern vom Ligamentum palpebrae mediale (sowie benachbart liegender Abschnitte der Orbitawand), verflechten sich und bilden die Raphe palpebralis lateralis (diese ist an der lateralen Orbitawand fixiert). Die Pars palpebralis schließt die Augenlider, wie etwa beim Schlaf oder beim Augenzwinkern. Außerdem sind wenige Fasern des M. orbicularis oculi am Saccus lacrimalis fixiert und bilden so die **Pars lacrimalis** des Muskels. Dieser Muskelteil kann den Saccus lacrimalis ein wenig dilatieren und hält so die Puncta lacrimalia (Papillae lacrimales) in Kontakt zum Augapfel.

Studieren Sie nun den **M. orbicularis oris**, der sphinkterähnlich den Mund umschließt. Viele andere Gesichtsmuskeln – wie etwa der **M. buccinator** –, die die Mundwinkel entweder anheben (z.B. M. levator anguli oris) oder nach unten ziehen (z.B. M. depressor anguli oris), strahlen in die zirkulär verlaufenden Muskelbündel des M. orbicularis oris ein. An den seitlichen Mundwinkeln ziehen einige Fasern direkt in Ober- und Unterlippe, während andere kreuzen und so ein Muskelgeflecht bilden.

Der **Wangenmuskel, M. buccinator** (Abb. 13-63), ist ein Gesichtsmuskel; er kontrahiert sich beim Kauen und verhindert so, daß sich Speisereste zwischen Wange und Schleimhäuten ansammeln. Der M. buccinator erhöht auch den Druck von Luft, die beim Pfeifen oder beim Spielen von Blasinstrumenten durch die Mund-

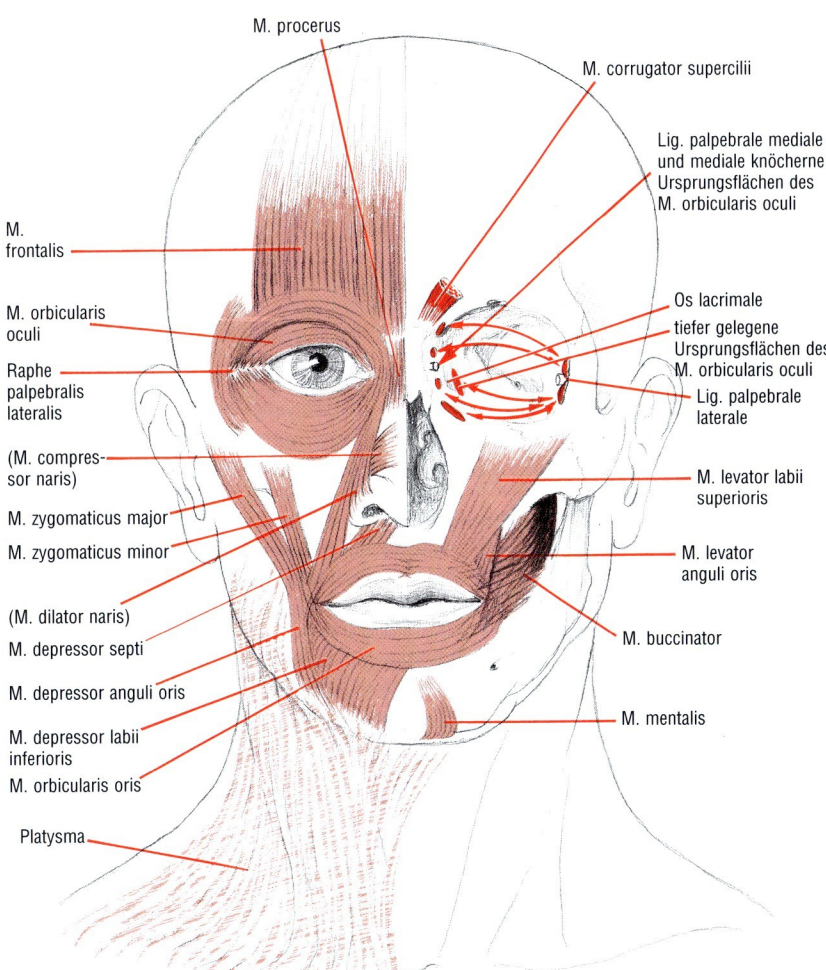

13-62
Mimische Muskulatur. Ursprungsflächen des M. orbicularis oculi.

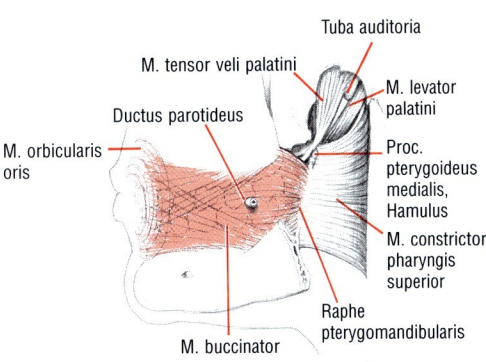

13-63
M. buccinator.

öffnung gepreßt wird. Der M. buccinator entspringt hinten von der bindegewebigen **Raphe pterygomandibularis**, einem Sehnenbogen, der sich zwischen Hamulus pterygoideus (Os sphenoidale) und Mandibula, unmittelbar hinter dem letzten Molaren (Fossa retromandibularis), ferner von den Alveolarrändern von Mandibula und Maxilla nahe dem 2./3. Molaren ausspannt. Die Muskelfasern des M. buccinator ziehen nach vorne und verflechten sich mit den Fasern des M. orbicularis oris.

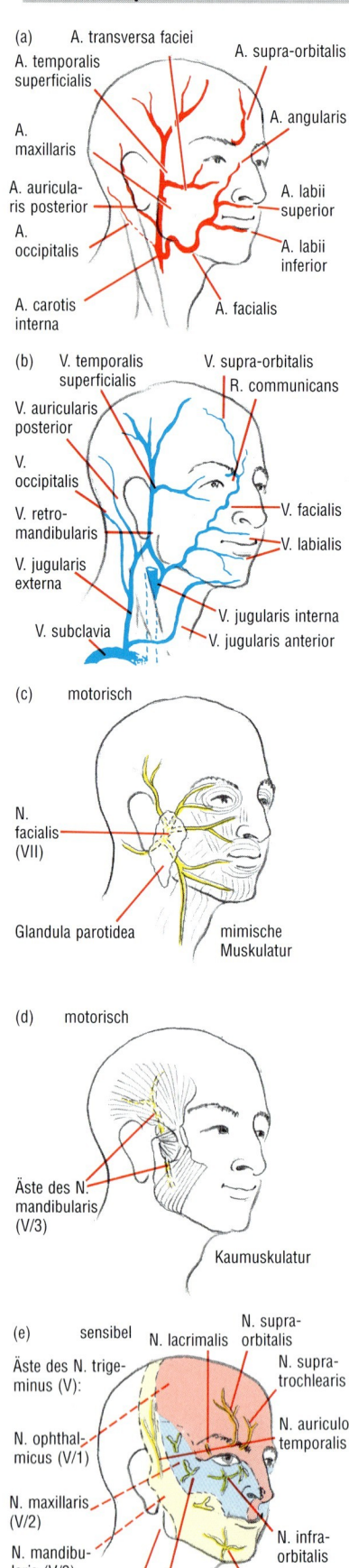

(a)
A. transversa faciei
A. temporalis superficialis
A. maxillaris
A. auricularis posterior
A. occipitalis
A. carotis interna
A. supra-orbitalis
A. angularis
A. labii superior
A. labii inferior
A. facialis

(b)
V. temporalis superficialis
V. auricularis posterior
V. occipitalis
V. retromandibularis
V. jugularis externa
V. subclavia
V. supra-orbitalis
R. communicans
V. facialis
V. labialis
V. jugularis interna
V. jugularis anterior

(c)
motorisch
N. facialis (VII)
Glandula parotidea
mimische Muskulatur

(d)
motorisch
Äste des N. mandibularis (V/3)
Kaumuskulatur

(e)
sensibel
Äste des N. trigeminus (V):
N. lacrimalis
N. ophthalmicus (V/1)
N. maxillaris (V/2)
N. mandibularis (V/3)
C2, C3
Nn. zygomaticofacialis und zygomaticotemporalis
N. supraorbitalis
N. supratrochlearis
N. auriculotemporalis
N. infraorbitalis
N. mentalis

13-64
Arterien (a), Venen (b) und Nerven (c–e) des Gesichts.

Frage 335: Welche Funktionsausfälle werden auftreten, wenn der Nerv, der die mimischen Muskeln innerviert, an einer Seite geschädigt wurde?

Die **Kopfhaut** bedeckt die Schädelkalotte und ist – außer bei vielen älteren Männern – mit Haaren bewachsen. Die Dermis der Kopfhaut, über die Nerven und Gefäße die Epidermis erreichen, enthält viele Bindegewebsfasern; diese bindegewebigen Fasernetze verhindern Gefäßkonstriktionen, und es kommt somit zu ausgiebigen Blutungen. Die Dermis ist zudem fest mit der darunterliegenden Galea aponeurotica (flächenhafte Sehne) verwachsen; diese verbindet zwei paarige Muskelgruppen miteinander: der M. epicranius als Gesamtmuskel gliedert sich in **M. temporoparietalis** (rechts/links) und **M. occipitofrontalis** (rechts/links). Beim M. occipitofrontalis seinerseits ist zum einen der Venter frontalis (von Stirn und Augenbrauen in die Zentralsehne), zum anderen der Venter occipitalis (von der Linea nuchalis suprema zur Zentralsehne) abzugrenzen. Unter der Galea aponeurotica befindet sich eine Schicht lockeren Bindegewebes, die wie ein Schleimbeutel wirkt und mit deren Hilfe die Galea aponeurotica frei gegen das Periost des Schädeldaches verschiebbar ist. Tief sitzende Infektionen des Schädels führen zu einer deutlichen Schwellung in dieser Schicht.

Gefäßversorgung von Gesicht und Kopfhaut

Studieren Sie ein Kopf-Hals-Präparat (Abb. 13-64). Suchen Sie die **A. facialis** auf, die aus **der A. carotis externa** hinter dem Angulus mandibulae (oft unmittelbar über der A. lingualis) abzweigt. In ihrem ersten Verlaufsabschnitt schlingt sich die A. facialis hinter Mandibula und Glandula submandibularis nach kranial, kreuzt dann die Unterkante der Mandibula (vor dem Ansatz des M. masseter und vor der V. facialis) und erreicht so das Gesicht. Verfolgen Sie den Verlauf der A. facialis nach oben weiter (durch die mimische Muskulatur in Richtung medialer Augenwinkel). Kennzeichnen Sie die Abgänge zu Unter- und Oberlippe (A. labialis inferior, A. labialis superior), zur Nase (Ramus septi nasi, Rami laterales nasi aus A. labialis superior) sowie die Abgänge zu den Wangen. Suchen Sie auch die beiden Endäste der A. carotis externa auf: 1. **A. maxillaris**; dieser stärkere Endast der A. carotis externa zieht hinter dem Unterkieferast und durch die Kaumuskulatur in die tiefe, seitliche Gesichtsregion (Fossa infratemporalis); 2. **A. temporalis superficialis**; dieser zweite, schwächere Endast der A. carotis externa zieht über die Wurzel des Jochbogens (zwischen Kiefergelenk und äußerem Gehörgang) nach kranial und versorgt die seitliche Schädelregion. Stellen Sie nun die **A. transversa faciei** dar, einen Ast aus der A. temporalis superficialis; die A. transversa faciei zieht parallel zum Ductus parotideus quer über das Gesicht. Kleine Arterien (A. supra-orbitalis, A. supratrochlearis) entstammen der A. ophthalmica (Ast der A. carotis interna), treten unterhalb des Oberrandes der Orbita (Incisura supra-orbitalis, Incisura frontalis) aus dem Schädel und versorgen Haut und Muskeln der Stirnregion. Stellen Sie auch **A. auricularis posterior** und **A. occipitalis** (beide aus der A. carotis externa) dar; die letztgenannten versorgen den hinteren Abschnitt von

Ohr und Kopfhaut. Gesicht und Kopfhaut besitzen eine sehr suffiziente arterielle Gefäßversorgung mit zahlreichen Anastomosen (siehe auch Abb. 13-167); die Anastomosen bestehen dabei zwischen den Gefäßen beider Seiten und auch zwischen oberflächlichen und tiefen Gefäßen. Studieren Sie auch an einem Präparat die **Venen des Gesichtes**, und bezeichnen Sie am Präparat die Venenäste aus Abbildung 13-64b.
Die **Lymphgefäße von Gesicht und Kopfhaut** laufen mit den oberflächlichen Venen und entsorgen ihre Lymphe in einen Ring oberflächlich gelegener Lymphknotenstationen: Nodi lymphatici submentales, Nodi lymphatici submandibulares, Nodi lymphatici parotidei superficiales/profundi, Nodi lymphatici mastoidei sowie Nodi lymphatici occipitales am Oberrand der Lamina superficialis der Fascia cervicalis. Von diesen oberflächlichen Lymphknoten wird die Lymphe vornehmlich in tiefe Halslymphknoten abgeleitet (S. 380).

Innervation von Gesicht und Kopfhaut (Abb. 13-64)

Die **sensible Innervation** des Gesichtes erfolgt nahezu ausschließlich über den **N. trigeminus (V)** (S. 389f.). Bedenken Sie auch, daß der N. trigeminus (V) drei Hauptstämme hat: 1. **N. ophthalmicus (V/1)**; er versorgt die «Augenregion» des Gesichts, den mittleren Bereich der Nasenwurzel, das Oberlid und die Kopfhaut sensibel; 2. **N. maxillaris (V/2)**; er innerviert die Seitenpartien der Nase, die Oberlippe, die Wange, das Unterlid und Teile der Schläfenregion sensibel; 3. **N. mandibularis (V/3)**; der letztgenannte versorgt die Unterlippe, Kinnregion und einen schmalen Hautstreifen, der sich vom Unterkieferwinkel nach oben bis zum Haarwinkel des Schädels erstreckt und dabei Tragus und obere Abschnitte des äußeren Ohres einschließt. Die Haut oberhalb des Unterkieferwinkels wird vom **Ramus anterior aus C2 (N. occipitalis minor)** und die Haut des Halses von Ästen der Rami anteriores aus **C2, C3** und **C4** sensibel innerviert (S. 399). Hinter dem Haarwinkel werden Kopfhaut und Hals durch **Rami posteriores von C2** und **C3 (Kopfhaut)** sowie von **C3** bis **C7 (Hals)** sensibel innerviert.

Frage 336: Wenn eine Läsion des N. ophthalmicus (V/1) vorliegt, was wird dann am Auge zu sehen sein?

Die **motorische Innervation** der **mimischen Muskulatur** (einschließlich des M. buccinator) erfolgt über zahlreiche Äste aus dem **N. facialis (VII)** (S. 393). Der N. facialis (VII) tritt aus der Glandula parotidea mit vielen Ästen an die oberflächliche Gesichtsregion (Abb. 13-64). Der Ramus colli des N. facialis (VII) zieht am Angulus mandibulae nach kaudal.

Nase

Studieren Sie die Nasenhöhle an einem paramedianen Sagittalschnitt des Kopfes (Abb. 13-65); sie erstreckt sich von den äußeren Nasenlöchern (Nares) bis zur hinteren Nasenöffnung (Choana), die sich in den Rachen (Nasopharynx) fortsetzt. Das rinnenförmige Dach der Nasenhöhle ist eng und fällt sowohl nach vorne (unter den Nasenrücken) als auch nach hinten (in die schräg gestellte Hinterwand) ab. Rufen Sie sich an einem

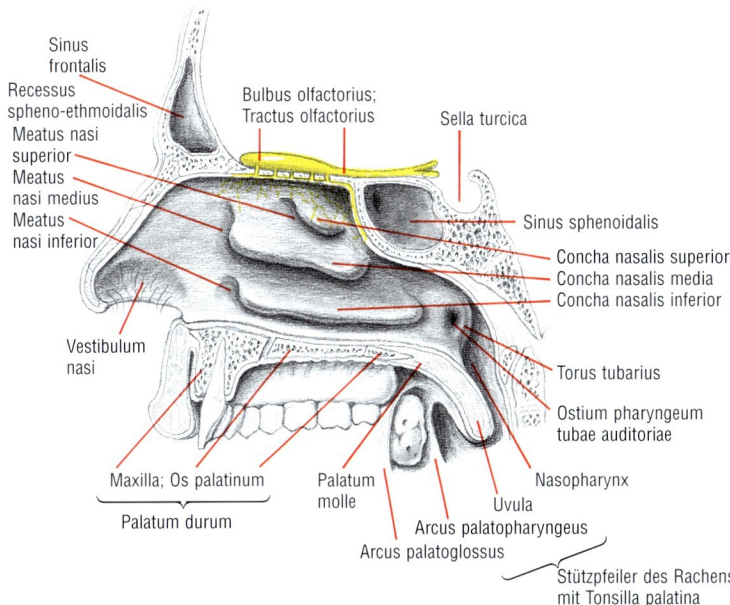

13-65
Laterale Wand der Nasenhöhle.

köchernen Schädel das Nasenskelett nochmals ins Gedächtnis. Der **Boden der Nasenhöhle** ist die kraniale Fläche des harten Gaumens, der ja von Maxilla (vorne) und Os palatinum (hinten) gebildet wird. Die **lateralen Wände** der Nasenhöhle sind quasi die medialen Wände von Sinus maxillaris und Sinus ethmoidales sowie – weiter hinten – die Lamina medialis des Processus pterygoideus des Keilbeins. Das **Dach** der Nasenhöhle wird vorne durch die Ossa nasales sowie von Lamina cribrosa des Os ethmoidale und den darunterliegenden Flächen des Keilbeinkörpers gebildet. Die beiden Teilbereiche der Nasenhöhle sind voneinander durch die **Nasenscheidewand (Septum nasi)** getrennt. Das Septum nasi besteht vorne aus einem Knorpel (Cartilago septi nasi) sowie hinten und oben aus der Lamina perpendicularis des Os ethmoidale und dem Vomer.

Frage 337: Wie läßt sich eine Fraktur im Bereich des vorderen Abschnitts der Schädelbasis durch eine Inspektion der Nase erkennen?

Grenzen Sie die drei **Conchae nasales** voneinander ab, die dachförmig von der lateralen Nasenwand zur Mitte vorspringen; dabei überdeckt jede Nasenmuschel einen klar umschriebenen Nasengang (Meatus nasi). Die **untere Nasenmuschel (Concha nasalis inferior)** ist eine muschelförmig gestaltete, dünne Knochenplatte, die mit der medialen Wand des Sinus maxillaris in direkter Verbindung steht. Sie überdeckt den **Meatus nasi inferior**, über den der größte Teil der eingeatmeten Luft weitertransportiert wird. Die **mittlere Nasenmuschel (Concha nasalis media)** überspannt den mittleren Nasengang (Meatus nasi medius) und ist kürzer als die untere; sie ist Teil des Os ethmoidale. Die **obere Nasenmuschel (Concha nasalis superior)** ist klein und bedeckt von oben und hinten den **oberen Nasengang (Meatus nasi superior)**; auch die Concha nasalis superior ist Teil des Os ethmoidale.

Die gesamte Nasenhöhle (mit Ausnahme von Dach und oberer Nasenmuschel) ist von einem sehr gefäßreichen **Flimmerepithel** mit Becherzellen **(respiratorisches Epithel)** ausgekleidet. Im Bereich des Daches der Nasenhöhle und der

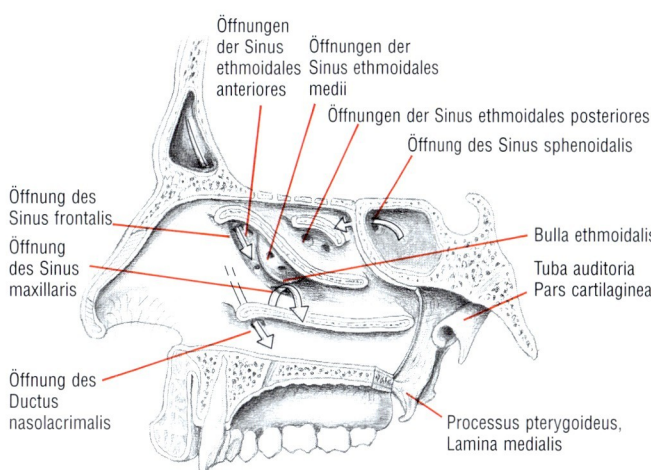

13-66
Laterale Wand der Nasenhöhle; Nasenmuscheln entfernt.

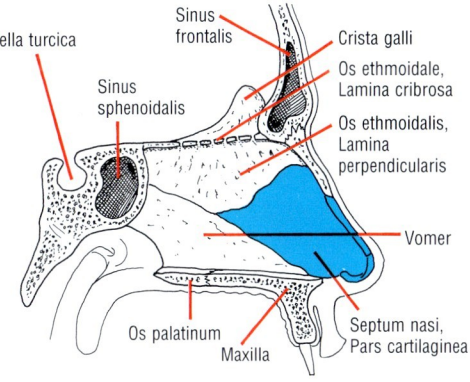

13-67
Nasenscheidewand, Septum nasi.

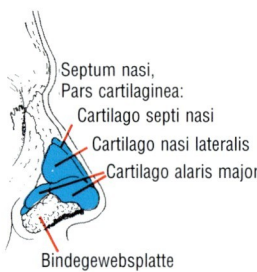

13-68
Knorpelige Nasenscheidewand.

beiden oberen Nasenmuscheln findet man das sog. Riechepithel. Das respiratorische Epithel enthält – wie bereits erwähnt – viele Becherzellen, die ständig, gemeinsam mit dem serösen Sekret aus den Glandulae submucosae, die Schleimhaut im Inneren der Nasenhöhle mit einem feinen Sekretfilm benetzen. Unmittelbar unter der Schleimhaut liegen ausgedehnte, arteriovenöse Geflechte (Plexus cavernosi concharum), die sich zur Durchblutungskontrolle erweitern oder verengen können. Diese Konstruktion kann – in Einklang mit dem Strömungsverhalten der Luft (das durch das Bauprinzip der Conchae entsteht) – die eingeatmete Umgebungsluft an die Körpertemperatur und an den Feuchtigkeitsgehalt rasch anpassen; dies geschieht in der Regel, bis die Luft den Nasopharynx erreicht. Als Reaktion auf eine vermehrte Stimulation des vegetativen Nervensystems oder auf Proteine wie etwa Pollen, auf die bestimmte Menschen sensibilisiert sind (wie z.B. die allergische Erkrankung «Heuschnupfen»), schwillt die Schleimhaut an und verstärkt ihre Sekretionsleistung.

Beachten Sie die kräftigen, nach außen gerichteten Haare, **Vibrissae**, **im Nasenvorhof, Vestibulum nasi**, in unmittelbarer Nähe der Nasenlöcher; diese Vibrissae filtern große Partikel aus der eingeatmeten Luft. Kleinere Partikel, die durch diese Reusen fallen, werden später durch den Schleim festgehalten. Die Flimmer an der Oberfläche des respiratorischen Epithels schaffen den Schleim mit einer Geschwindigkeit von 5 bis 10 mm/Min. in Richtung Nasopharynx, wo

er verschluckt wird. Die meisten Bakterien werden somit entweder durch Immunglobuline im Nasensekret oder später durch den sauren Magensaft zerstört.

Abflußwege der Nasennebenhöhlen in den Nasenraum

Nehmen Sie nun ein Präparat zur Hand, bei dem die Nasenmuscheln entfernt sind, um die Nasengänge (Abb. 13-66) darzustellen. Sondieren Sie den unteren Nasengang (Meatus nasi inferior) mit einer stumpfen Sonde. Stellen Sie den **Tränennasengang (Ductus nasolacrimalis)** dar; er leitet die Tränenflüssigkeit aus dem **Saccus lacrimalis** in der medialen Orbitawand (S. 364) zur Nasenhöhle. Suchen Sie im mittleren Nasengang (Meatus nasi medius) einen sich blasenartig vorwölbenden Knochenvorsprung auf, **Bulla ethmoidalis** (= eine große Siebbeinzelle); im Bereich der Bulla ethmoidalis öffnen sich zahlreiche Gänge der vorderen und mittleren Siebbeinzellen Richtung Nasenbinnenraum. Der **Ausführungsgang der Stirnhöhle (Sinus frontalis)** mündet unmittelbar am vorderen Ende der Bulla ethmoidalis in die Nasenhöhle und die **Kieferhöhle (Sinus maxillaris)** am hinteren Ende (Hiatus semilunaris). Suchen Sie jetzt die **Öffnungen der hinteren Siebbeinzellen** auf, die in den oberen Nasengang (Meatus nasi superior) sowie oberhalb und hinter der Concha nasalis superior in den **Recessus spheno-ethmoidalis** münden; über diesen Recessus sphenoethmoidalis wird auch die große **Keilbeinhöhle (Sinus sphenoidalis)** in Richtung Nasenhöhle drainiert. Untersuchen Sie die topographischen Verhältnisse von Sinus sphenoidalis und Fossa hypophysialis, die ja das Dach der Keilbeinhöhle bildet.

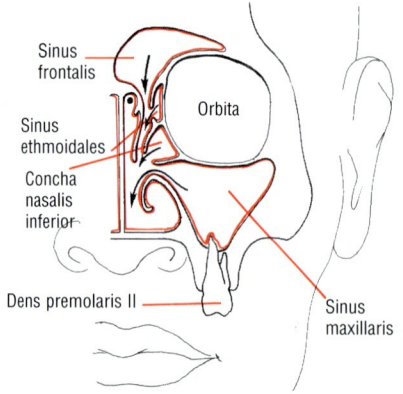

13-69
Nasennebenhöhlen und ihre Abflußwege in die Nasenhöhle.

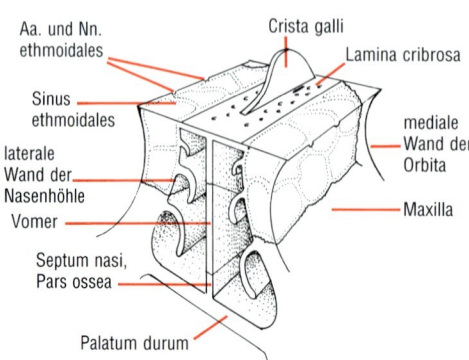

13-70
Siebbein, Os ethmoidale, schematisch dargestellt.

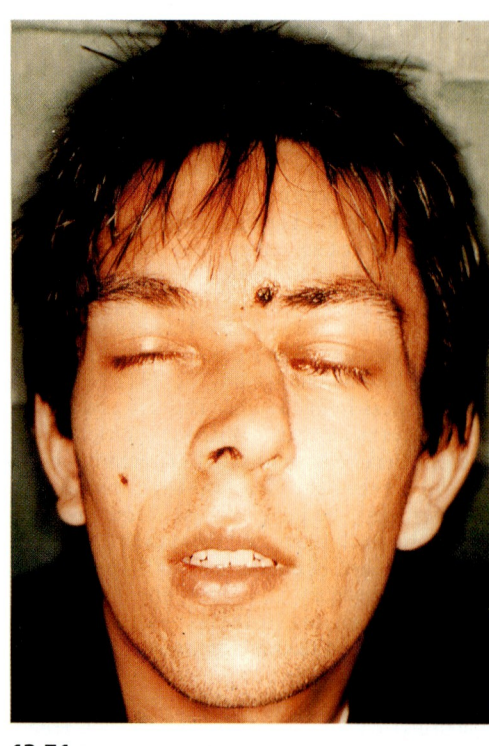

13-71
Fraktur des Os ethmoidale. Beachten Sie die Dislokation der Nasenwurzel.

Studieren Sie die **Nasenscheidewand (Septum nasi)** (Abb. 13-67), die sowohl aus knorpeligen als auch aus knöchernen Anteilen besteht. Den hinteren Abschnitt des Septum nasi bilden das Pflugscharbein, Vomer, die Lamina perpendicularis des Os ethmoidale (oben) und eine kleine, vertikal ausgerichtete Knochenplatte der Maxilla (Processus palatinus maxillae) (unten). Der vordere Abschnitt des Septum nasi besteht aus der knorpeligen Lamina quadrangularis (Cartilago septi nasi), die mit den knöchernen Anteilen der Nasenscheidewand und auch mit den **Cartilagines alares** der Nasenlöcher in Verbindung steht (Abb. 13-68). Die sehr bewegliche Nasenspitze bildet sich aus Fortsätzen dieser Nasenknorpel (Cartilagines alares, Cartilago nasi, Cartilago septi nasi).

Frage 338: Nicht zu selten, besonders nach Nasenbrüchen (Abb. 13-71), weicht das Nasenseptum aus der Medianen zu einer Seite hin ab («Septumdeviation»). Zu welcher Störung kann dies führen?

Nasennebenhöhlen

Studieren Sie einen Frontalschnitt des Schädels, an dem Sinus ethmoidales und Sinus maxillaris zu sehen sind (Abb. 13-69), und beschäftigen Sie sich insbesondere mit dem Siebbein, Os ethmoidale, (Abb 13-70). Das Siebbein hat auf den ersten Blick einen komplexen Aufbau, doch bei genauerem Hinsehen wird einem schnell klar, daß es aus zwei Platten von bienenwabig gestalteten Höhlen (Sinus ethmoidales) gebildet wird; diese vertikalen Platten sind zum einen nach lateral die mediale Wand der Orbita, zum anderen gleichzeitig nach medial die laterale Wand der Nasenhöhle. Diese zwei Gruppen von Sinus ethmoidales werden dorsal durch eine Knochenstrebe miteinander verbunden, die beidseits der Medianen stark perforiert ist (**Lamina cribrosa**); durch die Löcher der Lamina cribrosa können die Nervenfasern der Riechschleimhaut ins Schädelinnere zum Bulbus olfactorius ziehen. In der Medianen liegt eine vertikal ausgerichtete Knochenplatte, die sich als Crista galli nach oben in das Schädelinnere erstreckt und nach unten als Lamina perpendicularis einen Teil zur Nasenscheidewand beiträgt. Die Sinus ethmoidales gewinnen Zugang zu mittlerem und oberem Nasengang. Da die **Sinus ethmoidales** Teile der medialen Orbitawand bilden, ist diese sehr dünn, brüchig und verletzungsanfällig (Abb. 13-71). Der chirurgische Zugang zur Hypophyse kann entweder durch die Siebbeinzellen in der medialen Orbitawand oder über das Dach des Nasopharynx erfolgen; denn jenseits davon liegt die Keilbeinhöhle (Sinus sphenoidalis), und an diese schließt sich die Fossa hypophysialis an. Studieren Sie nun die beiden **Stirnhöhlen (Sinus frontalis)**. Sie liegen im Os frontale beidseits der Medianen und haben Anschluß an den mittleren Nasengang. Sie entwickeln sich etwa im vierten Lebensjahr, sie können aber auch völlig fehlen oder an einer bzw. an beiden Seiten nur unzureichend ausgebildet sein. Suchen Sie nun die **Kieferhöhle (Sinus maxillaris)** auf. Sie liegt an beiden Gesichtshälften im Zentralbereich des Oberkiefers (Corpus maxillae) und hat annähernd die Form einer Pyramide, wobei deren eine Wand in etwa den unteren Teil der lateralen Nasenwand bildet (Abb. 13-69, 13-74). Legen Sie eine Sonde in den Sinus maxillaris

über den Hiatus semilunaris, der sich in den mittleren Nasengang öffnet. Die anderen drei Wände der Pyramide orientieren sich Richtung Orbita, Gesicht und Fossa infratemporalis. Der Boden der Kieferhöhle wird durch den Processus alveolaris der Maxilla gebildet, und die Wurzeln des zweiten, oberen Prämolaren können – von Schleimhaut bedeckt – u.U. an der einen oder an der anderen Seite in die Kieferhöhle hineinragen. Alle Nasennebenhöhlen sind von einem kubischen Flimmerepithel mit Becherzellen ausgekleidet; das Flimmerepithel erleichtert den Sekretabfluß aus diesen Räumen. Das Vorhandensein von Nasennebenhöhlen vergrößert zwar den Gesichtsschädel, es vermindert aber gleichzeitig dessen Gewicht und schafft zudem einen Resonanzkörper für die Stimme.

Frage 339: Wenn es zur Abszeßbildung in der Wurzel eines oberen Prämolaren kommt, wohin kann sich dann die Infektion ausbreiten?

Frage 340: Wie läßt sich die Kieferhöhle chirurgisch drainieren, wenn sie mit zähflüssigem, möglicherweise eitrigem Sekret gefüllt ist?

Blutversorgung des Nase (Abb. 13-72)

Die **Versorgung** der Nase mit **arteriellem Blut** übernimmt in erster Linie die **A. maxillaris** (Ast der A. carotis externa) über die A. sphenopalatina; deren Gefäße ziehen gemeinsam mit den gleichnamigen Nervenästen aus dem N. maxillaris (V/2) (S. 389). **Ethmoidale** Gefäße der A. ophthalmica (**A. ethmoidalis posterior, A. ethmoidalis anterior**), einem Ast der A. carotis interna, ziehen zu den Sinus ethmoidales und versorgen den vorderen, oberen Teil der Nase. Zudem versorgen Äste aus der **A. facialis** (Ramus septum nasi, Ramus lateralis nasi) den Naseneingang, Vestibulum nasi. Anastomosen zwischen diesen Arterien bestehen im Bereich des knorpeligen Nasenseptums (Locus Kieselbachii), und eine Verletzung in diesem Bereich kann zu schweren Blutungen führen.

Frage 341: Wenn ein Schlag auf die Nase schwere Blutungen auslöst, welche einfache Maßnahme könnte dann die Blutung stoppen?

Die **venöse Entsorgung** des Blutes aus den zahlreichen, submukösen Plexus erfolgt durch Venen, die parallel mit gleichnamigen Arterien in Richtung Plexus pterygoideus das Blut ableiten. Aus dem Plexus pterygoideus fließt dann das Blut in Vv. retromandibulares und auch in den

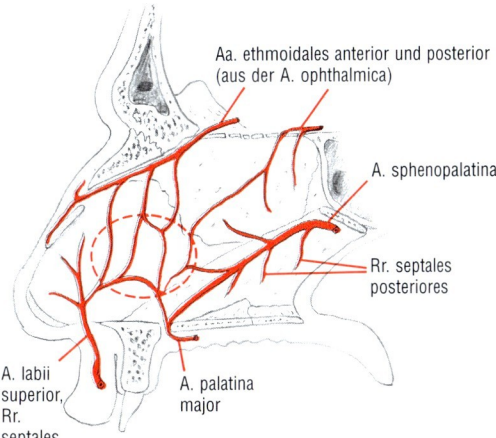

Aa. ethmoidales anterior und posterior (aus der A. ophthalmica)

A. sphenopalatina

Rr. septales posteriores

A. labii superior, Rr. septales

A. palatina major

13-72
Arterien im Bereich des Nasenseptums. Bereich der Anastomosen durch einen Kreis markiert.

Sinus cavernosus; das venöse Blut wird aber auch mit Ethmoidalgefäßen via V. ophthalmica in Richtung Sinus cavernosus abgeleitet. Andere Venen erhalten Anschluß an die V. facialis oder ziehen durch die Lamina cribrosa in das Schädelinnere.

Frage 342: Warum ist die venöse Entsorgung der Nase so vielfältig?

Die **Lymphgefäße** aus dem vorderen Bereich der Nasenhöhle laufen mit der V. facialis anterior und erreichen die Nodi lymphatici submandibulares; die restlichen Bereiche der Nasenhöhle entsorgen Lymphgefäße zuerst in lymphatisches Gewebe in der Umgebung von Naso- und Oropharynx; danach wird die Lymphe in Nodi lymphatici cervicales superiores profundi fortgeleitet (S. 380).

Innervation der Nase (Abb. 13-73)

Das Innere der Nase wird von Nerven versorgt, die sensible, parasympathische (= sekretomotorische) und sympathische Fasern führen. Die meisten sensiblen Fasern stammen aus **Fasern des N. maxillaris (V/2)**, die zwar durch das **Ganglion pterygopalatinum** ziehen, aber dort keine synaptischen Verbindungen eingehen. Suchen Sie das Ganglion pterygopalatinum auf; es liegt in der Fossa pterygopalatina nahe dem Foramen sphenopalatinum und wird von Schleimhaut im hinteren Bereich des mittleren Nasenganges bedeckt. Das Ganglion pterygopalatinum erhält **präganglionäre, parasympathische Nervenfasern** indirekt aus dem N. facialis (VII) via N. canalis pterygoidei (N. petrosus major), die im Ganglion umgeschaltet werden. Ferner ziehen vom Ganglion pterygopalatinum **postganglionäre, sympathische Nervenfasern** aus dem Plexus caroticus internus (N. petrosus profundus), die nur durch das Ganglion ziehen und nicht umgeschaltet werden. Suchen Sie die **Nn. palatini major** und **minores** auf. Sie verlassen das Ganglion pterygopalatinum und ziehen durch einen köchernen Kanal im Os palatinum nach kaudal (Canali nervi palatini) und treten an der oralen Fläche des harten Gaumens an die Oberfläche. Stellen Sie den **langen N. nasopalatinus** dar; er verläßt ebenfalls das Ganglion pterygopalatinum, zieht weiter über das Dach der Nase, dann in schrägem Verlauf abwärts und nach vorne entlang der Nasenscheidewand und tritt schließlich am **Foramen incisivum** am Gaumendach an die Oberfläche. Gemeinsam mit anderen kleinen Nervenfasern aus dem Ganglion pterygopalatinum zu den hinteren, oberen Abschnitten der seitlichen Nasenwände und der Nasenscheidewand (Rami nasales posteriores superiores laterales und mediales) versorgt der N. maxillaris (V/2) die meisten Teile der Nasenwände und des Septum nasi sensibel. Der vordere Abschnitt der Nasenhöhle jedoch wird vom **N. nasociliaris** (aus dem N. ophthalmicus [V/1]) über den N. ethmoidalis anterior versorgt (**Rami nasales interni**). Der N. ethmoidalis anterior endet nach Passage zwischen Os nasale und Nasenknorpel im **Ramus nasalis externus**.

C. Radiologische Befunde

Betrachten Sie ein frontales Röntgenbild (Abb. 13-74), und benennen Sie die Knochen, die den Gesichtsschädel bilden. Grenzen Sie beidseits der Nasenhöhle jeweils die Kieferhöhle (M) (Sinus maxillaris) ab sowie die beiden Stirnhöhlen (F) (Sinus frontales) oberhalb und medial der Orbitae; grenzen Sie auch die Sinus ethmoidales (E) ab, die in der Frontalaufnahme zum Teil von Strukturen der Nasenhöhle überlagert werden. Beachten Sie auch das Septum nasi, das aus der Medianen verlagert sein kann («Septumdeviation»).

Studieren Sie ferner einen computertomographischen Horizontalschnitt in Höhe der Kieferhöhlen (Abb. 13-75). Beachten Sie hier insbesondere beidseits die Concha nasalis inferior an der lateralen Wand der Nasenhöhle. Unmittelbar hinter den beiden Sinus maxillares liegt jeweils der Processus coronoideus der Mandibula, und wiederum unmittelbar hinter diesem sieht man

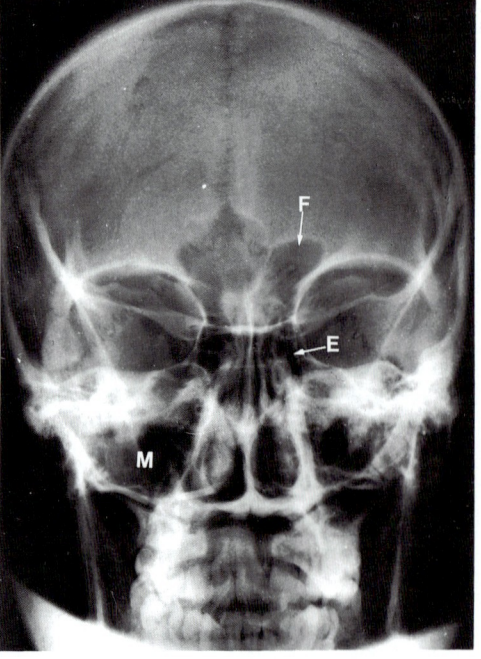

13-74
a.-p.-Röntgenbild der Nasennebenhöhlen:
Sinus frontalis (F); Cellulae ethmoidales (E);
Sinus maxillaris (M).

N. ethmoidalis anterior

Nn. nasales posteriores, Rr. septales posteriores

Ganglion pterygopalatinum (im Foramen pterygopalatinum)

N. ophthalmicus (V/1)
N. maxillaris (V/2)

Rr. nasales interni

Rr. nasales externi

Ganglion trigeminale

Rr. infra-orbitales

N. nasopalatinus, R. pharyngeus

N. nasopalatinus

Nn. palatini minores

Foramen incisivum

N. palatinus major

13-73
Nerven im Bereich des Nasenseptums.
(gestrichelte Linie markiert die Bereiche von
N. maxillaris [V/2] und N. ophthalmicus [V/1]).

beidseits die Mm. pterygoidei medialis und lateralis. Kennzeichnen Sie die beiden Processus pterygoidei des Os sphenoidale an der hinteren Nasenöffnung.

Betrachten Sie nun einen computertomographischen Horizontalschnitt auf Höhe der Sinus ethmoidales und des Sinus sphenoidalis (Abb. 13-76); in diesem höherliegenden Schnitt durch die Nasenhöhle ist diese sehr schmal und erscheint beidseits des Septum nasi als Spaltraum. Die Sinus ethmoidales sind vielfältige Kammern und trennen die Nasenhöhle von der Orbita; unmittelbar dahinter sieht man den großen, luftgefüllten Raum des Sinus sphenoidalis. (In diesem Fall ist der Sinus sphenoidalis in der Medianen durch eine Knochenlamelle zweigeteilt.) Markieren Sie das Foramen lacerum (aus dem die A. carotis interna über den Canalis caroticus in den Schädel eintritt); das Foramen lacerum liegt beidseits an der hinteren Begrenzung der Keilbeinhöhle.

In der computertomographischen Schrägaufnahme (Abb. 13-77) sieht man den hinteren Abschnitt der Kieferhöhlen und der Keilbeinhöhle. Beachten Sie, daß die Kieferhöhlen hinten breiter sind als vorne (vergleichen Sie hierzu Abb. 13-75). Machen Sie sich auch klar, daß in dieser CT-Schrägaufnahme alle drei Conchae nasales deutlich zu sehen sind.

Frage 343: Beurteilen Sie das Röntgenbild der Abbildung 13-78. Welchen pathologischen Befund stellen Sie fest?

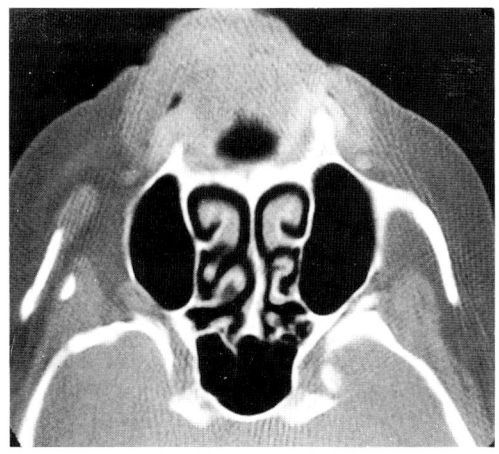

13-77
Computertomographie des Schädels (schräger Strahlengang). Darstellung von Nasenhöhle, Sinus maxillaris sowie Sinus sphenoidalis beidseits.

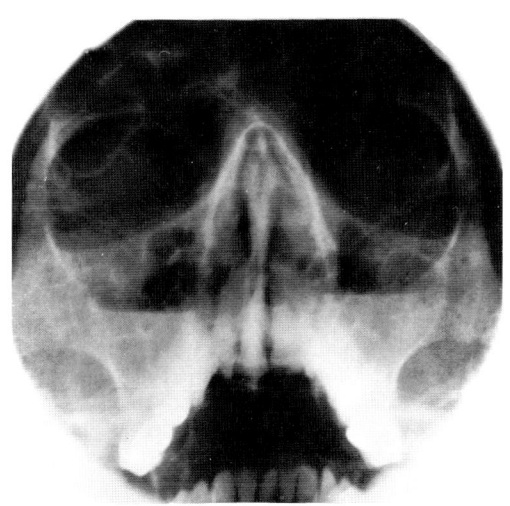

13-78
Siehe Frage 343. Welche pathologische Veränderung können Sie entdecken?

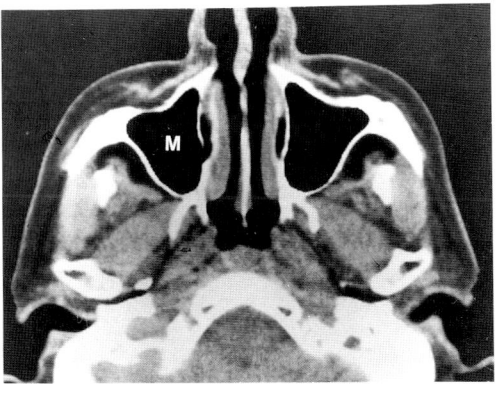

13-75
Computertomographie des Schädels in Höhe der Öffnungen der Sinus maxillares (M).

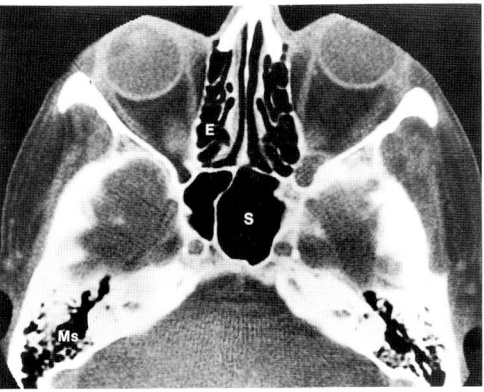

13-76
Computertomographie des Schädels. Darstellung von Cellulae ethmoidales (E), Sinus sphenoidalis (S) und Cellulae mastoideae (Ms).

13.5 Mundregion

Ziel dieses Kapitels ist das Studium des Mundbereiches mit Zunge, Mundboden, hartem und weichem Gaumen sowie den Speicheldrüsen am Lebenden und auch an entsprechenden Präparaten.

Entwicklung von Mundbereich, Zunge und Gaumen (Abb. 13-79, 13-80)

Die Mundhöhle entwickelt sich zum Teil aus der ektodermalen **Mundbucht (Stomodeum)**, zum Teil aus dem kranialen Abschnitt des von Entoderm ausgekleideten Vorderdarm, dem Schlunddarm. Diese beiden Anteile sind ursprünglich durch die Rachenmembran, **Membrana oropharyngealis** (buccopharyngea), getrennt. Sie reißt am Ende der dritten Entwicklungswoche ein und verschwindet vollständig. Das Epithel der Lippen, der Gingiva und das Schmelzepithel der Zähne ist ektodermaler Herkunft, das Zungenepithel stammt dagegen vom Entoderm. Mit der Bildung des ersten Schlundbogens wird das Stomodeum von frontonasalen (Stirnfortsatz), maxillären (Oberkieferwülste) und mandibulären Fortsätzen (Mandibularbogen) begrenzt. Oberflächenektoderm bedeckt und überwuchert die freien Ränder dieser Wülste und bildet so eine Falte zwischen Lippen und Schleimhaut (Gingiva). Diese Falte trennt Lippen und Wangen von Gingiva und Unter- bzw. Oberkiefer; die Grenze ist dabei die Zahnreihe.

Innerhalb des Bodens des primitiven Mundes entwickelt sich (beim etwa vier Wochen alten Embryo) ein median gelegenes Höckerchen – das **Tuberculum impar** – mit zwei seitlichen **Zungenwülsten** am Innenrelief des Mandibularbogens (= 1. Schlundbogen). Die beiden Zungenwülste verschmelzen vorne, überwachsen und integrieren das Tuberculum impar; auf diese Weise entstehen die vorderen zwei Drittel der Zunge, um die sich ein Sulcus vertieft, der die Zunge von der Gingiva trennt. Das hintere Zungendrittel bildet sich aus einem weiteren medianen Wulst, dem **Hypobranchialkörper (Copula)**. Dieser entsteht aus dem dritten Schlundbogen. Da diese Anteile wachsen, ist Material aus dem zweiten Schlundbogen nicht an der Zunge beteiligt. Die Grenzlinie von vorderen zwei Dritteln und hinterem Drittel der Zunge ist am V-förmigen **Sulcus terminalis** zu sehen. Die vorderen zwei Drittel der Zunge werden vom N. mandibularis (V/1), dem Nerven des ersten Schlundbogens, sensibel versorgt. Die Geschmacksfasern stammen von einem Nebenast des N. facialis (VII), der sich auch in die Chorda tympani untergliedert: N. intermedius (S. 394). Der N. facialis (VII) ist im übrigen der Nerv des zweiten Schlundbogens. Sensible Innervation und Geschmacksfasern für das hintere Zungendrittel werden gemeinsam über den N. glosso-

pharyngeus (IX) geleitet; er ist der Nerv des dritten Schlundbogens. Kaudal der Zunge entstehen Vallecula epiglottica und Epiglottis selbst aus dem vierten Schlundbogen und werden somit vom N. laryngealis superior, einem Ast des N. vagus (X) innerviert. Der N. vagus (X) ist der Nerv des vierten Schlundbogens.

Die Zungenmuskeln entwickeln sich aus okzipitalen Somiten, die in den Mundboden einwandern; dabei nehmen sie ihre Innervation mit: den N. hypoglossus (XII).

An der Spitze des V-förmigen Sulcus terminalis bildet sich in der Medianen ein kleines Grüb-

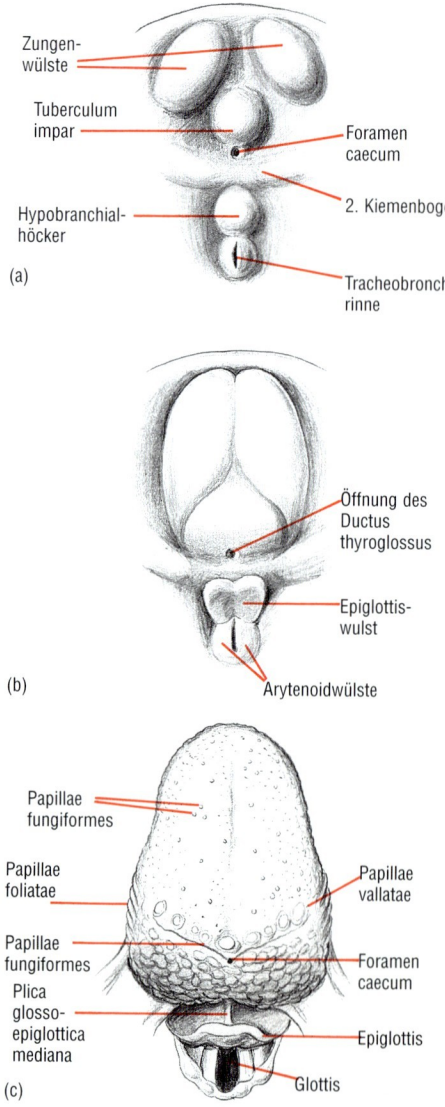

(a)

Zungenwülste
Tuberculum impar
Hypobranchialhöcker
Foramen caecum
2. Kiemenbogen
Tracheobronchialrinne

(b)

Öffnung des Ductus thyroglossus
Epiglottiswulst
Arytenoidwülste

(c)

Papillae fungiformes
Papillae foliatae
Papillae fungiformes
Plica glossoepiglottica mediana
Papillae vallatae
Foramen caecum
Epiglottis
Glottis

13-79
Entwicklung der Zunge (a–c Fortschritte der Entwicklung).

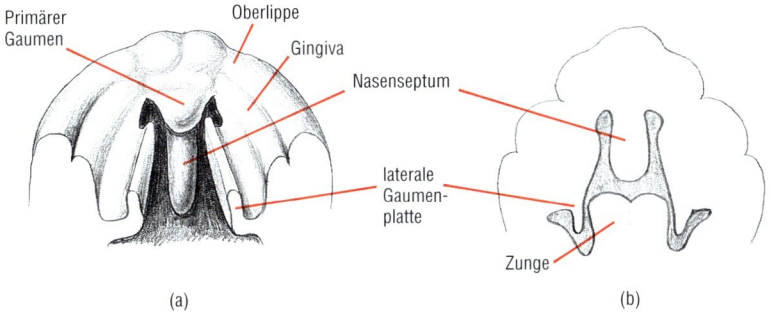

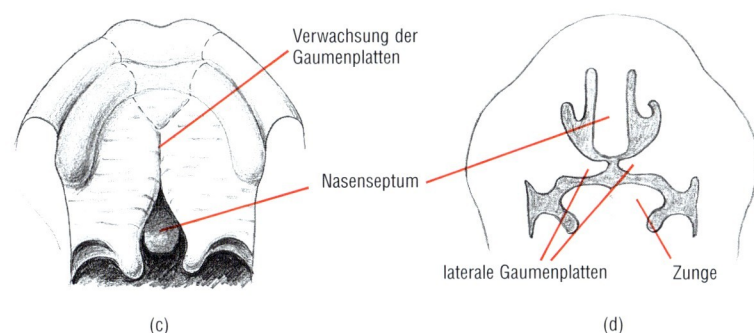

13-80
Entwicklung des Gaumens. Rachendach eines Embryos von 7 Wochen bzw. 9 Wochen (a, c); Frontalschnitte zur Darstellung der sich ändernden topographischen Beziehungen zwischen Gaumenplatten und Zunge (b, d).

chen, das **Foramen caecum**. Von dieser Stelle aus erscheint in der dritten Entwicklungswoche die Anlage der Schilddrüse als Epithelknospe; diese wächst nach kaudal durch die Zunge hindurch in Richtung Larynx und Trachea (S. 345). Das Dach des Mundbereichs wird durch den Gaumen gebildet (Abb. 13-80). Palatinale Knochenvorsprünge an den Processus der Maxilla (1. Schlundbogen) verschmelzen oberhalb der Zunge und bilden so den harten Gaumen. Der

harte Gaumen wird vom N. maxillaris (V/2) innerviert; weiter hinten stehen Teile aus dem dritten Schlundbogen bereit und bilden so den weichen Gaumen, der wiederum vom N. glossopharyngeus (IX) innerviert wird. Der N. glossopharyngeus ist im übrigen der Nerv des dritten Schlundbogens. Unvollständige Verschmelzungsvorgänge führen zu Gaumenspalten, die u.U. auch mit Lippenspalten einhergehen können (Abb. 13-81).

A. Anatomie am Lebenden

Studieren Sie Ihren eigenen Mund und den Ihres Gegenübers – wenn nötig – mit einem Spiegel und einer Untersuchungslampe. Die Mundhöhle (Cavitas oris) dehnt sich nach hinten von den

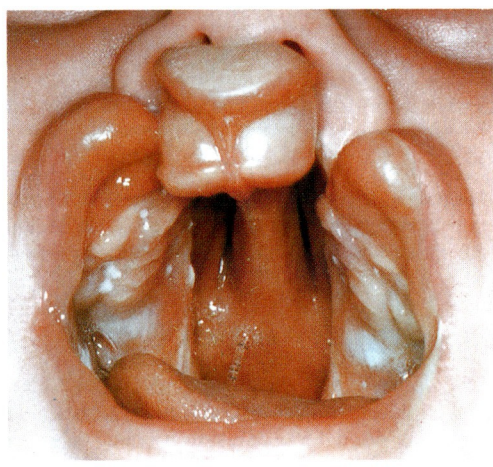

13-81
Gaumenspalte mit bilateraler, seitlich gelegener Lippenspalte; Nasenseptum zu sehen; Fehlen des Gaumens.

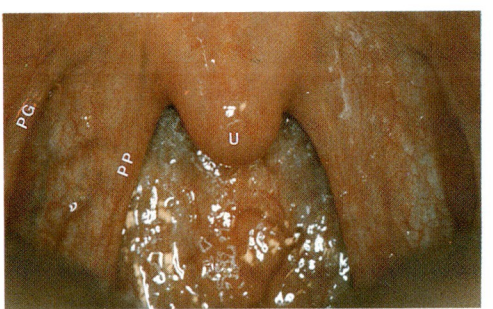

13-82
Isthmus faucicum bei geöffnetem Mund. Arcus palatoglossus (PG); Arcus palatopharyngeus (PP); Uvula (U) und Tonsilla palatina (T).

Lippen bis zur Schlundenge (Isthmus oropharyngealis) aus. Die Schlundenge wird vom weichen Gaumen, der Zungenoberfläche und dem Arcus palatoglossus gebildet, der sich als Schleimhautfalte zwischen Gaumen und Zunge ausspannt (Abb. 13-82).

Beachten Sie das rote, glänzende Aussehen der Mundschleimhaut, und vergleichen Sie dieses mit dem blaßen, rötlich punktierten Erscheinungsbild der Gingiva, die an den Basen der Zahnkronen fixiert sein sollte.

Jeder Zahn besitzt eine **Kaufläche (Facies occlusalis)**, an der **Höcker (Cuspes dentis)** – durch Verbindungsleisten **(Crista transversalis, Crista triangularis)** getrennt – emporragen; bezeichnen Sie zum einen die dem Vestibulum oris zugewandte Seite eines Zahnes (Facies vestibularis [buccalis, labialis]) sowie die der Zunge zugewandte Fläche (Facies lingualis), zum anderen die mesiale und die distale Fläche eines Zahnes; mit letztgenannter grenzen die Zähne vorne (mesial) und hinten (distal) aneinander. Zählen Sie nun die Schneide- und Eckzähne sowie Prämolare und Molare in Ober- und Unterkiefer.

Bitten Sie Ihr Gegenüber, zuzubeißen (Kieferschluß, Schlußbiß) und dabei aber die Zähne zu zeigen; achten Sie nun darauf, ob die Kanten der oberen Schneidezähne vor (Normalfall, Eugnathie) oder hinter denen der unteren Schneidezähne (Dysgnathie, Progenie) liegen. Fehlstellungen des Unterkiefers zum Oberkiefer führen zu Problemen beim Kauen und zu Veränderungen des Aussehens.

Untersuchen Sie nun die Zunge Ihres Partners.

Frage 344: Warum sieht die Zungenoberfläche offensichtlich rauh aus, wenn man sie mit der Wangeninnenseite vergleicht?

Suchen Sie nun an der Zungenoberfläche den V-förmigen Sulcus terminalis sowie die unmittelbar vor ihm gelegenen, großen **Papillae vallatae** auf. Beachten Sie, daß nur ein kleiner Teil des hinteren Zungendrittels zu sehen ist – wenn man nämlich kaut, kommt der weiche Gaumen mit der Zunge am Sulcus terminalis in Kontakt; so befinden sich die vorderen zwei Drittel der Zunge im Mund (Cavitas oris), und das hintere Drittel bildet die Vorderwand des Oropharynx. Beim Kauen plaziert man sozusagen immer wieder durch wechselseitige Bewegungen von Zunge und Wangenmuskulatur (M. buccinator)

die Nahrung zwischen den Zähnen. Machen Sie sich den möglichen, außerordentlich großen Bewegungsumfang der Zunge deutlich. Zeigen Sie die Kontur des M. buccinator, indem Sie den Mund spitzen und Luft ausblasen, als wenn Sie Trompete spielten.

Frage 345: Welche Bewegungsmuster kann man mit der Zunge ausführen?

Heben Sie die Zungenspitze an, und studieren Sie die Unterseite der Zunge. Suchen Sie das Zungenbändchen, **Frenulum linguae**, auf; es zieht als Schleimhautfalte vom Mundboden zur Unterseite der Zunge. Auch die Vv. linguales, die Blut aus der Zunge ableiten, sieht man an der Unterseite der Zunge deutlich.

Studieren Sie jetzt auch den Mundboden (Abb. 13-83); er ist von Schleimhaut bedeckt; diese Schleimhaut spannt sich von der Seite der Zunge über den Mundboden bis an die Unterseite des Unterkiefers und die Gingiva aus. Legen Sie Ihren linken Daumen in Ihren Mund, rechts zwischen Zunge und Innenseite der Mandibula; drücken Sie nun von außen mit Ihrem Zeigefinger dagegen und schätzen Sie so die Dicke des Mundbodens ab.

Suchen Sie beidseits des Frenulum linguae am Mundboden jeweils die **Caruncula sublingualis** auf; sie ist die Mündung des Ausführungsganges der Unterkieferspeicheldrüse (Glandula submandibularis). Sind die beiden Carunculae sublinguales schwer zu finden, drücken Sie ein wenig Zitronensaft auf die Zungenspitze und schauen Sie dann erneut.

Frage 346: Wie beeinflußt Zitronensaft die Speichelsekretion?

Stellen Sie seitlich der Ausführungsgänge der Glandula submandibularis jeweils die **Plica sublingualis** dar; sie gibt die Lage der darunterliegenden **Glandula sublingualis** an. Die vielen, kleinen Ausführungsgänge der Glandula sublingualis münden an der Oberfläche der Plicae sublinguales.

Frage 347: Wo plaziert Ihr Zahnarzt den Sauger, wenn er eine Zahnfüllung am Unterkiefer ausführt?

Studieren Sie den harten Gaumen (Palatum durum) sowie dessen hintere Fortsetzung, den weichen Gaumen, Palatum molle, inklusive der median gelegenen **Uvula palatina**. Fühlen Sie, wie fest die Schleimhaut am harten Gaumen fixiert ist.

Frage 348: Warum ist denn die Schleimhaut am harten Gaumen so fest fixiert?

Grenzen Sie nun hinter der Uvula palatina die Hinterwand des Oropharynx ab. Sie ist wesentlich besser zu sehen, wenn der weiche Gaumen angehoben ist. Dies erreicht man im allgemeinen, wenn man eine Person bei der Untersuchung auffordert, den Mund weit zu öffnen und «ahh» zu sagen (die Kontraktion des M. levator veli palatini hebt den weichen Gaumen an). Studieren Sie nun die Öffnung zwischen Mund und Oropharynx, die sog. **Schlundenge, Isthmus faucium**. Bei der Passage vom weichen Gaumen zu beiden Seiten der Schlundenge nach aboral stehen vorderer und hinterer «Strebepfeiler» des Schlundes; die Gaumenbögen, **Arcus palatoglossus** und **Arcus palatopharyngeus**. Jeder Gaumenbogen enthält einen Muskel; dieser ist

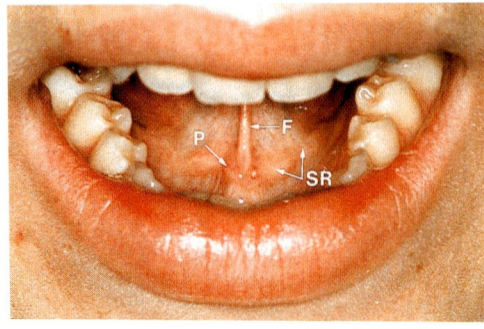

13-83
Unterzungenregion bei geöffnetem Mund.
Frenulum linguae (F); Plica filubriata (SR) und
Papilla submandibularis (P).

von Schleimhaut bedeckt und zieht vom weichen Gaumen entweder zur Zunge (M. palatoglossus) oder zum Pharynx (M. palatopharyngeus). Beim Kauen ziehen diese beiden Muskeln den weichen Gaumen kulissenartig in Richtung Dorsum linguae (Pars postsulcalis) und schließen so die Schlundenge. Beim Schlucken erschlafft die Muskulatur (S. 337).

Drücken Sie nun entweder das hintere Zungendrittel oder die Unterfläche des weichen Gaumens mit einem Holzspatel vorsichtig nach unten.

Frage 349: Was passiert nun und warum?

Die paarig angelegten Gaumenmandeln, Tonsillae palatinae, liegen zwischen Arcus palatoglossus und Arcus palatopharyngeus als mehr oder weniger große Ansammlung von lymphatischem Gewebe. Bei Kindern ist die **Tonsilla palatina** vergrößert und bei Infektionen der oberen Atemwege oft infiziert bzw. entzündet. Dabei ist die Tonsilla palatina Teil eines an der Schlundenge gelegenen Rings lymphatischen Gewebes; dieser sog. Waldeyer-Rachenring bildet somit die erste Abwehrlinie gegen Bakterien, die über den Mund in den Körper zu gelangen versuchen. Der Waldeyer-Rachenring dehnt sich vom Oropharynx (unipaare Rachenmandel, **Tonsilla pharyngealis [adenoidea]**) beidseits über sehr unauffällige paarige Gaumenmandeln (**Tonsillae palatinae**) bis zur Zungenwurzel (**Tonsilla lingualis**) aus.

Legen Sie Ihre Zungenspitze an die Wangeninnenseite in Höhe des zweiten, oberen Molaren und achten Sie dabei auf eine kleine Schleimhautaufwerfung in diesem Bereich; sie kennzeichnet die Öffnung des Ductus parotideus (Ausführungsgang der Glandula parotidea). Versuchen Sie nun, bei Ihrem Partner diese Drüsengangsöffnungen zu finden.

B. Präparate zu Mundboden, Munddach, Zunge und Speicheldrüsen

Schauen Sie sich zuerst nochmals ein knöchernes Unterkieferpräparat und ein Zungenbein an (S. 301). Danach sollten Sie Mediansagittalschnitte des Schädels studieren, bei denen der Mundboden von außen präpariert wurde (Abb. 13-84a). Stellen Sie nun den **M. mylohyoideus dar**; er ist eine dünne, rinnenförmige Muskelplatte, die den beweglichen Mundboden bildet. Die Fasern des M. mylohyoideus ziehen beidseits von der Linea mylohyoidea an der Innenseite der Mandibula nach medial. Die vorderen Muskelfasern bilden dabei zwischen Mandibula und Os hyoideum eine in der Medianen gelegene Raphe, die hinteren Muskelfasern inserieren am Zungenbeinkörper, wobei sie einen freien Muskelhinterrand belassen (Abb. 13-85). Der **M. digastricus** liegt oberflächenwärts auf dem M. mylohyoideus; sein **vorderer Muskelbauch (Venter anterior)** erstreckt sich von der Fossa digastrica an der Innenfläche der Mandibula (Symphysis mandibulae) nach hinten bis zu einer Zwischensehne, die wiederum durch eine Bindegewebsschlinge an der Basis des Cornu majus des Zungenbeins fixiert ist. Der hintere Bauch des M. digastricus **(Venter posterior)** zieht weiter nach hinten und oben in Richtung einer knöchernen Vertiefung am Processus mastoideus. Die Mm. mylohyoideus und digastricus

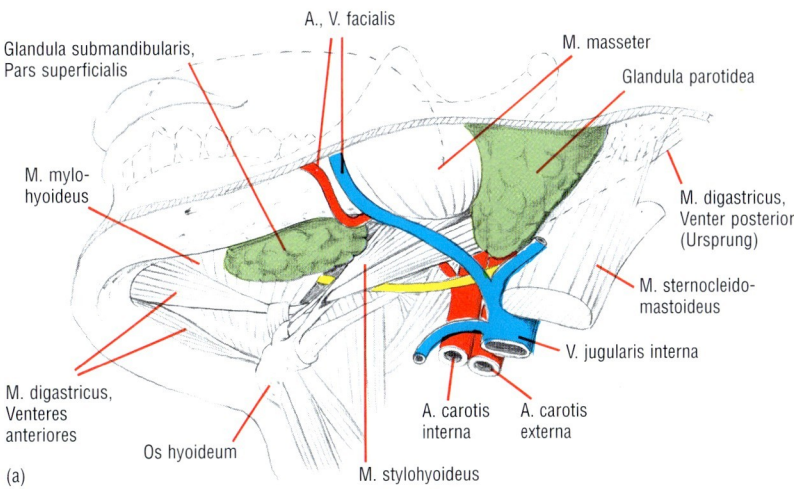

(a)

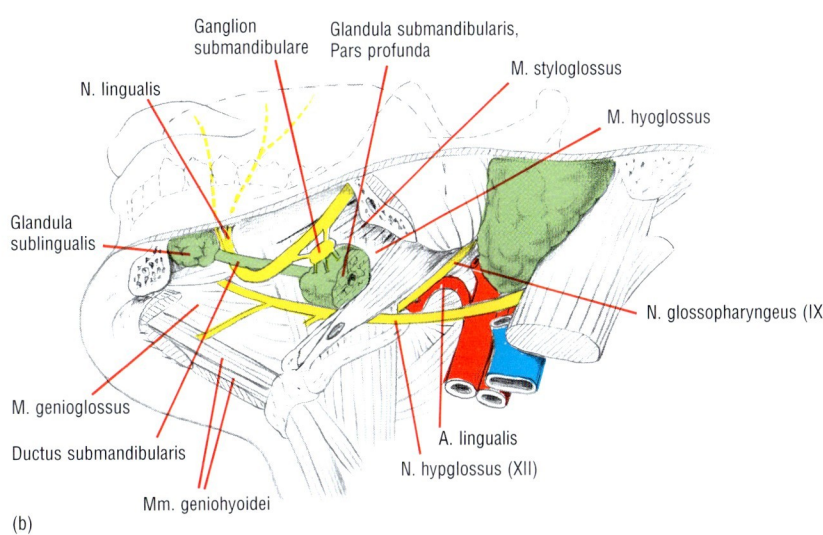

(b)

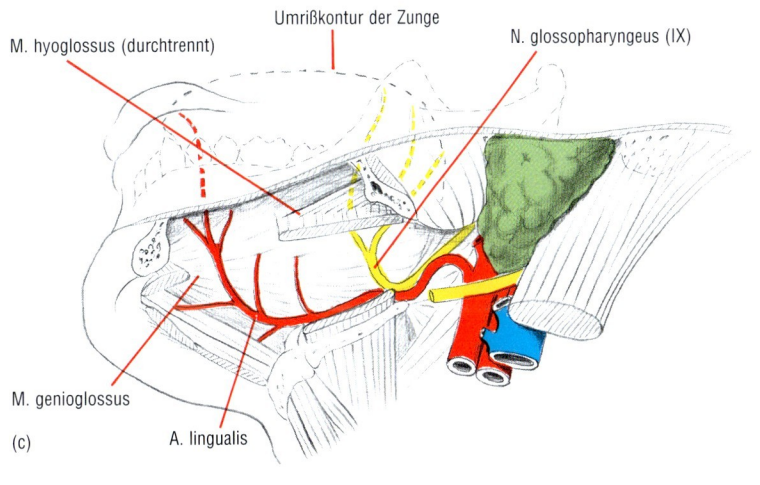

(c)

13-84
Darstellung des Mundbodens in jeweils tiefer gelegenen Schichten (von a nach c).

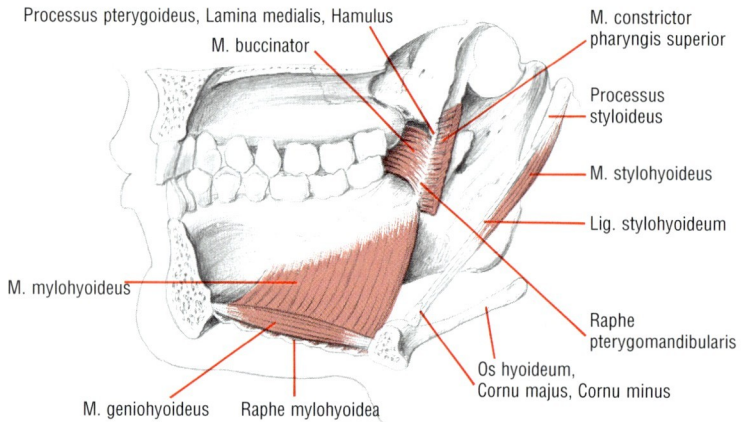

Processus pterygoideus, Lamina medialis, Hamulus
M. buccinator
M. constrictor pharyngis superior
Processus styloideus
M. stylohyoideus
Lig. stylohyoideum
M. mylohyoideus
Raphe pterygomandibularis
Os hyoideum, Cornu majus, Cornu minus
M. geniohyoideus   Raphe mylohyoidea

13-85
Muskeln des Mundbodens und des seitlichen Mundbereiches.

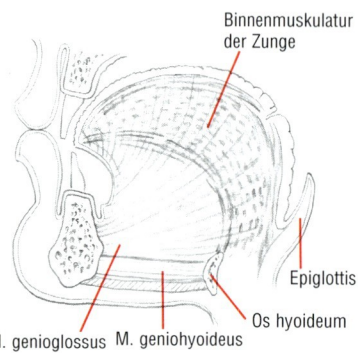

Binnenmuskulatur der Zunge
Epiglottis
Os hyoideum
M. genioglossus   M. geniohyoideus

13-86
Medianschnitt durch die Zunge. Ansicht von medial.

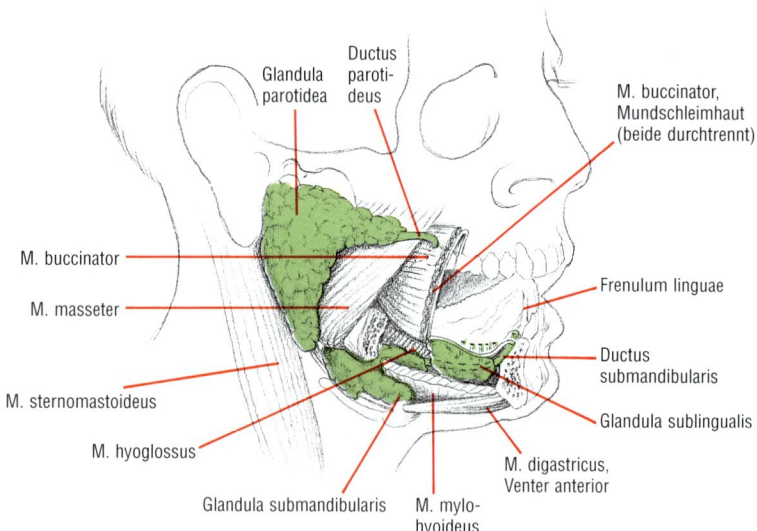

Ductus parotideus
Glandula parotidea
M. buccinator, Mundschleimhaut (beide durchtrennt)
M. buccinator
M. masseter
Frenulum linguae
Ductus submandibularis
M. sternomastoideus
Glandula sublingualis
M. hyoglossus
M. digastricus, Venter anterior
Glandula submandibularis   M. mylohyoideus

13-87
Speicheldrüsen.

heben beim Schlucken Mundboden und Zungenbein an (S. 337). Der M. digastricus kann zudem bei starker Mundöffnung die Mandibula senken. Suchen Sie den **M. stylohyoideus** auf; er zieht vom Processus styloideus an den Seitenrand des Zungenbeins (nahe der Fusion von Cornu majus und Corpus ossis hyoidei). Die Sehne des M. stylohyoideus umgreift mit zwei Zügeln die Zwischensehne des M. digastricus. Suchen Sie den kleinen Nerven und die Begleitarterie (N. mylohyoideus [V/1], A. mylohyoidea) zum M. mylohyoideus und zum Venter anterior des M. digastricus auf; der N. mylohyoideus ist ein Ast des N. alveolaris inferior, die A. mylohyoidea ein Ast der A. maxillaris; beide Strukturen zweigen am Hinterrand des M. mylohyoideus ab und ziehen auf dem Muskel, nahe der Linea mylohyoidea, nach vorne. Der hintere Bauch des M. digastricus und der M. stylohyoideus werden vom N. facialis (VII) innerviert.

Zunge

Studieren Sie zuerst einen Mediansagittalschnitt der Zunge. Er zeigt Faserbündel der **Zungenbinnenmuskulatur**, die längs, quer und vertikal ziehen (Abb. 13-86); diese Muskelbündel sind zudem mit den **oberen und unteren Zungenbeinmuskeln** verflochten, die ihrerseits zum einen die Zunge bewegen und andererseits die Zunge an den umgebenden Knochen verankern (Abb. 13-84a). Suchen Sie im vorderen Bereich des Zungengrunds beidseits die beiden Spinae mentales an der Innenfläche der Mandibula, nahe der Symphysis mandibulae, auf. Von der oberen Spina mentalis entspringen die Fasern des **M. genioglossus**, die fächerförmig nach zentral von der Zungenspitze bis zum Zungengrund in die sog. Aponeurosis lingualis ausstrahlen und sich dabei mit Fasern der Zungenbinnenmuskulatur verflechten. Der M. genioglossus zieht die Zunge nach vorne und unten; er «streckt die Zunge heraus».
Im seitlichen Bereich der Zungen grenzen Sie nun drei Zungenmuskeln ab, die dort in die Zunge einstrahlen (Abb. 13-84b). Der **M. hyoglossus** entspringt von Corpus und Cornu majus des Zungenbeins; seine parallel angeordneten Muskelfasern ziehen nach oben Richtung seitliche Zungenabschnitte und verflechten sich mit den Fasern von M. styloglossus und M. palatoglossus. Der **M. styloglossus** hat seinen Ursprung am Processus styloideus des Os temporale und zieht nach unten vorne an die seitlichen

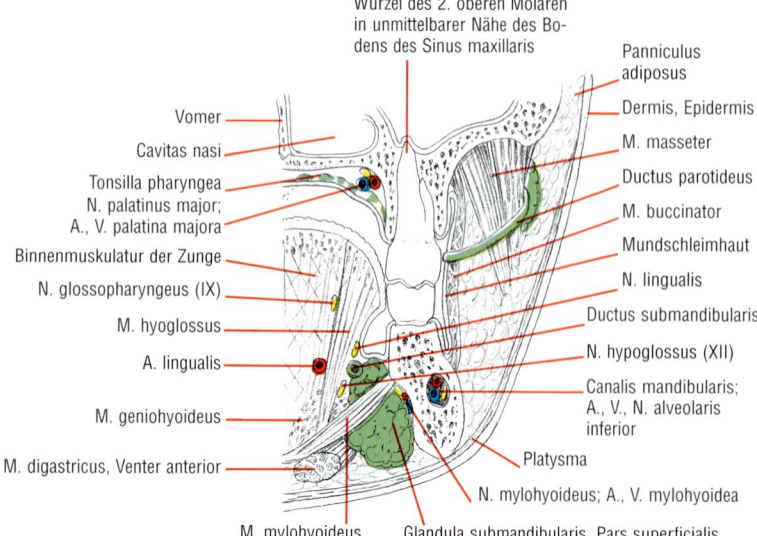

Wurzel des 2. oberen Molaren in unmittelbarer Nähe des Bodens des Sinus maxillaris
Panniculus adiposus
Dermis, Epidermis
Vomer
M. masseter
Cavitas nasi
Ductus parotideus
Tonsilla pharyngea
N. palatinus major; A., V. palatina majora
M. buccinator
Mundschleimhaut
Binnenmuskulatur der Zunge
N. lingualis
N. glossopharyngeus (IX)
Ductus submandibularis
M. hyoglossus
N. hypoglossus (XII)
A. lingualis
Canalis mandibularis; A., V., N. alveolaris inferior
M. geniohyoideus
Platysma
M. digastricus, Venter anterior
N. mylohyoideus; A., V. mylohyoidea
M. mylohyoideus   Glandula submandibularis, Pars superficialis

13-88
Frontalschnitt durch die Mundregion in Höhe des 2. oberen Molaren.

Zungenpartien. Der **M. palatoglossus** wiederum entspringt am weichen Gaumen und zieht im Arcus palatoglossus nach unten zu Zungenseitbereichen; der M. palatoglossus ist von Haus aus ein Gaumenmuskel.

Frage 350: Welches sind die Funktionen von Mm. hyoglossus und styloglossus?

Von den unteren beiden Spinae mentales mandibulae verläuft als Muskelstreifen der **M. geniohyoideus** oberhalb des M. mylohyoideus nach hinten und unten und inseriert an der Vorderfläche des Zungenbeinkörpers.

Frage 351: Wenn man sich die muskuläre Fixierung der Zunge und dabei die Mitbeteiligung des M. mylohyoideus vor Augen hält, was wären dann die Konsequenzen einer bilateralen Fraktur des Corpus mandibulae? Dadurch würde der vordere Abschnitt der Mandibula frei beweglich und ohne Kontakt zum Restknochen sein (dies kann u. U. durch schwere, stumpfe Traumen im Gesichtsbereich entstehen). Welche Notfallmaßnahmen müßte man in einem derartigen Fall ergreifen?

Untersuchen Sie die **Unterkieferspeicheldrüse, Glandula submandibularis** (Abb. 13-87), die ein seromuköses Sekret in die Mundhöhle abgibt. Der oberflächlich gelegene Drüsenabschnitt liegt auf dem M. mylohyoideus, zum größten Teil unter dem Corpus mandibulae; der tiefer gelegene Drüsenabschnitt dagegen schlingt sich um den Hinterrand des M. stylohyoideus (Abb. 13-84b, 13-88). Der oberflächlich gelegene Drüsenabschnitt wölbt sich oft unter der Mandibula vor und ist an dieser Stelle zu tasten. Ansonsten läßt sich die Glandula submandibularis zwischen einem Zeigefinger auf dem Mundboden und einem Daumen tasten, der von außen unmittelbar vor dem Kieferwinkel nach oben drückt.
Stellen Sie an einem Präparat mit zurückgeklapptem M. mylohyoideus (Abb. 13-84b) den tiefen Drüsenabschnitt dar, und verfolgen Sie den Verlauf des **Ductus submandibularis**, wie er zwischen Mm. mylohyoideus und hyoglossus nach vorne zieht, ehe er die Schleimhaut des Mundbodens durchbricht und – lateral vom Frenulum linguae – in einer Papilla submandibularis endet. Die **Glandula sublingualis** liegt über

dem vorderen Abschnitt des Ductus submandibularis und gibt vorwiegend mukoseröses Sekret ab. Dieses Sekret wird über zahlreiche, kleine Drüsenausführungsgänge abgeleitet, die die Schleimhaut entlang der Plica sublingualis durchbrechen.

Blut- und Lymphgefäße der Zunge und des Mundbodens

Suchen Sie die **A. lingualis** auf (Abb. 13-84c); sie zweigt aus der A. carotis externa in Höhe der A. pharyngea ascendens (und Zungenbein) nach vorne ab; die A. lingualis verläuft bogenförmig nach kranial und dringt – vom M. hyoglossus in ihrem Verlauf bedeckt – in die Zunge ein und läuft, nahe der Zungenunterfläche, stark geschlängelt zur Zungenspitze. Sie gibt Rami dorsales linguae nach kranial zur arteriellen Versorgung von Zunge, Arcus palatoglossus, Tonsilla lingualis und Epiglottis ab, ebenso Äste zu den großen Speicheldrüsen, Glandulae salivariae majores, sowie zur Schleimhaut des Mundbodens. Diese letztgenannten Arterienäste anastomosieren mit Arterien des Unterkiefers. Venen aus den oberflächlichen Zungenregionen bilden eine **V. lingualis**, die parallel zur A. lingualis verläuft und in die V. jugularis interna mündet. Venen aus der Zungenspitze laufen wiederum nahe der Zungenunterfläche nach hinten und vereinigen sich mit Vv. sublinguales; diese ziehen weiter nach hinten und münden, je nachdem, entweder in V. facialis, V. lingualis oder V. jugularis interna.

Frage 352: Warum ist die Blutung bei einer Unterkieferfraktur so schwer zu stoppen?

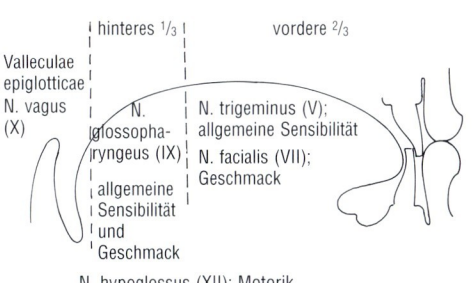

13-89
Nervale Versorgung von Zunge und Kehldeckel.

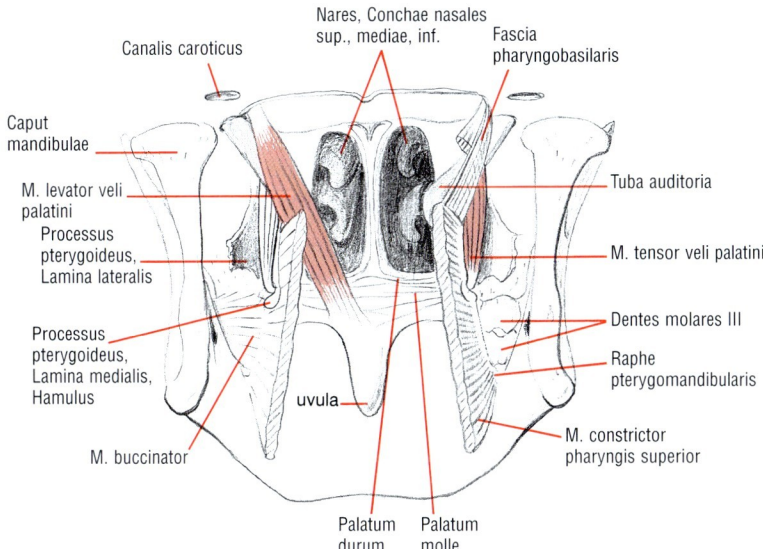

13-90
Gaumenmuskulatur. Ansicht von dorsal.

Die **Lymphe** aus der Zunge wird über drei Wege abgeleitet: von der Zungenspitze in Nodi lymphatici submentales und weiter – über Nodi lymphatici jugulares anteriores – in Nodi lymphatici cervicales laterales. Aus dem verbliebenen vorderen Zungenbereich fließt die Lymphe in Nodi lymphatici submandibulares und von da aus weiter in Nodi lymphatici cervicales laterales profundi. Der hintere Bereich der Zunge entsorgt die Lymphe dagegen direkt in die Nodi lymphatici cervicales laterales. Es gibt – insbesondere am Zungengrund – zahlreiche Anastomosen zwischen diesen besprochenen Lymphabflußwegen, sodaß die Lymphe nach beiden Seiten fortgeleitet werden kann.

Innervation von Zunge und Mundboden (Abb. 13-84c, 13-89)

Suchen Sie jetzt an der Außenfläche des M. hyoglossus den **N. lingualis (N. mandibularis [V/3])** auf; er zieht zuerst oberflächlich, dann tief zum Ductus submandibularis, ehe er die vorderen zwei Drittel der Zunge innerviert. Hier sei angemerkt, daß der N. lingualis sowohl sensible Fasern aus dem N. mandibularis (V/3) als auch Geschmacksfasern aus dem N. facialis (VII) aus den Geschmackspapillen (mit Ausnahme der Papilla vallatae) mit sich führt. Im N. lingualis ziehen aber auch parasympathische, sekretorische prä- bzw. postganglionäre Fasern zu Glandula submandibularis und Glandula sublingualis (siehe unten). Sensibilität und Geschmack aus dem hinteren Drittel der Zunge und von den Papillae vallatae werden über den **N. glossopharyngeus** (IX) geleitet. Er zieht zwischen M. stylopharyngeus und M. styloglossus bogenförmig zur Zungenwurzel. Suchen Sie den N. glossopharyngeus (IX) im Halsbereich auf: er zieht dort am Unterrand des M. styloglossus (zuvor absteigend auf der Rückseite des M. stylopharyngeus). Die motorische Innervation aller Zungenmuskeln – mit Ausnahme des M. palatoglossus (von N. vagus [X]) – erfolgt über den **N. hypoglossus (XII)**. Dieser ist auf dem M. hyoglossus unmittelbar unter dem Ductus submandibularis aufzufinden.

Suchen Sie unter dem N. lingualis, an der Kreuzungsstelle von Nerven mit M. hyoglossus, eine diskrete Gewebsverdickung auf. Dies ist das **Ganglion submandibulare**. Dieses **parasympathische** Kopfganglion erhält über die Chorda tympani aus dem N. facialis (VII) präganglionäre Fasern. Über dünne Rami ganglionares aus dem Ganglion submandibulare erreichen postganglionäre, parasympathische Fasern (sekretomotorisch) die Glandula submandibularis, die Glandula sublingualis sowie weitere isolierte Drüsen der Mundschleimhaut.

Dach der Mundhöhle – der Gaumen (Abb. 13-90)

Betrachten Sie den knöchernen Schädel, und grenzen Sie den **harten Gaumen, Palatinum durum**, ab. Der harte Gaumen wird von den Processus maxillares des Oberkiefers sowie von den Laminae horizontales der beiden Gaumenbeine gebildet. Studieren Sie den Gaumen an einem Präparat, und machen Sie sich die Abgrenzung von hartem und weichem Gaumen klar. Der harte Gaumen ist von Periost und Schleimhaut überzogen; die Schleimhaut bildet dabei

Plicae palatinae transversae aus. Der **weiche Gaumen, Palatinum molle**, stellt eine bewegliche Schleimhautfalte dar. In dieser Schleimhautfalte liegen die Aponeurosis palatina des M. tensor veli palatini, die Fasern der Gaumenmuskeln sowie lymphatisches Gewebe. Stellen Sie die mit Schleimhaut bedeckten «Strebepfeiler» der Schlundenge und die darin liegenden Muskeln dar (Mm. palatoglossus und palatopharyngeus). Diese beiden Muskeln stellen Verbindungen des Gaumens zu Zunge sowie seitlicher Pharynxwand her. In der Medianen der Schlundenge (Arcus palatopharyngeus) ist die frei bewegliche, herunterhängende Uvula palatina abzugrenzen; überprüfen Sie, daß bei geschlossenem Mund die Uvula palatina hinter dem Rachenabschnitt der Zunge herunterhängt. Grenzen Sie nun an einem Präparat, das die Muskulatur des Gaumens zeigt, den **M. tensor veli palatini** ab; er entspringt außerhalb des Rachens von der Außenfläche der Lamina medialis des Processus pterygoideus und von der Fossa scaphoidea am Ursprung der Processus pterygoidei; die Sehne des M. tensor veli palatini zieht nach unten und schlingt sich zunächst um den Humulus pterygoideus; sie verbreitert sich dann horizontalwärts und bildet so die Aponeurosis palatina (im oralen Bereich des Gaumensegels). Diese Aponeurosis palatina ist am Hinterrand des harten Gaumens fixiert. Der **M. levator veli palatini** entspringt im Pharynx von der Facies inferior der Pars petrosa des Os temporale sowie vom benachbarten Knorpel der Tuba auditoria, zieht nach unten sowie medial und inseriert letztlich an der Oberfläche des weichen Gaumens. M. tensor veli palatini und M. levator veli palatini wirken im Sinne ihrer Bezeichnungen gemeinsam mit einer Muskelbrücke des M. constrictor pharyngis superior: sie trennen beim Schlucken den Nasopharynx vom Oropharynx (S. 337). Die **Mm. palatoglossus** und **palatopharyngeus** nehmen breitbasig von der Aponeurosis palatina des weichen Gaumens ihren Ursprung und ziehen beidseits nach vorne und hinten unten zu den Tonsillae palatinae; beide Muskeln verflechten sich mit Muskeln an den lateralen Zungenbereichen und mit Pharynxmuskulatur. Mm. palatoglossus und palatopharyngeus schließen beim Kauen von Nahrung die Schlundenge (Isthmus faucium) und verhindern das Eindringen von Nahrung in den Oropharynx. Die **arterielle Versorgung** von hartem und weichem Gaumen wird durch **palatinale Äste** aus **A. facialis**, **A. maxillaris** und **A. pharyngea ascendens** sichergestellt. Die lymphatische Versorgung von hartem und weichem Gaumen erfolgt über Lymphgewebe um den Isthmus faucium herum (S. 380) und dort weiter über Nodi lymphatici cervicales superiores. Die **sensible Innervation** von hartem und weichem Gaumen wiederum stammt von **N. palatinus major** und **Nn. palatini minores** sowie Ästen aus dem **N. nasopalatinus** (aus N. maxillaris [V/2]); an diese Nervenäste legen sich parasympathische Fasern aus dem Ganglion pterygopalatinum an und verzweigen sich in der Peripherie gemeinsam (S. 390). Der weiche Gaumen erhält auch nervale Zuschüsse vom **N. glossopharyngeus (IX)**. Die **motorische** Innervation entstammt (mit Ausnahme des M. tensor veli palatini) dem **Plexus pharyngealis**; dieser wird vom **N. mandibularis (V/3)** innerviert.

Ohrspeicheldrüse, Glandula parotidea (Abb. 13-87, 13-88)

Suchen Sie an einem Präparat die große, rein seröse **Ohrspeicheldrüse, Glandula parotidea**; sie füllt den keilförmigen Raum zwischen Ramus mandibulae (vordere Begrenzung) sowie Processus mastoideus und M. sternocleidomastoideus (hintere Begrenzung) aus. Der oberflächliche Drüsenanteil überdeckt den Angulus mandibulae; aus diesem Drüsenabschnitt zieht der **Ausführungsgang, Ductus parotideus**, nach vorne über den M. masseter hinweg, durchbricht den M. buccinator und erreicht den Mundvorhof, Vestibulum oris. Der in der Tiefe gelegene Abschnitt der Glandula parotidea reicht bis zum Hals in die Umgebung der Endaufzweigung der A. carotis externa und erstreckt sich bis zum Processus styloideus und bis zur daran fixierten Faszie (Abb. 13-88). Die Glandula parotidea reicht nach kranial bis zum Meatus acusticus externus sowie zum Kiefergelenk. Die Ohrspeicheldrüse ist vollständig von Faszie umhüllt, die sich hauptsächlich von der tiefen Halsfaszie ableitet; eine Verdickung dieser Faszie, das Ligamentum stylomandibulare, trennt die Glandula parotidea von der Glandula submandibularis. Endäste des N. facialis (VII) ziehen durch die Ohrspeicheldrüse von hinten unten, verzweigen sich in ihr und treten aus dem Drüsengewebe am Ober- und Vorderrand zum Gesicht hervor.

Die A. carotis externa gibt Äste zur Glandula parotidea ab und teilt sich innerhalb der Drüse in ihre beiden Endäste, A. maxillaris sowie A. temporalis superficialis, die am Oberrand und Vorderrand der Drüse hervortreten; auf gleiche Art und Weise ziehen entsprechende Venen durch das Drüsengewebe und münden in die V. retromandibularis. Die Lymphe aus der Ohrspeicheldrüse wird in die Nodi lymphatici cervicales superiores über oberflächlich gelegene Lymphknoten abgeleitet.

Die sekretomotorische Innervation der Glandula parotidea erfolgt zum weitaus größten Teil über den **N. glossopharyngeus (IX)**. Präganglionäre, parasympathische Fasern des N. glossopharyngeus (IX) erreichen Perikaryen im **Ganglion oticum** (S. 384); postganglionäre, parasympathische Fasern aus dem Ganglion oticum erreichen gemeinsam mit dem N. auriculotemporalis die Glandula parotidea. Auch **sympathische Fasern** ziehen zu Drüsenzellen und Blutgefäßen. Die Bindegewebskapsel erhält sensible Innervation von Fasern des N. trigeminus (V), die auch die darüberliegende Haut versorgen. Suchen Sie den N. auriculotemporalis an dieser Stelle auf (aus dem N. mandibularis [V/3]), wo er am hinteren Drüsenabschnitt aus der Glandula parotidea hervortritt und die Ohrregion sowie die Kopfhaut versorgt. Stellen Sie ebenso den N. facialis (VII) dar, der über das Foramen stylomastoideum den Schädel verläßt und unmittelbar danach in die Glandula parotidea eintritt; innerhalb der Drüse gliedert sich dann der N. facialis (VII) in zahlreiche Äste für die mimische Muskulatur auf.

Die Glandula parotidea kann – wie andere Speicheldrüsen auch – von Viren befallen werden (Mumps, «Ziegenpeter»); durch die virale Infektion schwillt die Drüse an und kann insbesondere dann sehr schmerzen, wenn durch Nahrungsaufnahme die Speichelproduktion gesteigert wird.

Frage 353: Warum könnte eine infizierte Glandula parotidea Schmerzen verursachen?

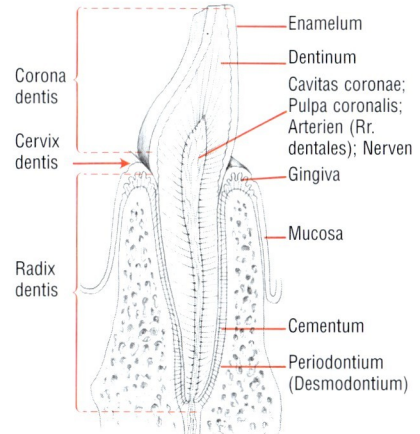

Corona dentis
Cervix dentis
Radix dentis

Enamelum
Dentinum
Cavitas coronae; Pulpa coronalis; Arterien (Rr. dentales); Nerven
Gingiva
Mucosa
Cementum
Periodontium (Desmodontium)

13-91
Sagittalschnitt durch einen Schneidezahn (Dens incisivus).

Frage 354: Welche Strukturen könnte man bei einer chirurgischen Tumorentfernung an der Ohrspeicheldrüse verletzen?

Zähne, Dentes (Abb. 13-91, 13-92)

Während der Kieferentwicklung besitzt der Mensch zwei Zahnanlagen: die frühen, nicht bleibenden Zähne oder «Milchzähne» (Dentes decidui) mit den typischen Milchmolaren und die bleibenden Zähne (Dentes permanentes) (des Erwachsenen). Die Durchbruchszeiten dieser Zähne variieren erheblich, aber in der Regel kann folgendes Schema gelten:

Milchzähne	mittlere Durchbruchszeit in Monaten
Dentes incisivi mediales	6 – 8
Dentes incisivi laterales	8 – 10
Dentes molares I	12 – 16
Dentes canini	16 – 20
Dentes molares II	20 – 30

Bleibende Zähne	mittlere Durchbruchszeit in Jahren
Dentes molares I	5 – 7
Dentes incisivi mediales	6 – 8
Dentes incisivi laterales	7 – 9
Dentes canini	9 – 12
Dentes premolaris I/II	10 – 12
Dens molaris II	11 – 14
Dens molaris III («Weisheitszahn»)	18 – 40

Studieren Sie nun die Zähne; jeder Zahn besitzt zum einen eine **Zahnkrone**, die von hartem, durchsichtigem **Schmelz** überzogen ist, zum anderen eine Zahnwurzel; diese ist mit **Zement** überkleidet. **Zahnkrone (Corona dentis)** und **Zahnwurzel (Radix dentis)** treffen am **Zahnhals (Cervix dentis)** aufeinander. Unterhalb von Zahnschmelz und Zahnzement findet sich das **Dentin**, und unterhalb des Dentins wiederum befindet sich die **Zahnpulpa**, die sich bis in den Wurzelbereich des Zahnes ausdehnt (**Pulpa coronalis, Pulpa radicularis**). Der Canalis radicis dentis (Pulpakanal) ermöglicht via **Foramen apicis radicis dentalis** die Gefäß- sowie Nervenversorgung eines Zahnes.

Jeder Zahn hat eine charakteristisch funktionsbestimmte Morphologie (Abb. 13-91). Die Schneidezähne, Dentes incisivi, besitzen scharfe Kanten und sind oralwärts konkav («meißelförmige Zahnkrone») gestaltet; sie haben nur eine Wurzel. Die Eckzähne, Dentes canini, weisen einen

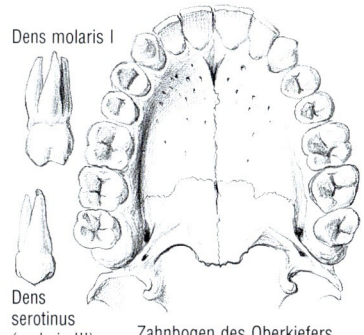

Dens molaris I
Dens serotinus (molaris III)
Zahnbogen des Oberkiefers

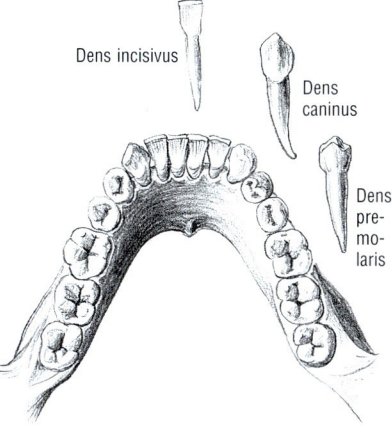

Dens incisivus
Dens caninus
Dens premolaris
Zahnbogen des Unterkiefers

13-92
Anordnung der Zähne im oberen und unteren Zahnbogen.

einzigen Höcker und eine sehr lange Wurzel auf, die man u.U. durch die Haut des Gesichtes tasten kann.

Die Prämolaren, Dentes premolares, tragen zwei Höcker und haben eine bis zwei Wurzeln. Erster und zweiter Molar besitzen vier oder mehr Höcker und zwei oder drei Wurzeln. Der dritte Molar (der sog. «Weisheitszahn») ist vielfach kleiner und bricht u.U. überhaupt nicht durch (Abb. 13-92).

Jeder Zahn wird in einer knöchernen Vertiefung des Kiefers zur Aufnahme und Befestigung der Zahnwurzel gehalten (Alveoli dentales); die Art der Verankerung ist eine Verzapfung. Der Zahnzement wird am Knochen über das **Periodontium** (= Zahnhalteapparat) fixiert; dieser Haltemechanismus hält zum einen den Zahn stark am Ort fixiert, erlaubt aber andererseits ein geringes Bewegungsspiel beim Zubeißen und Kauen; ferner ermöglicht der Halteapparat den Zahndurchbruch. Das Periodontium geht kontinuierlich in das subkutane Bindegewebe des Zahnfleisches (Gingiva) über.

Frage 355: Welche Funktion haben Schneidezahn, Eckzahn, Prämolar und Molar?

C. Radiologische Befunde

Betrachten Sie den computertomographischen Horizontalschnitt auf Höhe der Glandula parotidea (Abb. 13-93).

Studieren Sie das Sialogramm der Glandula submandibularis (Abb. 13-94). Beachten Sie insbesondere die Stelle, an der die Spitze des mit Kontrastmittel gefüllten Katheters in die Öffnung des Ductus submandibularis im Mundboden plaziert ist (Pfeil). Die Glandula submandibularis ist dichter als die Glandula parotidea, und die diversen Ausführungsgänge innerhalb der Drüse sind oft kürzer und weitlumiger als jene der Glandula parotidea.

Studieren Sie nun das seitliche **Sialogramm** der Glandula parotidea (Abb. 13-95a). Kontrastmittel wurde über einen Katheter eingebracht, den man bei Eintritt in den Ductus parotideus gegenüber dem zweiten, oberen Molaren (Pfeil) sehen kann. Der Hauptausführungsgang der Glandula parotidea läßt sich bis weit nach hinten darstellen (oberflächlich bezüglich des M. masseter), und seine feinen Zuflüsse innerhalb des Drüsengewebes sind auch jenseits des Hinterrandes des Ramus mandibulae zu erkennen. Der erste Zufluß am oberen Drüsenrand entsorgt eine sog. akzessorische Drüse der Glandula parotidea, die oberhalb des Hauptausführungsganges liegt (Pfeilspitze). Die frontale Aufnahme (Abb. 13-95b) zeigt den Katheter, wie er gerade in die Öffnung des Ductus parotideus im Mundvorhof zu liegen kommt (Pfeil). Drüsenausführungsgänge innerhalb des Drüsengewebes sind im tiefer gelegenen Drüsenanteil – medial zum Hinterrand der Mandibula – zu sehen.

13-93
Computertomographischer Querschnitt (CT) der Ohrspeicheldrüse, Glandula parotidea (gepunktete Linie); Pars profunda der Glandula parotidea (g). Ramus mandibulae (m); M. pterygoideus lateralis (pl) und M. pterygoideus medialis (pm); Processus mastoideus (p); Processus styloideus (s).

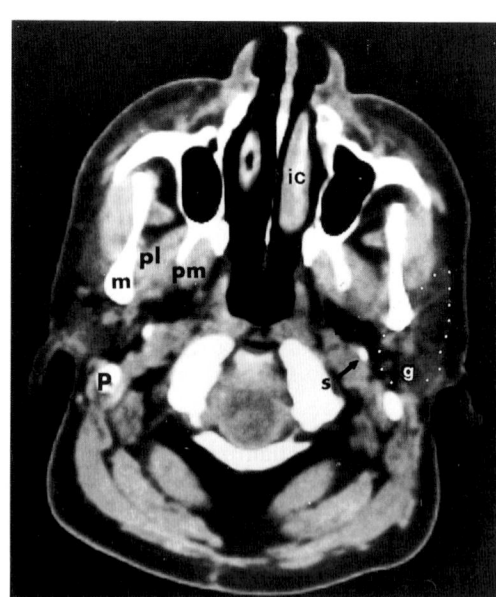

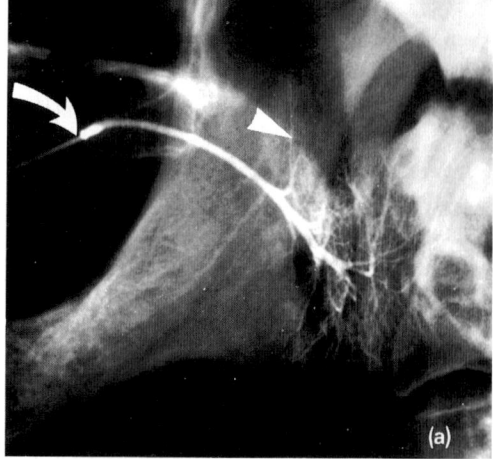

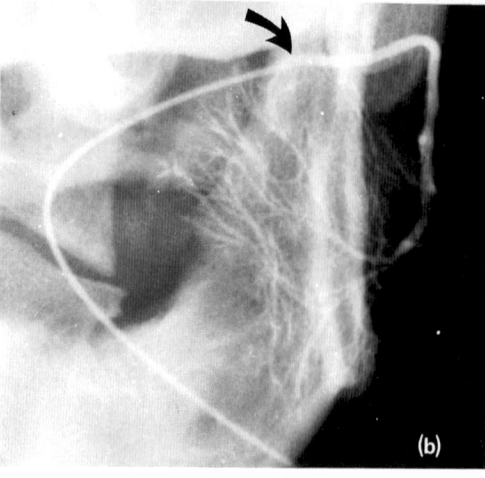

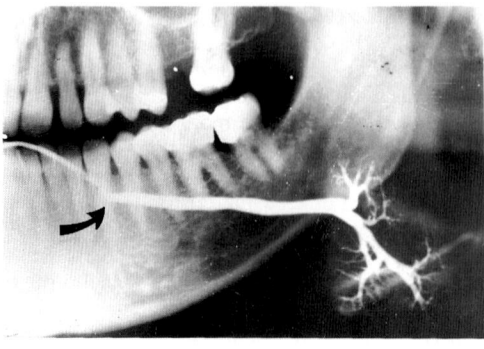

13-94
Sialogramm der Glandula submandibularis.

13-95
Sialogramm der Glandula parotidea:
(a) Ansicht von lateral; (b) Ansicht von frontal.

13.6 Pharynx und Ösophagus

Ziel dieses Kapitels ist das Studium des Pharynx sowie des Ösophagusabschnittes, der im Halsbereich liegt; ferner sollen die Bewegungen von Pharynx und Ösophagus beim Schluckakt näher untersucht werden.

Embryonale Entwicklung von Pharynx und Ösophagus

Wenn sich das primitive Herz aus seiner ursprünglich rostralen Lage nach ventral und kaudal verlagert, wird der Vorderdarm als entodermale Aussackung dorsal vom Herzen angelegt (siehe hierzu Abb. 13-3f). Der Einriß der Rachenmembran (am Ende der dritten Entwicklungswoche) bringt entodermalen Vorderdarm und ektodermale Mundbucht in direkte Verbindung; dadurch entsteht eine primitive Mundhöhle am rostralen Ende des embryonalen Pharynx.

Der erste Aortenbogen bildet sich beidseits im Mesenchym der Seitenwand der primitiven Mundhöhle. Vom noch ungeteilten Truncus arteriosus (= der arteriellen Ausflußbahn des Herzens) zweigen zu beiden Seiten die ersten Aortenbögen ab, die das Blut um den Schlunddarm (= erster Abschnitt des Vorderdarms) herum in die dorsalen Aorten führen. Das Mesenchym in der Umgebung des Aortenbogens stammt in erster Linie aus dem paraxialen Mesoderm, aber eine Gewebeeinwanderung von Mesenchymzellen, die aus der Neuralleiste stammen, führt zur Bildung von Mandibular- und Maxillarspangen, die den ersten Schlundbogen einschließen. Der zweite und die weiteren, nachfolgenden Schlundbögen bilden sich in ähnlichen Weise: das Herz setzt seine Wanderung nach kaudal fort, Aortenbögen bilden sich aus, und Zellen aus der Neuralleiste wandern in das Mesenchym ein, das die Aortenbögen umgibt, und verdrängen dieses nach außen. Schließlich bilden sich auf diese Weise fünf Schlundbögen (mit Ziffern 1, 2, 3, 4 und 6 bezeichnet, da – in Analogie zu den niederen Vertebraten – die Säuger den fünften Aortenbogen nicht anlegen).

Zwischen benachbarten Schlundbögen gibt es eine Zone ohne Mesenchymzellen, in der Oberflächen-Ektoderm und -Entoderm des Rachens dicht und unmittelbar aneinanderstoßen: an der äußeren Oberfläche (Ektodermseite) bildet sich somit eine **Schlundfurche**, an der inneren Oberfläche (Entodermseite) eine **Schlundtasche**. Der dorsale Anteil der ersten Schlundtasche (mit Anteilen aus zweiter bzw. dritter Schlundtasche) vergrößert sich und bildet so das primitive Mittelohr sowie die primitive Tuba auditoria (Tuba Eustachii) mit dem Pharynx aus. Die Derivate der anderen Schlundbögen sind in Kapitel 13.1 aufgelistet.

Im Laufe der Gesichtsentwicklung trennt die Bildung des sekundären Gaumens die primitive Mundhöhle in die endgültige Mundhöhle und in die beiden Nasenhöhlen; beide Räume finden für sich Anschluß an den Vorderdarm. Dadurch entstehen Nasopharynx und Oropharynx. Der sich entwicklende Larynx öffnet sich in der Ansicht von ventral am kaudalsten Teil des Pharynx (distal vom Wulst am hinteren Teil des vierten Schlundbogens) und bildet so den Hypopharynx (mit Larynxabgang). Es sei angemerkt, daß unmittelbar hinter der Epiglottisanlage – flankiert von den beiden Arytaenoidwülsten – die Tracheobronchialrinne (Larynxabgang) entsteht. Motorische und sensible Innervation des Pharynx beim Erwachsenen stammt aus den Nerven des dritten und vierten Kiemenbogens, N. glossopharyngeus (IX) und N. vagus (X).

A. Anatomie am Lebenden

Der Rachen, **Pharynx**, hat die Gestalt eines muskulären Halbrohrs, das vor den oberen sechs Halswirbeln liegt und kontinuierlich in den Ösophagus übergeht. Der Pharynx läßt sich in drei Stockwerke gliedern: 1. einen Nasenrachenraum (Pars nasalis pharyngis) – **Nasopharynx (Epipharynx)**; er steht vorne an den Choanen mit dem Nasenraum unmittelbar in Verbindung, und er verbindet auch über die Ohrtrompete (Tuba auditoria, Tuba Eustachii) Rachenraum mit Paukenhöhle; 2. ein orales Stockwerk (Pars oralis pharyngis) – **Oropharynx (Mesopharynx)**; diese Etage hat über den Isthmus faucium direkten Zugang zur Mundhöhle; sowie 3. ein Kehlkopfstockwerk (Pars laryngea pharyngis) – **Hypopharynx (Laryngopharynx)**; dieses liegt hinter dem Kehlkopf (Larynx) und schafft Zugang zu Larynx und Trachea. Am kaudalen Ende öffnet sich der Hypopharynx unmittelbar in den Ösophagus; dieser ist ein Muskelschlauch, der den Bolus aus der Mundhöhle durch Hals und Thoraxraum zum Magen transportiert.

Bitten Sie Ihr Gegenüber, den Mund weit aufzusperren und die Zunge herauszustrecken. Drücken Sie die Zunge mit einem üblichen Spatel nach unten, und fordern Sie Ihr Gegenüber auf, «Aahh» zu sagen. Die nun folgende, kulissenartige Anhebung des weichen Gaumens (S. 324) gibt Ihnen u.U. die Möglichkeit, die «Strebepfeiler» des Schlundes, beidseits des weichen Gaumens die Tonsillarbucht (für die Tonsilla palatina) sowie die Uvula palatina zu inspizieren. Unmittelbar dorsal der Uvula liegt die Hinterwand des Oropharynx.

Um Nasopharynx oder Hypopharynx inspizieren zu können, braucht man einen abgewinkelten Untersuchungsspiegel, der vorsichtig durch Mund und Schlundenge geführt und dann nach oben bzw. unten orientiert wird. Diese Spiegelungsverfahren (wie z.B. indirekte Laryngoskopie) erfordern einige Übung; lassen Sie sich derartige Untersuchungen von Erfahrenen zeigen. Blasen Sie Luft aus Ihrem Mund, als wenn Sie Trompete spielen würden. Achten Sie darauf, daß dabei keine Luft durch die Nase entweicht.

Frage 356: Was passiert dabei im Pharynx? (Dasselbe passiert auch, wenn man Konsonanten wie d, p, oder b spricht.)

Tasten Sie vorsichtig und gefühlvoll mit Ihrem Zeigefinger und Daumen an der Lateralseite des Halses, beidseits unmittelbar distal des Unterkiefers, das Zungenbein und dessen Cornua majora; ferner – unmittelbar darunter – Schildknorpel (Cartilago thyroidea) und Ringknorpel (Cartilago cricoidea) (S. 341). Lassen Sie Ihr Gegenüber einen Schluck Wasser trinken, und beobachten Sie dabei die folgenden Bewegungen von Zungenbein und Larynx. Palpieren Sie die Cornua majora des Zungenbeins, und tasten Sie ihre folgenden Bewegungen. Achten Sie beim Schlucken auch gleichzeitig auf die Bewegungen der Zunge.

Frage 357: Wie bewegen sich Larynx und Zungenbein beim Schlucken?

Frage 358: Was passiert beim Schlucken mit Ihrer Zungenspitze?

Versuchen Sie nun, ein wenig Wasser erst mit geschlossenem, dann mit offenem Mund zu schlucken.

Frage 359: Was ist schwieriger und warum?

B. Präparate zum Pharynx

Innenrelief des Rachens, Pharynx
(Abb. 13-96, 13-97)

Studieren Sie zum einen ein Präparat, bei dem das Innenrelief des Pharynx in der Ansicht von hinten zu sehen ist (Abb. 13-96), und gleichzeitig zum anderen einen Mediansagittalschnitt (Abb. 13-97).

Das oberste Stockwerk des Pharynx ist der **Nasopharynx (Epipharynx)**. Dieser Abschnitt hat direkten Zugang zum Oropharynx (Mesopharynx) sowie nach vorne zum Nasenraum. Der Nasopharynx ist auch gleichzeitig Teil der oberen Atemwege; somit ist er mit respiratorischem Epithel (mehrreihiges Flimmerepithel mit Becherzellen) ausgekleidet. Studieren Sie das Rachengewölbe; es wird knöchern von Basis des Keilbeins und Basis des Hinterhauptsbeins gebildet. Beschäftigen Sie sich auch mit Hinterwand und Seitenwänden des Nasopharynx (Epipharynx), die weitgehend vom M. constrictor pharyngis superior und seinen Faszien gebildet werden (siehe unten). Unterhalb von Schleimhaut und auf dem Knochen findet sich lymphatisches Gewebe (**Tonsilla pharyngealis [adenoidea]**). Die Rachenmandel (Tonsilla pharyngealis [adenoidea]) ist von Haus aus bei Kindern stärker entwickelt als bei Erwachsenen, bei Kindern im frühen Schulalter (weniger als 7. Lebensjahr) ist sie am stärksten entwickelt. Eine stark vergrößerte Rachenmandel kann vom Gewölbe des Epipharynx, unmittelbar hinter der Schlundenge,

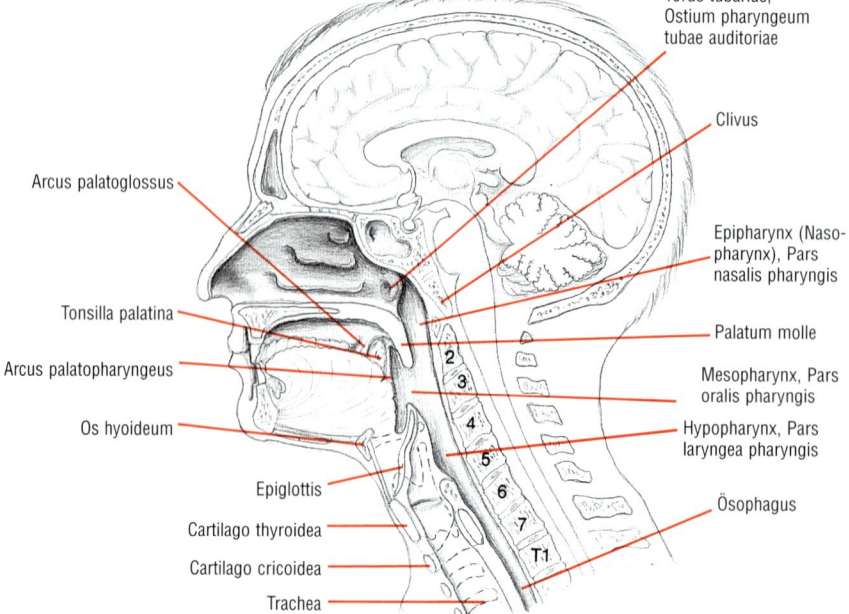

Os occipitale
Tuberculum pharyngeum
Conchae nasales
Tuba auditoria (Eustachii)
M. constrictor pharyngis superior
M. levator veli palatini
M. salpingopharyngeus
Palatum molle
M. palatopharyngeus
M. uvulae
Uvula
M. constrictor pharyngis medius
Arcus palatoglossus
M. stylopharyngeus
Tonsilla palatina
M. constrictor pharyngis inferior
Arcus palatopharyngeus
M. palatoglossus
Os hyoideum; Cornu majus
Membrana thyrohyoidea
Vallecula epiglottica
N. laryngealis superior, Ramus internus
Plica glosso-epiglottica lateralis
Tuberculum cuneiforme (Cartilago cuneiforme)
Epiglottis
Tuberculum corniculatum (Cartilago corniculata)
Recessus piriformis
M. ary-epiglotticus
Cartilago thyroidea
M. arytenoideus transversus, Mm. arytenoidei obliqui
Lamina cartilaginis cricoideae
M. crico-arytenoideus posterior («Postikus»)
M. cricopharyngeus
N. laryngealis recurrens
Ösophagus, Tunica muscularis, Fibrae circulares
Ösophagus

13-96
Rachen, Pharynx; Kehlkopf, Larynx; Parapharyngealräume; hintere Rachenwand durchtrennt; Ansicht von hinten. An der rechten Bildseite ist die Schleimhaut entfernt.

Torus tubarius; Ostium pharyngeum tubae auditoriae
Clivus
Arcus palatoglossus
Epipharynx (Nasopharynx), Pars nasalis pharyngis
Tonsilla palatina
Palatum molle
Arcus palatopharyngeus
Mesopharynx, Pars oralis pharyngis
Os hyoideum
Hypopharynx, Pars laryngea pharyngis
Epiglottis
Ösophagus
Cartilago thyroidea
Cartilago cricoidea
Trachea

13-97
Darstellung des Rachens, Pharynx, und des Kehlkopfes, Larynx. Sagittalschnitt durch Kopf und Hals.

herabhängen und so die Choanen verlegen; dies läßt die Kinder oft durch den Mund atmen.

Suchen Sie die Öffnung der **Ohrtrompete, Tuba auditoria (Tuba Eustachii)**, posterolateral der Schlundenge, auf, und achten Sie auf die topographische Nachbarschaft zu Conchae nasales media und inferior. Wie der Name schon sagt, verbindet die Tuba auditoria den Nasenrachenraum mit der Paukenhöhle (Mittelohr). Das obere, laterale Drittel der Ohrtrompete ist knöchern angelegt. Suchen Sie nun am knöchernen Schädelpräparat den medialen, knöchernen Endabschnitt der Tuba auditoria an der Nahtstelle von Felsenbein und Schuppe des Os temporale (etwas posteromedial des Foramen spinosum). Führen Sie eine dünne Sonde in diesen Knochenkanal ein, bis die Sondenspitze in der Paukenhöhle (vom Meatus acusticus externus aus) zu sehen ist. Die unteren, medial gelegenen zwei Drittel der Tuba auditoria sind im Querschnitt dreieckig. In der Umgebung der Tubenmündung, Ostium pharyngeum tubae auditoriae, wirft das pharyngeale Tubenende den bogenförmigen **Tubenwulst, Torus tubarius**, auf. In den medialen zwei Dritteln der Tuba auditoria sind Vorder- und Hinterwand knorpelig, der Boden bindegewebig angelegt. Von der Hinterwand zieht zudem eine Schleimhautfalte (Plica salpingopharyngea), die den M. salpingopharyngeus umhüllt, nach kaudal; unmittelbar unter der Tuba auditoria zieht der M. levator veli palatini nach kaudal zum weichen Gaumen.

Suchen Sie jetzt beidseits posterolateral dem Ostium pharyngeum tubae auditoriae die tiefen **Recessus pharyngei** des Epipharynx auf, in denen sich Tumoren des Epipharynx lange Zeit unerkannt vergrößern können (Abb. 13-100).

Frage 360: Wenn Sie eine Sonde durch die Nase in die Tuba auditoria einführen wollen, unter welcher Concha nasalis würden Sie diese plazieren?

Frage 361: Welche Knochen bilden Rachengewölbe und hinteren Bereich des Nasenseptum?

Die **Pars oralis pharyngis (Mesopharynx, Oropharynx)** schließt sich nach unten unmittelbar an den Nasopharynx (Epipharynx) an und setzt sich wiederum in den Hypopharynx (Pars laryngea pharyngis) nach kaudal fort. Seitenwände und Hinterwand des Mesopharynx werden durch die Mm. constrictores pharyngis superior und medius gebildet (siehe unten). Die Schlundenge (Isthmus faucium) schließt nach vorne den Mesopharynx ab, ebenso das hintere Drittel der Zunge und der obere Teil der Epiglottis.

Suchen Sie nun Arcus palatoglossus und Arcus palatopharyngeus mit den entsprechenden, darunterliegenden Muskeln auf, und kennzeichnen Sie alles lymphatische Gewebe der **Tonsillae palatinae** rechts/links. Die Gaumenmandel wird an der dem Isthmus faucium zugewandten Oberfläche durch Einsenkungen, Fossulae tonsillares, charakterisiert, deren verzweigte Endstücke wiederum die Cryptae tonsillares bilden. Die Gesamtheit des lymphatischen Gewebes, das in den Wänden von Epipharynx und Mesopharynx liegt, ist ringförmig um die oberen Atemwege angeordnet.

Frage 362: Welche Aufgabe übernimmt dieses Lymphgewebe?

Die **Pars laryngea pharyngis (Hypopharynx, Laryngopharynx)** schließt sich unmittelbar an den Mesopharynx an und setzt sich direkt nach kaudal in den Ösophagus fort. Die Seitenwände und die Hinterwand des Hypopharynx (Laryngopharynx) werden vornehmlich durch Fasern des M. constrictor pharyngis inferior gebildet. Meso- und Hypopharynx sind auch Elemente des Speiseweges. Deshalb sind sie auch von mehrschichtig unverhorntem Plattenepithel ausgekleidet. Epiglottis, Larynx sowie die beiden lateral gelegenen Recessus piriformis bilden die vordere Begrenzung des Hypopharynx. Beschäftigen Sie sich nun mit dem Kehldeckel, Epiglottis. Machen Sie sich dabei an einem Mediansagittalschnitt deutlich, daß die **Epiglottis** vom Schildknorpel aus nach hinten und oben, hinter dem Zungenbein und der Zunge zieht. Im übrigen besteht die Epiglottis aus elastischem Knorpel. Drücken Sie die Epiglottis auf den Kehlkopfeingang; beachten Sie die Verbindung des Kehldeckels zum Zungengrund über eine unpaare, in der Medianen gelegene **Plica glosso-epiglottica mediana**. Beidseits dieser medianen Schleimhautfalte bilden sich flache Gruben, **Valleculae epiglotticae**, die nach lateral jeweils wiederum von einer Schleimhautfalte (Plica glosso-epiglottica lateralis) abgegrenzt werden. Der **Zugang** zum **Vestibulum laryngis** wird von der Epiglottis geschützt, deren oberer Teil den Zugang dachartig verschließt und den Nahrungsbolus beidseits nach lateral in die beiden **Recessus piriformis** umleitet (siehe unten).

Studieren Sie die Begrenzungen des Zugangs zum Larynx. Die vordere Begrenzung stellt die Epiglottis dar sowie – von deren Seitenrändern – beidseits je eine **Plica ary-epiglottica**. Diese beiden letztgenannten Schleimhautfalten bedecken den M. ary-epiglotticus und ziehen nach lateral

13-98
Rachen, Pharynx; Ansicht von hinten. Frontalschnitt auf Höhe der Processus mastoidei; Schlundschnürer intakt.

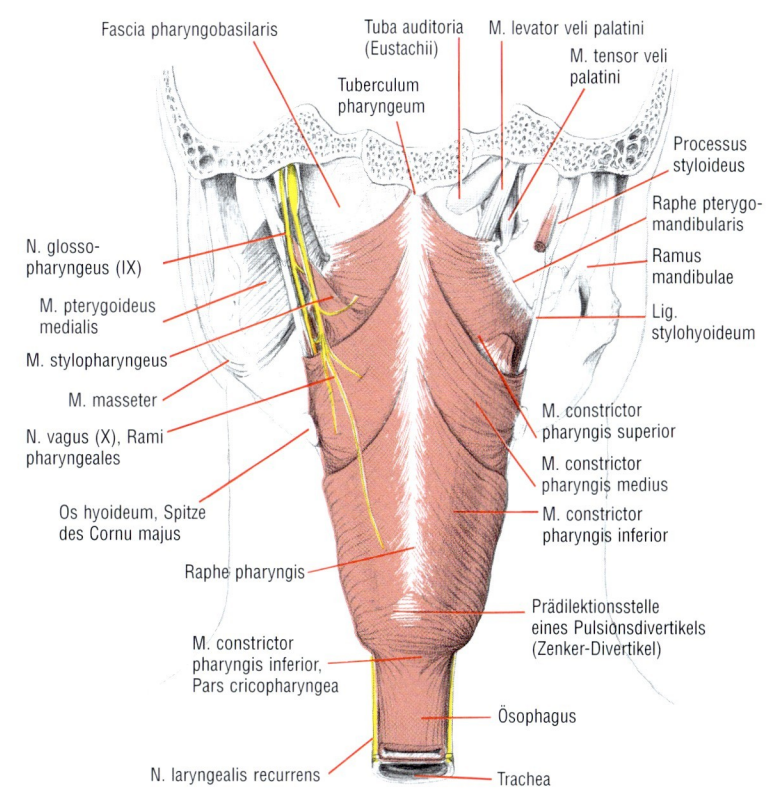

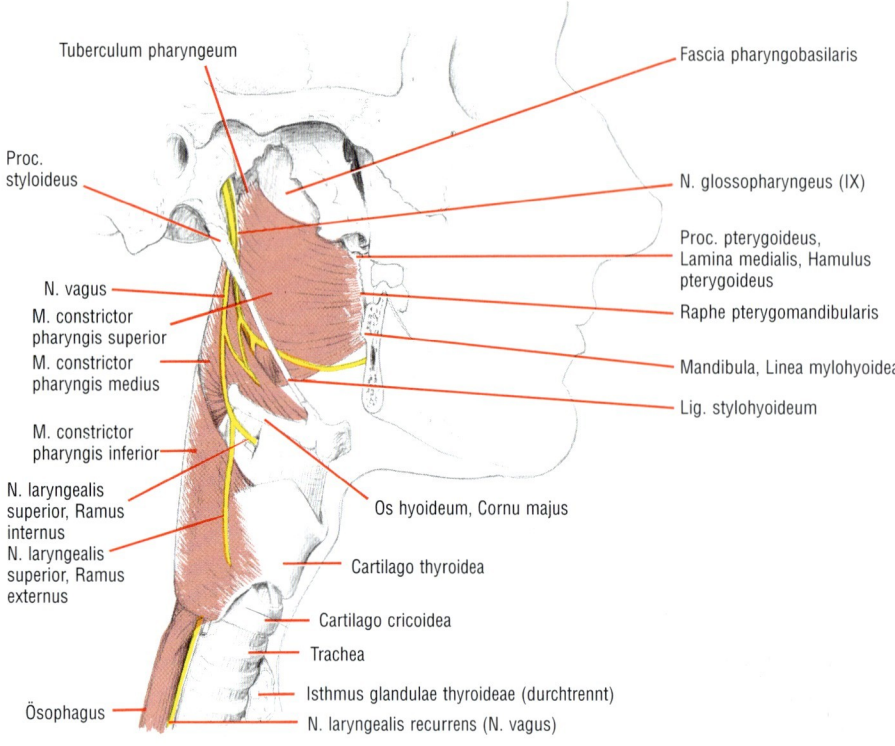

Tuberculum pharyngeum

Proc. styloideus

N. vagus

M. constrictor pharyngis superior

M. constrictor pharyngis medius

M. constrictor pharyngis inferior

N. laryngealis superior, Ramus internus

N. laryngealis superior, Ramus externus

Ösophagus

Fascia pharyngobasilaris

N. glossopharyngeus (IX)

Proc. pterygoideus, Lamina medialis, Hamulus pterygoideus

Raphe pterygomandibularis

Mandibula, Linea mylohyoidea

Lig. stylohyoideum

Os hyoideum, Cornu majus

Cartilago thyroidea

Cartilago cricoidea

Trachea

Isthmus glandulae thyroideae (durchtrennt)

N. laryngealis recurrens (N. vagus)

13-99
Rachen, Pharynx.
Ansicht von lateral.

und kaudal, wo sie an den **Stellknorpeln (Cartilagines arytenoideae)** des Kehlkopfs fixiert sind (S. 341). Der Kehlkopfeingang wird durch Muskeln und Schleimhaut zwischen den beiden Stellknorpeln vervollständigt. In den Plicae aryepiglotticae kann man zwei kleine, paarig angelegte, knorpelige Höckerchen abgrenzen (Tuberculum cuneiforme, Tuberculum corniculatum); diese Höckerchen beteiligen sich auch an der Wand des Kehlkopfeingangs. Seitlich des Kehlkopfeingangs und der beiden Plicae ary-epiglotticae liegt je ein **Recessus piriformis**; sie bilden quasi Kanäle zu beiden Seiten des Aditus laryngis, über die Nahrungsbolus und Flüssigkeit in den Ösophagus gelangen. Jeder Recessus piriformis wird lateral durch die Membrana thyrohyoidea sowie durch die Innenflächen der Laminae des Schildknorpels begrenzt (S. 341). Bleibt Nahrung an dieser Stelle stecken, kann es reflektorisch zu einem Hustenanfall kommen, der möglicherweise erst dann unter Kontrolle zu bringen ist, wenn der Fremdkörper entfernt ist. Der unterste Bereich des Hypopharynx liegt hinter dem Schildknorpel (Cartilago cricoidea) (S. 341); hier besteht der direkte Übergang zum Ösophagus in Höhe des 6. Halswirbels.

Rachenmuskeln, Mm. pharyngis
(Abb. 13-98, 13-99)

Studieren Sie ein spezielles Präparat des Pharynx, an dem die umgebenden Strukturen abpräpariert sind. Der Rachen, Pharynx, ist streng genommen ein nach vorne offenes, muskuläres Halbrohr, das oben an der Schädelbasis und vorne an den Hinterrändern von Nase, Mund sowie Larynx fixiert ist. Zwischen Schleimhaut und Muskelschichten liegt eine dicke Bindegewebslage, die am deutlichsten unterhalb der Schädelbasis hervortritt; hier bildet sie als **Fascia pharyngobasilaris** die bindegewebige Wand des obersten, muskelfreien Teils der Schlund-

wand. Drei Muskeln bilden das muskuläre Halbrohr des Pharynx: **M. constrictor pharyngis superior, M. constrictor pharyngis medius, M. constrictor pharyngis inferior** (oberer, mittlerer und unterer Schlundschnürer). In diese Muskeln strahlen vertikal ausgerichtete, paarig angelegte Muskeln beidseits ein (wie M. stylopharyngeus, M. palatopharyngeus, M. salpingopharyngeus). Machen Sie sich an einem Mediansagittalschnitt des Schädels und Halses klar (Abb. 13-97), daß der Pharynx vor den oberen sechs Halswirbeln sowie vor der prävertebralen Muskulatur und vor der Lamina praevertebralis der Fascia cervicalis liegt. Letztgenannte Faszienschicht umhüllt die Vorderseite der prävertebralen Muskulatur. Zwischen Pharynx und Lamina praevertebralis der Fascia cervicalis bildet sich ein Raum, **Spatium retropharyngeum**. Dieser Raum führt nach unten in das hintere Mediastinum; so kann sich der Pharynx beim Schlucken leicht auf der Wirbelsäule bewegen.

Frage 363: Gelegentlich verschlucken Menschen scharfe oder spitze Gegenstände, die im Hypopharynx hängenbleiben. Wenn man diese Gegenstände nicht schnell genug entfernen kann, können sie die Pharynxwand perforieren und eine Infektion auslösen. Worin liegt die Gefahr bei einer derartigen Situation?

Beschäftigen Sie sich nun mit dem **oberen Schlundschnürer, M. constrictor pharyngis superior**. Er entspringt von der Raphe pterygomandibularis sowie von den benachbarten Knochenstrukturen an beiden Enden der Raphe – vom Hamulus pterygoideus (Lamina medialis des Processus pterygoideus des Keilbeins) und von der Mandibula (unmittelbar hinter dem letzten Molaren).

Frage 364: Welcher andere Muskel ist ebenfalls an der Raphe pterygomandibularis fixiert?

Beachten Sie den Faserverlauf des M constrictor pharyngis superior: die Fasern breiten sich fächerförmig nach hinten aus und verflechten sich hinten mit den Muskelfasern der Gegenseite in einer median gelegenen Raphe pharyngis. Die am weitesten kranial gelegenen Fasern des oberen Schlundschnürers sowie die Raphe pharyngis reichen bis zum **Tuberculum pharyngeum** an der Basis des Os occipitale. Kennzeichnen Sie

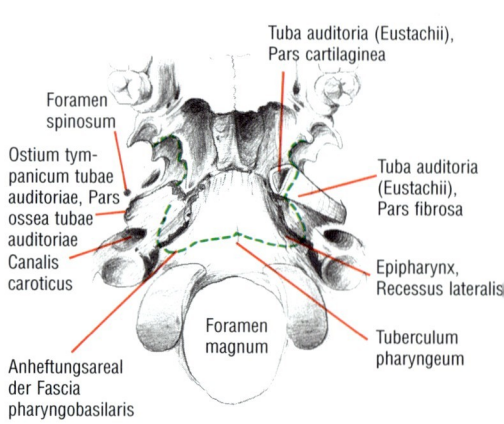

Tuba auditoria (Eustachii), Pars cartilaginea

Foramen spinosum

Ostium tympanicum tubae auditoriae, Pars ossea tubae auditoriae

Canalis caroticus

Tuba auditoria (Eustachii), Pars fibrosa

Epipharynx, Recessus lateralis

Foramen magnum

Tuberculum pharyngeum

Anheftungsareal der Fascia pharyngobasilaris

13-100
Anheftungsareale der Fascia pharyngobasilaris an der Schädelbasis.

die Lage des Tuberculum pharygeum an der Schädelbasis. Stellen Sie nun diese am weitesten kranial gelegenen Muskelfasern des M. constrictor pharyngis superior dar; sie bilden einen freien Muskelrand zwischen Lamina medialis (Processus pterygoideus des Keilbeins) und Tuberculum pharyngeum (Os occipitale); weiter kranial wird die Hinterwand des Epipharynx nur durch die derbe **Fascia pharyngobasilaris** gebildet. Kennzeichnen Sie die Anheftungsareale der Fascia pharyngobasilaris an der Schädelbasis (Abb. 13-100), und beachten Sie die Lage der beidseits lateral gelegenen Recessus pharyngei. Tasten Sie oberhalb des freien Muskelrandes des M. constrictor pharyngis superior am Präparat den unteren, knorpeligen Abschnitt der Tuba auditoria, und markieren Sie am knöchernen Schädel, an welcher Stelle die Ohrtrompete die Fascia pharyngo-basilaris durchbricht.

Vergegenwärtigen Sie sich nochmals Ursprungs- und Ansatzareale von M. tensor veli palatini sowie M. levator veli palatini in Bezug zum M. constrictor pharyngis superior (S. 327). Beide Muskeln haben im Bereich der Tuba auditoria Anheftungsareale. Der M. levator veli palatini liegt dabei vollständig innerhalb des Epipharynx, während der M. tensor veli palatini außerhalb des Pharynx liegt, ehe sich seine Sehne um den Hamulus pterygoideus schlingt. Beim Schlucken (und manchmal auch beim Sprechen) wird der weiche Gaumen durch die Mm. tensor und levator veli palatini gegen einen Wulst an der hinteren Rachenwand (Passavant-Ringwulst) gespannt und angehoben (Abb. 13-90, 13-96). So wird der Epipharynx gegen den Oropharynx abgetrennt. Dieser Ringwulst entsteht durch umschriebene Kontraktion von Fasern des M. constrictor pharyngis superior sowie des M. palatopharyngeus, die an der Grenze zwischen Epipharynx und Mesopharynx liegen.

Studieren Sie den **mittleren Schlundschnürer, M. constrictor pharyngis medius**. Er entspringt im Zwickel zwischen Ligamentum stylohyoideum und Cornu majus des Zungenbeins. Seine kranialen Faserzüge überlappen von außen die kaudalen Faserzüge des M. constrictor pharyngis superior, und einige dieser kranialen Faserzüge können auch einmal das Tuberculum pharyngeum erreichen. Zwischen Oberrand des M. constrictor pharyngis medius und Unterrand des M. constrictor pharyngis superior erreichen M. stylopharyngeus (siehe unten), A. lingualis, N. glossopharyngeus (IX) und Rami pharyngeales des N. vagus (X) den Innenraum des Rachens und die Zunge.

Der **untere Schlundschnürer, M. constrictor pharyngis inferior**, hat zwei Anteile: die Pars thyropharyngea hat ihren Ursprung von der lateral gelegenen Linea obliqua des Schildknorpels, die Pars cricopharyngea vom Außenrand des Ringknorpels, der ja unmittelbar darunterliegt. Verfolgen Sie den Muskelfaserverlauf nach hinten; beachten Sie wiederum, daß auch hier die kranialen Faserzüge (Pars thyropharyngea) diejenigen des darüberliegenden Muskels überlappen und ebenfalls die Raphe pharyngis mitbilden. Fasern der **Pars cricopharyngea** ziehen jedoch U-fömig um den Pharynx herum, bilden so einen Sphinkter und verflechten sich kaudal mit Muskelfaserzügen des Ösophagus. Diese Fasern stehen unter einer Spannung; der Schluckakt beginnt, wenn sie erschlaffen; nach dem Schlucken verhindert der erneut erzeugte Mus-

keltonus die Regurgitation der Nahrung in den Hypopharynx. Dieser Verschlußmechanismus kann auch außer Kontrolle geraten. Wenn dies der Fall ist, kann der Druck, der durch die Schlundschnürer beim Schlucken erzeugt wurde, u. U. zu einer Aussackung (Pulsionsdivertikel, Zenker-Divertikel) an einer Schwachstelle der Wand führen; dieser dreieckige Locus minoris resistentiae in der Pharynxwand liegt zwischen Raphe pharyngis (obere Begrenzung), Unterrand des M. constrictor pharyngis inferior (seitliche Begrenzung) und dem oberen Ösophagussphinkter (M. cricopharyngeus) (kaudale Begrenzung). Klinisch wird diese Schwachstelle am kaudalen Hypopharynx als Killian-Dreieck bezeichnet (Abb. 13-98).

Zwischen kranialen Fasern des M. constrictor pharyngis inferior und kaudalen Fasern des M. constrictor pharyngis medius ziehen Ramus internus des N. laryngealis superior sowie Begleitgefäße (aus A., V. laryngealis superior) durch die Membrana thyrohyoidea und versorgen den Larynx. Am Unterrand des M. constrictor pharyngis inferior erreichen N. laryngealis recurrens und A. laryngea inferior den Kehlkopf, indem sie zwischen unterem Schlundschnürer und Kehlkopf nach kranial ziehen (S. 345).

Stellen Sie nun drei Muskeln am Präparat dar, die sich mit den Schlundschnürern verflechten. Suchen Sie zunächst an der Außenseite des Pharynx den **M. stylopharyngeus** auf; er zieht vom Processus styloideus nach kaudal und ist dann mit der Innenschicht des M. constrictor pharyngis medius verwoben. Legen Sie anschließend innerhalb der Pharynxwand den **M. palatopharyngeus** unter der Plica palatopharyngea sowie den **M. salpingopharyngeus** frei. Der letztgenannte Muskel besteht nur aus wenigen Muskelfaserzügen, die von der Tuba

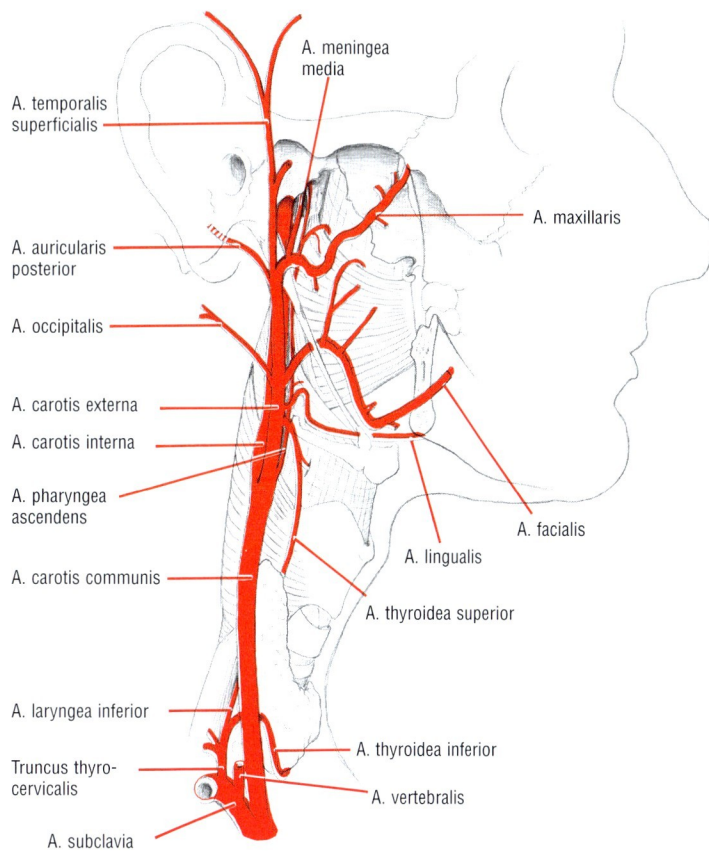

A. meningea media
A. temporalis superficialis
A. maxillaris
A. auricularis posterior
A. occipitalis
A. carotis externa
A. carotis interna
A. facialis
A. pharyngea ascendens
A. lingualis
A. carotis communis
A. thyroidea superior
A. laryngea inferior
A. thyroidea inferior
Truncus thyro-cervicalis
A. vertebralis
A. subclavia

13-101
Arterielle Versorgung des Rachens.

13-102
Röntgenologische Darstellung der
Lage des weichen Gaumens:
(a) Ruhelage; (b) während des
Sprechens.

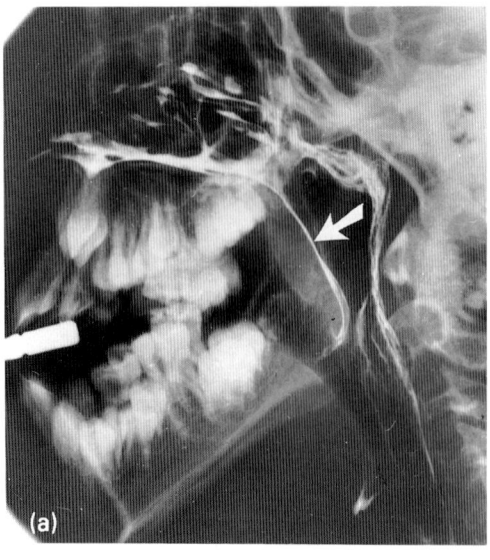
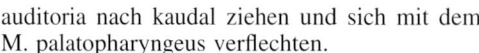
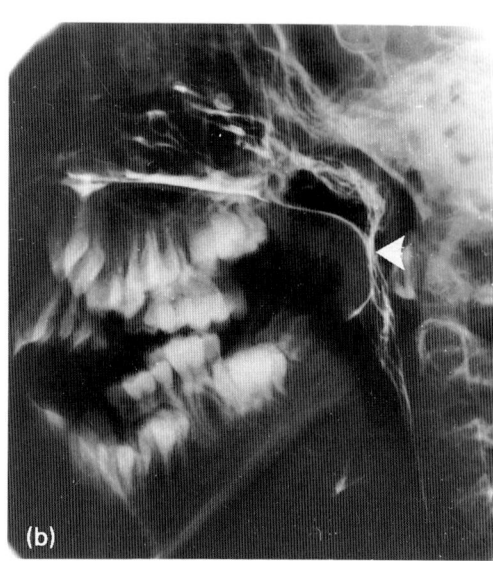

auditoria nach kaudal ziehen und sich mit dem M. palatopharyngeus verflechten.

Frage 365: Wann und warum könnten Sie sich wünschen, willkürlich den M. salpingopharyngeus zu kontrahieren?

Studieren Sie nun den **Ösophagus**, der am oberen Ösophagussphinkter (M. cricopharyngeus) auf Höhe des Ringknorpels beginnt. Er hat nur eine kurze Verlaufsstrecke im Halsbereich; hier liegt er zunächst vor dem 6. und 7. Halswirbel, aber hinter der Trachea, zieht dann in das hintere Mediastinum des Thorax und erreicht schließlich den Magen (Kap. 11.6). Der Ösophagus ist englumiger als der Magen, und er ist innen mit unverhorntem, mehrschichtigem Plattenepithel ausgekleidet, in das kleine Glandulae oesophageales münden. Im oberen Ösophagusdrittel bestehen eine äußere Längs- und eine innere Ringmuskelschicht aus quergestreifter Skelettmuskulatur; im unteren Ösophagusdrittel findet sich dagegen (so nahe vor dem Magen) nur glatte Muskulatur. Im Halsbereich zieht der Ösophagus aus der Medianen leicht nach links. Beidseits des Ösophagus liegen jeweils A. carotis communis, Lobus lateralis der Schilddrüse, Truncus sympathicus sowie N. laryngealis recurrens. Dieser zieht in der Vertiefung zwischen Trachea und Ösophagus nach kranial. Suchen Sie alle letztgenannten Strukturen an einem Präparat auf, das Sie auch später erneut verwenden werden.

Frage 366: Eine weitere Struktur, die Sie bereits als Struktur im Thorax genannt haben, liegt im Halsbereich ebenfalls nahe am Ösophagus, jedoch nur an dessen linker Seite. Welche Struktur ist angesprochen, und welche Funktion hat diese Struktur?

Blut- und Lymphversorgung sowie Innervation von Pharynx und Ösophagus (Abb. 13-101)

Der Pharynx erhält arterielles Blut aus zahlreichen Arterien: **A. pharyngea ascendens** (ein Ast aus der A. carotis externa nahe der Karotisbifurkation); **A. thyroidea superior, A. thyroidea inferior, A. lingualis** sowie **A. facialis**. Dort, wo die A. facialis lateral der Tonsillarbucht zu liegen kommt, gibt sie die A. palatina ascendens direkt zur Tonsilla palatina ab; dies gilt bei der Tonsill-

ektomie (= Entfernung der Gaumenmandeln) als Risiko. Gefäße zum Halsabschnitt des Ösophagus entstammen größtenteils der A. thyroidea inferior und den entsprechenden Venen. Das venöse Blut fließt in den **Plexus pharyngealis** ab. Er liegt zwischen Schlundschnürern und Lamina praevertebralis der Fascia cervicalis; vom Plexus pharyngeus wird das venöse Blut in die V. jugularis interna weitergeleitet. Die **Lymphe** aus Pharynx und Ösophagus wird entweder direkt oder indirekt über Nodi lymphatici paratracheales in tiefe Halslymphknoten abgeführt.
Die **Innervation** des Pharynx erfolgt weitgehend aus dem **Plexus pharyngealis**; dieser Plexus erhält Zuschüsse aus **N. glossopharyngeus (IX)**, **N. vagus (X), N. accessorius (XI)** sowie aus vegetativen Nerven. Der **N. laryngealis recurrens** (ein Ast des N. vagus [X]) und der **Halsgrenzstrang** liefern die Innervation des Ösophagus im Halsbereich (zu Innervation von thorakalem sowie abdominellem Ösophagusabschnitt: Kap. 11.6).

C. Radiologische Befunde

Bewegungen des weichen Gaumens

Studieren Sie die Röntgenbilder von Mundbereich und Gaumen eines Kindes (Abb. 13-102a und b). Achten Sie dabei auch auf Milchzähne und bleibende Zähne. Ein wenig Barium-haltiges Kontrastmittel wurde in die Nase gesprüht, so daß die Wände des Epipharynx und die Hinterfläche von hartem sowie weichem Gaumen deutlich zu sehen sind.
Im Röntgenbild bei normaler Atmung des Kindes (Abb. 13-102a) steht der weiche Gaumen (Pfeil) in einer Neutralposition, und nasaler bzw. oraler oberer Luftweg sind frei. Vergleichen Sie dazu nun Abbildung 13-102b. Hier spricht das Kind: der weiche Gaumen ist nun gespannt und angehoben, wodurch er die Rachenhinterwand erreicht und den Epipharynx abschließt. Die Schlundschnürer im Epipharynx kontrahieren sich dabei synergistisch schwach mit, um diesen Abdichtungsvorgang zu unterstützen. Dabei entsteht ein Muskelwulst an der Hinterwand des Epipharynx (Passavant-Wulst; durch Pfeil gekennzeichnet). Der dorsale Abschnitt des weichen Gaumens in Form der Uvula palatina ist nicht am Gaumenabschluß mitbeteiligt.

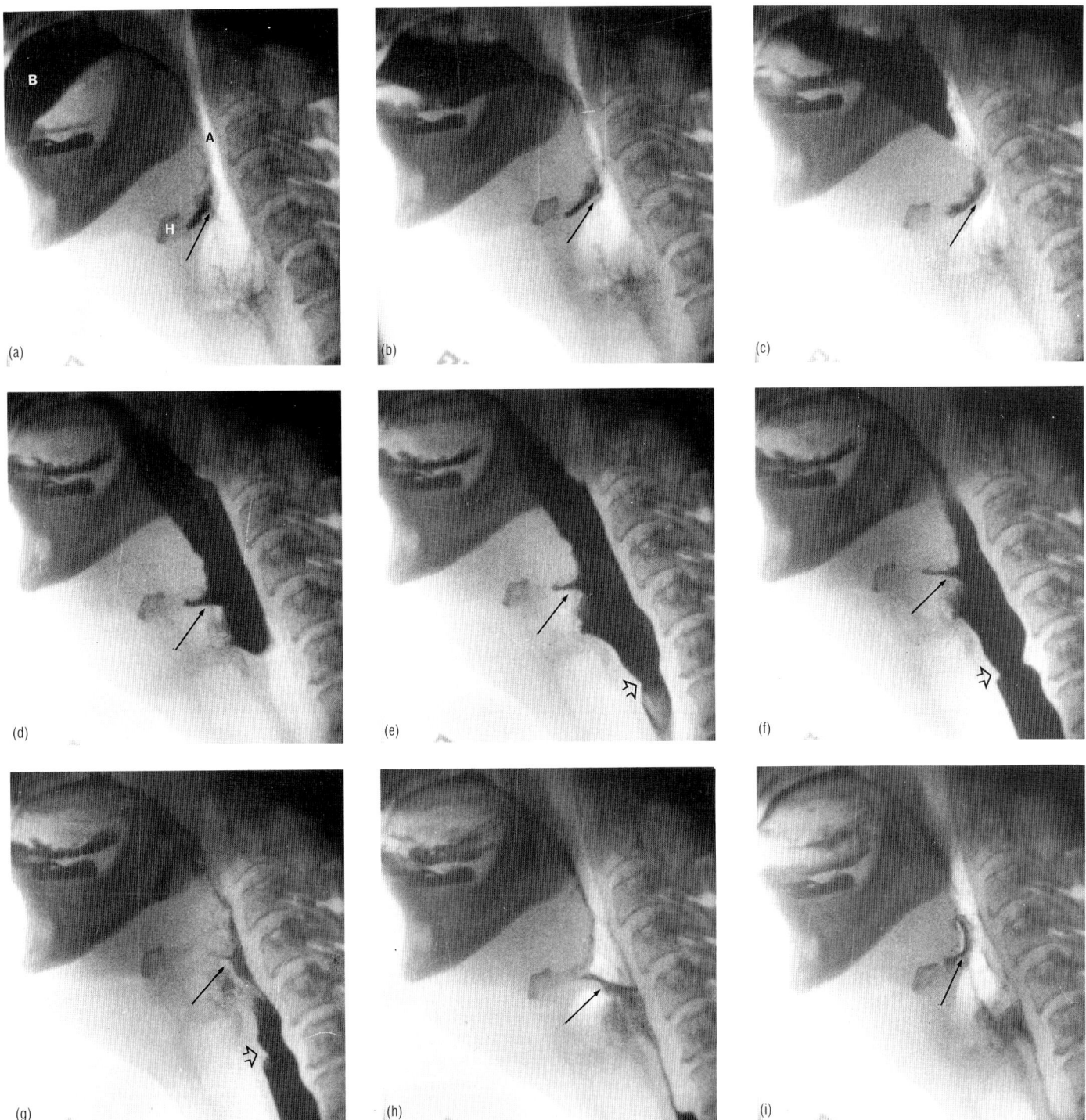

(a)   (b)   (c)

(d)   (e)   (f)

(g)   (h)   (i)

Bewegungen des Pharynx beim Schluckakt (Abb. 13-103a–i)

In dieser Serie von Röntgenbildern wurde ein Bariumsulfat-Breischluck durchgeführt. Das Kontrastmittel erscheint dabei schwarz auf den Röntgenbildern. Die Einzelbilder stammen aus einer Röntgenserienaufnahme des Schluckakts.

a) Wenn das Kontrastmittel (B) im Mund aufgenommen worden ist, wird der hintere Zungenabschnitt in Richtung der beiden Arcus palatoglossi angehoben; dadurch wird das Kontrastmittel in einer medianen Grube der Zunge im Mund gehalten. Das Atmen über die Nase (A) ist möglich. Achten Sie auf die Lage des Zungenbeins (H) und der Epiglottis (Pfeil). Etwas Barium vom vorherigen Schluck bleibt in den Valleculae epiglotticae zurück.

b) Das Schlucken beginnt willkürlich: die Zungenspitze wird gegen den harten Gaumen und die Zähne geführt. Der Arcus palatoglossus beider Seiten ist entspannt. Zudem ist das hintere Zungendrittel nach unten gezogen. Dadurch gelangt das Kontrastmittel auch in das hintere Zungendrittel. Wenn das Kontrastmittel die Schlundenge (Isthmus faucium) passiert, wird der Schluckreflex durch den N. glossopharyngeus (IX) ausgelöst.

c) Zu Beginn der pharyngealen Phase des Schluckaktes ist der weiche Gaumen gespannt und angehoben. So sind die Nasenwege versperrt, und es wird einem Reflux von Flüssigkeit in die Nase vorgebeugt. Das Auswerfen eines Bolus vom Mund in den Nasopharynx wird durch nach oben und nach hinten gerichtete Zungenbewegungen vollzogen, die zum Teil

13-103
Röntgenologische Darstellung des Schluckvorgangs mittels der Gabe von Kontrastmittel (z.B. bei Ösophagusbreischluck) (a–i).

durch Anheben des Mundbodens bewirkt werden.

d) Das Kontrastmittel wird im Pharynx durch peristaltische Bewegungen der Schlundschnürer fortbewegt; dabei entspannen die Schlundschnürer zuerst, um den Bolus aufzunehmen, und kontrahieren sich anschließend hinter ihm. Die Epiglottis legt sich passiv über das Vestibulum laryngis, sobald das Zungenbein angehoben wird, indem das Kehlkopfskelett unterhalb der Zunge hochgezogen wird. Diesen Vorgang sieht man am besten auf den drei folgenden Bildern. Gleichzeitig wird der Zugang zum Kehlkopf verengt und die Glottis verschlossen.

Frage 367: Welche Muskeln und welcher Nerv sind in erster Linie bei den Bewegungen a bis d betroffen?

e) Wenn der Bolus den Hypopharynx erreicht, entspannen sich die zirkulären Muskelzüge des M. constrictor pharyngis inferior (M. cricopharyngeus – klinisch: oberer Ösophagussphinkter), und das Kontrastmittel beginnt, in den oberen Ösophagus zu fließen.

f) Wenn der Bolus hindurchtritt, zeigt der Druck im Pharynx den größten Wert, und der M. cricopharyngeus ist weit geöffnet.

g) Wenn der Pharynx sich entleert, sinkt der Druck im Pharynx, und der M. cricopharyngeus beginnt sich zu verengen.

h) Der Pharynx ist nun frei von Kontrastmittel; der M. cricopharyngeus ist kontrahiert und verschließt so den Ösophagus. Die Muskeln, die das Zungenbein anheben, beginnen sich zu entspannen, und der Larynx geht nun auch wieder allmählich in seine Ausgangslage zurück. Der Kehldeckel ist aber immer noch nach unten gedrückt.

i) Erst zum Schluß schlägt die Epiglottis in ihre Ausgangslage zurück (Pfeil), und der nächste Schluck kann nach kaudal transportiert werden. Der gesamte Schluckakt dauert nicht länger als ein bis zwei Sekunden.

Zur Kontrolle des Schluckreflexes siehe Seiten 412/413.

13.7 Larynx, Trachea und Schilddrüse

Ziel dieses Kapitels ist das Studium von Larynx und Trachea im Halsbereich sowie deren Funktion bei Phonation und Atmung; ebenso soll man sich in diesem Kapitel mit der Schilddrüse, Glandula thyroidea, eingehend befassen.

Entwicklung des Larynx und der Trachea

Im Verlauf der vierten Entwicklungswoche erscheint an der Vorderfläche des unteren Pharynxabschnitts beim Embryo auf Höhe von viertem und sechstem Schlundbogen ein **Sulcus laryngotrachealis** (Abb. 13-79). Aus dem Entoderm dieses Sulcus bilden sich Epithel und Drüsen von Larynx und Trachea. Das umgebende Mesoderm dagegen liefert Bindegewebe, Muskulatur und Knorpelbestandteile. Wenn sich der Sulcus laryngotrachealis vergrößert und vertieft, entsteht an seinen Rändern je eine **Plica tracheo-oesophagealis**. Diese letztgenannten Plicae werden größer, nähern sich im Laufe der Entwicklung einander an und verschmelzen in der Medianen miteinander; dadurch trennt sich (bis auf eine kranial gelegene, offene Verbindung) die Trachea vom dorsal gelegenen Ösophagus (Septum oesophagotracheale). Das Trachealdivertikulum teilt sich im folgenden nun wiederholt (dichotome Teilung) und bildet so die unteren Atemwege (Kap. 11.6). Auch der Ösophagus vergrößert und verengt sich, so daß sich sogar vorübergehend sein Lumen verschließt und es später wieder eröffnet wird (Kap. 11.6). Bei Entwicklungsstörungen kann zum einen diese Rekanalisation nur unvollständig erfolgen (Ösophagusatresie oder Ösophagusstenose), oder es kann sich zum anderen aber auch die Verbindung zwischen Ösophagus und Trachea nur unvollständig verschließen oder wieder eröffnen (ösophagotracheale Fistel). Beide oben angesprochenen Entwicklungsstörungen können aber auch gemeinsam auftreten. Wenn sich der Ösophagus nicht wieder eröffnet, kann der Fetus kein Fruchtwasser aufnehmen, wodurch es zu einer übermäßigen Flüssigkeitsansammlung in der Amnionhöhle kommt (Hydramnion). Jede pathologische Verbindung zwischen Trachea und Ösophagus oder irgendeine Art von Ösophagusstenose bringt u. U. Muttermilch oder andere Nahrung, die der Säugling zu sich nimmt, in die Luftwege; diese verlegen sich dann.

Im kranialen Bereich des Diverticulum laryngotrachealis bleibt eine Verbindung zum Ösophagus bestehen, der spätere **Aditus laryngis**. In der Umgebung dieser Region bilden sich aus Material von viertem und sechstem Schlundbogen das **Knorpelskelett** und die **Muskulatur des Larynx**; sie werden auch von den Nerven des vierten und sechsten Schlundbogens versorgt (N. laryngealis externus sowie N. laryngealis recurrens aus dem N. vagus [X]). Im Inneren des Kehlkopfs markieren die Stimmfalten (Plicae

vocales) die Grenze zwischen Entoderm des vierten und Entoderm des sechsten Schlundbogens; dies zeigt sich auch am Innervationsmuster der Schleimhaut: N. laryngealis internus des N. vagus (X) als Derivat des vierten Schlundbogens für die Schleimhaut oberhalb der Stimmritze und N. laryngealis recurrens des N. vagus (X) als Derivat des sechsten Schlundbogens für die Schleimhaut unterhalb der Stimmritze.

A. Anatomie am Lebenden

(Abb. 13-104)
Tasten Sie vorsichtig **das Zungenbein, Os hyoideum (H)**; grenzen Sie dabei sein **Corpus** von den **Cornua majora** ab, die sich auf Höhe C3/4 nach dorsal ausrichten. Betrachten Sie nun bei den Menschen, die gerade um Sie herum sind, die Vorderseite des Halses, und betrachten Sie insbesondere unterhalb des Zungenbeins die in der Medianen gelegene Prominentia laryngea («Adamsapfel») (LP in Abb. 13-104).

Frage 368: Ist die Prominentia laryngea bei Männern oder Frauen größer?

Die Prominentia laryngea wird durch das vordere Relief des **Schildknorpels, Cartilago thyroidea**, gestaltet; hier treten die beiden **Laminae** des Schildknorpels aneinander und bilden so den Adamsapfel. Untersuchen Sie bei sich und bei Ihrem Gegenüber die räumliche Ausdehnung der Laminae, indem Sie mit Daumen und Zeigefinger die Konturen abtasten. Markieren Sie die obere Knorpelgrenze, und versuchen Sie vorsichtig, die nach oben gerichteten **Cornua superiora** des Schildknorpels an dessen Hinterrand

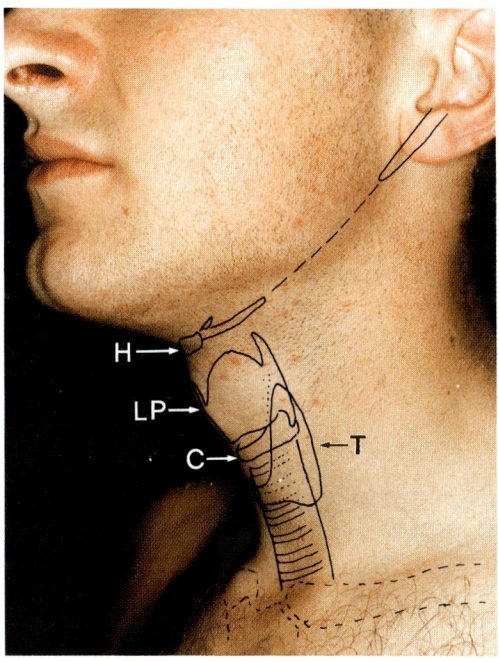

13-104
Prominentia laryngea und Landmarken der Kehlkopfknorpel an der Oberfläche des Halses.
H Os hyoideum
LP Prominentia laryngea (Adamsapfel)
C Cartilago cricoidea
T Glandula thyroidea.

zu tasten. Palpieren Sie auch vorsichtig den Spaltraum zwischen Cornu majus des Zungenbeins und Oberkante des Schildknorpels; dieser Spaltraum wird durch die **Membrana thyrohyoidea** überbrückt. Tasten Sie sich jetzt nach kaudal entlang der Mittellinie des Schildknorpels an dessen Unterkante. Unmittelbar unterhalb des Schildknorpels werden Sie eine schmale Einsenkung fühlen, die vom **Ligamentum cricothyroideum** medianum ausgefüllt ist. Unmittelbar darunter liegt (auf Höhe von C6) der **Arcus cartilaginis cricoidea** (C in Abb. 13-104). Unterhalb des Ringknorpels können Sie dann die einzelnen Knorpelspangen der **Trachea** tasten. Die Luftröhre, Trachea, zieht in der Medianen in Richtung Incisura jugularis. Zählen Sie die Knorpelspangen; die zweite und dritte Knorpelspange sind dabei nur schwer zu tasten, weil der Isthmus der Schilddrüse vor ihnen liegt.

Um in das Innere des Kehlkopfs sehen zu können (Abb. 13-105), muß man einen kleinen, abgewinkelten Untersuchungsspiegel durch den geöffneten Mund in den Mesopharynx einführen. Man braucht auch eine Lichtquelle. Die Zunge sollte man vorsichtig nach unten drücken und den weichen Gaumen nach oben treten lassen (indem man den Patienten «Aahh» sagen läßt). Um einen guten Überblick bei der indirekten Kehlkopfspiegelung (Laryngoskopie) zu bekommen, bedarf es schon einiger Übung. Die Abbildung 13-105 zeigt das Bild des Kehlkopfs beim Lebenden. Achten Sie auf die **Plicae aryepiglotticae**; sie bilden die Lateralränder des Innenreliefs des Kehlkopfs. Bezeichnen Sie im Inneren des Larynx die **Stimmfalten (Plicae vocales)** sowie den dazwischenliegenden Spaltraum, die **Stimmritze (Rima glottidis)**. Die Stimmfalten zeigen oft ein etwas blasseres Aussehen als die Umgebung; dies ist durch die feste Anheftung des mehrschichtig unverhornten Plattenepithels an das darunterliegende Gewebe bedingt. Der übrige Kehlkopf und die Luftröhre sind von respiratorischem Epithel (mehrreihiges Flimmerepithel mit Becherzellen) ausgekleidet.

Frage 369: Aus welchem Grund sind die Stimmfalten mit mehrschichtig unverhorntem Plattenepithel überzogen? An welcher anderen Stelle dieser Region würden Sie ein derartiges Epithel ebenfalls suchen?

Über den Stimmfalten liegen die **Taschenfalten, Plicae vestibulares,** sie reichen nicht bis zur

Medianen und stoßen somit nicht aneinander. Bei Atemruhelage sollte nur ein schmaler Spaltraum zwischen den beiden Stimmfalten bestehen. Dieser Spaltraum vergrößert sich aber bei forcierter Atmung. Bei jedem Versuch, irgendwelche Laute zu produzieren, legen sich die Stimmfalten aneinander und vibrieren. In allen Fällen sollten die Stimmritze (Rima glottidis) und die Bewegungen der zwei Stimmfalten (Plicae vocales) symmetrisch sein.

Palpieren Sie nochmals vorsichtig die Außenseite des Kehlkopfs und der Trachea, aber jetzt, während Sie schlucken.

Frage 370: Wie bewegt sich der Larynx beim Schlucken?

Tasten Sie sich schließlich an der Außenseite der Laminae des Schildknorpels in Richtung Ringknorpel nach kaudal. Sie können dann sicherlich das weiche Gewebe tasten, das die Seitenlappen (Lobus dexter, Lobus sinister) der **Schilddrüse (Glandula thyroidea)** darstellt. Diese sind in der Medianen, in der Regel auf Höhe zweiter oder dritter Knorpelspange der Trachea, durch den Isthmus glandulae thyroideae miteinander verwachsen. Die Schilddrüse ist bei Frauen etwas größer als bei Männern und scheint sich während der Menstruation und in der Schwangerschaft zu vergrößern.

B. Präparate des Larynx

Das Innere von Larynx und Trachea (Abb. 13-106, 13-108)

Studieren Sie das Innere des Kehlkopfs, Cavitas laryngis, anhand eines Frontalschnitts in der Mitte des Kehlkopfs (Abb. 13-106). Kennzeichnen Sie den **Innenraum des Kehlkopfs**: er ist vorne durch den Kehldeckel, Epiglottis, seitlich durch die Plicae ary-epiglotticae und hinten durch die Strukturen zwischen den beiden Stellknorpeln, Cartilagines arytenoideae, begrenzt. Das Innere des Larynx führt zum **Vestibulum laryngis**. Das Vestibulum laryngis wiederum reicht bis zu den beiden Taschenfalten, Plicae vestibulares. Zwischen Taschen- und Stimmfal-

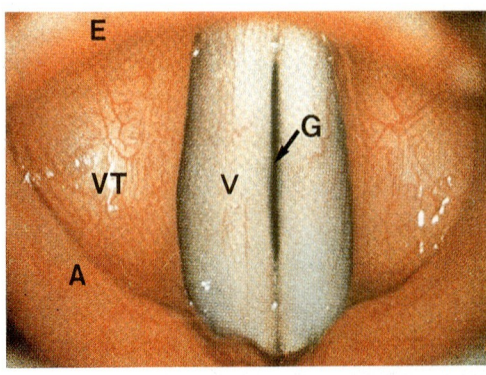

13-105

Laryngoskopische Darstellung der Stimmbänder bei Phonation. Plica vocalis (V); Plica vestibularis (VT); Rima glottidis (G); Epiglottis (E); Plica ary-epiglottica (A).

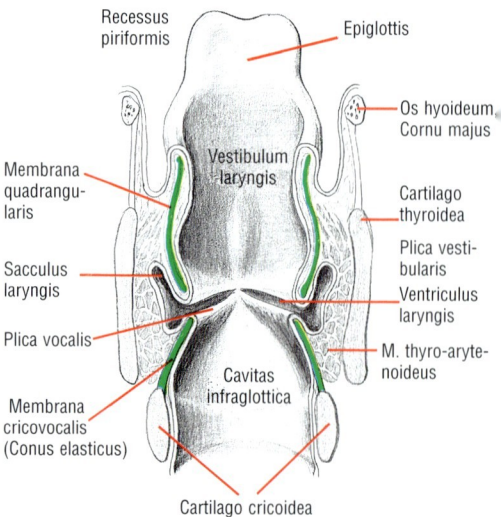

13-106

Kehlkopf, Larynx; Innenansicht. Frontalschnitt auf Höhe der Cornua majora des Os hyoideum.

ten liegt beidseits ein schmaler Recessus, **Ventriculus laryngis**. Der Ventriculus laryngis setzt sich beidseits lateral und auch kranial jeweils in den Sacculus laryngis fort. Beim Menschen ist der Sacculus laryngis nur ein schmaler Spaltraum, der wenige muköse Drüsen enthält; diese befeuchten die Stimmfalten. Im Bereich der **Stimmritze (Rima glottidis)** ist das Kehlkopfinnere (zwischen den Stimmfalten) sehr lang; unterhalb der Stimmritze (im Bereich des Ringknorpels) erweitert sich das Kehlkopfinnere wieder und geht dann kontinuierlich in die Trachea über. Oberhalb der Stimmritze gehen die beiden Sinus laryngis ineinander über und bilden gemeinsam den **Ventriculus laryngis**.

Die Luftröhre, Trachea, beginnt an der Unterkante des Ringknorpels (auf Höhe C6); sie zieht im Halsbereich dann in der Medianen nach kaudal, passiert die obere Thoraxapertur und endet hinter dem zweiten, rechten Rippenknorpel (auf Höhe Th4). Die Trachea hat somit eine Gesamtlänge von etwa 10 cm. Beachten Sie, daß die Luftröhre zwar annähernd Röhrenform besitzt, daß sich aber ihre Hinterwand bewegt. Denn die Knorpelspangen, die ihre Durchgängigkeit gewährleisten, sind unvollständig und nach hinten offen. Das ist auch die Stelle der topographischen Nähe zum Ösophagus.

Frage 371: Was ist der funktionelle Vorteil dieses Bauplans?

Knochen und Knorpel von Larynx und Trachea (Abb. 13-107, 13-108)

Wiederholen Sie nochmals die knöcherne Struktur des **Zungenbeins** (S. 301): Corpus ossis hyoidei sowie Cornua majora et minora ossis hyoidei. Studieren Sie dann ein Präparat, bei dem Knochenanteile, Knorpelskelett, Bänder und Membranen des Kehlkopfs zu sehen sind. Beschäftigen Sie sich als erstes mit dem **Schildknorpel, Cartilago thyroidea**. Kennzeichnen Sie seine beiden viereckigen **Laminiae dextra** und **sinistra**. Sie sind zwar in der Medianen teilweise miteinander verbunden, aber doch auch durch eine V-förmige Incisura superior voneinander getrennt. Schlanke **Cornua superiora** und

inferiora verlängern die Hinterkante der beiden Laminae. Zudem verläuft an den äußeren Seitenflächen der Laminae, von der Basis des Cornu majus, eine **schräge Leiste (Linea obliqua)** nach kaudal und vorne.

Der **Ringknorpel, Cartilago cricoidea** (Abb. 13-110), hat die Form eines Siegelrings; er besteht aus einem schmalen, vorne liegenden Bogen sowie einer großen, nahezu quadratischen Platte, die nach hinten orientiert ist. Beachten Sie, daß das untere Horn des Schildknorpels an den Ringknorpel heranreicht und mit ihm im Bereich des posterolateralen Ringanteils eine ge-

13-107
Kehlkopfknorpel, Cartilagines laryngeales, und wichtige Membranen. (a) Ansicht von ventral; (b) Ansicht von dorsal.

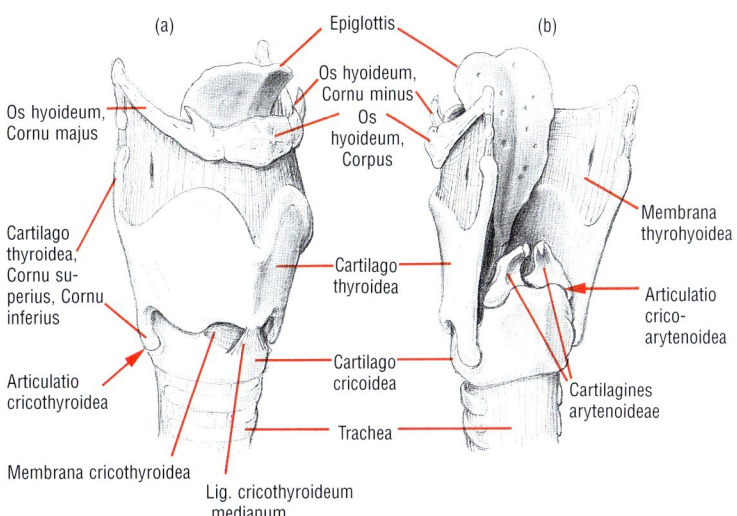

13-109
Linker Stellknorpel, Cartilago arytenoidea sinistra.

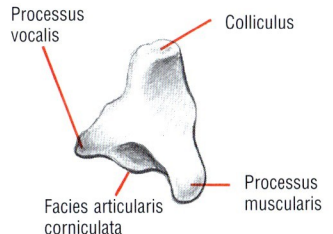

Processus vocalis
Colliculus
Facies articularis corniculata
Processus muscularis

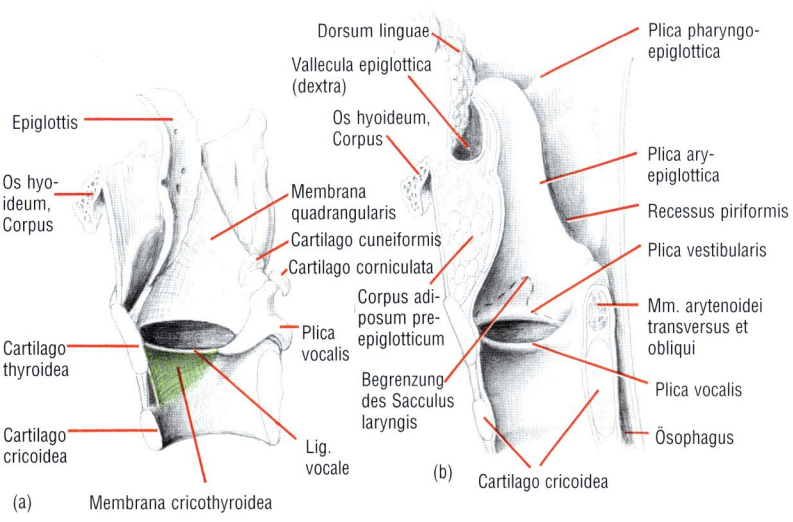

Dorsum linguae
Vallecula epiglottica (dextra)
Epiglottis
Os hyoideum, Corpus
Membrana quadrangularis
Cartilago cuneiformis
Cartilago corniculata
Cartilago thyroidea
Plica vocalis
Cartilago cricoidea
Lig. vocale
Membrana cricothyroidea
(a)
(b)
Plica pharyngoepiglottica
Os hyoideum, Corpus
Plica aryepiglottica
Recessus piriformis
Plica vestibularis
Corpus adiposum preepiglotticum
Mm. arytenoidei transversus et obliqui
Begrenzung des Sacculus laryngis
Plica vocalis
Ösophagus
Cartilago cricoidea

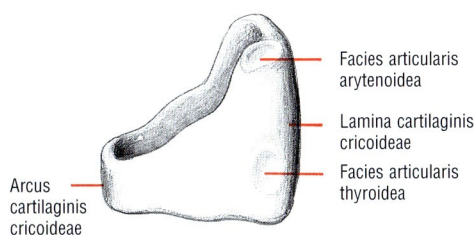

13-110
Ringknorpel, Cartilago cricoidea.

Facies articularis arytenoidea
Lamina cartilaginis cricoideae
Facies articularis thyroidea
Arcus cartilaginis cricoideae

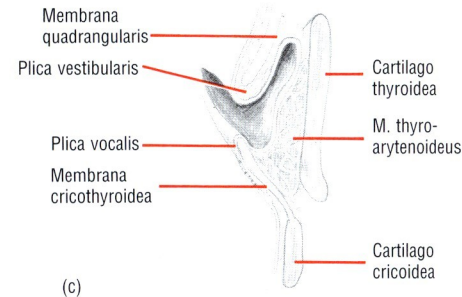

Membrana quadrangularis
Plica vestibularis
Plica vocalis
Membrana cricothyroidea
(c)
Cartilago thyroidea
M. thyroarytenoideus
Cartilago cricoidea

13-108
Innenraum des Kehlkopfs, Larynx. Ansicht von lateral. (a, b) Knorpelskelett und Membranen; (c) Schleimhautrelief.

Os hyoideum, Cornu majus
Epiglottis
Os hyoideum, Cornu minus
Os hyoideum, Corpus
Cartilago thyroidea, Cornu superius, Cornu inferius
Cartilago thyroidea
Cartilago cricoidea
Articulatio cricothyroidea
Trachea
Membrana cricothyroidea
Lig. cricothyroideum medianum
(a)
Membrana thyrohyoidea
Articulatio cricoarytenoidea
Cartilagines arytenoideae
(b)

lenkige Verbindung eingeht (Articulatio crico-thyroidea). Achten Sie ebenfalls darauf, daß die untere Begrenzung des Ringknorpels horizontal steht.

Suchen Sie die beiden **Stellknorpel, Cartilagines arytenoideae**, mit ihren diversen Fortsätzen auf (Abb. 13-109). Diese elastischen Knorpel haben die Form einer Pyramide mit dreieckiger Bodenfläche. Diese Bodenfläche steht jeweils mit der kranialen Kante der nach dorsal abfallenden Fläche der Ringknorpelplatte in gelenkiger Verbindung. Jeder Stellknorpel besitzt 1. einen **vorderen Fortsatz, Processus vocalis**; an ihm ist das Stimmband befestigt; 2. einen abgerundeten, **seitlichen Fortsatz, Processus muscularis**; hier sind bestimmte Muskeln fixiert; sowie 3. einen **oberen Fortsatz**, quasi die Spitze der **Pyramide (Apex)**; an ihr heftet sich die Plica ary-epiglottica an.

Studieren Sie nun mit Hilfe eines Präparates das Bewegungsspiel an den Gelenken zwischen Schild-, Ring- sowie Stellknorpel. Dabei sollten Sie beachten, daß der Bewegungsumfang beim Lebenden wesentlich großzügiger ist. Wenn man die Stellknorpel nur auf dem Ringknorpel dreht, geht die Lateralverlagerung des Processus vocalis (was ja zu einer Erweiterung der Rima glottidis führt) mit einer Medialverlagerung des Processus muscularis einher. Bei Öffnung der Stimmritze werden zudem die Stellknorpel insgesamt nach unten und seitlich auf der abschüssigen Oberkante des Ringknorpels verlagert. Neigen Sie nun als nächstes am Kehlkopfpräparat den Schildknorpel gegen den Ringknorpel nach vorne, und machen Sie sich nun klar, daß diese Vorwärtsneigung des Schildknorpels gegen den Ringknorpel die Stimmlippen anspannt. Diese spannen sich ja zwischen Schildknorpelhinterfläche und Processus vocales der Stellknorpel aus. Die Stimmlippe wird ebenso grob angespannt, wenn der Schildknorpel auf dem lockeren Gelenk zwischen Cornu inferius des Schildknorpels und Ringknorpel nach vorne gezogen wird.

Beschäftigen Sie sich nun mit dem **Kehldeckel, Epiglottis** (Abb. 13-108b); diese Schuhlöffel-ähnliche Platte aus elastischem Knorpel ist mit ihrem «Stiel» (Petiolus epiglottidis) an der Hinterfläche des Schildknorpels in der Medianen verankert. Die Epiglottis reicht nach kranial hinter den Zungenbeinkörper bzw. hinter den Zungengrund. Von den Seitenrändern des Kehldeckels spannen sich rechts und links jeweils eine Plica ary-epiglottica zum Stellknorpel aus. Dadurch ist das Innenrelief des Kehlkopfeingangs festgelegt. In der Plica ary-epiglottica liegen zwei kleine Knorpelstückchen, die entsprechende Höcker aufwerfen: Cartilago cuneiformis und Cartilago corniculata. Diese Knorpel verstärken die Plica ary-epiglottica. Das freie Ende der Epiglottis ist breitflächig und etwas zeltförmig abgewinkelt; dadurch kann die Speise in die **Recessus piriformes**, zu beiden Seiten des Larynx, abgeleitet werden (Abb. 13-108b), wenn sich der Kehldeckel dem Kehlkopfeingang beim Schlucken annähert.

Zwischen der Oberkante des Schildknorpels und dem **Ober**rand der Hinterfläche des Zungenbeins sowie den Cornua majora des Zungenbeins ist **die Membrana thyrohyoidea** fixiert. Gemeinsam mit den Innenflächen der Laminae des Schildknorpels bildet die Membrana thyrohyoidea die laterale Wand des Processus piriformis.

Von den Seitenrändern der Epiglottis, von den Plicae ary-epiglotticae bis zur Spitze und den Seitenflächen der Stellknorpel spannt sich bis zu den Taschenfalten die dünne **Membrana quadrangularis** aus. Sie besteht aus fibroelastischem Gewebe. Mit der bedeckenden Schleimhautschicht zusammen ist die Membrana quadrangularis quasi gleichzeitig seitliche Begrenzung des Vestibulum laryngis und mediale Wand des Processus piriformis.

Frage 372: Welche Falten bilden Schleimhautbedeckte Ober- und Unterkante der Membrana quadrangularis?

In den Stimmfalten und unmittelbar mit deren Schleimhaut verbunden verläuft der obere, freie Rand der gut abgrenzbaren, elastischen **Membrana crico-vocalis** (Abb. 13-108b). In ihr liegt das Ligamentum vocale. Die Basis dieser bindegewebigen Membran ist am oberen Rand des Ringknorpels angeheftet; ihr hinteres Ende erreicht den Processus vocalis des Stellknorpels und ihr vorderes Ende die Hinterfläche des Schildknorpels (an der median gelegenen Abwinkelung). So besteht die Rima epiglottidis aus einer vorne gelegenen Pars intermembranacea und einer (dahinter anschließenden) Pars intercartilaginea zwischen den beiden Stellknorpeln. In der vorderen Mittellinie ist die Membran zwischen Schild- und Ringknorpel verstärkt und bildet das **Ligamentum cricothyroideum medianum**.

Frage 373: Wenn die Schleimhaut oberhalb der Stimmlippen aufgrund einer schweren Racheninfektion oder eines Bienenstichs im Rachen anzuschwellen beginnt, worin liegt dann die Gefährlichkeit dieser Situation?

Muskeln und Bewegungen des Kehlkopfs

Die Bewegungen des Kehlkopfs lassen sich mit Vorteil wie folgt gliedern: 1. Bewegungen, die während des Schluckens die Luftwege schützen; 2. Bewegungen, die bei verschiedenen Atmungsformen auftreten und 3. Bewegungen, die beim Sprechen stattfinden. Dabei sind folgende Muskeln beteiligt: zum einen die Muskeln des Kehlkopfs selbst, **Musculi laryngis;** sie bewegen die einzelnen, knorpeligen Anteile des Kehlkopfskeletts gegeneinander; zum anderen die Muskeln des Rachens, **Musculi pharyngis,** die Anheftungsareale an Kehlkopfknorpeln haben (S. 334); zum dritten die sog. **infrahyale Muskulatur** an der Halsvorderseite.

Muskeln des Kehlkopfs, Musculi laryngis (Abb. 13-111, 13-112)

Stellen Sie die Fasern des **M. ary-epiglotticus** dar; sie ziehen – als Ausstrahlung des M. arytenoideus obliquus – jeweils in der Plica ary-epiglottica. Ferner grenzen Sie auch die **Mm. arytenoideus transversus** und **obliquus** ab, die ja im hinteren Kehlkopfbereich die beiden Stellknorpel miteinander verbinden (Abb. 13-111). Suchen Sie deren Anheftungsareale am Processus muscularis der Stellknorpel auf. Die Fasern des **M. crico-arytenoideus posterior** (klinisch auch **«Postikus»** genannt) entspringen von der Dorsalfläche der Lamina cartilaginis cricoideae; die Fasern des «Postikus» ziehen nach kranial und lateral; dadurch verlaufen die kranialen Fasern nahezu horizontal, die kaudal gelegenen Fa-

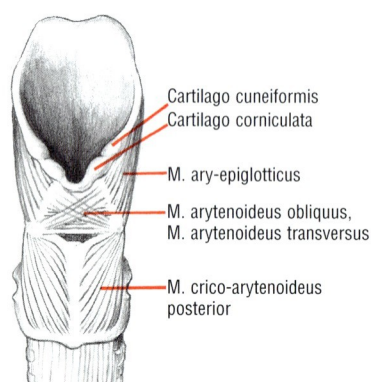

13-111
Kehlkopfmuskeln, Mm. laryngis.
Ansicht von dorsal.

Cartilago cuneiformis
Cartilago corniculata

M. ary-epiglotticus

M. arytenoideus obliquus,
M. arytenoideus transversus

M. crico-arytenoideus
posterior

sern nahezu vertikal. Der **M. crico-arytenoideus lateralis** hat seinen Ursprung am kranialen Rand des seitlichen Teils des Arcus cartilaginis cricoideae; seine Fasern ziehen nach kranial und dorsal jeweils zum Processus muscularis der Stellknorpel. Die Muskelfasern des **M. thyroarytenoideus** ziehen von der Innenfläche des Winkels aus den beiden Schildknorpelleisten nach hinten Richtung Processus muscularis eines jeden Stellknorpel. Die Fasern des M. thyroarytenoideus bilden eine dünne Muskelplatte, die lateral von Stimmlippe, Membrana cricovocalis sowie Sacculus laryngis ausgespannt ist. Ein feines Bündel quergestreifter Skelettmuskelfasern – **M. vocalis** – ist parallel und unmittelbar lateral der Stimmlippe abzugrenzen. Auch in der Stimmlippe selbst setzen einige Muskelfasern an.

Nur der **M. cricothyroideus** liegt mit einer oberflächlichen Pars recta und einer tiefen Pars obliqua an der Außenfläche des Kehlkopfs. Seine Fasern fächern sich dorsal von der lateralen Außenfläche des Arcus cartilaginis cricoideae in Richtung Unterkante der Lamina sowie unteres Horn des Schildknorpels (Ansatzareale) auf.

Alle Kehlkopfmuskeln – außer dem M. cricothyroideus (N. laryngealis superior) – werden vom N. laryngealis inferior, dem Endast des N. laryngealis recurrens, innerviert.

Supra- und infrahyale Muskulatur
(Abb. 13-49, 13-113)
Studieren Sie nun die Muskeln, die vor Larynx und Trachea liegen und die an Schildknorpel und Zungenbein angeheftet sind. Diese Muskeln sind an der Kontrolle der Lage des Kehlkopfs mitbeteiligt und werden unter dem Begriff «Infrahyale Muskulatur» zusammengefaßt und in die beiden Gruppen obere Zungenbeinmuskeln (Mm. suprahyoidei) und untere Zungenbeinmuskeln (Mm. infrahyoidei) unterteilt. Die Mm. infrahyoidei werden teilweise vom M. sternocleidomastoideus bedeckt.

Jeder **M. sternohyoideus** entspringt von der Hinterfläche des Manubrium sterni sowie dem medialen Ende der Clavicula; er hat einen auf-steigenden Faserverlauf und inseriert an der Unterkante des Corpus ossis hyoidei.

Suchen Sie nun den Venter superior des **M. omohyoideus** auf; er liegt in derselben Schicht wie der M. sternohyoideus, jedoch lateral von diesem. Der M. omohyoideus entspringt mit einem Venter inferior am Margo superior der Scapula, nahe der Incisura scapulae. Venter inferior ist mit Venter superior durch eine sehr kurze Zwischensehne in einem stumpfen Winkel verbunden; diese Zwischensehne ist durch eine Bindegewebsschlinge mit der Faszie des M. sternocleidomastoideus (sowie mit der Vagina carotica) verbunden. Durchtrennen Sie den M. sternohyoideus an seinem sternalen Ursprung, und schlagen Sie diesen nach kranial. So legen Sie den **M. sternothyroideus** frei, der ebenfalls an der Innenfläche des Manubrium sterni entspringt und an der schrägen Schildknorpelleiste (Linea obliqua cartilaginis thyroideae) ansetzt. Der **M. thyrohyoideus** setzt sich nach kranial, von der Linea obliqua an der Außenfläche des Schildknorpels, fort und inseriert am lateralen Drittel des Corpus ossis hyoidei sowie an der Wurzel des Cornu majus ossis hyoidei. Alle infrahyalen Muskeln ziehen bei Kontraktion das Zungenbein kaudalwärts und bewegen somit auch den Kehlkopf.

Suchen Sie den **M. geniohyoideus** auf; seine Fasern ziehen von der Spina mentalis an der Innenfläche der Mandibula nach kranial an die Vorderfläche des Zungenbeinkörpers. Er unterstützt den M. mylohyoideus beim Heben der Zunge, hebt das Zungenbein und zieht es nach vorne.

Frage 374: Welche anderen Muskeln heben auch das Zungenbein an?

13-113
Infrahyale Muskulatur,
Mm. infrahyoidei.

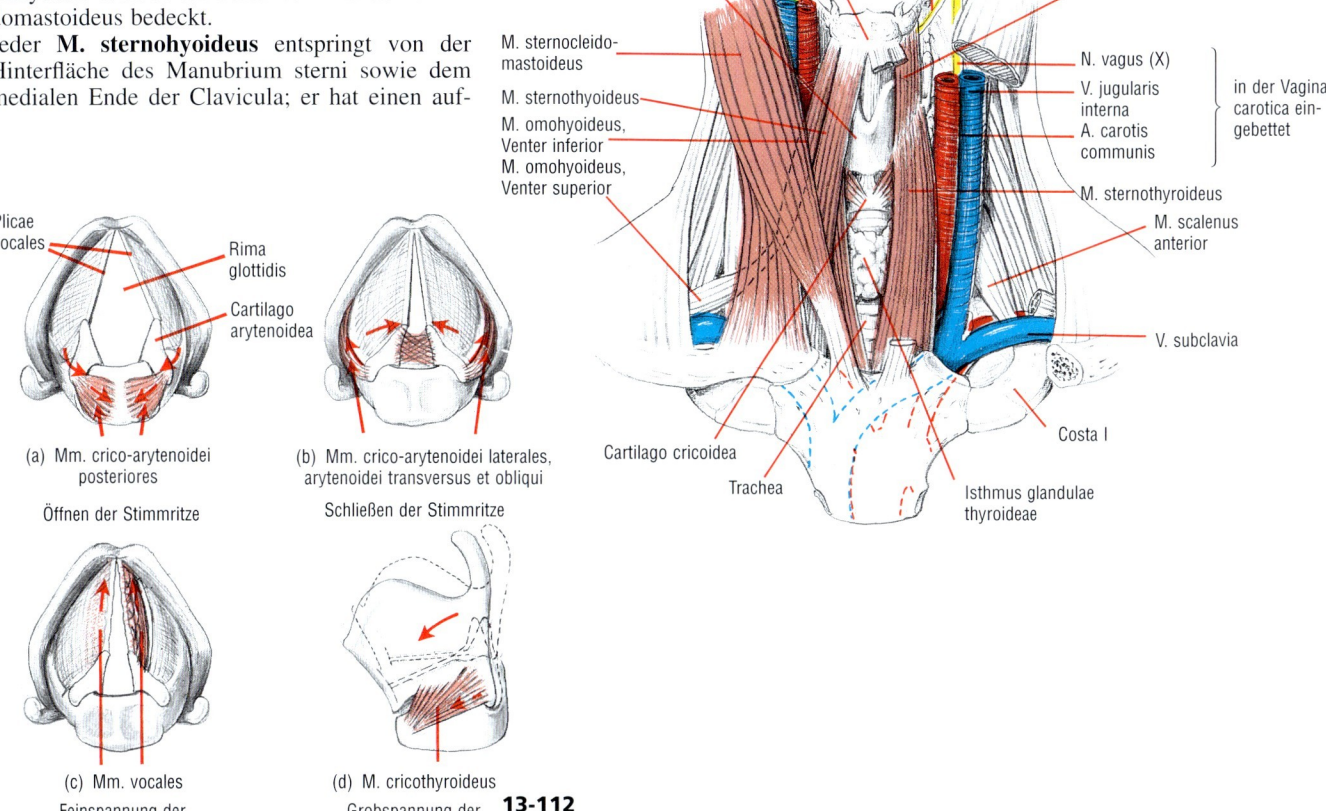

13-112
Bewegungen der Stimmbänder.

(a) Mm. crico-arytenoidei posteriores
Öffnen der Stimmritze

(b) Mm. crico-arytenoidei laterales, arytenoidei transversus et obliqui
Schließen der Stimmritze

(c) Mm. vocales
Feinspannung der Stimmfalte

(d) M. cricothyroideus
Grobspannung der Stimmfalte

Plicae vocales
Rima glottidis
Cartilago arytenoidea

Cartilago thyroidea
Os hyoideum
N. laryngealis superior
M. thyrohyoideus
M. sternocleido-mastoideus
M. sternothyroideus
M. omohyoideus, Venter inferior
M. omohyoideus, Venter superior
N. vagus (X)
V. jugularis interna
A. carotis communis
in der Vagina carotica eingebettet
M. sternothyroideus
M. scalenus anterior
V. subclavia
Cartilago cricoidea
Trachea
Costa I
Isthmus glandulae thyroideae

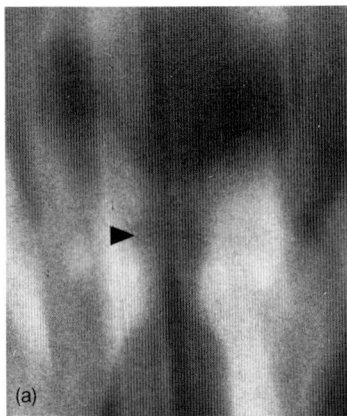

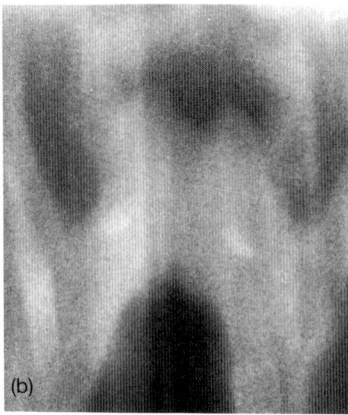

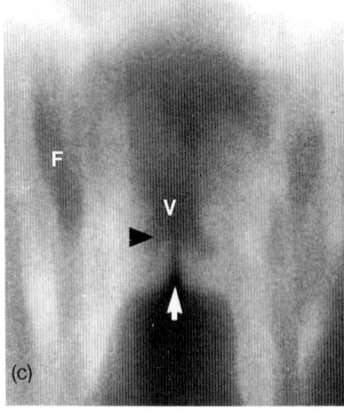

13-114
Tomographische Röntgenaufnahmen des Kehlkopfs, Ansicht von vorne, in der Frontalebene:
(a) bei Atemruhelage; (b) vor einem Hustenstoß; (c) bei Phonation. V = Ventriculus laryngis; F = Recessus piriformis.

Die infrahyale Muskulatur wird über eine dünne Schleife aus motorischen Nervenfasern der ventralen Äste der Nervi cervicales I bis II innerviert, **Ansa cervicalis** (S. 399). Ihre Radix superior zweigt aus dem N. hypoglossus (XII) ab («Ramus descendens nervi hypoglossi»), enthält aber auch Fasern aus C1. Die Radix inferior der Ansa cervicalis («N. cervicalis descendens»), die alle infrahyalen Muskeln distal der Linea obliqua am Schildknorpel versorgt, enthält Fasern aus C2 und C3.

Schutz der Atemwege beim Schlucken
(Abb. 13-103)
Beim Schlucken werden die oberen Atemwege vom Speiseweg (Mund usw.) durch Anhebung des weichen Gaumens abgekoppelt (S. 336). Auch Kehlkopf und Trachea sind dabei funktionell abgetrennt, wenngleich sie nicht vollständig vom Pharynx abgekoppelt sind. Die Mm. constrictores pharyngis superior, medius und inferior, die Mm. stylopharyngeus und palatopharyngeus sowie die oberen Zungenbeinmuskeln (Mm. suprahyoidei) heben Mundboden und Zunge und dadurch bei Kontraktion den Kehlkopf an. Gleichzeitig wird dabei durch den M. styloglossus die Zunge nach hinten verlagert. Die Epiglottis, die ja zwischen Zunge und Kehlkopf positioniert ist, wird nun durch diese Muskelaktionen passiv nach kaudal über den Rand des Kehlkopfeingangs gesenkt. Diese kaudale Absenkung der Epiglottis wird auch durch die Mm. aryepiglottici unterstützt, die – gemeinsam mit den Mm. arytenoidei transversus et obliqui – die Fläche des Larynxeingangs durch ihre Kontraktion verkleinern. Durch diese koordinierten Bewegungsabläufe wird aufgenommene Nahrung und/oder Flüssigkeit an den Luftwegen vorbeigeleitet. Zudem wird die Stimmritze (Rima glottidis) dadurch geschlossen, daß sich die Stimmlippen durch Kontraktion des M. crico-arytenoideus lateralis sowie der Mm. arytenoidei transversus et obliqui annähern. Manchmal sind jedoch diese Bewegungsabläufe nicht so gut koordiniert; so gelangen Nahrung und/oder Flüssigkeit in den falschen Weg.

Bewegungen des Kehlkopfs bei unterschiedlicher Atmung (Abb. 13-112, 13-114)
Die Engstelle schlechthin der Atemwege ist die Stimmritze. Bei Atemruhelage liegen die Stimmfalten etwas voneinander entfernt; dies bewirkt die Kontraktion der beiden Mm. crico-arytenoidei posteriores. Bei forcierter Atmung sind die beiden Stimmfalten weit auseinandergetreten; somit ist die Stimmritze durch Kontraktion des M. crico-arytenoideus posterior und Entspannung der Mm. arytenoidei transversus et obliqui weit geöffnet. Denken Sie daran, daß nur die beiden Mm. crico-arytenoidei posteriores («Postikus») alleine die Stimmritze erweitern können; sie tun dies gemeinsam 1. durch Rotation der Stellknorpel. Dadurch bewegt sich der Processus vocalis der Stellknorpel nach lateral. Die Mm. crico-arytenoidei posteriores ziehen 2. die Stellknorpel etwas über die Oberkante der Lamina des Ringknorpels nach hinten unten. Eine Lähmung der beiden Mm. crico-arytenoidei posteriores nach Durchtrennung des N. laryngealis inferior (aus N. laryngealis recurrens) bedingt einen schlaffen Verschluß der Rima glottidis und u. U. Tod durch Ersticken. **Husten** ist ein Vorgang, der die Atemwege wieder freimachen soll; Husten wird durch forcierten Ausstoß von Luft

gegen eine zunächst geschlossene Stimmritze ausgelöst, wobei sich dann aber die Stimmritze plötzlich öffnet (Abb. 13-114b).

Frage 375: Welcher Nerv innerviert den M. crico-arytenoideus posterior (klinisch «Postikus» genannt)?

Bewegungen des Larynx bei Stimmbildung (Abb. 13-112, 13-114c)
Bei der Stimmbildung produziert der Larynx eine schwingende Luftsäule im hörbaren Frequenzbereich. Der Kehlkopf bestimmt so die Höhe des erzeugten Tons. Lippen und Zunge produzieren Konsonanten und Vokale von diesem Grundton aus. Um eine Luftsäule zum Schwingen zu bringen, muß die ausgeatmete Luft die Stimmlippen rasch passieren, wobei die Stimmlippen aneinanderliegen und so nur einen Spalt in der Stimmritze freigeben. Die Processus vocales der Stellknorpel werden nach medial gedreht und somit näher zueinandergebracht. Dies geschieht durch Kontraktion der Mm. crico-arytenoidei laterales; ebenso führen die Mm. arytenoidei transversus et obliqui die Stellknorpel dorsal näher aneinander.
Die **Tonhöhe** der Stimme wird durch die Spannung der Stimmlippen bestimmt: es entstehen hohe Töne, wenn die Stimmlippen straff gespannt sind, tiefe Töne, wenn sie entspannt sind. Die Grobspannung der Stimmlippen erfolgt durch die bilaterale Kontraktion der Mm. cricothyroidei.

Frage 376: Wie kann der M. cricothyroideus die Stimmlippen anspannen?

Die Entspannung der Stimmlippen erfolgt durch Kontraktion der Mm. thyro-arytenoideae, dabei nähern sich Schildknorpel und die beiden Stellknorpel einander an, und die Stimmlippen entspannen sich. Einige Muskelfasern des M. vocalis inserieren an verschiedenen Stellen in der gesamten Stimmlippe. Man nimmt an, daß die Muskelzüge des M. vocalis unterschiedliche Oberschwingungen der Stimme hervorrufen, indem sie letztlich die Spannung an verschiedenen Stellen in der gesamten Stimmlippe verändern. Flüstern Sie ein paar Worte, und beachten Sie, daß – abgesehen vom viel schwächeren Stimmvolumen als bei Normalsprache – in diesem Falle weitaus mehr Luft durch den Larynx strömt. Dies ergibt sich aus einer Annäherung der Stimmlippen bis auf einen freien Spalt – wie beim Sprechen – und gleichzeitig dorsal aus einem Auseinanderweichen der Stellknorpel in Form eines spitzwinkligen Dreiecks. Das heißt, die Pars intermembranacea der Rima glottidis ist, jeweils bis auf einen Spalt, verschmälert, und gleichzeitig ist aber die Pars intercartilaginea verbreitert. Die meiste Luft streicht somit nun an der Pars intercartilaginea, nur ein kleiner Teil an der Pars intermembranacea vorbei.

Frage 377: Welche Kehlkopfmuskeln sind beim Flüstern gespannt, welche entspannt?

Blutversorgung von Larynx und Trachea (Abb. 13-115)
Die Gefäße zum Kehlkopf und zum Halsteil der Trachea sind grundsätzlich in zwei Etagen gegliedert: eine obere und eine untere Etage. Die **Arterien** stammen entweder aus der A. thyroidea superior (aus der A. carotis externa) oder aus der A. thyroidea inferior (aus der A. subcla-

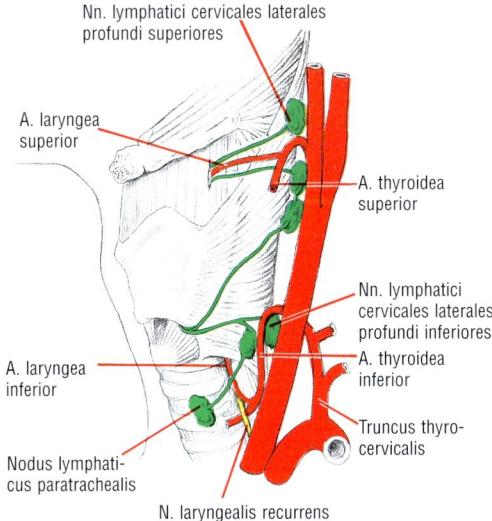

Nn. lymphatici cervicales laterales profundi superiores

A. laryngea superior

A. thyroidea superior

Nn. lymphatici cervicales laterales profundi inferiores

A. thyroidea inferior

A. laryngea inferior

Truncus thyro-cervicalis

Nodus lymphaticus paratrachealis

N. laryngealis recurrens

13-115
Arterielle Versorgung und lymphatische Entsorgung des Kehlkopfs, Larynx.

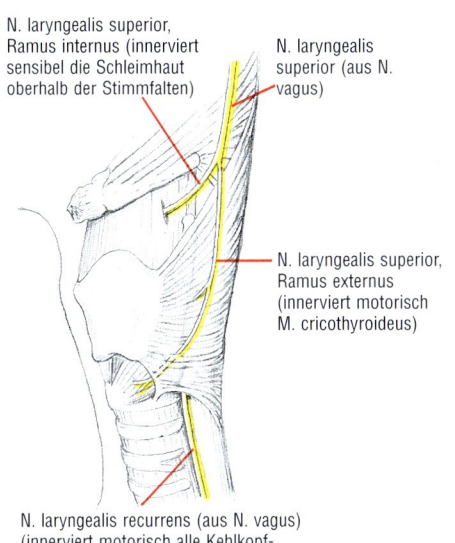

N. laryngealis superior, Ramus internus (innerviert sensibel die Schleimhaut oberhalb der Stimmfalten)

N. laryngealis superior (aus N. vagus)

N. laryngealis superior, Ramus externus (innerviert motorisch M. cricothyroideus)

N. laryngealis recurrens (aus N. vagus) (innerviert motorisch alle Kehlkopf-muskeln außer dem M. cricothyroideus, sensibel die Stimmfalten und die dar-unterliegende Schleimhaut)

13-116
Nervale Versorgung des Kehlkopfs, Larynx.

via). Suchen Sie nun die A. laryngea superior aus der A. thyroidea superior auf; sie durchbricht die Membrana thyrohyoidea und erreicht so den Innenraum des Kehlkopfs. Die A. laryngea inferior aus der A. thyroidea inferior zieht hinter der Trachea aufwärts, durchbohrt den unteren Schlundschnürer und führt dem unteren Teil des Kehlkopfs Blut zu. Die **Venen**, die Blut aus Larynx und Trachea ableiten, ziehen gemeinsam mit den Arterien und münden, je nachdem, in V. jugularis interna bzw. V. brachiocephalica si-nistra. Auch die **Lymphgefäße** ziehen mit den Gefäßen zu Nodi lymphatici cervicales profundi, die entlang der V. jugularis interna liegen, sowie zu Nodi lymphatici paratracheales.

Innervation von Larynx und Trachea (Abb. 13-116)

Sensible, motorische und sekretomotorische Nervenfasern zu Kehlkopf und Trachea stammen nahezu ausschließlich aus den N. vagus (X) (S. 397); auch aus der Pars cranialis des N. ac-cessorius (XI) stammen einige wenige motori-sche Anteile. Die sympathischen Nerven ziehen als Nervengeflechte nun zu den Blutgefäßen.

Die **sensible Innervation** der Kehlkopfschleim-haut oberhalb der Stimmritze erfolgt durch den **Ramus internus** des **N. laryngealis superior**. Suchen Sie den N. laryngealis internus auf, wie er zwischen M. constrictor pharyngis medius und M. constrictor pharyngis inferior zieht und die Membrana thyrohyoidea durchbohrt. Die sensible Innervation der Stimmritze selbst und der darunterliegenden Schleimhaut erfolgt durch den **N. laryngealis recurrens**, der von kaudal her nach oben zieht, den Unterrand des M. con-strictor pharyngis inferior durchbohrt und so den Kehlkopf erreicht.

Die **motorische Innervation** aller inneren Kehl-kopfmuskeln – bis auf den M. cricothyroideus – liefert der **N. laryngealis recurrens**. Der M. cri-cothyroideus wird vom **Ramus externus** des **N. laryngealis superior** versorgt. Der N. laryn-gealis superior zieht hinter der Vagina carotica nach kaudal zum Larynx und teilt sich dann in einen sensiblen Ramus internus und einen moto-rischen Ramus externus für M. cricothyroideus und M. constrictor pharyngis inferior.

Schilddrüse, Glandula thyroidea, und Epithel-körperchen, Glandulae parathyroideae (Abb. 13-117)

Die **Schilddrüse, Glandula thyroidea**, ent-wickelt sich aus einem entodermalen Divertikel, das sich im Mundboden, unmittelbar kaudal dem Tuberculum impar, der sich entwickelnden Zunge absenkt (S. 289). Dieses Divertikel liegt am Foramen caecum an der Spitze des V-förmi-gen Sulcus terminalis; dieser trennt vordere und hintere Zungenanteile voneinander.

Das ursprüngliche Divertikel gestaltet sich zu einem schlauchförmigen Gang, Ductus thyro-glossus, um. Er wächst weiter nach kaudal (vor dem ebenfalls gerade entstehenden Larynx), teilt sich und bildet zwei Zellhaufen. Diese Zellhau-fen organisieren und differenzieren sich; so bil-den sich in den beiden seitlichen Drüsenlappen, Lobus dexter und Lobus sinister, Schilddrüsen-follikel. Schilddrüsengewebe kann sich atypi-scherweise überall auf dem Weg des Ductus thyroglossus (von der Zunge nach kaudal) ent-wickeln. Ebenso kann die Schilddrüse selbst zu weit nach kaudal verlagert sein und so das vor-dere Mediastinum erreichen.

Frage 378: An welchen Orten könnte die Gewe-bezunahme von ektopischem Schilddrüsengewe-be ein mechanisches Problem verursachen?

Die jeweils zwei **Glandulae parathyroideae su-periores et inferiores** entstehen aus Entoderm der vierten (= obere Epithelkörperchen) und der dritten (= untere Epithelkörperchen) Schlund-tasche. Die Kaudalverlagerung des Thymus, der sich ja auch aus der dritten Schlundtasche dif-ferenziert, zieht die mit dem Thymusgewebe locker verbundenen Zellanlagen der unteren

Epithelkörperchen mit nach kaudal, so daß sie unterhalb der oberen Epithelkörperchen (aus der vierten Schlundtasche) zu liegen kommen. Die Glandulae parathyroideae lagern sich in der Regel in die hinteren Anteile der sich entwickelnden Glandula thyroidea ein, können aber auch mit der Thymusanlage weiter nach kaudal wandern. Die **parafollikulären Zellen in der Schilddrüse**, auch **C-Zellen** genannt, produzieren Calcitonin und entwickeln sich aus dem Ultimobranchialkörper, der aus Zellen der Neuralleiste abstammt.

Präparate zu Schilddrüse und Epithelkörperchen (Abb. 13-23)

Schlagen Sie die infrahyale Muskulatur zurück, und studieren Sie die **Schilddrüse, Glandula thyroidea**. Ihre beiden kegelförmigen **Lappen** liegen zu beiden Seiten von Larynx und Trachea und sind basisnah, vor der zweiten und dritten Trachealspange, über einen **Isthmus** miteinander verbunden. Die oberen Pole eines jeden Lappens erreichen kranial die Linea obliqua der Schildknorpelplatte, die unteren Pole etwa den vierten bzw. fünften Trachealring. Versuchen Sie, die **Glandulae parathyroideae** zu finden: es sind vier kleine, gelbe, ovale Zellhaufen, die zwischen Rückseite der Schilddrüse (im unteren Lappenbereich) und den Blättern der Schilddrüsenkapsel eingebettet sind. Glandula thyroidea und Glandulae parathyroideae sind in die **Lamina praetrachealis** der **Fascia cervicalis** eingebettet; diese ist ja als dünne Bindegewebsschicht am Ringknorpel fixiert.

Frage 379: Wie können Sie leicht entscheiden, ob ein Knoten im Halsbereich von der Schilddrüse stammt?

Beachten Sie, daß der M. sternothyroideus unmittelbar vor der Glandula thyroidea zieht. Sein Ansatzareal an der Außenfläche der Schildknorpelplatte (Linea obliqua) verhindert jede Vergrößerung der Schilddrüse nach kranial. M. cricothyroideus sowie Fasern des M. constrictor pharyngis medius, die ebenfalls an der Linea obliqua der Schildknorpelplatte fixiert sind, liegen unter der Glandula thyroidea. Die Hinterfläche jedes Seitenlappens liegt direkt der Vagina carotica an und hier – zwischen Drüse und Faszienscheide – ziehen Äste der A. thyroidea inferior zu den unteren Polen der Schilddrüse (Rami glandulares). Suchen Sie in diesem Bereich den N. laryngealis recurrens auf, der zwischen Trachea und Ösophagus nach kranial zieht.

Frage 380: Wenn man den N. laryngealis recurrens einer Seite intraoperativ bei Abklemmen der A., V. thyroidea inferior miterwischt, was folgt daraus?

Blutversorgung und Innervation von Schilddrüse und Nebenschilddrüsen (Abb. 13-117)

Suchen Sie die **A. thyroidea superior** auf; sie ist im allgemeinen der erste Ast aus der A. carotis externa. Sie zieht charakteristisch bogenförmig aufwärts, gibt die A. laryngea superior ab, zieht dann nach kaudal und endet in verschiedenen Ästen zum oberen Schilddrüsenpol (Ramus glandularis anterior, lateralis, posterior).

Stellen Sie nun die **A. thyroidea inferior** dar; sie ist ein Ast des Truncus thyrocervicalis aus der A. subclavia (S. 373). Die A. thyroidea inferior zieht nach kranial und gibt im allgemeinen viele Äste ab (Rami pharyngeales, oesophageales, tracheales; A. cervicalis ascendens; A. laryngea inferior). Erst dann erreicht sie den unteren Schilddrüsenpol, den sie auch versorgt. In diesem Bereich liegt sie sehr nahe dem N. laryngealis recurrens. Man kann auch sehr oft eine **A. thyroidea ima** finden. Diese geht aus dem Aortenbogen ab, zieht vor der Trachea nach kranial und versorgt den Isthmus. Es bestehen sehr suffiziente Anastomosen zwischen allen Schilddrüsenarterien. Die Venen innerhalb der Schilddrüse sammeln sich zu **V. thyroidea superior, media und inferior**. Die Vv. thyroideae superior und media münden in die V. jugularis interna, die V. thyroidea inferior in die V. brachiocephalica sinistra. Die Lymphgefäße entsorgen die Lymphe der Schilddrüse in Richtung Ductus thoracicus bzw. Ductus lymphaticus dexter.

Die **Innervation** der Glandula thyroidea und der entsprechenden Blutgefäße stammt aus **postganglionären Fasern** der **Halsganglien des Truncus sympatheticus.**

C. Radiologische Befunde

Studieren Sie die seitliche Röntgenaufnahme des Kehlkopfs (Abb. 13-118). Beachten Sie, daß Oropharynx (O), Vestibulum laryngis (V) und Trachea (T) bereits hier klar abzugrenzen sind. Die Rima glottidis läßt sich ebenfalls anhand einer schmalen Luftsichel im Sinus laryngis (Pfeil) abgrenzen. Sie trennt die Stimmfalten (unten gelegen) von den Taschenfalten («falsche Stimmfalten»; oben gelegen). Beachten Sie die Epiglottis (mit Pfeilspitze markiert); sie zieht von der Basis der Taschenfalte nach oben und stößt gegen die Hinterfläche der Zunge. Ein we-

13-117
Schilddrüse, Glandula thyroidea, und ihre Blutversorgung.

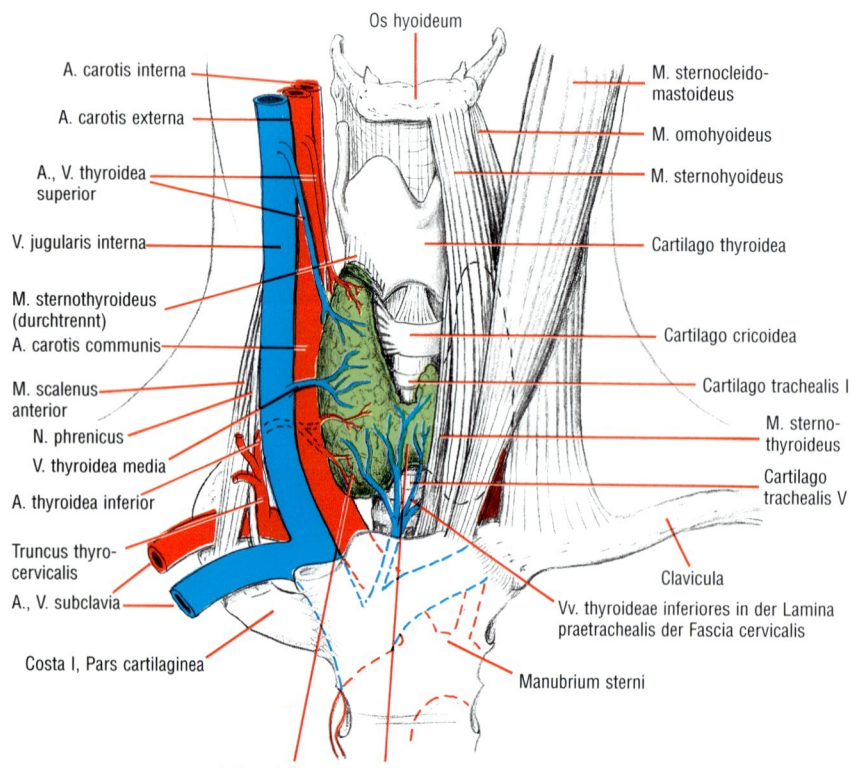

A. carotis interna

A. carotis externa

A., V. thyroidea superior

V. jugularis interna

M. sternothyroideus (durchtrennt)

A. carotis communis

M. scalenus anterior

N. phrenicus

V. thyroidea media

A. thyroidea inferior

Truncus thyrocervicalis

A., V. subclavia

Costa I, Pars cartilaginea

Os hyoideum

M. sternocleidomastoideus

M. omohyoideus

M. sternohyoideus

Cartilago thyroidea

Cartilago cricoidea

Cartilago trachealis I

M. sternothyroideus

Cartilago trachealis V

Clavicula

Vv. thyroideae inferiores in der Lamina praetrachealis der Fascia cervicalis

Manubrium sterni

Lobus dexter und Isthmus glandulae thyroideae

nig Luft hat sich in den Valleculae epiglotticae (gebogener Pfeil) auf Höhe des Zungenbeins angesammelt. Das Knorpelskelett des Kehlkopfs kann in unterschiedlichem Ausmaß verknöchern und ist oft nur als ein Areal aus Knocheninseln zu identifizieren, am häufigsten im hinteren Anteil des Ringknorpels (C).

Betrachten Sie das frontale Röntgentomogramm des Larynx; in Abbildung 13-114a atmet die untersuchte Person ruhig, und die Stimmlippe ist voll abduziert. Die Seitenwände des Luftweges (Pfeil) zeigen eine dünne Kontur, und der Sinus laryngis ist flach (durch Pfeilspitze markiert). Beim Sprechen (Abb. 13-114c) liegen die Stimmlippen aneinander, und die Stimmritze ist eingeengt (Pfeil). Die Sinus larynges sowie der Ventriculus laryngis sind deutlich zu sehen (durch Pfeilspitze markiert). Beachten Sie, daß die Luft in den beiden, lateral gelegenen Recessus piriformes (F) von Luft im Vestibulum laryngis (V) durch die beiden Plicae ary-epiglotticae abgetrennt ist. Abbildung 13-114b wurde bei einem Valsalva-Preßversuch aufgenommen; hier wird der Druck in der Trachea gegen eine geschlossene Stimmritze erhöht. Normalerweise geschieht dies beim Husten oder bei der Bauchpresse. Beachten Sie in dieser Situation, daß die Stimmfalten eng aneinander gepreßt sind und der Ventriculus laryngis quasi nicht vorhanden ist.

Abbildung 13-119 zeigt ein Schilddrüsenszintigramm. Das Schilddrüsengewebe reichert Techneticum-99m wie auch Jod-123 an; diese Anreicherung von schwach radioaktiven Teilchen läßt sich darstellen. Der rechte Schilddrüsenlappen und auch der Isthmus (Pfeil) zeigen ein regelhaftes Muster der Anreicherung. Der linke Lappen der Schilddrüse zeigt jedoch eine geringere Aktivität, da hier eine benigne Zyste (ohne stoffwechselaktives Schilddrüsengewebe) liegt.

Abbildung 13-120 zeigt eine computertomographische Darstellung der Schilddrüse (T) auf Höhe Th1 (achten Sie im übrigen auf den proximalen Anteil der ersten Rippe). Man sieht beidseits der Trachea unauffällige rechte und linke Schilddrüsenlappen. Sie erscheinen – verglichen mit dem umgebenden Gewebe – dicht, was auf das Jod im Schilddrüsengewebe zurückzuführen ist.

Frage 381: Auf welche Strukturen zeigen die Pfeile in Abbildung 13-120?

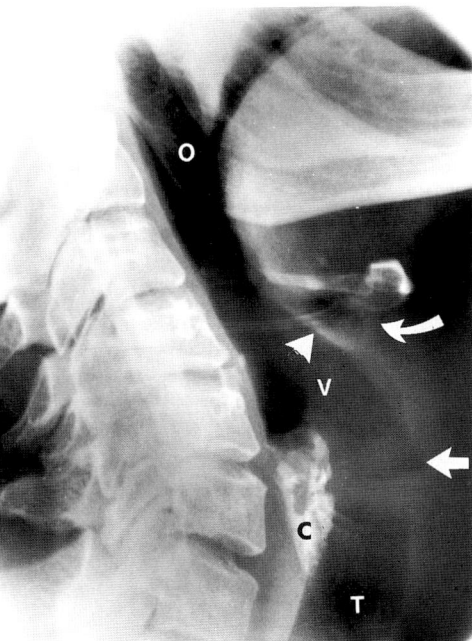

13-118
Kehlkopf, Larynx; Röntgenbild; seitlicher Strahlengang.
O = Mesopharynx; V = Vestibulum laryngis; T = Trachea; C = Cartilago cricoidea.

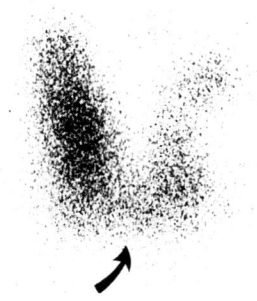

13-119
Schilddrüsenszintigramm; im linken Lappen zeigt sich eine benigne Zyste.

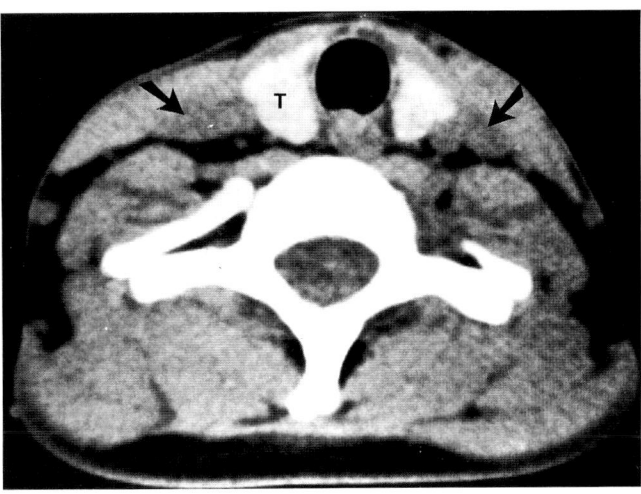

13-120
Computertomographischer Horizontalschnitt durch den Hals in Höhe Th1. Darstellung der Schilddrüse, Glandula thyroidea.

13.8 Das Innere des Schädels

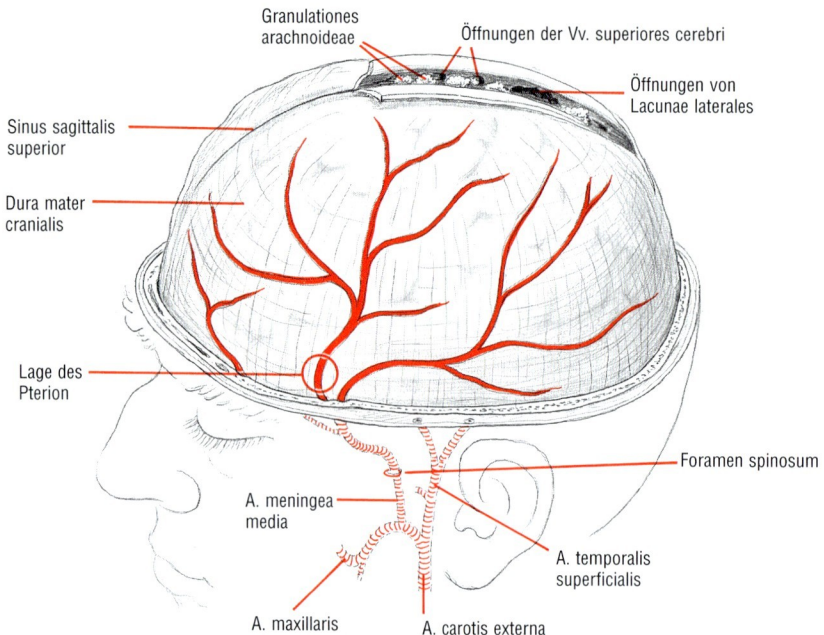

13-121
Harte Hirnhaut, Dura mater cranialis, und Meningealgefäße.

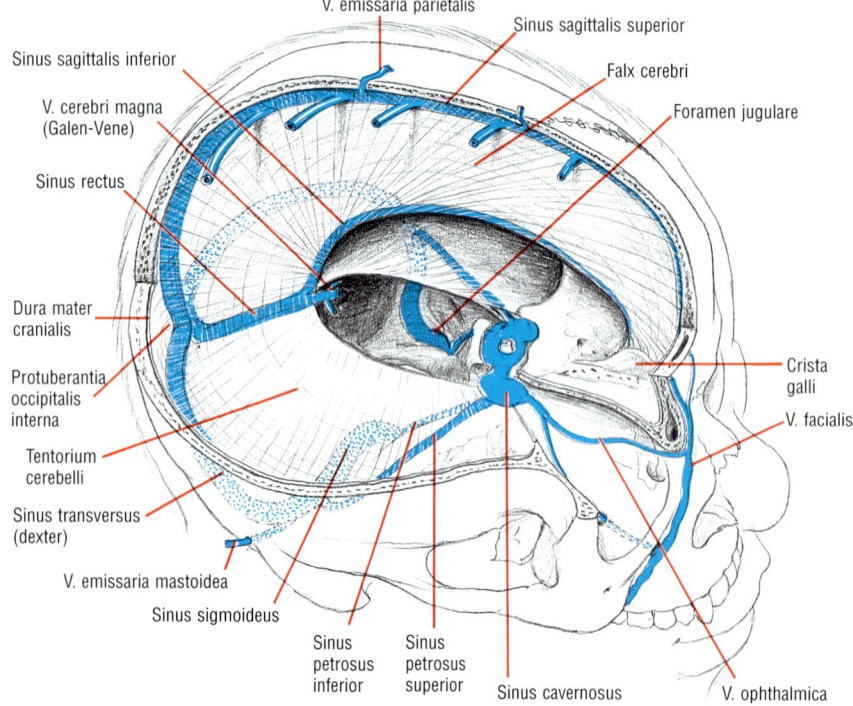

13-122
Blutleiter der harten Hirnhaut, Sinus durae matris.

Ziel dieses Kapitels ist das Studium des Schädelinneren, der Hirnhäute und der venösen Sinus in der Dura mater cranialis, ferner das Studium von Gefäßen und Nerven, die in den Schädel ziehen oder ihn verlassen. Bevor Sie sich aber damit beschäftigen, studieren Sie nochmals die wichtigen Teile des knöchernen Schädels (siehe hierzu auch S. 297).

A. Präparate zum Schädelinneren

Die Hirnhäute, Meningen (Abb. 13-121 bis 13-124)

Drei Bindegewebsschichten, die **Hirnhäute**, umgeben im Inneren des Schädels das Gehirn; 1. die sehr derbe **Dura mater cranialis** ist am weitesten außen gelegen und fest an der Innenseite des Schädels fixiert; 2. eine feinere **Arachnoidea mater cranialis** liegt an der Innenfläche der Dura mater cranialis; und 3. die dünne **Pia mater cranialis** liegt direkt dem Hirngewebe an. Im Raum zwischen Arachnoidea und Pia mater cranialis (Subarachnoidalraum) fließt **Liquor cerebrospinalis**. Dieser versorgt und schützt das zentrale Nervensystem.

Studieren Sie ein Schädelpräparat, an dem die Schädelkalotte zur Darstellung der **Dura mater cranialis** entfernt wurde (Abb. 13-121). Die zwei Schichten der Dura sind zum einen gegen das innere Periost des Schädels gerichtet, und zum anderen sind sie eine meningeale Abdeckung des Gehirns (Abb. 13-122); beide Bindegewebslagen sind im allgemeinen dicht und fest aneinanderliegend; sie weichen nur an den Stellen auseinander, wo sie Räume für die venösen Blutleiter, Sinus durae matris, schaffen. Zwischen Schädelinnenfläche und Dura mater cranialis liegt ein virtueller Raum, der **Epiduralraum**. Im Epiduralraum sammelt sich Blut, wenn Äste, z.B. der A. meningea media, rupturieren. Sehr feste Anheftungen der Dura an den Schädel im Bereich der Schädelnähte begrenzen von Haus aus die Ausdehnungstendenz derartiger Flüssigkeitsansammlungen (Hämatome). Versuchen Sie, einige Äste der **A. meningea media** aufzufinden (Abb. 13-121). Sie verzweigt sich im Epiduralraum.

Studieren Sie nun ein Präparat, an dem mindestens eine Gehirnhälfte entfernt wurde. Markieren Sie die **Falx cerebri** (Abb. 13-122), einen sichelförmigen Teil des inneren Blatts der Dura mater cranialis, das die zwei Hirnhemisphären voneinander trennt. Vorne ist die sagittal ausgerichtete Falx cerebri an der Crista galli fixiert; von da aus ist die Falx cerebri mit ihrer Oberkante in der Medianen an der Innenseite der Schädelkalotte bis zur Protuberantia occipitalis interna befestigt. Die Unterkante der Falx cerebri endet vorne im Raum, geht aber hinten nahtlos in eine weitere Durastruktur über, das horizontal ausgerichtete **Tentorium cerebelli**. Das **Kleinhirnzelt** (Abb. 13-122) trennt die Okzipitallappen der Großhirnrinde vom Kleinhirn, das ja in der hinteren Schädelgrube, Fossa cranii posterior, liegt. Greifen Sie die Anheftungsareale des Tentorium cerebelli mit einer Pinzette ab: es spannt sich von seiner Anheftung an Falx cerebri und Protuberantia occipitalis interna in der Medianen horizontal zu den Innenseiten von Os occipitale und Os temporale (Squama) zur Oberkante des Felsenbeins aus und schlägt dann nach vorne in Richtung Processus clinoideus posterior und anterior. Die Flächen des Tentorium cerebelli steigen wie bei einem Zeltdach zu ihrem Anheftungsareal an die Falx cerebri hin an; auch hat das Tentorium cerebelli einen freien, halbmondförmigen Vorderrand, der den Hirnstamm umgreift. Zwischen Processus clinoideus anterior und posterior bedeckt die Dura mater cranialis die Sella turcica (Fossa hypophysialis).

Die **Arachnoidea mater cranialis** (Abb. 13-124) stellt eine feinstrukturierte Bindegewebsmembran dar, die eng der Dura mater cranialis anliegt. Der **Subduralraum** (d.h. der Raum zwischen Dura und Arachnoidea mater cranialis) ist somit eigentlich nur ein potentieller Raum. Unterhalb der Arachnoidea mater cranialis liegt der **Subarachnoidalraum**, der – wie von einem **Spinnennetz** – mit feinen Bindegewebszügen durchzogen ist und in dem sich **Liquor cerebrospinalis** befindet (Abb. 13-123). Alle Gefäße und Nerven vom und zum Gehirn müssen den Subarachnoidalraum passieren, und viele Leitungsbahnen haben einen extrem langen, intrakraniellen Verlauf.

Frage 382: Falls ein Aneurysma platzt oder eine Hirnarterie rupturiert, in welchem Raum würde sich das Blut sammeln, und wie könnte man das diagnostizieren?

Die **Pia mater cranialis** (Abb. 13-124) ist eine sehr feine, weiche Hirnhaut, die unmittelbar dem Hirngewebe anliegt. Sie umhüllt Gehirn, Rückenmark und Nervenwurzeln und erstreckt sich auch um kleine Arterien, bis sie in das Gehirn eindringen.

Die Hirnflüssigkeit, Liquor cerebrospinalis, wird in eine hintereinander geschaltete Reihe von Hohlräumen des Gehirns (**Ventrikel**) durch den **Plexus choroideus** sezerniert. Der Plexus choroideus setzt sich aus Kapillargeflechten zusammen, die von einem Epithel umhüllt sind. Der Liquor cerebrospinalis strömt durch die Ventrikel (Seitenventrikel – III. Ventrikel – IV. Ventrikel) und verläßt die inneren Liquorräume über die Apertura mediana (Magendie) sowie die beiden Aperturae laterales (Luschka). Auf diese Weise gelangt Liquor cerebrospinalis in den Subarachnoidalraum der Fossa cranii posterior. Der Liquor cerebrospinalis umspült dann (in den äußeren Liquorräumen) Gehirn und Rückenmark. Er wird schließlich in das venöse System rückresorbiert. Dies geschieht über die **Granulationes arachnoideae** (klinisch auch **Pacchioni-Granulationen** genannt); diese zottenähnlichen Ausstülpungen des Subarachnoidalraums dringen durch die Dura mater cranialis in den Sinus sagittalis superior und andere venöse Blutleiter ein.

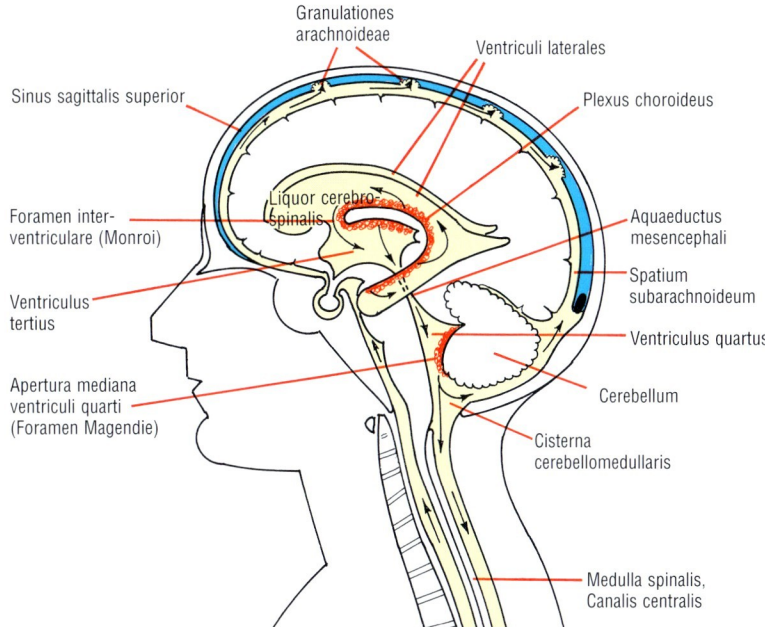

13-123
Zirkulation des Liquor cerebrospinalis (schematisch).

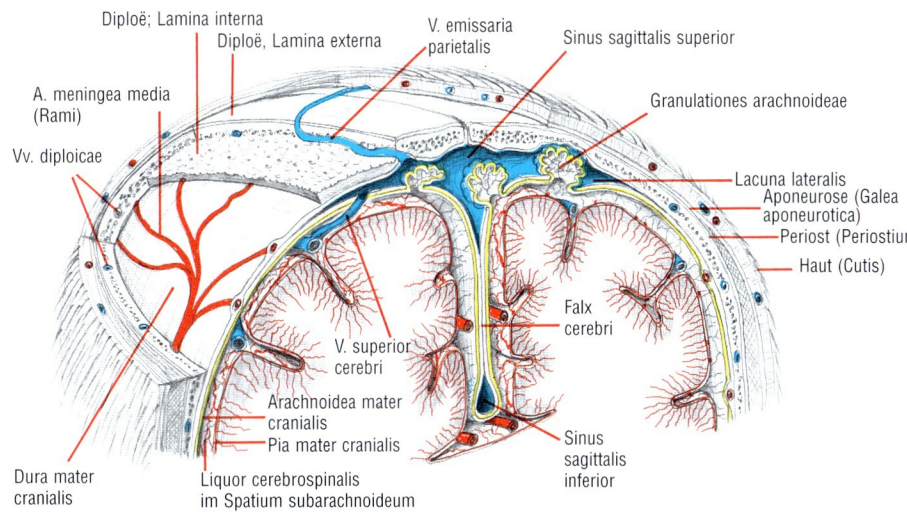

Blutleiter der harten Hirnhaut, Sinus durae matris
(Abb. 13-122, 13-125)

Studieren Sie nun ein Präparat, an dem die Endothel-bedeckten, **venösen Sinus** zwischen äußerem und innerem Blatt der Dura mater cranialis freipräpariert sind. Suchen Sie anschließend in der Medianen, unmittelbar unterhalb der Sutura sagittalis der Schädelkalotte, den weiträumigen **Sinus sagittalis superior** auf; er erstreckt sich vorne von der Crista galli nach hinten bis zur Protuberantia occipitalis externa, wo er im allgemeinen im Confluens sinuum auf die beiden Sinus transversi trifft (gelegentlich auch direkt in den rechten Sinus transversus mündet). Untersuchen Sie den Sinus sagittalis superior, und stellen Sie dessen seitliche Ausläufer, die Öffnungen der Vv. superiores cerebri sowie die Granulationes arachnoideae, die sich in ihn hineinstülpen und die kleinen, runden Impressionen (Foveolae) an der Innenfäche der Schädelkalotte,

13-124
Schädeldach, Calvaria, Hirnhäute, Meninges, und Lage der Granulationes arachnoideae. Schrägdarstellung eines Frontalschnitts auf Höhe des Scheitels.

lateral vom Sinus sagittalis superior, einprägen, dar (Abb. 13-124).

Frage 383: Von welchen Faktoren hängt eine passive Diffusion von Liquor cerebrospinalis ins Blut ab?

Frage 384: Die vordere Fontanelle (Fonticulus anterior) schließt sich etwa im 18. Lebensmonat. Welche Schlußfolgerungen lassen sich zum Flüssigkeitsgehalt des Organismus durch Palpation der Fontanelle ziehen?

Das Gehirn kann sich im Liquor etwas bewegen. Dadurch verursachen schwere Schleudertraumen im Kopfbereich Zugkräfte auf dünnwandige Hirnvenen insbesondere dort, wo sie gerade in den Sinus sagittalis superior einmünden (Abb. 13-125). Dies führt u. U. zu einer Ruptur der Venen und somit zu ausgedehnten, venösen Blutungen in den Subduralraum!

Markieren Sie den Zusammenfluß von Sinus sagittalis superior und **Sinus transversus**. Der Sinus transversus liegt zwischen zwei Durablättern an den äußeren Fixationsrändern des Tentorium cerebelli. An der Hinterfläche des Felsenbeins biegt er nach kaudal und medial ab und geht in den S-förmig geschwungenen **Sinus sigmoideus** über. Der Sinus sigmoideus hinterläßt im Knochen eine deutliche Furche und mündet in den Bulbus venae jugularis. Das venöse Blut der Sinus durae matris verläßt also das Schädelinnere letztlich über die V. jugularis interna (Abb. 13-126).

Stellen Sie nun am Unterrand der Falx cerebri den **Sinus sagittalis inferior** dar. In diesen Sinus münden von dorsal her Venen, die das venöse Blut aus dem Inneren des Gehirns und auch von der Hirnoberfläche sammeln. Der Sinus sagittalis inferior mündet in den **Sinus rectus**, der genau an der Verbindungslinie zwischen Falx cerebri und Tentorium cerebelli zieht, und verläuft nach dorsal zur Protuberantia occipitalis interna; dort biegt er im allgemeinen nach links ab und führt in den linken **Sinus transversus** bzw. direkt in den Confluens sinuum.

Suchen Sie jetzt den **Sinus cavernosus** auf. Er liegt zu beiden Seiten des Türkensattels im Bereich des Keilbeinkörpers. Die Sinus cavernosi stehen mit Orbitavenen sowie mit Venen aus dem tiefen Gesichtsbereich in Verbindung und leiten deren Blut ab; dasselbe gilt auch für Venen an den Seitenflächen der Hirnhemisphären und der Hypophyse. Die beiden Sinus cavernosi stehen miteinander um den Türkensattel herum in Verbindung und leiten ihr venöses Blut über zwei dünne Blutleiter ab: Sinus petrosus superior und Sinus petrosus inferior. Jeder der beiden **Sinus petrosus superior** liegt in der äußeren Randzone des Tentorium cerebelli, wo das Kleinhirnzelt an der Oberkante der Felsenbeinpyramide fixiert ist, und verbindet Sinus cavernosus mit Sinus transversus. Jeder der beiden **Sinus petrosus inferior** zieht hinter der medialen Ecke der Felsenbeinpyramide nach unten und erreicht so den Vorderrand des Foramen jugulare. Der Sinus petrosus inferior mündet auf diese Weise in den Sinus sigmoideus, der wiederum an die **V. jugularis interna** Anschluß findet.

Strukturen, die in das Schädelinnere eintreten oder die Schädelhöhle verlassen (Abb. 13-126)

Den größten Anteil des Schädelinneren füllt das Gehirn aus. Der supratentorielle Bereich umfaßt vordere und mittlere Schädelgrube (Fossa cranii anterior und Fossa cranii media) und beherbergt die beiden Hirnhemisphären. Die beiden vorderen Schädelgruben bieten den zwei Frontallappen des Telencephalon Platz, die mittleren Schädelgruben den beiden Temporallappen des Telencephalon. Die Parietallappen rechts und links liegen unterhalb des Schädeldaches (über den Temporallappen). Die beiden Okzipitallappen liegen hinten, oberhalb des Tentorium cerebelli. Die beiden Kleinhirnhemisphären liegen unterhalb des Tentorium cerebelli in der hinteren

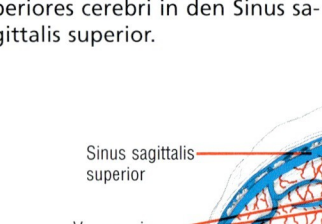

13-125
Mündungsverhalten der Vv. superiores cerebri in den Sinus sagittalis superior.

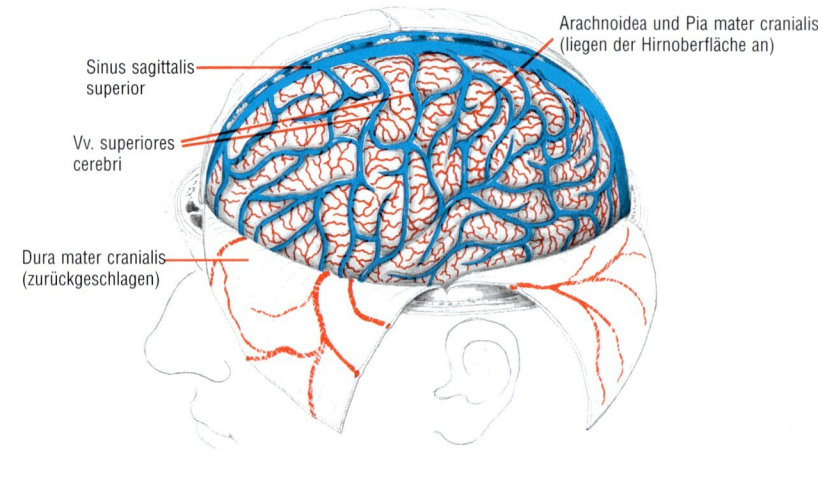

Arachnoidea und Pia mater cranialis
(liegen der Hirnoberfläche an)

Sinus sagittalis superior

Vv. superiores cerebri

Dura mater cranialis
(zurückgeschlagen)

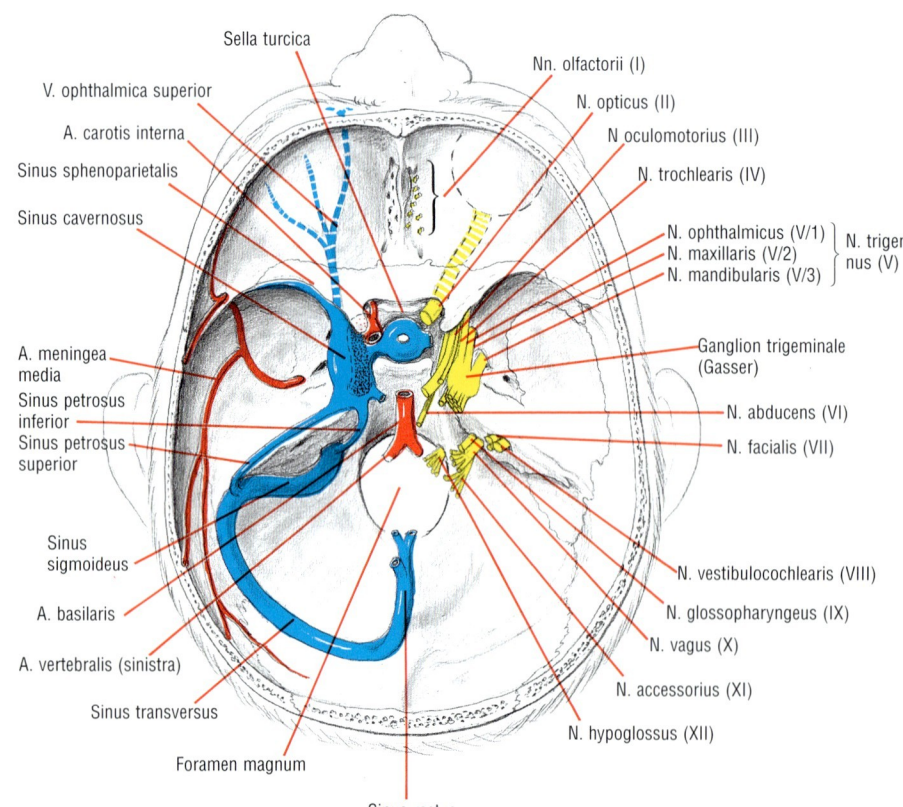

Sella turcica
V. ophthalmica superior
A. carotis interna
Sinus sphenoparietalis
Sinus cavernosus
A. meningea media
Sinus petrosus inferior
Sinus petrosus superior
Sinus sigmoideus
A. basilaris
A. vertebralis (sinistra)
Sinus transversus
Foramen magnum
Sinus rectus

Nn. olfactorii (I)
N. opticus (II)
N oculomotorius (III)
N. trochlearis (IV)
N. ophthalmicus (V/1)
N. maxillaris (V/2)
N. mandibularis (V/3)   } N. trigeminus (V)
Ganglion trigeminale (Gasser)
N. abducens (VI)
N. facialis (VII)
N. vestibulocochlearis (VIII)
N. glossopharyngeus (IX)
N. vagus (X)
N. accessorius (XI)
N. hypoglossus (XII)

13-126
Innere Schädelbasis, Basis cranii interna. Darstellung der Gefäße (linke Bildseite) und der Hirnnerven, Nervi craniales (rechte Bildseite).

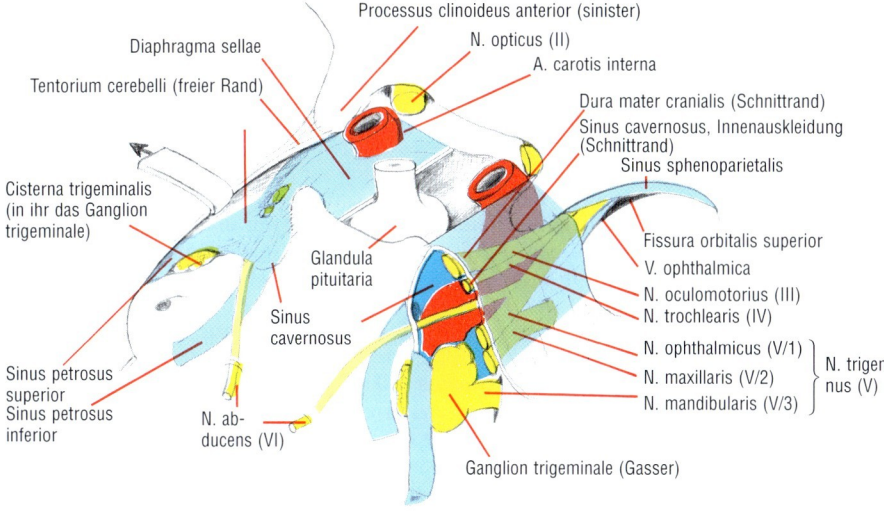

Processus clinoideus anterior (sinister)
N. opticus (II)
A. carotis interna
Diaphragma sellae
Tentorium cerebelli (freier Rand)
Dura mater cranialis (Schnittrand)
Sinus cavernosus, Innenauskleidung (Schnittrand)
Sinus sphenoparietalis
Cisterna trigeminalis (in ihr das Ganglion trigeminale)
Fissura orbitalis superior
V. ophthalmica
N. oculomotorius (III)
N. trochlearis (IV)
Glandula pituitaria
N. ophthalmicus (V/1)
N. maxillaris (V/2) } N. trigeminus (V)
N. mandibularis (V/3)
Sinus cavernosus
Sinus petrosus superior
Sinus petrosus inferior
N. abducens (VI)
Ganglion trigeminale (Gasser)

13-127
Sinus cavernosus und seine benachbart liegenden Strukturen.

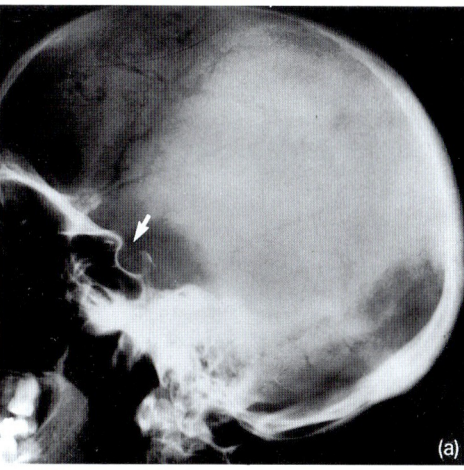

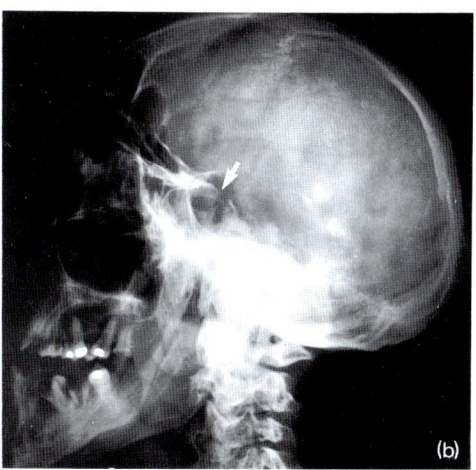

Schädelgrube (Fossa cranii posterior). Im Zentrum liegt der Hirnstamm, der Thalamus und Hypothalamus des Zwischenhirns mit dem Rückenmark verbindet. Teil des Hirnstamms ist auch das Mittelhirn, Mesencephalon, das an den medialen, freien Rändern des Tentorium cerebelli liegt (Incisura tentorii); kaudal des Mesencephalon liegen Metencephalon mit Pons sowie Medulla oblongata.

13-128
Sella turcica (Pfeil). Röntgendarstellungen; seitlicher Strahlengang: (a) Normalbefund; (b) vergrößert infolge eines Hypophysentumors.

Vordere Schädelgrube, Fossa cranii anterior

Suchen Sie in der vorderen Schädelgrube die beiden **Bulbi olfactorii** auf; sie liegen über den Laminae cribrosae (des Os ethmoidale). Zu den Bulbi olfactorii ziehen die Nn. olfactorii (I) aus der Riechschleimhaut der Nase; die Bulbi olfactorii verlassen die beiden **Tractus olfactorii**, die nach hinten jeweils in Richtung Temporal- und Frontallappen ziehen.

Mittlere Schädelgrube, Fossa cranii media

Am Hinterrand der vorderen Schädelgrube erreicht **N. opticus (II)** das Schädelinnere über den Canalis opticus. Beide Nn. optici (II) kommen zusammen und bilden das **Chiasma opticum**. Suchen Sie nun unmittelbar hinter dem N. opticus rechts und links die **A. carotis interna** auf, wie sie gerade aus dem oberen Abschnitt des Sinus cavernosus heraustritt. Markieren Sie an einem knöchernen Schädelpräparat den Verlauf der A. carotis interna: sie zieht durch den Canalis caroticus im Felsenbein, erreicht das Schädelinnere durch den vorderen, oberen Teil des Foramen lacerum und biegt schließlich in S-förmigem Verlauf an der Seite des Keilbeinkörpers (= mediale Wand des Sinus cavernosus) nach vorne. Wenn sie aus dem Sinus cavernosus nahe dem Processus clinoideus anterior, hervortritt, ändert die A. carotis interna ihren Verlauf abrupt nach hinten und gibt die **A. ophthalmica** ab (Abb. 13-126, 13-127). Die A. ophthalmica zieht gemeinsam mit dem N. opticus (I) durch den Canalis opticus zur Orbita.

Frage 385: Wenn sich in der Wand der A. carotis interna ein Aneurysma ausbildet, das in den Sinus cavernosus rupturiert, was könnte dann geschehen?

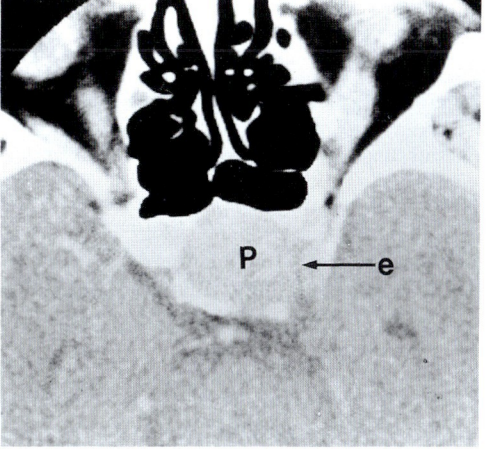

13-129
Computertomogramm der Sella turcica. Darstellung einer vergrößerten Hypophyse, Glandula pituitaria (P). Die Sella turcica und die Processus clinoidei anterior, medius, posterior sind bereits betroffen (e).

Hypophyse (Hypophysis, Glandula pituitaria)

(Zur embryonalen Entwicklung der Hypophyse siehe S. 286/287)

Unmittelbar unter der Sehnervenkreuzung (Chiasma opticum) ist ein kleines, horizontal ausgerichtetes Durablatt (Diaphragma sellae) zwischen Processus clinoideus anterior und Processus clinoideus posterior beider Seiten ausgespannt. Das Diaphragma sellae bedeckt die Fossa hypophysialis und wird vom Hypophysenstiel (**Infundibulum**) durchbohrt (Abb. 13-127). Die **Hirnanhangsdrüse, Hypophyse (Glandula**

pituitaria), liegt als kleines, walzenförmiges Organ im Türkensattel (Sella turcica) über der Keilbeinhöhle. Die Hypophyse hat zwei Hauptanteile, die **Neurohypophyse** und die **Adenohypophyse**. Die Neurohypophyse (Hypophysenhinterlappen) ist die kaudale Ausdehnung des Hypothalamus und enthält die Endaufzweigungen der neuroendokrinen Neurone des Hypothalamus. Die Adenohypophyse (Hypophysenvorderlappen) besteht aus endokrinen Zellen; einige dieser endokrinen Zellen wandern in die Umgebung des Infundibulum und bilden die Pars tuberalis der Hypophyse. Ein schmaler Mittelstreifen mit wenigen, endokrinen Zellen (Pars intermedia) trennt Hypophysenvorderlappen (Adenohypophyse) und Hypophysenhinterlappen (Neurohypophyse).

Die Verbindung von Hypothalamus und Adenohypophyse stellt ein Pfortaderkreislauf (**hypothalamisch-hypophysäre Portalgefäße**) her. Über diese Portalgefäße (Vv. portales hypophysiales) gelangen Steuerhormone (Releasing Hormone) aus dem Hypothalamus zu Zellen der Adenohypophyse. Diese Portalgefäße kann man – wegen ihrer kleinen Dimension – am makroskopischen Präparat leider nicht sehen. Zu beiden Seiten der Hypophyse und der Sella turcica befinden sich jeweils A. carotis interna und Sinus cavernosus. Die A. carotis interna gibt kleine Arterien zur Neurohypophyse ab (A. hypophysialis inferior). Die Basis des Hypothalamus und der Hypophysenstiel, aus dem die Vv. portales hypophysiales hervorgehen, erhalten ihr arterielles Blut aus Ästen der A. cerebri media (Abgang an der Pars cerebralis der A. carotis interna). Diese Äste aus der A. cerebri media sind die A. hypophysialis superior dextra/sinistra (S. 376). Die beiden Sinus cavernosi entsorgen die Hypophyse und führen deren Hormone dem systemischen Kreislauf zu.

Frage 386: Welche funktionellen Verbindungen bestehen zwischen Hypophyse und Hypothalamus?

Wenn sich Tumoren der Hypophyse vergrößern, erodieren sie entweder die Processus clinoidei anterior und posterior des Keilbeins, oder sie weiten den Türkensattel aus. Vergleichen Sie dazu den Normalbefund des Türkensattels im Röntgenbild der Abbildung 13-128a mit dem Röntgenbild eines Patienten (Abb. 13-128b). Hier hat der STH-produzierende Hypophysentumor die Fossa hypophysialis erweitert und zudem zum klinischen Bild einer Akromegalie geführt, die auch für die Vergrößerung des Unterkiefers verantwortlich ist. Studieren Sie auch den computertomographischen Horizontalschnitt (Abb. 13-129), und identifizieren Sie die Erosion der beiden Processus clinoidei. Hypophysentumore können aber auch nach oben durch das Diaphragma sellae über dem Türkensattel infiltrierend wachsen.

Frage 387: Auf welche Strukturen kann eine vergrößerte Schilddrüse drücken, und welche Folgen hat dieses infiltrierende Tumorwachstum?

In der mittleren Schädelgrube ziehen beidseits je drei Hirnnerven, die die Muskeln des Augapfels (Mm. bulbi) versorgen, auf ihrem Weg zur Orbita wandnah im Sinus cavernosus. Suchen Sie den **N. oculomotorius (III)** auf, wie er aus der medialen Seite des Hirnstamms in der Fossa interpeduncularis hervortritt und nach vorne in den Subarachnoidalraum zieht. Er durchbricht die Hinterwand des Sinus cavernosus (quasi die Dura) und gelangt innen in die Seitenwand nach vorne. Der dünne **N. trochlearis (IV)** entspringt als einziger Hirnnerv dorsal – unmittelbar hinter der Vierhügelplatte – aus dem Mittelhirn. Er läuft anschließend seitlich um den Hirnstamm (Pendunculi cerebri) herum und erreicht so den Sinus cavernosus, wo er unmittelbar hinter dem N. oculomotorius (III) die Dura mater cranialis durchbohrt. In der Seitenwand des Sinus cavernosus kreuzen N. oculomotorius (III) und N. trochlearis (IV) auf ihrem Weg zur Orbita via Fissura orbitalis superior. Suchen Sie den **N. abducens (VI)** auf; er tritt medial am Hirnstamm zwischen Brücke und Pyramide hervor und zieht auf dem Clivus (Basissphenoid) aufwärts und unter die Dura mater cranialis. Wenn er über die Spitze der Felsenbeinpyramide läuft, dringt er in die mediale Wand des Sinus cavernosus ein; hier verläuft er unmittelbar lateral der A. carotis interna und zieht dann ebenfalls zur Fissura orbitalis superior und zur Orbita.

Frage 388: Ein erhöhter intrakranieller Druck kann einen Zug auf den/die N./Nn. abducens dexter/sinister ausüben und zu einer Lähmung des Muskels führen, den er versorgt. Was kann man in diesem Fall diagnostizieren (S. 387)?

Suchen Sie den mächtigen **N. trigeminus (V)** auf (Abb. 13-126 und 13-127). Er verläßt das Gehirn an der Seitenfläche des Hirnstamms (an der Grenze zwischen Pons und mittlerem Kleinhirnstiel) in der hinteren Schädelgrube. Er erreicht dann einen Liquor-gefüllten Rezessus der Dura, Cisterna trigeminalis, an der Impressio trigeminalis der Felsenbeinspitze. Hier verbreitert sich der N. trigeminalis (V) und bildet das abgeflachte **Ganglion trigeminale** (klinisch auch als **Ganglion Gasseri** bezeichnet).

Frage 389: Das Ganglion trigeminale entspricht einem Spinalganglion in der Hinterwurzel. Woraus besteht es deshalb?

Die drei sensiblen Hauptzuschüsse des N. trigeminus (V) erreichen (als Radix sensoria) den vorderen Ganglienabschnitt, die Radix motoria zieht jedoch in der Tiefe davon. Der **N. ophthalmicus (V/1)** verläuft in der Seitenwand des Sinus cavernosus nach vorne (S. 387) und erreicht die Orbita über die Fissura orbitalis superior. Der **N. maxillaris (V/2)** zieht am Boden der mittleren Schädelgrube nahe dem lateralen Bereich des Sinus cavernosus nach vorne, verläßt über das Foramen rotundum den Schädel und gelangt so in die Fossa pterygopalatina (in die Nähe des Orbitalbodens). Der **N. mandibularis (V/3)** verläßt das Schädelinnere gemeinsam mit der Radix motoria des N. trigeminus über das Foramen ovale (Abb. 13-126) und erreicht so die Tiefe der Fossa infratemporalis.

Suchen Sie nun lateral vom Foramen ovale die **A. meningea media** auf. Sie dringt in das Schädelinnere über das Foramen spinosum ein; mit ihr zieht auch der sensible Ramus meningeus des N. mandibularis rückläufig durch das Foramen ovale in die mittlere Schädelgrube und innerviert die Dura in der Fossa cranialis media. Die A. meningea media und ihre Äste, die Dura mater cranialis und Schädelknochen versorgen, liegen außerhalb der Dura (im Extraduralraum) von vorderer und mittlerer Schädelgrube und setzen Furchen in die Schädelknochen (Sulci arteriales). Weitere, kleine Meningealgefäße sowie Äste aus den Nn. trigeminus (V) und vagus (X) versorgen ebenfalls vordere und mittlere Schädelgrube. Markieren Sie an einem Knochenschädel den Verlauf der A. meningea media und ihrer Äste nach vorne und hinten. Beachten Sie, daß der vordere Ast der A. meningea media unterhalb des Pterion zieht (S.377) und dabei oft von einer dünnen Knochenlamelle bedeckt ist.

Frage 390: Wenn die A. meningea media durch einen Schlag in der Region des Pterion rupturiert, wo sammelt sich dann das Blut?

Hintere Schädelgrube, Fossa cranii posterior

Legen Sie den **N. facialis (VII)** sowie den **N. vestibulocochlearis (VIII)** frei. Sie verlassen das Gehirn an der Seite des Hirnstamms, ziehen im Kleinhirnbrückenwinkel mit der A. labyrinthi (aus der A. basilaris) und erreichen so den Meatus acusticus internus an der Hinterfläche der Felsenbeinpyramide. Suchen Sie auch **N. glosso-**

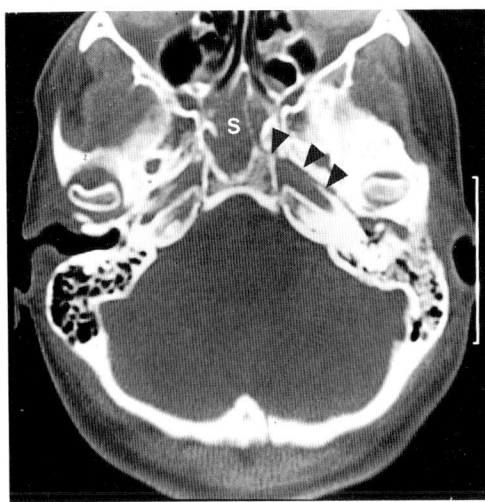

13-130
Computertomogramm einer Schädelbasisfraktur rechts. Man sieht die Verschattung des Sinus sphenoparietalis (S) infolge einer Einblutung. Maßstab am rechten Bildrand: 5 cm.

pharyngeus (IX), N. vagus (X) sowie die **Pars cranialis des N. accessorius (XI)** auf. Sie treten an der Seitenfläche der Medulla oblongata aus dem Gehirn hervor und verlassen das Innere des Schädels über das Foramen jugulare. Die Fasern der **Pars spinalis des N. accessorius (XI)** treten als Reihe von Wurzelfäden aus dem oberen Zervikalabschnitt des Rückenmarks (C2, 3, 4) und ziehen als gemeinsamer Strang durch das Foramen magnum in den Schädelinnenraum. Fasern der Pars spinalis lagern sich hier kurzzeitig der Pars cranialis des N. accessorius (XI) an, ziehen gemeinsam über das Foramen jugulare wieder nach außen und teilen sich dann zur Innervation von Mm. sternocleidomastoideus und trapezius im Halsbereich. Die Pars cranialis des N. accessorius (XI) lagert sich auch dem N. vagus (X) an. Markieren Sie die Wurzelfasern des **N. hypoglossus (XII)**; er tritt ventrolateral zwischen Pyramide und Olive aus der Medulla oblongata und verläßt den Schädel über den Canalis hypoglossi im Os occipitale. Benennen Sie abschließend die Strukturen, die durch das Foramen magnum ziehen. Es sind dies 1. die **Medulla oblongata**, die in das Rückenmark übergeht; 2. die beiden **Aa. vertebrales**, die die Membrana atlanto-occipitalis posterior durchbohren und so durch das Foramen magnum ziehen. Die Aa. vertebrales dextra/sinistra vereinigen sich auf der Vorderfläche des Hirnstamms zur A. basilaris; 3. die **Pars spinalis des N. accessorius (XI)**.

B. Radiologische Befunde
Studieren Sie zunächst ein Angiogramm der A. carotis externa (Abb. 13-173), und suchen Sie darin die A. meningea media und ihre Äste auf. Markieren Sie den Verlauf der A. carotis interna auf Karotis-Angiogrammen im a.-p.-Strahlengang sowie im seitlichen Strahlengang (Abb. 13-172a, b). Die A. carotis interna zieht durch Felsenbein und Sinus cavernosus («Karotissiphon») – achten Sie auf die unmittelbare, topographische Nachbarschaft von A. carotis interna und Fossa hypophysialis. Die venöse Phase des Angiogramms (Abb. 13-172c) wurde zu dem Zeitpunkt aufgenommen, als das in die A. carotis interna eingebrachte Röntgenkontrastmittel die Venen erreichte. Markieren Sie in dieser Aufnahme Sinus rectus, Sinus transversus und Sinus sigmoideus.
Beschäftigen Sie sich jetzt mit dem computertomographischen Horizontalschnitt durch die Schädelbasis (Abb. 13-130). Die linke Seite zeigt die Normalsituation; Sie sollten die linke Seite mit der rechten Seite, die eine Fraktur aufweist, vergleichen.

Frage 391: Welche Nerven sind bei dieser Frakturform sehr häufig mitbetroffen?

13.9 Auge und Orbita

Ziel dieses Kapitels ist das Studium des Auges, seines makroskopischen Aufbaus und seiner Bewegungen. Ferner sollen Innervation und Blutversorgung des Auges und die Inhaltsgebilde der Orbita behandelt werden.

Entwicklung des Auges (Abb. 13-131)

In den Frühstadien der Entwicklung des Embryo (etwa 25. Entwicklungstag) tritt auf jeder Seite des Vorderhirns je eine flache Furche auf, während der Neuroporus anterior noch immer weit offen ist. Nach Schluß des Neuralrohrs buckelt sich die flache Furche (Augenfurche) jeder Seite vor, vergrößert sich nach lateral und bildet ein Divertikel. Das Lumen dieser Ausbuchtung hat dabei unmittelbaren Kontakt mit dem sich entwickelnden Vorderhirn. Das proximale Ende des entstandenen Divertikels verlängert sich, um so den **Augenbecherstiel** zu bilden. Dagegen erweitert sich das periphere Ende des Divertikels

und wird zum **Augenbläschen**. Der distale Abschnitt des Augenbläschens beginnt, sich in den proximalen Abschnitt einzustülpen; so wird der Hohlraum verschlossen, und es bildet sich ein doppelwandiger **Augenbecher** aus. Der Hohlraum ist damit nicht vollständig verschwunden, und er ist Ort für pathologische Netzhautablösungen beim Erwachsenen. Die äußere Schicht des Augenbechers wird zum **Pigmentepithel der Retina**; die angenäherte innere Schicht bildet die neuronalen Elemente der **Netzhaut (Retina)**. Innerhalb der Schicht der Neuroepithelzellen in der Retina differenzieren sich nun Photorezeptoren und andere Nervenzellen. Die Neuriten dieser innersten Neuronenschicht sprossen nach hinten konvergierend in den Augenbecherstiel aus und werden so zum **N. opticus (II)**. Weiter vorne bildet der pupilläre Teil des neuroektodermalen Augenbechers die Muskeln innerhalb der Iris (M. sphincter pupillae, M. dilatator pupillae), das Epithel der Iris sowie die Ziliarkörper (jedoch nicht den M. ciliaris, welcher vom Mesoderm abstammt).

Im Frühstadium dieses Entwicklungsprozesses induziert das Auftreten des Augenbläschens eine Verdickung des unmittelbar darüberliegenden Ektoderms **(Linsenplakode)**. Das Zellmaterial der Linsenplakode stülpt sich ebenfalls ein und wird so zum **Linsenbläschen**. Dieses Linsenbläschen trennt sich vom darüberliegenden Ektoderm und wird somit zur primitiven **Linse**, die im Augenbecher liegt und ihn nahezu ausfüllt. An der Unterfläche von Augenbecher und Augenbecherstiel bildet sich eine **Augenbecherspalte**. In diesem Spaltraum wachsen **Choroideagefäße** und die **A. hyaloidea**, die in der Embryonalzeit die Linse versorgt. Die Choroideagefäße versorgen im übrigen die Binnenstrukturen des Auges. Sobald die lippenförmigen Randbezirke der Augenbecherspalte zusammenwachsen und verschmelzen (7. Entwicklungswoche), werden auch die Gefäße im Inneren des Auges isoliert. Selten verschließt sich die Augenbecherspalte nicht vollständig, wodurch im unteren Bereich der Iris (häufigster Fall; **Iriskolobom**) sowie der Choroidea eine Spaltbildung bleibt **(Kolobom)**. Die Gefäßversorgung der Linse obliteriert im Regelfall vor der Geburt; wenn dies nicht geschieht, finden sich meist auch weitere kongenitale Kataraktformen. Der Raum zwischen der sich entwickelnden Linse und der Retina vergrößert sich und wird mit einer geleeartigen Gewebsmasse, dem **Glaskörper**, ausgefüllt. Dagegen gestaltet das Mesenchym zwischen Linse und Oberflächenektoderm einen Spaltraum, der mit **Kammerwasser** gefüllt wird. Um den Augenbecher und das Linsenbläschen bilden sich aus dem Mesenchym zwei Bindegewebsschichten, außen die **Sclera** und innen die Gefäßschicht, **Choroidea**. Die Choroidea hat Verbindung zu den Hirnhäuten; der vor-

13-131
Embryonalentwicklung des Auges.

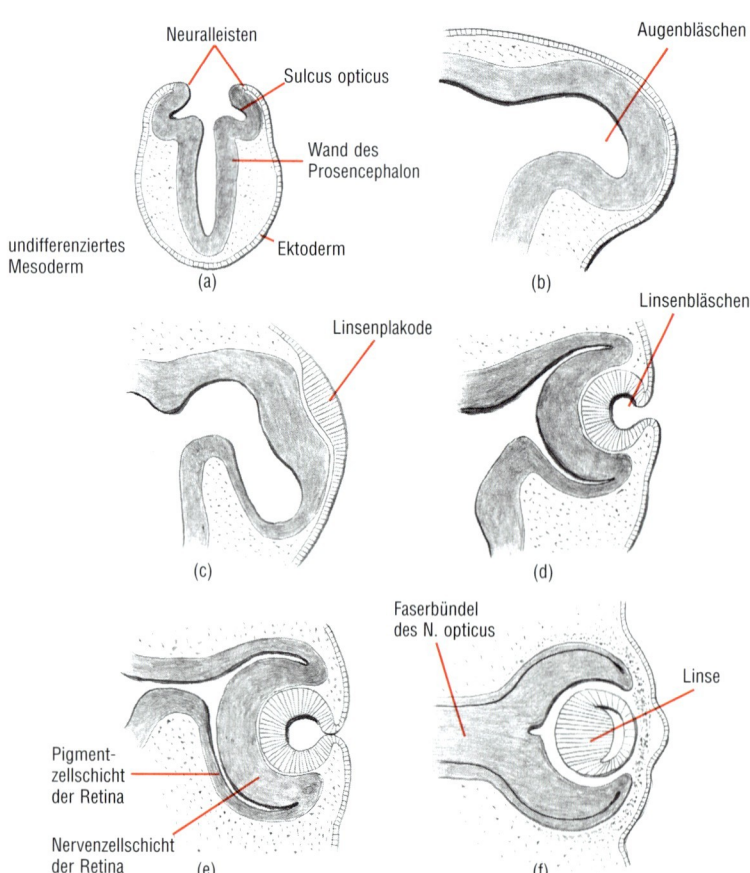

Neuralleisten
Sulcus opticus
Wand des Prosencephalon
undifferenziertes Mesoderm
Ektoderm
(a)

Augenbläschen
(b)

Linsenplakode
(c)

Linsenbläschen
(d)

Pigmentzellschicht der Retina
Nervenzellschicht der Retina
(e)

Faserbündel des N. opticus
Linse
(f)

dere Abschnitt der Choroidea bildet den Ziliarkörper, Ziliarfortsätze und Ziliarmuskel.

Die Augenlider entwickeln sich (in der 7. Woche) aus schmalen Hautfalten, die sich über die Vorderfläche des Auges ausdehnen. Diese Hautfalten wachsen aufeinander zu und verschmelzen miteinander; sie trennen sich erst wieder kurz vor dem Geburtstermin.

Die **Tränendrüse, Glandula lacrimalis**, entsteht aus einer Reihe von ektodermalen Knospen, die seitlich in das Mesenchym zwischen Oberlid und Augenbulbus einwachsen. **Saccus lacrimalis** und **Ductus nasolacrimalis** entstehen aus einer Kanalisierung einer ektodermalen Zellsäule, die an der Nahtstelle von Processus nasi lateralis und Processus maxillaris verborgen ist (S.313).

A. Anatomie am Lebenden

Studieren Sie Ihre eigenen Augen und auch die Ihres Gegenübers. Das Erscheinungsbild wird sowohl vom Augapfel als auch von den Augenlidern bestimmt (Abb. 13-132a). Zwischen Ober- und Unterlid (Augenspalte) ist ein Teil der Vorderfläche des Augapfels zu sehen. Auch sieht man einen Teil der **Sclera** («das Weiße» am Auge), die unmittelbar in die lichtdurchlässige **Cornea (Hornhaut)** übergeht, sowie – im Inneren des Auges – die **Iris (Regenbogenhaut)**; diese umgibt die **Pupille**.

Es ist wichtig, das Aussehen eines normalen Auges zu erkennen und das bestehende Spektrum der unterschiedlichen Volksgruppen zu würdigen (Abb. 13-132b); bei letztgenannten spielt die ‹Gestalt› der Augen eine nicht unbedeutende Rolle (ob z.B. die Augenlider horizontal positioniert oder ob sie oval sind oder schräg ausgerichtet sind) und ebenso das Vorliegen einer Augenwinkelspalte (zu sehen bei Asiaten und auch bei Weißen mit Down-Syndrom).

Beachten Sie, daß das Oberlid im Normalfall gerade die Iris überdeckt, während die Sclera meist zwischen Unterlid und Iris zu sehen ist. Wenn die Sclera jedoch zwischen Oberlid und Iris zu sehen ist, kann dies ein Hinweis auf eine Retraktion des Lides oder auf eine Protrusion des Augapfels sein.

Frage 392: Kommentieren Sie das klinische Bild der Augen, die in Abbildung 13-133 zu sehen sind!

Studieren Sie nun Ober- und Unterlid (Palpebra superior, Palpebra inferior); diese sind zwei dünne, bewegliche Hautfalten, die mit ihren Augenwimpern (jeweils an der vorderen Lidkante) die Vorderseite des Auges schützen. Fordern Sie nun Ihren Partner auf, nach oben und dann nach unten zu blicken, und achten Sie dabei darauf, wie sich die Augenlider mit dem Augapfel, Bulbus oculi, mitbewegen. Die Vorderseite der Augenlider ist von sehr dünner Haut überzogen, und Augenwimpern entwachsen der freien, vorderen Lidkante (Limbus palpebralis anterior). Zwei derbe **Bindegewebsplatten (Tarsus superior und Tarsus inferior)** verleihen den Augenlidern, quasi als Bindegewebsskelett, Festigkeit. Die Rückseite der Augenlider wiederum hat einen schleimhautähnlichen Überzug, die **Bindehaut (Tunica conjunctiva palpebralis; Conjunctiva)**.

Verfängt sich ein Fremdkörper zwischen Augapfel und Augenlidern, verursacht dies starke

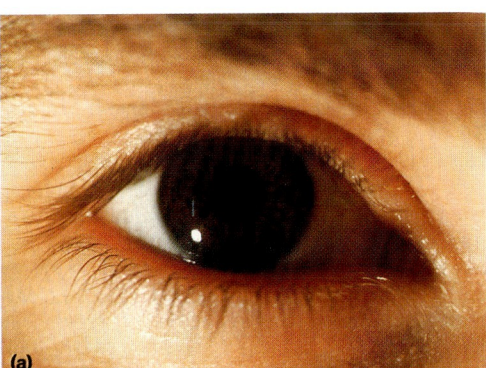

(a)

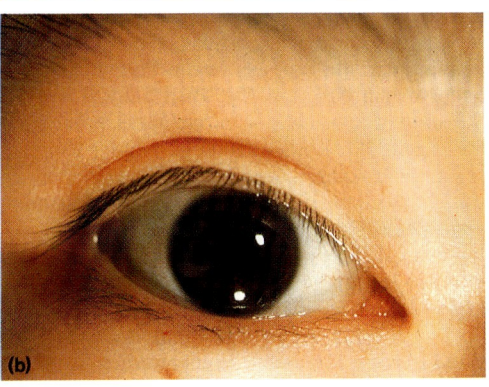

(b)

13-132
Auge eines Europäers (a) und eines Asiaten (b).

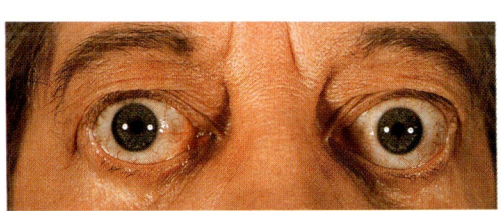

13-133
Exophthalmus bei einem Patienten mit ausgeprägter Hyperthyreose (Schilddrüsenüberfunktion).

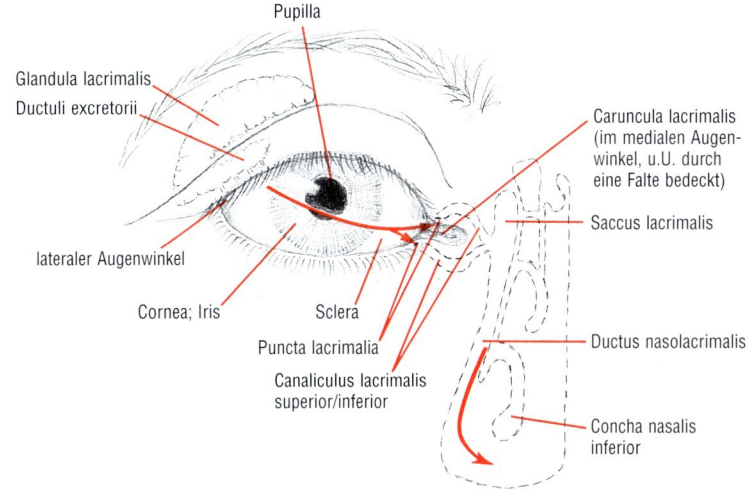

13-134
Auge und Tränenapparat, Apparatus lacrimalis. Die Abflußwege der Tränenflüssigkeit sind durch rote Pfeile dargestellt.

Schmerzen, und der Fremdkörper muß rasch entfernt werden. Lassen Sie Ihren Partner nach unten blicken, fassen Sie dann das Oberlid vorsichtig, aber fest und schlagen Sie es nach außen, so daß der Tarsus zu sehen ist. Dieses Manöver heißt Ektropionieren und wird zum Entfernen von Fremdkörpern angewandt (lassen Sie sich dies einmal von einem klinisch erfahrenen Menschen in der Ambulanz oder auf Station erklären). Betrachten Sie zwischen Tarsus und Conjunctiva die vertikal angeordneten **Glandulae tarsales (Meibom-Drüsen)**; sie sind spezialisierte Talgdrüsen, deren Ausführungsgänge selbständig am Lidrand münden. Wenn sich die Glandulae tarsales entzünden, kann es zu Schwellungen und sogar zu Zystenbildungen an der Innenseite – meist des Unterlids – kommen, die chirurgisch zu entfernen sind. Die Follikel der Augenwimpern können sich ebenfalls infizieren und bilden dann die sog. «Gerstenkörner»; diese führen an der Lidaußenfläche zu Rötung und Schwellung. Suchen Sie ebenso das **Punctum lacrimale** auf der **Papilla lacrimalis** am medialen Lidwinkel auf (Abb. 13-134; siehe unten).

Ziehen Sie nun vorsichtig das Unterlid herunter, und markieren Sie dessen (kleineren) Tarsus, Glandulae tarsales, Papilla lacrimalis inferior sowie Punctum lacrimale. Studieren Sie auch die **Conjunctiva**; sie überzieht die Rückseite des Lids und schlägt am oberen und unteren Gewölbe (Fornix conjunctivae superior und inferior) auf die Sclera über. Die Conjunctiva überzieht auch die Cornea und begrenzt so den **Konjunktivalsack, Saccus conjunctivalis**. Die Conjunctiva sollte immer befeuchtet sein, und der Abschnitt, der die Lider überzieht, ist zudem sehr stark vaskularisiert. Die Tränenflüssigkeit hält die Conjunctiva feucht und wird von der **Tränendrüse, Glandula lacrimalis**, sezerniert. Die Glandula lacrimalis liegt in der Orbita außen und oben. Blinzeln ermöglicht den Transport von Tränenflüssigkeit über das Auge. Eine schnelle Verdunstung der Tränenflüssigkeit und ein Austrocknen der außen liegenden Flächen des Augapfels wird durch das ölige Sekret der Glandulae tarsales (Meibom-Drüsen) verhindert, die einen Film an der Oberfläche bilden. Versuchen Sie einmal (ohne zu blinzeln), starr geradeaus zu schauen; Sie werden feststellen, wie es dabei immer schwerer wird, nicht zu blinzeln, denn dieser Lidschlag erfolgt zur Verhinderung des Austrocknens reflektorisch. Berühren Sie die Korneaoberfläche leicht mit einem Baumwollfaden; ein Lidschlag als Schutzreflex wird erneut ausgelöst werden (Kornealreflex siehe S. 411).

Frage 393: Was könnte passieren, wenn der Kornealreflex nicht auszulösen wäre?

Die Tränenflüssigkeit wird aus dem Konjunktivalsack durch die Puncta lacrimalia (auf den Carunculae lacrimales) durch kapilläre Strömungskräfte abgeleitet; die Puncta lacrimalia liegen dabei in unmittelbarer Nähe zur skleralen Conjunctiva. Falls zuviel Tränenflüssigkeit produziert wird, falls die Augenlider nach außen geschlagen werden oder falls die Abflußwege behindert sind, wird die Tränenflüssigkeit über die Wangen fließen.

Beachten sie die Unterschiede zwischen medialem und lateralem Kammerwinkel des Auges: im lateralen Augenwinkel treffen sich Ober- und Unterlid unmittelbar; am medialen Augenwinkel sind Ober- und Unterlid durch einen schmalen, dreiecksförmigen Spalt voneinander getrennt, in dem sich die **Caruncula lacrimalis** befindet. Fordern Sie nun Ihren Partner auf, so weit wie möglich seitwärts zu schauen – hierbei wird eine halbkreisförmige Konjunktivalfalte durch die Seitwärtsdrehung des Augapfels ins Blickfeld gezogen.

Augenbewegungen

Die Augen führen eine Vielzahl unterschiedlicher Arten von Bewegungen aus. Blitzschnelle Bewegungen fokussieren die Fovea centralis schnell auf das Ziel; langsame Folgebewegungen halten die Fovea centralis weiterhin auf das Ziel orientiert, nachdem dieses ins Visier genommen wurde. Vestibulo-okuläre Reflexe und optokinetische Bewegungen ermöglichen es, auch bei Kopfbewegungen mit starrem Blick das fixierte Ziel im Auge behalten zu können. Dabei nutzen vestibulo-okuläre Reflexe afferente Impulse aus dem Gleichgewichtsorgan; optokinetische Bewegungen nutzen Impulse aus der Netzhaut und sind bei der längerdauernden Fixation auf ein Objekt beteiligt: wenn das Ausmaß der Kopfbewegung dazu führt, daß ein Zielobjekt nicht länger im Fokus bleibt, so richtet eine blitzschnelle, ruckartige Bewegung die Fovea centralis auf ein neues Zielobjekt. Abweichungsbewegungen des Blicks (Konvergenz- und Divergenzbewegungen) lenken die beiden Foveae centrales auf Ziele, die sich zum Kopf hin bewegen oder sich von ihm entfernen; sie ermöglichen auch das räumliche Sehen. Alle diese oben genannten Bewegungsmuster werden durch zentralnervöse Kontrollmechanismen gelenkt.

Prüfen Sie den **Umfang der Augenbewegungen** bei Ihrem Partner, indem Sie ihn auffordern, ohne den Kopf zu bewegen, ein sich bewegendes Zielobjekt zu fixieren. Der Augapfel läßt sich zwar durch eine Kombination unzähliger Bewegungen nach oben, unten, medial und lateral ausrichten, aber er rotiert in der Regel nie um die Sehachse. Eine Bewegung ist somit jenseits des Punktes unmöglich, von dem aus die Pupille durch das Lid verdeckt werden könnte. Beachten Sie, daß – in Ruhe – im Normalfall beide Augen zusammen auf ein Ziel gerichtet sind; sie bewegen sich auch synchron (synchrone Deviation), wenn sie z.B. ein Zielobjekt verfolgen, das sich im Gesichtsfeld bewegt. Fordern Sie Ihren Partner nun auf, ein Objekt zu fixieren, das sich in der Medianen auf ihn zubewegt. Beobachten Sie dabei die Konvergenzreaktion beider Augen.

Untersuchen Sie nun die Lederhaut, Sclera, mit ihrem Überzug, der Conjunctiva. Sie sollte weiß aussehen, kann aber auch gerötet (durch Infektion oder nach einer durchwachten Nacht) oder gelblich verfärbt (wie bei einem Ikterus) sein.

Untersuchen Sie nun die **Hornhaut, Cornea**. Sie sollte durchsichtig sein, wenngleich bei älteren Leuten am Kornealrand ein dunkler Ring zu sehen sein kann (Arcus senilis). Die Cornea sollte sich auch stärker als der restliche Augapfel vorwölben. Die Pigmente enthaltende **Regenbogenhaut, Iris**, begrenzt die **Pupille**, und beide Pupillen sollten gleich groß sein.

Leuchten Sie in die Pupille eines Auges (oder decken Sie ein Auge Ihres Partners mit Ihrer Hand für eine Minute ab, und entfernen Sie dann die Hand wieder). Beobachten Sie dabei, wie sich die Pupille verkleinert, wenn das auf das Auge treffende Licht zunimmt (Miosis).

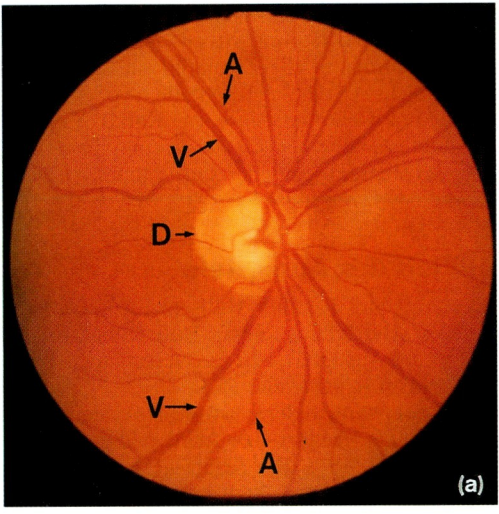
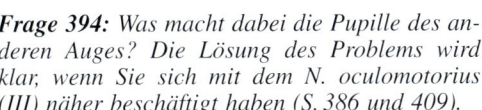

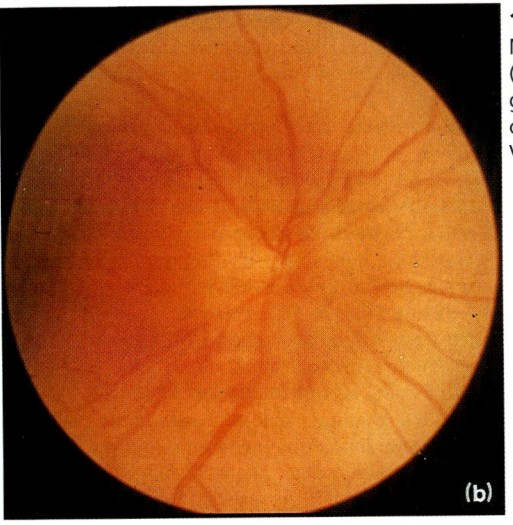

Frage 394: Was macht dabei die Pupille des anderen Auges? Die Lösung des Problems wird klar, wenn Sie sich mit dem N. oculomotorius (III) näher beschäftigt haben (S. 386 und 409).

Fordern Sie Ihren Partner auch auf, ein Objekt im Abstand der eigenen Armlänge genau zu fixieren. Wird nun dieser Gegenstand näher herangebracht, achten Sie darauf, wie sich neben einer Konvergenzreaktion der Augen die Pupillen für das Nahsehen leicht verengen (Nahakkommodation, S. 410).

Fordern Sie Ihren Partner nun auf, weit in die Ferne zu blicken, und schauen Sie mit einem Augenspiegel (Ophthalmoskop) durch die Pupille auf die **Retina** (fragen Sie einen klinisch Erfahrenen, wie man das macht). Suchen Sie den **blinden Fleck** auf, und achten Sie auf dessen Farbe und seine ziemlich klaren Begrenzungen (Abb. 13-135a). Beachten Sie auch die Gefäße, die strahlenförmig vom Sehnerveneintritt wegziehen; machen Sie sich den Unterschied von Arterien und Venen klar. Versuchen Sie auch, die **Fovea centralis** (= Stelle schärfsten Sehens) etwas lateral vom blinden Fleck aufzufinden. Die Fovea centralis erscheint im Vergleich zur rötlichen Umgebung der restlichen Retina etwas gelblicher. Machen Sie sich auch klar, daß nur an der Retina (als einzigem Ort in unserem Körper) Blutgefäße direkt beobachtet werden können.

Zum Schluß fordern Sie Ihren Partner auf, die Augen zu schließen; erinnern Sie sich dabei an den Unterschied zwischen sanftem Lidschluß und Zusammenpressen der Augen (S. 314). Achten Sie auf Dichte und Ausdehnung der Augenbrauen (Patienten mit Hypothyreose verlieren leichter die Haare an den lateralen Bereichen ihrer Augenbrauen).

B. Präparation und makroskopische Anatomie des Augapfels (Abb. 13-136, 13-137)

Die Augen sind in der Regel bei menschlichen Präparaten nicht gut fixiert; des weiteren sind die Hornhäute u. U. zur Hornhauttransplantation sogar freigegeben worden. Bevor Sie sich deshalb mit dem Thema Augen beschäftigen, nehmen sie ein Ochsenauge zur Hand, das Sie präparieren können. Dessen prinzipieller Aufbau entspricht dem des Auges eines Menschen, wenngleich das Auge eines Ochsen viel größer ist und seine Pupille sich unterscheidet.

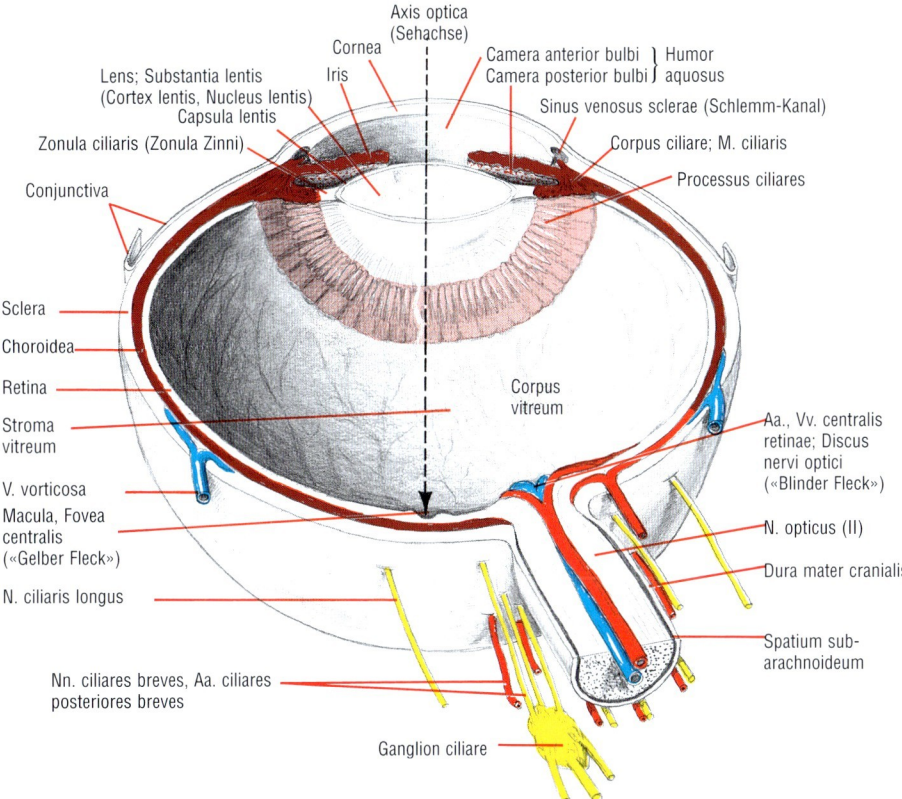

13-136
Blick in das Innere des Augapfels, Bulbus oculi. Horizontalschnitt auf Höhe der Mitte der Pupille (die obere Augenhälfte entfernt).

Studieren Sie erst die äußeren Strukturen. Der Augapfel eines Menschen ist in etwa eine Kugel von ungefähr 2,5 cm Durchmesser, wobei sich aber die lichtdurchlässige Hornhaut (Cornea) noch weiter nach vorne vorwölbt. Eintreffende Bildpunkte sollten an der Macula (= gelber Fleck) fokussiert werden, so daß der anteroposteriore Augendurchmesser auf die unterschiedlichen Brechungsindizes der verschiedenen Medien angepaßt sein sollte.

Frage 395: Wie wird die Sehkraft beeinflußt, wenn der Augapfel länger oder kürzer als im Normalfall (bezogen auf die Brechkraft der Linse) ist?

An der Hinterfläche erreicht der **Sehnerv (N. opticus [II])** etwas medial des anteroposterioren Augendurchmessers den kugelförmigen Augapfel. Im Sehnerven befinden sich **A. centralis retinae** und entsprechende **Begleitvenen**. Der N. opticus (II) wird von Bindegewebe umhüllt, das sich kontinuierlich in die Dura mater cranialis fortsetzt. Sie wird von der Arachnoidea mater cranialis überzogen und vom N. opticus (II) durch den sog. Subarachnoidalraum abgetrennt. So wird jede Erhöhung des Liquordrucks – häufig durch intrakranielle, raumfordernde Prozesse ausgelöst – auch in diese Aussackung des Subarachnoidalraums übertragen, und es resultiert eine Kompression der Venen im N. opticus (II). Dadurch kommt es wiederum zur Erweiterung der Retinavenen und zu einer venösen Abflußstauung. Das entsprechende Begleitödem bewirkt, daß sich die Austrittsstelle des Sehnerven («blinder Fleck») abflacht und die Randbereiche verwischen. Alle diese Veränderungen lassen sich mit einem Augenspiegel erkennen (Abb. 13-135b).

Frage 396: Was passiert, wenn der Sehnerv von einem erhöhten, intrakraniellen Druck fortlaufend beeinträchtigt wird? Wie wird sich das ophthalmoskopische Bild der Austrittsstelle des Sehnerven dann darstellen?

An der Austrittsstelle des Sehnerven (II) sind kranzförmig die Eintrittspunkte der **Nn.** und **Aa. ciliares** angeordnet; diese Strukturen versorgen – bis auf die Retina – alle Teile des Augapfels. Die **Venen (Vv. ciliares, Vv. vorticosae)**, über die das Blut aus dem Auge abgeleitet wird, durchbrechen die Sclera in Höhe des Äquators des Augapfels.

Die Kammern des Auges

Betrachten Sie einen Horizontalschnitt in Höhe des Äquators durch das menschliche Auge, und bezeichnen Sie die entsprechenden Strukturen (Abb. 13-136; 13-137). Die Räume vor und hinter der Iris bezeichnet man als **vordere** bzw. **hintere Augenkammer (Camera anterior bulbi, Camera posterior bulbi)**. Beide Kammern sind mit wasserklarer Flüssigkeit **(Kammerwasser)** gefüllt, die von den **Fortsätzen** des **Ziliarkörpers (Choroidea)** in die hintere Augenkammer

abgegeben wird. Der Raum hinter der Linse ist mit gelartigem **Humor vitreus** gefüllt, der von einer **Membrana vitrea** umhüllt ist. Beim Fetus findet sich von der Austrittsstelle des Sehnerven zur Hinterfläche der Linse ein **Kanal (Canalis hyaloidea)**, der einen Ast der A. centralis retinae **(A. hyaloidea)** für die sich intrauterin entwickelnde Linse führt.

Hüllen des Augapfels

Der Augapfel hat drei Hüllschichten. Fenstern Sie zur Darstellung dieser Hüllen die Außenfläche des Augapfels, und tragen dann die einzelnen Hüllen schichtweise ab.

Die **Lederhaut, Sclera**, ist die äußerste Bindegewebshülle, schützt das Auge und bildet das «Weiße» im Auge. Die Sclera geht an der Hinterseite des Augapfels kontinuierlich in die Dura mater cranialis über, die den N. opticus (II) umhüllt. An der Vorderseite des Augapfels bildet die Sclera die lichtdurchlässige **Hornhaut, Cornea**. Sie besteht im Grunde genommen ebenso aus abwechselnd angeordneten Bindegewebslamellen. Die Cornea wird an ihrer Vorderseite von unverhorntem Plattenepithel (Lamina limitans anterior = **Bowman-Membran**) bedeckt, das unmittelbar an die Conjunctiva Anschluß findet; an ihrer Hinterseite findet sich ein einschichtiges, kubisches Epithel **(Descemet-Membran)**, das auch die Auskleidung der vorderen Augenkammer liefert. Die Cornea ist deshalb lichtdurchlässig, weil die Brechungsindizes aller ihrer Bestandteile gleich sind, immer vorausgesetzt, daß die Augenvorderfläche befeuchtet ist. Das auftreffende Licht wird am stärksten an der Grenze Luft-Cornea gebrochen.

Frage 397: Wenn man Kontaktlinsen trägt, wo findet dann zum größten Teil die Lichtbrechung statt?

Studieren Sie nun die Außenfläche des Bulbus oculi an der Grenze von Hornhaut und Lederhaut (korneoskleraler Übergang), und achten Sie dabei auf die diskrete Änderung der Krümmung, die an dieser Stelle zu sehen ist. An dieser Stelle im Bindegewebe liegt die ringförmig verlaufende, weite Vene **(Sinus venosus sclerae = Schlemm-Kanal)**. Das Kammerwasser wird dabei aus der vorderen Augenkammer über ein bindegewebiges Maschenwerk (Reticulum trabeculare [Lig. pectinatum]) in den sog. Schlemm-Kanal abgeleitet. Die Spalträume dieses bindegewebigen Maschenwerks sind wiederum Teil der Wand des Schlemm-Kanals, der unmittelbar an die vordere Augenkammer angrenzt.

Beschäftigen Sie sich nun mit dem **Kammerwinkel, Angulus iridocornealis**; mit ihm begrenzen hinterer Rand der Hornhaut und Vorderfläche der Regenbogenhaut die vordere Augenkammer nach lateral.

Frage 398: Wenn der Kammerwinkel tatsächlich zu eng oder der Schlemm-Kanal verlegt ist, so daß der Abfluß von Kammerwasser nicht mehr möglich ist, was wäre dann die Folge? Welche Korrektur an der Regenbogenhaut könnte den Verschluß aufheben, und wie ist dabei vorzugehen?

Suchen Sie unmittelbar hinter dem Schlemm-Kanal nach dem **Processus ciliaris**, der nach vorne und innen vorspringt und an dem sich der M. ciliaris anheftet.

13-137
Horizontalschnitt durch den vorderen Abschnitt des Augapfels, Bulbus oculi.

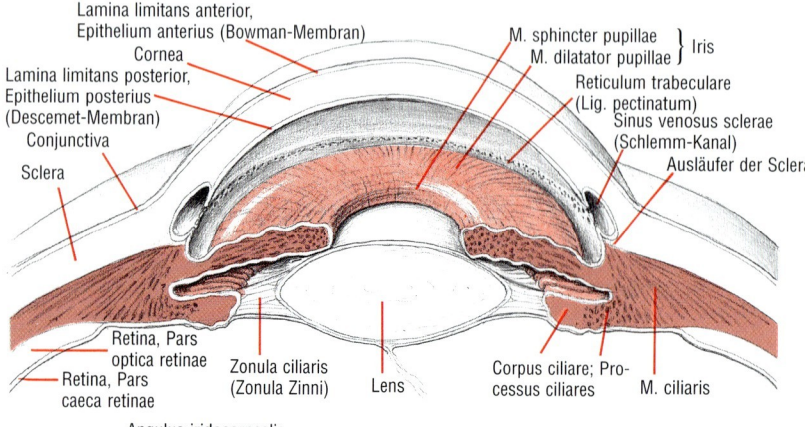

Lamina limitans anterior,
Epithelium anterius (Bowman-Membran)
Cornea
Lamina limitans posterior,
Epithelium posterius
(Descemet-Membran)
Conjunctiva
Sclera

M. sphincter pupillae } Iris
M. dilatator pupillae
Reticulum trabeculare
(Lig. pectinatum)
Sinus venosus sclerae
(Schlemm-Kanal)
Ausläufer der Sclera

Retina, Pars optica retinae
Retina, Pars caeca retinae
Zonula ciliaris (Zonula Zinni)
Lens
Corpus ciliare; Processus ciliares
M. ciliaris
Angulus iridocornealis

Studieren Sie nun die mittlere Hüllschicht des Augapfels, die **Aderhaut (Choroidea = Tunica vasculosa bulbi)**. Die Choroidea ist gefäßreich und pigmentiert. Sie bildet eine schmale Schicht, die an der Hinterfläche 80 Prozent des Augapfels auskleidet und aus einem feinen Kapillarnetz sowie aus Gefäßen besteht; letztgenannte versorgen auch das Kapillarnetz. Vorne, auf Höhe des Processus ciliaris sclera, bildet die Tunica vasculosa bulbi den **Ziliarkörper, Corpus ciliare**. Von ihm aus strahlen etwa 70 bis 80 **Processus ciliares** nach zentral und bieten Anheftungsareale für die **Zonulafasern** (d.h. den Aufhängeapparat der Linse) (Abb. 13-137). Die Processus ciliares sind von einem Epithel bedeckt, welches das Kammerwasser produziert.

Noch weiter vorne (quasi als der freie Rand der Tunica vasculosa bulbi) liegt die **Regenbogenhaut, Iris**. Sie ist eine pigmentierte Scheidewand mit Muskulatur und Gefäßen, die sich nach medial und etwas nach vorne auf die Linse ausrichtet und das **Sehloch, Pupille**, umgrenzt. Die bikonvexe **Linse** ist aus Reihen langgestreckter Linsenfasern aufgebaut, die miteinander eine Vielzahl konzentrischer Schalen bilden; dabei ist jede Schale im Faserverlauf senkrecht zur nächsten ausgerichtet. Die Linse ist beim Feten nahezu kugelförmig, wächst jedoch während des Lebens; so ist letztlich beim Erwachsenen die Krümmung der hinteren Linsenfläche stärker als die der vorderen.

Studieren Sie nun den **Aufhängeapparat der Linse** hinter der Iris: ein **Fasersystem** aus zahlreichen, kleinen Fasern unmittelbar vor und hinter dem Linsenrand (Aequator lentis) befestigt die Linse am Ziliarkörper (Corpus ciliare). Die Spannung dieses Fasersystems und somit die Linsenkrümmung respektive deren Brechkraft steht unter Kontrolle des **M. ciliaris**.

Frage 399: Im Alter wird die Linse steifer und ihre Vorder- bzw. Hinterfläche abgeflachter. Welche Auswirkungen haben diese Veränderungen auf die Sehkraft?

Bei älteren Menschen kann die Linse auch trübe werden, und es kann ein Katarakt (sog. grauer Star) entstehen. Falls die Eintrübung der Linse schwerwiegend wird, ist die Linse chirurgisch zu entfernen, um die Sehkraft wiederherzustellen. Die Brechkraft der Linse läßt sich durch entsprechende Gläser ersetzen oder durch Implantation einer künstlichen Linse wiedergewinnen. Katarakte sind oft mit gelblichen Farbtönen verbunden; dadurch ist der Patient nach einer Kataraktoperation immer sehr überrascht, wenn er die Farben seiner Umgebung, insbesondere im blauen Bereich, wieder neu erfahren kann.

Die innere Augenhaut, Tunica interna bulbi, bildet die **Netzhaut, Retina**. Sie ist eine feine Membran, die aus zwei Lagen besteht. Die äußere Lage der Retina (Pars pigmentosa retinae) liegt der Aderhaut (Choroidea) innen an und ist eine einschichtige Lage von Pigmentzellen; sie reicht nach vorne bis zu den Processus ciliares. Die Pigmentzellen verhindern die Streuung auftretenden Lichts nach lateral und zurück auf die Photorezeptoren (siehe unten).

Auf der Innenseite der Pars pigmentosa retinae liegt die eigentliche lichtempfindliche Schicht an, die Pars nervosa retinae. Die Photorezeptoren, die Zapfen und die Stäbchen liegen unmittelbar der Pigmentzellage an; ja die Fortsätze der Zapfen und Stäbchen sind sogar zum Teil von

Pigmentzellen umhüllt. Stäbchen und Zapfen sind sehr komplex (über bipolare, horizontale und amakrine Zellen) mit Ganglienzellen der Retina (Stratum ganglionare retinae) sowie des N. opticus (II) (Stratum ganglionare nervi optici) verschaltet. Die Ganglienzellschichten liegen in Richtung Augeninneres (Glaskörper). Sie sind

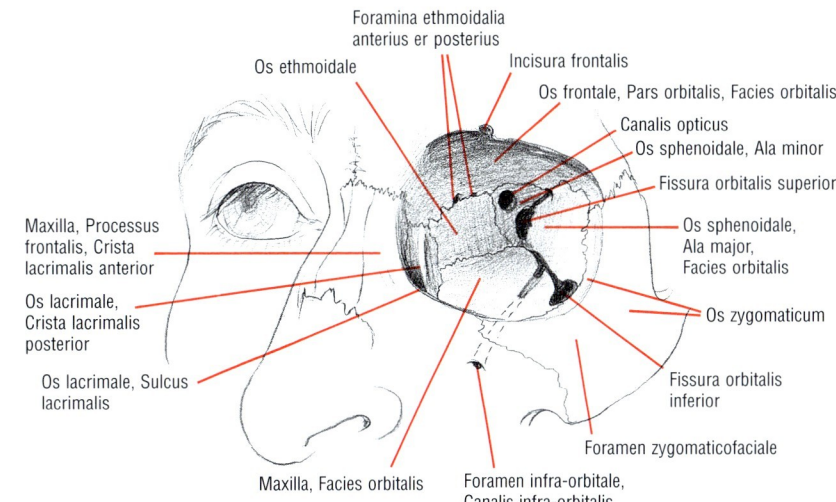

13-138
Knöcherne Struktur der Augenhöhle, Orbita.

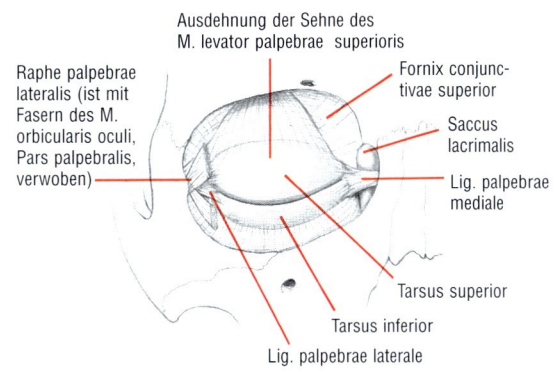

13-139
Augenlider, Palpebrae, und deren Anheftungsareale an der Orbita.

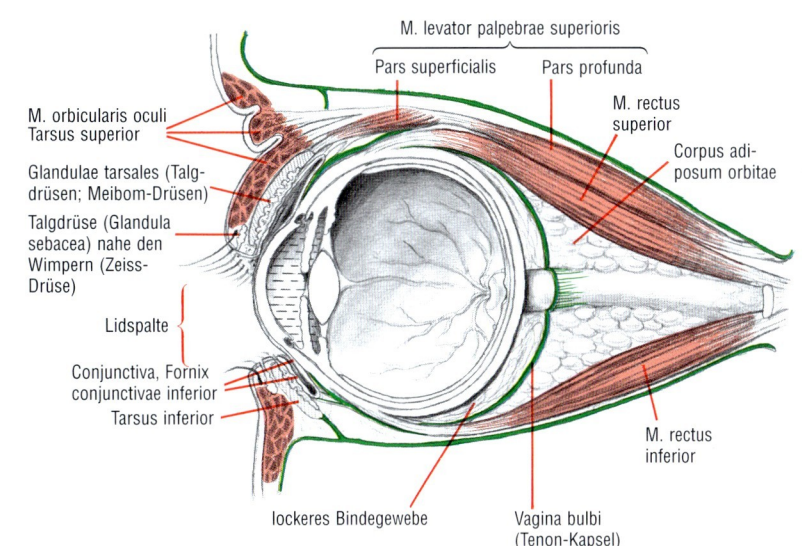

13-140
Augenhöhle, Orbita. Sagittalschnitt.

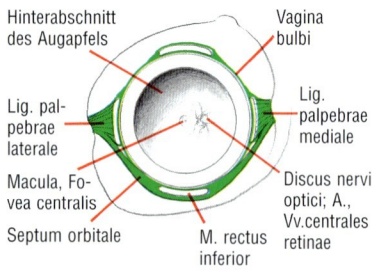

13-141
Bindegewebige Gleithülle in der Orbita, Spatium episclerale, mit Vagina bulbi (Tenon-Kapsel). Frontalschnitt durch die Augenhöhle.

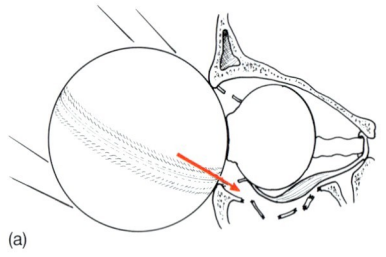

(a)

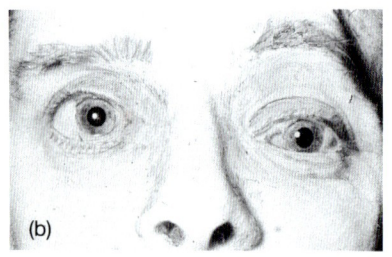

(b)

13-142
Fraktur des (dünnen) Bodens der knöchernen Augenhöhle (Blowout-Fraktur) sowie u.a. Riß der Ligamenta palpebralia (a);
(b) Verlagerung des betroffenen linken Auges (linkes Auge liegt tiefer), Gefahr von Bewegungsstörungen des Auges mit Doppelbildern.

die efferenten Umschaltstellen der Retina in Richtung Gehirn. Die langen Axone der Ganglienzellen orientieren sich auf den **blinden Fleck** zu; dort werden sie gebündelt und bilden so den **Sehnerven (N. opticus [II])**. Etwa 3 mm lateral vom blinden Fleck, exakt in der anteroposterioren Achse des Augapfels, werden Sie bei der Spiegelung des Augenhintergrundes den sog. **gelben Fleck**, die Stelle schärfsten Sehens (**Fovea centralis**) erkennen. Nur hier finden sich ausschließlich Zapfen als Photorezeptoren. Die Fovea centralis ist leicht eingezogen, da die anderen nervalen Strukturen der Retina im Zentrum fehlen und an deren Peripherie verlagert sind, damit das Licht direkt und unmittelbar die Rezeptoren erreicht.

An der dem Glaskörper unmittelbar benachbarten Seite der Retina ziehen die **Arterien** und **Venen der Retina** und deren Äste. Betrachten Sie nochmals mit dem Augenspiegel den gelben Fleck an der Retina. Die Gefäße laufen zwar an dieser Stelle zusammen, sie liegen aber nicht über dem gelben Fleck: die Macula lutea und somit die Fovea centralis sind gefäßfrei.

Innere Augenmuskeln (Abb. 13-137)

Kontrolle der Pupillenweite
Die Pupille verengt und erweitert sich (von 1 mm bis 8 mm Durchmesser) und reguliert so den Lichteinfall auf die Retina. Die Pupillenweite ist dabei durch das Wechselspiel zweier unterschiedlich aufgebauter Muskeln (glatte Muskulatur) kontrolliert: der **M. dilatator pupillae** besteht aus dünnen, radiär zur Pupillenöffnung angeordneten Bündeln glatter Muskulatur, der **M. sphincter pupillae** aus kreisförmig um den Pupillenrand gelegenen Spiralzügen glatter Muskulatur. M. dilatator pupillae und M. sphincter pupillae liegen beide im Irisstroma. Versuchen Sie, die Faserbündel dieser Muskeln mit einer feinen Pinzette darzustellen. Der M. dilatator pupillae wird von noradrenergen, sympathischen Fasern, der M. sphincter pupillae dagegen von cholinergen, parasympathischen Fasern aus dem Ganglion ciliare (S. 386) innerviert. Diese postganglionären, parasympathischen Fasern lagern sich dem N. oculomotorius (III) an.

Akkommodation

Die Akkommodation (Anpassung an das Nahsehen) unterliegt der Kontrolle des **M. ciliaris**, der die Krümmung der Linse reguliert. Die Fasern des M. ciliaris entspringen vom Processus ciliaris am korneo-skleralen Übergang und ziehen nach rückwärts in den Ziliarkörper. Durch Kontraktion des M. ciliaris richtet sich der Ziliarkörper nach vorne aus, und es entspannen sich somit die Zonulafasern; aus diesem Grunde kann sich die Linse (entsprechend ihrer Eigenelastizität) stärker krümmen und für das Nahsehen Objekte auf der Retina besser fokussieren. Der M. ciliaris wird im übrigen von postganglionären, parasympathischen Fasern aus dem Ganglion ciliare innerviert.

C. Präparate der Orbita
Die Augen liegen in der knöchernen Orbita. Wiederholen Sie nochmals an einem knöchernen Schädel die Knochen, die die Wände der Orbita bilden (Abb. 13-138). Achten Sie auch darauf, daß das Auge vorne durch Ober- und Unterlid geschützt wird. Jedes Augenlid (Palpebra) besteht aus einer derben **Bindegewebsplatte (Tarsus superior, Tarsus inferior)**. Von diesen Bindegewebsplatten ziehen Bänder, **Ligamenta palpebralia mediale** und **laterale**, zum knöchernen Rand der Orbita (Abb. 13-139). Oberhalb der Ligamenta palpebralia liegt die Pars palpebralis des M. orbicularis oculi. Er kontrahiert sich reflektorisch (Lidschlag) und schließt so die Augenlider bei möglicherweise gefährlichen Reizen für das Auge (wie etwa Lichtblitze oder starker Lichteinfall oder etwa Reize auf die Hornhaut oder Conjunctiva oder im Schlaf). Wiederholen Sie nochmals die Anheftungsareale der verschiedenen Anteile des M. orbicularis oculi (S. 315). Studieren Sie nun die fibroelastische Gleithülle **Capsula bulbi (Tenon-Kapsel)** (Abb. 13-140); sie enthält u.a. den Augapfel (Bulbus oculi); aus dieser Gleithülle kann der Augapfel auch chirurgisch enukleiert werden. Die Tenon-Kapsel ist an der Austrittsstelle des N. opticus (II) mit diesem verwachsen; ebenso ist sie vorne hinter dem Hornhautrand mit der Lederhaut des Augapfels verbunden. Sie geht auch kontinuierlich in die Bindegewebshüllen der äußeren Augenmuskeln über, wenn diese die Tenon-Kapsel durchbrechen, um in der Sclera zu inserieren. Von diesen Bindegewebshüllen der äußeren Augenmuskeln ziehen Ausläufer nach außen. Jene bindegewebigen Ausläufer sind topographisch eng an Mm. rectus medialis bzw. lateralis angenähert und bilden so ein **mediales** bzw. **laterales Halteband**; diese Bandstrukturen sind an den benachbarten Wänden der knöchernen Orbita sowie an Ligamentum palpebrale mediale bzw. laterale fixiert. Die bindegewebigen Aufhängebänder unterstützen die Stabilisierung der horizontalen Ausrichtung des Augapfels.

An der Unterseite des Augapfels findet sich eine Verstärkung der Hüllfaszie, das **Lig. suspensorium** des Augapfels (Abb. 13-141). Es ist quasi Halteschlinge für den Augapfel und bestimmt dessen vertikale Position. Das Ligamentum suspensorium ist zum einen mit den Muskelfaszien von Mm. rectus inferior und obliquus inferior verwoben, nähert sich andererseits aber auch dem medialen bzw. lateralen Halteapparat und erhält so mittelbar Fixationsflächen an den knöchernen Rändern der Orbita. Gesichtsverlet-

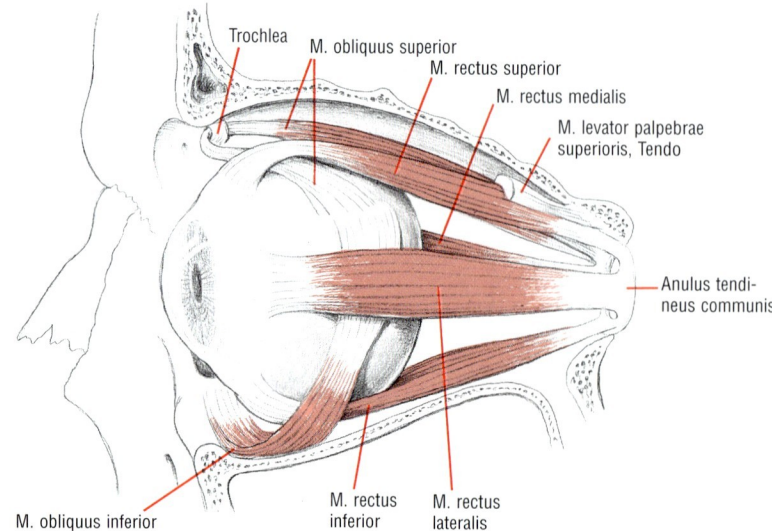

13-143
Äußere Augenmuskeln, Mm. bulbi.

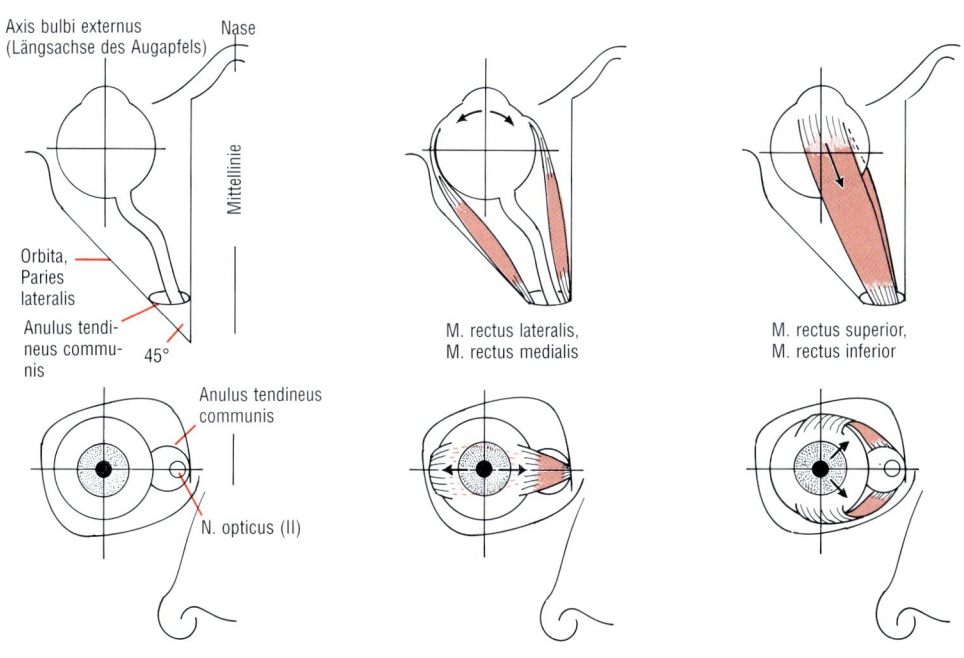

13-144
Strukturen im hinteren Abschnitt
der Augenhöhle. L = N. lacrimalis;
F = N. frontalis; T = N. trochlearis
(IV); NC = N. nasociliaris;
A = N. abducens (VI).

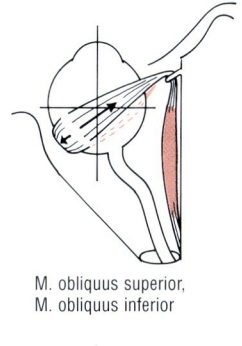

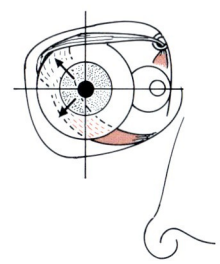

13-145
Bewegungen des Augapfels, Orbita, und der äußeren Augenmuskeln, Mm. bulbi. Obere Bild-
reihe: Ansicht von oben; Pfeile markieren die Zugrichtung der entsprechenden Muskeln. Untere
Bildreihe: Ansicht von vorne; Pfeile zeigen die entsprechenden Bewegungen der Pupille.

zungen, bei denen das Lig. suspensorium reißt
(Abb. 13-142a) oder bei denen dessen laterale
Fixation an einem kleinen Knochenvorsprung an
der Medialseite des Jochbeins betroffen ist, verursachen eine Verlagerung des Bulbus oculi nach
unten (Abb. 13-142b).

*Frage 400: Welche Folgen auf das Sehvermögen
ergeben sich, falls das Lig. suspensorium an seinem Ursprungsareal gerissen ist?*

Das Auge ist außerhalb der Tenon-Kapsel (Vagina bulbi) im **Corpus adiposum orbitae** gelagert.
Dieses **Orbitalfett** bildet quasi ein Gleitlager, in
dem sich der Augapfel bewegt. Bestimmte Antei-

le dieses Fettkörpers zeigen Affinitäten zu Im-
munglobulinen. Sie können auch bei bestimmten
Autoimmunerkrankungen, wie etwa bei der Hyperthyreose, hypertrophieren; dadurch wird der
Augapfel nach vorne gedrückt, und es kommt
zum **Exophthalmus** (Abb. 13-133).

Äußere Augenmuskeln
(Abb. 13-143 bis 13-145)

Der Augapfel läßt sich in bestimmtem Umfang
durch die vier geraden und die zwei schrägen
äußeren Augenmuskeln (Mm. bulbi) bewegen.
Die vier **geraden Augenmuskeln (Mm. recti)**

entspringen an der Hinterseite der knöchernen Orbita von einem Sehnenring (Anulus tendineus communis), der den Canalis nervi optici und den medialen Bereich der Fissura orbitalis superior kreisförmig umgibt (Abb. 13-143). Die vier geraden Augenmuskeln ziehen nach vorne, wobei sie quasi den Augapfel umgeben, und inserieren vor der horizontalen Achse des Bulbus oculi, aber hinter der korneo-skleralen Verbindung an der Sclera. Grenzen Sie nun den **M. rectus medialis** und den **M. rectus lateralis** ab, die den Augapfel entsprechend ihren Namen nach medial bzw. lateral bewegen (Abb. 13-145). Suchen Sie auch **den M. rectus superior** sowie den **M. rectus inferior** auf; die letztgenannten Muskeln lenken nicht nur den Blick entsprechend nach oben oder unten, sondern sie rotieren den Augapfel auch nach medial (innen). Die Mm. recti superior, medialis und inferior werden vom N. oculomotorius (III) innerviert; der M. rectus lateralis wird dagegen vom N. abducens (VI) versorgt.

Frage 401: Auf welche Weise können M. rectus superior und M. rectus inferior das Auge nach medial lenken?

Stellen Sie nun den **M. obliquus superior** dar; er entspringt von der medialen Wand der knöchernen Orbita, unmittelbar medial des Anulus tendineus communis. Er zieht oberhalb des M. rectus medialis nach vorne in Richtung einer bindegewebigen Schlinge (Trochlea), die am Os lacrimale befestigt ist. Hier wird der Muskel sehnig, und die entfaltete Sehne biegt in spitzem Winkel nach hinten und lateral (unter dem M. rectus superior) um; sie setzt schließlich am posterolateralen Quadranten des Augapfels an. Der M. obliquus superior dreht die Cornea nach unten und seitlich, so daß wir die rechte oder linke untere Ecke unseres Gesichtsfeldes sehen können.

Der **M. obliquus inferior** entspringt vorne vom medialen Boden der Orbita (nahe dem Saccus lacrimalis) sowie vertikal neben der Trochlea. Seine Muskelfasern ziehen nach hinten und lateral unter denen des M. rectus inferior und inserieren mit dem M. obliquus superior am posterolateralen Quadranten des Augapfels. Der M. obliquus superior wird vom N. trochlearis (IV), der M. obliquus inferior vom N. oculomotorius (III) innerviert.

Frage 402: In welche Richtungen dreht der M. obliquus inferior den Augapfel?

Die Kontraktionen der einzelnen äußeren Augenmuskeln würden gewisse Drehbewegungen des Augapfels um eine anteroposteriore Achse auslösen. Eine derartige Drehbewegung kann man aber bei normalen Augenbewegungen nicht sehen, die ja das Ergebnis koordinierter Kontraktion und Entspannung aller äußeren Augenmuskeln darstellen. Wenn jedoch ein oder mehrere äußere Augenmuskel/n gelähmt ist/sind, dann kann die Muskelaktion der verbleibenden äußeren Augenmuskeln eine Drehung des Augapfels hervorrufen.

Suchen Sie nun den **M. levator palpebrae superioris** auf (Abb. 13-140); dieser Muskel hebt das Oberlid. Er entspringt vom hinteren Abschnitt des Orbitadaches, unmittelbar oberhalb des Ursprungs des M. rectus superior; er inseriert am Lidrand des Oberlides (Lamina superficialis) sowie am Tarsus des Oberlides (Lamina profunda). Der weitaus größte Teil des M. leva-

tor palpebrae superioris besteht aus quergestreifter Skelettmuskulatur und wird vom N. oculomotorius (III) innerviert; nur seine Fasern an der Lamina profunda sind glatte Muskulatur und werden von sympathischen Nervenfasern versorgt.

Frage 403: Eine Ptosis (das Herabhängen des Oberlids) kann durch eine Schädigung entweder der Augenmuskelnerven oder des Sympathicus entstehen. Wodurch würde sich die Ptosis in diesen beiden Fällen unterscheiden?

Arterien und Venen der Orbita
(Abb. 13-146)

Suchen Sie jetzt die **A. ophthalmica** auf. Sie ist ein Ast der A. carotis interna, der aus der A. carotis interna abzweigt, kurz nachdem diese den Sinus cavernosus verlassen hat. Die A. ophthalmica zieht mit dem N. opticus (II) durch den Canalis nervi optici und gibt die **A. centralis retinae** ab; diese dringt in den N. opticus (II) ein und versorgt ihn sowie die Retina. Verfolgen Sie die A. ophthalmica in ihrem Verlauf, wie sie den Sehnerven überkreuzt und nach vorne weiterzieht. Suchen Sie auch 1. die **A. lacrimalis** auf, die an der Außenseite der Orbita in Richtung Glandula lacrimalis und Augenlider zieht; 2. die **Aa. ciliares** longi und breves durchbrechen den Augapfel, ziehen um den Sehnerven und erreichen so die Aderhaut, 3. die große **A. supra-orbitalis**; sie zieht gemeinsam mit dem N. supra-orbitalis am Dach der Orbita nach vorne und verläßt die Orbita über das Foramen (Incisura) supra-orbitale; 4. die **Rami musculares** zu den Muskeln in der Orbita sowie 5. die **Aa. ethmoidales anterior** und **posterior**, die durch die mediale Orbitawand hindurchtreten und die Siebbeinzellen erreichen. Die A. ethmoidalis anterior zieht dabei kurzzeitig erneut in das Schädelinnere und erreicht schließlich über das Dach des Nasenraums die Nase.

Die **Vv. ophthalmicae superior** und **inferior** stehen zum einen mit den Vv. faciales am medialen Orbitarand – über die Fissura orbitalis inferior – in Verbindung, sowie zum anderen mit dem Plexus pterygoideus und den tiefen Gesichtsvenen. Die Vv. ophthalmicae erhalten Zuflüsse aus dem Inneren der Orbita und ziehen nach hinten durch die Fissura orbitalis superior in Richtung Sinus cavernosus.

Nerven der Orbita (Abb. 13-146, 13-147)

Mit Ausnahme des N. opticus (II) erreichen alle Nerven über die Fissura orbitalis superior die Orbita (Abb. 13-144).

Suchen Sie nun den **N. ophthalmicus (V/1)** und seine Äste auf; er innerviert sensibel Augapfel und Conjunctiva (Nn. ciliares longi), die Haut über der Stirn (N. supra-orbitalis, N. lacrimalis), die Nase (N. supratrochlearis, N. infratrochlearis, Rr. nasales externi) sowie die Siebbeinzellen und den oberen Abschnitt der Nase (S. 320).

Stellen Sie auch den dünnen **N. trochlearis (IV)** dar, wie er durch die Fissura orbitalis superior, unmittelbar außerhalb des Anulus fibrosus communis vom M. obliquus superior zieht.

Suchen Sie ebenso den **N. abducens (VI)** auf; er zieht wiederum innerhalb des Anulus fibrosus communis durch die Fissura orbitalis superior; er liegt somit innerhalb der Muskelhülle und innerviert den M. rectus lateralis.

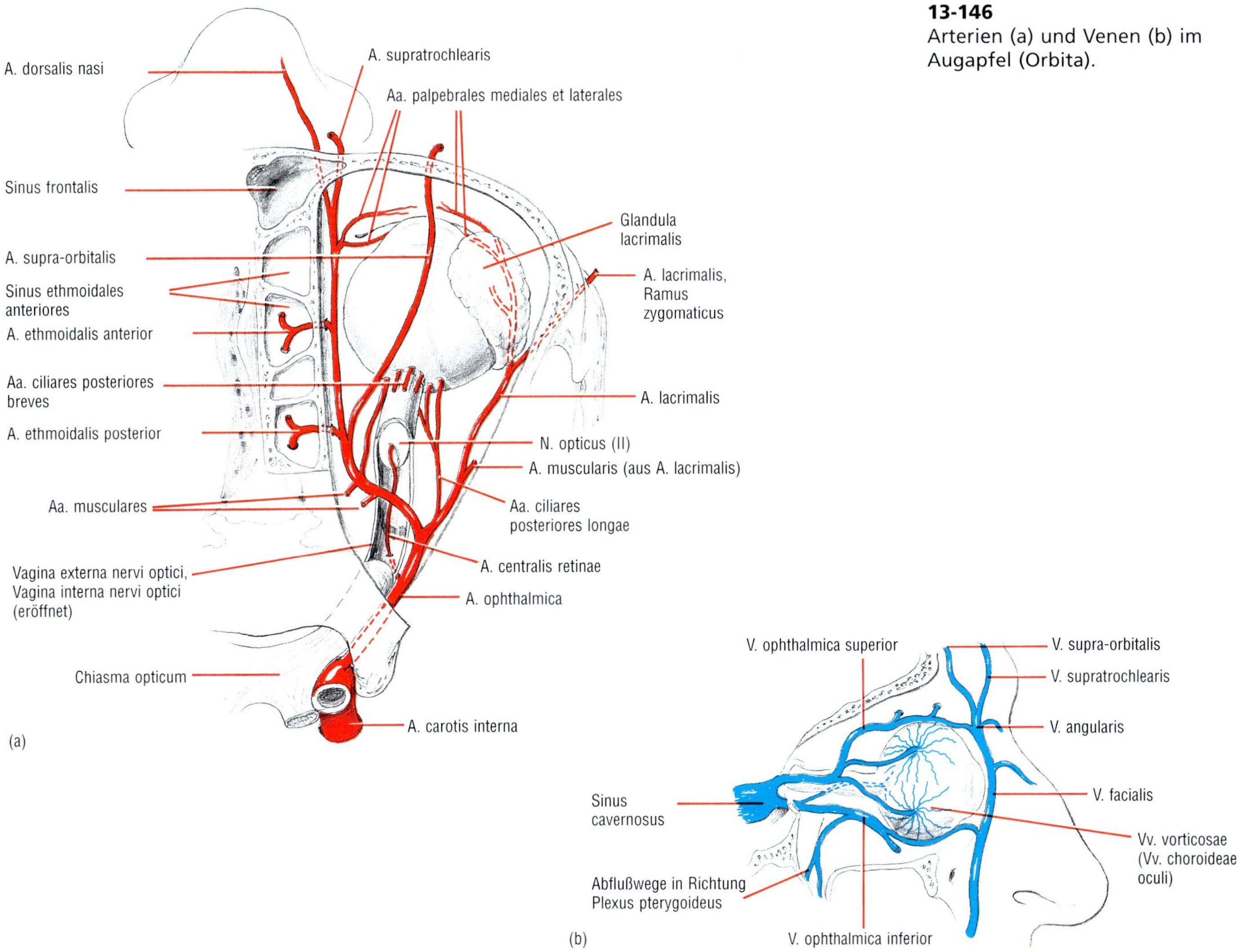

A. dorsalis nasi

A. supratrochlearis

Aa. palpebrales mediales et laterales

Sinus frontalis

Glandula lacrimalis

A. supra-orbitalis

A. lacrimalis, Ramus zygomaticus

Sinus ethmoidales anteriores

A. ethmoidalis anterior

Aa. ciliares posteriores breves

A. lacrimalis

A. ethmoidalis posterior

N. opticus (II)

A. muscularis (aus A. lacrimalis)

Aa. musculares

Aa. ciliares posteriores longae

Vagina externa nervi optici, Vagina interna nervi optici (eröffnet)

A. centralis retinae

A. ophthalmica

Chiasma opticum

A. carotis interna

(a)

V. ophthalmica superior

V. supra-orbitalis

V. supratrochlearis

V. angularis

V. facialis

Sinus cavernosus

Vv. vorticosae (Vv. choroideae oculi)

Abflußwege in Richtung Plexus pterygoideus

V. ophthalmica inferior

(b)

13-146
Arterien (a) und Venen (b) im Augapfel (Orbita).

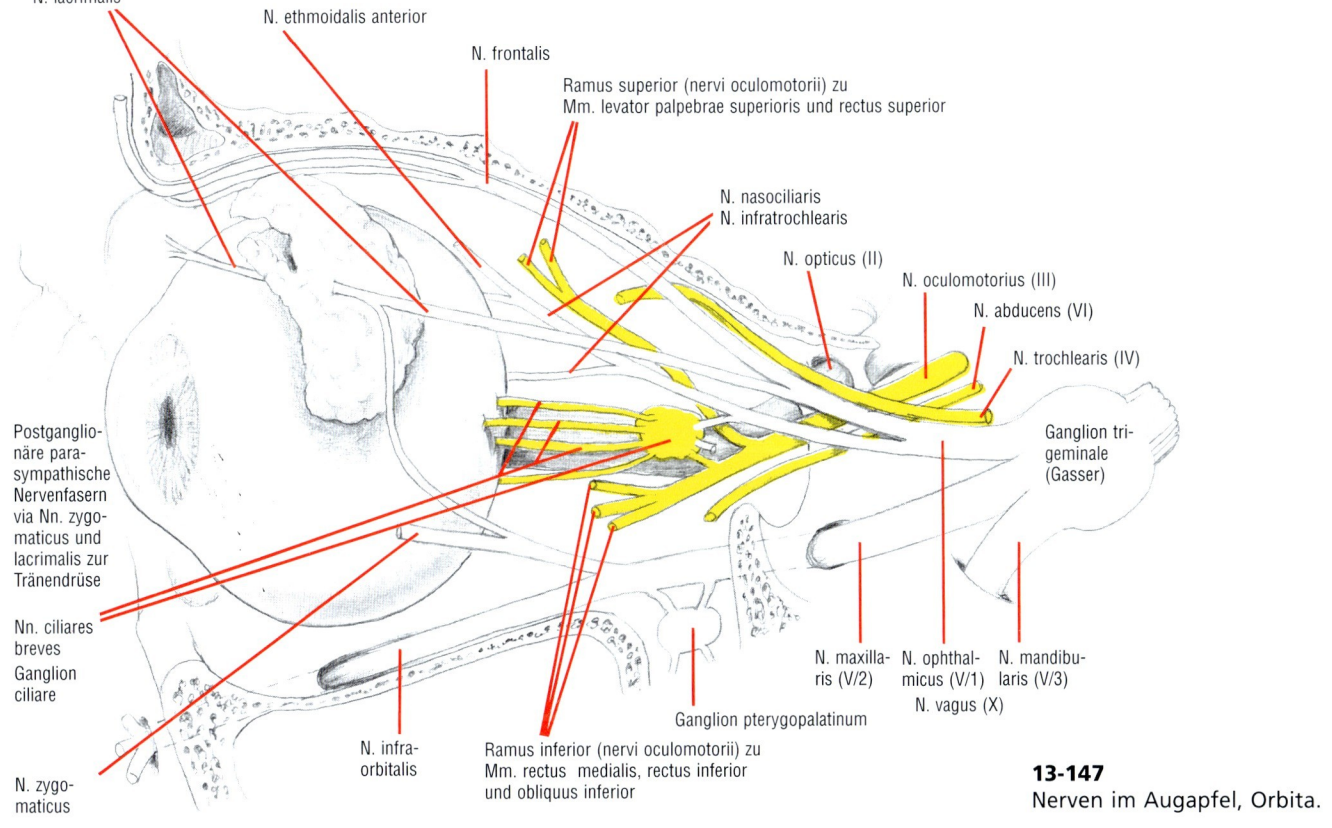

N. lacrimalis

N. ethmoidalis anterior

N. frontalis

Ramus superior (nervi oculomotorii) zu Mm. levator palpebrae superioris und rectus superior

N. nasociliaris
N. infratrochlearis

N. opticus (II)

N. oculomotorius (III)

N. abducens (VI)

N. trochlearis (IV)

Ganglion trigeminale (Gasser)

Postganglionäre parasympathische Nervenfasern via Nn. zygomaticus und lacrimalis zur Tränendrüse

Nn. ciliares breves
Ganglion ciliare

N. zygomaticus

N. infraorbitalis

Ramus inferior (nervi oculomotorii) zu Mm. rectus medialis, rectus inferior und obliquus inferior

Ganglion pterygopalatinum

N. maxillaris (V/2)
N. ophthalmicus (V/1)
N. mandibularis (V/3)
N. vagus (X)

13-147
Nerven im Augapfel, Orbita.

Suchen Sie nun abschließend den **N. oculomotorius (III)** auf; er liegt ebenfalls innerhalb der Muskelhülle und versorgt alle übrigen Muskeln der Orbita. Stellen Sie den Ast zum M. rectus superior dar, der auch nach oben durch den M. rectus superior hindurchzieht und ebenfalls den M. levator palpebrae superioris versorgt. Im Ast zum M. obliquus inferior ziehen – neben motorischen Fasern – auch parasympathische Fasern, die im **Ganglion ciliare** umgeschaltet werden. Suchen Sie das Ganglion ciliare in der Orbita, lateral vom N. opticus (II) und dessen postganglionäre, parasympathische Äste (Nn. ci-

liares breves) auf; letztgenannte durchbrechen die Sclera des Augapfels und innervieren **M. sphincter pupillae** sowie **M. ciliaris.**

Frage 404: Was wären die Folgen, wenn der N. oculomotorius (III) geschädigt wäre?

Tränenapparat (Abb. 13-134)

Zur Befeuchtung von Conjunctiva und Cornea und zur Säuberung bzw. Entfernung von Fremdkörpern und Reizstoffen wird Tränenflüssigkeit laufend von der Tränendrüse (Glandula lacrimalis) abgegeben. Die Tränendrüse befindet sich in der Orbita außen und oben (Fossa glandulae lacrimalis des Os frontale). Das von Haus aus keimfreie Sekret der Tränendrüse, die Tränenflüssigkeit, gelangt über zahlreiche, feine Ausführungsgänge, Ductuli excretorii, in den Konjunktivalsack; dabei durchbrechen die Ductuli excretorii den Fornix conjunctivae superior. Die Tränenflüssigkeit benetzt durch den Lidschlag die Augenoberfläche.

Frage 405: Was würde dann somit eine der möglichen, schwerwiegenden Folgen einer Läsion des N. facialis (VII) sein?

Die Tränenflüssigkeit fließt zunächst durch Kapillarwirkung in die Puncta lacrimalia an den medialen Lidwinkeln; von dort wird die Tränenflüssigkeit in die dehnbaren Canaliculi lacrimales superior bzw. inferior in den Tränensack, Saccus lacrimalis, abgeleitet. Durch den Lidschluß wird die Ableitung der Tränenflüssigkeit u.U. durch die Kontraktion einiger Fasern des M. orbicularis erleichtert, die hinter dem Tränensack fixiert sind. Die Tränenflüssigkeit fließt schließlich vom Tränensack via Tränen-Nasengang, Ductus nasolacrimalis, ab.

Frage 406: Wohin können u.U. die Tränen auch fließen?

Tränen fließen in der Regel nicht über die Wangen oder trocknen rasch ab, da das lipidreiche Sekret der **Glandulae tarsales** (Meibom-Drüsen) die Oberflächenspannung erhöht und die einzelnen Tränen mit einem Film überzieht.

D. Radiologische Befunde

Studieren Sie nun ein Röntgenbild (posteroanteriorer Strahlengang) des Schädels, das mit der entsprechenden Einstellung gemacht wurde, um die Orbita darzustellen (Abb. 13-148). Beachten Sie die Kontur der Fissura orbitalis superior (Pfeilspitze) und die Lage des Foramen nervi optici (Pfeil).
Studieren Sie computertomographische Horizontalschnitte der Orbita. Abbildung 13-149 zeigt einen derartigen Schnitt auf Höhe des Sehnerven (O); kennzeichnen Sie auch den M. rectus medialis (m) und den M. rectus lateralis (l), und verdeutlichen Sie sich die dünne, leicht verletzbare Knochenstruktur des Siebbeins.
Beschäftigen Sie sich nun abschließend mit dem Röntgenbild der Abbildung 13-150. Hier wurde Kontrastmittel mittels sehr dünner Katheter (kleine, offene Pfeile) in den Canaliculus inferior des Unterlides injiziert. Das Kontrastmittel hat sich beidseits im Tränensack angesammelt, ist über den Tränen-Nasengang (Pfeilspitze) abgeflossen, und sammelt sich wiederum zum Teil am Boden der Nasenhöhle. Ein kleiner Reflux in Richtung Conjunctiva fand über den Canaliculus superior jeder Seite statt (großer, offener Pfeil).

13-148
Knöcherner Aufbau der Augenhöhle, Orbita. Röntgenbild im p.-a.-Strahlengang.

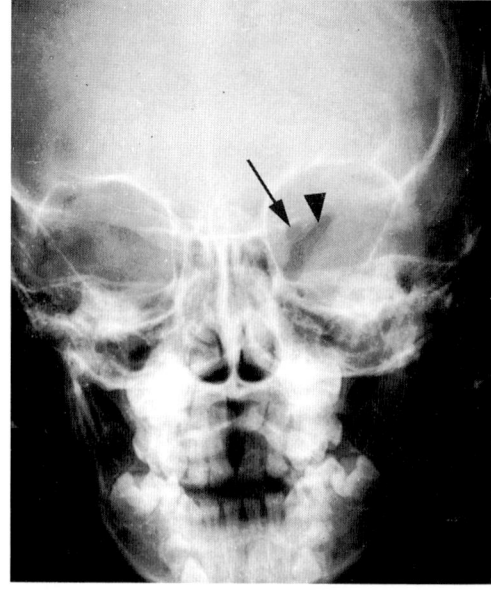

13-149
Augenhöhlen, Orbitae. Computertomographischer Horizontalschnitt auf Höhe der Sehnerven. Ansicht von oben. O = N. opticus (II); M = M. rectus medialis; I = M. rectus lateralis.

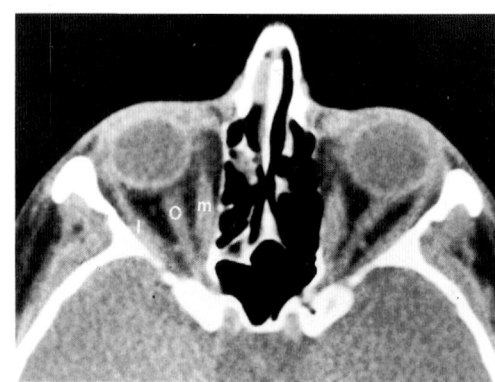

13-150
Tränenapparat, Apparatus lacrimalis. Röntgenbild im p.-a.-Strahlengang. Darstellung nach Kontrastmittelgabe.

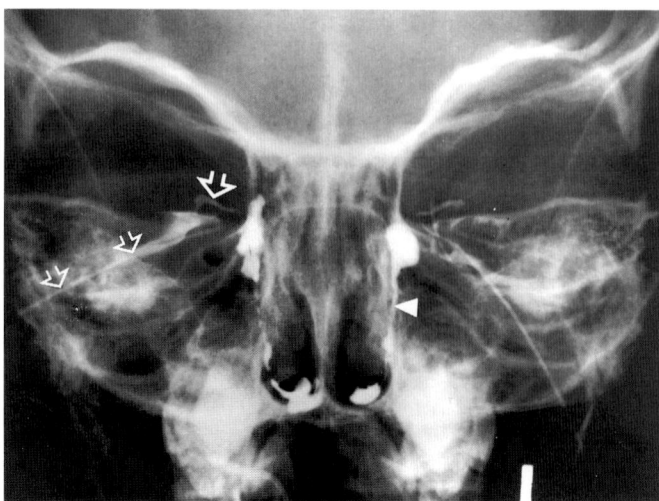

13.10 Ohr

Ziel dieses Kapitels ist das Studium der morphologisch einzelnen, aber funktionell eine Einheit bildenden Komponenten des Hörorgans, des Gleichgewichtsorgans und des N. vestibulocochlearis (VIII). Das Gleichgewichtsorgan liefert dabei Informationen über die Lage unseres Körpers im Raum und unsere Bewegungen durch den Raum, der N. vestibulocochlearis (VIII) übermittelt die Informationen von Hör- und Gleichgewichtssinn zum Gehirn. Ihr Studium sollte Untersuchungen von Menschen, Beschäftigung mit Präparaten, Knochenschnitten, Modellen und Röntgenbildern umfassen. Wichtig ist auch, daß histologische bzw. neurophysiologische Grundlagen des Ohrs parallel zum Studium der morphologischen Strukturen erarbeitet werden.

Entwicklung des Ohrs (Abb. 13-151)

Im sehr frühen Embryonalstadium (etwa 22. Entwicklungstag) erscheinen erstmals Rudimente des Innenohrs als bilaterale Verdickungen des Ektoderms, die sog. **Ohrplakoden**. Sie stehen in enger topographischer Beziehung zum Rhombencephalon. Die Ohrplakoden stülpen sich im Laufe der weiteren Entwicklung nach innen ein und bilden so sog. **Ohrgrübchen**. Diese verlieren schließlich die Verbindung zur Oberfläche, und es bilden sich die sog. **Ohrbläschen**. Jedes Ohrbläschen vergrößert sich nun und gliedert sich dann in einen (oben gelegenen) **vestibulären** sowie in einen (unten gelegenen) **cochleären** Abschnitt; ferner entwickelt sich an der Medialseite des Ohrbläschens eine zunehmend größer werdende, vertikal ausgerichtete Aussackung, der **Ductus endolymphaticus**. Aus dem vestibulären Abschnitt des Ohrbläschens gestalten sich weitere drei Aussackungen, die zudem zueinander exakt senkrecht ausgerichtet sind. Ihre mittleren Abschnitte verschmelzen und verschwinden, indem sie sich zu peripheren **Ductus semicirculares** umgestalten. Diese Ductus semicirculares sind an einen zentral gelegenen **Utriculus** angeschlossen. Der cochleare Abschnitt grenzt sich ab und bildet zum einen einen ventralwärts schneckenförmig gestalteten **Ductus cochlearis** sowie zum anderen einen dorsal gelegenen Raum, den **Sacculus**. Dieser Sacculus steht wiederum mit dem Ductus cochlearis über den engen **Ductus reuniens** und mit dem Utriculus über den **Ductus utriculosaccularis** in Verbindung. Alle diese Strukturen, die aus dem Ohrbläschen entstehen und gemeinsam das **häutige Labyrinth** bilden, werden von einer Hülle aus mesenchymalem Gewebe umgeben. Diese Mesenchymhülle wird im Laufe der weiteren Entwicklung zuerst knorpelig und später knöchern umgebaut und bildet so das **knöcherne Labyrinth**. Der N. vestibulocochlearis (VIII) erscheint zuerst als Haufen von Zellen, die teils aus der Neuralleiste, teils aus der Wand des Ohrbläschens stammen. Die Zellen, die letztlich das Ganglion statoacusticum bilden, liegen zwischen Rhombencephalon und Ohrbläschen. Von diesen späteren Ganglienzellen zieht ein peripherer Ausläufer in Richtung entstehendes häutiges Labyrinth, ein zentraler Ausläufer dagegen in Richtung Rhombencephalon.

Mittelohr (Auris media) und Tuba auditoria (Tuba Eustachii) bilden sich zum größten Teil aus dem hinteren Abschnitt der ersten Schlundtasche, **Recessus tubotympanicus**; der Recessus tubotympanicus ist ja – nebenbei bemerkt – mit Entoderm ausgekleidet. Zweite und dritte Schlundtasche leisten im übrigen bei der Ausgestaltung des Recessus tubotympanicus (etwa 6. Entwicklungswoche) ebenfalls ihren Beitrag. Die erste Schlundtasche umgibt die dorsalen Knorpelenden von erstem und zweitem Schlundbogen, die die Gehörknöchelchen bilden (Ende 7. Entwicklungswoche). Dabei entstehen Hammer (Malleus) und Amboß (Incus) aus dem ersten, Steigbügel (Stapes) aus dem zweiten Schlundbogen. Im Gegensatz zu anderen lufthaltigen Räumen innerhalb des Schädels ist das Antrum mastoideum zum Zeitpunkt der Geburt gut entwickelt (Cellulae mastoideae).

Der äußere Gehörgang, Meatus acusticus externus, entwickelt sich aus dem dorsalen Anteil der ersten Schlundfurche, der – als trichterförmige Röhre – nach innen wächst, bis er auf den entodermal ausgekleideten Recessus tubotympanicus trifft. An dieser Nahtstelle bildet sich das Trommelfell, Membrana tympanica; es besteht somit aus Anteilen von Ektoderm, Entoderm sowie dazwischenliegendem Mesenchym. Die Ohrmuschel (das äußere Ohr) entwickelt sich aus mehreren, mit Ektoderm bedeckten Mesenchymhügeln, die um die erste Schlundfurche liegen. Aus der auffälligsten dieser mesenchymalen Aufwerfungen des ersten Schlundbogens bildet sich schließlich der Tragus.

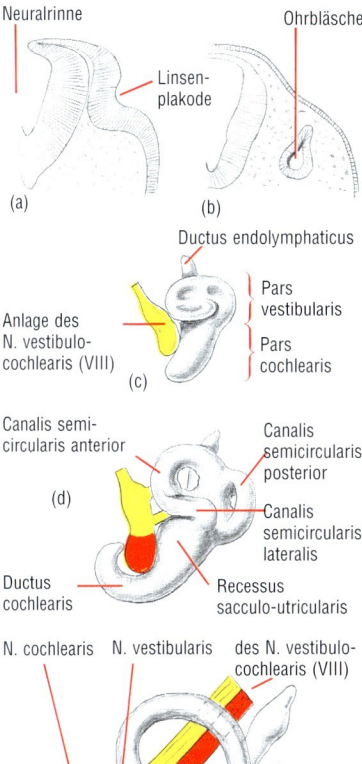

13-151
Embryonalentwicklung des Innenohrs: (a), (b) Horizontalschnitte; (c–e) Ansichten von lateral.

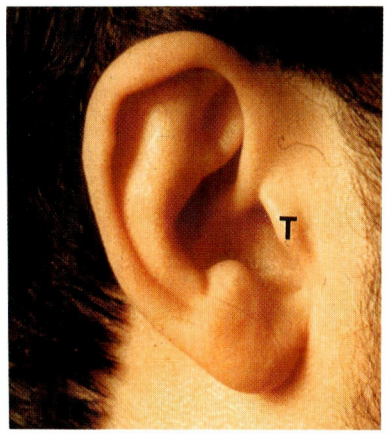

13-152
Äußeres Ohr; Ohrmuschel, Auricula. Tragus (T).

A. Anatomie am Lebenden

Der Zugang zum äußeren Ohr wird durch die **Ohrmuschel** umgeben (Abb. 13-152). Die Ohrmuschel besteht im übrigen aus elastischem Knorpel. Sie fungiert dabei – physikalisch gesehen – als ein komplexes Beugungsgitter, das die Übertragung, besonders von hochfrequenten Tönen, in den äußeren Gehörgang ermöglicht. Die asymmetrische Form sowie die asymmetrische Lage der Ohrmuschel (im Hinblick auf den äußeren Gehörgang) fördern die Lokalisation der Tonquelle, insbesondere die Unterscheidung vorne – hinten bzw. oben – unten.

Frage 407: Wenn Töne, die wir hören wollen, nur schwach zu hören sind, halten wir oft die Handfläche hinter das Ohr. Wie kann dieser Handgriff helfen, und welcher andere, einfache Vorgang ist ebenso hilfreich?

Achten Sie auf die einzelnen Teile der Ohrmuschel, insbesondere auf den **Tragus**. Tasten Sie auch die Ohrmuschel ab; dabei können Sie fühlen, welche Teile Knorpel enthalten, und achten Sie auch darauf, daß die Haut fest am Knorpel fixiert ist.

Frage 408: Warum bewirken schwere Blutungen in die Ohrmuschel deformierte «Blumenkohlohren»?

Studieren Sie nun den **äußeren Gehörgang, Meatus acusticus externus**, der von der Ohrmuschel nach innen zieht. Der Zugang zum äußeren Gehörgang wird – wie bei der Nase – durch kräftige Haare (Vibrissae) und durch fetthaltiges Sekret der **Glandulae ceruminosae** geschützt. Vibrissae sieht man oft bei älteren Männern. Vibrissae und fettiges Sekret fangen eindringende Fremdpartikel ab. Ziehen Sie nun sanft an der Ohrmuschel und beachten Sie dabei, daß sich der äußere Teil des Meatus acusticus externus mit der Ohrmuschel bewegt. Dies hängt damit zusammen, daß das äußere Drittel des Meatus acusticus externus knorpelig begrenzt ist, während die inneren zwei Drittel in der Pars tympanica des Schläfenbeins verlaufen. Der äußere Gehörgang ist mit mehrschichtigem, verhorntem Plattenepithel (Haut) ausgekleidet, das fest mit dem darunterliegenden Knorpel bzw. Knochen verbunden ist.

Frage 409: Warum ist eine infizierte Makula oder ein Furunkel im äußeren Gehörgang wesentlich schmerzhafter als ein Furunkel z. B. im Gesicht?

Leuchten Sie mit einem Ohrenspiegel in den äußeren Gehörgang. Sie sehen, er ist keine gerade Röhre. Vielmehr hat er einen leicht S-förmig gewundenen Verlauf, wenn er nach medial zieht. Der äußere Gehörgang krümmt sich zuerst nach vorne und etwas nach oben, dann nach hinten und oben und schließlich nach hinten und unten. Um den äußeren Gehörgang für die Untersuchung mit dem Ohrenspiegel etwas geradezurücken, muß man die Ohrmuschel nach hinten und oben ziehen. Dies gelingt jedoch nicht bei einem Kleinkind, da hier der Meatus acusticus externus viel kürzer ist und somit das Trommelfell weitaus oberflächlicher liegt. Vergleichen Sie dazu einen fetalen Schädel (Abb. 13-153) mit dem Schädel eines Erwachsenen. Der knöcherne Ring um das Trommelfell beginnt sich zwar bereits unmittelbar nach der Geburt zu verknöchern, wächst aber nur langsam und hat seine Entwicklung erst nahe der Pubertät gänzlich abgeschlossen. Die äußere Oberfläche des Trommelfells ist bei einem Kleinkind viel leichter zu inspizieren, aber somit auch wesentlich verletzungsanfälliger (z.B. bei Versuchen, Fremdkörper aus dem Gehörgang zu entfernen).

Positionieren Sie das Spekulum des Ohrenspiegels in den äußeren Gehörgang Ihres Gegenübers, und ziehen Sie dabei dessen Ohrmuschel nach hinten und oben. Achten Sie auf das Vorhandensein von Cerumen («Ohrenschmalz»), und inspizieren Sie, falls möglich, das Trommelfell, **Membrana tympanica** (Abb. 13-154). Das Trommelfell ist im Normalfall weißlich; ein gerötetes Trommelfell weist auf eine Infektion des Mittelohrs hin, die bei schwerem Verlauf das Trommelfell u.U. perforieren kann. Vom Zentrum des Trommelfells aus sollte man einen Lichtkegel sehen können, der sich nach unten

13-153
Schädel eines Feten. Darstellung der oberflächlichen Lage des Anulus tympanicus und der Gehörknöchelchen, Ossicula auditoria. M = Malleus; S = Stapes; P = Promontorium; R = Fossula fenestrae cochleae; T = Pars tensa.

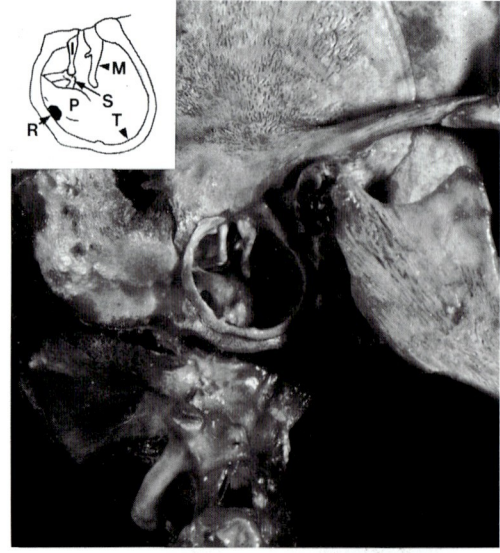

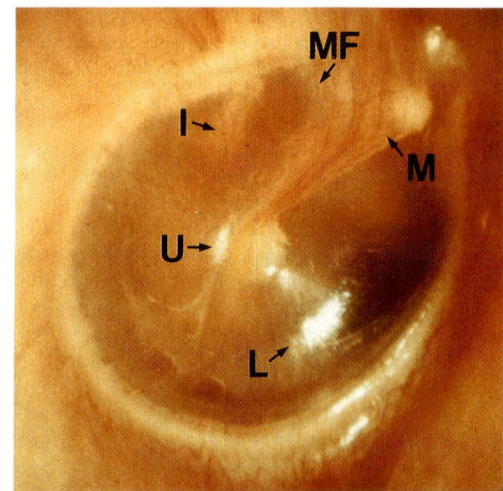

13-154
Trommelfell, Membrana tympanica. M = Hammer, Malleus; I = Amboß, Incus; MF = Plicae malleares; L = Lichtkegel; U = Umbo.

und vorne in Richtung Boden des äußeren Gehörgangs ausbreitet. Dieser Lichtkegel wird durch die Form des Trommelfells verursacht; das Trommelfell ist ein flacher Kegel gespannten Bindegewebes, mit seiner Spitze (**Umbo**) ist er direkt auf das Mittelohr gerichtet und schräg (55°) aufgehängt, wodurch der Boden des äußeren Gehörgangs länger als das Dach ist. Wenn Sie nach oben und vorne von der Spitze des Lichtkegels blicken, können Sie den Hammergriff (Manubrium mallei) entdecken. Auch sehen Sie – nahe der oberen Begrenzung des Trommelfells – die Pars flaccida der Membrana tympani. Diese Pars flaccida des Trommelfells ist durch feine Grenzstreifen, Plicae malleares anterior und posterior, von der Pars tensa des Trommelfells getrennt. Hinter dem Hammergriff ist manchmal gerade noch die Spitze des Crus longum des Amboß zu sehen.

Demonstrieren Sie die Verbindung zwischen Rachen und Mittelohr, indem Sie Ihren Mund schließen, sich die Nase zuhalten und ausatmen. Sie sollten ein Ereignis in Ihrem Ohr spüren und einen niederfrequenten Ton hören, wenn das Trommelfell durch den erhöhten Druck im Mittelohr nach außen gedrückt wird. Diese Druckerhöhung im Mittelohr erfolgt aus dem Nasopharynx über die Tuba auditoria.

Zur Prüfung von Hör- und Gleichgewichtssinn siehe S. 389.

B. Präparate des Ohrs

Äußeres Ohr

Studieren Sie horizontale und frontale Schnitte des Kopfes, die durch den äußeren Gehörgang gelegt sind. Beachten Sie den geschlängelten Verlauf des Meatus acusticus externus, die Ausdehnung von knorpeligem und knöchernem Anteil sowie die schräge Ausrichtung des Trommelfells; dieses bildet die laterale Wand des Mittelohrs.

Mittelohr (Abb. 13-155 bis 13-157)

Studieren Sie nun Präparate des Mittelohrs, Schnitte durch das Schläfenbein und – falls vorhanden – auch ein Modell des Mittelohrs. Beschäftigen Sie sich zunächst mit Ausdehnung und Gestalt der Paukenhöhle des Mittelohrs (Cavitas tympanica) im Felsenbein (Abb. 13-155). Die Paukenhöhle ist ein schmaler, unregelmäßiger, senkrecht orientierter Hohlraum, der in etwa die Form einer Streichholzschachtel hat (Abb. 13-156). Diese Streichholzschachtel ist so im Raum orientiert, daß ihre Vorderwand mehr medial als ihre Hinterwand und ihr Dach mehr lateral als ihr Boden liegt. Der Hohlraum ist in seinem oberen Drittel weiträumiger, und dieser Abschnitt der Paukenhöhle (**Epitympanon mit Recessus epitympanicus**) liegt oberhalb des Trommelfells. Die Paukenhöhle selbst und ihre Inhaltsgebilde sind zum Teil mit kubischem Epithel und Flimmerhärchen ausgekleidet.

Laterale Wand der Paukenhöhle: Das Trommelfell trennt den äußeren Gehörgang vom Mittelohr, das sich nach oben über das Trommelfell in den Recessus epitympanicus ausdehnt. Beachten Sie, daß der Hammerkopf (Caput mallei) im Recessus epitympanicus liegt. Der Handgriff des Hammers (Manubrium mallei) ist dagegen von Schleimhaut bedeckt, die auch das Mittelohr auskleidet, und er ist am oberen Abschnitt der Trommelfellinnenfläche angeheftet. Zwischen Trommelfell und Schleimhaut zieht die Chorda tympani, ein Ast des N. facialis (VII), von der Hinterwand zur Vorderwand der Paukenhöhle (= hinter den oberen zwei Quadranten des Trommelfells).

Hinterwand der Paukenhöhle: Suchen Sie im oberen Abschnitt der Hinterwand der Paukenhöhle eine Öffnung auf, **Aditus ad antrum**. Diese Öffnung verbindet Recessus epitympanicus mit **Antrum mastoideum**. Das Antrum mastoideum ist eine einzige große, lufthaltige Warzenfortsatzzelle, von der aus sich die an-

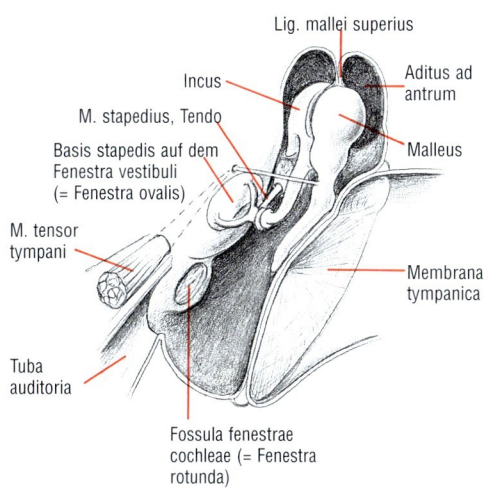

13-155
Rechtes Mittelohr, Auris media. Paukenhöhle, Cavitas tympanica. Ansicht von vorne und etwas lateral. Frontalschnitt in Höhe der Gehörknöchelchen.

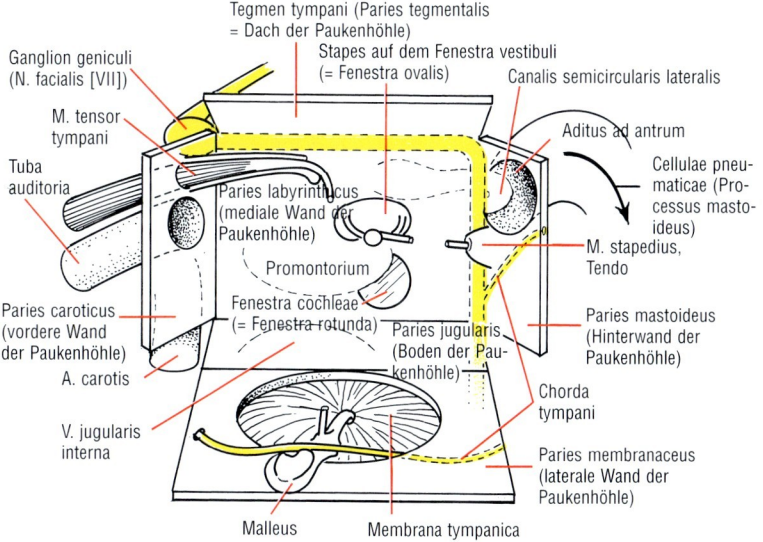

13-156
Wände der Paukenhöhle, Cavitas tympanica. Schema, dargestellt als aufklappbare Schachtel.

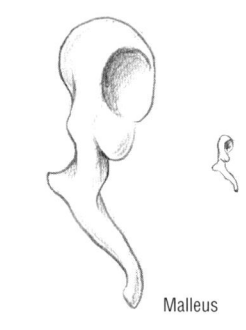

Malleus

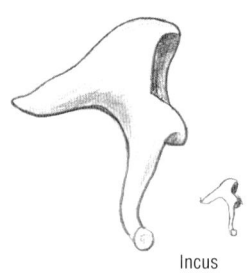

Incus

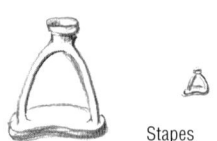

Stapes

13-157
Gehörknöchelchen, Ossicula
auditoria; rechts Originalgröße;
links vergrößert dargestellt.

deren, kleineren Warzenfortsatzzellen bienenwabenartig in unterschiedlichem Ausmaß im Processus mastoideus nach unten erstrecken. Infektionen des Mittelohrs können sich so in die Warzenfortsatzzellen ausbreiten und sind dann nur schwer zu beherrschen, insbesondere dann, wenn die kleinen Warzenfortsatzzellen nur wenig miteinander in Verbindung stehen. Achten Sie an der Medialseite des Aditus ad antrum auf einen Wulst (Prominentia canalis semicircularis lateralis), der durch den Canalis semicircularis lateralis des Innenohrs hervorgerufen wird. Unterhalb des Aditus ad antrum liegt ein kleiner Knochenvorsprung, **Eminentia pyramidalis**, aus dem an der Spitze der **M. stapedius** austritt und zum Hals des Steigbügels zieht. In der Hinterwand der Paukenhöhle zieht der N. facialis (VII) durch die Schädelbasis in Richtung Foramen stylomastoideum; dabei gibt er die Chorda tympani ab und versorgt den M. stapedius.

Vorderwand der Paukenhöhle: Kennzeichnen Sie an der schmalen Vorderwand der Paukenhöhle die Öffnung der **Ohrtrompete (Tuba auditoria; Tuba Eustachii)**; hierüber steht das Mittelohr mit dem Nasopharynx in Verbindung. Die Tuba auditoria ist etwa 3 bis 4 cm lang. Ihr oberes Drittel zieht schräg nach vorne und medial durch das Schläfenbein, aber ihre unteren zwei Drittel haben ein knorpeliges Dach und einen bindegewebigen Boden. Schauen Sie sich nochmals die Öffnung der Eustachio-Röhre und die Elevation der Röhre hinter dem Meatus nasi inferior im Nasopharynx an (Abb. 13-96).

Frage 410: Beim Landeanflug eines Flugzeugs hat man oftmals das Gefühl, als wenn einem die Ohren platzen würden. Wie kommt dieses Gefühl zustande und wie läßt sich das wieder lindern?

Unmittelbar oberhalb der Öffnung der Tuba auditoria und getrennt davon durch eine dünne Knochenlamelle ist eine schmalere Öffnung zu finden; aus dieser Öffnung tritt der **M. tensor tympani**. Der Muskel zieht entlang der medialen Wand der Paukenhöhle nach hinten, ehe er schließlich nach lateral um ein knöchernes Hypomochlion (Processus cochleariformis) nahezu rechtwinklig umschlägt und sich letztlich am oberen Teil des Hammergriffs anheftet.

Frage 411: Welche Funktionen haben M. tensor tympani und M. stapedius?

Mediale Wand der Paukenhöhle: Die mittlere Wand der Paukenhöhle grenzt an das Innenohr, mit dem es auch über zwei Fenster in Verbindung steht. Suchen Sie das **ovale Fenster (Fenestra vestibuli; Fenestra ovalis)** auf, in dem die Platte des Steigbügels fixiert ist. Unmittelbar unter dem ovalen Fenster liegt das kleinere, **runde Fenster (Fenestra rotunda)**, das durch eine Bindegewebsmembran verschlossen ist (Abb. 13-156). Unmittelbar vor diesen beiden Fenstern und in das Mittelohr hineinragend liegt ein runder Knochenvorsprung, das **Promontorium**. Es wird durch die basale Schneckenwindung vorgewölbt. Über dem Promontorium zieht der N. facialis (VII) nach hinten durch die mediale Wand der Paukenhöhle, ehe er anschließend nach unten neben den Aditus ad antrum abbiegt.

Studieren Sie nun **Dach** und **Boden** der Paukenhöhle. Das Dach der Paukenhöhle (Tegmen tympani) ist sehr dünn und liegt unmittelbar unterhalb des Temporallappens des Endhirns.

Studieren Sie die knöcherne Schädelbasis und computertomographische Horizontalschnitte (Abb. 13-159) des Schädels, und machen Sie sich dabei klar, daß der schmale Boden der Paukenhöhle ebenfalls dünn ist und die Paukenhöhle von der Fossa jugularis und dem Canalis caroticus trennt. Über den Boden der Paukenhöhle erreichen parasympathische Fasern aus dem N. glossopharyngeus (IX) und sympathische Fasern aus dem Plexus caroticus die Paukenhöhle.

Frage 412: Oft kommt es bei einer Schädelbasisfraktur zu Blutungen aus dem äußeren Gehörgang. Warum ist das so?

Frage 413: Wenn sich eine Mittelohrinfektion in die Umgebung fortsetzt und weiter besteht, wohin könnte sich diese Infektion ausbreiten?

In der Paukenhöhle liegen die Gehörknöchelchen, Ossicula auditoria (Abb. 13-155, 13-157). Sie bilden eine Kette von gelenkig miteinander verbundenen Knochen, die die Schwingungen des Trommelfells auf das ovale Fenster (Fenestra vestibuli) und das Innenohr übertragen. Studieren Sie die Gehörknöchelchen an einem Präparat des Mittelohrs und als Einzelknochen. Der hammerförmige **Malleus** hat einen nach unten und hinten gerichteten Hammergriff, der am Trommelfell unterhalb des Umbo fixiert ist (Abb. 13-154, 13-155). Der **Hammerkopf** liegt im Recessus epitympanicus und ist mit feinen Bandzügeln an dessen Dach und Wänden fixiert (Ligamenta mallei superius, anterius, laterale). Unmittelbar unterhalb des Halses drückt der kleine **Processus lateralis** des Malleus auf das Trommelfell und bedingt die Prominentia mallearis des Trommelfells. Dadurch entstehen Falten, **Plica malleolaris anterior und posterior**, die die oben gelegene **Pars flaccida** des Trommelfells von der eher unten gelegenen **Pars tensa** abgrenzen. Der **Processus anterior** des Malleus wird durch ein Band an die Vorderwand des Recessus epitympanicus fixiert. Band und Processus stammen vom Meckel-Knorpel ab. Auch der M. tensor tympani ist unmittelbar unter dem Hammerkopf angeheftet. An der Hinterseite des Hammerkopfes befindet sich die sattelförmige Gelenkfläche zum **Amboß, Incus**. Studieren Sie nun diesen kleinen Knochen: sein **Körper (Corpus incudis)** trägt die Gelenkfläche zum Hammer; sein **Crus breve** ragt fast horizontal nach hinten und ist mit einem Band (**Ligamentum incudis superius**) an der Wand des Recessus epitympanicus verankert. Sein **Crus longum** zieht parallel zum langen Hammergriff nach unten und hinten und geht mit seiner Spitze eine gelenkige Verbindung mit dem **Steigbügel (Stapes)** ein. Hier ist ein kleines Kugelgelenk. Studieren Sie den wie einen Steigbügel geformten **Stapes**: das **Caput stapedis** artikuliert mit dem Crus longum des Amboß; am schmaleren **Hals** des Stapes ist der M. stapedius angeheftet, und die zwei gebogenen Schenkel des Stapes (**Crus anterius, Crus posterius**) halten seine ovale **Fußplatte (Basis stapedis)**. Diese Fußplatte liegt im ovalen Fenster (Fenestra vestibuli) und ist am Rand durch einen Ring von Bindegewebsfasern befestigt (Ligamentum anulare stapediale).

Innenohr (Abb. 13-158)

Das Innenohr, Auris interna, liegt im Felsenbein des Os temporale und besteht aus **einem knö-**

chernen Labyrinth, **Labyrinthus osseus**, und ist vom Endost begrenzt. Das knöcherne Labyrinth ist quasi die vergröberte Nachbildung des **häutigen Labyrinths, Labyrinthus membranaceus**. Dieses liegt im knöchernen Labyrinth. Das häutige Labyrinth besteht aus zwei völlig eigenständigen, funktionellen Einheiten, der **Schnecke, Cochlea (Hörorgan)**, und **dem Gleichgewichtsorgan (Vestibularorgan)**. Im Vestibularorgan erhalten wir unsere Informationen zur Orientierung im Raum und zu Bewegungen durch den Raum. Das knöcherne Labyrinth ist mit **Perilymphe** gefüllt und steht über dem **Ductus perilymphaticus (Canaliculus cochlearis)** in direkter Verbindung mit dem Liquor des Subarachnoidalraums. Der Ductus perilymphaticus mündet am unteren Abschnitt des Felsenbeins. Das häutige Labyrinth schwebt im knöchernen Labyrinth, ist aber teilweise auch am Knochen angeheftet (wie etwa Ductus cochlearis und das Vestibulum). Das häutige Labyrinth enthält **Endolymphe**; sie wird von der gefäßreichen lateralen Wand des Ductus cochlearis in das Gangsystem des häutigen Labyrinths abgegeben. Die Zusammensetzung der Endolymphe unterscheidet sich stark von der der Perilymphe.

Frage 414: Die Endolymphe gleicht in ihrer Zusammensetzung der intrazellulären Flüssigkeit. Wie hoch sind dann die entsprechenden Konzentrationen von Kalium- und Natriumionen?

Der knöcherne **Schneckenkanal, Canalis spiralis cochleae**, ist eine Spirale mit 2 $\frac{1}{2}$ Windungen um eine kegelförmige Zentralachse, dem **Modiolus**. Darin verzweigt sich der N. cochlearis zum Hörorgan. Seine Basis ist in Richtung **Meatus acusticus internus** orientiert, während seine Spitze nach vorne und seitlich zeigt. Der häutige, mit Endolymphe **gefüllte Ductus cochlearis (Scala media)** ist (im Querschnitt) keilförmig gestaltet und mit seiner Spitze am Modiolus, mit seiner Basis an der Seitenwand des knöchernen Labyrinths fixiert. Dadurch wird der perilymphatische Raum in zwei Kanäle (oben **Scala vestibuli**, unten **Scala tympani**) gegliedert. Beide Kanäle stehen am Helicotrema (an der Schneckenspitze gelegen) miteinander in Verbindung. Dach und Boden des Ductus cochlearis enthalten somit zwei freie Membranen, die feine **Membrana vestibularis** und die hochspezialisierte **Lamina basilaris**.

Der Steigbügel ist mit seiner Fußplatte im **ovalen Fenster (Fenestra vestibuli)** fixiert und überträgt so die Schwingungen der Gehörknöchelchen auf die perilymphatischen Flüssigkeitssäulen der Scala vestibuli und der Scala tympani. Das kaudale Ende der Scala tympani drückt sich in das **runde Fenster (Fenestra rotunda)** ein. Das runde Fenster wird durch die **Membrana tympani secundaria** verschlossen. Dadurch werden Druckwellen, die durch das ovale Fenster auf das Innenohr übertragen werden, mit dem Mittelohr ausgeglichen.

Schwingungen der Gehörknöchelchen, die über das ovale Fenster auf die Perilymphe übertragen werden, verursachen somit Schwingungen der Endolymphe und der Basilarmembran, auf der das eigentliche Hörorgan, das **Organum spirale (Corti-Organ)** ruht. Das Corti-Organ besteht aus einer inneren und einer äußeren Reihe von Haarzellen (sowie verschiedenen Stützzellen), die sich mit der Basilarmembran bewegen. (Diese Haarzellen sind die Sinneszellen.) Die Spitzen der «Haare» (Zilien) der äußeren Sinneszellen sind gegen die **Membrana tectoria** ausgerichtet und werden durch Schwingungen der Basilarmembran ausgelenkt. Die Membrana tectoria ist im übrigen eine aus Bindegewebe aufgebaute Membran, die zungenförmig mit freiem Ende über die Sinneszellen ragt und am Labium limbi vestibularis befestigt ist. Die Schwingungen der Basilarmembran werden über die Zilien in Rezeptorpotentiale übertragen, und diese Potentiale sind Teil der elektromechanischen Vorgänge in der Cochlea. Im Gegensatz zu den äußeren Sinneszellen sind die Zilien der inneren Sinneszellen nicht fest in die Membrana tectoria eingebettet, reagieren aber auf Flüssigkeitsverschiebungen der Endolymphe der Cochlea. Die Rezeptorpotentiale der inneren Haarzellen liefern letztlich 95 Prozent der Hörimpulse, die zum Gehirn weitergeleitet werden. Sie übertragen Impulse auf afferente Fasern des **N. vestibulocochlearis (VIII)**. Die Perikaryen dieser sensiblen Nervenzellen bilden das **Ganglion spirale** im Modiolus.

Der N. vestibulocochlearis (VIII) führt auch efferente Fasern, die entweder an den Haarzellen der Cochlea synaptische Verbindungen eingehen oder einen axo-axonischen Kontakt mit Afferenzen aufbauen oder die ihren Ausgangsimpuls modifizieren.

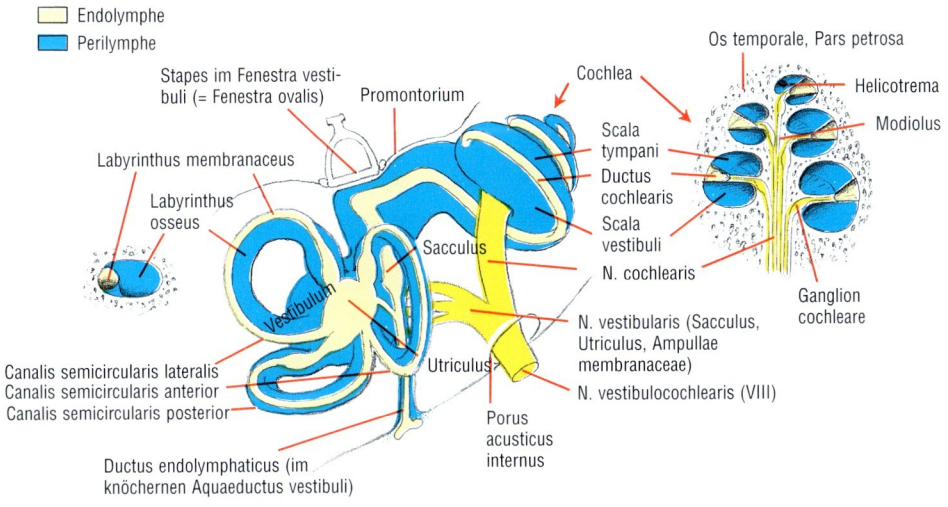

□ Endolymphe
□ Perilymphe

Os temporale, Pars petrosa
Cochlea
Helicotrema
Modiolus
Stapes im Fenestra vestibuli (= Fenestra ovalis)
Promontorium
Scala tympani
Ductus cochlearis
Scala vestibuli
Labyrinthus membranaceus
Labyrinthus osseus
Sacculus
N. cochlearis
Ganglion cochleare
Vestibulum
Utriculus
N. vestibularis (Sacculus, Utriculus, Ampullae membranaceae)
N. vestibulocochlearis (VIII)
Canalis semicircularis lateralis
Canalis semicircularis anterior
Canalis semicircularis posterior
Porus acusticus internus
Ductus endolymphaticus (im knöchernen Aquaeductus vestibuli)

13-158
Innenohr, Auris interna.

Das **Gleichgewichtsorgan** (Abb. 13-158) besteht aus den drei **Bogengängen, Ductus semicircularis posterior**, **anterior und lateralis**, und dem **Utriculus** sowie dem **Sacculus**. Dabei nehmen die Bogengänge Beschleunigungen auf, während Utriculus und Sacculus die Orientierung im Raum gewährleisten. Wie die Cochlea besteht auch das Gleichgewichtsorgan aus einem komplexen knöchernen Gangsystem, das mit Perilymphe gefüllt ist und in dem ein mit Endolymphe gefüllter Kanal fixiert ist. Kennzeichnen Sie die drei Bogengänge, und studieren Sie deren Ausrichtung in den drei Hauptebenen des Raums. Der **Canalis semicircularis lateralis** liegt horizontal und ist lateralwärts in Richtung Aditus ad antrum angeordnet. Der **Canalis semicircularis anterior** und der **Canalis semicircularis posterior** sind beide vertikal über dem lateralen Bogengang ausgerichtet und haben einen gemeinsamen, mittig gelegenen Abschnitt (Crus membranaceum commune). Sie gleichen in etwa einem aufgeschlagenen Buch, das mit seinen Innenseiten nach lateral orientiert ist und senkrecht auf einer Kante steht. Beachten Sie außerdem, daß der Canalis semicircularis anterior der einen Seite parallel zum Canalis semicircularis posterior der Gegenseite ausgerichtet ist. Der Canalis semicircularis anterior bildet in der Regel zudem einen Knochenvorsprung, der am Dach des Felsenbeins zu sehen ist. An der Stelle, wo die drei Bogengänge lateral den Utriculus erreichen, erweitern sie sich **ampullenförmig (Ampulla membranacea anterior, posterior, lateralis)**. In den Ampullen sind die Sinneszellen lokalisiert. Es sind spezialisierte Haarzellen, deren Spitzen in eine gallertige **Cupula** eingebettet sind. Eine Auslenkung der Endolymphe verursacht eine Biegung der Haare der Sinneszellen; diese Biegung wird übertragen und zu den terminalen Fasern des N. vestibulocochlearis (VIII) weitergeleitet. Jeder Bogengang kann somit auf Beschleunigung (Rotation) in seiner Ebene reagieren.

Ähnliche Sinnesfelder (Rezeptoren) mit Haarzellen und Sinneshaaren, die in Otolithen-haltige, gallertige Masse eingebettet sind (**Maculae**), fin-

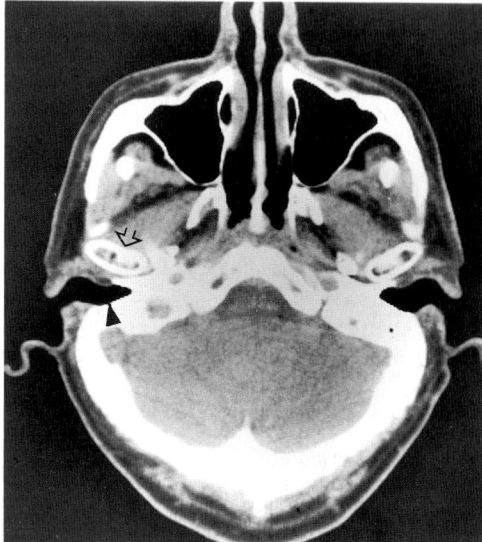

13-159
Computertomographischer Horizontalschnitt auf Höhe des äußeren Gehörgangs, Meatus acusticus externus.

det man in Sacculus und Utriculus. Die **Macula sacculi** liegt in der Vertikalebene nahezu senkrecht auf der **Macula utriculi**. Beide Maculae nehmen Informationen zur jeweiligen Lage des Körpers im Raum auf. Die Schwerkraft zieht die Otolithen-haltige Masse nach unten. Diese Masse lenkt die Zilien der Haarzellen aus. Diese Haarzellen wiederum nehmen die Signale der Rezeptoren auf und übermitteln die Information an afferente Fasern des N. vestibulocochlearis (VIII); die Perikaryen dieser afferenten Fasern liegen im Ganglion vestibulare, das sich im Meatus acusticus internus befindet. Efferente Fasern haben dieselbe Verschaltung und Funktion wie beim Hörorgan und laufen ebenfalls im N. vestibulocochlearis (VIII).

Die Hör- und Gleichgewichtsanteile des häutigen Labyrinths stehen über den **Ductus reuniens** miteinander in Verbindung. Beide Anteile des häutigen Labyrinths bilden so gemeinsam ein geschlossenes System, aus dem die Endolymphe über den **Ductus endolymphaticus** schließlich in den Blutkreislauf gelangt. Er ist ein blind-endender Gang, der aus Utriculus und Sacculus hervorgeht und der an die Dura mater cranialis an der Hinterseite des Felsenbeins stößt. Der Ductus endolymphaticus wird von gut durchblutetem Bindegewebe umgeben, über das Endolymphe in den Blutkreislauf resorbiert wird.

13-160
Computertomographischer Horizontalschnitt durch Mittelohr, Auris media, und Innenohr, Auris interna (Buchstaben siehe Text).

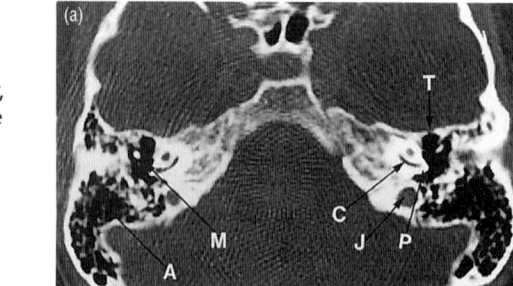

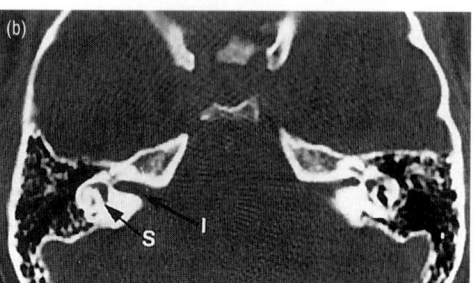

13-161
Computertomographischer Horizontalschnitt durch das Mittelohr, Auris media.

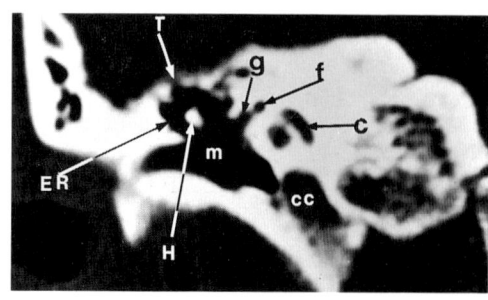

Blutversorgung des Ohrs

Beachten Sie die Blutversorgung zu den verschiedenen Abschnitten des Ohrs. Äußeres Ohr und Mittelohr werden aus Ästen der A. carotis externa, das Innenohr aus der A. vertebralis versorgt. Die Ohrmuschel erhält Blut aus der A. temporalis superficialis sowie aus Aa. auriculares posteriores, der Meatus acusticus externus aus kleinen, in der Tiefe gelegenen Ästen der A. maxillaris (A. auricularis profunda). Das Mittelohr erhält Blut aus der A. maxillaris (A. tympanica anterior) und aus Aa. auriculares posteriores, die einen Ring um das Trommelfell bilden. Das Innenohr wird durch die A. labyrinthi – (meist) aus der A. basilaris – versorgt.

Innervation des Ohrs

Die Innervation des äußeren Ohrs ist ein Spiegelbild seiner Entwicklung an der Nahtstelle zwischen erstem und den weiter kaudal gelegenen Schlundbögen. Der Tragus und die obere Ohrmuschel werden vom N. auriculotemporalis (N. mandibularis V/3), die übrigen Teile der Ohrmuschel vom N. auricularis magnus sowie vom N. occipitalis minor (C2/C3) innerviert. Der vordere Teil des äußeren Gehörgangs und das Trommelfell sind wiederum vom N. auriculotemporalis, der hintere Teil des äußeren Gehörgangs jedoch vom Ramus auricularis des N. vagus (X) versorgt. Wenige Fasern des N. facialis (VII) beteiligen sich ebenfalls an der Innervation des Trommelfells.

Frage 415: Die Römer benutzten beim opulenten Mahl verschiedene Gegenstände (Wasser, Elfenbeinspäne), um den äußeren Gehörgang zu reizen. Warum taten sie das?

Mittelohr und Ohrtrompete (Tuba Eustachii) werden vom N. glossopharyngeus (IX) über den N. tympanicus innerviert. Die Cellulae mastoideae sind durch den spinalen Ast des N. mandibularis (V/3) versorgt (S. 391).
Vestibuläre und cochleäre Fasern des N. vestibulocochlearis (VIII) ziehen aus Ganglienzellen des Innenohrs durch den inneren Gehörgang und über den Kleinhirnbrückenwinkel zu den Nuclei vestibulares und Nuclei cochleares, die im Hirnstamm liegen.

Der N. facialis (VII) ist ein gemischter Nerv und enthält somit motorische, sensible sowie sekretomotorische Fasern. Er zieht, gemeinsam mit dem N. vestibulocochlearis (VIII), in den Meatus acusticus internus. Der N. facialis (VII) erreicht den vorderen Abschnitt des Mittelohrs, wo die Perikaryen seines sensiblen Anteils das Ganglion geniculi bilden. Er wendet sich dann im weiteren Verlauf nach hinten und zieht an der medialen Wand der Paukenhöhle. Dann macht der N. facialis (VII) erneut eine 90°-Biegung und zieht nach unten, durchbricht die Hinterwand der Paukenhöhle und erreicht den Canalis stylomastoideus. Im Mittelohrbereich innerviert der N. facialis (VII) den M. stapedius und entläßt die Chorda tympani. Diese zieht an der Innenseite des Trommelfells und des Malleus und durchbricht die Vorderwand der Paukenhöhle.

C. Radiologische Befunde

Studieren Sie den computertomographischen Horizontalschnitt durch das Felsenbein (Abb. 13-159). Beachten Sie die Form des äußeren Gehörgangs (Pfeilspitze) und das Mandibulaköpfchen (offener Pfeil), unmittelbar vor dem Meatus acusticus externus. Studieren Sie auch den computertomographischen Schrägschnitt (Abb. 13-160) durch das Felsenbein. Abbildung 13-160a zeigt die Paukenhöhle (M), die Cellulae mastoideae (A), das dünne Tegmen tympani (T), die erste Windung der Cochlea (C), die ja das Promontorium (P) bildet, sowie den Bulbus venae jugularis (J). Abbildung 13-160b zeigt dagegen den lateralen Bogengang (S) und den inneren Gehörgang (I). Studieren Sie auch die Abbildung 13-161, die einen computertomographischen Frontalschnitt zeigt. Man sieht hier Paukenhöhle (m), Tegmen tympani (T) und den Hammerkopf (H) im Recessus epitympanicus (ER); beachten Sie auch den Knochenkanal für den N. facialis (VII) (f) und dessen Ganglion geniculi (g) an der medialen Wand der Paukenhöhle. Kennzeichnen Sie ebenso in Abbildung 13-161 den Canalis caroticus (cc), der vom Boden der Paukenhöhle lediglich durch eine dünne Knochenplatte getrennt ist. Weitere computertomographische Schnitte durch das Ohr sehen Sie in Abbildung 13-193.

13.11 Blutversorgung und lymphatische Entsorgung der Kopf-Hals-Region

Ziel dieses Kapitels ist das Studium der Blutversorgung sowie der lymphatischen Entsorgung der Kopf-Hals-Region am Lebenden und anhand von Präparaten und Röntgenbildern.

Embryologische Aspekte

Die arterielle Versorgung des sich entwickelnden Gehirns leitet sich ursprünglich von den paarigen Aortae dorsales ab, die in zunehmendem Maße durch eine Reihe von Kiemenbogenarterien mit dem Truncus arteriosus in Verbindung stehen. Von diesen Kiemenbogenarterien bleibt die Arterie des dritten Kiemenbogens erhalten und bildet die A. carotis communis sowie den Stamm der A. carotis interna. Der restliche Teil der A. carotis interna entwickelt sich aus der dorsalen Aorta. Die beiden ersten Kiemenbogenarterien bilden sich größtenteils zurück, aber der distale Abschnitt der zweiten Kiemenbogenarterie bleibt als A. tympanica der A. carotis externa zum Mittelohr erhalten. Entlang der Ventralseite des Rhombencephalon entwickelt sich ein Geflecht von Gefäßen, die nach kranial mit der A. carotis interna, nach kaudal mit der A. vertebralis in Verbindung stehen. Das Gesicht entwickelt sich relativ spät; es wird von einem Gefäßstamm versorgt, der aus dem dritten Aortenbogen abzweigt und letztlich die A. carotis externa und deren Äste bildet.

Die Vv. cardinales anteriores leiten das Blut aus Kopf und Gehirn ab. Diese bilden die beiden Vv. jugulares internae und – kaudal ihrer Verbindung mit den sich ebenfalls entwickelnden Vv. subclaviae – die Vv. brachiocephalicae. Eine Anastomose zwischen den beiden Vv. cardinales anteriores schiebt Blut von der linken Körperseite in die V. cardinalis dextra und ins Herz und bildet später den transversalen Abschnitt der V. brachiocephalica sinistra. Der kaudaler gelegene Teil der V. cardinalis anterior sinistra bildet sich völlig zurück (Kap. 11.5).

A. Anatomie am Lebenden (Abb. 13-162)

Kopf und Hals erreicht Blut aus zwei Quellen, den beiden **Aa. carotis communes** und den beiden **Aa. subclaviae**. Blicken Sie ganz normal und entspannt nach vorne, und drücken Sie hinter der Mitte der Clavicula nach unten, um die Pulsationen der **A. subclavia** zu tasten. An dieser Stelle zieht die A. subclavia über die erste Rippe in Richtung Achsel. Bitten Sie Ihr Gegenüber, den Blick von Ihnen abzuwenden, und palpieren Sie nun vorsichtig zu beiden Seiten hinter dem Schildknorpel, um beidseits die Pulse der **A. carotis communis** an der Karotisbifurkation zu tasten. Palpieren Sie nun dasselbe Areal mit überstrecktem Kopf.

Frage 416: Welche Struktur/en hindert/n jetzt daran, den Puls zu tasten?

Zwei weitere Arterien im Kopf- und Halsbereich lassen sich leicht palpieren; beide sind zudem Äste der A. carotis interna. Schließen Sie Ihren Kiefer fest, und grenzen Sie dann den Vorderrand des M. masseter ab; entspannen Sie anschließend, und palpieren Sie den Unterrand der Mandibula, um die **A. facialis** zu tasten, wie sie gerade den Kiefer kreuzt, um das Gesicht zu erreichen. Als nächstes palpieren Sie den Processus zygomaticus vor dem Ohr und tasten so die **A. temporalis superficialis**. Sie zieht über den Processus zygomaticus nach kranial und versorgt die Kopfschwarte.

Bei der **V. jugularis externa** kann man oft sehen, wie sie über den M. sternocleidomastoideus nach unten zieht und am Halsansatz in die V. subclavia mündet. Wenn man die V. jugularis externa jedoch nicht sieht, läßt sie sich durch den sog. Valsalva-Versuch leicht sichtbar machen. Dabei versucht man gegen eine geschlossene Glottis auszuatmen, wodurch der intrathorakale Druck ansteigt, der dann wiederum auf die großen Venen übertragen wird. Bei schlanken Menschen in aufrechter Position kann man augenfällige Pulsationen der V. jugularis interna sehen, aber dies sind in der Regel Pulsationen, die von der darunterliegenden A. carotis communis übertragen werden. Eine Ausnahme ist dann gegeben, wenn der venöse Druck (z.B. bei einer bestehenden Rechtsherzinsuffizienz) merklich

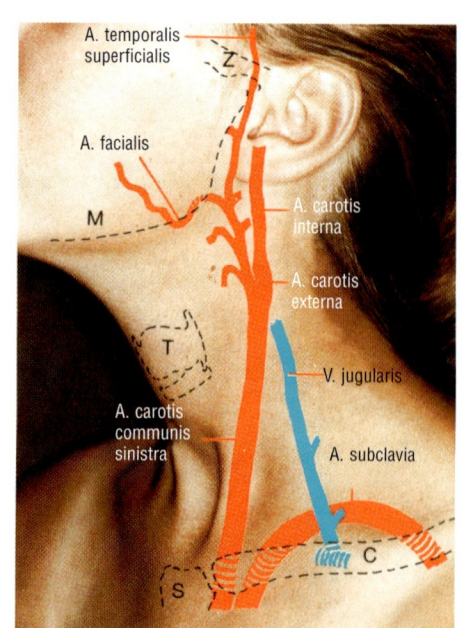

13-162
Markierung von Orientierungspunkten am Halsbereich sowie Projektion wichtiger Gefäße am Hals. Z = Arcus zygomaticus; M = Mandibula; T = Cartilago thyroidea; C = Clavicula; S = Sternum.

erhöht ist. Bitten Sie Ihren Partner, sich flach hinzulegen (oder fast flach). Tatsächliche Jugularvenenpulse (die von Kontraktionen des rechten Vorhofs ausgehen) sind dann an einer Normalperson in dieser Lage zu sehen. Fordern Sie nun Ihren Partner auf, sich aufrecht hinzusetzen, und beobachten Sie dann, wie sich die Halsvenen füllen.

Stellen Sie sich nun hinter Ihren Partner, und versuchen Sie so, vorsichtig Lymphknoten zu tasten, z.B. Lymphknoten unter der Mandibula, Lymphknoten hinter dem Angulus mandibulae, Lymphknoten hinter dem Processus mastoideus und entlang den Ursprungsarealen am Os occipitale für den M. trapezius. Falls Ihr Partner vor kurzem einen entzündeten Hals gehabt hat, lassen sich u.U. unmittelbar hinter dem Angulus mandibulae vergrößerte Lymphknoten (Nodi lymphatici cervicales profundi superiores) palpieren. Tasten Sie abschließend entlang dem Verlauf der A. carotis communis nach Lymphknoten der tiefen zervikalen Lymphstraße; dabei sind aber die untersten Lymphknoten hinter der Medialfläche der Clavicula fast nicht zu tasten.

Die Retinagefäße sind mit Hilfe eines Ophthalmoskops einer direkten Betrachtung zugänglich (Abb. 13-135). Dies ist – abgesehen von den Kapillaren des Nagelbetts – der einzige Ort in unserem Körper, an dem man Gefäße direkt sehen kann. Dabei hilft das Ophthalmoskop, Gefäßveränderungen, die z.B. von einem Hochdruck (Hypertonie) herrühren, aufzudecken.

B. Gefäßpräparate der Kopf-Hals-Region

Die A. carotis communis dextra geht aus dem Truncus brachiocephalicus, die A. carotis communis sinistra dagegen direkt aus dem Aortenbogen hervor. Jede A. carotis communis teilt sich wiederum in eine **A. carotis externa** und in eine **A. carotis interna**.

Die A. carotis externa versorgt dabei mit ihren Ästen Gesicht, Hals, Stirn- und Seitenpartien der Kopfhaut, die A. carotis interna dagegen erreicht das Schädelinnere und versorgt Gehirn und Orbita.

Aus jeder der beiden **Aa. subclaviae** zweigen Arterien zum Halsansatz sowie die **A. vertebralis** ab. Diese zieht durch die Foramina transversaria in den Seitfortsätzen der Halswirbel nach kranial, erreicht so den Schädel und versorgt das Gehirn mit arteriellem Blut.

Die beiden Aa. carotis internae sowie die beiden Aa. vertebrales anastomosieren im Schädelinneren und bilden den **Circulus arteriosus Willisi**, der an der Gehirnbasis liegt. Es gibt bedeutsame, extrakranielle Anastomosen zwischen A. carotis interna und A. carotis externa und zwischen den Aa. vertebrales.

A. subclavia

Suchen Sie an einem Präparat des Halsansatzes (Abb. 13-163) die **A. subclavia dextra** auf; sie zweigt wie die A. carotis communis dextra aus dem Truncus brachiocephalicus ab; letztgenannter ist ein Hauptstamm aus dem Aortenbogen. Stellen Sie anschließend die **A. subclavia sinistra** dar; sie geht direkt aus dem Aortenbogen nach hinten ab. Die Abzweigungsstelle der A. subclavia sinistra liegt hinter derjenigen der A. carotis communis sinistra. Der M. scalenus anterior zieht vor der A. subclavia, wenn diese auf der 1. Rippe verläuft. Dadurch läßt sich die A. subclavia unter deskriptiven Gesichtspunkten in drei Abschnitte einteilen, die 1. proximal, 2. hinter und 3. distal vom M. scalenus anterior liegen.

Suchen Sie nun die drei Äste des **ersten Abschnitts der A. subclavia** auf. Die **A. thoracica interna** entspringt an der Unterseite der A. subclavia, zieht Richtung Thorax und hinter der Knorpel-Knochen-Grenze der Rippen weiter nach kaudal (Kap. 11.3). Die **A. vertebralis** zieht dagegen nach oben und hinten und erreicht so das Foramen transversarium des sechsten Halswirbels (siehe unten). Der **Truncus thyrocervicalis** ist ein kurzer Gefäßstumpf, der nach kranial orientiert ist und sich bald in A. thyroidea inferior, A. suprascapularis und A. transversa cervicis teilt. Suchen Sie jetzt die **A. thyroidea inferior** auf (Abb. 13-117). Sie zieht bogenförmig hinter dem Gefäß-Nervenstrang des Halses

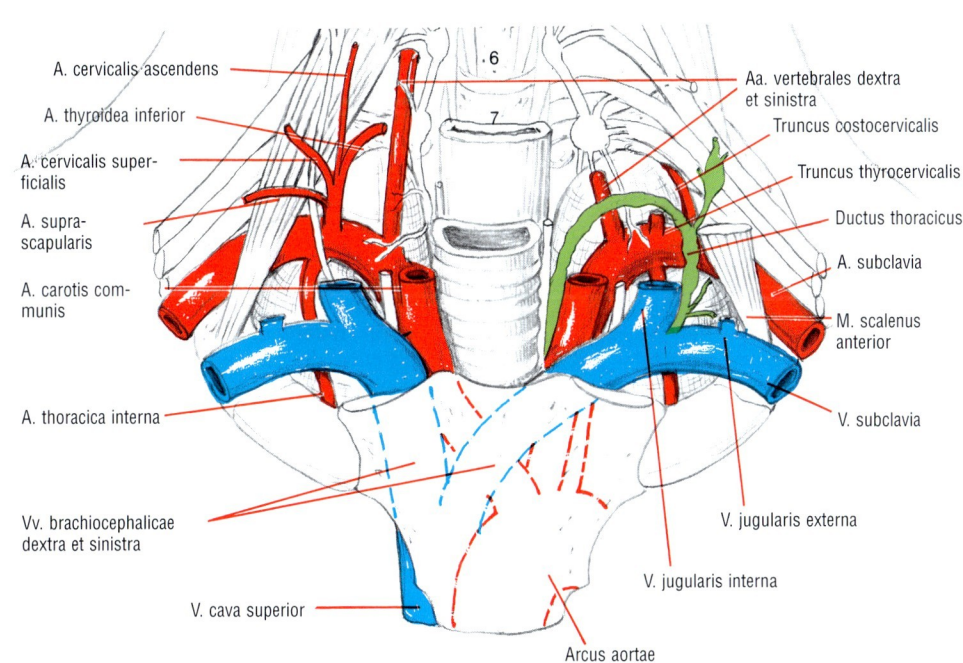

A. cervicalis ascendens
A. thyroidea inferior
A. cervicalis superficialis
A. suprascapularis
A. carotis communis
A. thoracica interna
Vv. brachiocephalicae dextra et sinistra
V. cava superior
6
7
Aa. vertebrales dextra et sinistra
Truncus costocervicalis
Truncus thyrocervicalis
Ductus thoracicus
A. subclavia
M. scalenus anterior
V. subclavia
V. jugularis externa
V. jugularis interna
Arcus aortae

13-163
Strukturen am Übergang vom Hals zum Thorax. Ansicht von ventral.

nach medial und versorgt die unteren Schilddrüsenabschnitte sowie die benachbarten Strukturen wie Larynx, Trachea, Ösophagus und Wirbelsäule. Äste der A. thyroidea inferior anastomosieren mit Gefäßen der A. vertebralis und aus Ästen der tiefen Halsregion von A. carotis externa.

Frage 417: An welchen Nerven liegen Äste der A. thyroidea inferior eng an?

Suchen Sie jetzt die **A. suprascapularis** auf, den ersten Ast des Truncus thyrocervicalis. Sie verläuft dorsal vom M. sternocleidomastoideus (vom seitlichen Teil des mittleren Blattes der Halsfaszie bedeckt) hinter der Clavicula zur Incisura scapulae am Oberrand der Scapula. Die A. suprascapularis versorgt die Muskeln, die im Bereich von Fossa supraspinata und Fossa infraspinata liegen (Kap. 6.3). Die **A. transversa cervicis** zieht (in variablem Verlauf) ebenfalls durch das Halsdreieck und liegt dabei parallel, aber etwas höher als die A. suprascapularis. Die A. transversa cervicis (dritter Ast aus dem Truncus thyrocervicalis) versorgt Nackenmuskulatur und anastomosiert mit der A. occipitalis aus der A. carotis externa. Es sei an dieser Stelle angemerkt, daß statt eines R. superficialis der A. transversa cervicis eine A. cervicalis superficialis zusätzlich selbständig aus dem Truncus thyrocervicalis hervorgehen kann.

Im **zweiten Abschnitt der A. subclavia** entspringt der **Truncus costocervicalis** aus der Hinterwand der A. subclavia. Dieser gemeinsame Ursprungsstamm zieht bogenförmig über die Lungenspitze nach hinten zum Hals der ersten Rippe. Dort teilt sich der Truncus costocervicalis in die **A. intercostalis suprema** und in die **A. cervicalis profunda**. Die A. intercostalis

suprema zieht hinter der Pleura costalis, vor dem Hals von erster und zweiter Rippe, abwärts und versorgt die ersten beiden Interkostalräume. Die A. cervicalis profunda zieht in die tiefe Nackenmuskulatur, versorgt diese mit arteriellem Blut und anastomosiert mit A. occipitalis und A. vertebralis.

Der **dritte Abschnitt der A. subclavia** entläßt die **A. dorsalis scapulae**. Sie zieht im Halsansatzbereich nach hinten. Verfolgen Sie den Verlauf der A. dorsalis scapulae, wie sie die Trunci des Plexus brachialis kreuzt. Die A. dorsalis scapulae zieht mit dem M. levator scapulae und beteiligt sich an der Versorgung der Muskulatur an der Dorsalseite der Scapula über eine Anastomose.

Suchen Sie nun die **A. vertebralis** auf (Abb. 13-164, 13-171). Sie zieht zunächst nach kranial zum Querfortsatz des sechsten Halswirbels (Pars praevertebralis); dieser bildet quasi die Spitze eines Dreiecks, das lateral vom M. scalenus anterior und medial vom M. longus cervicis gebildet wird. Die A. vertebralis zieht in das Foramen transversarium des sechsten Halswirbels und steigt als Pars transversaria (cervicalis) weiter nach kranial. Dabei gibt sie Äste ab, die Richtung Spinalnervenwurzeln ziehen und sich dort an der arteriellen Versorgung des Rückenmarks beteiligen. Der Querfortsatz des Atlas reicht – verglichen mit den anderen Halswirbeln – weiter nach lateral; deshalb zieht die A. vertebralis aus dem Foramen transversarium des Axis weiter nach lateral und erreicht so das Querfortsatzloch des Atlas. Anschließend biegt die A. vertebralis nach hinten und medial, wobei sich das Gefäß in die kraniale Seite des Arcus posterior und der Massa lateralis des Atlas eingräbt (Pars atlantica der A. vertebralis); dann durchdringt die A. vertebralis, zwischen Atlas und Axis, die Membrana atlanto-occipitalis posterior und erreicht den Wirbelkanal. Beim Eindringen in den Wirbelkanal durchbohrt die A. vertebralis auch die Dura mater cranialis. Sie zieht dann weiter im Subarachnoidalraum nach kranial, überwindet das Foramen magnum und vereinigt sich mit der A. vertebralis der Gegenseite auf dem Clivus (Pars intracranialis der A. vertebralis). Diese Vereinigungsstelle liegt an der Vorderfläche des Hirnstamms und bildet die **A. basilaris**. Kennzeichnen Sie die intrakraniellen Äste der A. vertebralis (Abb. 13-165): 1. die **A. spinalis anterior** verbindet sich mit dem gleichnamigen Gefäß der Gegenseite (in Höhe des Unterrandes der beiden Oliven) und zieht dann als einziges Gefäß in der Fissura mediana anterior des Rückenmarks nach kaudal; 2. die **A. inferior posterior cerebelli** versorgt nicht nur Teile des Kleinhirns, sondern auch seitliche Abschnitte der Medulla oblongata (Hirnstamm); 3. die beiden **Aa. spinales posteriores** ziehen am Rückenmark entlang, medial der Hinterwurzeln, nach unten und entspringen entweder aus den Aa. vertebrales oder aus den Aa. inferiores posteriores cerebelli.

Die **A. basilaris** verläuft an der ventralen Fläche der Pons nach kranial und vorne. Sie versorgt den Hirnstamm und entläßt als Äste die **A. inferior anterior cerebelli** sowie die **A. superior cerebelli**. Beide Arterien verzweigen sich an der Unterseite des Kleinhirnzelts (Tentorium cerebelli) und versorgen das Kleinhirn. Suchen Sie auch die **A. labyrinthi** zum Innenohr auf; sie geht aus der A. superior cerebelli oder direkt aus der A. basilaris ab; sie zieht gemeinsam

13-164
Verlauf der A. vertebralis sinistra und ihre Aufzweigungen.

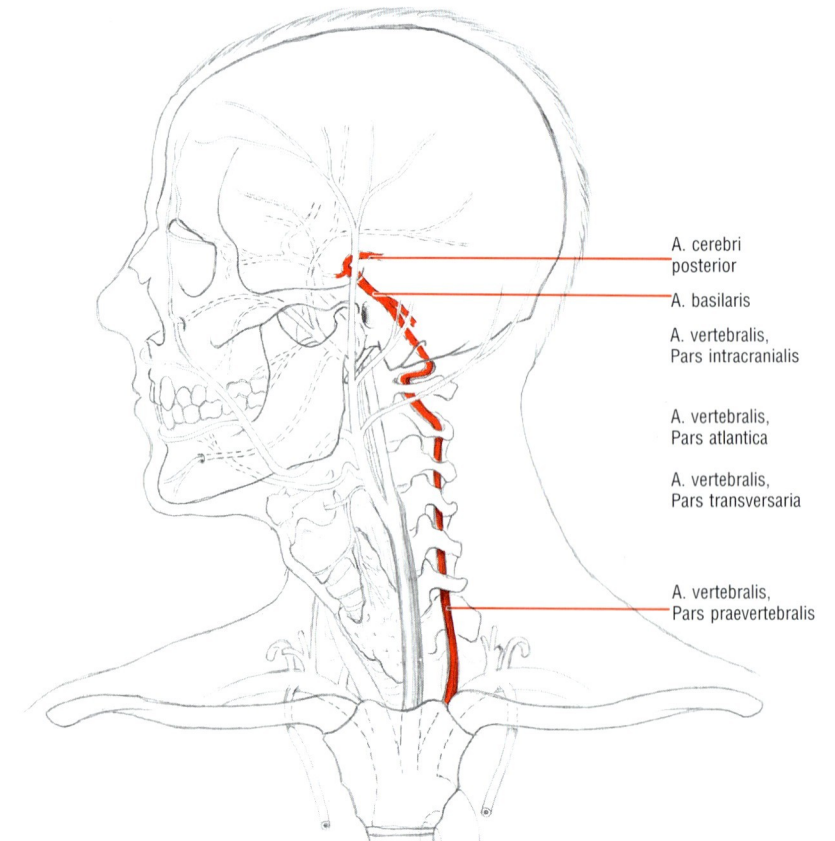

A. cerebri posterior

A. basilaris

A. vertebralis, Pars intracranialis

A. vertebralis, Pars atlantica

A. vertebralis, Pars transversaria

A. vertebralis, Pars praevertebralis

mit N. facialis (VII) und N. vestibulocochlearis (VIII) um den Kleinhirnbrückenwinkel und erreicht so den Meatus acusticus internus. Am Oberrand der Pons endet die A. basilaris, indem sie sich in zwei **Aa. cerebri posteriores** aufteilt. Diese Aa. cerebri posteriores wiederum ziehen oberhalb des Kleinhirnzelts um den Hirnstamm und versorgen den Großteil der Unterflächen von Temporal- bzw. Okzipitallappen des Endhirns, darunter auch das primäre Sehrindenfeld. Aus den Aa. cerebri posteriores geht jeweils eine **A. communicans posterior** hervor, diese Arterien verlaufen nach vorne und beteiligen sich mit Ästen der A. carotis interna am Circus arteriosus Willisi.

Frage 418: Die Blutversorgung aus der A. vertebralis kann u.U. durch Gefäßerkrankungen oder durch rheumatische Veränderungen an den Halswirbeln bzw. der kleinen Wirbelgelenke der Halswirbelsäule eingeschränkt sein. Welche Symptome können auftreten, wenn eine Person schnell ihren Kopf/Hals dreht.

A. carotis communis
(Abb. 13-166, 13-172)

Stellen Sie an einem Präparat, das den oberen Thorax zeigt, zuerst die **A. carotis communis dextra** dar; sie entspringt aus dem Truncus brachiocephalicus, hinter dem rechten Sternoklavikulargelenk. Suchen Sie anschließend die **A. carotis communis sinistra** auf; sie geht dorsal und lateral des Truncus brachiocephalicus direkt aus dem Aortenbogen hervor. Verfolgen sie den Verlauf der beiden Aa. carotis communes im Halsbereich nach kranial, und beachten Sie, daß diese Arterien gemeinsam mit V. jugularis interna lateral und N. vagus (X) dorsal jeweils von einer derben, bindegewebigen Schutzhülle, **Vagina carotica**, eingescheidet sind. Dieser Gefäß-Nervenstrang liegt im Zwickel dorsal zwischen Querfortsätzen der Halswirbelsäule und den daran ansetzenden Muskeln sowie medial von Trachea, Ösophagus und deren entsprechenden Strukturen. Die A. carotis communis endet beidseits, ohne irgendwelche Äste abzugeben, am Oberrand des Schildknorpels; hier ist die Aufteilung (Bifurcatio carotidis) in **A. carotis externa** und **A. carotis interna**. An der Bifurkation sind die Gefäße infolge von Druck- und Chemorezeptoren bulbär aufgetrieben (**Sinus caroticus, Glomus caroticum**).

A. carotis interna (Abb. 13-166)

Markieren Sie nun den Arterienverlauf der A. carotis interna in der Vagina carotica nach kranial. Die A. carotis interna gibt – wie auch die A. carotis communis – im Halsbereich keine Gefäße ab. In ihrem Verlauf zieht sie in der Tiefe hinter dem Processus styloideus und dessen Muskeln (Pars cervicalis) und tritt dann an der Schädelbasis in das Felsenbein (S. 297 und auch Abb. 13-175). Führen Sie eine Sonde in den **Canalis caroticus**, und zeigen Sie, daß diese Sonde nach vorne und medial zieht, aus dem Ende des Canalis caroticus auftaucht (Pars petrosa der A. carotis interna) und in das Foramen lacerum gelangt. Vom Foramen lacerum geht es dann weiter in den **Sinus cavernosus**, der beidseits der Sella turcica liegt. Die A. carotis interna zieht dann im Sinus cavernosus nach vorne (Pars cavernosa), weiter nach oben und dann (unter

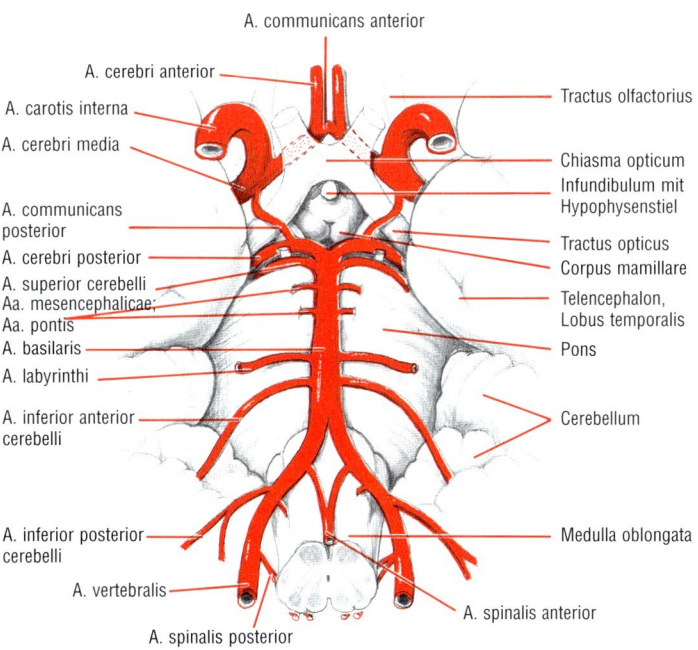

13-165
Arterienstämme des Gehirns und Arterienring des Gehirns, Circulus arteriosus cerebri (Willisi). Ansicht von unten.

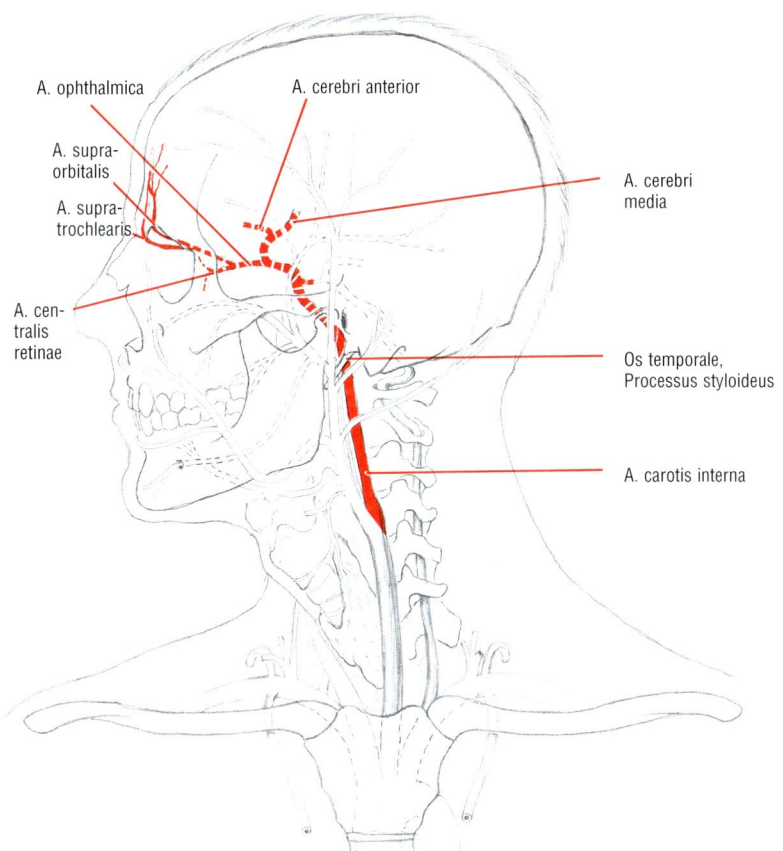

13-166
Verlauf von A. carotis communis sinistra und A. carotis interna sinistra und deren intrakranielle Aufzweigung.

dem Processus clinoideus anterior) wieder zurück. An dieser Stelle durchbricht die A. carotis interna die Dura mater cranialis und erreicht den Subarachnoidalraum (Pars cerebralis). Dieser gewundene Verlauf der A. carotis interna wird manchmal auch als «Karotissiphon» bezeichnet und ist auch in Angiogrammen gut zu sehen (Abb. 13-172).

Bei ihrem Verlauf durch das Felsenbein gibt die A. carotis interna kleine Äste zum Mittelohr (Aa. caroticotympanicae) und zum Hinterlappen der Hypophyse (**A. hypophysialis inferior**) ab. In der Nähe des Processus clinoideus anterior zweigt die **A. ophthalmica** aus der A. carotis interna (genauer aus der letzten Krümmung des Karotissiphon) nach vorne ab. Sie zieht unter dem N. opticus (II) durch den Canalis nervi optici in die Orbita. Aus der A. ophthalmica geht die **A. centralis retinae** quasi als eine Endarterie ab. Diese Arterie tritt von unten in den N. opticus (II) ein und versorgt diesen Nerven sowie die Retina mit arteriellem Blut. Suchen Sie an einem Präparat der Orbita die A. ophthalmica auf; sie durchkreuzt dabei die Orbita über dem Sehnerven in schrägem Verlauf von lateral nach medial und gibt Äste zu den Inhaltsgebilden der Orbita ab: 1. **A. lacrimalis** zur Glandula lacrimalis und den Seitenbereichen des Oberlids, 2. **Aa. musculares** zu den äußeren Augenmuskeln, 3. **Aa. ciliares posteriores breves** und **longi**; diese durchbrechen die Hüllen des Augapfels und versorgen die Choroidea und die Iris. Ferner entspringen aus der A. ophthalmica **A. ethmoidalis anterior** und **A. ethmoidalis posterior** (zu den Siebbeinzellen) sowie A. supra-orbitalis, A. supratrochlearis und Rami nasales; diese Gefäße verlassen die Orbita und versorgen Strukturen an Stirnbereich und Nase.

Frage 419: Welche Folgen hätte ein Verschluß der A. ophthalmica?

Grenzen Sie im Subarachnoidalraum die beiden Endäste der A. carotis interna voneinander ab, die **A. cerebri media** (Abb. 13-165) und die **A. cerebri anterior**. Die A. cerebri media versorgt dabei den Hauptanteil des seitlichen Gehirns, die A. cerebri anterior die Endhirnrinde des Interhemisphärenspalts sowie die Mantelkante. Die dünne **A. communicans anterior** verbindet die beiden Aa. cerebri anteriores; diese A. communicans anterior sowie die beiden Aa. communicantes posteriores vervollständigen den Circulus arteriosus cerebri (Willisi) und somit die Anastomosen zwischen A. vertebralis und A. carotis interna.

Frage 420: Wenn sich die A. carotis interna durch arteriosklerotische Gefäßveränderungen verengt, welche Symptome würden Sie dann erwarten?

A. carotis externa (Abb. 13-167)

Suchen Sie an einem Präparat die **A. carotis externa** auf, und verfolgen Sie deren Verlauf. Sie entspringt gegenüber der Oberkante des Schildknorpels aus der A. carotis communis, wo sie zunächst vor der A. carotis interna liegt. Sie zieht dann nach oben und vorne (und liegt dabei oberflächlicher als der Processus styloideus) und wird (teilweise) von der Glandula parotidea bedeckt. Die A. carotis externa teilt sich ungefähr auf Höhe des Collum mandibulae in ihre beiden Endäste auf, die **A. maxillaris** und die **A. temporalis superficialis**. Da ja weder A. carotis communis noch A. carotis interna Äste zur Kopf-Hals-Region abgeben, hat nun zwangsläufig die A. carotis externa viele Äste für diese

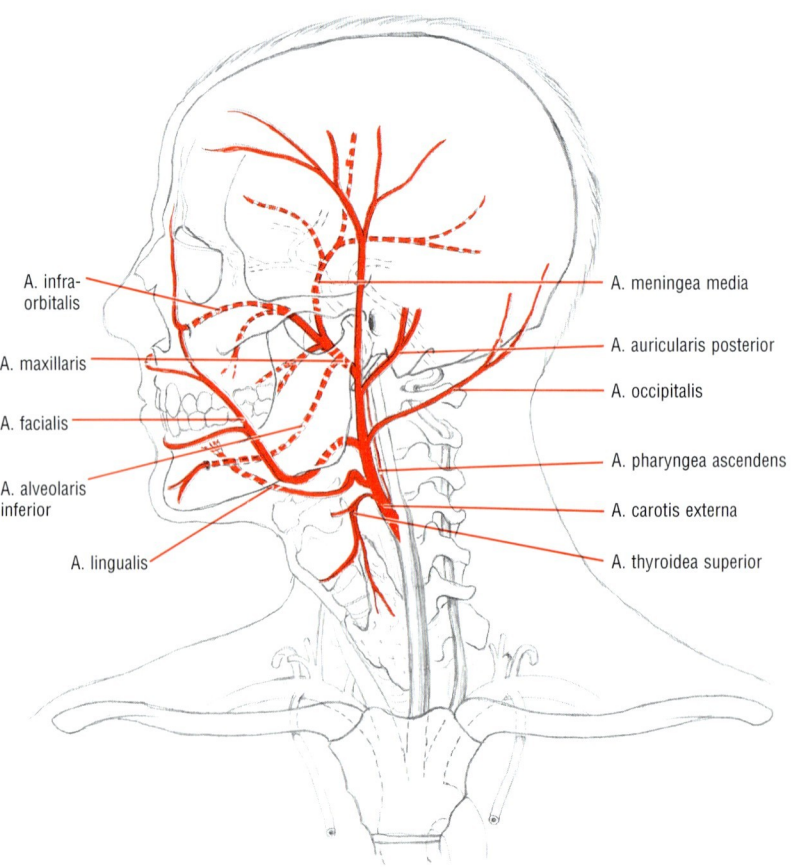

13-167
Verlauf der A. carotis externa sinistra und deren Aufzweigungen.

A. infra-orbitalis
A. maxillaris
A. facialis
A. alveolaris inferior
A. lingualis
A. meningea media
A. auricularis posterior
A. occipitalis
A. pharyngea ascendens
A. carotis externa
A. thyroidea superior

Region. Sie sollten diese Äste – beginnend am Ursprung der Arterie – bezeichnen können.

Die **A. thyroidea superior** entspringt in der Regel als erster Ast aus der A. carotis externa und zieht bogenförmig nach kaudal. Sie versorgt die oberen Anteile der Schilddrüse und gibt Äste zu den benachbart liegenden Strukturen des Larynx, wie etwa A. laryngealis superior, ab. Die A. laryngea superior an sich durchbricht gemeinsam mit dem N. laryngealis internus die Membrana thyrohyoidea.

Die dünne **A. pharyngea ascendens** klettert an der Seite des Pharynx Richtung Schädelbasis. Sie versorgt mit Ästen die Tonsillae palatinae, das Mittelohr (A. tympanica inferior) sowie – als Endast (A. meningea posterior) – die Dura mater cranialis, insbesondere der hinteren Schädelgrube.

Die **A. lingualis** versorgt zu großen Teilen Zunge und Mundboden. Sie entspringt (in Höhe der A. pharyngea ascendens) vorne – gegenüber der Spitze des Cornus majus des Zungenbeins – der A. carotis externa. Sie macht zunächst einen kleinen, nach oben gerichteten Bogen, zieht dann nach vorne und in die Tiefe unter den M. hypoglossus und erreicht so die Zunge (Abb. 13-84).

Frage 421: Aus welchem Grund haben viele Äste der A. carotis externa einen geschlängelten Verlauf?

Die **A. facialis** (Abb. 13-167; siehe auch Abb. 13-64) entspringt unmittelbar über oder gemeinsam mit der A. lingualis (Truncus linguofacialis) aus der A. carotis externa. Verfolgen Sie deren Verlauf, wie sie sich an der Seite des Pharynx nach oben schlängelt und unter dem hinteren Bauch des M. digastricus, dem M. stylohyoideus sowie der Glandula submandibularis verläuft. Sie kreuzt über dem hinteren Pol der Glandula submandibularis nach unten und erreicht so die Unterkante der Mandibula unmittelbar vor dem M. masseter. Verfolgen Sie auch die A. facialis in ihrem Verlauf im Gesicht, wie sie zunächst schräg nach oben in Richtung Mundwinkel und dann an der lateralen Nase zum medialen Augenwinkel zieht. Im Gesichtsbereich zeigt die A. facialis einen stark geschlängelten Verlauf, um sich den Bewegungen von Gesicht und Kiefer anpassen zu können. Unmittelbar an ihrem Ursprung zweigt aus der A. facialis die A. palatina ascendens ab, die Pharynx und weichen Gaumen versorgt. Der **Ramus tonsillaris** (der auch aus der A. palatina ascendens abgehen kann) zweigt aber auch des öfteren am Scheitelpunkt der Schleife der A. facialis ab; dieser Punkt liegt unmittelbar lateral der Tonsilla palatina und ist deshalb bei einer Tonsillektomie gefährdet. Ehe die A. facialis um die Mandibula biegt, gibt sie noch Äste zur Glandula submandibularis (Rami glandulares) sowie die A. submentalis ab. Die letztgenannte Arterie ist ein relativ großer Ast, der an der Unterfläche des M. mylohyoideus nach vorne zieht und mit Ästen der A. lingualis und der A. alveolaris inferior anastomosiert. Wenn die A. facialis im Gesicht nach oben zieht, gibt sie viele Äste ab, wie etwa A. labialis inferior und A. labialis superior, Ramus lateralis nasi sowie A. angularis. Im übrigen anastomosieren A. labialis inferior/superior mit den entsprechenden Gefäßen der Gegenseite.

Frage 422: Falls man eine A. labialis an einer Seite durchtrennt, wie könnte man die Blutung stoppen?

Aus der A. carotis externa gehen zwei nach hinten gerichtete Äste ab, die **A. occipitalis** und die **A. auricularis posterior**. Suchen Sie nun 1. die A. occipitalis auf, wie sie unter dem M. sternocleidomastoideus nach oben zieht und die hintere Kopfhaut versorgt; 2. die A. auricularis posterior. Diese entspringt etwas über der A. occipitalis und versorgt die Hinterfläche des Ohrs.

Der dünne Endast der A. carotis externa, die **A. temporalis superficialis** (Abb. 13-167), beginnt innerhalb der Glandula parotidea hinter dem Collum mandibulae. Suchen Sie die A. temporalis superficialis auf ihrem Weg nach kranial auf; sie passiert dabei unmittelbar vor dem Ohr den Ansatz des Jochbogens. Sie versorgt mit ihren Ästen Ohr und Gesicht, wie z.B. mit der **A. transversa faciei**. Diese zieht gemeinsam mit dem Ductus parotideus nach vorne und geht dann zur Schläfenregion, um hier die Kopfhaut zu versorgen.

Es gibt etliche Anastomosen zwischen Arterien, die die Kopfhaut versorgen, wie etwa Anastomosen zwischen Ästen der A. carotis externa beidseits des Gesichts und Ästen der A. carotis interna (z.B. A. supratrochlearis und A. supraorbitalis); dadurch können Gesichtsverletzungen dauernd bluten, wenn die A. carotis externa einer Seite verletzt und unterbunden und zudem auf der Gegenseite eine Klammer gesetzt wurde.

Die **A. maxillaris** (Abb. 13-167) ist der stärkere der beiden Endäste der A. carotis externa. Er entspringt ebenfalls in der Glandula parotidea hinter dem Collum mandibulae; anschließend zieht die A. maxillaris nach vorne in die Fossa infratemporalis, wo sie zahlreiche Äste abgibt. Schließlich gelangt sie über die Fissura pterygomaxillaris in die Fossa pterygopalatina, wo ihre Endäste Nase, Epipharynx und Gaumen mit arteriellem Blut versorgen. Man kann die Äste der A. maxillaris in drei Hauptgruppen einteilen:

● Die erste Hauptgruppe von Ästen der A. maxillaris begleitet – im allgemeinen – Äste des N. mandibularis (V/3). Kleine Arterien versorgen den äußeren Gehörgang (A. auricularis profunda), das Trommelfell (A. tympanica anterior) sowie das Kiefergelenk. Zwei stärkere Arterien versorgen dagegen die Hirnhäute (A. meningea media, Ramus meningeus accessorius) sowie Zähne und Zahnfleisch des Unterkiefers (A. alveolaris inferior).

Suchen Sie nun die **A. meningea media** auf, wie sie als erster kranialer Ast aus der A. maxillaris in der Fossa infratemporalis entspringt, nach oben zieht und über das Foramen spinosum in das Schädelinnere gelangt. An der Innenseite der Squama des Os temporale zieht die A. meningea media in charakteristischen Knochensulci; ihre zwei Hauptäste erstrecken sich weit nach vorne und dann wieder zurück und versorgen so einen weiträumigen Schädelbereich inklusive der entsprechenden Dura mater cranialis. Die A. meningea media und ihre Äste liegen im Extraduralraum und sind über Bindegewebsschichten fest mit dem Knochen verbunden. Bei einer Schädelfraktur (der Knochen ist im Bereich des Pterion besonders dünn) wird die Arterie gezerrt. Die Bindegewebsbrücken verhindern aber, daß sich die Arterie kontrahiert; dadurch tritt Blut langsam in den Extraduralraum (wobei die Dura mater cranialis vom Schädelknochen abgehoben wird). Dieser Blutaustritt bewirkt einen Anstieg des intrakraniellen Drucks.

Die **A. alveolaris inferior** zieht mit dem N. alveolaris inferior zur Innenseite der Lingula mandibulae. Dort treten beide Leitungsbahnen in den Canalis mandibulae ein und versorgen Knochen, Zähne sowie Zahnfleisch des Unterkiefers. Ein Ast der A. alveolaris inferior tritt aus dem Foramen mentale hervor und versorgt die Kinnhaut. Ehe die A. alveolaris inferior im Canalis mandibulae verschwindet, zweigt die A. mylohyoidea von ihr ab; diese zieht über dem M. mylohyoideus nach vorne und versorgt die Muskeln in der Umgebung.
● Die zweite Hauptgruppe von Ästen der A. maxillaris versorgt die Kaumuskulatur sowie den M. buccinator.
● Die dritte Hauptgruppe von Ästen der A. maxillaris versorgt Strukturen, die vom Processus maxillaris ihren Ursprung nehmen (und somit vom N. maxillaris [V/2] innerviert werden); dies sind insbesondere Knochen, Zähne, Zahnfleisch des Oberkiefers, Gaumen, Nase, Nasennebenhöhlen und Epipharynx. Wenn die A. maxillaris die Fossa pterygopalatina erreicht hat, teilt sie sich in mehrere Endäste. Suchen Sie die A. alveolaris superior auf, die an der Facies infratemporalis der Maxilla nach kaudal zieht und Prämolaren und Molaren des Oberkiefers, Zahnfleisch sowie Kieferhöhle versorgt. Die A. infratemporalis erreicht Fissura infra-orbitalis bzw. Canalis infra-orbitalis, verläßt den Schädel über das Foramen infra-orbitale und versorgt die angrenzenden Gesichtsregionen mit arteriellem Blut. Die A. infratemporalis zieht auch zu Schneidezähnen und Eckzähnen des Oberkiefers mit entsprechender Gingiva sowie zur Kieferhöhle. Es bestehen im übrigen zahlreiche Anastomosen zwischen Ästen der A. infratemporalis, Ästen der A. facialis (aus A. carotis externa) sowie Ästen der A. ophthalmica (aus A. carotis interna). Suchen Sie an einem Präparat der seitlichen Nasenwand auch die Aa. palatinae auf, und untersuchen sie wie sie durch den Canalis palatinus ziehen und so den Gaumen und das Dach des Mundbereiches versorgen. Ein Ast der Aa.

palatinae zieht nach hinten und liefert dem Epipharynx arterielles Blut; die **A. sphenopalatina** versorgt Seitenwände der Nase und Nasenseptum.

Arterielle Anastomosen der Kopf-Halsregion (Abb. 13-168)

Es gibt sehr zahlreiche Anastomosen am Kopf, am Hals und – insbesondere – an der Kopfhaut und im Gesichtsbereich. Sie bestehen zwischen rechter und linker Körperseite, zwischen intra- und extrakraniellen Arterien sowie zwischen oberflächlichen und tiefen Arterien des Kopf-Halsbereiches. Ist die Kopfhaut («Kopfschwarte») verletzt, kommt es anschließend nicht wegen der dichten Gefäßversorgung zu starken Blutungen, sondern weil auch die Bindegewebsarchitektur der Kopfhaut eine rasche Kontraktion der geschädigten Arteriolen verhindert. Dennoch ist eine Verletzung der Kopfhaut in der Regel zu beheben, vorausgesetzt, ein einzelner Gefäßstumpf ist übriggeblieben.

Die Aufgabe des Circulus arteriosus cerebri (Willisi) (Abb. 13-165), der eine Anastomose zwischen A. carotis interna und A. vertebralis an der Hirnbasis darstellt, besteht darin, den Blutdruck in beiden Hälften des Gehirns anzugleichen. Dieser Circulus arteriosus cerebri ist jedoch manchmal nur unvollständig oder unzureichend ausgebildet.

Frage 423: Manchmal läßt sich die A. carotis communis ohne nachfolgende Hirnschädigung ligieren. Welche Anastomose würde einen fortlaufenden Blutfluß in der A. carotis interna ermöglichen?

Venöser Abfluß

Intrakranielle und kranielle Venen

Der venöse Blutabfluß aus Gehirn, aus Augen und aus dem Schädelinneren wird über die intrakraniellen, venösen Blutleiter (Sinus durae matris) geleitet. Diese besitzen weder glatte Muskulatur noch Klappen in ihren Wänden und werden nur durch die Fixation der Dura am Knochen offengehalten. Im allgemeinen haben Venen von Kopf- und Halsregion keine Klappen, und die venöse Rückstromfunktion zum Herzen basiert auf der Schwerkraft sowie auf dem negativen, intrathorakalen Druck bei Inspiration.

Frage 424: Wie hoch ist der Blutdruck in den venösen Sinus?

Liquor cerebrospinalis, der durch den Plexus choroideus in den entsprechenden Hirnventrikeln gebildet wird, verläßt das Ventrikelsystem, strömt im Subarachnoidalraum und wird letztlich über die Granulationes arachnoideae (Pacchioni) in den Sinus sagittalis superior abgeleitet. Die Liquorzirkulation ist ein passiver Vorgang, da der hydrostatische Druck höher sowie der osmotische Druck im Liquor niedriger als im venösen Blut der Sinus ist.

Frage 425: Welche Mechanismen bewirken, daß sich hydrostatischer und osmotischer Druck des Liquor cerebrospinalis von dem in den venösen Blutleitern unterscheiden?

Auf die Anordnung der verschiedenen venösen Blutleiter im Schädelinneren (Sinus durae matris) ist bereits auf Seite 349 eingegangen worden. Sie stehen über sog. **Vv. emissariae** mit den

13-168
Wichtige Anastomosen zwischen den Stromgebieten von A. vertebralis sowie von Aa. carotis externa und interna. Ansicht von links.

===== = aus der A. carotis interna

zwischen A. temporalis superficialis, A. supratrochlearis und A. supra-orbitalis

zwischen oberflächlichen und tiefen Arterien des Gesichts

zwischen Arterien im Bereich des Septum nasi

zwischen Ästen der Aa. labiales beider Seiten

zwischen A. alveolaris inferior, A. sublingualis und A. submentalis

zwischen A. thyroidea superior und A. thyroidea inferior

zwischen Aa. temporales profundi und Ästen der A. meningea media

zwischen Ästen der Aa. temporales superficiales beider Seiten

zwischen A. temporalis superficialis, A. auricularis posterior und A. occipitalis

zwischen A. occipitalis und A. cervicalis profunda

zwischen A. cervicalis ascendens, A. vertebralis und A. cervicalis profunda

Venen der Kopfhaut in Verbindung. Studieren Sie die Hinterfläche des Processus mastoideus und den dorsalen Bereich des Foramen magnum. Suchen Sie an diesen Stellen zum einen die V. emissaria mastoidea sowie zum anderen Foramina condylaria posteriora auf; aus letztgenannten treten bestimmte Vv. emissariae aus. Der Sinus cavernosus, der bestimmte laterale Hirnbereiche entsorgt, die Hypophyse und ebenso die V. ophthalmica aus der Orbita stehen mit Venen des Gesichts und des Plexus pterygoideus (in der Fossa infratemporalis gelegen) in Verbindung. Der weitaus größte Anteil des Blutes in den venösen Sinus wird jedoch über den Sinus sigmoideus als klassischen Weg den Schädel verlassen. Er tritt am Foramen jugulare hervor und bildet – oft gemeinsam mit dem Sinus petrosus inferior – den Bulbus venae jugularis internae bzw. die **V. jugularis interna**. Studieren Sie am knöchernen Schädel das Foramen jugulare, und achten Sie auf die runde Knochenimpression für die Erweiterung als **Bulbus venae jugularis internae**. Beachten Sie aber auch die topographische Nähe des Bulbus zum Mittelohr (Abb. 13-175).

Knochenmark füllt den Spaltraum (Diploë) zwischen innerer und äußerer Compacta der Schädeldachknochen. Über die **Vv. diploicae** wird die Diploë entsorgt. Diese Diploëvenen kommunizieren dabei mit Venen der Kopfhaut, mit den Sinus durae matris sowie mit Meningealvenen. Die Meningealvenen leiten ihr venöses Blut in die Sinus durae matris, in die Vv. diploicae und ebenso – durch die Schädelbasis hindurch – in den Plexus pterygoideus. So entstehen vielfältige und beträchtliche Verbindungen zwischen intra- und extrakraniellen Venen.

Extrakranielle Venen von Kopf und Gesicht (Abb. 13-169)

Kennzeichnen Sie in Abbildung 13-169 die verschiedenen, oberflächlichen Venen von Gesicht und Kopf. Denken Sie dabei aber daran, daß es gerade hier viele Varianten im Gefäßmuster gibt. Suchen Sie die **V. supratrochlearis** und die **V. supra-orbitalis** auf, die beide den Stirnbereich entsorgen; sie münden in die V. facialis, haben aber auch Verbindung mit den Vv. ophthalmicae, die ja wiederum in den Sinus cavernosus abfließen. Die **V. facialis** ist sehr auffallend und zieht mit der A. facialis vom medialen Augenwinkel zur Unterkante der Mandibula. Sie entsorgt den Hauptteil des venösen Blutes aus dem oberflächlichen und auch tiefen Gesichtsbereich. Die übrigen Teile der Kopfhaut werden über **V. temporalis superficialis, V. auricularis posterior** sowie **V. occipitalis** entsorgt. Die V. occipitalis durchbricht die Lamina superficialis der Fascia cervicalis und den M. trapezius und mündet in die V. vertebralis. Die V. temporalis superficialis zieht vor dem Ohr nach kaudal und nimmt Venen aus dem Gesichtsbereich auf. Sie hat auch Verbindung zu **Vv. maxillares**, die in den **Plexus pterygoideus** in der Fossa infratemporalis münden. Sie bildet auch die **V. retromandibularis** vor dem Tragus der Ohrmuschel. Die V. retromandibularis teilt sich in der Regel in zwei Äste: ein vorderer Ast verbindet sich mit der V. facialis, ehe diese die Lamina superficialis der Fascia cervicalis durchbricht und in die **V. jugularis interna** mündet; ein hinterer Ast vereinigt sich mit der V. auricularis posterior und bildet die **V. jugularis externa**.

Die wichtigen Halsvenen liegen entweder oberhalb oder unterhalb der Lamina superficialis der

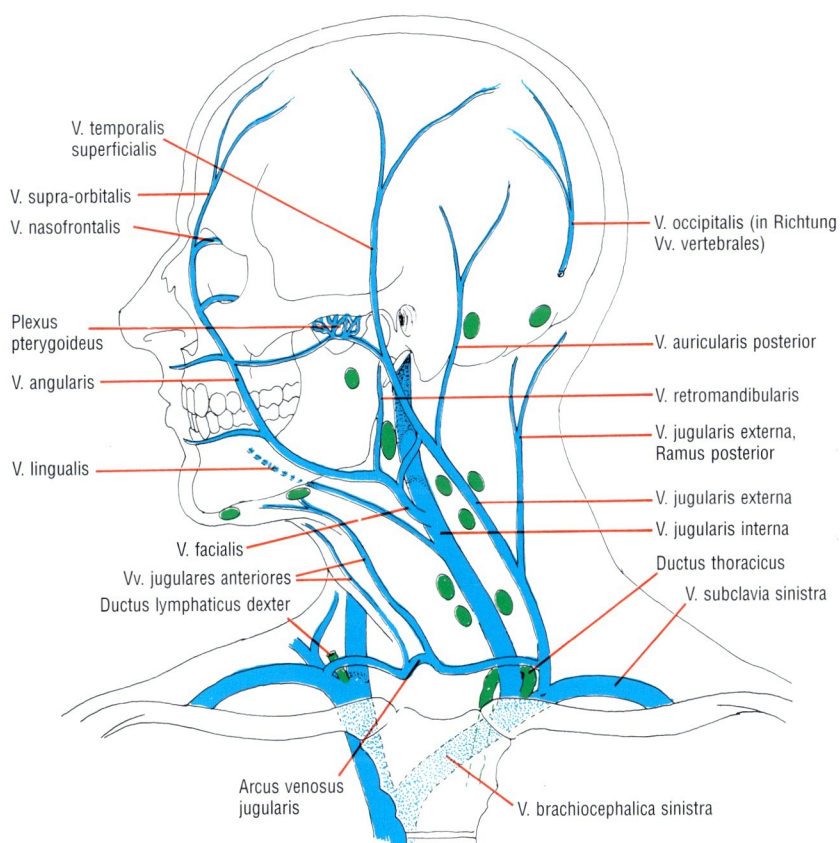

V. temporalis superficialis

V. supra-orbitalis

V. nasofrontalis

Plexus pterygoideus

V. angularis

V. lingualis

V. facialis

Vv. jugulares anteriores

Ductus lymphaticus dexter

Arcus venosus jugularis

V. occipitalis (in Richtung Vv. vertebrales)

V. auricularis posterior

V. retromandibularis

V. jugularis externa, Ramus posterior

V. jugularis externa

V. jugularis interna

Ductus thoracicus

V. subclavia sinistra

V. brachiocephalica sinistra

13-169
Venen im Kopf- und Halsbereich (die venösen Sinus sind nicht dargestellt); Lage wichtiger Lymphknotengruppen in Kopf- und Halsbereich. Ansicht von vorne und links-seitlich.

Fascia cervicalis. Erinnern Sie sich an dieser Stelle aber auch daran, daß im Gesichtsbereich keine derartige Trennschicht existiert, da sich die mimische Muskulatur unmittelbar an die Haut anheftet. Über der Lamina superficialis der Fascia cervicalis ziehen zwei senkrecht gerichtete Venen. Suchen Sie nun die **V. jugularis externa** auf. Sie zieht nach kaudal, kreuzt zunächst den M. sternocleidomastoideus, durchbricht dann – unmittelbar oberhalb des Schlüsselbeins – die Lamina superficialis der Fascia cervicalis und mündet schließlich in die **V. subclavia**. Die **V. jugularis anterior** entsorgt oberflächliche Regionen von Kinn und Hals inklusive des Larynx. Sie zieht nahezu senkrecht nach kaudal in Richtung Manubrium sterni, durchbricht die Lamina pretrachealis der Fascia cervicalis und bildet mit den Venen der Gegenseite einen Gefäßbogen. Schließlich biegt die V. jugularis anterior nach lateral und mündet in die V. jugularis externa, die hier ihrerseits gerade an die V. subclavia Anschluß findet. Die **V. jugularis interna** liegt im Halsbereich unter der Lamina superficialis der Fascia cervicalis. Sie beginnt an der Unterseite der Schädelbasis quasi als Fortsetzung des Sinus sigmoideus und zieht im Halsbereich ebenfalls nahezu senkrecht nach unten. Dabei liegt sie gemeinsam mit A. carotis communis und N. vagus (X) in der Vagina carotica. Die V. jugularis interna mündet hinter der Symphysis manubriosternalis in die V. brachiocephalica.

Frage 426: Warum ist die Vagina carotica über der V. jugularis interna dünner als über der A. carotis communis?

Die beiden Vv. jugulares internae erhalten Zuflüsse quasi aus allen Venen, die parallel zu Ästen der A. carotis externa verlaufen. Die **V. vertebralis** zieht fast im gesamten Gefäßverlauf gemeinsam mit der A. vertebralis. Die V. vertebralis entsorgt die Hinterfläche der Kopfhaut sowie Muskulatur des Halses, die Wirbelvenengeflechte und das Halsmark. Sie mündet schließlich in die V. brachiocephalica. Die V. vertebralis entsorgt aber nicht die Gehirnareale, die von der A. vertebralis mit arteriellem Blut versorgt werden.

Lymphatische Entsorgung
(Abb. 13-170)

Weite Areale der Kopf- und Halsregion haben eine ausgedehnte lymphatische Entsorgung, die zudem mit der Haut, dem oberen Verdauungstrakt sowie dem Atmungstrakt in Verbindung steht. Weder das zentrale Nervensystem noch die Cornea des Auges haben aber Lymphgefäße. Dies hat den Vorteil, daß z.B. die Cornea ohne jede Abstoßungsproblematik transplantiert werden kann.

Die lymphatische Entsorgung aus Kopf und Hals folgt einem allgemeinen Muster: **oberflächliche** Lymphgefäße ziehen mit oberflächlich gelegenen Venen in oberflächlichen Schichten (z.B. über der Lamina pretrochlearis der Fascia cervicalis; siehe hierzu auch Abb. 13-51). Die Lymphgefäße münden in Lymphknotengruppen, die kragenförmig um den Hals am oberen Fixationsrand der Lamina praetrachealis der Fascia cervicalis angeordnet sind.

Suchen Sie folgende **Lymphknotengruppen** an einem Präparat auf:

● Die **Nodi lymphatici submentales** liegen unterhalb der Symphysis mentalis (zwischen den beiden vorderen Bäuchen der Mm. digastrici) und entsorgen die vordere Kopfhaut, die Zähne des Unterkiefers sowie den vorderen Abschnitt der Zunge und Gesicht.

● Die **Nodi lymphatici submandibulares** sind um die Glandula submandibularis gruppiert und entsorgen die Seitenpartien von Kopfhaut und Gesicht; sie erhalten auch Zuflüsse aus den Nodi lymphatici submentales.

● Die **Nodi lymphatici parotidei superficiales** und **profundi** liegen in und um die Glandula parotidea angeordnet und entsorgen ebenfalls die Seitenpartien von Kopfhaut und Gesicht.

● Die **Nodi lymphatici mastoidei** liegen hinter dem Ohr und die **Nodi lymphatici occipitales** an der Basis des Okziput. Beide entsorgen die Kopfhaut in ihrer Umgebung.

Diese Lymphknotengruppen drainieren durch die Lamina praetrachlearis der Fascia cervicalis hindurch, entweder in die **Nodi lymphatici cervicales** oder in **oberflächliche Lymphgefäße**, die zu Lymphknoten gehören, die bei V. jugularis externa und V. jugularis anterior liegen. Sie führen die Lymphe aber auch in **Nodi lymphatici cervicales laterales profundi** am Halsansatz ab. Diese in der Tiefe gelegene Gruppe von Halslymphknoten liegt als Kette parallel der V. jugularis interna (die ja senkrecht nach kaudal zieht). Diese Lymphknoten können aber auch hinter dem Angulus mandibulae und am Halsansatz Lymphknotengruppen bilden.

Die **tiefe lymphatische Entsorgung** aus Orbita, Nase, Epipharynx und Mesopharynx läuft parallel mit Blutgefäßen, wobei sich ein Ring lymphatischen Gewebes («Waldeyer-Rachenring») um den Mesopharynx bildet.

● Die **Tonsilla lingualis** liegt am Zungengrund.

13-170
Lymphknoten und Lymphstämme an Kopf- und Halsregion (die Rachenregion ist als Insert vergrößert dargestellt).

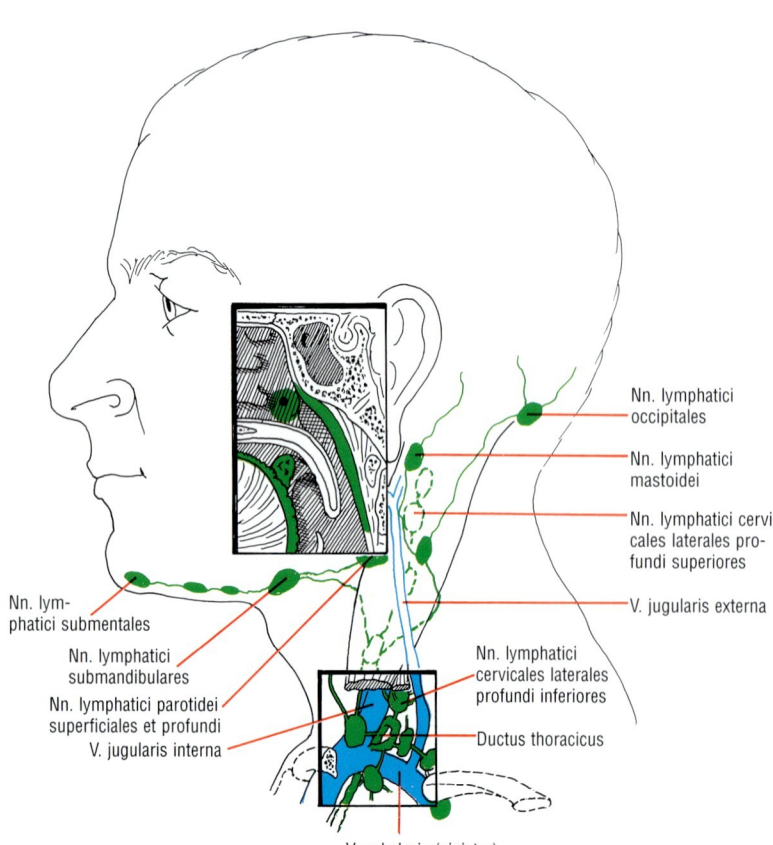

Nn. lymphatici occipitales

Nn. lymphatici mastoidei

Nn. lymphatici cervicales laterales profundi superiores

V. jugularis externa

Nn. lymphatici cervicales laterales profundi inferiores

Ductus thoracicus

V. subclavia (sinistra)

Nn. lymphatici submentales

Nn. lymphatici submandibulares

Nn. lymphatici parotidei superficiales et profundi

V. jugularis interna

● Die beiden **Tonsillae palatinae** liegen zwischen Arcus palatoglossus und Arcus palatopharyngeus.

● Das **retropharyngeal gelegene lymphatische Gewebe** liegt unter der Rachenschleimhaut. Bei kleinen Kindern wölbt sich das lymphatische Gewebe um die Öffnung der Tuba auditoria in den Rachen und um den Epipharynx (**Tonsilla pharyngea**) vor; zudem kann sich die Tonsilla pharyngea entzündlich verändern. Das Lymphgewebe, das den Eingangsbereich von Larynx und Pharynx schützt, bildet sich im Alter von etwa sieben Jahren wieder zurück.

Frage 427: Wenn sich die Tonsilla pharyngea aufgrund entzündlicher Vorgänge vergrößert, wie beeinflußt dies die Atmung?

Dieses in der Tiefe gelegene lymphatische Gewebe (und auch die oberflächlich gelegenen Lymphknoten) der Kopf-Hals-Region drainieren in Nodi lymphatici profundi; diese leiten die Lymphe dann entweder in den **Truncus lymphaticus dexter** ab, der in den rechten Venenwinkel (V. jugularis interna und V. subclavia) mündet, oder aber die Lymphe wird über den **Truncus lymphaticus sinister** entsorgt, der in den Ductus thoracicus mündet. Der Ductus thoracicus wiederum hat direkten Anschluß an den hinteren Venenwinkel.

Die lymphatische Entsorgung der **Zunge** sollten Sie kennen, da die Zunge oft bei malignen oder nicht-malignen Krankheitsprozessen mitbeteiligt ist. Die Lymphe aus der Zunge wird in Nodi lymphatici submentales, submandibulares und cervicales laterales superficiales abgeleitet (S. 328; sehr ausgedehnte Anastomosen erlauben der Lymphe, in jede dieser Lymphknotengruppen zu beiden Seiten zu fließen).

Frage 428: Wo würden Sie möglicherweise einen Infektionsherd vermuten, wenn die Lymphknoten im Kopf-Halsbereich vergrößert und druckschmerzhaft sind: 1. in der Hinterhauptregion; 2. im submentalen Bereich?

C. Radiologische Befunde

Studieren Sie die laterale und die a.-p.-Röntgenaufnahme eines Vertebralisangiogramms (Abb. 13-171). Markieren Sie den Verlauf der A. vertebralis: sie zieht durch die Foramina transversaria an den Querfortsätzen der Halswirbel senkrecht nach oben bis zum ersten Halswirbel (Atlas). Beachten Sie, daß sie an dieser Stelle zunächst nach lateral umbiegt, um in das Foramen transversarium des Atlas zu gelangen und dann wieder nach medial über die Massa lateralis des Atlas zieht, ehe sie in das Foramen magnum am Hinterhauptsbein eintritt. Die rechte

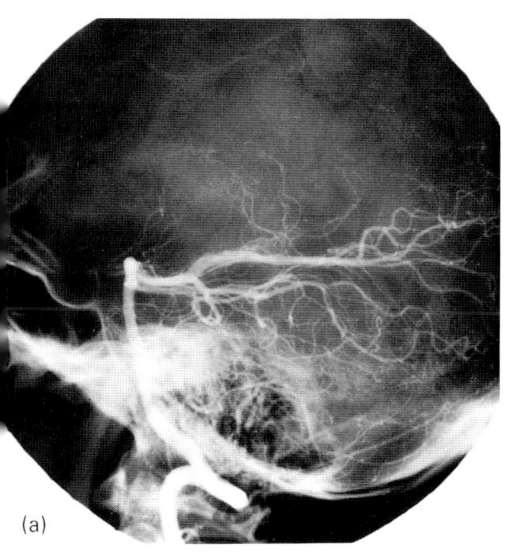

(a)

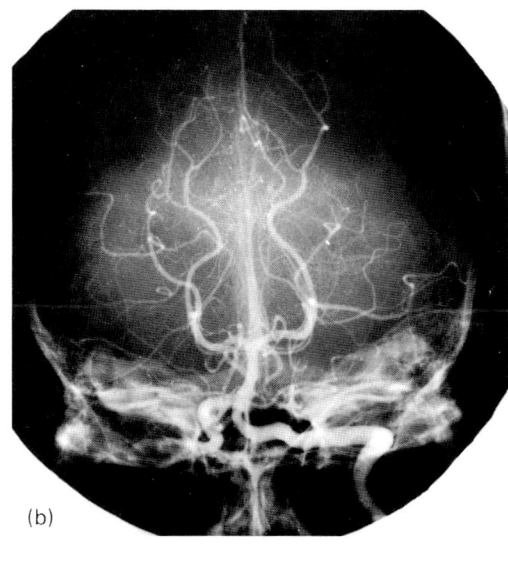

(b)

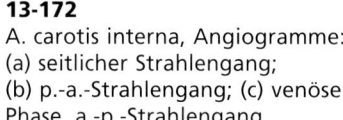

13-171
A. vertebralis, Angiogramme:
(a) seitlicher Strahlengang;
(b) a.-p.-Strahlengang

13-172
A. carotis interna, Angiogramme:
(a) seitlicher Strahlengang;
(b) p.-a.-Strahlengang; (c) venöse
Phase, a.-p.-Strahlengang.

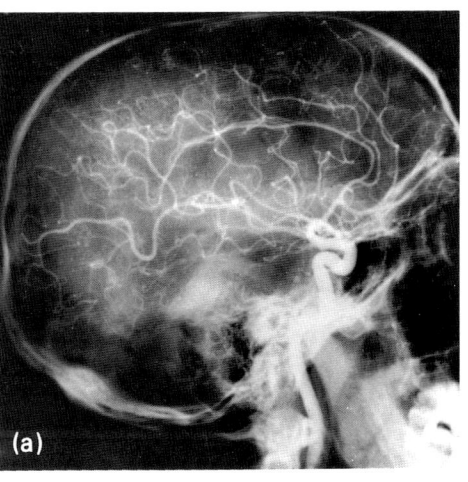

(a)

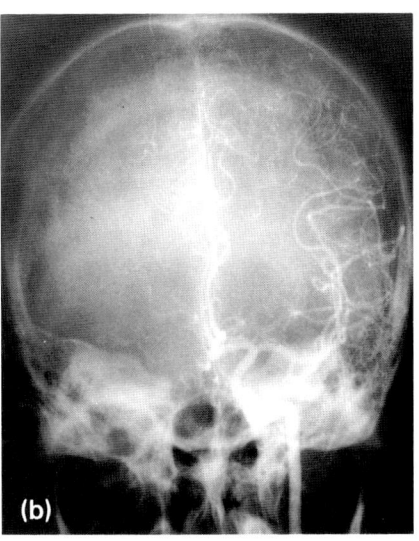

(b)

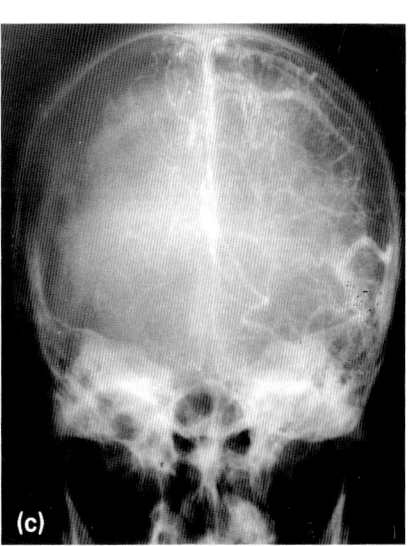

(c)

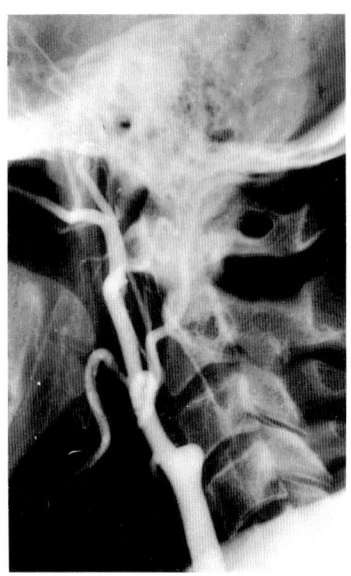

13-173
Karotisangiogramm; pathologischer Befund (siehe Text).

und linke A. vertebralis (RV, LV) vereinigt sich dann im Schädelinneren zur A. basilaris (BA). Suchen Sie nun die beiden Aa. cerebri posteriores (PC) auf, die quasi die Endäste der A. basilaris darstellen (a). Beachten Sie aber auch die Äste der A. basilaris in der hinteren Schädelgrube, die das Kleinhirn versorgen (b). Die beiden Aa. communicantes posteriores (als Teile des Circulus arteriosus cerebri [Willisi]) sind in den Angiogrammen (Abb. 13-171) zu sehen (etwas leichter in der a.-p.-Aufnahme). Beachten Sie auch den Größenunterschied von rechter und linker A. vertebralis (siehe hierzu auch Abb. 13-204d).
Studieren Sie ferner die Seitenaufnahme eines Angiogramms der A. carotis interna (Abb. 13-172a). Suchen Sie den Bereich des Canalis caroticus, und markieren Sie den Verlauf der A. carotis interna durch das Felsenbein zum Foramen lacerum und weiter zu den Seitenflächen des Keilbeins. Kennzeichnen Sie auch die A. ophthalmica, die A. cerebri media (MC) und die A. cerebri anterior (AC). Betrachten Sie dann die p.-a.-Aufnahme (Abb. 13-172b), deren Strukturen in der Abbildung nicht besonders markiert sind. Suchen Sie in dieser p.-a.-Aufnahme auch

die Strukturen, die Sie bereits in der Seitenaufnahme (Abb. 13-172a) gekennzeichnet haben. Beachten Sie, daß das Kontrastmittel nicht die Gegenseite des Gehirns erreicht hat. Abbildung 13-172c zeigt denselben klinischen Fall, ist aber eine a.-p.-Aufnahme der venösen Phase des Angiogramms der A. carotis interna. Beachten Sie, wie die Vv. cerebrales (CV) nach vorne in Richtung Sinus sagittalis superior ziehen; eine V. cerebri inferior (IC) mündet in den Sinus rectus. Beschäftigen Sie sich nun mit Abbildung 13-173, und kennzeichnen Sie die Äste der A. carotis externa.

Frage 429: *Welchen pathologischen Befund erkennen Sie im Röntgenbild der Abbildung 13-173?*

Studieren Sie nun das Angiogramm der Abbildung 13-174, bei dem Kontrastmittel in die A. carotis interna gespritzt wurde.

Frage 430: *Welchen unerwarteten pathologischen Befund sehen Sie in Abbildung 13-174?*

Mit basalen Tomogrammen des Schädels (Abb. 13-175) läßt sich der Canalis caroticus (C) und das Foramen jugulare (J) darstellen.
Studieren Sie die Abbildung 13-176. Sie zeigt einen computertomographischen Frontalschnitt der Region, wo die A. carotis interna aus dem Sinus cavernosus über dem Keilbein hervortritt. Man sieht auch die gekammerten, lufthaltigen Nasennebenhöhlen. Kontrastmittel wurde in den Liquor cerebrospinalis eingebracht, um die Gefäße und die anderen Strukturen im Subarachnoidalraum darzustellen. Beachten Sie, 1. wie sich die A. carotis interna (I) in die A. cerebri media und die A. cerebri anterior aufzweigt; 2. das Chiasma opticum und den Boden des Hypothalamus (C), den sehr dünnen Hypophysenstiel (S) und die Lage der Hypophyse (P) zwischen den beiden Sinus cavernosi.

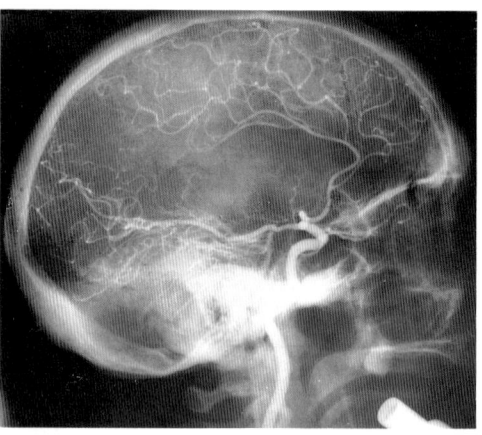

13-174
Selektive Angiographie der A. carotis interna; pathologischer Befund (siehe Text).

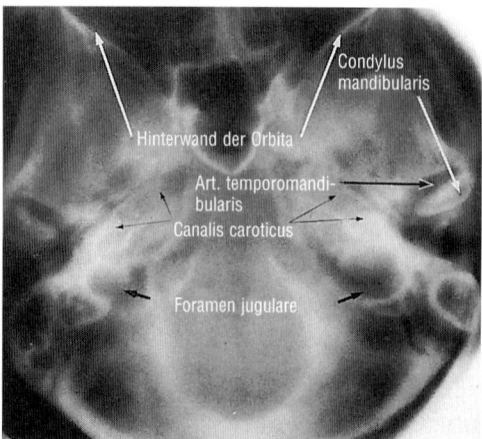

13-175
Horizontales Tomogramm der Schädelbasis auf Höhe Canalis caroticus und Foramen jugulare.

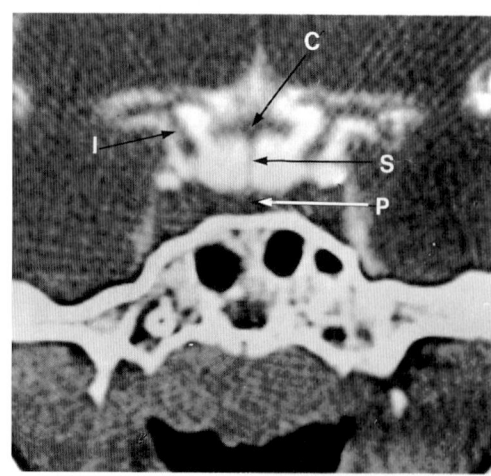

13-176
Computertomographischer Frontalschnitt mit intrathekaler Kontrastmittelgabe. Dargestellt ist die Aufzweigung der A. carotis interna im Subarachnoidalraum (Buchstaben siehe Text).

13.12 Innervation

Einführung

Die Innervation der verschiedenen Regionen von Kopf und Hals ist bereits besprochen worden. In den Kapiteln 13.12.1 bis 13.12.4 soll nochmals gezielt auf die 12 Hirnnervenpaare und die zervikalen Spinalnervenpaare eingegangen werden, die aus Gehirn und Rückenmark hervorgehen. Die beiden ersten Hirnnerven, Nn. olfactorii (I) und N. opticus (II) werden in Anbetracht der Tatsache, daß sie ja direkte Ausläufer des Gehirns sind, ausführlicher behandelt. Hirnnerven und Spinalnerven enthalten viele Faserqualitäten: 1. sensible Fasern aus Haut, Bindegewebe und Derivaten des Vorderdarms; 2. motorische und sensible Fasern aus der quergestreiften Skelettmuskulatur; sowie 3. präganglionäre, parasympathische Fasern zur Versorgung von Speicheldrüsen, Tränendrüsen und Speicheldrüsen in der Schleimhaut sowie einigen glatten Muskeln. Die sympathische Innervation für Drüsen und glatte Muskulatur entsteht dagegen außerhalb von Kopf und Hals; sie entsteht aus dem Brustabschnitt des Rückenmarks. Die folgende Übersicht der Gliederung der Innervation von Kopf und Hals sollte man nach Bearbeitung von Kapitel 13.12.4 nochmals lesen.

Sensible Innervation

Somatosensible (afferente) Fasern innervieren Haut, Muskeln, Gelenke und Bindegewebe; sie leiten Informationen wie Berührung, Propriozeption, Dehnung, Schmerz, Temperatur von peripher nach zentral. Ihre Perikaryen liegen in den sensiblen Ganglien der Hirnnerven (V, VII, IX, X) und in den Spinalganglien, die in die Hinterwurzel der Spinalnerven eingewoben sind. Ihre nach zentral ziehenden Neuriten ziehen in den Hirnstamm oder ins Rückenmark und gehen synaptische Verbindungen mit den entsprechenden sensiblen Kerngebieten ein. Diese sensiblen Kerngebiete entwickeln sich in den Seitenbereichen der Neuralfalten. Durch den spinalen Neuralrohrabschnitt gelangen die zervikalen Zellnester nach dorsal; dagegen bleiben sie im Hirnstamm meist liegen. Von diesen sensiblen Kerngebieten projizieren 2. Neurone mit ihren Fasern in Richtung Thalamus; von dort aus wird die Information durch 3. Neurone und deren Fasern zum sensiblen Feld der Hirnrinde (Gyrus postcentralis) und zu anderen Hirnarealen weitergeleitet. An jeder synaptischen Schaltstelle wird die Information einer signifikanten Signalbearbeitung unterworfen.

Viszerosensible Fasern innervieren Mechano-, Nozi- und Chemorezeptoren der Eingeweide. Ihre Perikaryen liegen im Ganglion bestimmter Hirnnerven (VII, IX, X). Dieses Muster gleicht dem Ganglion in der Hinterwurzel. Von da erreichen die Fasern das Schädelinnere. Die zentralen Fortsätze aus den Ganglien (viszeromotorische Fasern) sind mit einem Kerngebiet der Medulla oblongata, dem Nucleus solitarius, verschaltet. Aus dem Nucleus solitarius ziehen die Neuriten des 2. Neurons zu höheren Zentren und geben so die Information weiter.

Motorische Innervation der quergestreiften Muskulatur

Im sich entwickelnden zentralen Nervensystem bilden die **Motoneurone** eine fortlaufende Zellsäule im vorderen Abschnitt des Rückenmarks (dem späteren Vorderhorn) sowie Zellnester im medialen Bereich des Hirnstamms. Die Axone der Motoneurone bündeln sich und bilden so den motorischen Anteil der Hirnnerven, die verschiedene Gruppen quergestreifter Muskulatur von Kopf und Hals versorgen. Die Hirnnerven N. oculomotorius (III), N. trochlearis (IV) und N. abducens (VI) versorgen dabei die äußeren Augenmuskeln. N. trigeminus (V), N. facialis (VII), N. glossopharyngeus (IX), N. vagus (X) und N. accessorius (XI) versorgen Kiemenbogenmuskulatur. Der N. hypoglossus (XII) innerviert die Binnenmuskulatur der Zunge. Und die Vorderwurzeln der Spinalnerven versorgen die Halsmuskulatur, die sich aus Somiten ableitet. Die Muskulatur von Pharynx, Larynx und Gaumen wird insgesamt von einer kompakten Gruppe von Motoneuronen, dem Nucleus ambiguus, innerviert. Dieses Kerngebiet liegt in der Medulla oblongata zwischen den sensiblen Kerngebieten und den eher medial angeordneten motorischen Hirnnervenkernen.

Vegetatives Nervensystem

Parasympathische Innervation. Präganglionäre Neurone des parasympathischen Nervensystems bilden Kerne im Hirnstamm (und ebenso im Sakralabschnitt des Rückenmarks). Ihre Axone verlassen das zentrale Nervensystem über den N. oculomotorius (III), den N. facialis (VII), den N. glossopharyngeus (IX) und den N. vagus (X), aber auch über sakrale Vorderwurzeln. Die Fasern ziehen nach peripher und bilden Synapsen an den Ganglienzellen der sog. parasympathischen Kopfganglien aus, wobei man findet diese präganglionären Fasern, wie sie zu kleinen Ganglienzellgruppen in der Wand der Eingeweide ziehen (N. vagus [X] zu Plexus submucosus [Meißner] und zu Plexus myentericus [Auerbach]). Die Zuordnung Hirnnerv und entsprechendes **parasympathisches Kopfganglion** ist folgende:

Ganglion ciliare – N. oculomotorius (III); Ganglion pterygopalatinum – N. facialis (VII); Ganglion submandibulare – N. facialis (VII); Ganglion oticum – N. glossopharyngeus (IX). Aus diesen Ganglien ziehen postganglionäre, parasympathische Fasern zu ihren jeweiligen Zielorganen. Die Zellen des **Ganglion ciliare** innervieren am Auge M. sphincter pupillae und M. ciliaris; das **Ganglion pterygopalatinum** versorgt die Tränendrüse und Schleimhautdrüsen in Nase, Epipharynx und Gaumen; das Ganglion submandibulare innerviert **Glandula submandibularis** und Glandula sublingualis sowie verstreut liegende Drüsen im Mundboden; das **Ganglion oticum** versorgt schließlich die Glandula parotidea und das Vestibulum oris. Drüsenzellen mit mukösem bzw. serösem Sekret, die im Pharynx, im Ösophagus, im Larynx und in der Trachea liegen, werden über den N. glossopharyngeus (IX) und den N. vagus (X) innerviert. Der N. vagus (X) führt auch präganglionäre, parasympathische Fasern im Thoraxbereich zum Herzen und zu den Lungen, im Bauchraum zum Verdauungstrakt und seinen Derivaten bis zur linken Kolonflexur.

Sensible und postganglionäre, sympathische Fasern ziehen durch die parasympathischen Kopfganglien, ohne jedoch eine synaptische Verbindung einzugehen und zweigen sich mit deren Ästen auf.

Sympathische Innervation: Präganglionäre, sympathische Neurone bilden eine Zellsäule im Brustabschnitt des Rückenmarks (Th1–L2). Man bezeichnet diese Zellsäule als Seitenhorn. Deshalb erfolgt die gesamte sympathische Innervation von Kopf und Hals aus dem Thorax (Th1–Th4). Die präganglionären, sympathischen Fasern verlassen das Rückenmark mit den Nervenwurzeln Th1–L2 und projizieren über Rami communicantes albi in die Ganglien des Truncus sympatheticus. Aus diesen Ganglien ziehen postganglionäre, sympathische Fasern zu den entsprechenden Zielorganen. Im Kopf-Halsbereich bildet der Truncus sympatheticus drei große Ganglien, das Ganglion cervicale superius, das (oft sehr kleine) Ganglion cervicale medius und das Ganglion cervicale inferius. Dabei ist das Ganglion cervicale inferius oft mit dem Ganglion thoracicum I zum sog. Ganglion stellatum verschmolzen. Die postganglionären, sympathischen Fasern von Kopf und Hals innervieren die glatte Muskulatur der Blutgefäße, den M. dilatator pupillae und Teile des M. levator palpebrae superioris, ferner die Speicheldrüsen und muköse bzw. seröse Drüsen in der Schleimhaut von Kopf- und Halsregion. Die postganglionären, sympathischen Fasern ziehen dabei weitgehend als strumpfartige Netze um die Blutgefäße nach peripher, verzweigen sich aber auch als Rami communicantes grisei über die zervikalen Spinalnerven oder über Fasern der parasympathischen Kopfganglien.

Motorische, sensible und autonome Kerngebiete des zentralen Nervensystems erreichen insgesamt zahlreiche Impulse aus übergeordneten Zentren des ZNS.

Der Mediansagittalschnitt in Abbildung 13-177 zeigt die Lage des Hirnstamms in Beziehung zum knöchernen Schädel und zum Gesicht. Beachten Sie insbesondere die Austritte der einzelnen Hirnnerven aus dem ZNS.

13-177
Hirnnerven, Nn. craniales. Medianschnitt durch den Schädel. Übersicht.

I	Nn. olfactorii
II	N. opticus
III	N. oculomotorius
IV	N. trochlearis
V	N. trigeminus
VI	N. abducens
VII	N. facialis
VIII	N. vestibulocochlearis
IX	N. glossopharyngeus
X	N. vagus
XI	N. accessorius
XII	N. hypoglossus

13.12.1 Hirnnerven I: Nn. olfactorii (I), N. opticus (II), N. oculomotorius (III), N. trochlearis (IV), N. abducens (VI); N. ophthalmicus (V/1)

Ziel dieses Kapitels ist das Studium von Funktion, Ursprung, Verlauf und Verzweigungsmuster von Nn. olfactorii (I) und der anderen Hirnnerven in der Orbita, wie etwa N. opticus (II), N. oculomotorius (III), N. trochlearis (IV), N. ophthalmicus (V/1) sowie N. abducens (VI).

A. Anatomie am Lebenden

Nn. olfactorii (I)

Bei den meisten Mammaliern, die nicht den Primaten zugerechnet werden, ist der Geruchssinn sehr stark entwickelt; zum einen gilt dies im Hinblick auf die Selbsterhaltung für die Nahrungsaufnahme und das Erkennen von Feinden, zum anderen aber auch für den Erhalt der Art. Solche Erkennungsstoffe bzw. Sexuallockstoffe (sog. Pheromone) und der Geruchssinn, der nachgewiesenermaßen bei Affen von großer Bedeutung ist, können durchaus in bezug auf das menschliche Verhalten eine größere Rolle spielen, als wir im allgemeinen glauben. Der Geschmackssinn ist eng an den Geruchssinn gekoppelt, läßt aber mit zunehmendem Alter nach.

Die Funktion der Nn. olfactorii (I) läßt sich testen, indem man eine Versuchsperson auffordert, verschiedene, allgemein gängige Gerüche zu erkennen, die in Baumwolltupfer geträufelt sind (wie z.B. Kaffee).

N. opticus (II)

Der Mensch ist nun einmal zuallererst ein optisches Wesen; und ein großer Bereich unseres zentralen Nervensystems ist mit der Verarbeitung unserer visuellen Eindrücke befaßt. Überlegen Sie sich die Zusammenhänge, auf denen Sehschärfe, Farbsehen, Reizintensität und perspektivisches Sehen beruhen.

Setzen Sie sich zur Prüfung des Gesichtsfeldes Ihrem Partner gegenüber, und lassen Sie ihn Ihre Nasenspitze fest fixieren; decken Sie dann sein linkes Auge mit Ihrer rechten Hand ab. Beginnen Sie nun zuerst mit ausgestrecktem Arm, und führen Sie dann die sich bewegenden Finger Ihrer linken Hand in das Gesichtsfeld. Dies machen Sie von verschiedenen Punkten eines (gedachten Kreises) aus. Tragen Sie die Ergebnisse in eine Graphik ein, und testen Sie anschließend das linke Auge in der gleichen Weise, wobei Sie nun das rechte Auge abdecken.

Frage 431: Warum ist das Gesichtsfeld an der medialen (= nasalen) Seite weniger kreisförmig?

Wenn Sie nun dasselbe mit einem etwas gefärbten Gegenstand versuchen, werden Sie feststellen, daß Ihr Partner das Vorhandensein des Objekts eher wahrnimmt, als daß er seine Farbe identifizieren kann. Diese Tatsache ist darin begründet, daß sich die für das Farbsehen verantwortlichen Zapfen(zellen) der Retina vornehm-

lich im Zentrum des Gesichtsfeldes, d.h. in der Fovea centralis der Retina, befinden. Die Sehschärfe testet man mit Hilfe von Sehzeichen-Tafeln, wobei die einzelnen Sehzeichen schrittweise kleiner werden (Sehproben-Tafeln nach Snellen). Zur Prüfung von Pupillenreflexen und Akkommodationsreflex siehe Seite 409ff.

N. oculomotorius (III), N. trochlearis (IV) und N. abducens (VI)

Diese rein motorischen Hirnnerven versorgen die Augenmuskeln, die den Bulbus oculi bewegen. Fordern Sie Ihren Partner auf, seinen Kopf still zu halten, aber trotzdem den Bewegungen Ihrer Finger nach oben, nach unten, nach rechts und nach links an die jeweilige Grenze des Gesichtsfeldes zu folgen. Man testet den N. abducens (VI), indem man den Probanden nach lateral blicken läßt; den N. oculomotorius (III), indem man den Probanden nach medial blicken läßt und prüft, daß es beim Blick nach oben zur vollständigen Retraktion des Oberlids kommt. Man testet schließlich den N. trochlearis (IV), indem der Proband nach unten zu blicken versucht, wenn er bereits stark zur Seite schaut.

Frage 432: Erläutern Sie diese Funktionsprüfungen anhand der Muskeln, die jeder dieser Hirnnerven innerviert.

N. ophthalmicus (V/1)

Die Funktionsprüfung für den N. ophthalmicus (V/1), den ersten Ast des N. trigeminus (V), ist nachstehend kurz skizziert: Sie berühren vorsichtig die Haut an der Stirn Ihres Partners mit einem Baumwollfaden und anschließend mit einer Nadelspitze; Sie stellen fest, daß sowohl ein Berührungsreiz als auch eine Stichempfindung auszulösen sind. Berühren Sie mit einem Wollfaden auch vorsichtig die Hornhaut, und lösen Sie so den Kornealreflex (Lidschluß) aus.

B. Präparate

Nn. olfactorii (I)

(Abb. 13-177, siehe auch Abb. 13-65)

Die Nn. olfactorii (I) (etwa 20 Riechnerven) entstehen aus spezialisierten Neuroepithelzellen **(dem Riechepithel)**, die sich am Dach des Nasenraums und an der Concha nasalis superior befinden. Die Riechzellen (= neuroepitheliale Zellen) lassen sich als bipolare Nervenzellen beschreiben, wenngleich sie sich – im Unterschied zu den klassischen Nervenzellen – selbst erneuern können. Lipidlösliche (und auch einige nicht lipidlösliche) Moleküle in der aufgenommenen Luft bekommen Kontakt mit den flimmertragenden Rezeptoren, die sich lumenwärts an der

Oberfläche der Zellen befinden und stimulieren so den Geruchssinn. Die marklosen Axone ziehen durch die Lamina cribrosa des Os ethmoidale und gehen im Bulbus olfactorius eine synaptische Verbindung ein.

Frage 433: In welcher Schädelgrube liegt der Bulbus olfactorius?

Die Zellen im Bulbus olfactorius (= 2. Neuron der Riechbahn) besitzen Axone, die im Tractus olfactorius zu Feldern des Temporal- und des Frontallappens des Endhirns ziehen; dort liegen die primären Rindenfelder für den Geruchssinn. Bei einer Fraktur im Bereich der Lamina cribrosa und nachfolgendem Verlust des Geruchssinns schmeckt das Essen immer gleich und sogar widerwärtig.

N. opticus (II) (Abb. 13-177, 13-178; siehe auch Abb. 13-147)

Die Axone der retinalen Ganglienzellen kreuzen die Oberfläche der Retina und erreichen so den **blinden Fleck (Discus nervi optici)**; dort werden sie gebündelt und ziehen weiter als **N. opti-**cus **(II)** (Abb. 13-135). Studieren Sie ein Präparat der Orbita; dort liegt der N. opticus (II) in seiner Bindegewebsscheide von Dura und Arachnoidea mater cranialis, zieht durch das Foramen nervi optici (gemeinsam mit der A. ophthalmica) und erreicht so die Fossa cranialis anterior. In der vorderen Schädelgrube verbinden sich die beiden Sehnerven und bilden auf diese Weise das **Chiasma opticum**. Im Chiasma opticum kreuzen die Axone aus den medialen (= nasalen) Retinaabschnitten die Mittellinie und lagern sich an die Axone aus dem lateralen (= temporalen) Retinaabschnitt der Gegenseite an. So wird die Information aus dem linken und rechten **Gesichtsfeld** in den entsprechenden rechten bzw. linken **Tractus opticus** geleitet.

Frage 434: Wenn man bei der Prüfung der Gesichtsfelder einen großen Defekt in beiden temporalen Gesichtsfeldern feststellt, an welche Ursache sollte man dann denken?

Verfolgen Sie am Präparat den Verlauf der beiden Tractus optici, wie sie um den oberen Abschnitt des Hirnstamms herumziehen. Wenige Fasern ziehen von hier aus zum Mittelhirn (Nucleus praetectalis und Colliculus superior) und sind Bestandteile der Sehreflexe; die weitaus größten Anteile des Tractus opticus jedoch, in denen die Sehinformationen laufen, enden jeweils im Corpus geniculatum laterale, einem Kerngebiet des Thalamus. Der weitere Verlauf der Sehbahn läßt sich an einem Horizontalschnitt des Gehirns darstellen (Abb. 13-178). Die Axone der Perikaryen im Corpus geniculatum laterale ziehen bogenförmig um den Seitenventrikel beidseits als **Radiatio optica** (Gratiolet-Sehstrahlung) nach hinten und erreichen so das **primäre Sehzentrum** im Okzipitallappen des Endhirns.

Frage 435: Welche Folgen hätte eine Läsion 1. des rechten N. opticus (II) bzw. 2. des rechten Tractus opticus?

N. oculomotorius (III) (Abb. 13-177, 13-179; siehe auch Abb. 13-184 und 13-147)

Dieser dritte Hirnnerv entspringt mit seiner motorischen Wurzel aus Motoneuronen im Nucleus oculomotorius des Mittelhirns. Verfolgen Sie den Verlauf des N. oculomotorius (III) jeder Seite: er tritt jeweils an der Medialseite des Pedunculus cerebri am Mittelhirn hervor, zieht dann im Subarachnoidalraum (Fossa interpeduncularis) nach vorne und durchbricht das Dach des Sinus cavernosus (Abb. 13-127). Im weiteren Verlauf durchzieht der N. oculomotorius (III) die laterale Wand des Sinus cavernosus und zieht innerhalb des Anulus tendineus durch die Fissura orbitalis superior. Innerhalb der Orbita teilt sich der dritte Hirnnerv dann in einen Ramus superior und in einen Ramus inferior. Der Ramus superior des N. oculomotorius (III) zieht nach oben durch den Meatus rectus superior und erreicht den M. levator palpebrae superioris. Der Ramus inferior innerviert M. rectus medialis, M. rectus inferior sowie M. obliquus inferior.

Im Ramus inferior des N. oculomotorius (III) ziehen auch die **parasympathischen Anteile des Nerven**; sie stammen aus dem Nucleus oculomotorius accessorius (Edinger-Westphal). Diese Nervenfasern aus dem autonomen Kerngebiet des N. oculomotorius (III) ziehen zum **Ganglion ciliare**, wo sie umgeschaltet werden. Die post-

13-178
Sehbahn.

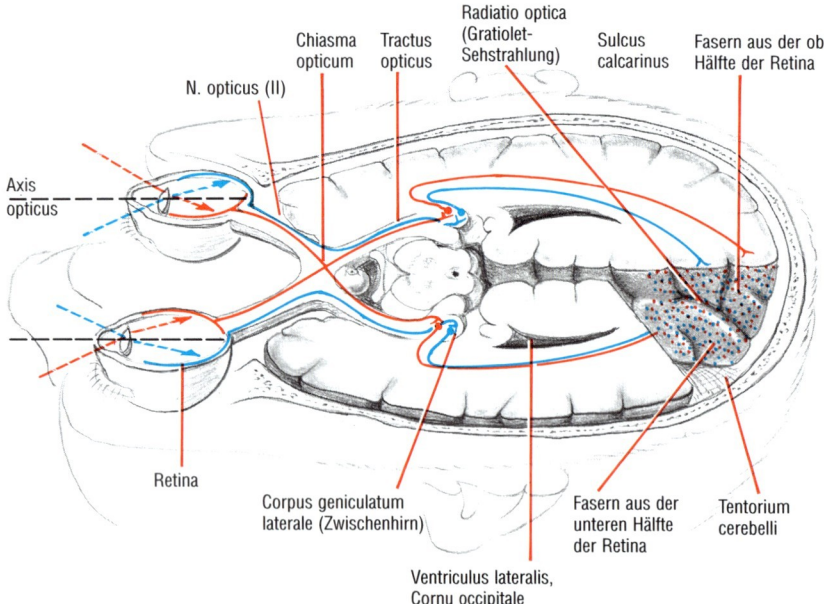

Chiasma opticum · Tractus opticus · Radiatio optica (Gratiolet-Sehstrahlung) · Sulcus calcarinus · Fasern aus der oberen Hälfte der Retina · N. opticus (II) · Axis opticus · Retina · Corpus geniculatum laterale (Zwischenhirn) · Ventriculus lateralis, Cornu occipitale · Fasern aus der unteren Hälfte der Retina · Tentorium cerebelli

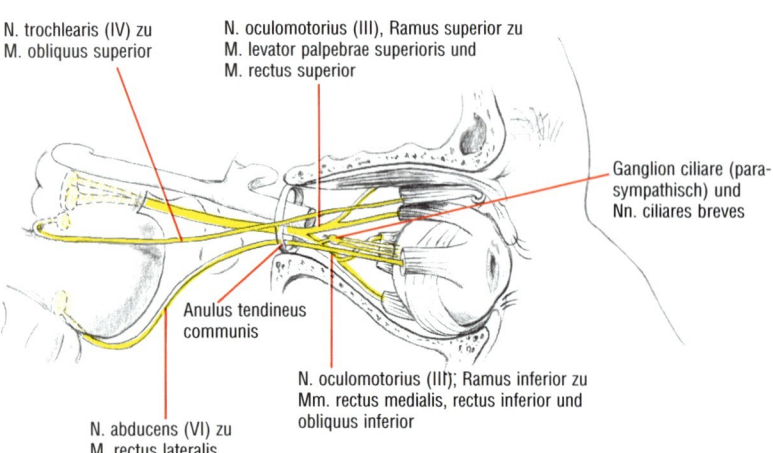

N. trochlearis (IV) zu M. obliquus superior · N. oculomotorius (III), Ramus superior zu M. levator palpebrae superioris und M. rectus superior · Ganglion ciliare (parasympathisch) und Nn. ciliares breves · Anulus tendineus communis · N. oculomotorius (III); Ramus inferior zu Mm. rectus medialis, rectus inferior und obliquus inferior · N. abducens (VI) zu M. rectus lateralis

13-179
Verlauf der Augenmuskelnerven, Nn. oculomotorius (III), trochlearis (IV) und abducens (VI).

ganglionären, parasympathischen Fasern ziehen dann in den Nn. ciliares breves und erreichen so den Augapfel und versorgen M. ciliaris sowie M. sphincter pupillae.

Studieren Sie nun die Photographien der Abbildungen 13-180a und b eines Patienten mit einer Lähmung des N. oculomotorius rechts. In Abbildung 13-180b ist das Augenlid nach oben verlagert, um die unterschiedliche Stellung der beiden Augen sowie die erweiterte Pupille rechts darzustellen.

Frage 436: Erklären Sie 1. die Ptosis, 2. das Auseinanderweichen der beiden Augen und 3. die erweiterte Pupille.

N. trochlearis (IV)
(Abb. 13-177, 13-179; siehe auch Abb. 13-127)

Der N. trochlearis (IV) versorgt nur einen einzigen äußeren Augenmuskel, den M. obliquus superior. Der Nerv ist an sich sehr dünn und verläßt als einziger das Gehirn an der Dorsalfläche des Hirnstamms. Suchen Sie den N. trochlearis (IV) an der Dorsalfläche des Hirnstamms auf; er zieht im Subarachnoidalraum nach lateral um den Hirnstamm herum und durchbricht unmittelbar hinter dem N. oculomotorius (III) die Dura mater cranialis des Sinus cavernosus. Der N. trochlearis (IV) verläuft anschließend in der lateralen Wand des Sinus cavernosus nach vorne, zieht durch die Fissura orbitalis superior und erreicht so die Orbita. Dort läuft er außerhalb der Muskelhülle des Augapfels und versorgt den M. obliquus superior.

Frage 437: Welche Folgen hätte eine Schädigung des N. trochlearis (IV)?

N. abducens (VI)
(Abb. 13-177, 13-179; siehe auch Abb. 13-127)

Der N. abducens (VI) innerviert ebenfalls nur einen einzigen Muskel, den M. rectus lateralis. Das Kerngebiet des sechsten Hirnnerven liegt im Hirnstamm auf Höhe der Pons, entsprechend den Kerngebieten des N. oculomotorius (III) und N. trochlearis (IV). Suchen Sie am Präparat den N. abducens (VI) auf: er tritt aus dem Hirnstamm nahe der Mittellinie an der Nahtstelle von Pons und Medulla oblongata hervor. Der N. abducens (VI) zieht durch den Subarachnoidalraum, durchbricht die Dura mater cranialis oberhalb des Basisphenoids und gelangt nach oben über die Spitze des Felsenbeins (Os temporale). Der sechste Hirnnerv erreicht auf diesem Weg den Sinus cavernosus; in diesem venösen Blutleiter liegt er lateral zur A. carotis interna. Er zieht anschließend durch die Fissura orbitalis superior und innerviert den M. rectus lateralis, der ein äußerer Augenmuskel ist.

Frage 438: Welche Folgen hätte eine Läsion des N. abducens (VI) (Abb. 13-181)?

N. ophthalmicus (V/1)
(Abb. 13-182, 13-183)

Der N. ophthalmicus (V/1), der erste Hauptast des N. trigeminus (V), führt nur sensible Fasern, deren Perikaryen sich im Ganglion trigeminale (Ganglion Gasseri) befinden. Das Ganglion trigeminale entspricht einem Ganglion in der Hinterwurzel und liegt an der Spitze des Felsenbeins in einem Recessus der Dura mater cranialis

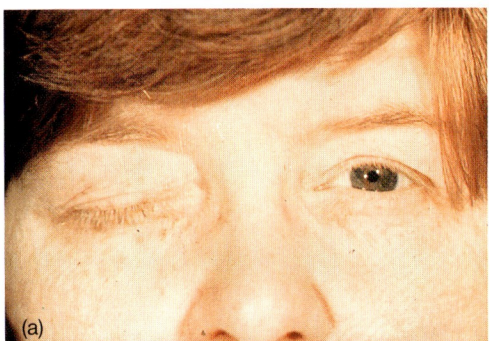
(a)

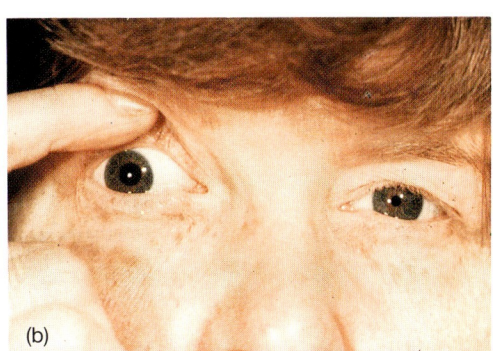
(b)

13-180
Lähmung des rechten N. oculomotorius (III). In Abbildung (b) wird das rechte Oberlid angehoben, um die abweichenden Augen und die unterschiedliche Weite beider Pupillen zu zeigen.

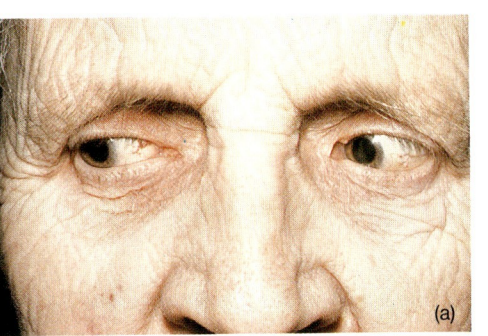
(a)

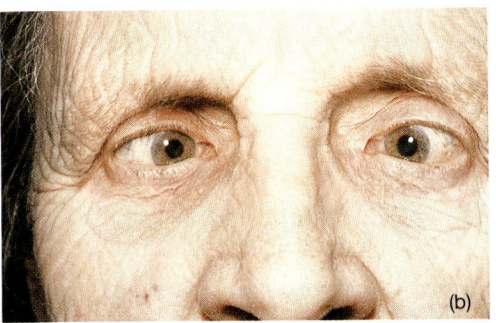
(b)

13-181
Lähmung des linken N. abducens (VI). Die Patientin schaut nach rechts (a) und links (b); sie kann ihr linkes Auge nicht abduzieren.

(Ausnahme sind jedoch die propriozeptiven Fasern, ihre Perikaryen liegen im Mittelhirn).

Die drei Hauptäste des N. trigeminus (V) gehen aus dem Ganglion trigeminale hervor. Markieren Sie nun am Präparat den N. ophthalmicus (V/1): er zieht an der lateralen Wand des Sinus cavernosus und teilt sich in N. frontalis, N. lacrimalis sowie N. nasociliaris. Diese drei Nerven erreichen die Orbita über die Fissura orbitalis superior. Suchen Sie nun zuerst den kräftigen **N. frontalis** auf; er zieht unmittelbar unter dem Dach der Augenhöhle auf der dorsalen Fläche des M. levator palpebrae superioris nach vorne. Dort teilt sich der N. frontalis in einen **N. supra-**

13-182
Verlauf des N. ophthalmicus
(V/1), des ersten Abschnitts des
N. trigeminus (V).

trochlearis und in einen **N. supra-orbitalis** auf. Hierbei ist der N. supra-orbitalis der kräftigere, er liegt zudem etwas weiter lateral und verläßt den Schädel über eine Fissura supra-orbitalis (oder ein Foramen supra-orbitale) zur Stirn. Der N. supra-orbitalis versorgt auch die Stirnregion. Suchen Sie nun am Präparat den **N. lacrimalis**

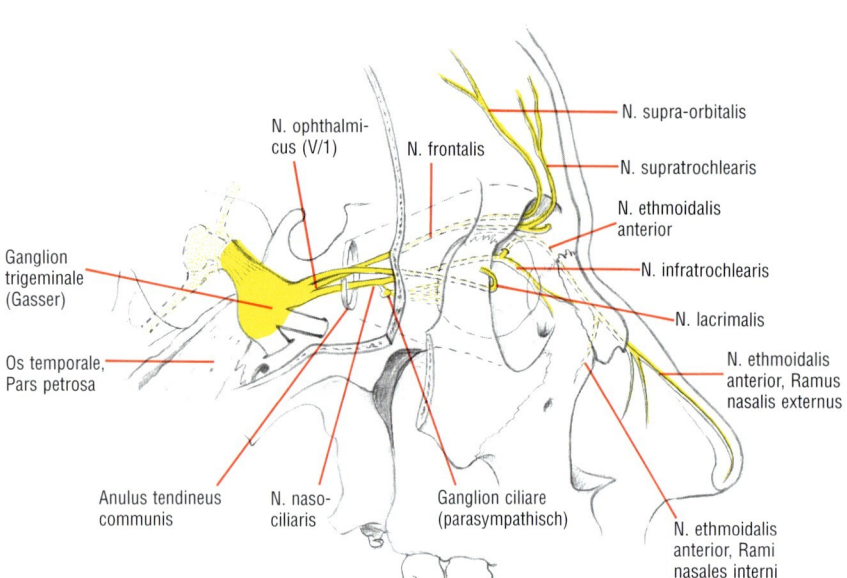

auf: er zieht an der lateralen Orbitawand außerhalb des Muskelmantels der äußeren Augenmuskeln und innerviert sensibel Tränendrüse, Conjunctiva, Oberlid und seitliche Schädelpartien. An den N. lacrimalis lagern sich postganglionäre, parasympathische Fasern aus dem Ganglion pterygopalatinum (N. facialis [VII]) an. Diese postganglionären, parasympathischen Fasern steuern gemeinsam mit sympathischen Fasern aus dem Plexus caroticus die Sekretion der Tränendrüse.

Stellen Sie den **N. nasociliaris** dar: er kreuzt den N. opticus (II) und erreicht so den medialen Bereich der Orbita (Abb. 13-147). Er entläßt sensible **Nn. ciliares** zum Augapfel (einige von ihnen ziehen zwar durch das Ganglion ciliare, sie gehen jedoch dort keine synaptische Verbindung ein). Auch versorgt der N. nasociliaris die Sinus ethmoidales sowie den Sinus sphenoidalis. Der N. nasociliaris teilt sich schließlich in seine beiden Endäste, **N. infratrochlearis** und **N. ethmoidalis anterior**. Der N. infratrochlearis durchbricht die mediale Orbitawand und innerviert die Haut an der Nasenwurzel. Der N. ethmoidalis anterior zieht durch das Foramen ethmoidale anterior, versorgt die Schleimhaut der Sinus ethmoidales und verläßt den Schädel über die Lamina cribrosa des Os ethmoidale. Zum Schluß zieht er an der Seite der Crista galli nach unten zur Nase. Der N. ethmoidalis anterior innerviert auch die Schleimhaut am vorderen, oberen Abschnitt des Nasenseptum (**Rami nasales interni**) sowie am lateralen Nasenbereich (Rami nasales interni). Er tritt schließlich zwischen Nasenbein und Nasenknorpel als Ramus nasalis externus nach außen und versorgt die Haut an der Nasenspitze.

Die Nn. ciliares in der Augenhöhle führen in der Regel postganglionäre, sympathische Fasern (aus dem Plexus caroticus der A. carotis interna) zum Ganglion ciliare und zum Augapfel. Dort innervieren sie den M. dilatator pupillae und Blutgefäße.

Zusammengefaßt kann man feststellen, daß der N. ophthalmicus (V/1) zum einen die sensible Hautinnervation von weiten Arealen der Stirn, der Oberlider, der Nasenwurzel und des Philtrum an der Oberlippe bereitstellt, zum anderen aber auch die Innervation von tiefergelegenen Gesichtsstrukturen liefert (die hierzu in unmittelbarer, topographischer Nachbarschaft liegen) wie etwa Tränendrüsen, Conjunctiva, Stirnhöhlen und den vorderen, oberen Abschnitt des Nasenbinnenraums.

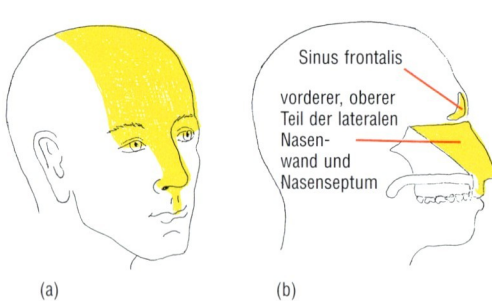

13-183
Sensible Versorgungsgebiete des N. ophthalmicus (V/1): (a) Gesicht und Kopfhaut;
(b) Tränendrüse, Nase sowie Stirnhöhle.

Frage 439: *Die sensiblen Nervenfasern können von Herpes-simplex-Viren (HSV) und begleitender, schmerzhafter Blasenbildung im sensiblen Innervationsgebiet befallen werden. Wo würde man Bläschen finden, wenn dabei der N. ophthalmicus (V/1) betroffen wäre?*

C. Radiologische Befunde

Studieren Sie nun den computertomographischen Horizontalschnitt der Abbildung 13-184, der mit einem gewissen Neigungswinkel eingestellt wurde. Dadurch sieht man besonders die Strukturen an der Hirnbasis und den Hypophysenstiel. Achten Sie an beiden Seiten auch insbesondere auf den N. oculomotorius (III); er ist in der Abbildung durch Pfeile markiert. Der N. oculomotorius (III) tritt an der Medialseite der Pedunculi cerebri hervor.

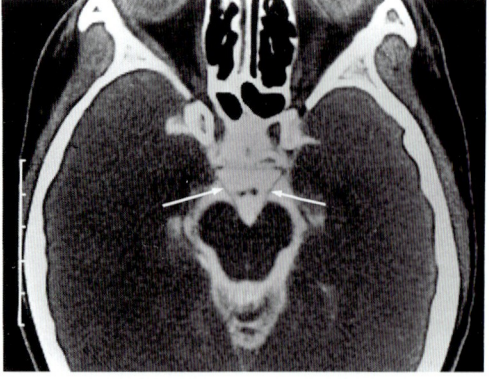

13-184
Computertomographischer Horizontalschnitt auf Höhe der beiden Nn. oculomotorii (III). Die Pfeile zeigen den Nervenverlauf im Subarachnoidalraum.

13.12.2 Hirnnerven II: N. maxillaris (V/2), N. mandibularis (V/3); N. facialis (VII), N. vestibulocochlearis (VIII)

Ziel dieses Kapitels ist das Studium von Funktion, Ursprungswurzeln, Verlauf und Verzweigungsmuster des N. maxillaris (V/2) und des N. mandibularis (V/3), beides Hauptäste des N. trigeminus (V); ferner des N. facialis (VII) und des N. vestibulocochlearis (VIII). Der N. facialis (VII) versorgt u.a. Nase, Mund sowie Wangen sensibel und innerviert die mimische Muskulatur, der N. vestibulocochlearis (VIII) innerviert das Innenohr mit Hör- und Gleichgewichtssinn.

A. Anatomie am Lebenden

N. maxillaris (V/2) und N. mandibularis (V/3)

Zur Prüfung des **sensiblen Innervationsgebietes** des N. maxillaris (V/2) lösen Sie Berührungs- und Schmerzsensationen über Unterlid, oberem Wangenbereich und Oberlippe aus; für dasjenige des N. mandibularis (V/3) über dem unteren Wangenbereich und der Kinnregion (Abb. 13-185). Zur Prüfung des **motorischen Verteilungsmusters** (die Radix motoria des N. trigeminus [V] läuft ausschließlich mit dem N. mandibularis [V/3]) fordern Sie Ihren Probanden auf, die Kiefer fest aufeinanderzupressen, und tasten dann den Kontraktionszustand des M. masseter.

N. facialis (VII)

Fordern Sie Ihren Partner auf, seine Augen zu verdrehen und seine Zähne zu zeigen. Auf diese Weise kann man die (beiden) **motorischen Anteile** des N. facialis (VII) überprüfen. Denn die Neuronen des N. facialis (VII) im Hirnstamm, die den M. orbicularis oculi innervieren, erhalten Zuschüsse von linker und rechter Hirnhälfte, wohingegen die Neuronen für den M. orbicularis oris nur von der kontralateralen Hirnhälfte versorgt werden. Zur Prüfung der **sekretomotorischen Anteile** des N. facialis (VII) stellen Sie fest, daß die Conjunctiva durch Tränenflüssigkeit befeuchtet ist und daß Speichel aus den beiden Ductus submandibulares in den Mundboden abgegeben wird.

N. vestibulocochlearis (VIII)

Zur Prüfung des Gehörs gibt es ein einfaches Verfahren. Halten Sie eine in Schwingungen gebrachte Stimmgabel nacheinander an jedes Ohr. Das Wahrnehmen der Schwingungen beruht auf der Überleitung der Schallwellen von Luft auf die Kette der Gehörknöchelchen und der intakten Funktion von Innenohr und entsprechenden Anteilen des N. vestibulocochlearis (VIII). Halten Sie anschließend die Basis der in Schwingungen gebrachten Stimmgabel jeweils auf den Processus mastoideus, so daß der Schall über die Knochen zum Innenohr geleitet wird.

Frage 440: Wird der Schall über Luftleitung nicht, aber über Knochenleitung sehr wohl wahrgenommen, welche Schlußfolgerungen lassen sich aus dieser Tatsache ableiten?

Um das Hörvermögen beider Innenohren zu vergleichen, setzen Sie eine in Schwingungen versetzte Stimmgabel auf die Stirnmitte. Der Schall sollte in gleicher Stärke an beiden Seiten wahrgenommen werden.

Wenn man sich längere Zeit mit sehr lauten Geräuschen beschallen läßt, kann es zu einem Hörverlust in bestimmten Frequenzbereichen kommen («C4-Senke»). Um dies zu prüfen, muß man eine Hörprüfung mit verschieden definierten Frequenzen durchführen.

Die Bedeutung des Vestibularorgans beim Entstehen von Empfindungen, die sich auf das Gleichgewicht beziehen, ist unbestritten. Sie läßt sich leicht zeigen, indem man vorsichtig Wasser, das etwas wärmer als die normale Körpertemperatur ist, in den äußeren Gehörgang träufelt. Es kommt zu einer Wärmeüberleitung in Richtung Flüssigkeit des Vestibularorgans, und dies führt zu der Empfindung einer Gleichgewichtsstörung.

B. Präparate des N. trigeminus (V), des N. facialis (VII) und des N. vestibulocochlearis (VIII)

N. maxillaris (V/2) (Abb. 13-177, 13-186)

Der N. maxillaris (V/2) führt nur sensible Faserqualitäten, wie etwa auch der N. ophthalmicus (V/1). Suchen Sie an einem Präparat der mittleren Schädelgrube den N. maxillaris (V/2) auf: er gliedert sich aus dem Ganglion trigeminale ab und zieht durch das Foramen rotundum. Im Schädelinneren versorgt er die in der Umgebung befindliche Dura mater cranialis.

Legen Sie eine Sonde durch das Foramen rotundum in der Schädelbasis, und beachten Sie, daß

13-185
Sensible Versorgungsgebiete des N. maxillaris (V/2): (a) Gesicht und Kopfhaut; (b) Tränendrüse, Nase.

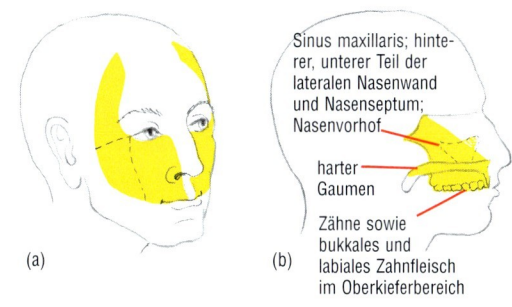

(a)   (b)

Sinus maxillaris; hinterer, unterer Teil der lateralen Nasenwand und Nasenseptum; Nasenvorhof

harter Gaumen

Zähne sowie bukkales und labiales Zahnfleisch im Oberkieferbereich

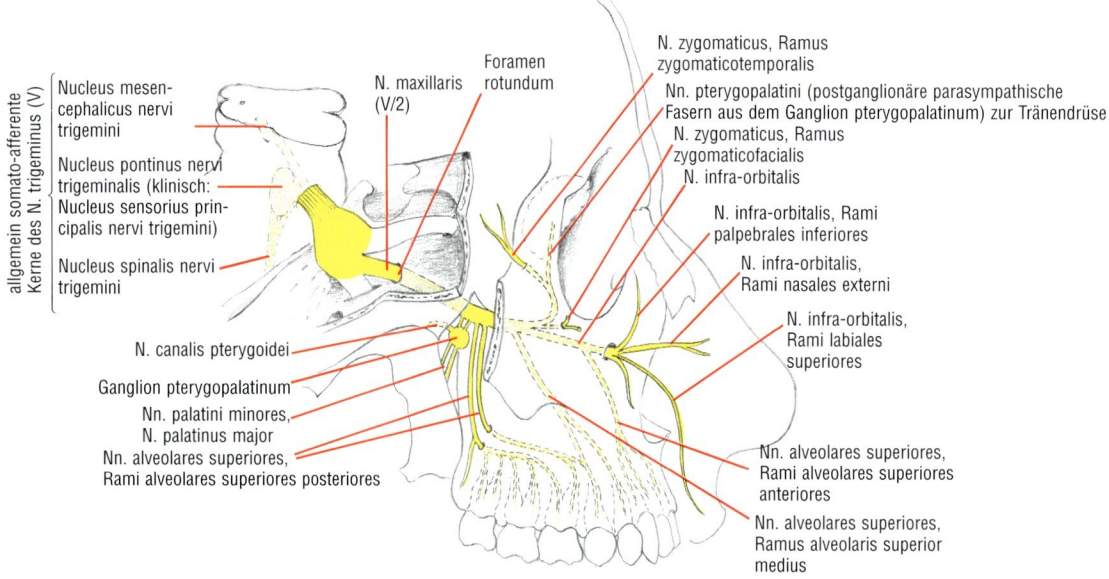

allgemein somato-afferente
Kerne des N. trigeminus (V)

Nucleus mesen-
cephalicus nervi
trigemini

Nucleus pontinus nervi
trigeminalis (klinisch:
Nucleus sensorius prin-
cipalis nervi trigemini)

Nucleus spinalis nervi
trigemini

N. maxillaris
(V/2)

Foramen
rotundum

N. zygomaticus, Ramus
zygomaticotemporalis
Nn. pterygopalatini (postganglionäre parasympathische
Fasern aus dem Ganglion pterygopalatinum) zur Tränendrüse
N. zygomaticus, Ramus
zygomaticofacialis
N. infra-orbitalis

N. infra-orbitalis, Rami
palpebrales inferiores

N. infra-orbitalis,
Rami nasales externi

N. infra-orbitalis,
Rami labiales
superiores

N. canalis pterygoidei

Ganglion pterygopalatinum
Nn. palatini minores,
N. palatinus major
Nn. alveolares superiores,
Rami alveolares superiores posteriores

Nn. alveolares superiores,
Rami alveolares superiores
anteriores

Nn. alveolares superiores,
Ramus alveolaris superior
medius

13-186
Verlauf des N. maxillaris (V/2),
des zweiten Abschnitts des
N. trigeminus (V).

die Sondenspitze in der Fissura pterygomaxillaris zum Vorschein kommt. Der N. maxillaris (V/2) zieht durch den oberen Teil der Fissura pterygomaxillaris; dort zweigt er sich sofort in verschiedene Äste auf. Hierbei ist der **N. infra-orbitalis** die kräftige Fortsetzung des Nervenursprungstammes. Der N. infra-orbitalis zieht am Boden der Orbita, wo er dann in Sulcus und Canalis infra-orbitalis eintritt und in den Weichteilbereich des Gesichts gelangt.

Studieren Sie Oberkieferpräparate, und suchen Sie die **Nn. alveolares superiores, Rami alveolares superiores posteriores**, auf. Letztgenannte ziehen über den hinteren Bereich der Maxilla nach unten, durchbrechen den Knochen und versorgen so die oberen Molaren, das benachbart liegende Zahnfleisch und die Wangenschleimhaut. Auch der **N. zygomaticus** gliedert sich bereits innerhalb der Fissura pterygomaxillaris vom N. maxillaris ab; er erreicht die Augenhöhle und zieht zu deren lateraler Wand. Dort teilt sich der N. zygomaticus in Ramus zygomaticofacialis und Ramus zygomaticotemporalis, die die Wangenhaut über dem Jochbogen sensibel innervieren. Am Boden der Orbita zweigen sich aus dem N. infra-orbitalis **Nn. alveolares superiores, Ramus alveolares superior medius** und **Rami alveolares superiores anteriores**, ab. Diese durchbrechen die knöcherne Wand der Kieferhöhle und innervieren die Schleimhaut der seitlichen und vorderen Wand des Sinus maxillaris; diese sensiblen Nervenäste erreichen aber auch die Prämolaren und die Schneidezähne des Oberkiefers und das benachbarte Zahnfleisch, das sie ebenfalls versorgen.

Frage 441: Wie empfindet man bei einer bestehenden Infektion der Kieferhöhle (Abb. 13-78) Schmerzen?

Der N. infra-orbitalis tritt schließlich aus dem Foramen infra-orbitale hervor und versorgt Unterlid und Conjunctiva sowie Wange und Oberlid.

Legen Sie an einem knöchernen Schädel eine Sonde in die Fissura pterygomaxillaris, und zeigen Sie so deren direkte Verbindung zur **Fossa pterygopalatina**; diese liegt an der Nasenseiten-

wand unmittelbar hinter der Concha nasalis media. In der Fossa pterygopalatina liegt das parasympathische **Ganglion pterygopalatinum**. Das Ganglion pterygopalatinum hängt etwas nach unten (nahe am Foramen sphenopalatinum) und erhält sensible Fasern aus dem N. maxillaris (V/2). Die präganglionären, parasympathischen Fasern für das Ganglion pterygopalatinum stammen aus dem N. facialis (VII) (über dem N. petrosus major). An den N. petrosus major lagern sich im Foramen lacerum postganglionäre Fasern aus dem sympathischen Plexus um die A. carotis interna an (N. petrosus profundus). Als N. canalis pterigoidei ziehen nun N. petrosus major und N. petrosus profundus gemeinsam im Keilbein und erreichen so das Ganglion pterygopalatinum. Entsprechend den Verhältnissen im Ganglion ciliare (siehe dort) enthalten auch Äste aus dem Ganglion pterygopalatinum sensible, parasympathische und sympathische Fasern. Doch nur die parasympathischen Fasern werden im Ganglion pterygopalatinum umgeschaltet. Suchen Sie an einem Präparat der Nase den **N. palatinus major** sowie die **Nn. palatini minores** auf. Sie ziehen in einem knöchernen Kanal des Os palatinum (Canalis palatinus major) nach unten und versorgen die Schleimhaut von hartem und weichem Gaumen. **Rami nasales posteriores superiores laterales** und **mediales** versorgen die Schleimhaut der Nase und das Nasenseptum. Ein **Ramus pharyngeus** zieht zudem nach hinten zur Schleimhaut des Nasopharynx. Suchen Sie nun den **N. nasopalatinus** an einem Präparat auf: er zieht zunächst bogenförmig über das Dach des Nasenbinnenraums und danach weiter auf dem Nasenseptum nach vorne und unten. Er innerviert die Schleimhaut des Nasenseptum. Der N. nasopalatinus erreicht dann das Foramen incisivum (hinter dem ersten Schneidezahn gelegen) und versorgt die Schleimhaut im vorderen Bereich des harten Gaumens. Das Ganglion pterygopalatinum gibt auch sekretomotorische Fasern zur Tränendrüse ab. Diese postganglionären, parasympathischen Fasern lagern sich zunächst dem N. zygomaticus (aus N. maxillaris [V/2]) an; sie gliedern sich aber in der Orbita wieder von ihm ab, lagern sich

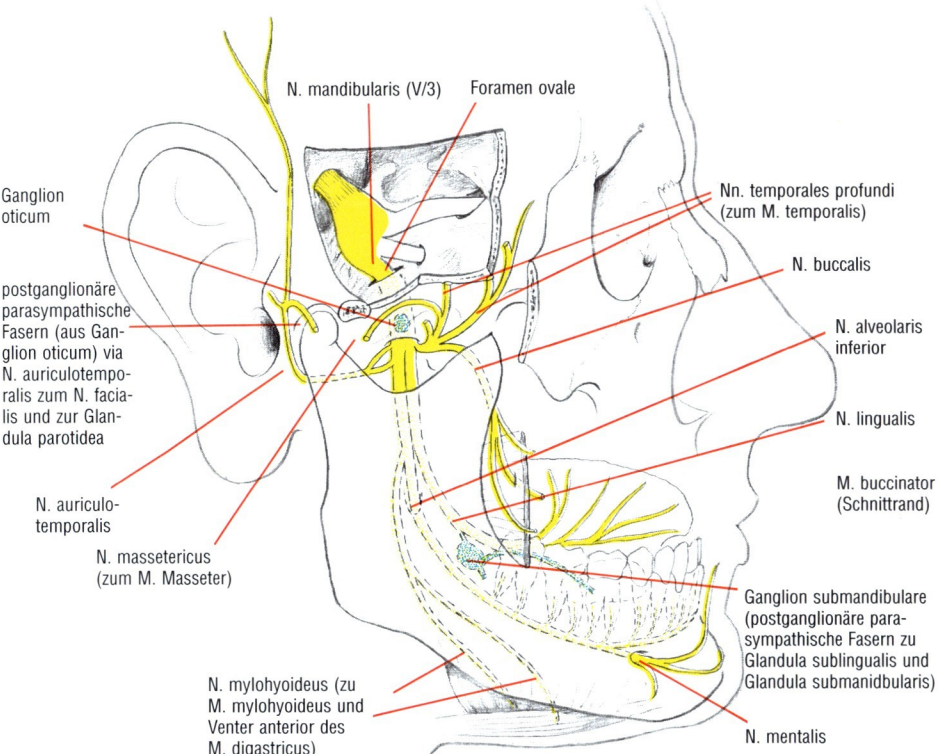

13-187
Verlauf des N. mandibularis (V/3),
des dritten Abschnitts des
N. trigeminus (V).

N. mandibularis (V/3)   Foramen ovale

Ganglion oticum

Nn. temporales profundi (zum M. temporalis)

N. buccalis

postganglionäre parasympathische Fasern (aus Ganglion oticum) via N. auriculotemporalis zum N. facialis und zur Glandula parotidea

N. alveolaris inferior

N. lingualis

N. auriculo-temporalis

M. buccinator (Schnittrand)

N. massetericus (zum M. Masseter)

Ganglion submandibulare (postganglionäre para-sympathische Fasern zu Glandula sublingualis und Glandula submanidbularis)

N. mylohyoideus (zu M. mylohyoideus und Venter anterior des M. digastricus)

N. mentalis

nun dem N. lacrimalis an und erreichen so die Glandula lacrimalis.

Frage 442: Welche Folgen hätte eine Schädigung dieser postganglionären, parasympathischen Fasern zur Tränendrüse? Und wie kann es zu einer derartigen Nervenläsion kommen?

Zusammengefaßt läßt sich feststellen, daß der N. maxillaris (V/2), ein Hauptast des N. trigeminus (V), den größten Teil der Haut über Wange und Oberlippe sowie alle tieferliegenden Strukturen in dieser Region versorgt (wie etwa die Schleimhaut von hartem und weichem Gaumen, Zähne und Zahnfleisch des Oberkiefers, Kieferhöhle sowie den hinteren und unteren Bereich der Nasenhöhle).

N. mandibularis (V/3)
(Abb. 13-187 bis 13-189)

Der N. mandibularis (V/3) ist ein gemischter Nerv: aus dem Ganglion trigeminale geht eine kräftige, sensible Wurzel (Radix sensoria) hervor, die sich dann mit einer motorischen Wurzel (Radix motoria) verbindet. Die Perikaryen der Radix motoria liegen am Hirnstamm im Bereich der Pons. Der N. mandibularis (V/3) verläßt das Schädelinnere über das Foramen ovale und erreicht so die Fossa infratemporalis. Hier zweigt sich der N. mandibularis (V/3) sofort in viele Äste auf, wobei man drei sensible Hauptäste abgrenzen kann: N. auriculotemporalis, N. lingualis, N. alveolaris inferior.
Legen Sie an einem knöchernen Schädel eine Sonde in das Foramen ovale, und machen Sie sich erneut die umgebenden Knochenstrukturen innerhalb und außerhalb des Schädels klar. Unmittelbar nach Austritt aus dem Schädel geht aus dem N. mandibularis (V/3) ein dünner Ra-

mus meningeus ab. Er zieht rückläufig mit der A. meningea media durch das Foramen spinosum und versorgt die Dura mater cranialis im Ausbreitungsgebiet der Äste der A. meningea media sowie Schleimhaut der Cellulae mastoideae sensibel.
Suchen Sie an einem Präparat der Fossa infratemporalis den **N. auriculotemporalis** auf, und verfolgen Sie dessen weiteren Verlauf. Er zieht hinter dem Kiefergelenk nach lateral und oben, wo er sensible Fasern zur Haut der Schläfenregion und über der Glandula parotidea abgibt. Der N. auriculotemporalis innerviert am äußeren Ohr sensibel auch den Tragus und den Bereich oberhalb davon; er versorgt ebenso den oberen, vorderen Abschnitt des äußeren Gehörgangs und das Trommelfell. Der Ast zur Glandula parotidea führt auch sekretomotorische Fasern aus dem Ganglion oticum zur Glandula parotidea mit sich (siehe unten). Suchen Sie nun den **N. buccalis** auf; er innerviert Haut und Schleimhaut im Wangenbereich.
Stellen Sie nun den **N. lingualis** dar; er zieht anfangs über dem M. pterygoideus medialis nach unten und biegt dann zwischen M. constrictor pharyngis superior und M. constrictor pharyngis medius nach vorne. So liegt er dann zwischen M. mylohyoideus und M. hyoglossus und erreicht auf diese Weise die Zungenschleimhaut.

Frage 443: Welchen Zungenbereich innerviert der N. lingualis? Und welche Qualitäten werden durch ihn übermittelt?

Das Geschmacksempfinden aus den vorderen zwei Dritteln der Zunge wird durch einige Fasern aus der **Chorda tympani** (einem Faserbündel aus dem N. facialis [VII]) übertragen. Die Fasern der Chorda tympani verzweigen sich

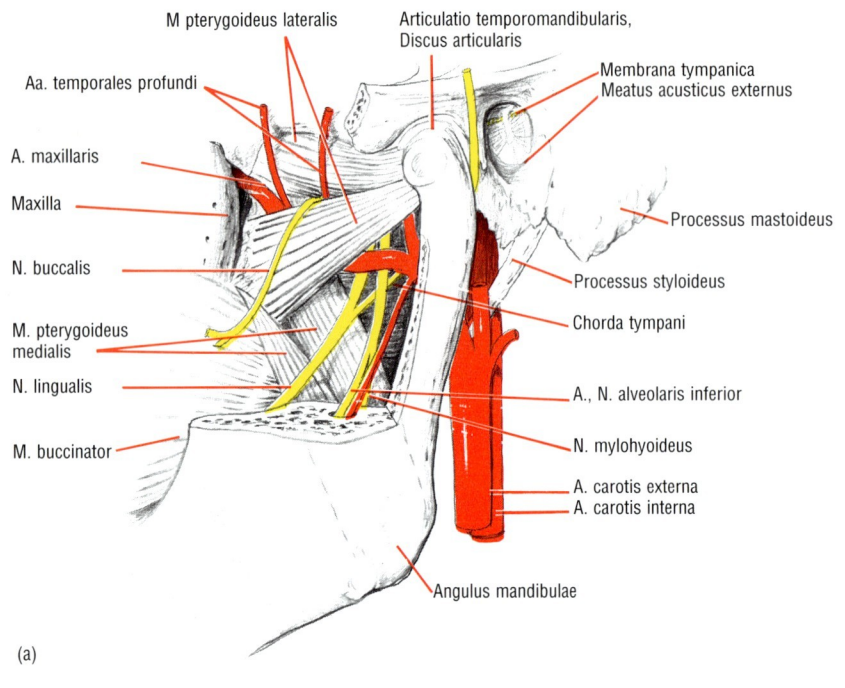

(a)

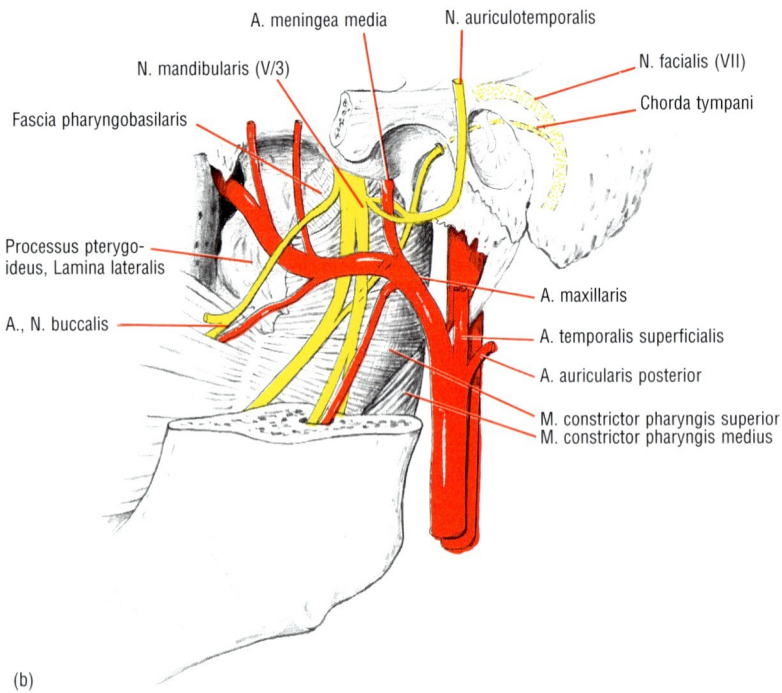

(b)

mit dem N. lingualis. (Die Chorda tympani enthält im übrigen auch präganglionäre, parasympathische Fasern aus dem Ganglion submandibulare.) Suchen Sie in der Fossa infratemporalis (Abb. 13-188) die Chorda tympani an der Stelle auf, wo sie sich dem N. lingualis anlagert. Von hier aus verfolgen Sie die Chorda tympani bis zur Fissura tympanosquamosa nach rückwärts und oben. Über die Fissura tympanosquamosa erreicht die Chorda tympani das Mittelohr (S. 367 und 371).

Markieren Sie nun am Präparat den kräftigen **N. alveolaris inferior**. Er ist ebenfalls ein wichtiger Ast des N. mandibularis (V/3) und liegt unmittelbar hinter dem N. lingualis. Der N. alveolaris inferior zieht über dem M. pterygoideus medialis nach unten und tritt (am Foramen mandibulae) in den Canalis mandibulae ein. Der N. alveolaris inferior innerviert Zähne und Zahnfleisch des Unterkiefers sowie die Haut über der Kinnregion; für die letztgenannte Hautregion ist der N. mentalis, ein Endast des N. alveolaris inferior, zuständig, der durch das Foramen mentale wieder nach außen hervortritt. Tasten Sie Ihr eigenes Foramen mentale, das etwa eine Fingerbreite lateral der Medianen liegt.

Die motorischen Fasern (Radix motoria) des N. mandibularis innervieren die Kaumuskeln in der Fossa infratemporalis. Einige motorische Fasern ziehen mit dem N. alveolaris inferior und zweigen unmittelbar vor Eintritt in den Canalis mandibulae als kleines, separates Nervenbündel von ihm ab. Dieser N. mylohyoideus zieht hinter der Mandibula (nahe dem Sulcus mylohyoideus) auf der Innenseite des Diaphragma oris (M. mylohyoideus) nach vorne und innerviert den M. mylohyoideus sowie den vorderen Bauch des M. digastricus. Der N. mandibularis innerviert ebenso den M. tensor tympani und den M. tensor veli palatini.

Unterhalb des Foramen ovale befindet sich das Ganglion oticum, das aber nicht mit bloßem Auge zu sehen ist. Es liegt scheinbar im N. mandibularis (V/3). Im Ganglion oticum werden lediglich präganglionäre, parasympathische Fasern aus dem N. tympanicus des N. glossopharyngeus (IX) umgeschaltet. Die postganglionären, parasympathischen Fasern lagern sich dann dem N. auriculotemporalis an und verzweigen sich mit ihm in der Glandula parotidea.

13-188
Verlauf von N. mandibularis (V/3) und Chorda tympani in der Fossa infratemporalis; (a) oberflächliche Schicht; (b) tiefe Schicht.

13-189
Versorgungsgebiete des N. mandibularis (V/3): (a) sensibel im Gesichtsbereich; (b) sensibel im Mundbereich und in den Speichelregionen; (c) motorisch zur Kaumuskulatur.

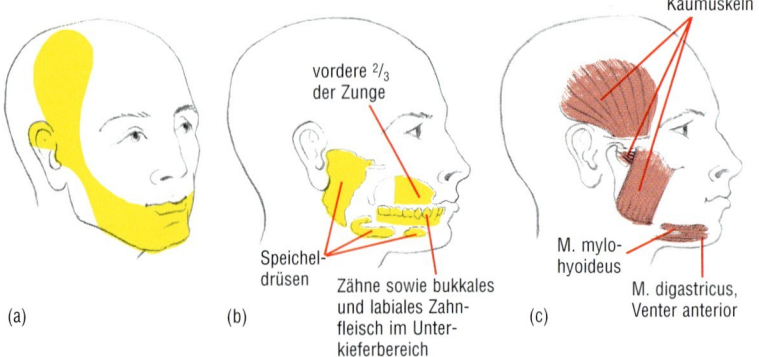

(a)   (b)   (c)

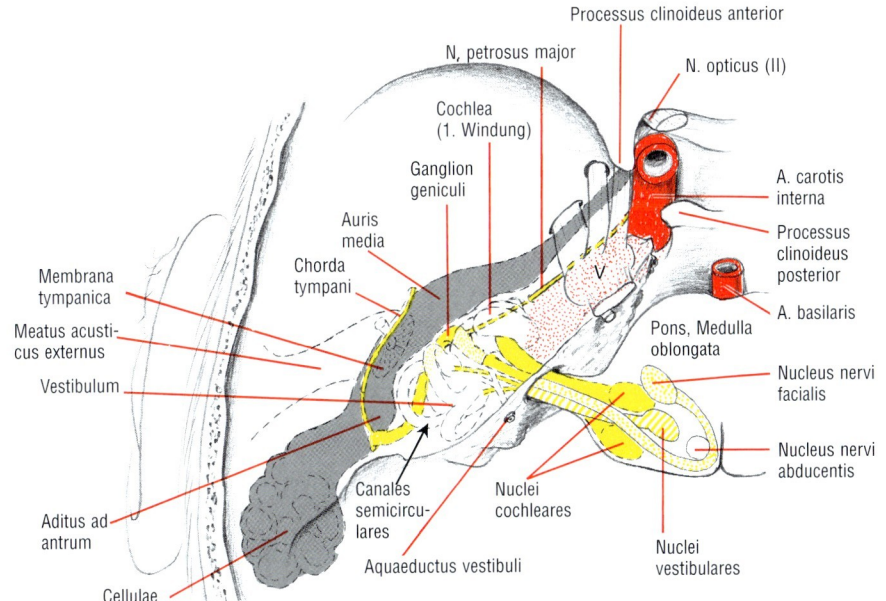

13-190
Verlauf von N. facialis (VII) und
N. vestibulocochlearis (VIII) innerhalb des Schädels. Ansicht von
oben in eine Schädelbasis.

Zusammengefaßt läßt sich sagen, daß der N.
mandibularis (V/3), der dritte Hauptast des
N. trigeminus (V), die **sensible Innervation** der
meisten Hautareale über dem Unterkiefer distal
einer Verbindungslinie zwischen äußerem Mundwinkel und äußerem Augenwinkel (mit Ausnahme der Kiefergelenkregion) sicherstellt. Er innerviert auch hier die tiefergelegenen Strukturen
(wie z.B. Zunge, Zähne, Zahnfleisch und Speicheldrüsen). Der N. mandibularis (V/3) liefert
auch die **motorische Innervation** für Kaumuskulatur, M. tensor tympani sowie M. tensor veli
palatini.

*Frage 444: Welches weitere Gebiet wird – abge-
sehen von Zähnen des Unterkiefers und Zahnfleisch – häufig anästhesiert, wenn man in der
Fossa retromolaris durch Lokalanästhesie bei
kiefer- und zahnärztlichen Eingriffen eine Lei-
tungsblockade des N. alveolaris inferior legt?*

N. facialis (VII)
(Abb. 13-177, 13-190, 13-191)

Der N. facialis (VII) ist ein gemischter Nerv. Die
Perikaryen der motorischen Zellen, die sowohl
Muskulatur als auch Drüsen versorgen, liegen im
Brückenabschnitt des Hirnstamms. Dagegen befinden sich die Perikaryen der sensiblen Fasern
im Ganglion geniculi, das im Felsenbein liegt.
Markieren Sie an einem Präparat der Schädelbasis den N. facialis (VII) und den eng benachbart
liegenden N. vestibulocochlearis (VIII) an der
Stelle, wo beide Nerven aus dem Hirnstamm
zwischen Pons und Medulla oblongata («Kleinhirnbrückenwinkel») hervortreten. Sie kreuzen
den Kleinhirnbrückenwinkel innerhalb des Subarachnoidalraums, ziehen unter dem Kleinhirnzelt (Tentorium cerebelli) und erreichen so den
Meatus acusticus internus.
Verfolgen Sie an einem Präparat des Felsenbeins
den N. facialis (VII) in seinem Verlauf nach late-

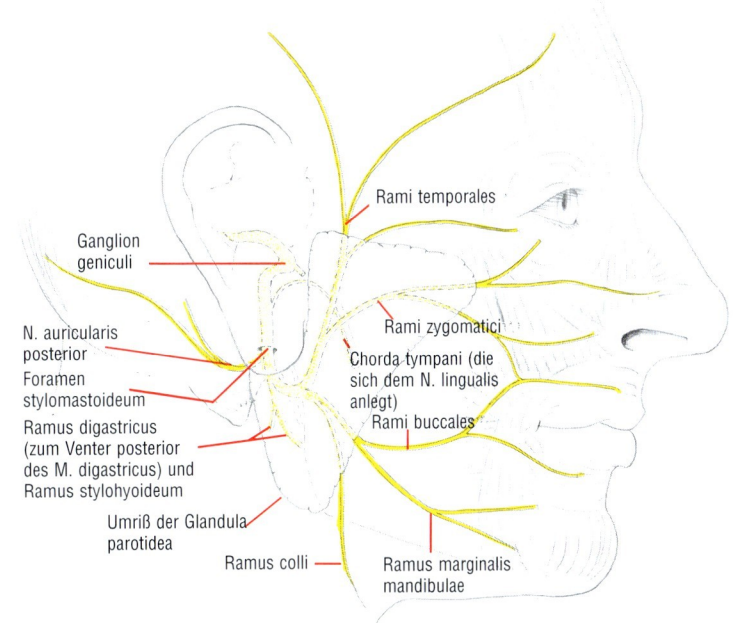

ral durch den Meatus acusticus internus und das
Felsenbein in Richtung medialer Wand des Mittelohrs. An dieser Stelle ist der N. facialis (VII)
durch das **Ganglion geniculi** verdickt. Vom
Ganglion geniculi aus biegt der N. facialis (VII)
rechtwinklig in einen schmalen Knochenkanal
ein, der sich in der medialen Wand des Mittelohrs zur hinteren Wand des Mittelohrs erstreckt.
Danach macht der N. facialis (VII) erneut eine
rechtwinklige Biegung, zieht jetzt geradewegs
nach unten und verläßt den Schädel über das
Foramen stylomastoideum.
Dünne präganglionäre, parasympathische Fasern
(N. petrosus major) zweigen aus dem Ganglion
geniculi ab. Diese Fasern durchbrechen das
dünne Dach des Felsenbeins (Tegmen tympani)

13-191
Extrakranieller Verlauf und
Verzweigungsmuster des
N. facialis (VII).

und erreichen so die mittlere Schädelgrube. Diese präganglionären, parasympathischen Faserbündel ziehen dann durch den Canalis pterygoideus und gelangen so zum **Ganglion pterygopalatinum**. In diesem parasympathischen Kopfganglion werden diese präganglionären Fasern auf postganglionäre Fasern umgeschaltet. Im Canalis pterygoideus lagern sich zudem an die präganglionären, parasympathischen Fasern postganglionäre, sympathische Nervenfasern aus dem Plexus caroticus an.

Frage 445: Welche Strukturen versorgen die postganglionären, parasympathischen Fasern aus dem Ganglion pterygopalatinum?

An der hinteren Wand des Mittelohrs gibt der N. facialis (VII) zwei Äste ab, den **N. stapedius** (der motorische Fasern zum gleichnamigen Muskel enthält) und die **Chorda tympani**. Diese führt sowohl sensorische als auch sekretomotorische Fasern. Die Chorda tympani zieht zunächst an der Lateralwand des Mittelohrs. Von da aus biegt sie unterhalb der Schleimhaut an der Innenseite des Trommelfells (über dem Handgriff des Malleus) nach vorne. Die Chorda tympani verläßt das Mittelohr über die Fissura petrotympanica (zwischen Pars tympanica und Pars petrosa des Schläfenbeins). Die Fissura petrotympanica stellt eine Verbindung zur Fossa infratemporalis unmittelbar hinter dem Kiefergelenk her. An dieser Stelle lagert sich dann auch die Chorda tympani dem N. lingualis an (Abb. 13-188, 13-190). Die sensorischen Fasern (Geschmacksfasern) der Chorda tympani verzweigen sich in den vorderen zwei Dritteln der Zunge; ihre präganglionären, parasympathischen Fasern werden im Ganglion submandibulare umgeschaltet. Dieses parasympathische Kopfganglion liegt unterhalb des N. lingualis seitlich der Zunge an. Aus ihm treten postganglionäre, parasympathische Fasern hervor und innervieren Glandula submandibularis sowie Glandula sublingualis.

Suchen Sie an einem Präparat den N. facialis (VII) an der Stelle auf, wo er gerade aus dem Foramen stylomastoideum hervortritt. An dieser Stelle zweigen alle motorischen Anteile zu den Muskeln ab. Unmittelbar nach dem Foramen stylomastoideum innerviert der N. facialis (VII) den M. stylohyoideus, den hinteren Bauch des M. digastricus und den okzipitalen Bauch des M. occipitofrontalis. Verfolgen Sie den N. facialis (VII) in die Glandula parotidea, wo er sich in seine Endäste aufzweigt (Rami temporalis, Rami zygomatici, Rami buccales, Ramus marginalis mandibulae, Ramus colli). Diese Endäste verzweigen sich fächerartig beidseits über die oberflächliche Gesichtsregion und innervieren die mimische Muskulatur, aber auch M. buccinator und Platysma.

Frage 446: Aus welchem Kiemenbogen stammen alle diese Muskeln?

Beachten Sie, daß der Ramus colli des N. facialis (VII) steil nach unten über die Regio submandibularis unterhalb des Angulus mandibulae zieht. Der Ramus colli versorgt im übrigen die Muskeln, die den Mundwinkel steuern. Chirurgische Eingriffe in dieser Region (wie etwa Lymphknotenbiopsien) sind relativ häufig, und man muß dabei den Ramus colli nervi facialis intraoperativ sauber darstellen.

Frage 447: Der N. facialis (VII) ist durch virusbedingte Schwellungen im Canalis stylomastoideum verletzungsgefährdet. Welche Symptome umfaßt die Bell-Lähmung (Abb. 13-192), die daraus resultiert?

Frage 448: Welche zusätzlichen Symptome kann man erwarten, wenn der N. facialis (VII) bereits im Meatus acusticus internus, z. B. durch einen Tumor, geschädigt wird?

13-192
Lähmung des linken N. facialis (VII). (a) Patient mit entspanntem Gesichtsausdruck; (b) Patient, der aufgefordert wird, seine Zähne zu zeigen.

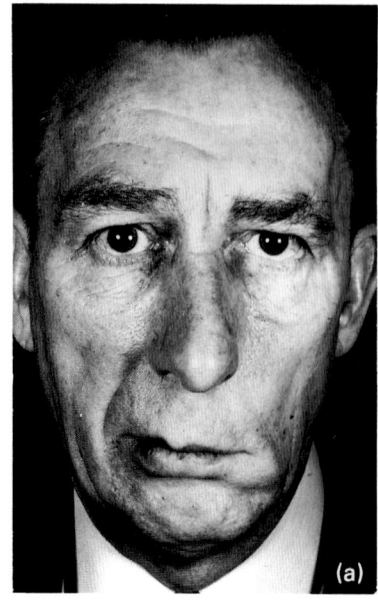
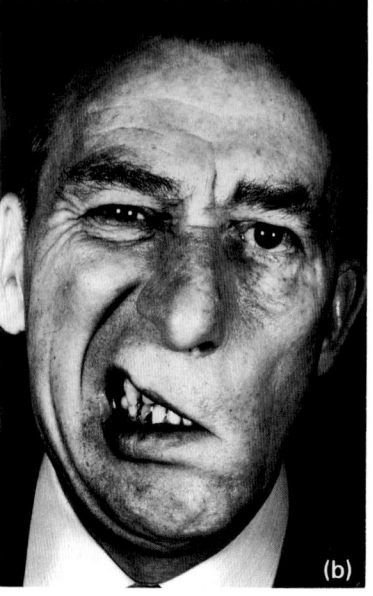

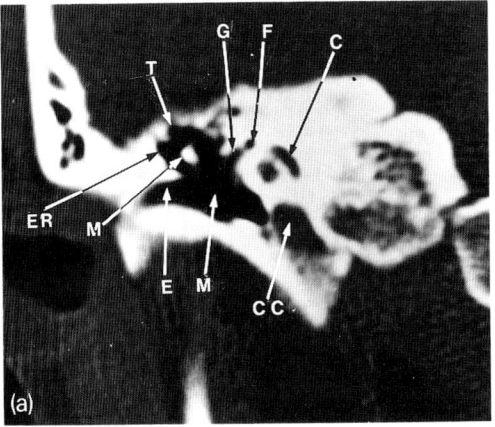

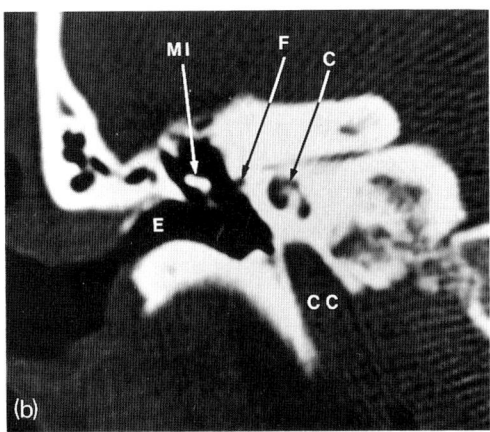

13-193
Computertomographische Frontalschnitte mit hoher Auflösung
in Höhe der Pars petrosa des
Os temporale. Von (a) bis (d) immer weiter in Richtung Os occipitale gelegte Schnittebene (siehe
Text).

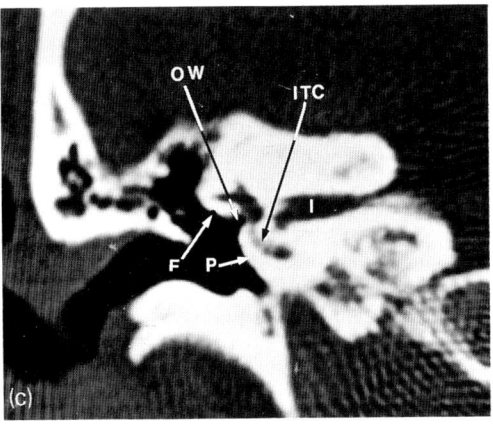

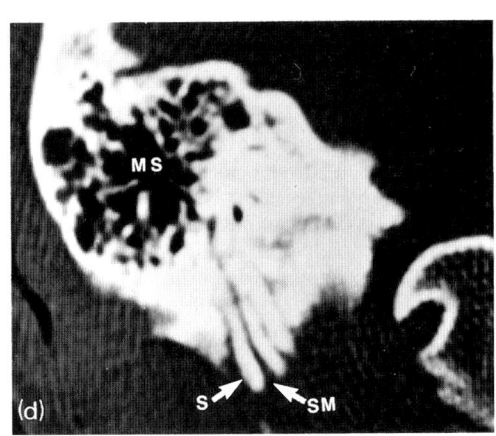

N. vestibulocochlearis (VIII)
(Abb. 13-190)

Der N. vestibulocochlearis (VIII) ist vornehmlich ein sensibler Nerv aus dem Innenohr und
bildet sich aus Fasern der Schnecke sowie vestibulären Fasern aus den Bogengängen, dem
Utriculus sowie dem Sacculus. Suchen Sie
den N. vestibulocochlearis (VIII) am Austritt aus
dem Meatus acusticus internus auf, und verfolgen Sie seinen weiteren Verlauf. Er kreuzt
– gemeinsam mit N. facialis (VII) und A. labyrinthi – den Kleinhirnbrückenwinkel. Der N. vestibulocochlearis (VIII) tritt in den Hirnstamm
an der Nahtstelle von Pons und Medulla oblongata unmittelbar lateral vom N. facialis (VII)
und wird in den Nuclei vestibularis und cochlearis der Medulla oblongata umgeschaltet.

*Frage 449: Wo liegen die Perikaryen der vesti-
bulocochleären Nervenfasern?*

Neben den sensorischen Fasern aus Gehör- und
Gleichgewichtsorgan führt der N. vestibulocochlearis (VIII) auch ein dünnes, motorisches
Faserbündel aus der Medulla oblongata mit sich,
das in der Schnecke endet und bei der Schall-
übertragung modifiziert eingreift.

C. Radiologische Befunde

Studieren Sie nun die hochauflösenden computertomographischen Frontalschnitte des Felsenbeins (Abb. 13-193). Sie zeigen Darstellungen,
die immer weiter dorsal liegen. Kennzeichnen
Sie darin die wichtigen Strukturen, und markie-

ren Sie den Verlauf des N. facialis (VII): er zieht
aus dem Meatus acusticus internus, durch Ganglion geniculi und Mittelohr zum Foramen stylomastoideum, wo er den Schädel verläßt. Beachten Sie in Abbildung 13-193a den Meatus
acusticus externus (E), das Mittelohr (M), den
Recessus epitympanicus (ER). Letzgenannter
wird von der dünnen Knochenlamelle des Tegmen tympani (T) bedeckt. Im Recessus epitympanicus befindet sich im übrigen das Caput mallei (H). In der medialen Wand des Mittelohrs
sind der knöcherne Kanal des N. facialis (VII)
(Canalis nervi facialis) (F) und dessen Ganglion
geniculi (G) zu sehen. Betrachten Sie auch
unterhalb der dünnen Knochenlamelle am Boden
des Mittelohrs die Cochlea (C) sowie den Canalis caroticus (CC). In Abbildung 13-193b sind
der Hammerkopf sowie der Amboß (M, I) zu
sehen; ebenso der N. facialis (VII), der in seinem
knöchernen Kanal an der medialen Seite des
Mittelohrs nach hinten zieht. Abbildung 13-193c
zeigt den knöchernen Kanal des N. facialis (VII),
der hier unmittelbar über dem ovalen Fenster
(OW) und dem Promontorium (P) liegt; dieses
ist unmittelbar über der ersten Schneckenwindung zu sehen (ITC). Beachten Sie in Abbildung
13-193c aber auch den (gut sichtbaren) Meatus
acusticus internus (I). Abbildung 13-193d zeigt,
wie der knöcherne Kanal des N. facialis (VII)
nach unten umschwenkt, durch den Processus
mastoideus verläuft und am Foramen stylomastoideum (SM) medial des Processus styloideus
(S) endet. Man sieht hier auch die Cellulae mastoideae (MS).

13.12.3 Hirnnerven III:
N. glossopharyngeus (IX),
N. vagus (X), N. accessorius (XI),
N. hypoglossus (XII)

Ziel dieses Kapitels ist das Studium von Funktion, Ursprung, Verlauf und Verzweigungsmuster des **N. glossopharyngeus (IX)**, des **N. vagus (XI)**, des **N. accessorius (XI)** und des **N. hypoglossus (XII)**. Im Kopf- und Halsbereich versorgen die Äste der Hirnnerven IX, X und die Pars cranialis des N. accessorius (XI) die Muskeln des Gaumens, des Pharynx und des Larynx. Diese Muskeln sind an Schluckvorgang und Phonation maßgeblich beteiligt; auch die sensible Versorgung dieser Bereiche bis hin zum Ohr wird von diesen Hirnnerven übernommen.

Die spinale Wurzel des N. accessorius (XI) innerviert die Mm. sternocleidomastoideus und trapezius; der N. hypoglossus versorgt praktisch die gesamte Zungenbinnenmuskulatur.

A. Anatomie am Lebenden

Ein Sofort-Test für die uneingeschränkte Funktionsfähigkeit von N. glossopharyngeus (IX), N. vagus (X) und der Pars cranialis des N. accessorius (XI) besteht zum einen darin, auf die Qualität der Stimme zu hören; ferner stellt man zum anderen die Frage, ob beim Schlucken (ohne Nahrung) der Speichel «in den falschen Rachen» gerät oder regulär den Nasopharynx passiert. Um

den N. glossopharyngeus (IX) zu testen, genügt es, das hintere Drittel der Zunge oder den Rachenwulst des Oropharynx leicht zu berühren; dieses Manöver sollte einen «Würgereiz» auslösen. Um die motorischen Anteile von N. glossopharyngeus (IX), N. vagus (X) und die kranialen Anteile des N. accessorius (XI) zu testen, muß der Proband «Aah» sagen; der weiche Gaumen sollte sich dabei in der Mittellinie anheben. Schluckt der Proband etwas Wasser, beurteilt man den Schluckakt; nun sollte sich gleichzeitig der Larynx anheben (Plexus pharyngeus). Prüfen Sie auch, ob die Stimmhöhe variiert werden kann (N. vagus [X], Ramus laryngealis externus). Um die Bewegungen der Stimmbänder zu beurteilen, muß man ein Laryngoskop verwenden.

Der spinale Anteil des N. accessorius (XI) wird bei penetrierenden Verletzungen leicht geschädigt, da er das seitliche Halsdreieck genau unterhalb von dessen kranialer Begrenzung kreuzt. Verfolgen Sie den Verlauf dieses Nerven, indem Sie eine Linie zwischen oberem Drittelpunkt am Hinterrand des M. sternocleidomastoideus sowie unterem Drittelpunkt am Vorderrand des M. trapezius ziehen.

Frage 450: Wie überprüfen Sie die Unversehrtheit des spinalen Anteils des N. accessorius (XI)?

B. Präparate

N. glossopharyngeus (IX)
(Abb. 13-194)

Der N. glossopharyngeus (IX) ist ein gemischter Nerv. Er versorgt vom dritten Kiemenbogen stammende Strukturen mit motorischen und sensiblen Fasern, die Glandula parotidea mit sekretomotorischen (parasympathischen) Ästen, ebenso das Vestibulum oris über das Ganglion oticum. Die Perikaryen der sensiblen Fasern befinden sich in Ganglien, die ihrerseits unmittelbar außerhalb des Schädels lokalisiert sind, während die Perikaryen der Motoneurone in der Medulla oblongata liegen.

Suchen Sie nun den N. glossopharyngeus (IX) an einem Präparat auf; er verläßt als die am meisten kranial gelegene der Wurzeln (Fila radicularia) zwischen Pyramide und Olive den Hirnstamm und weiter durch den vorderen Teil des Foramen jugulare den Schädel. Verfolgen Sie nun am Präparat den weiteren Verlauf des N. glossopharyngeus (IX): er zieht zwischen V. jugularis interna und A. carotis interna, medial des Processus styloideus kaudalwärts bis zum Pharynx. Dann verläuft er mit dem M. stylopharyngeus und dem Ramus pharyngeus des N. vagus (X) zwischen M. constrictor pharyngis superior und M. constrictor pharyngis medius in Richtung Pharynx.

Der N. glossopharyngeus (IX) gibt einen kleinen,

13-194
Verlauf des N. glossopharyngeus (IX) und des N. hypoglossus (XII).

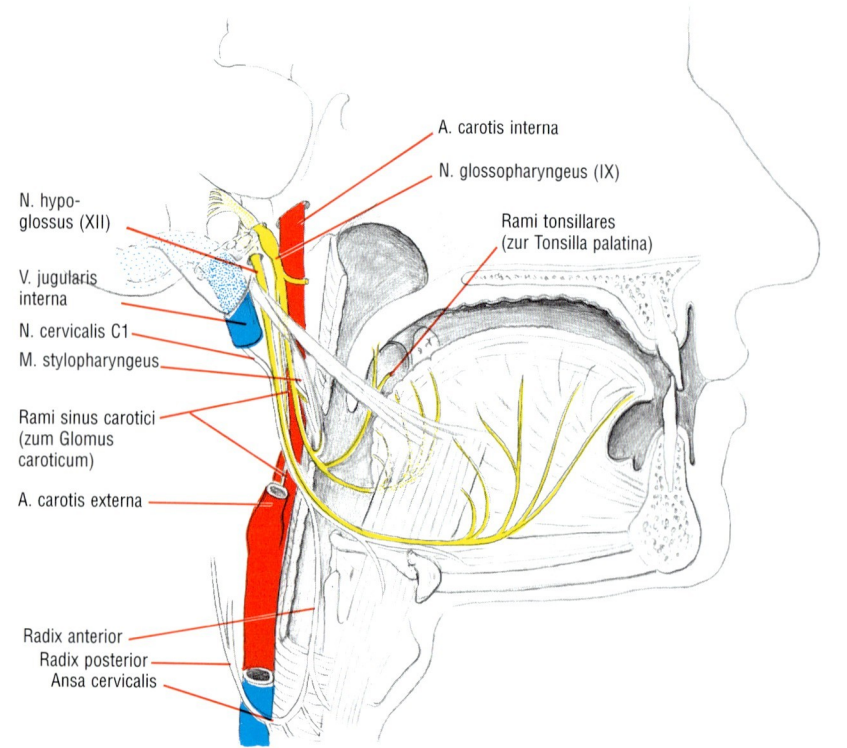

N. hypo-
glossus (XII)

V. jugularis
interna

N. cervicalis C1

M. stylopharyngeus

Rami sinus carotici
(zum Glomus
caroticum)

A. carotis externa

Radix anterior
Radix posterior
Ansa cervicalis

A. carotis interna

N. glossopharyngeus (IX)

Rami tonsillares
(zur Tonsilla palatina)

aber wichtigen Ast ab, den **Ramus sinus carotici**; dieser versorgt die Baro- und Chemorezeptoren des Karotissinus und das Glomus caroticum (in der Karotisgabel gelegen). Er innerviert auch den **M. stylopharyngeus**, der am Processus styloideus entspringt und sich nach geschwungenem Verlauf (nach unten und vorne) in die Schlundschnürer einflechtet. **Rami linguales** aus dem N. glossopharyngeus (IX) versorgen das hintere Drittel der Zunge sowohl mit Geschmacks- als auch mit allgemein sensiblen Anteilen; **Rami pharyngeales** lagern sich wiederum dem **Plexus pharyngeus** an, um so den Oropharynx sensibel zu innervieren. **Rami tonsillares** versorgen Fossa tonsillaris, Gaumenbögen, Rachen und weichen Gaumen.

Der N. glossopharyngeus (IX) gibt als weiteren Ast den **N. tympanicus** ab, der sekretomotorische Fasern für die Glandula parotidea enthält. Er zweigt direkt unterhalb des Foramen jugulare vom Hauptstamm ab und verläuft durch einen schmalen, knöchernen Kanal zum Mittelohr; dort bildet er den **Plexus tympanicus**, der das Mittelohr sensibel innerviert. Die sekretomotorischen (parasympathischen) Fasern bilden den **(oberflächlichen) N. petrosus minor**, der durch das Tegmen tympani in die mittlere Schädelgrube zieht, den Schädel über das Foramen ovale verläßt und im Ganglion oticum umgeschaltet wird.

Frage 451: Über welchen peripheren Nerven werden diese parasympathischen Fasern in Richtung Glandula parotidea verzweigt?

N. vagus (X) (Abb. 13-195)

Der N. vagus (X) besitzt, ebenso wie der N. glossopharyngeus (IX), mehrere motorische und sensible Anteile, welche die vom vierten Kiemenbogen und den kaudaler gelegenen Kiemenbögen stammenden Strukturen versorgen; zudem innervieren Äste des N. vagus (X) das Herz, den Vorderdarm, den Mitteldarm sowie von diesen beiden Darmabschnitten abgeleitete Strukturen. Die Perikaryen seiner Motoneurone (zur Muskulatur wie auch zu den Drüsen) liegen in der Medulla oblongata; die Perikaryen der sensiblen Neuronen befinden sich dagegen in zwei Ganglien unmittelbar außerhalb des knöchernen Schädels. Der N. vagus (X) ist hauptsächlich ein **sensibler Nerv** (70% sensible Fasern, 30% motorische Fasern).

Suchen Sie nun den N. vagus (X) an einem Präparat auf; er entspringt in der Medulla oblongata kaudal des N. glossopharyngeus (IX) in Form aufeinanderfolgender und sich schließlich vereinender Wurzelfäden, durchzieht das Foramen jugulare zusammen mit der **Pars cranialis des N. accessorius** (XI) (siehe unten). Letztgenannte führt hier motorische Fasern für die Branchialmuskulatur von Gaumen, Pharynx und Larynx mit sich. Kennzeichnen Sie nun am Präparat den Hauptstamm des N. vagus (X); er verläuft in der gemeinsamen Gefäß-Nervenscheide («Vagina carotica») hinten gelegen mit der V. jugularis interna und der A. carotis interna bzw. der A. carotis communis am Hals kaudalwärts und gelangt so in den Thorax (Kap.11.6). Das Ganglion superius des N. vagus (X), das die Perikaryen der somato-afferenten Fasern enthält, entsendet einen **Ramus meningeus**, der die hintere Schädelgrube sensibel versorgt, und einen dünnen **Ramus auricularis**, der die laterale

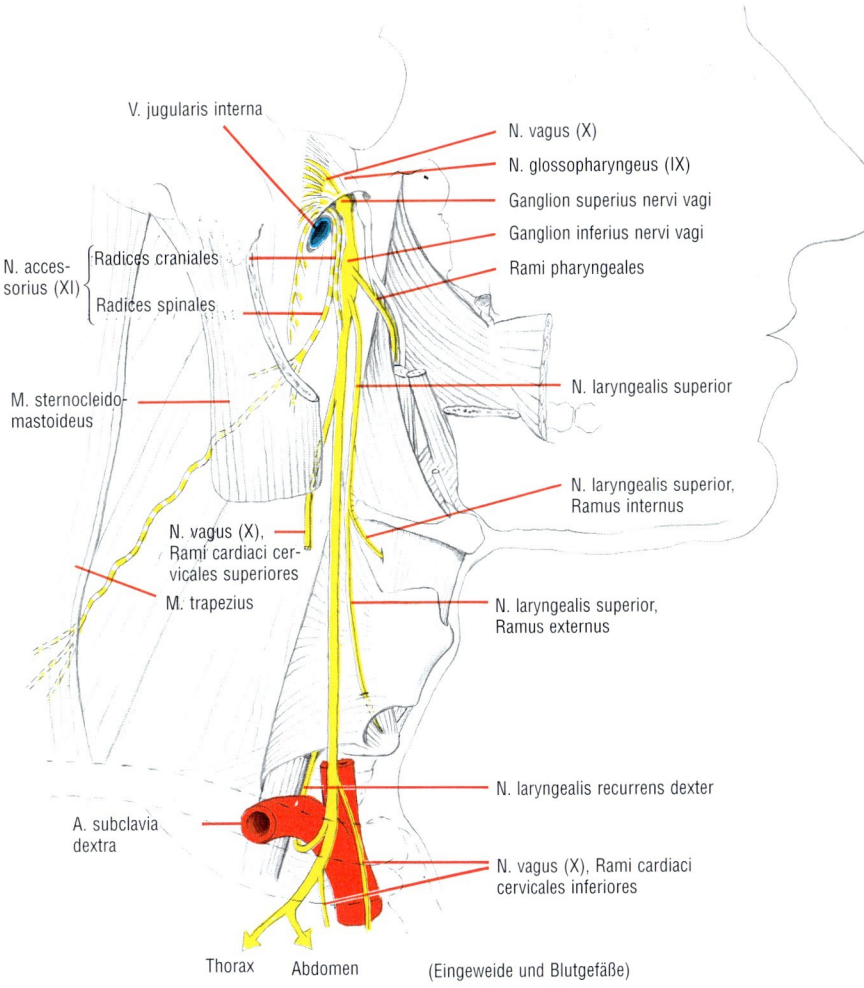

13-195
Verlauf des N. vagus (X) und des N. accessorius (XI).

Wand des Foramen jugulare durchdringt und mit sensiblen Fasern den hinteren, unteren Teil des äußeren Gehörgangs, das Trommelfell und den kranialen Anteil der Ohrmuschel innerviert.

Frage 452: Welchen Effekt kann eine Reizung des äußeren Gehörgangs auf die Herzfrequenz haben?

Suchen Sie nun an einem Präparat die Äste des N. vagus (X) im Halsbereich auf: ein **Ramus pharyngealis** läuft mit dem N. glossopharyngeus (IX) zum Pharynx und bildet dort den **Plexus pharyngeus**, über den er sensible Fasern zum Laryngopharynx und motorische Fasern zu den Muskeln von Pharynx und Gaumen (außer M. stylopharyngeus und M. tensor veli palatini) sendet. Der **N. laryngealis superior** zieht hinter der Vagina carotica zum Kehlkopf; sein **Ramus internus** versorgt die Valleculae epiglotticae und den Kehlkopfbereich oberhalb der Stimmbänder sensibel, sein **R. externus** zieht mit motorischen Fasern zum M. cricothyroideus.

Frage 453: Wie gelangt der N. laryngealis internus in den Kehlkopf?

Der **N. laryngealis recurrens** zweigt im Thorax vom Hauptstamm ab (Kap. 11.6), erreicht weiter den Hals und zieht zwischen Ösophagus,

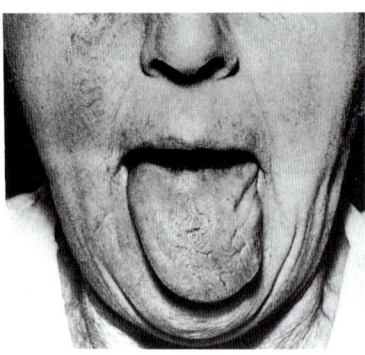

13-196
Lähmung des linken N. accessorius (XI).

13-197
Lähmung des linken N. hypoglossus (XII).

Trachea und zwischen den Ästen der A. thyroidea inferior weiter kranialwärts zum Kehlkopf; dort gibt der N. laryngealis recurrens zum einen sensible Fasern zu den Stimmbändern und zu den kaudal davon gelegenen Luftwegen ab; zum anderen motorische Fasern zu den inneren Kehlkopfmuskeln (außer M. cricothyroideus).

Frage 454: Links zieht der N. laryngealis recurrens unterhalb des Ligamentum arteriosum um den Aortenbogen; um welches Gefäß zieht er an der rechten Körperseite?

Frage 455: Was würde geschehen, wenn der linke N. laryngealis recurrens durch ein Aneurysma im Bereich des Aortenbogens gedehnt würde?

Äste des N. vagus (X) zum **Herzen** zweigen im Halsbereich ab, wodurch sich die mehr kraniale Position des Herzens während der Entwicklungsphase widerspiegelt. Ein Ast zu den Chemorezeptoren (Ramus aorticus) versorgt den Aortenbogen, Rami cardiaci cervicales superiores et inferiores verlaufen mit dem N. vagus selbst und führen parasympathische und sensible Fasern zum Herzen.
Innerhalb des Thorax innerviert der N. vagus (X) mit viszeralen motorischen und sensiblen Anteilen Ösophagus, Trachea und Lungen; unterhalb des Zwerchfells versorgt der N. vagus (X) die vom Vorder- und Mitteldarm stammenden Bauchorgane (Magen, Pankreas, Leber, Gallenblase, Dünndarm und Dickdarm bis zur linken Kolonflexur) (Kap. 11.6).

N. accessorius (XI) (Abb. 13-195)

Die **Pars cranialis des N. accessorius (XI)** enthält motorische Fasern aus Perikaryen des Nucleus ambiguus, einem Kerngebiet der Medulla oblongata. Diese motorischen Faserbündel innervieren – mit Ausnahme des M. tensor veli palatini und des M. stylopharyngeus – die Muskulatur des Gaumens, die Pharynxmuskulatur sowie die Muskeln des Kehlkopfs. Kennzeichnen Sie nun an einem Präparat die Wurzeln der Pars cranialis des N. accessorius (XI): sie treten aus dem seitlichen Hirnstamm unterhalb der Wurzeln von N. glossopharyngeus (IX) und N. vagus (X) hervor, lagern sich im weiteren Verlauf aneinander und bilden so ein kräftiges Faserbündel, das zum Foramen jugulare zieht. An dieses Faserbündel lagert sich für eine kurze, intrakranielle Verlaufsstrecke die Pars spinalis des N. accessorius (XI) an, die sich jedoch dann kurz nach Passage des Foramen jugulare im weiteren Verlauf dem N. vagus (X) anschließt. Die kranialen, akzessorischen Fasern des N. accessorius (XI) verzweigen sich somit über die pharyngealen und laryngealen Äste des N. vagus (X).
Suchen Sie nun die **Pars spinalis des N. accessorius (XI)** auf. Ihre motorische Fasern stammen von Perikaryen, die im Vorderhorn des zervikalen Rückenmarks (C2–C4) liegen. Die Wurzeln der Pars spinalis des N. accessorius (XI) treten

lateral aus dem Rückenmark hervor, lagern sich aneinander und ziehen durch das Foramen magnum nach kranial. Wie oben bereits erwähnt, verbinden sich die Fasern der Pars spinalis für eine kurze Wegstrecke mit der Pars cranialis des N. accessorius (XI) und verlassen das Schädelinnere wieder über das Foramen jugulare. Nach Verlassen des Schädels trennt sich die Pars spinalis wiederum von der Pars cranialis und biegt nach lateral zum M. sternocleidomastoideus, der auch innerviert wird. Die Fasern des N. accessorius (XI) treten auch durch den M. sternocleidomastoideus, queren unterhalb der Lamina superficialis der Fascia cervicalis das seitliche Halsdreieck und innervieren den M. trapezius.

Frage 456: Wenn der N. accessorius (XI) einer Seite durch eine Schädelbasisfraktur geschädigt wurde (Abb. 13-196), welche Befunde würden Sie dann erwarten: 1. wenn Sie die Bewegungen des weichen Gaumens überprüfen? 2. wenn Sie den Patienten auffordern, gegen Widerstand den Kopf zu beugen? 3. wenn Sie den Patienten auffordern, sein Kinn nach oben zur Gegenseite zu drehen?

N. hypoglossus (XII) (Abb. 13-194)

Der N. hypoglossus (XII) führt motorische und sensible (propriozeptive) Fasern für die Zungenmuskulatur. Seine motorischen Perikaryen liegen nahe der Medianen in der kaudalen Medulla oblongata. Suchen Sie nun an einem Präparat die Ursprungswurzeln des N. hypoglossus (XII) auf: sie treten an der Vorderseite der Medulla oblongata (zwischen Olive und Pyramide) hervor und ziehen als Nerv im Subarachnoidalraum zum Canalis nervi hypoglossi. Der N. hypoglossus (XII) zieht aus dem Canalis nervi hypoglossi dann weiter in Richtung Halsregion, hinter und dann in die Gefäß-Nerven-Straße des Halses (Vagina carotica); im folgenden schlängelt er sich nach unten und hinten und setzt seinen Weg zwischen A. carotis interna und V. jugularis interna fort. Suchen Sie den N. hypoglossus (XII) auf Höhe des Processus styloideus auf; dort zieht er nach vorne und medial und bildet eine auffallende Nervenschlinge. Diese kreuzt A. carotis interna und A. carotis externa sowie den Gefäßbogen der A. lingualis und liegt auf dem M. hypoglossus und unter dem M. mylohyoideus. Die Äste dieser Nervenschlinge des N. hypoglossus (XII) verzweigen sich in der Zunge und versorgen – mit Ausnahme des M. palatoglossus – alle Zungenmuskeln.

Frage 457: Beschreiben Sie die Folgen einer intrakraniellen Läsion des rechten N. hypoglossus (XII) (Abb. 13-197).

Wenn der N. hypoglossus (XII) aus dem Schädel hervortritt und den Querfortsatz des Atlas kreuzt, lagern sich ihm Fasern aus Ramus anterior von C1 an; diese Fasern verzweigen sich später über die **Ansa cervicalis** (S. 399).

13.12.4 Spinalnerven und Äste des Truncus sympatheticus

Ziel dieses Kapitels ist das Studium der zervikalen Spinalnerven und der Plexus, die sich aus den Rami anteriores der Spinalnerven bilden; ferner das Studium des Grenzstrangs, Truncus sympatheticus und des Halsansatzes. Mit diesen Strukturen sollten Sie sich sowohl am Lebenden als auch mit Hilfe von Präparaten beschäftigen.

A. Anatomie am Lebenden

Grenzen Sie zunächst den Hinterrand des M. sternocleidomastoideus, den Vorderrand des M. trapezius und die Clavicula ab. Zeichnen Sie nun an der Halskontur Ihres Partners die Begrenzungen des seitlichen Halsdreiecks an. Versuchen Sie anschließend, die Muskeln in der Tiefe des seitlichen Halsdreiecks zu palpieren, die von der Lamina praevertebralis der Fascia cervicalis bedeckt sind. Der auffallendste dieser Muskeln ist der M. scalenus medius. Lassen Sie Ihren Finger etwas druckvoll am unteren Bereich des seitlichen Halsdreiecks gleiten, um die Stämme (Trunci) des Plexus brachialis zu tasten. Die Trunci des Plexus brachialis bilden sich aus den Rami anteriores der unteren, zervikalen Spinalnerven, ziehen nach lateral, verschwinden unter der Clavicula und erreichen so die Achselhöhle (Kap. 6.8). Die anderen Äste des Plexus cervicalis sind zu dünn, als daß man sie tasten könnte. Markieren Sie nach dem Studium der Äste des Plexus cervicalis an einem Präparat das Verzweigungsmuster der Hauptäste jedoch auch am Hals Ihres Partners. Der erste Spinalnerv am Hals (C1) ist nicht an der Hautinnervation beteiligt, aber die Spinalnerven C2, C3, C4 versorgen Hautareale am Hals, die sich streifenförmig bis zur Symphysis manubriosternalis ausdehnen.

Betrachten Sie nochmals diese Situation am Skelett, und erinnern Sie sich an den schräg absteigenden Verlauf der ersten Rippe. Kennzeichnen Sie an Ihrem Partner die Lage der Lungenspitze, die sich hinter dem medialen Klavikuladrittel 2 bis 3 cm nach kranial erstreckt, aber nicht höher als der Hals der ersten Rippe reicht.

B. Präparate von Plexus cervicalis und Plexus brachialis und vom Halsabschnitt des Truncus sympatheticus

Plexus cervicalis (Abb. 13-198)

Suchen Sie an einem Präparat den M. scalenus anterior sowie die Nerven auf, die an seinem Hinterrand hervortreten (Abb. 13-200). Der Plexus cervicalis bildet sich aus den **Rami anteriores** der **Nn. cervicales (C1–C4)**; er liegt hinter der Vagina carotica und den Inhaltsstrukturen der Gefäß-Nerven-Straße des Halses sowie vor dem M. scalenus medius. N. cervicalis I (C1) tritt oberhalb des Atlas hervor, während Nn. cervi-

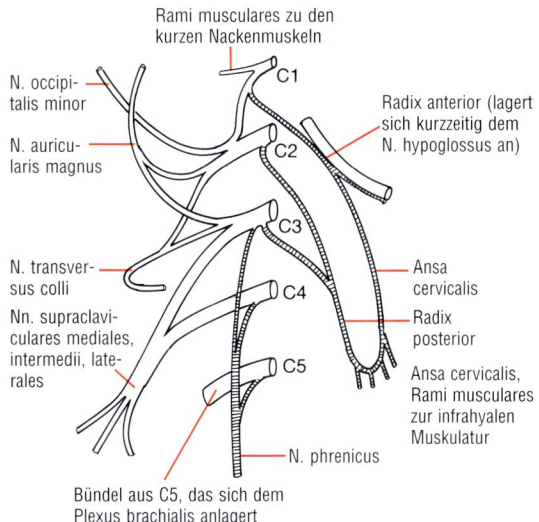

13-198
Übersicht über den Plexus cervicalis
(Nn. cervicales C1–C4, Rami anteriores).

cales II bis IV (C2–C4) die jeweiligen Foramina intervertebralia oberhalb des entsprechenden Halswirbels (C2–C4) kreuzen. Die Rami anteriores aller zervikalen Spinalnerven versorgen auf entsprechender Höhe die prävertebrale Muskulatur. Aus dem Spinalnerven C1 gliedert sich auch ein Ast ab, der sich zum einen dem N. hypoglossus (XII) anlagert und so den M. thyrohyoideus und den M. geniohyoideus innerviert; zum anderen ist dieses Bündel aus dem Spinalnerven C1 gleichzeitig der obere Schenkel (aus C1) der Ansa cervicalis. Dieser obere Schenkel lagert sich mit einem unteren Schenkel (C2, C3) zusammen, sie bilden so gemeinsam die **Ansa cervicalis**, die die infrahyale Muskulatur innerviert.

Die sensiblen Äste aus den Rami anteriores der Spinalnerven C2 bis C4 durchbrechen am Hinterrand des M. sternocleidomastoideus sowohl Lamina prevertebralis als auch Lamina superficialis der Fascia cervicalis und erreichen auf diese Weise die Haut (Abb. 13-199). Der N. cervicalis I (C1) innerviert kein Hautareal.

Suchen Sie nun nacheinander am Präparat auf:

● **N. occipitalis minor (C2).** Er steigt entlang dem Hinterrand des M. sternocleidomastoideus steil nach oben und versorgt ein Hautareal hinter dem Ohr sowie den oberen, kranialen Ohrabschnitt.

● **N. auricularis magnus (C2, C3).** Er steigt über dem M. sternocleidomastoideus nach oben und teilt sich dann in Hautäste für die Region der Glandula parotidea und des Kieferwinkels, für das Areal über dem Warzenfortsatz sowie für das Ohrläppchen und den unteren Teil der kranialen Fläche des Ohres.

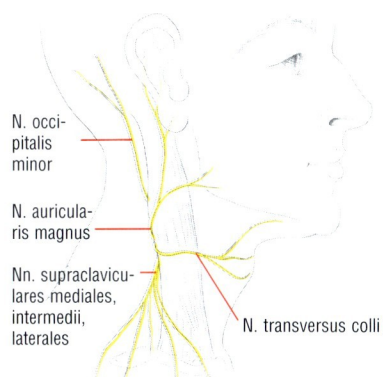

13-199
Hautäste des Plexus cervicalis am Erb-Punkt (etwa Mitte des Hinterrandes des M. sternocleidomastoideus).

● **N. transversus colli (C2, C3).** Er zieht über dem M. sternocleidomastoideus (aber bedeckt vom Platysma) nach vorne und innerviert ein relativ großes Hautareal am seitlichen und auch am vorderen Halsdreieck.
● **Nn. supraclaviculares (C3, C4).** Diese – häufig vier – Nerven entstehen aus einem gemeinsamen Stamm. Sie treten am Hinterrand des M. sternocleidomastoideus hervor und ziehen (im Fettgewebe des seitlichen Halsdreiecks) unter dem oberflächlichen Blatt der Halsfaszie fächerförmig abwärts. Die Nn. supraclaviculares innervieren die Haut über dem unteren Halsabschnitt sowie über dem Schlüsselbein bis etwa zum zweiten Interkostalraum. Die am meisten lateral gelegenen Nerven innervieren dabei die Haut über der Schulterhöhe (Acromion). In dieses letztgenannte Hautareal projizieren sich nicht selten Schmerzen aus dem Zwerchfellbereich (z.B. bei einer Infektion der Gallenblase); afferente Fasern im N. phrenicus (C4) erreichen das Rückenmark und werden als Schmerz im Hautareal, das durch den lateralen N. supraclavicularis (C4) versorgt wird, wahrgenommen.
● **N. phrenicus (C3, C4, C5).** Er tritt am Hinterrand des M. scalenus anterior hervor, zieht nahezu senkrecht auf diesem Muskel unter der Lamina praevertebralis der Fascia cervicalis nach kaudal und erreicht so medial von der A. thoracica interna den Thorax. Im Thoraxraum verläuft der N. phrenicus (mit den Vasa pericardiacophrenica) Richtung Zwerchfell. Er innerviert motorisch das Diaphragma und sensibel Pleura und Peritoneum, das dem Zwerchfell anliegt (Kap. 11.3).

13-200
Gefäße und Nerven des Halses, Collum, tiefe Schicht; Verlauf des Grenzstrangs, Truncus sympatheticus. Auf der rechten Bildseite ist der M. scalenus anterior weitgehend entfernt.

Frage 458: Welche Schäden würde eine Rückenmarksläsion auf Höhe C3 und darüber verursachen?

Die **Rami posteriores** der zervikalen Spinalnerven (C2–C8) innervieren die Haut an der Dorsalseite von Kopf und Hals.

Plexus brachialis (Abb. 13-200)

Die Rami anteriores der Wurzeln aus C5 bis Th1 bilden den Plexus brachialis. Er versorgt die obere Extremität. Untersuchen Sie nun genau die sog. **Skalenuslücke,** den Raum zwischen M. scalenus anterior und M. scalenus medius. Grenzen Sie die in der Skalenuslücke befindlichen **Nervenstämme** ab. Die Wurzeln aus C5 und C6 lagern sich aneinander und bilden so den **Truncus superior** des Plexus brachialis. Aus der Wurzel C7 entsteht der **Truncus medius.** Die Wurzeln C8 und Th1 bilden ebenfalls eine Einheit und werden zum **Truncus inferior.** Diese drei Trunci des Plexus brachialis ziehen durch den unteren Abschnitt des seitlichen Halsdreiecks unter der Lamina praevertebralis der Fascia cervicalis nach lateral. Truncus superior, Truncus medius und Truncus inferior laufen unter dem Schlüsselbein und verlassen so die Halsregion. Sie erreichen dann die Achselhöhle, wobei sie durch einen sich nach lateral erstreckenden Faszienzipfel umhüllt sind. Der Truncus inferior liegt unmittelbar hinter der A. subclavia auf der ersten Rippe. (Gelegentlich erhält der Plexus brachialis Zuschüsse aus C4 bis C8 oder aus C6 bis Th2. Der unterste Zuschuß [Th2] eines nach kaudal erweiterten Plexus brachialis ist stärker verletzungsgefährdet, was auf seine längere Verlaufsstrecke vom Thorax zur Achselhöhle zurückzuführen ist.)
Viele Äste gliedern sich aus dem Plexus brachialis im seitlichen Halsbereich ab, die die Muskeln der oberen Extremität innervieren (Pars supraclavicularis des Plexus brachialis): ein Ast aus C5, der N. dorsalis scapulae, zieht durch den M. scalenus medius nach dorsal und versorgt Mm. rhomboidei (sowie M. levator scapulae). Äste aus C5 und C6 vereinigen sich und innervieren den M. subclavius. Der **N. suprascapularis** (C5–C6) zieht nach dorsal, passiert dabei die Incisura scapulae und innerviert M. supraspinatus, M. infraspinatus sowie das Schultergelenk. Äste aus C5, C6 und C7 lagern sich schließlich hinter dem Plexus brachialis aneinander und bilden so den **N. thoracicus longus.** Dieser zieht über der ersten Rippe und innerviert den M. serratus anterior, die mediale Wand der Achselhöhle (Kap. 6.8).

Pars cervicalis des Truncus sympatheticus (Abb. 13-200)

Suchen Sie an einem Präparat die **Pars cervicalis** des **Truncus sympatheticus** auf. Sie liegt auf der Lamina praevertebralis der Fascia cervicalis hinter der Vagina carotica und deren Inhaltstrukturen. Der Halsteil des Truncus sympatheticus enthält drei Ganglien. Markieren Sie zunächst das platte, spindelförmige, 25 bis 30 mm lange **Ganglion cervicale superius,** das auf der Vorderfläche der Querfortsätze von zweitem und drittem Halswirbel liegt; des weiteren das meist kleine **Ganglion cervicale medius** (falls überhaupt vorhanden) und drittens das **Ganglion cervicale inferius.** Dieses ist oft (etwa in 80%

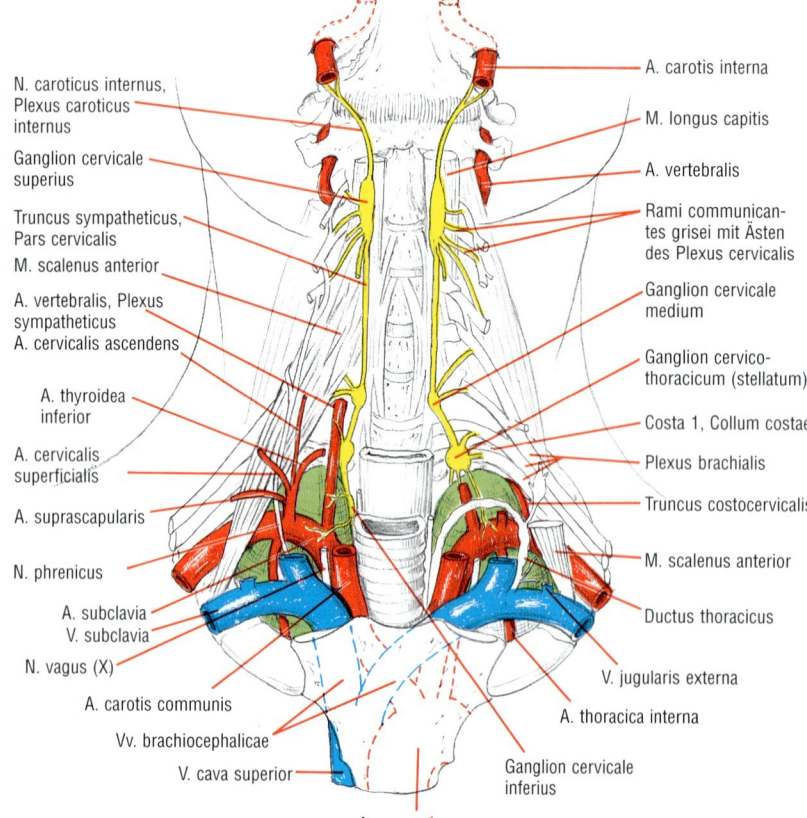

N. caroticus internus, Plexus caroticus internus
Ganglion cervicale superius
Truncus sympatheticus, Pars cervicalis
M. scalenus anterior
A. vertebralis, Plexus sympatheticus
A. cervicalis ascendens
A. thyroidea inferior
A. cervicalis superficialis
A. suprascapularis
N. phrenicus
A. subclavia
V. subclavia
N. vagus (X)
A. carotis communis
Vv. brachiocephalicae
V. cava superior
Arcus aortae

A. carotis interna
M. longus capitis
A. vertebralis
Rami communicantes grisei mit Ästen des Plexus cervicalis
Ganglion cervicale medium
Ganglion cervicothoracicum (stellatum)
Costa 1, Collum costae
Plexus brachialis
Truncus costocervicalis
M. scalenus anterior
Ductus thoracicus
V. jugularis externa
A. thoracica interna
Ganglion cervicale inferius

der Fälle) mit dem ersten Brustganglion zum **Ganglion cervicothoracicum (Ganglion stellatum)** an der Vorderseite des Halses der ersten Rippe verschmolzen. Die Perikaryen der Ganglien geben postganglionäre, sympathische Fasern ab, die zur Haut und zur Muskulatur von Kopf, Hals und oberen Extremitäten in den zervikalen Spinalnerven ziehen und Organe und innere, tiefer gelegene Strukturen von Kopf und Hals, meist über die entsprechenden Blutgefäße, erreichen. Die postganglionären, sympathischen Fasern versorgen Tränendrüsen, Mm. erectores pili, glatte Muskulatur der Blutgefäße, Speicheldrüsen, M. dilatator pupillae sowie einige Fasern des M. levator palpebrae superioris. Ferner gliedern sich sympathische Fasern – entsprechend den parasympathischen Fasern aus dem N. vagus (X) – im Halsbereich für das Herz ab. Sie ziehen durch die Halsregion zum Thorax und beteiligen sich an der Innervation des Herzens. Ein sympathischer Nervenplexus um die Carotis interna entsteht aus dem Ganglion cervicale superius. Dieser Plexus caroticus internus sendet postganglionäre, sympathische Fasern zum Ganglion ciliare, zum Ganglion pterygopalatinum und zu weiteren Ästen der A. carotis interna.

Frage 459: Über welchen Weg erreichen postganglionäre, sympathische Fasern das Ganglion submandibulare und das Ganglion oticum?

Die präganglionären, sympathischen Fasern, die in den zervikalen Ganglien des Truncus sympatheticus enden, stammen von Perikaryen, die nicht im Halsteil des Rückenmarks, sondern im Seitenhorn der oberen vier oder fünf thorakalen Rückenmarkssegmente liegen. Sie ziehen im Thorakalabschnitt des Truncus sympatheticus nach oben, der sich über den Hals der ersten Rippe nach oben in den Halsabschnitt des Grenzstrangs fortsetzt. Somit entstammt die gesamte sympathische Innervation von Kopf und Hals dem Thoraxbereich.

*Frage 460: Eine Schädigung des Truncus sympatheticus durch einen Tumor in der Lungenspitze führt zum **Horner-Symptomenkomplex** (Abb. 13-201). Dabei fällt das Oberlid nach unten (partielle Ptosis), die Gesichtshaut ist trocken und gerötet, die Pupillen sind verengt (Miosis) und die Augäpfel erscheinen eingesunken (Enophthalmus). Erklären Sie diesen Symptomenkomplex!*

Halsansatz (Abb. 13-200, 13-202)

Der Halsansatz ist ein enger Bereich, über den Strukturen zwischen Hals und Thorax ziehen. Lassen Sie uns an dieser Stelle die Region kurz näher in Augenschein nehmen. Betrachten Sie an einem Skelett die knöchernen Begrenzungen des Thoraxeingangs (Apertura thoracis superior): Manubrium sterni, schräg verlaufende erste Rippe und erster Brustwirbel. Machen Sie sich an einem Präparat von Halsansatz und oberem Thoraxbereich klar, daß – in der Medianen – der Raum zwischen Manubrium sterni und erstem Halswirbel nahezu vollständig von Ösophagus und Trachea ausgefüllt wird. Die Trachea zieht etwas rechtsseitig nach kaudal und teilt sich in Höhe des zweiten Rippenknorpels an der sog. Bifurcatio tracheae in rechten und linken Hauptbronchus. Grenzen Sie nun die großen Arterienstämme voneinander ab, die aus dem Aortenbogen entspringen. Hinter dem rechten

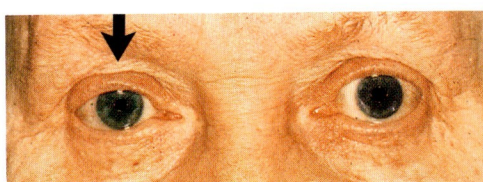

13-201
Horner-Syndrom am rechten Auge (Pfeil): Symptomentrias mit Ptosis, Miosis und Enophthalmus infolge Lähmung der vom Sympathicus innervierten Augenmuskeln.

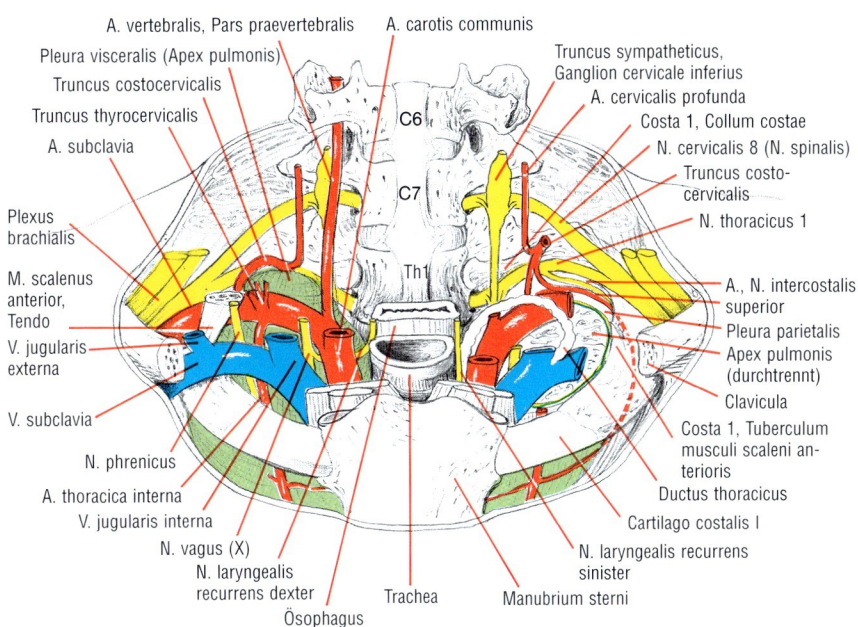

13-202
Gefäße und Nerven am Übergang vom Hals zum Thorax. Ansicht von vorne und oben. Auf der linken Seite des Präparats wurden die Lungenspitze und benachbarte Strukturen abgetrennt, um die über den Hals der ersten Rippen ziehenden Strukturen darzustellen.

Sternoklavikulargelenk teilt sich der Truncus brachiocephalicus in die A. subclavia dextra und die A. carotis communis dextra. Dagegen gehen A. carotis communis sinistra und A. subclavia sinistra direkt aus dem Aortenbogen hervor. Bei ihrem Weg nach kranial weichen Truncus brachiocephalicus und A. carotis communis sinistra auseinander und kommen beidseits der Trachea zu liegen. Verfolgen Sie auch den Verlauf der beiden Aa. subclaviae über die erste Rippe, wo sie hinter dem Ansatz des M. scalenus anterior liegen, ehe sie die Achselhöhle erreichen.

Frage 461: Welche Äste zweigen aus der A. subclavia ab?

Suchen Sie nun die Vv. subclaviae auf; sie verlassen die Achselhöhle, überkreuzen die erste Rippe vor dem M. scalenus anterior und erreichen so den Thorax. In jede V. subclavia mündet eine V. jugularis externa. Anschließend mündet die entsprechende V. jugularis interna ein, und so bildet sich an jeder Seite eine V. brachiocephalica. Die rechte V. brachiocephalica zieht hinter dem Sternoklavikulargelenk nach kaudal in Richtung Thorax und verbindet sich schließlich mit der linken V. brachiocephalica. Diese verläuft schräg von links nach rechts unmittelbar hinter dem Manubrium sterni. Aus rechter und linker V. brachiocephalica entsteht die obere Hohlvene, V. cava superior. Bei einem Kleinkind liegt die linke V. brachiocephalica höher, d.h.

oberhalb der Oberkante des Manubrium sterni. Deshalb ist in diesem Lebensalter die linke V. brachiocephalica bei Penetrationsverletzungen und bei Notfalltracheotomien gefährdet. Bei einer Notfalltracheotomie wird im übrigen die Trachea bei Verlegung der oberen Luftwege eröffnet.

Suchen Sie nun den **Milchbrustgang, Ductus thoracicus,** auf. Er tritt aus dem Thorax links von der Speiseröhre hervor und nimmt die Lymphe aus Thorax, Abdomen und unteren Extremitäten auf. Der Ductus thoracicus verläuft lateral, hinter der Vagina carotica; in ihn münden meist ein **Truncus subclavius sinister,** der die Lymphe aus der linken, oberen Extremität entsorgt, sowie ein **Truncus jugularis sinister,** in den die Lymphe aus den tiefen Halslymphknoten abfließt. Erst danach mündet der Ductus thoracicus am linken Venenwinkel (gebildet aus V. jugularis interna sinistra und V. subclavia sinistra) in das Venensystem. Am rechten Venenwinkel kann man entweder entsprechend einen kleinen, kurzen **Ductus lymphaticus dexter** oder kleine Lymphstämme darstellen, die die Lymphe aus rechter Halsseite, rechter, oberer Extremität, rechter Brustwand und aus dem Mediastinum rechts in das Venensystem ableiten.

Beachten Sie auch die topographischen Beziehungen der Nerven, die zwischen Hals und Thorax ziehen. Verfolgen Sie den Verlauf der beiden Nn. vagi (X) aus dem hinteren Teil der Gefäß-Nerven-Straße (Vagina carotica) in den Thorax: der rechte N. vagus (X) zieht hinter der V. jugularis interna nach kaudal, überkreuzt den ersten Abschnitt der A. subclavia dextra und erreicht so den Brustraum. Dort zieht er hinter der V. brachiocephalica dextra. Der linke N. vagus (X) erreicht dagegen den Brustraum hinter der V. brachiocephalica sinistra und zieht zwischen A. carotis communis sinistra und A. subclavia sinistra nach kaudal und an die linke Seite des Aortenbogens. Suchen Sie nun am Präparat den rechten und linken N. laryngealis recurrens, einen Ast des N. vagus (X), auf. Der N. laryngealis recurrens dexter schlingt sich um die A. subclavia dextra herum, während der N. laryngealis recurrens sinister unter dem Ligamentum arteriosum und dem Aortenbogen herumzieht. Verfolgen Sie den weiteren Verlauf der beiden Nn. laryngeales recurrentes nach kranial zwischen Ösophagus und Trachea.

Verfolgen Sie aber auch den N. phrenicus in seinem Verlauf: er zieht aus dem Plexus cervicalis auf dem M. scalenus anterior unter der Lamina prevertebralis der Fascia cervicalis steil nach unten und erreicht zwischen A. und V. subclavia den Thoraxraum.

Studieren Sie nun ein Präparat, das die oberen Abschnitte des Thoraxraumes darstellt und aus dem die beiden Lungen entfernt sind. Markieren Sie die Membrana suprapleuralis (Verstärkung der Fascia endothoracica im Bereich der Pleurakuppel) und die Pleura parietalis; beide Strukturen bilden das kuppelartige Dach über jeder Lungenspitze. Grenzen Sie auch im Brustraum Trachea, Ösophagus, Nn. vagi (X), Nn. phrenici sowie die großen Gefäße voneinander ab. Suchen Sie ebenfalls die Wurzel des Spinalnerven Th1 auf. Er tritt aus dem Foramen intervertebrale zwischen erstem und zweitem Brustwirbel hervor, überkreuzt hinter der A. subclavia die erste Rippe und verläßt so den Thoraxraum, um sich dem Plexus brachialis anzulagern. Verfol-

gen Sie den Truncus costocervicalis, der bogenförmig über die Lungenspitze zieht und sich dann verzweigt. Aus ihm entspringen A. cervicalis profunda sowie (medial von Spinalnerv Th1 auf dem Hals der ersten Rippe) A. intercostalis suprema; über letztgenannte erhalten die ersten beiden Zwischenrippenräume arterielles Blut. Medial der A. intercostalis suprema zieht der Truncus sympatheticus am Hals der ersten Rippe nach kranial und erreicht so die Halsregion.

Frage 462: Welche weiteren neurologischen Ausfälle – neben der Horner-Symptomatik – kann ein Patient mit einem großen Lungenspitzentumor («Pancost-Tumor») noch zeigen?

C. Radiologische Befunde

Frage 463: Welcher pathologische Befund ist im Röntgenbild der Abbildung 13-203 mit einem Pfeil markiert? Welcher Nerv ist dabei meist in Mitleidenschaft gezogen? Und welche Symptome können infolge dieser Nervenläsion entstehen?

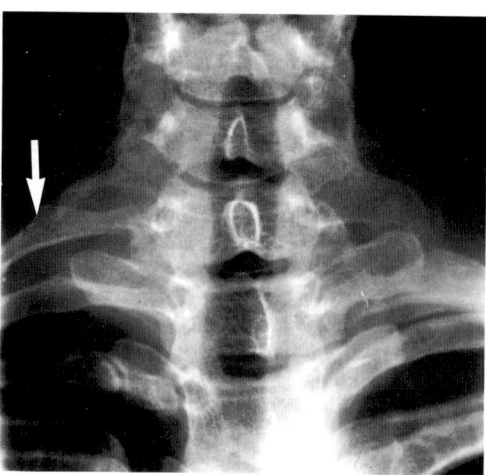

13-203
Welchen pathologischen Befund markiert der Pfeil (siehe Text)? Siehe hierzu Frage 463.

13.13 Querschnittsanatomie von Kopf- und Halsregion anhand computertomographischer Schnittbilder

Ziel dieses Kapitels ist es, die Beziehung zwischen dem dreidimensionalen Aufbau der Kopf- und Halsregion mit der entsprechenden Darstellung in horizontalen und anderen Schnitten herzustellen, wie sie z.B. die Computertomographie liefert.

Computertomographie und Magnetresonanztomographie sind nichtinvasive Untersuchungstechniken, die heute bereits in der Diagnostik nicht mehr wegzudenken sind und die zukünftig sicherlich noch bedeutsamer werden. Deshalb ist es wichtig, daß auch Medizinstudenten bereits normale Form, Lage und Nachbarschaftsbeziehungen aller wichtigen Strukturen im Kopf-Hals-Bereich an computertomographischen Schnittbildern zuordnen können. Ist dieser Schritt erst einmal geschafft, ist es nicht mehr weit, bis auch kleinere, diskretere Strukturen und pathologische Veränderungen erkannt werden können.

Decken Sie die erklärenden Schemata (neben jedem computertomographischen Schnittbild) erst einmal ab, und versuchen sie zunächst, viele Strukturen ohne die Hilfe der Schemata zu erkennen; erst danach sollten Sie Ihre Ergebnisse mit den Schemata vergleichen. Erinnern Sie sich immer wieder an die Orientierung dieser Schnittbilder. Sie sind so orientiert, als wenn Sie in Ihrem Körper säßen und nach oben Richtung Kopf und Hals schauen würden.

Die Abbildung 13-204 (a–e) zeigt schräge Schnittbilder des Schädels in verschiedenen Höhen (Abb. 13-204f) (der Kopf ist dabei so gelegt, daß der äußere Augenwinkel und der äußere Gehörgang in derselben horizontalen Ebene zu liegen kommen; dies ist auf einem Übersichtsbild gekennzeichnet)

Die Abbildung 13-205 (a–c) zeigt Schnittbilder des Schädels in einer horizontalen Ebene, wobei aber das Kinn 10° nach unten geneigt ist. So zeigen sie insbesondere die Situation in der mittleren Schädelgrube (Abb. 13-205d). Die Bilder der Schnittserien der Abbildungen 13-204 und 13-205 wurden nach vorheriger Kontrastmittelgabe in den Liquor cerebrospinalis des Subarachnoidalraums über eine Lumbalpunktion angefertigt. Diese Technik unterdrückt Details von Gehirn und Hirnstamm und läßt so die knöchernen Strukturen gegen den einheitlich grauen Hintergrund stärker hervortreten.

Die Abbildung 13-206 (a–g) zeigt horizontale Schnittbilder, die von immer tieferen Ebenen der Gesichts- und Halsregion (Abb. 13-206h) angefertigt wurden.

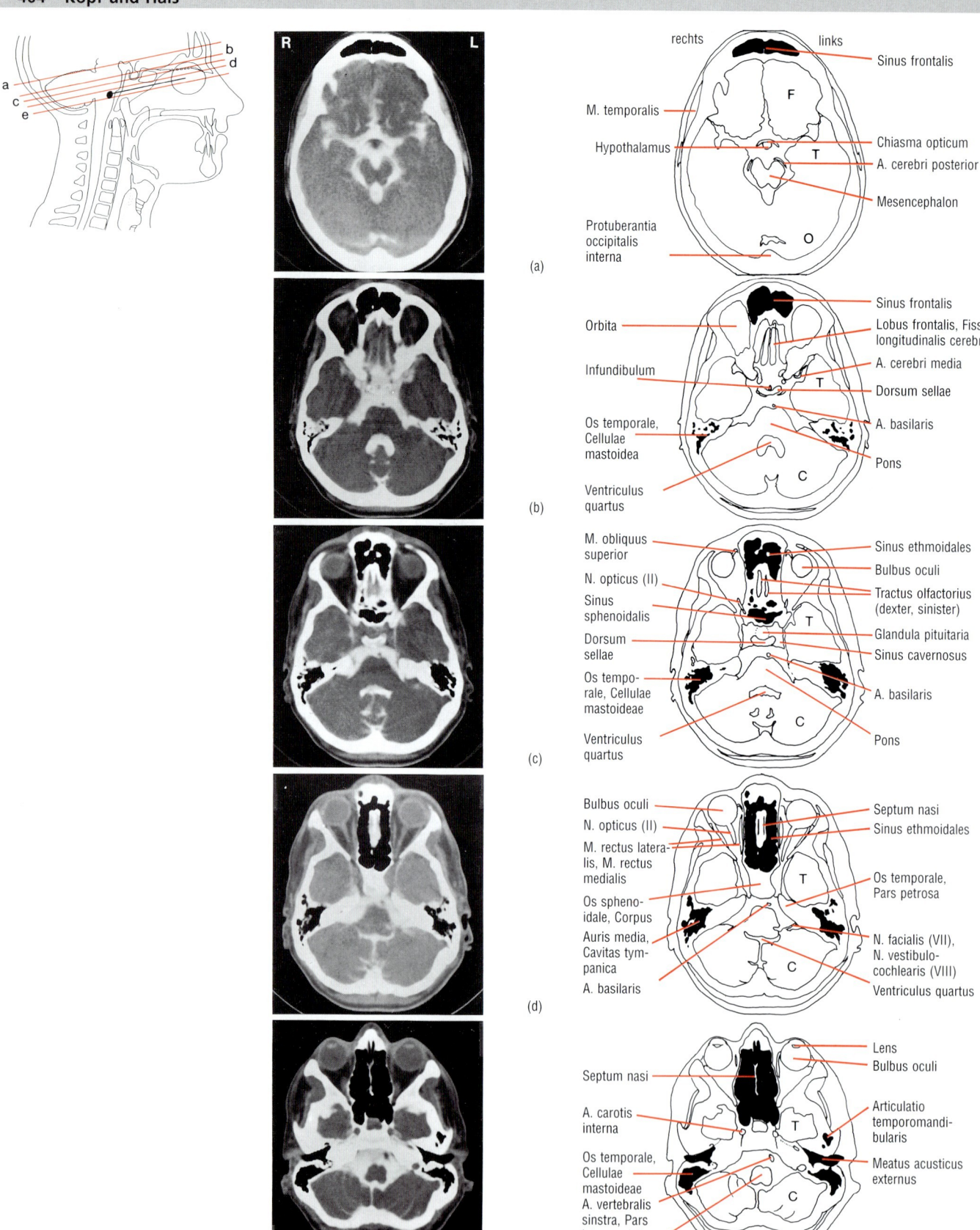

R L
rechts links

(a)
Sinus frontalis
M. temporalis
Hypothalamus
Chiasma opticum
A. cerebri posterior
Mesencephalon
Protuberantia occipitalis interna
F
T
O

(b)
Sinus frontalis
Orbita
Lobus frontalis, Fissura longitudinalis cerebralis
A. cerebri media
Infundibulum
Dorsum sellae
A. basilaris
Os temporale, Cellulae mastoidea
Pons
Ventriculus quartus
T
C

(c)
M. obliquus superior
Sinus ethmoidales
N. opticus (II)
Bulbus oculi
Sinus sphenoidalis
Tractus olfactorius (dexter, sinister)
Dorsum sellae
Glandula pituitaria
Sinus cavernosus
Os temporale, Cellulae mastoideae
A. basilaris
Ventriculus quartus
Pons
T
C

(d)
Bulbus oculi
Septum nasi
N. opticus (II)
Sinus ethmoidales
M. rectus lateralis, M. rectus medialis
Os temporale, Pars petrosa
Os sphenoidale, Corpus
N. facialis (VII), N. vestibulocochlearis (VIII)
Auris media, Cavitas tympanica
Ventriculus quartus
A. basilaris
T
C

(e)
Lens
Bulbus oculi
Septum nasi
Articulatio temporomandibularis
A. carotis interna
Meatus acusticus externus
Os temporale, Cellulae mastoideae
A. vertebralis sinstra, Pars intracranialis
M. trapezius
Medulla oblongata
T
C

13-204
Computertomographische Horizontalschnitte durch den Schädel in verschiedenen Ebenen (a–e).
F = Lobus frontalis; T = Lobus temporalis; O = Lobus occipitale; C = Cerebellum.

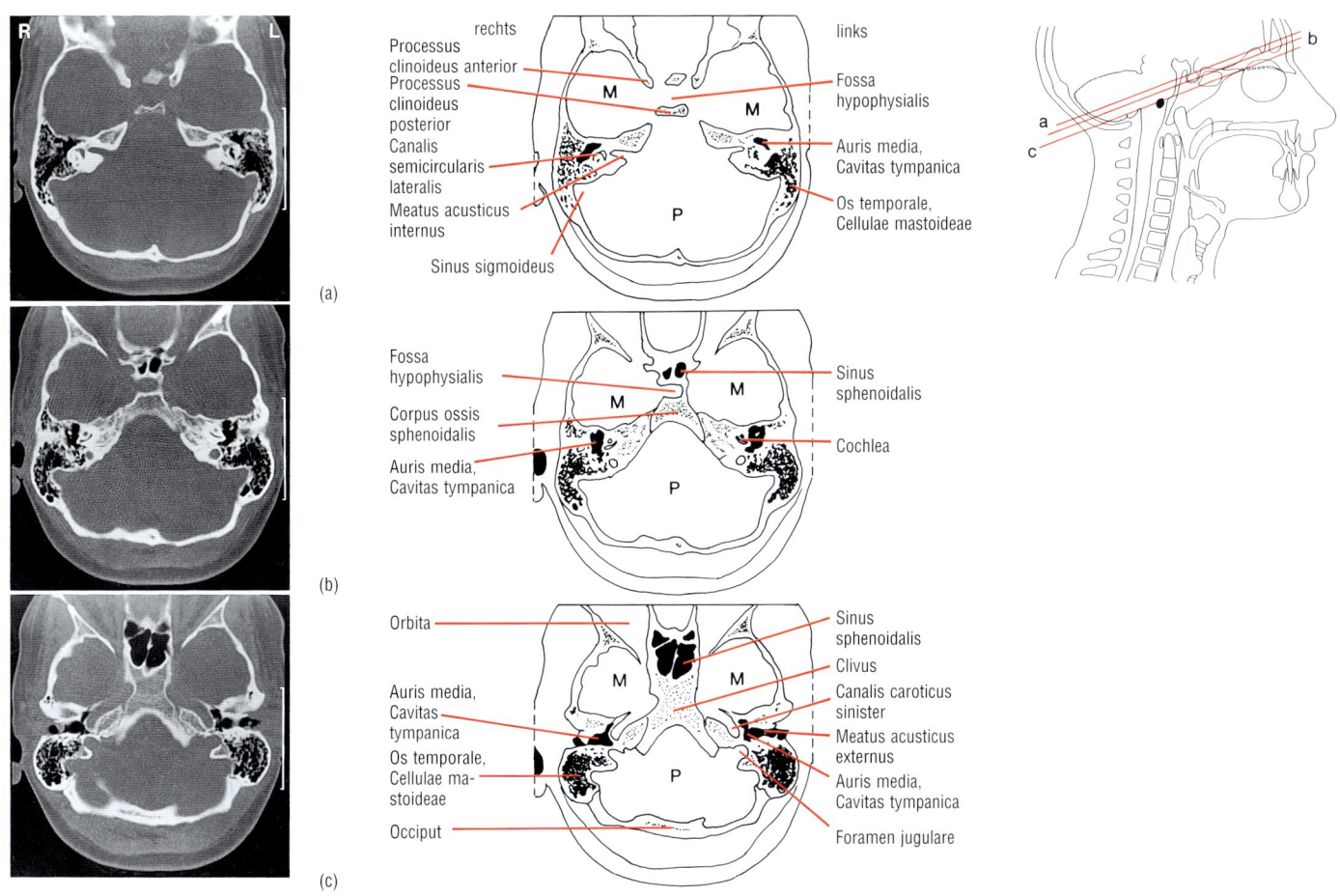

rechts   links

Processus clinoideus anterior
Processus clinoideus posterior
Canalis semicircularis lateralis
Meatus acusticus internus
Sinus sigmoideus

M   M   P

Fossa hypophysialis
Auris media, Cavitas tympanica
Os temporale, Cellulae mastoideae

(a)

Fossa hypophysialis
Corpus ossis sphenoidalis
Auris media, Cavitas tympanica

M   M   P

Sinus sphenoidalis
Cochlea

(b)

Orbita
Auris media, Cavitas tympanica
Os temporale, Cellulae mastoideae
Occiput

M   M   P

Sinus sphenoidalis
Clivus
Canalis caroticus sinister
Meatus acusticus externus
Auris media, Cavitas tympanica
Foramen jugulare

(c)

13-205
Computertomographische Horizontalschnitte durch den Schädel in verschiedenen Ebenen (a–c) bei 10° gesenktem Kinn. M = Fossa cranii media; P = Fossa cranii posterior.

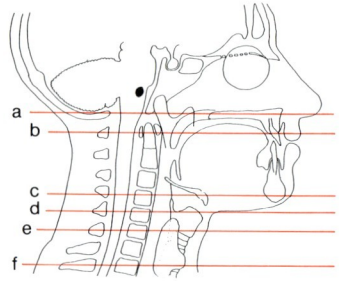

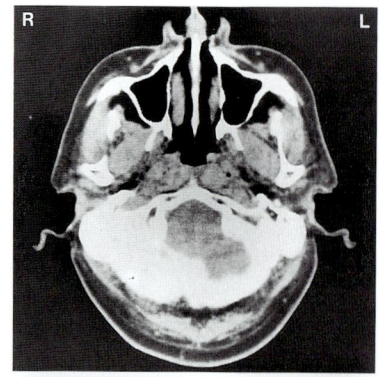

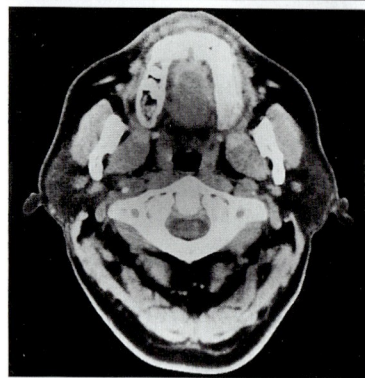

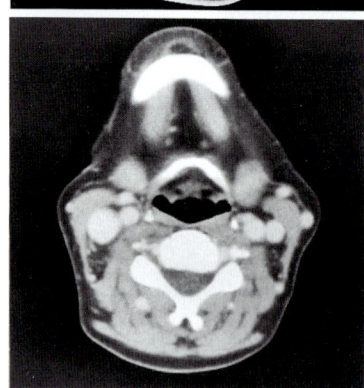

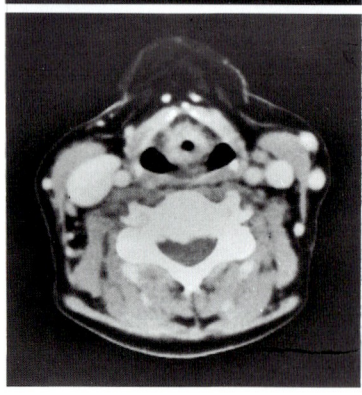

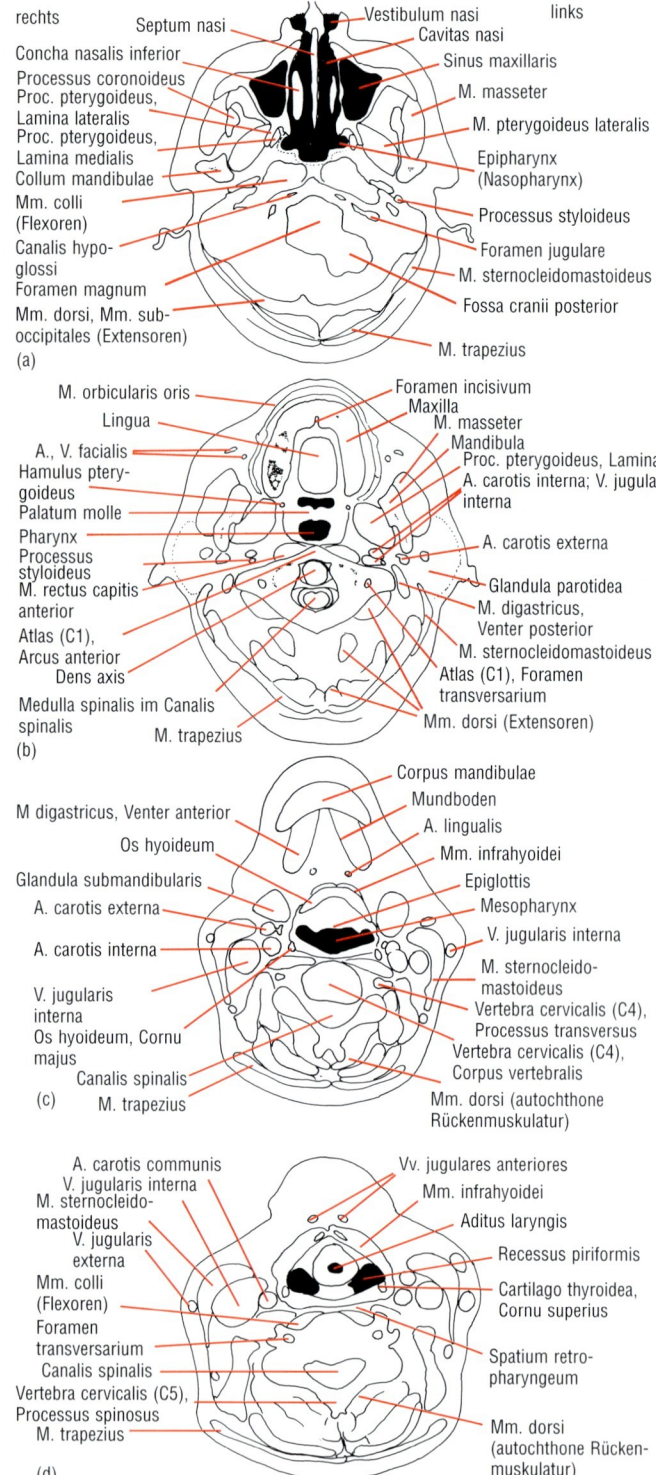

rechts — Septum nasi — Vestibulum nasi — links

Concha nasalis inferior — Cavitas nasi
Processus coronoideus — Sinus maxillaris
Proc. pterygoideus, Lamina lateralis — M. masseter
Proc. pterygoideus, Lamina medialis — M. pterygoideus lateralis
Collum mandibulae — Epipharynx (Nasopharynx)
Mm. colli (Flexoren) — Processus styloideus
Canalis hypoglossi — Foramen jugulare
Foramen magnum — M. sternocleidomastoideus
Mm. dorsi, Mm. suboccipitales (Extensoren) — Fossa cranii posterior
— M. trapezius
(a)

M. orbicularis oris — Foramen incisivum
Lingua — Maxilla
A., V. facialis — M. masseter
Hamulus pterygoideus — Mandibula
— Proc. pterygoideus, Lamina
Palatum molle — A. carotis interna; V. jugularis interna
Pharynx — A. carotis externa
Processus styloideus — Glandula parotidea
M. rectus capitis anterior — M. digastricus, Venter posterior
Atlas (C1), Arcus anterior — M. sternocleidomastoideus
Dens axis — Atlas (C1), Foramen transversarium
Medulla spinalis im Canalis spinalis — Mm. dorsi (Extensoren)
M. trapezius
(b)

M digastricus, Venter anterior — Corpus mandibulae
— Mundboden
Os hyoideum — A. lingualis
Glandula submandibularis — Mm. infrahyoidei
A. carotis externa — Epiglottis
A. carotis interna — Mesopharynx
— V. jugularis interna
V. jugularis interna — M. sternocleidomastoideus
Os hyoideum, Cornu majus — Vertebra cervicalis (C4), Processus transversus
— Vertebra cervicalis (C4), Corpus vertebralis
Canalis spinalis — Mm. dorsi (autochthone Rückenmuskulatur)
(c) M. trapezius

A. carotis communis — Vv. jugulares anteriores
V. jugularis interna — Mm. infrahyoidei
M. sternocleidomastoideus — Aditus laryngis
V. jugularis externa — Recessus piriformis
Mm. colli (Flexoren) — Cartilago thyroidea, Cornu superius
Foramen transversarium — Spatium retropharyngeum
Canalis spinalis —
Vertebra cervicalis (C5), Processus spinosus — Mm. dorsi (autochthone Rückenmuskulatur)
M. trapezius
(d)

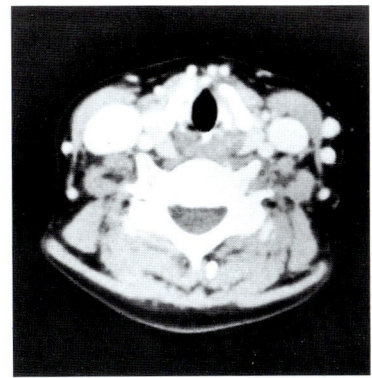

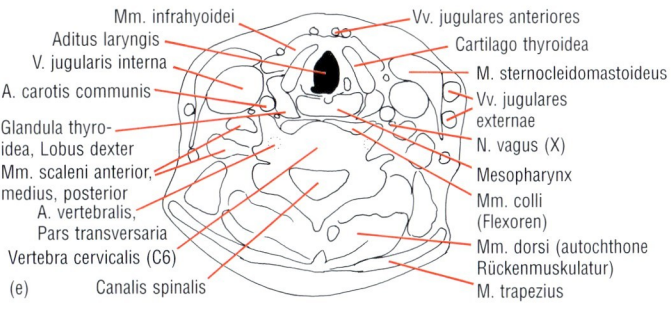

Mm. infrahyoidei
Aditus laryngis
V. jugularis interna
A. carotis communis
Glandula thyro-idea, Lobus dexter
Mm. scaleni anterior, medius, posterior
A. vertebralis, Pars transversaria
Vertebra cervicalis (C6)
Canalis spinalis
(e)

Vv. jugulares anteriores
Cartilago thyroidea
M. sternocleidomastoideus
Vv. jugulares externae
N. vagus (X)
Mesopharynx
Mm. colli (Flexoren)
Mm. dorsi (autochthone Rückenmuskulatur)
M. trapezius

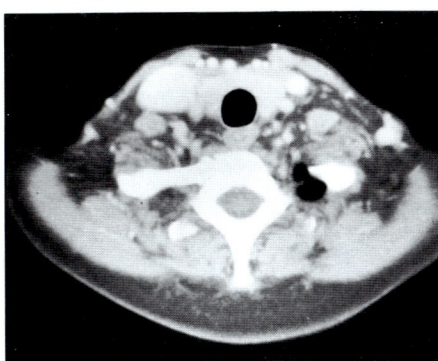

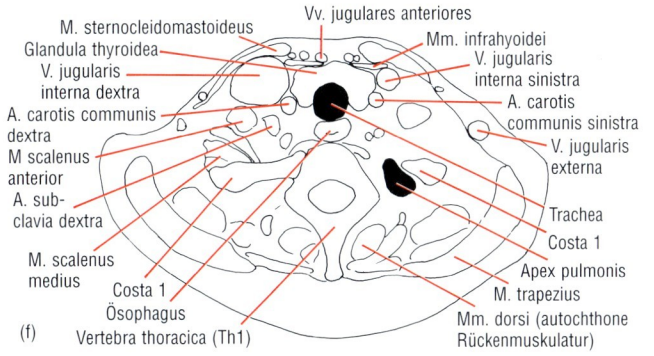

M. sternocleidomastoideus
Glandula thyroidea
V. jugularis interna dextra
A. carotis communis dextra
M scalenus anterior
A. sub-clavia dextra
M. scalenus medius
Costa 1
Ösophagus
Vertebra thoracica (Th1)
(f)

Vv. jugulares anteriores
Mm. infrahyoidei
V. jugularis interna sinistra
A. carotis communis sinistra
V. jugularis externa
Trachea
Costa 1
Apex pulmonis
M. trapezius
Mm. dorsi (autochthone Rückenmuskulatur)

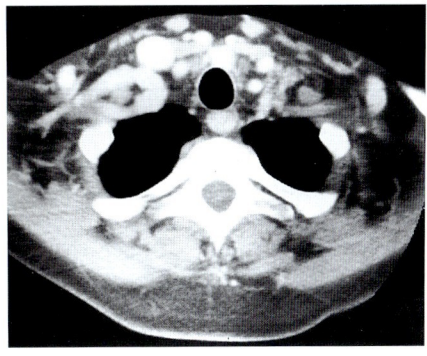

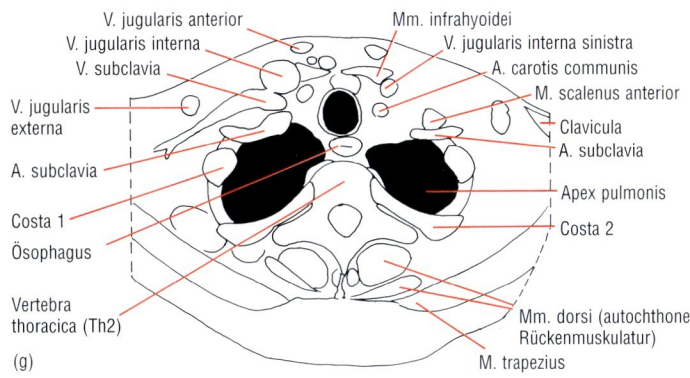

V. jugularis anterior
V. jugularis interna
V. subclavia
V. jugularis externa
A. subclavia
Costa 1
Ösophagus
Vertebra thoracica (Th2)
(g)

Mm. infrahyoidei
V. jugularis interna sinistra
A. carotis communis
M. scalenus anterior
Clavicula
A. subclavia
Apex pulmonis
Costa 2
Mm. dorsi (autochthone Rückenmuskulatur)
M. trapezius

13-206
Computertomographische Horizontalschnitte durch das Gesicht und den Hals in verschiedenen Ebenen (a–g).

14. Anatomische Grundlagen ausgewählter Reflexe

Ziel dieses Kapitels ist die Darstellung einiger ausgewählter neuraler Reflexe. Viele von ihnen bedingen eine Interaktion von autonomem und somatischem Nervensystem. Der Text beschränkt sich auf die wichtigsten Bestandteile jedes Reflexes:

● Ein **sensibles Neuron**, das Informationen von der äußeren oder inneren Umwelt an das zentrale Nervensystem übermittelt.

● Eine Verbindung zwischen den sensorischen und motorischen Neuronen, an der in der Regel ein oder mehrere Neuronen (**Interneuronen**) innerhalb des ZNS beteiligt sind.

● Ein **motorisches Neuron**, das eine somato- oder viszeralmotorische Antwort hervorruft.

Die Abbildungen in diesem Kapitel wurden weitestgehend standardisiert, so daß somatische Bahnen blau, Sympathikusbahnen gelb und Parasympathikusbahnen grün erscheinen.

Die anatomisch einfachsten Reflexe bestehen aus einer direkten Verbindung zwischen dem afferenten und dem efferenten Neuron (monosynaptisch), z.B. die Dehnungsreflexe wie der Kieferreflex. An den meisten Reflexen jedoch sind ein oder mehrere zentrale Interneurone beteiligt, die zwischen das afferente und das efferente Neuron geschaltet sind (polysynaptisch). Derartige Interneurone liegen entweder auf oder in verschiedenen Kerngebieten über oder unter dem Niveau, auf dem das afferente Neuron ins ZNS eintritt. Der ursprüngliche sensorische Reiz breitet sich also räumlich aus und wird zu höheren Zentren fortgeleitet, wodurch die ursprüngliche Information verarbeitet und integriert werden kann, bevor die motorische (efferente) Antwort ausgelöst wird. Ähnlich kann sich von höheren Zentren absteigende Information, indem sie die Interneurone beeinflußt, deutlich auf die Empfindlichkeit der Reflexe auswirken.

Daher lassen sich an dem Vorhandensein und der Ausprägung der Reflexantworten sowohl die Un-versehrtheit des Reflexbogens als auch der Erregungsgrad dieses Bogens durch andere Zentren ablesen.

Kieferreflex (Abb. 14-1)

Ist der Mund leicht geöffnet und klopft man mit einem Reflexhammer von oben kurz und kräftig auf den Unterkiefer, wird sich der Kiefer schließen und rasch wieder öffnen. Dies ist ein monosynaptischer Dehnungsreflex, der primär von M. masseter und M. temporalis ausgeht.

Afferente Bahn: Reize entstehen in den Muskelspindeln der Kaumuskeln, die dabei gedehnt worden sind, und werden über den **N. mandibularis (V/3)** zum entsprechenden propriozeptiven Kerngebiet im Mittelhirn fortgeleitet. Wenn die afferenten Fasern den Hirnstamm erreichen, gehen Kollateralen direkt zum motorischen Kerngebiet des N. trigeminus (V) in der Pons ab.

Efferente Bahn: Motorische Fasern aus dem **N. mandibularis (V/3)** stimulieren die Schließmuskulatur des Kiefers (M. masseter, M temporalis, M. pterygoideus medialis).

Lichtreflex (Abb. 14-2)

Afferente Bahn: Lichtimpulse erregen die Rezeptoren in der Retina und werden über Ganglienzellen zum **N. opticus (II)** und zum Tractus opticus weitergeleitet. Fasern gliedern sich aus dem Tractus opticus ab (ehe dieser den Thalamus erreicht) und werden im **Nucleus pretectalis** umgeschaltet. Die Information wird dann vom Nucleus pretectalis über kleine Zwischenneurone übertragen, die bilateral mit parasympathischen Neuronen im **Nucleus nervi oculomotorii (Edinger-Westphal,** auch als Nucleus oculomotorius accessorius bezeichnet) im oberen Abschnitt des Mesencephalon synaptische Verbindungen eingehen; diese Information wird aber auch in Richtung sympathische Kerngebiete im Rückenmark (Th1, Th2), die

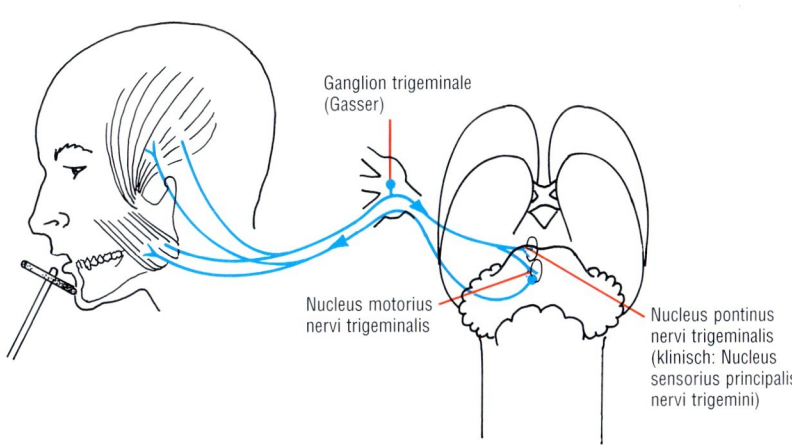

Ganglion trigeminale
(Gasser)

Nucleus motorius
nervi trigeminalis

Nucleus pontinus
nervi trigeminalis
(klinisch: Nucleus
sensorius principalis
nervi trigemini)

14-1
Kieferreflex.

den M. dilatator pupillae kontrollieren, übermittelt.

Efferente Bahn: Efferente Impulse werden über **präganglionäre, parasympathische Fasern** des **N. oculomotorius (III)** zur Orbita geleitet, wo sie im **Ganglion ciliare** umgeschaltet werden. Postganglionäre, parasympathische Fasern (**Nn. ciliares breves**) ziehen zum Augapfel und innervieren M. sphincter pupillae (der die Pupillenweite verengt) und M. ciliaris (der für die Nahakkommodation mitverantwortlich ist). Die Hemmung des **Sympathikustonus** läßt zudem den M. dilatator pupillae erschlaffen.

Diese Reflexbahn kreuzt so, daß beide Pupillen sogar reagieren, auch wenn der Lichtreiz nur ein Auge trifft. Reagiert dagegen nur das direkt stimulierte Auge, ist die Reflexbahn im Hirnstamm unterbrochen worden.

Akkommodationsreflex
(Abb. 14-2)

Wenn man einen Gegenstand fixiert, ist im Zentralnervensystem eine Entscheidung gefallen, die das Objekt im Gesichtsfeld betrifft, das fixiert werden soll. Informationen von Retina, N. opticus (II), Tractus opticus und Radiatio optica (Gratiolet-Sehstrahlung) sind deshalb notwendig, aber es gibt dabei keine afferente Reflexbahn im klassischen Sinn. Die Fixierung von sich in der Nähe befindlichen Gegenständen führt zu einer Pupillenverengung mit gleichzeitiger Veränderung der Linsenkrümmung und einer Konvergenz der Augen.

Die Information wird über eine Reihe von Neuronen in der Hirnhälfte und über die Capsula interna der gleichen Seite zum Nucleus nervi oculomotorii (Edinger-Westphal) und zum sympathischen Kerngebiet im Rückenmark (Th1, Th2) geleitet. Letztgenanntes steuert den M. dilatator pupillae.

Efferente Bahn: Efferente Impulse laufen in präganglionären, parasympathischen Fasern **des N. oculomotorius (III)** zur Orbita, wo sie im **Ganglion ciliare** umgeschaltet werden. Postganglionäre, parasympathische Fasern (**Nn. ciliares breves**) ziehen zum Augapfel und stimulieren die Kontraktion von M. sphincter pupillae und M. ciliaris. Die Kontraktion des M. sphincter pupillae und die Entspannung des M. dilatator pupillae verengen die Pupille (Miosis); die Kontraktion des M. ciliaris führt zur Erschlaffung des Aufhängeapparates der Linse, wodurch die Linsenkrümmung für das Nahsehen zunimmt. Die Kontraktion der Mm. rectus medialis, superior und inferior (**N. oculomotorius [III]**) dagegen führt zur Konvergenz der Augen bei Nahakkommodation auf einen Gegenstand. Die Pupillenveränderungen können Folge der Konvergenzreaktion sein.

14-2
Lichtreaktion und Akkommodation für die Kontrolle des M. dilatator pupillae.

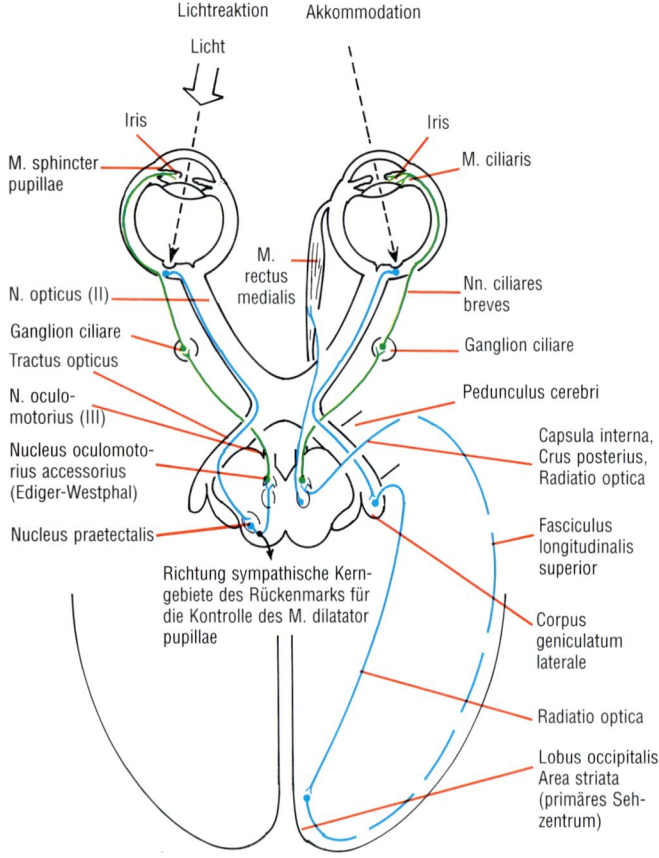

14-3
Reflektorische Tränensekretion.

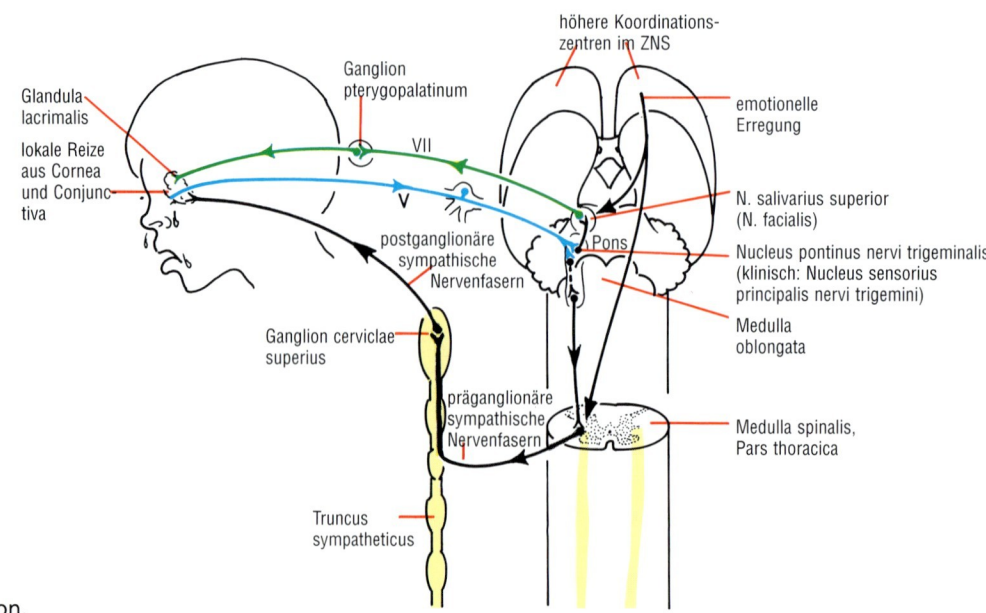

Tränensekretionsreflex

(Abb. 14-3)

Afferente Bahn: Dieser Reflex wird durch viele unterschiedliche, emotionale Einflüsse oder durch Irritationen von Cornea und Conjunctiva ausgelöst, von wo die Reizimpulse über den **N. ophthalmicus (V/1)** zum somato-afferenten Kerngebiet des N. trigeminus (V) im Hirnstamm fortgeleitet werden.

Dieser Reiz wird durch Interneurone zu folgenden Strukturen weitergeleitet: 1. zu parasympathischen Zellen des Nucleus salivatorius superior in der Pons; und 2. zu präganglionären, sympathischen Zellen im Seitenhorn des oberen Thorakalabschnittes des Rückenmarks, die ihrerseits mit postganglionären Zellen im Ganglion cervicale superius des Truncus sympatheticus verschaltet sind.

Efferente Bahn: Impulse werden 1. über **präganglionäre, parasympathische** Fasern, die sich dem N. facialis (VII) anlagern, fortgeleitet und im Ganglion pterygopalatinum umgeschaltet; 2. über postganglionäre, sympathische Fasern, um so die Tränendrüse zu aktivieren. Die Erregung von sympathischen und von parasympathischen Fasern führt zu einer verstärkten Tränensekretion.

Kornealreflex (Abb. 14-4)

Afferente Bahn: Der reflektorische Schluß des Auges wird durch Berührung der Cornea, durch emotionale Einflüsse oder durch starkes Licht ausgelöst. Die Impulse laufen entsprechend aus dem **N. ophthalmicus (V/1)**, aus höheren Zentren des Gehirns oder aus der Retina zu einer zentralen Schaltstation, die im visuellen Reflexgeschehen eingebunden und im Mesencephalon lokalisiert ist.

Der Reiz wird durch Interneurone fortgeleitet, die die Information zum motorischen Kerngebiet des N. facialis (VII) in der Pons weiterleiten.

Efferente Bahn: Fasern des **N. facialis (VII)** lösen eine kurze Kontraktion der Pars palpebralis des M. orbicularis oculi aus. Dieser Reflex schützt die Cornea vor Schädigungen, schützt die Retina vor zu langer Exposition gegenüber starkem Licht und wischt die Tränenflüssigkeit über die Augenvorderfläche; so werden schädliche Partikel entfernt und Cornea und Conjunctiva befeuchtet.

Stapediusreflex (Abb. 14-5)

Afferente Bahn: Eine reflektorische Kontraktion des M. stapedius (und des M. tensor tympani) wird sowohl durch laute Geräusche als auch unmittelbar nach einem gesprochenen Wort ausgelöst. Die Impulse aus dem **N. vestibulocochlearis (VIII)** und aus höheren Zentren des Gehirns werden sofort nach einer Rede auf das motorische Kerngebiet des N. facialis (VII) in der Pons weitergeleitet.

Efferente Bahn: Efferente Impulse laufen in motorischen Axonen des **N. facialis (VII)** zum M. stapedius. Der M. stapedius verringert bei Kontraktion die Bewegungen des Steigbügels und der Kette der Gehörknöchelchen im Mittelohr und schwächt so die Schallwellen ab, die auf das ovale Fenster treffen.

Auch der M. tensor tympani kontrahiert sich bei lauten Geräuschen; die efferente Bahn läuft aber in diesem Fall über den N. mandibularis (V/3).

Niesreflex (Abb. 14-6)

Afferente Bahn: Substanzen, die eine Reizwirkung auslösen, stimulieren die Rezeptoren in der Nasenschleimhaut; und diese Reize laufen über somato-afferente Bahnen des **N. ophthalmicus**

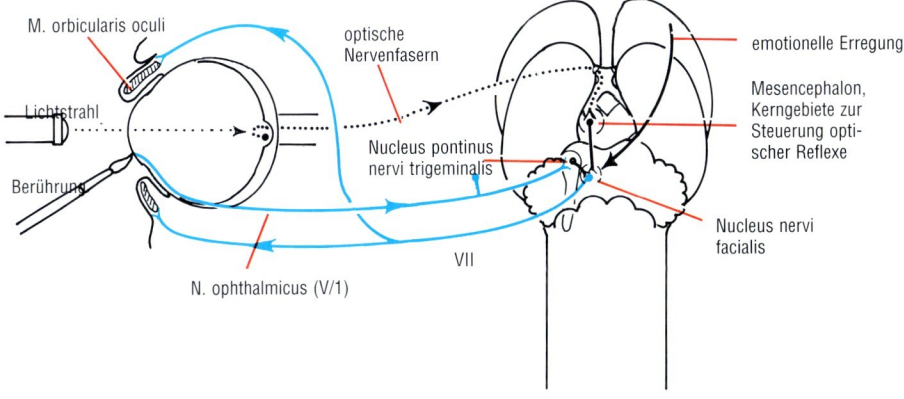

14-4
Lidreflex und Kornealreflex.

M. orbicularis oculi
optische Nervenfasern
emotionelle Erregung
Lichtstrahl
Mesencephalon, Kerngebiete zur Steuerung optischer Reflexe
Nucleus pontinus nervi trigeminalis
Berührung
Nucleus nervi facialis
VII
N. ophthalmicus (V/1)

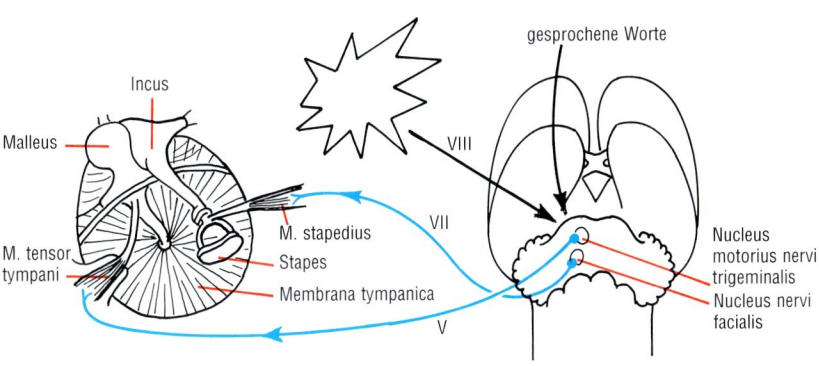

14-5
Stapediusreflex.

gesprochene Worte
Incus
Malleus
VIII
VII
M. stapedius
Nucleus motorius nervi trigeminalis
M. tensor tympani
Stapes
Membrana tympanica
Nucleus nervi facialis
V

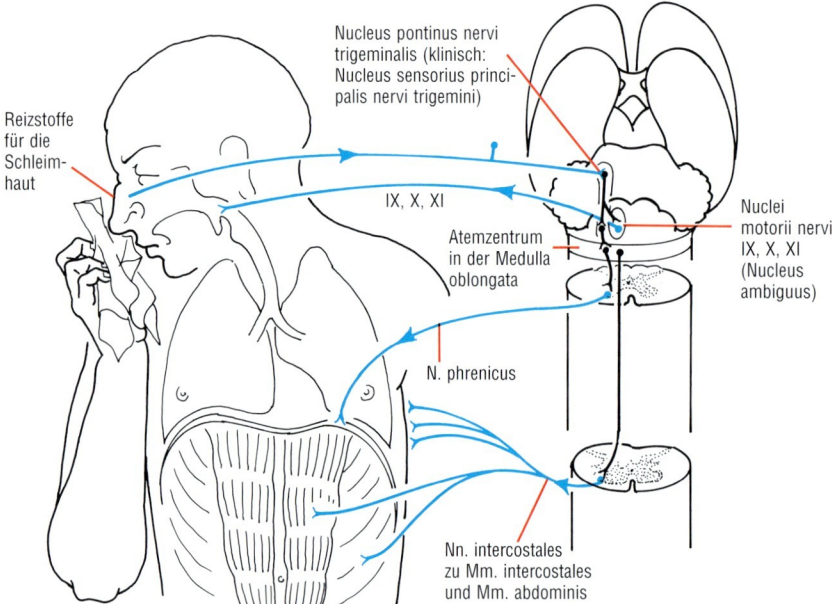

14-6
Niesreflex.

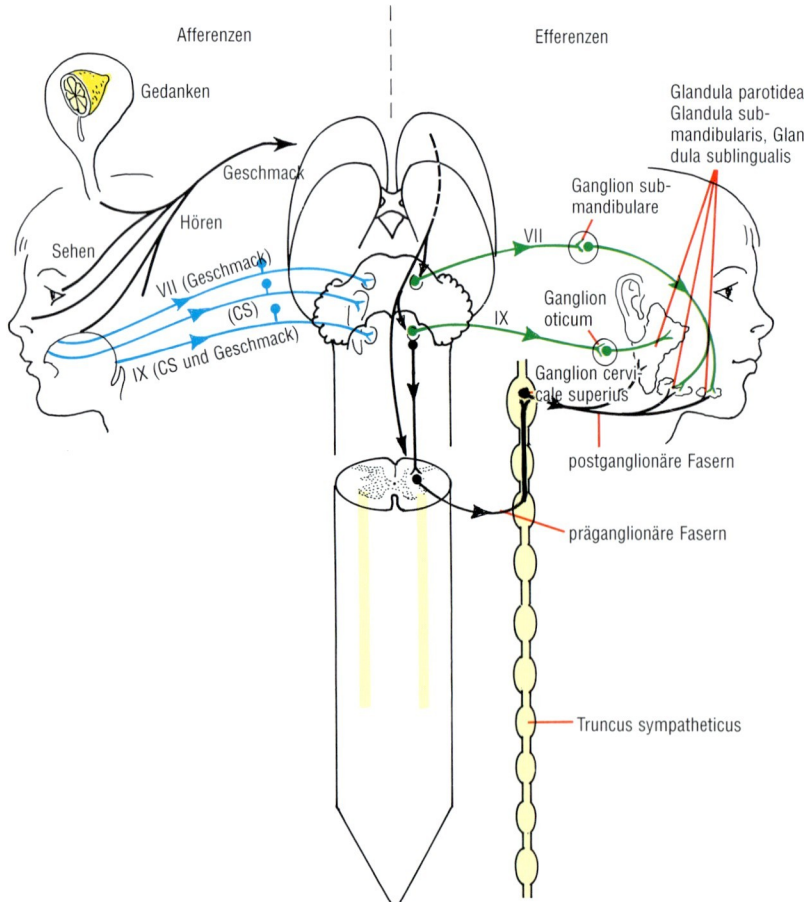

14-7
Reflektorischer Speichelfluß.

(V/1) oder des **N. maxillaris (V/2)** zum Nucleus pontinus des N. trigeminus (V) im Hirnstamm.
Die Information wird zu respiratorischen Zentren und in den Nucleus ambiguus in der Medulla oblongata fortgeleitet.
Efferente Bahn: Somatomotorische Fasern des **N. phrenicus (C3, C4, C5)** zum Diaphragma und die **Nn. intercostales (Th1–Th12)** zu den Mm. intercostales externi lösen eine tiefe Inspiration aus. Danach folgt eine kräftige Ausatmung (verursacht durch die Mm. intercostales und die Muskulatur der Bauchwand; **Nn. intercostales**). Diese kräftige Ausatmung erfolgt, nachdem sich ein Druck gegen die geschlossene Epiglottis aufgebaut hat, ähnlich wie bei einem kräftigen Hustenstoß. Der Luftstrom wird durch die Nase geleitet, da der oropharyngeale Isthmus (durch M. palatoglossus; **Plexus pharyngealis**) verschlossen ist. So lassen sich Substanzen, die eine Reizwirkung auf die Nasenschleimhaut ausüben, hinausbefördern. Der **Hustenreflex**, der durch einen Reiz der Rezeptoren in Larynx- und Trachealschleimhaut stimuliert wird (**Nn. laryngeales des N. vagus [X]**), ähnelt im Prinzip dem Niesreflex – mit der Ausnahme, daß beim Hustenreflex der oropharyngeale Isthmus offen ist.

Speichelreflex (Abb. 14-7)

Afferente Bahn: Dieser Reflex wird ausgelöst durch einen strengen Geschmacksreiz (Zitronensaft ist sehr wirksam), durch ein Bild, durch Geräusche, durch Gerüche und sogar durch Gedanken an Speisen sowie durch vorhandene Gegenstände im Mund.
Diese Reize werden durch Geschmacksfasern (Chorda tympani und N. glossopharyngeus [IX]) über den Nucleus solitarius in der Medulla oblongata, aus höheren Zentren im Gehirn oder über somatosensible Neurone der Zunge und des Mundes (N. lingualis, N. glossopharyngeus[IX]) fortgeleitet.
Die Impulse werden über Interneurone zu 1. präganglionären, parasympathischen Zellen in den Nuclei salivatorii superior und inferior weitergeleitet, die wiederum mit den Kerngebieten von N. facialis (VII) und N. glossopharyngeus (IX) in Verbindung stehen; zum anderen aber auch 2. zu präganglionären, sympathischen Neuronen im Seitenhorn des oberen Thorakalabschnittes des Rückenmarks, die auf postganglionäre Zellen des Halsabschnittes des Truncus sympatheticus umgeschaltet werden.
Efferente Bahn: Die Impulse laufen zur Glandula parotidea, zur Glandula submandibularis sowie zur Glandula sublingualis 1. über präganglionäre, parasympathische Fasern im **N. glossopharyngeus (IX)** und im **N. facialis (VII)**, die auf Perikaryen im Ganglion oticum bzw. im Ganglion submandibulare projiziert und dort umgeschaltet werden; 2. über postganglionäre, sympathische Fasern, die aus Zellen im Halsabschnitt des Truncus sympatheticus stammen. Eine Aktivierung sympathischer und parasympathischer Fasern erhöht die Speichelproduktion.

Schluckreflex (Abb. 14-8)

Afferente Bahn: Schlucken wird willkürlich ausgelöst, wenn ein Nahrungsbolus oder ein Schluck Flüssigkeit in den Oropharynx gelangen und dort sensible Äste des **N. glossopharyngeus (IX)** stimulieren.
Der Impuls läuft zum Nucleus und Tractus solitarius und wird über Interneurone zu vielen

motorischen Kernen der Hirnnerven, auch zum Nucleus ambiguus in der Medulla oblongata weitergeleitet. Über den Nucleus ambiguus werden die meisten Muskeln des Gaumens, des Pharynx und des Larynx innerviert.

Efferente Bahn: Efferente Reize laufen über motorische Nerven zur Zunge, zum Mundboden, zur infrahyalen Muskulatur sowie zum Pharynx und zum Larynx. Diese Muskeln heben den weichen Gaumen und spannen ihn an; und so schließen sie ihn vom Nasopharynx ab. Sie heben zudem den Larynx an, bringen den Eingang näher an den Larynx und verschließen die Epiglottis. Eine Aktivierung des Plexus pharyngeus löst eine peristaltische Welle aus, die sich von der Pharynxwand nach kaudal über den Ösophagus bis zum Magen ausdehnt.

Wird der Oropharynx jedoch nicht im Zusammenhang mit einem Nahrungsreiz stimuliert, entsteht ein **Würgereflex**; dabei verursachen motorische Fasern des Plexus pharyngeus eine reflektorische Kontraktion von Muskeln des Pharynx, des weichen Gaumens und des Schlundes. Wenn der Reiz ausreichend stark ist oder zumindest so empfunden wird, kann ein relativ starkes Würgen ausgelöst werden, das zudem oft von Erbrechen begleitet wird.

Gähnen (Abb. 14-7)

Afferente Bahn: Emotionale Reize, die mit Müdigkeit einhergehen oder solche Reize, die durch den Anblick anderer, gerade gähnender Personen ausgelöst sind, laufen aus höheren Zentren im Gehirn zum Atmungszentrum in der Medulla oblongata.

Der Impuls wird zu somatomotorischen Kerngebieten des N. trigeminus (V) und des N. facialis (VII) fortgeleitet.

Efferente Bahn: Eine Stimulation der somatomotorischen Fasern des N. mandibularis (V/3) und des N. facialis (VII) führt dazu, daß der Mund weit geöffnet wird; und die Aktivität der Nn. phrenici (C3, C4, C5) auf das Zwerchfell sowie die Aktivität der Nn. intercostales (Th1–Th12) auf die Mm. intercostales externi verursachen eine tiefe Inspiration, die von einer tiefen, häufig sogar hörbaren Exspiration gefolgt ist.

Karotissinusreflex

Afferente Bahn: Veränderungen im Dehnungsgrad der Wand des Karotissinus stimuliert die Fasern des **Ramus sinus carotici (N. glossopharyngeus [IX])**. Dieser Ramus sinus carotici führt afferente Fasern zum viszero-sensiblen Kerngebiet (Nucleus solitarius) in der Medulla oblongata.

Der Impuls wird zu präganglionären, sympathischen Zellen im Seitenhorn des Thorakalabschnittes des Truncus sympatheticus fortgeleitet und dort auf Zellen des Truncus sympatheticus oder auf sympathische Ganglien übertragen, die entfernt vom Grenzstrang liegen.

Efferente Bahn: Postganglionäre, sympathische Fasern ziehen mit den Spinalnerven oder an den Blutgefäßen; sie innervieren die Blutgefäße und regulieren den Blutfluß. Sie verändern auf diese Weise den peripheren Gefäßwiderstand. Zudem reguliert eine sympathische und parasympathische Innervation des Herzens die Auswurfleistung des Herzens, wodurch der Blutdruck auf Normalwerte zurückkehrt.

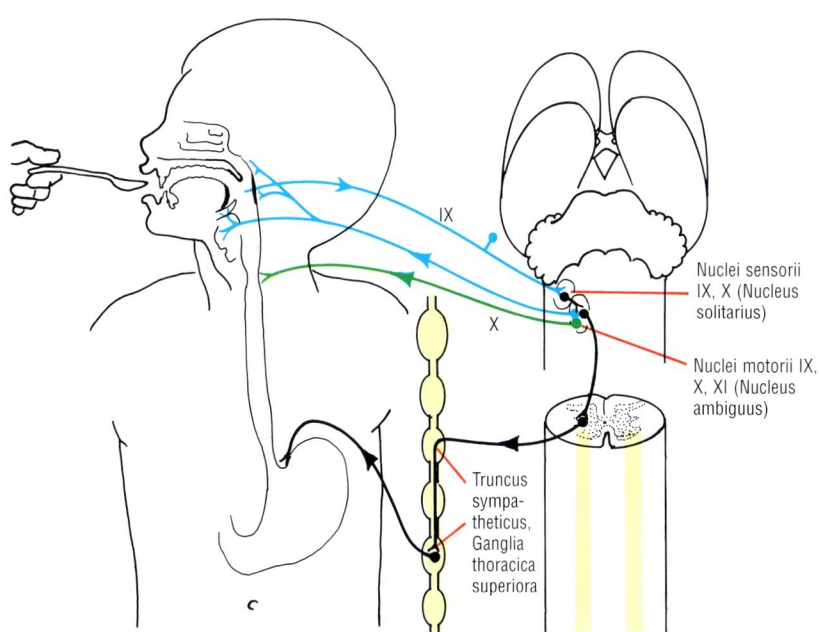

14-8
Schluckreflex und Schluckauf.

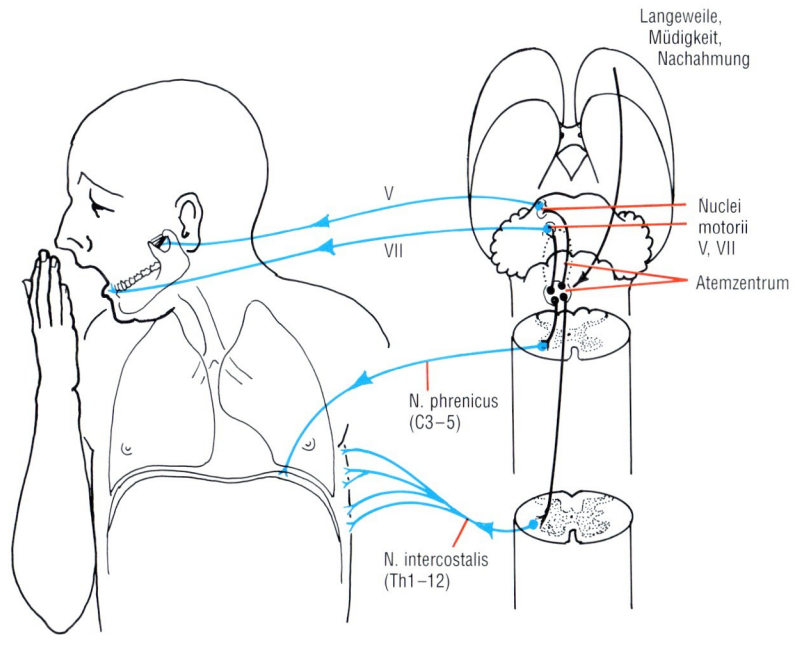

14-9
Gähnen.

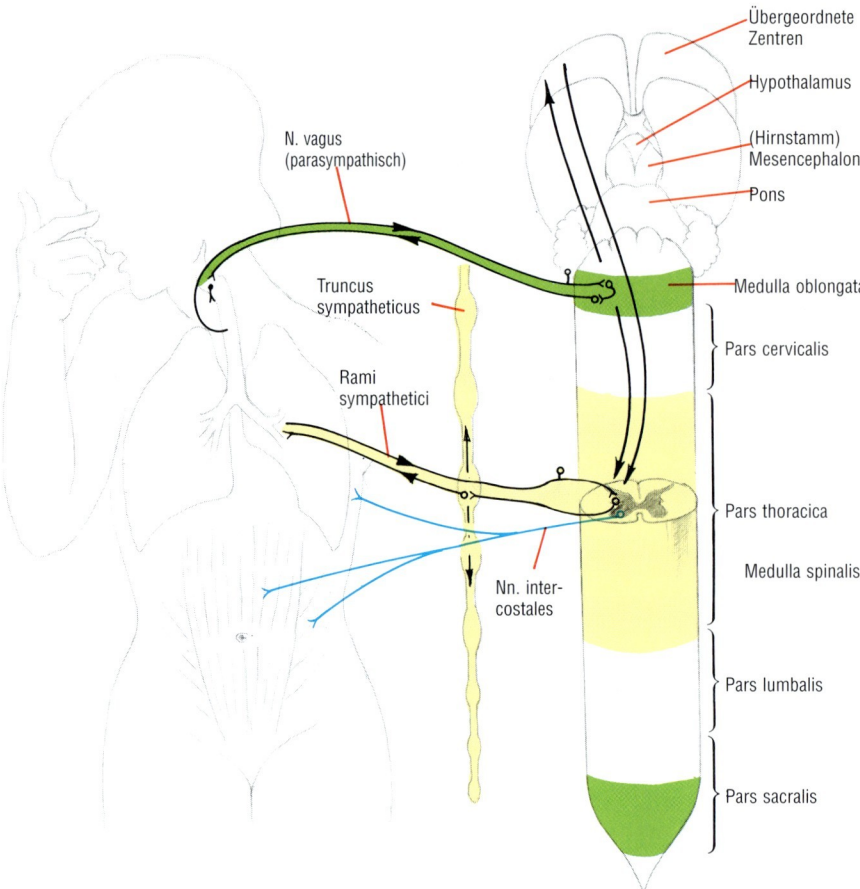

14-10
Hustenreflex.

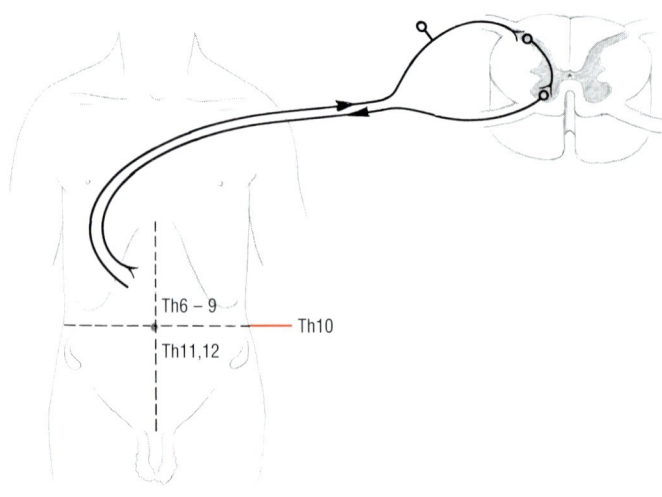

14-11
Bauchdeckenreflex.

Hustenreflex (Abb. 14-10)

Fremdreflex als Schutzreflex zur Sekret- und Fremdkörperentfernung aus den Atemwegen.

Afferenz: Stimuli, die durch Irritation der Trachea oder der Bronchien entstehen, erreichen das zentrale Nervensystem über afferente viszerale Nervenfasern. Diese Fasern verlaufen gemeinsam mit efferenten **sympathischen** und **parasympathischen (N. vagus) Nervenfasern**, die die Lunge versorgen (die Impulsübermittlung erfolgt dabei jedoch in Gegenrichtung, d.h. von der Peripherie ins Zentrum!).

Der Impuls breitet sich über Interneurone in **Hirnstamm** und Rückenmark aus, wobei die Sensitivität des Reflexes (Schwellenwert des Reflexes) durch höhere Zentren entscheidend mitbestimmt wird.

Fasern **efferenter** Neuronen erreichen die **Interkostalnerven**, wodurch Kontraktionen der Zwischenrippen- und der Bauchmuskulatur initiiert werden. So steigt der intrathorakale Druck bei einer verschlossenen Glottis (Efferenzen im **N. vagus**). Die rasche Druckschwankung in den Atemwegen kann Schleim und andere Materialien, die in die oberen Atemwege gelangt sind, entfernen und sie in den Mund ausstoßen.

Singultus («Schluckauf»)

Fremdreflex, gekennzeichnet durch rasche, unwillkürliche Zwerchfellkontraktion bei gleichzeitigem Stimmritzenverschluß mit folgender abrupter Einatmung.

Afferenz: Stimuli, die durch Irritation des Diaphragma entstanden sind, erreichen das zentrale Nervensystem über afferente Bahnen im N. phrenicus (C4).

Die Information wird über Interneurone im Rückenmark fortgeleitet.

Efferenz: Motoneurone des **N. phrenicus (C4)** bewirken kurzzeitige Kontraktionen des Zwerchfells mit gleichzeitigem abruptem Luftschnappen. Die Kontraktionen wiederholen sich meist so lange, bis man den Reflexbogen durch «Luftanhalten» (tiefe Inspiration gegen eine geschlossene Glottis) oder andere respiratorische Manöver durchbrechen kann.

Bauchdeckenreflex (Abb. 14-11)

Fremdreflexe mit reflektorischer Anspannung der Bauchmuskulatur mit Nabelverziehung zur gleichen Seite, ausgelöst durch eine mechanische Reizung der Bauchhaut.

Afferenz: Stimuli (z.B. nach Berühren der Bauchhaut) der ventralen Bauchwand eines jeden Quadranten werden über **Interkostalnerven (Th6–Th12, L1)** zum zentralen Nervensystem weitergeleitet.

Die Erregung breitet sich über Interneurone im thorakalen Abschnitt des Rückenmarks aus und wird durch absteigende Bahnen aus höheren Zentren wesentlich modifiziert.

Efferente Neuronen geben Fasern an **Interkostalnerven** ab, die lokal umschriebene Muskelkontraktionen in dem Segment initiieren, aus dem der ursprüngliche Stimulus stammte.

Kremasterreflex (Abb. 14-12)

Fremdreflex, der über Hautreize an der Innenseite des Oberschenkels eine Kontraktion des M. cremaster auslöst.

Afferenz: Stimuli, wie Berühren der Haut der Innenseite des Oberschenkels, werden über afferente Fasern des **N. ilioinguinalis (L1)** zum zentralen Nervensystem fortgeleitet.

Der Stimulus breitet sich über Interneurone des Rückenmarks in Höhe Rückenmarksegment L1 aus.

Efferenz: Motorneuronen des ursprünglich erregten Rückenmarksegments (L1) geben Fasern zum **N. genitofemoralis (L1,2)** ab. Dies bewirkt eine Kontraktion des M. cremastericus, der so eine Anhebung des Hodens derselben Seite hervorruft.

Brechreflex (Abb. 14-13)

Fremdreflex, der u. a. nach Berühren der Uvula zum Brechreiz mit Würgen führen kann.

Afferenz: Dieser Reflex wird durch eine Reihe verschiedener Stimuli ausgelöst, wie etwa eine Irritation des Magens oder der Rachenhinterwand, starke Schmerzen, Angst oder Störungen der Bogengänge. Die Erregung wird über sensorische Rezeptoren fortgeleitet und über afferente Neuronen oder Bahnen zu entsprechenden Zentren des ZNS geleitet.

Der Stimulus breitet sich über viele dazwischen eingebundene Schaltstationen aus; so durchläuft er insbesondere ein «Brechzentrum» in der Medulla oblongata.

Efferenz: Als Reizantwort werden efferente **sympathische Neuronen** aktiviert. Gemeinsam mit einer gesteigerten Adrenalinausschüttung hat dies Übelkeit, vermehrte Speichelsekretion, verlangsamte und vertiefte Atmung, Schweißausbrüche und Konstriktion von Hautgefäßen zur Folge. In diesem Stadium können höhere Zentren den Brechreiz für eine variable Zeitspanne unterdrücken. Steigen die afferenten Stimuli jedoch über einen gewissen Schwellenwert an, dann bewirken efferente Neurone über eine Erregung **unterer Nn. intercostales** und der **Nn. phrenici** heftige und kraftvolle Kontraktionen der vorderen Bauchwand wie auch des Zwerchfells bei geschlossener Glottis (**N. vagus**). Dies führt dazu, daß Mageninhalt über Speiseröhre und Mund ausgestoßen wird.

Mit dem Erbrechen an sich gehen weitere wichtige **efferente** Vorgänge einher; der Larynx wird verschlossen (**N. vagus**); dadurch wird verhindert, daß Erbrochenes in Trachea und Lungen gelangt. Bei der Nase wird dies dadurch verhindert, daß sich ein Muskelring um den weichen Gaumen und am Übergang von Naso- in Oropharynx kontrahiert. Dieser Schutzmechanismus ist aber meist nicht so wirksam wie beim Schluckreflex (siehe dort).

Miktionsreflex (Abb. 14-14)

Fremdreflex: Während sich Urin in der Blase sammelt, wird die Blasenentleerung über eine Hemmung des M. detrusor und den Verschluß der Blasensphinkteren verhindert (sympathische Neuronen und N. pudendus S2,3,4).

Afferenz: Stimuli entstehen aufgrund der Dehnung der Blasenwand, während sich die Blase mit Urin füllt. Hat das Urinvolumen ein bestimmtes Maß erreicht, werden Dehnungsrezeptoren in der Blasenwand stimuliert; afferente Fasern, die gemeinsam mit **sympathischen** und **parasympathischen** Neuronen verlaufen, leiten die Impulse zum zentralen Nervensystem.

In unteren lumbalen und sakralen Abschnitten des Rückenmarks existiert ein Blasenzentrum. Zudem sind ein Zentrum in der Pons und eine Region des motorischen Cortex involviert.

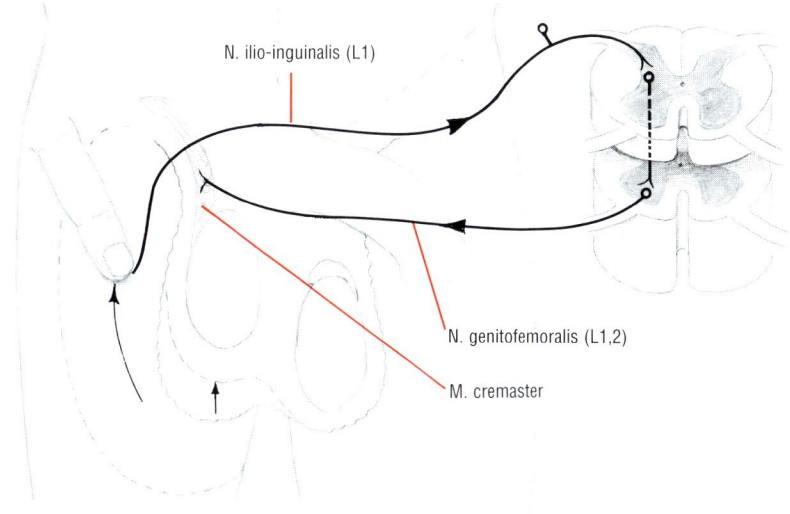

N. ilio-inguinalis (L1)

N. genitofemoralis (L1,2)

M. cremaster

14-12
Kremasterreflex.

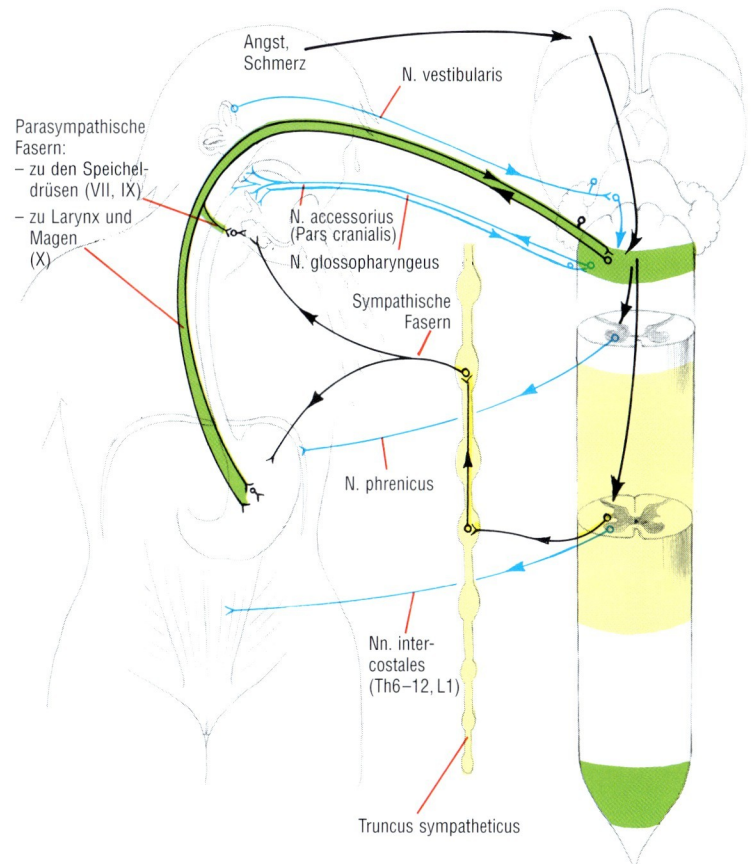

Angst, Schmerz

N. vestibularis

Parasympathische Fasern:
– zu den Speicheldrüsen (VII, IX)
– zu Larynx und Magen (X)

N. accessorius (Pars cranialis)

N. glossopharyngeus

Sympathische Fasern

N. phrenicus

Nn. intercostales (Th6–12, L1)

Truncus sympatheticus

14-13
Würgreflex.

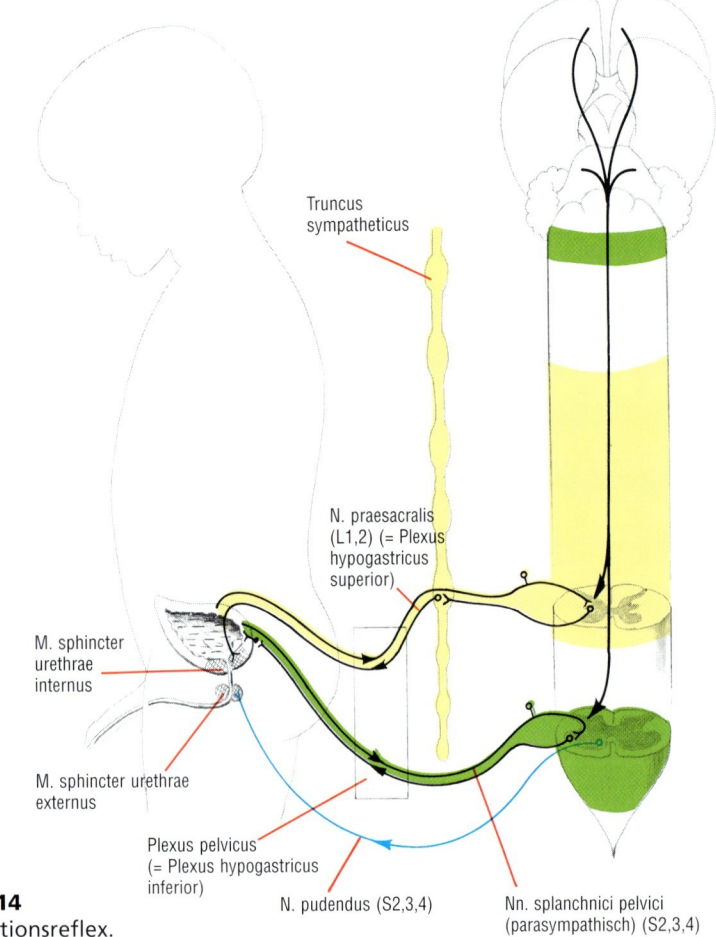

14-14
Miktionsreflex.

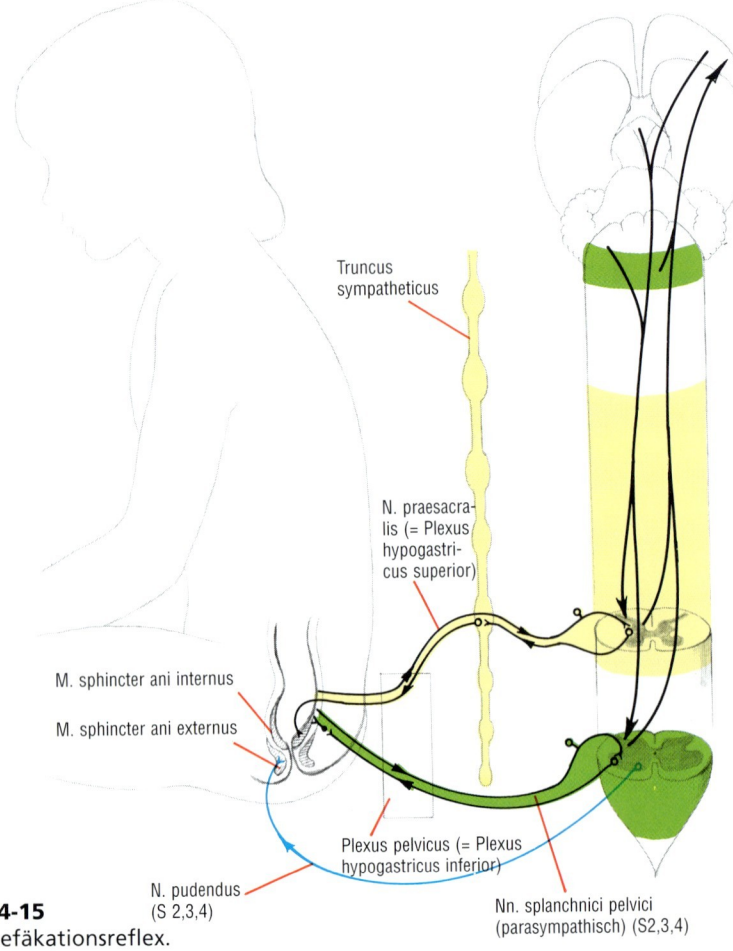

14-15
Defäkationsreflex.

Efferenz: Parasympathische, efferente Fasern des M. detrusor werden aktiviert, so daß sich die Blase kontrahiert.

Die Information «Blase ist voll» wird vor tatsächlicher Maximalfüllung der Blase wahrgenommen; und obschon leichte Kontraktionen der Blase auftreten, kann der Miktionsreflex durch höhere Zentren inhibiert werden, bis ein geeigneter Ort zur Miktion gefunden wird. Wenn die Blase schließlich zu voll wird, kann die zentrale bedingte Unterdrückung durch den Reflex durchbrochen werden.

Die Miktion wird durch willentliche Erschlaffung des Sphincter urethrae externus (**N. pudendus S2,3,4**) und gegebenenfalls durch Steigerung des intraabdominalen Drucks eingeleitet. Dies wird von einer Erregung efferenter **parasympathischer** Bahnen (**Nn. splanchnici pelvini S2,3,4**), die den M. detrusor vesicae versorgen, begleitet (vielleicht auch von einer diskreten Hemmung des inneren Sphinktermechanismus, M. sphincter urethrae, durch sympathische Fasern).

Offensichtlich reicht bei Neugeborenen und Kleinkindern der autonome spinale Reflexbogen, der nur Blase und Rückenmark betrifft, zur Miktion aus. In späteren Lebensabschnitten ist jedoch die Integrität eines pontinen Zentrums für einen normalen Miktionsreflex essentiell.

Ein Rückenmarksquerschnitt oberhalb der sakralen Rückenmarksegmente unterbricht den Einfluß des pontinen Zentrums (oder auch von höheren Zentren). Bei ausreichend gefüllter Blase erfolgt dann die Blasenentleerung teilweise mit Hilfe des spinalen Reflexbogens (Blasenautomatie). In diesem Fall entleert sich die Blase bereits bei kleineren Harnvolumina, jedoch nie vollständig. Der ständig in der Blase vorhandene Restharn fördert rezidivierende Entzündungen. Da die Harnblase im Anfangsstadium nach einem Rückenmarksquerschnitt katheterisiert werden muß, ist immer darauf zu achten, daß sie nicht ständig völlig entleert ist; denn sonst würde die Harnblase soweit schrumpfen («Schrumpfblase»), daß sie nicht wieder ausreichend gefüllt werden könnte, wenn der Rückenmarksreflex wieder in Gang kommt. Patienten können es nach einem Rückenmarksquerschnitt erlernen, den Reflex an geeigneten Orten und zu passenden Zeiten nur dann auszulösen, wenn die spinale autonome Innervation intakt ist. Hierzu reizen sie ein segmental entsprechendes suprapubisches Hautareal.

Defäkationsreflex (Abb. 14-15)

Während sich Faeces in den unteren Darmabschnitten ansammelt, wird eine Stuhlentleerung (Defäkation) durch expulsive Rektumkontraktionen über eine Aktivierung **sympathischer Neurone** sowie durch den willkürlichen Analsphinkter (M. sphincter ani externus; Nn. rectales inferiores aus dem **N. pudendus**) verhindert.

Afferenz: Bei ausreichenden Stuhlmengen im Darm werden Dehnungsrezeptoren in der Wand des Rektum stimuliert, und die entsprechenden Impulse werden über Afferenzen, die mit parasympathischen Neuronen des Plexus hypogastricus inferior (Plexus pelvicus) verlaufen, ins ZNS fortgeleitet.

Ein integratives Defäkationszentrum ist im sakralen Rückenmark lokalisiert.

Efferenz: Parasympathische Neurone des Sakralmarks werden aktiviert und bewirken Kontraktionen unterer Darmabschnitte.

Wird die Information «Darm ist voll» wahrgenommen und treten leichte Rektumkontraktionen auf, kann der Defäkationsreflex durch höhere zentrale Zentren (zerebrales Defäkationszentrum: limbischer Cortex, rostraler Abschnitt des Hypothalamus) unterdrückt werden, bis man einen geeigneten Ort zur Defäkation gefunden hat. Die Defäkation wird durch willentliche Erschlaffung des Sphincter ani externus **(N. pudendus S2,3,4)** und gegebenenfalls durch Steigerung des intraabdominalen Drucks eingeleitet. Synergistisch kommt es zu einer Erregung efferenter **parasympathischer Fasern**, die die Darmmuskulatur versorgen, und zu einer Hemmung efferenter **sympathischer Fasern**, die den M. sphincter ani internus innervieren. So senkt sich der Beckenboden, und die unteren Darmabschnitte entleeren sich durch eine koordinierte Aktion.

Ein spinaler Rückenmarksquerschnitt oberhalb der sakralen Rückenmarksegmente unterbricht die willentliche Einflußnahme auf diesen Reflex. Wie beim Miktionsreflex können es Patienten nach einem Rückenmarksquerschnitt erlernen, den Reflex an geeigneten Orten und zu passenden Zeiten auszulösen; immer unter der Voraussetzung, daß die spinale autonome Innervation intakt ist. Hierzu stimulieren sie ein segmental geeignetes Hautareal.

Genitalreflex (Abb. 14-16)

Afferenz: Bei Frauen und Männern werden Stimuli, die in höheren Zentren (z. B. visuellen, olfaktorischen, auditorischen und psychologischen Zentren), in erogenen Hautzonen (z. B. Brustwarzen, Hals) und an den Genitalien entstehen, über **somatische, sympathische** und **parasympathische** Neurone dem ZNS zugeleitet. Diese Stimuli laufen über das Sakralmark (Erektion) und über das untere Lumbalmark (Ejakulation).

Efferenz: Es kommt zu gesteigerter Erregung in **parasympathischen** Bahnen, wodurch die Konstriktion der Aa. helicinae des Penis oder der Clitoris gehemmt wird. Aus diesem Vorgang resultiert ein vermehrter Bluteinstrom in die Schwellkörper, was schließlich eine Erektion bewirkt. Darüber hinaus werden muköse Drüsen im Bereich der Genitalien stimuliert, wodurch eine suffiziente Lubrikation entsteht.

Beim **Mann** kommt es aufgrund wachsender afferenter Stimuli zur Erregung efferenter **sympathischer** Fasern, die die glatte Muskulatur des Ductus deferens, der Prostata und der Vesiculae seminales innervieren. Kontraktionen der glatten Muskulatur bewirken, daß Sperma in den hinteren Teil der Urethra (Bulbus) ausgepreßt wird; gleichzeitig kontrahiert sich der innere Blasensphinkter und verhindert den Rückfluß von Samen in die Blase. Schließlich stimulieren efferente Neurone des **N. pudendus** (somatisch) Kontraktionen der Penismuskulatur (Mm. bulbospongiosus et ischiocavernosus) wodurch es zur **Ejakulation** kommt.

Verletzungen der parasympathischen Nn. splanchnici pelvini haben Impotentia coeundi zur Folge. Besteht die Verletzung oberhalb des Sakralmarks, können Erektionen spontan oder nach mechanischer Stimulation auftreten, eine Koordination mit den Vorgängen bei Ejakulation ist jedoch unwahrscheinlich.

Beim Mann beginnt der Orgasmus während des Auspressens von Sperma (Emmission) und endet mit der Ejakulation. Bei der Frau erigiert sich die Clitoris; zudem kommt es zu rhythmischen Kontraktionen des M. levator ani in den Phasen, die denen der Emission und Ejakulation des Mannes entsprechen. Viele Fasern des M. levator ani schlingen sich zudem um die Vagina, wodurch es auch zu Kontraktionen im Bereich der Vagina kommt.

14-16
Genitalreflexe.

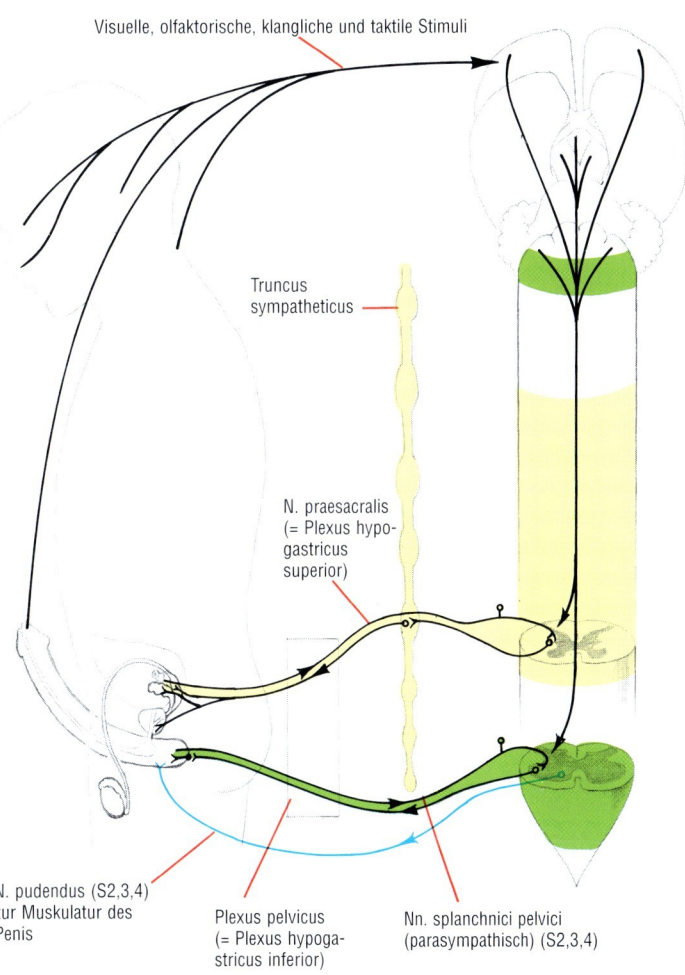

Visuelle, olfaktorische, klangliche und taktile Stimuli

Truncus sympatheticus

N. praesacralis (= Plexus hypogastricus superior)

N. pudendus (S2,3,4) zur Muskulatur des Penis

Plexus pelvicus (= Plexus hypogastricus inferior)

Nn. splanchnici pelvici (parasympathisch) (S2,3,4)

Antworten zu den Testfragen

Obere Extremität

1. Die prinzipielle Grundform eines Knochens ist genetisch festgelegt, jedoch wird die Ausdehnung von Band- und Muskelarealen durch Zugkräfte bestimmt, die auf den Knochen einwirken.

2. Eine Clavicula läßt sich richtig positionieren, wenn man deren Ober- und Unterfläche, ihr aufgetriebenes sternales Ende und ihren konvexen vorderen Rand im medialen Drittel als Orientierung hat. Überprüfen Sie Ihre eigenen beiden Schlüsselbeine, indem Sie deren obere und vordere Begrenzungen tasten.

3. Das Kahnbein (Os scaphoideum), da es den umfassendsten Kontakt zum Radius hat.

4. Die Röntgenaufnahme der Abbildung 6-4 zeigt einen pathologischen Befund. Man sieht an der medialen Begrenzung des Humerus eine röntgendichte Auftreibung, die gegen das umgebende Gewebe nicht klar abzugrenzen ist. Die Kortikalis ist im Bereich der Läsion nicht darstellbar. Dieser Befund wird durch einen osteogenen Tumor hervorgerufen (V.a. Osteosarkom).

5. Das Knochenmark oder der knöcherne Markraum ist erweitert, und die Kortikalis ist im pathologisch veränderten Teil des Schaftes verschmälert. Dieser Befund spricht für eine (juvenile) Knochenzyste im Humerus.

6. Das Os metacarpale des Daumens hat an seinem proximalen Ende ein zweites Ossifikationszentrum, wie man es üblicherweise auch bei den Phalangen findet.

7. Die Clavicula liegt meist oberhalb, da die häufigste Ursache einer Dislokation im AC-Gelenk die direkte Gewalteinwirkung auf das Acromion ist. Auch die korakoklavikularen Bänder (Lig. conoideum, Lig. trapezoideum) können u. U. reißen.

8. Ein Sturz auf die Schulter, z.B. bei einem Reitunfall.

9. Das Gewicht der oberen Extremität und die Kontraktion des M. deltoideus ziehen das akromiale Ende der Clavicula nach unten. Die Lage von Clavicula und Processus coracoideus wird durch die kräftigen korakoklavikularen Bänder (Lig. conoideum, Lig. trapezoideum) gesichert. Der M. sternocleidomastoideus wird eher das innere Klavikuladrittel nach oben ziehen, da er ja an der Extremitas sternalis der Clavicula seinen Ursprung hat.

10. Mm. rhomboidei major und minor ziehen das Schulterblatt jeweils zur Medianen, so wird die Schulter gestützt.

11. Der M. latissimus dorsi adduziert den Arm, beteiligt sich an der Retroversion und rotiert den Humerus einwärts.

12. Der M. pectoralis major adduziert und rotiert den Humerus im Schultergelenk einwärts. Seine Pars clavicularis unterstützt zudem bei der Beugung (= Anteversion) im Schultergelenk.

13. Der M. pectoralis minor kippt die Schulter (und somit die obere Extremität) um die Thoraxwand nach vorne.

14. Indem man das Kinn gegen einen Widerstand nach lateral und oben zur Gegenseite kippt. Bei dieser Bewegung nähert sich der Processus mastoideus dem Sternum. Wenn sich beide Mm. sternocleidomastoidei gleichzeitig kontrahieren, kippt der Kopf nach hinten.

15. Natürlich. Wahrscheinlich sogar in vielen anderen Gelenken. Aber insbesondere finden bei Bewegungen im Schultergelenk auch Mitbewegungen in der Articulatio sternoclavicularis statt. Jede Bewegung im Schultergelenk löst nachfolgend Anpassungsvorgänge in anderen Körperabschnitten aus, um das Gleichgewicht zu halten.

16. Nein. Der Arm läßt sich bei fixierter Schulter nicht über die Horizontale elevieren.

17. Die Synovialflüssigkeit ist quasi die Schmiere für das Gelenk, verteilt die Druckkräfte innerhalb des Gelenkes und ernährt (per Diffusion) den hyalinen Faserknorpel der knöchernen Skelettelemente. Wenn sich der Druck auf die Synovialflüssigkeit erhöht, bleiben weniger Quervernetzungen der Glykoproteinmoleküle erhalten, und die Flüssigkeit wird zähflüssiger. Entsprechendes gilt auch umgekehrt.

18. Zuallererst luxiert das Schultergelenk nach vorne unten in den entsprechenden unteren, nicht sehr verstärkten Kapselbereich. So liegt der Humeruskopf nach Luxation entweder vorne unter dem Processus coracoideus oder hinten unterhalb der Spina scapulae. In sehr seltenen Fällen kann der Humeruskopf auch mit dem Arm in vertikaler Lage luxieren.

19. Der N. axillaris, da er unmittelbar neben dem unteren Abschnitt der Schultergelenkskapsel liegt. (Siehe hierzu auch Kap. 6.12).

20. Der M. subscapularis hilft bei der Adduktion und rotiert den Humerus einwärts (wichtigster Innenrotator im Schultergelenk). Daneben hilft er, das Schultergelenk zu stabilisieren.

21. Der M. teres major sowie die Ansatzsehne des M. latissimus dorsi bilden gemeinsam mit dem M. subscapularis die hintere Begrenzung der Achselhöhle.

22. Der M. supraspinatus ist insbesondere zu Beginn der Abduktion im Schultergelenk beteiligt. (Er unterstützt dabei den M. deltoideus.)

23. Der M. deltoideus ist der eigentliche Muskel für die Abduktion im Schultergelenk. Doch er kann diese Bewegung nicht auslösen. M. serratus anterior und M. trapezius rotieren das Schulterblatt auf der Thoraxwand und vergrößern so den tatsächlichen Bewegungsumfang des Humerus. Die Muskeln der Rotatorenmanschette (M. supraspinatus, M. infraspinatus, M. teres minor) stabilisieren das Schultergelenk. Ebenso wirkt die Sehne des langen Bizepskopfes.

24. Außenrotation des Humerus.

25. Der M. deltoideus (insbesondere seine Pars acromialis) abduziert den Oberarm.

26. Der Humeruskopf wurde aus der Fossa glenoidalis luxiert, und der harte «Klumpen», den man nun tasten kann, ist das Caput humeri.

27. Die Bursa subacromialis und die Ansatzsehne des M. supraspinatus.

28. Das Ellenbogengelenk ist disloziert. Der distale Humerus ist nach vorne aus der Incisura trochlearis der Ulna luxiert. Außerdem ist die Articulatio humero-radialis luxiert.

29. Der M. brachialis beugt im Ellenbogengelenk. Der M. coracobrachialis antevertiert und adduziert den Arm im Schultergelenk.

30. Der M. biceps brachii ist ein starker Beuger im Ellenbogengelenk bei supiniertem Unterarm und auch gegen Widerstand. Doch er wirkt bei proniertem Unterarm als wesentlich schwächerer Beuger. Wegen seiner Ansatzfläche an der Tuberositas radii ist der M. biceps brachii ebenfalls ein kräftiger Supinator, wenn der Unterarm in einer Normalposition ist – z. B. der Ellenbogen halb gebeugt ist.

31. Der M. triceps brachii streckt das Ellenbogengelenk (und somit den Unterarm).

32. M. triceps brachii.

33. Die Beugemuskeln am Oberarm, M. biceps brachii und M. brachialis, wirken gegen die Schwerkraft.

34. Wenn Sie Epicondylus medialis und Epicondylus lateralis humeri mit Ihrem Daumen bzw. Mittelfinger von hinten greifen, wird Ihr Zeigefinger mühelos an der Spitze des Olecranon zu liegen kommen und den dritten Punkt eines gleichseitigen Dreiecks markieren (Hueter-Dreieck). Wenn Ihnen das nicht gelingt, ist der Ellenbogen disloziert. Bei einer suprakondylären Humerusfraktur würde das Hueter-Dreieck erhalten sein.

35. Die Supination; deshalb haben Schrauben immer rechtsdrehende Windungen. Vergessen Sie nicht, daß auch der M. biceps brachii ein kräftiger Supinator neben dem M. supinator ist.

36. Da das proximale Handgelenk Ulnarabduktion und Ulnaradduktion zuläßt, um die zentrale Achse von Unterarm und Hand wieder anzupassen.

37. Im Normalfall geht die zentrale Achse durch den Mittelfinger. Um das zu erreichen, bewegt sich – vornehmlich infolge der Kontraktion des M. anconeus – das distale Ende der Ulna etwas nach lateral. Diese Bewegung ermöglicht einen zupackenden Griff, der auch an fixierten Objekten (wie z. B. einem Türknopf) zupackend bleibt, wenn sich ebenfalls Unterarm und Hand drehen.

38. Im Handgelenk lassen sich kombinierte Bewegungen in der Articulatio radiocarpalis sowie in den Articulationes intercarpales ausführen, die Beugung (90°), Streckung (45°), Ulnarabduktion (10°) sowie Ulnaradduktion (45°) zulassen. Ferner ist eine Kombination aus allen o. g. Teilbewegungen möglich, die Zirkumduktion, jedoch keine Rotation.

39. Bei der Ulnarabduktion im Handgelenk artikulieren Os trapezium und Os lunatum mit dem Radius; bei der Radialabduktion artikuliert vornehmlich das Os lunatum mit dem Discus articularis des proximalen Handgelenks.

40. Hauptfunktionen der einzelnen Muskeln:
Der M. pronator teres wirkt zum einen (bei gebeugtem Unterarm) als kräftiger Pronator und – mit seinem Caput humerale – als Beuger im Ellenbogengelenk.
Der M. flexor carpi radialis beugt und abduziert die Hand im proximalen Handgelenk radialwärts.
Der M. palmaris longus spannt die Palmaraponeurose und hilft bei der Beugung im Handgelenk.
Der M. flexor carpi ulnaris beugt und abduziert die Hand ulnarwärts.
Der M. flexor digitorum superficialis beugt im Handgelenk sowie in den Metakarpophalangealgelenken (= Grundgelenken) und in den proximalen Interphalangealgelenken (der Finger 2–5). Alle genannten Muskeln kontrahieren sich entsprechend bei der Zirkumduktion sowie bei Lagefixation des Handgelenks, um so einen festen Halt bei Fingerbewegungen zu gewährleisten.

41. Als Test für den M. flexor digitorum superficialis gilt: Legen Sie den Handrücken flach hin, und verhindern Sie die Beugung von Zeigefinger, Ringfinger sowie kleinem Finger. Versuchen Sie nun, den Mittelfinger einzubeugen. Er wird sich im Metakarpophalangealgelenk (= Grundgelenk) sowie im proximalen Interphalangealgelenk, nicht aber im distalen Interphalangealgelenk beugen lassen.
Als Test für den M. flexor digitorum profundus gilt: Legen Sie wiederum – wie oben – den Handrücken flach auf eine Unterlage, halten Sie den Mittelfinger durch Druck auf die mittlere Phalanx nach unten, und versuchen Sie so, ihn einzubeugen. Der M. flexor digitorum profundus wird nun im distalen Interphalangealgelenk einbeugen.

42. Ja, durchaus. Der M. biceps brachii ist auch ein kräftiger Supinator, und der M. pronator teres beugt auch im Ellenbogengelenk.

43. Im Grunde genommen alle Muskeln: man greift das Glas, das Handgelenk stabilisiert sich, und dessen Lage wird fein abgestimmt, wenn Ellenbogen- und Schultergelenk gegen die Schwerkraft gebeugt werden.

44. Wenn das der Fall wäre, wären Pronation und Supination eingeschränkt.

45. Die Position der Finger und des Daumens befähigt uns, Gegenstände schnell zu greifen. Zudem läßt sich der Daumen gegen jeden Finger führen, um zuzugreifen oder feinere Handgriffe auszuführen.

46. In den Metakarpophalangealgelenken (= Grundgelenken) lassen sich Flexion (90°), Extension (5°), Abduktion sowie Adduktion (40°) ausführen. Eine Kombination dieser Einzelbewegungen führt zur Zirkumduktion. Die Interphalangealgelenke gestatten nur Flexion (90°) sowie Extension. Mit Hilfe der Extension gelangt das gebeugte Gelenk dabei wieder in seine anatomische Ausgangslage, jedoch ist keine weitere Streckung möglich.

47. Diese Möglichkeit versetzt den Menschen erst in die Lage, auch sehr kleine Gegenstände mit außergewöhnlicher Präzision zu positionieren.

48. Es könnten parallel evolutionäre Prozesse betroffen sein, die die Fortleitung und Modifizierung von sensiblen Informationen aus der Peripherie zum Gehirn betreffen; so die bewußte Einschätzung, was man gerade hält, und der Nutzen, zu dem man es verwenden kann; ferner Korrelation, Integration sowie Feinabstimmung von entsprechenden Gegenreaktionen des Verhaltens und der Motorik.

49. Die Sehnen der Mm. lumbricales kreuzen vor die Metakarpophalangealgelenke (und beugen somit die Grundphalangen). Sie inserieren anschließend an den Dorsalaponeurosen der Finger. Deshalb strecken die Mm. lumbricales in den Mittel- und Endgelenken des 2. bis 5. Fingers.

50. Falls die Sehnenscheide des kleinen Fingers infiziert ist, kann sich die Infektion leicht auf die gesamte gemeinsame Sehnenscheide der Fingerbeuger (Vagina communis musculorum flexorum) ausbreiten, da die Sehnenscheide des kleinen Fingers mit ihr verbunden ist. Dies ist ein ernstzunehmendes Geschehen, da es zu bindegewebigen Reaktionen (Verklebungen) zwischen der entzündeten Sehnenscheide und den Sehnen der Fingerbeuger kommen kann, wodurch deren Beweglichkeit eingeschränkt wird.

51. Ein Hautschnitt zwischen Daumen und Zeigefinger (Abb. 6-86, Pfeil) ermöglicht die Drainage des Daumenballens. Ein Hautschnitt zwischen Mittel- und Ringfinger (Abb. 6-86, Pfeil) erlaubt die Drainage der Mittelloge.

52. Eine äußere Schicht aus Bindegewebe, die Gefäße und Nerven enthält (Tunica adventitia), eine mittlere Schicht aus glatter Muskulatur und elastischen Fasern (Tunica media) sowie eine innere Bindegewebsschicht und das Endothel (Tunica intima).

53. Eine Arterie überträgt die Pulsationen des Blutes, die den Kontraktionen der Herzkammern (Systole) entsprechen.

54. Eine tiefe Vene oder tiefe Venen hat/haben Verbindung mit einer oberflächlichen Vene.

55. Zuerst durch direkten Druck auf die Handinnenfläche und das Hochheben des Armes. Dabei sollte man zunächst abklären, ob sich nicht noch weitere scharfe oder spitze Gegenstände im Wundgebiet befinden. Wenn das nichts nützt, muß man die Arterie proximal der Läsion unterbinden.

56. Damit Sie den höheren Blutdruck in den Arterien aufrechterhalten und die Pulswelle abdämpfen können.

57. Die Lymphe aus dem Kleinfinger wird über Lymphgefäße parallel der V. basilaris zu axillären Lymphknoten geleitet; u.U. kann auch einmal ein Lymphknoten nahe dem Epicondylus medialis vergrößert sein.

58. Die Gefäßstenose liegt an der Aufteilung von rechter A. subclavia und rechter A. carotis communis.

59. Der M. serratus anterior kann die Scapula nicht an der Brustwand halten und sie auch nicht lateral- und ventralwärts an der Brustwand verschieben. Die Vorwärtsbewegungen des Schulterblattes sind kraftlos. Die Scapula (d.h. der mediale Skapularand) steht dabei etwas vom Thorax ab, wenn man sie zu bewegen versucht (Engelsflügelstellung, Scapula alata).

60. Die Abduktion des Humerus im Schultergelenk wäre dann kraftlos (hier unterstützt der M. supraspinatus den M. deltoideus); auch die Außenrotation wäre sehr eingeschränkt (da der M. infraspinatus eigentlich der kräftigste Außenrotator im Schultergelenk ist).

61. In einem Plexus werden motorische und sensible Fasern der Nervenwurzeln neu geordnet.

62. Einen Sensibilitätsverlust (Dermatom C7) über der Ventral- sowie Dorsalseite von Zeige-, Mittel- und Ringfinger und im mittleren Bereich von Vorder- und Rückseite von Hand und Handgelenk.

63. Die Scapula steht infolge Ausfall des M. serratus anterior etwas vom Thorax ab (Scapula alata); die Adduktion wäre infolge Ausfall von M. latissimus dorsi und M. pectoralis major kraftlos; außerdem wäre die Haut fleckig verfärbt, da die Hautdurchblutung keiner nervalen Kontrolle mehr unterläge; zudem wäre die Schweißsekretion vermindert (Ausfall des vegetativen Nervensystems).

64. Es wären die Muskeln der Beugerloge des Oberarms (M. biceps brachii, M. brachialis, M. coracobrachialis) gelähmt; so wäre die Beugung im Schultergelenk und insbesondere die Beugung im Ellenbogengelenk kraftlos. Außerdem gäbe es einen Sensibilitätsverlust an der Lateralseite des Unterarms.

65. Man sollte ein Anästhetikum an der Innen- und Außenseite der Fingerwurzel subkutan injizieren, um die Nn. digitales palmares proprii sowie die Nn. digitales dorsales zu erreichen. Man kann den Lokalanästhetika Katecholamine beifügen, um den Blutfluß einzuschränken und so auch ihre Wirkung zu sehen. Die glatte Muskulatur der Arterien kann aber u.U. überschießend auf die Katecholamine reagieren, wodurch es zum Gefäßspasmus in den Arterien kommen kann. Eine derartige Überreaktion unterbricht die Blutversorgung der Finger vollständig.

66. Eine Lähmung der Muskeln in der Beugerloge des Unterarms mit Ausnahme des M. flexor carpi ulnaris (dieser wird vom N. ulnaris innerviert). Somit besteht ein Ausfall der Beugung im Handgelenk, in den Metakarpophalangealgelenken sowie in den Interphalangealgelenken. Ebenso ist die Ulnarabduktion im proximalen Handgelenk kraftlos.

67. Da die beiden lateral gelegenen Mm. lumbricales (I, II) vom N. medianus innerviert werden. Die Mm. lumbricales I und II beugen im übrigen die Grundphalangen und strecken in Mittel- und Endgelenken von Mittel- und Zeigefinger.

68. Der N. ulnaris innerviert am Unterarm den M. flexor carpi ulnaris und den Teil des M. flexor digitorum profundus, der zum Ringfinger und zum Kleinfinger zieht. Deshalb wird eine Läsion des N. ulnaris auf Höhe des Ellenbogens die Ulnarabduktion im Handgelenk einschränken sowie die Beugung von Ring- und Kleinfinger minimieren. Hinzuzurechnen sind dann noch Bewegungseinschränkungen, die nach Schädigung der Nerven im Handgelenksbereich zu sehen sind (siehe Text).

69. Die Muskeln der Vorderwand der Achselhöhle (M. pectoralis major und M. pectoralis minor) werden durch die Nn. pectorales medialis und lateralis aus dem medialen bzw. lateralen Faszikel des Plexus brachialis versorgt. Der M. serratus anterior, der die mediale Wand der Achselhöhle bildet, wird vom N. thoracicus longus (C5–C7) versorgt.

70. Am auffälligsten wären die Befunde der Fallhand und der verlorenen Streckfähigkeit der Finger, was auf die Lähmung der Muskeln an der Dorsalseite des Unterarms (= Streckmuskeln!) zurückzuführen ist. Der M. triceps brachii dürfte wahrscheinlich nicht betroffen sein, da sich dessen Nerven bereits in der Axilla und am proximalen Oberarm aus dem Fasciculus dorsalis abgliedern. Ein Sensibilitätsverlust am Unterarm könnte u.U. schwierig zu diagnostizieren sein, da sich die Innervationsareale der medialen und lateralen Hautnerven des Unterarms an dessen Dorsalseite überlappen. In der Regel läßt sich aber ein gewisser Sensibilitätsverlust an der Radialseite des Handrückens nachweisen.

Untere Extremität

71. Der Schenkelhals (Collum femoris) trennt Caput femoris vom Femurschaft und Trochanter major, wodurch Einschränkungen des Bewegungsumfanges im Hüftgelenk minimiert werden. Auch das Schlüsselbein wirkt an der oberen Extremität in gleichem Sinne. Es wirkt als Strebe, über die die obere Extremität jetzt am Rumpf verankert ist, wobei aber im Schultergelenk dennoch ein weiträumiges Bewegungsspiel stattfinden kann.

72. Die ausladenden, Plateau-ähnlichen Gelenkflächen der proximalen Tibia, die mit den Femurkondylen artikulieren, ermöglichen bei den Bewegungen im Kniegelenk die Kraftübertragung des Gewichts der unteren Extremität auf den Unterschenkel.

73. Längs- und Quergewölbe des Fußes werden durch mehrere kleinere Knochen gebildet und durch Bänder und Muskeln mitgehalten. Mit Hilfe dieses Längs- und Quergewölbes wird das Körpergewicht auf den Untergrund übertragen, wobei eine Anpassungsfähigkeit erhalten bleibt, wenn man auf unebenem Gelände geht.

74. Die kollagenen Fasern, an denen sich die Kalziumhydroxylapatit-Kristalle des Knochens anlagern, sind entsprechend den Kraftlinien und im Knochen in Bündeln angeordnet. Viele dieser Kraftlinien (Kraftvektoren) ergeben sich aus der Resultante des Körpergewichts, die das Grundmuster der Trabekelarchitektur bestimmt. Beachten Sie insbesondere an den Röntgenbildern (Abb. 7-4, 7-5) den trabekulären Aufbau des Knochens (am Beispiel von Femur und Calcaneus). Studieren Sie am Femur den Verlauf der Trabekel (die sich an den Kraftvektoren ausrichten): sie ziehen vom Femurkopf schräg nach unten zur Innenseite des Femurschaftes.

75. Das Hüftgelenk der rechten Seite zeigt den Normalbefund. Der Hüftkopf der linken Seite scheint nicht homogen zu sein; zudem zieht eine Linie, die man an den Oberrand des Femurhalses legt, nicht durch das obere Drittel der Epiphyse des Femurkopfes.

76. Die Gelenkflächen des Schultergelenks ermöglichen einen großen, ausladenden Bewegungsumfang. Die Stabilität im Schultergelenk hängt von Bändern und besonders von Muskeln (wie z.B. den Muskeln der Rotatorenmanschette) ab. Die Gelenkflächen des Hüftgelenks bieten dagegen eine weit höhere Stabilität, was mit der gewichtstragenden Fortbewegung im Einklang steht; deshalb bietet auch das Hüftgelenk einen geringeren Bewegungsumfang.

77. Der Femurkopf der linken Seite ist luxiert. Die Ménard-Shenton-Linie ist unterbrochen.

78. Die Behandlung der angeborenen Hüftluxation besteht zunächst im Tragen eines Spreizhöschens. (Dabei wird in den Hüftgelenken abduziert.) In Nigeria werden die Babies oft von ihren Müttern rittlings mit gespreizten Beinen getragen. Deshalb ist eine angeborene Hüftluxation in diesem Land eher die Ausnahme.

79. Es ist mehr als wahrscheinlich, daß ein oder beide Kreuzband/bänder gerissen ist/sind. Durch die sog. «vordere» oder «hintere» Schublade läßt sich abklären, welches der beiden Kreuzbänder betroffen ist.

80. Es ist sehr wahrscheinlich, daß der mediale Meniskus des betroffenen Knies geschädigt wurde. Der mediale Meniskus ist mit dem Innenband fest verbunden und ist bei Rotationsbewegungen stärker belastet. Dies ist z.B. der Fall, wenn man sich plötzlich im Femur gegenüber der Tibia zu drehen versucht.

81. Wenn die Verletzung auf einem seitlichen «Umknicken des Fußes» (= Heben des äußeren Fußrandes) beruht, können die lateralen Strukturen des oberen Sprunggelenks verletzt sein – das Außenband (mit seinen drei Anteilen) und der Außenknöchel. Geht die Verletzung auf Umknicken des Fußes (im Sinne von Heben des inneren Fußrandes) zurück, können mediale Strukturen des oberen Sprunggelenks betroffen sein – wie z.B. das Ligamentum deltoideum und der Innenknöchel. (Es gibt natürlich auch weitere Ursachen von Verletzungen im Sprunggelenk.)

82. Der M. glutaeus maximus ist zum einen ein kräftiger Außenrotator des Oberschenkels; zum anderen spannt er den Tractus iliotibialis mit. Dies insbesondere dann, wenn man auf einem Bein steht.

83. Gemeinsam stabilisieren diese drei Muskeln das Hüftgelenk. Sie sind auch mehr oder minder starke Außenrotatoren im Hüftgelenk.

84. M. psoas major und M. iliacus sind kraftvolle Beuger im Hüftgelenk (oder sie beugen bei festgestelltem Oberschenkel den Rumpf nach vorne.)

85. Nach einer Schenkelhalsfraktur ist der Femurschaft von der Einschränkung durch das Hüftgelenk entledigt. Der M. psoas major zieht nach vorne zum Trochanter minor an den nun freibeweglichen Femurschaft und dreht somit den Femur nach lateral (Abb. 7-18).

86. Der M. adductor longus kontrahiert sich bei Innenrotation im Hüftgelenk.

87. Die ischiokruralen Muskeln strecken im Hüftgelenk und beugen im Kniegelenk.

88. Alle vier Muskeln des M. quadriceps strecken im Kniegelenk. Der M. rectus femoris stabilisiert auch das Hüftgelenk und unterstützt zudem den M. iliopsoas bei der Beugung im Hüftgelenk.

89. Die Anheftung des M. vastus medialis an der Medialseite der Patella verhindert u.U. eine tendenzielle, mögliche Patellaluxation. Diese ergibt sich oft aus der Achsknickung des Femurschaftes zur Tibia.

90. Eine Ruptur des M. rectus femoris.

91. Die Adduktoren können auch außenkreiseln; der M. adductor magnus hilft ferner bei der Streckung des Oberschenkels (vergleichbar den ischiokruralen Muskeln); der M. gracilis beugt zudem im Kniegelenk und rollt den Unterschenkel nach innen.

92. Das Tuberculum pubicum läßt sich leicht tasten, indem man die Ursprungssehne des M. adductor longus aufsucht und sie zu ihrem Anheftungsareal nach kranial bis zum Os pubis

unmittelbar unterhalb und medial des Tuberculum pubicum verfolgt.

93. Der M. adductor magnus hat im Hüftgelenk sowohl Adduktions- als auch Streckfunktionen. Deshalb wird er von N. obturatorius und N. ischiadicus innerviert.

94. Der M. popliteus löst die 180°-Streckung im Kniegelenk, indem er den Femur auf der Tibia einwärts rotiert.

95. Die Muskeln der Streckerloge am Unterschenkel wirken als Dorsalflexoren (= Strecker) des Fußes im oberen Sprunggelenk. Der M. tibialis anterior hilft zudem bei der Supination des Fußes mit und beteiligt sich auch bei der Verspannung des Quergewölbes des Fußes.

96. M. peroneus longus und M. peroneus brevis beteiligen sich an der Pronation des Fußes sowie an der Plantarflexion des Fußes im oberen Sprunggelenk.

97. Die oberflächlichen Muskeln der Wade (Teil der Beugerloge) flektieren den Fuß kraftvoll plantarwärts; so kann man auf den Zehenspitzen oder Fußspitzen stehen. Der M. soleus ist dabei eher ein Haltemuskel, während der M. gastrocnemius den Weitsprung gewinnen hilft.

98. 1. In unbelastetem Zustand wird eine Achillessehnenruptur keine Auswirkungen zeigen außer, daß die Plantarflexion schwächer ist. 2. Bei Belastung ergibt sich ein Unvermögen, den Körper beim Gehen vorwärts zu bewegen.

99. Mediale Außen- und Innenrotation des Beines findet nur im Hüftgelenk statt. Das Hüftgelenk ist ein spezifiziertes Kugelgelenk, das man Nußgelenk nennt.

100. Bei vollem Körpergewicht, das nach vorne auf die Zehen übertragen wird, und bei verminderter Spannung der kleinen Fußsohlenmuskeln nimmt das Längsgewölbe des Fußes zu.

101. Dorsalextension und Plantarflexion erfolgen im oberen Sprunggelenk (einem Scharniergelenk); Heben des äußeren Fußrandes (= Pronation oder Eversion) und Heben des inneren Fußrandes (= Supination oder Inversion) sind Bewegungen im unteren Sprunggelenk.

102. Beugung und Streckung sowie leichte Abduktion und Adduktion kann man in den Zehengrundgelenken, Metatarsophalangealgelenken (Kugelgelenke), ausführen. In den Zehengelenken (Interphalangealgelenke) sind nur Flexion und Extension möglich (diese sind also Scharniergelenke).

103. Das Unterhautfettgewebe der Ferse stellt ein elastisches Kissen dar, das Kräfte abfedert, die zwischen Untergrund und Ferse übertragen werden. Dieses Fettpolster ist also ein ausgezeichnetes Dämpfungsglied von Erschütterungen.

104. Die Endsehnen des M. flexor digitorum superficialis spalten sich auf. So können die Sehnen des M. flexor digitorum profundus diese Sehnen durchbrechen und an den Basen der distalen Phalangen inserieren.

105. Das Krallen der Zehen hilft mit, bei aufrechter Körperlage das Gleichgewicht zu halten; es erleichtert auch bei der Fortbewegung die Vorwärtsbewegung.

106. Der N. plantaris medialis ist bezüglich seines Innervationsmusters vergleichbar mit dem N. medianus.

107. Mit Erreichen einer aufrechten Körperhaltung muß der venöse Rückstrom des Blutes zum Herzen auf den oberflächlichen Venen der unteren Extremität eine größere Strecke gegen die Schwerkraft zurücklegen. Venenklappen und Vv. communicantes unterstützen den venösen Rückstrom zum Herzen. Mit Hilfe der Vv. communicantes kann das Blut von den oberflächlichen Venen in die tiefen Venen abgeleitet werden. (Die tiefen Venen entleeren sich mittels der Muskelpumpe.)

108. Arcus palmaris superficialis und Arcus palmaris profundus der Hand sind prinzipiell vergleichbar, doch gibt es am Fuß keinen entsprechenden Arcus plantaris superficialis. Ein Grund dafür ist wahrscheinlich der Druck, der beim aufrechten Stand durch das Körpergewicht ausgeübt wird.

109. Verdacht auf unzureichende arterielle Blutversorgung. Man sollte alle Pulse der wichtigen Arterien an der unteren Extremität (wie z.B. Puls der A. tibialis hinter dem Innenknöchel, Puls der A. dorsalis pedis am Fußrücken) tasten und nach der Ursache des Befundes suchen. Eine pharmakologische Blockade oder eine chirurgische Durchtrennung sympathischer Nerven kann u.U. helfen. Manchmal können auch Gefäßprothesen vorteilhaft sein. Auch muß man die operative Entfernung des nekrotischen Bezirks ins Auge fassen.

110. Nein, da es an der Wade kein so fest durch Bindegewebssepten eingeengtes Kompartiment gibt.

111. S3, S4. Beachten Sie, daß diese Tatsache den kaudalen Ursprung dieser Region widerspiegelt. Die unteren Extremitäten entwickeln sich als lateraler Fortsatz des Stamms kranial dieser Region und drehen sich anschließend in ihre endgültige Position.

112. L2, L3, L4, sensible Nervenwurzeln werden stimuliert. Sensible (afferente) Fasern gehen auf Rückenmarkshöhe L2, L3, L4 mit motorischen (efferenten) Neuronen synaptische Verbindungen ein. So bildet sich ein monosynaptischer Reflex (= Eigenreflex). Man löst den Patellarsehnenreflex aus, um das intakte Zusammenwirken sensibler und motorischer Fasern zu testen. Das umfaßt den Reflexbogen und auch die Auslösbarkeit des Reflexes. Diese ist auch von Einflüssen aus höheren Zentren abhängig. Die Reflexantwort einer Seite muß immer mit der Gegenseite verglichen werden.

113. Der N. obturatorius liegt im Becken unmittelbar lateral des Ovars. Die Ruptur der Follikel bei der Ovulation kann den in unmittelbarer Nähe verlaufenden Nerven irritieren.

114. Ein Nachuntenfallen des Fußes mit Schwäche und Verlust der Dorsalextension und der Pronation (infolge Lähmung der Muskeln von vorderem und lateralem Kompartiment). Sensibilitätsverlust am digitalen äußeren Bereich des Unterschenkels sowie am Fußrücken.

115. Lähmung und Schwäche der Unterschenkel- und der Plantarmuskeln (N. tibialis) plus der Muskeln der Tibialis-anterior- und Peroneusloge (N. fibularis communis); nahezu vollständiger Sensibilitätsverlust distal des Knies. Ein großes Handicap ist dabei das Vorfallen des Vorfußes, das man aber einfach durch einen Zügel beheben kann, der vorne am Schuh geführt ist und durch ein Band unterhalb des Knies gehalten wird.

Wirbelsäule

116. Das Wachstum der Wirbelsäule während der Entwicklung verlängert die knöcherne Wirbelsäule mehr (in rostrokaudaler Richtung) als das Rückenmark.

117. Die Seite des Spielbeins. Der M. erector spinae kontrahiert sich, um die Wirbelsäule nach lateral (vom Standbein weg) zu beugen; so kann der Schwerpunkt des Körpers, der aus dem Lot war, wieder ins Lot gebracht werden.

118. Im Atlantookzipitalgelenk sind Nickbewegungen mit leichter Seitwärtsbeugung, aber keine Rotationsbewegungen möglich. Im Atlantoaxialgelenk dreht sich der Atlas (C1) um den Dens axis des 2. Halswirbels (Axis).
Die Gelenkflächen im Bereich der Halswirbelsäule liegen in einer Horizontalebene, die etwa 45° gegen die Horizontale geneigt ist. Dadurch sind Flexion/Extension und etwas Lateralflexion möglich.
Die Gelenkflächen im Bereich der Brustwirbelsäule sind quasi am Rand eines großen Kreises angeordnet, dessen Mittelpunkt der Rumpf ist. Somit ist in diesem Wirbelsäulenabschnitt Rotation, doch nur in sehr geringem Ausmaß Flexion bzw. Extension möglich. Die letztgenannten werden durch die Rippen eingeschränkt.
Die Gelenkflächen im Bereich der Lendenwirbelsäule liegen am Rand eines Kreises, dessen Mittelpunkt aber dorsal des Rumpfes liegt. Deshalb können die Gelenkflächen die Gelenke aufgrund ihrer Stellung stark verriegeln. So ist im Bereich der Lendenwirbelsäule etwas Flexion und Extension, aber keine Rotation des Rumpfes möglich.

119. Zusätzliche Halsrippen schaffen mehr neue Probleme. Wurzel Th1 bildet den unteren Teil des Plexus brachialis. Sie tritt an der Brustwand hervor, zieht über die erste Rippe und erreicht so den Plexus. Wenn eine Halsrippe vorhanden ist, zieht die Wurzel Th1 über diese Halsrippe und wird gedehnt, wenn der Arm z.B. ein schweres Gewicht trägt.

120. Das Lig. transversum atlantis verhindert, daß der Dens axis nach dorsal wandert und so die Medulla oblongata und das obere Halsmark schädigt.

121. Die Ligg. alaria schränken Rotations- sowie Flexions/Extensionsbewegungen zwischen Hinterhauptbein und Axis ein.

122. Um den Raum zwischen den Lendenwirbeln L4 und L5´ zu öffnen. Dort wird dann die Nadel zur Lumbalpunktion gesetzt.

123. Lähmung und Sensibilitätsverlust unterhalb der Läsion. Vegetative Reflexe unterliegen nicht mehr der Kontrolle höherer Zentren – daher der Verlust der Koordination der Eingeweidereflexe.
Der Patient könnte das Zwerchfell nützen (C3, C4, C5) und somit atmen.
C5 und C6 blieben unversehrt; deshalb wären die meisten Schulterbewegungen möglich, wenngleich die Abduktion im Schultergelenk noch am meisten betroffen wäre und schwächer ausfiele. Im Ellenbogen wäre Flexion möglich, und eine leichte Beugung wäre auch im Handgelenk durchführbar.

124. Zwerchfell- und Rippenatmung wären nicht beeinflußt, auch nicht die entsprechenden sympathischen Reflexe.

125. Die relativ häufig auftretende Läsion würde Schmerzen auslösen, die nach unten und nach lateral am Bein ausstrahlen und zum Fuß ziehen (Dermatom S5). Es ergäbe sich auch eine Einschränkung der Pronation des Fußes.

Thorax

126. Die sechste oder siebte Rippe.

127. Die zehnte Rippe.

128. 1. Sobald die oberen Enden der Costae verae angehoben werden, nehmen im oberen Thoraxbereich sowohl der sagittale als auch der transversale Thoraxdurchmesser zu. Im unteren Thoraxbereich vergrößert sich nur der transversale Thoraxdurchmesser merklich. Diese Veränderungen gehen mit einer deutlichen Vergrößerung des vertikalen Thoraxdurchmessers einher. Diese wird durch die Kontraktion des Zwerchfells verursacht. 2. Bei Ruheatmung bewegt sich der Thorax (insbesondere bei Männern) wesentlich weniger, und die Atembewegungen werden vornehmlich durch das Zwerchfell ausgeführt. Dadurch vergrößert sich der vertikale Thoraxdurchmesser.

129. Durch Beobachtung der Bewegungen des Zwerchfells mittels Röntgen und eines Bildschirms (Durchleuchtungstechnik).

130. Die Erhaltung des schmalen Recessus costodiaphragmaticus ist wichtig. Dieser verschafft dem Zwerchfell die Möglichkeit, am Rippenrand in der Weise zu ziehen, daß sich bei Inspiration die unteren Rippen nach oben und außen bewegen. Wenn der Recessus costodiaphragmaticus von Haus aus maximal erweitert ist, wie etwa bei Dilatation und Fibrose der Alveolen (Lungenemphysem), können die unteren Rippen jedoch durch die Kontraktion des Zwerchfells nur mehr nach innen bewegt werden.

131. Bei maximaler Inspiration senken sich die Zwerchfellkuppen so, daß sie vorne nicht höher als auf dem Niveau des 6. Interkostalraums stehen; bei maximaler Exspiration steigen die Zwerchfellkuppen bis auf Höhe des 4. Inter-kostalraums. Herz und Perikardhöhle werden nach kaudal gezogen, wenn sich das Zwerchfell absenkt.

132. Die scharfe Kante einer gebrochenen Rippe kann die Pleurablätter und die darunterliegende Lunge durchstoßen, wodurch Luft in den Pleuraspalt gelangt (Pneumothorax). Gleichzeitig sammelt sich u. U. Blut aus der Fraktur im Pleuraspalt (Hämatothorax). Blut kann aber auch in die Schichten der Brustwand gelangen.

133. Der N. intercostalis zieht mit der A. und V. intercostalis unter/hinter dem Unterrand einer Rippe im Sulcus costalis. Er verläuft somit sowohl unter den Mm. intercostales externi als auch den Mm. intercostales interni. Die Punktionsnadel zur Anästhesie eines Interkostalnerven sollte man deshalb nach oben und unter die Rippe ausrichten.

134. Eine Kontraktion der muskulären Anteile des Zwerchfells senkt die Zwerchfellkuppen und das Centrum tendineum des Zwerchfells ab. Dieses ist an der thorakalen Seite mit dem Pericardium fibrosum des Herzbeutels verwachsen. Durch dieses Absenken (bei Inspiration) wird der vertikale Thoraxdurchmesser vergrößert, und die Lungen weiten sich aus.

135. Bei Ruheatmung bewegen die Mm. intercostales externi die Rippen nur wenig, verglichen mit der (gleichzeitigen) größeren Bewegung des Zwerchfells. Diese vergrößert den vertikalen Thoraxdurchmesser und erweitert auch den transversalen Durchmesser im kaudalen Thorax.
Bei forcierter Atmung kontrahieren sich sowohl Mm. intercostales externi als auch Mm. intercostales interni.

136. Vorwiegend in der Haut und in der Pleura parietalis.

137. Sowohl Rami communicantes grisei als auch Rami communicantes albi sind vorhanden. Am fixierten Material läßt sich mit bloßem Auge eine Farbunterscheidung (grau/weiß) wohl kaum durchführen; aber das vorhandene Myelin verleiht den präganglionären Fasern ein «weißes Aussehen», während die Rami, die überwiegend nichtmyelinisierte postganglionäre Fasern enthalten, eher grau erscheinen.

138. Es finden sich in den Nn. splanchnici major und minor vorwiegend myelinisierte, weiße Fasern, die präganglionär sind. Diese präganglionären Fasern ziehen zu den vegetativen Ganglien im Abdomen (wie z. B. Ganglion coeliacum), wo sie synaptische Verbindungen eingehen.

139. Die Lungenbezirke sind bei einem Kind dichter, da sich die Verschmälerung der Alveolarsepten erst in den ersten Lebensjahren vollzieht. Diese Verschmälerung der Alveolarsepten verschiebt das Verhältnis Luft zu Bindegewebe zugunsten der Luft, und somit können Röntgenstrahlen den Thorax leichter durchdringen.

140. Die Stimulation der efferenten Vagusfasern löst eine Bronchialobstruktion und eine vermehrte Schleimsekretion aus. Die Stimulation der afferenten Vagusfasern kann aber auch über den Hering-Breuer-Reflex bei niederen Säugern den Atmungszyklus beeinflussen.

141. Lagern Sie den Patienten in Bauchlage mit Drehung des Kopfes zu einer Seite.

142. Der mobile Brustwandlappen («Flattersegment») wird durch den zunehmenden negativen Druck in der Pleurahöhle bei Einatmung nach innen gesogen. Durch dieses Phänomen sind die mechanischen Phänomene der Atmung dem Normalzustand genau entgegengesetzt («paradoxe Atmung»). Somit ist der Gasaustausch in den Lungen deutlich reduziert.

143. Das Oberfeld der rechten Lunge ist sehr röntgendicht infolge des Kollapses des rechten Oberlappens.

144. In der rechten Lunge, da der rechte Hauptbronchus die Richtung der Trachea fortführt und zudem weitlumiger (als der linke Hauptbronchus) ist.

145. Der Apfelkern ist in den linken Hauptbronchus gelangt. Das Thoraxübersichtsbild in Inspiration (Abb. 11-31) scheint ohne Befund zu sein. Bei Exspiration scheint sich jedoch die linke Lunge nicht zu verkleinern, wohingegen die rechte Lunge außerordentlich stark einsinkt. Auch sieht man bei Exspiration eine Mediastinalverlagerung nach rechts. Die Erweiterung des linken Hauptbronchus bei Inspiration läßt etwas Luft um das Hindernis herum passieren, während sich bei Entfaltung der Hauptbronchuswand der Bronchus eng um das Hindernis legt. So entsteht eine Einbahnstraße mit einseitigem Klappenverschluß. Die Atemexkursionen der rechten Lunge sind tiefer und stellen den Versuch dar, das Defizit im Gasaustausch der linken Lunge zu kompensieren.

146. Postnatal, wenn der Lungenkreislauf aufgebaut ist, wird das Blut bei einem Ventrikelseptumdefekt vom linken zum rechten Ventrikel strömen.

147. Weitere, relativ häufige, angeborene Herzmißbildungen sind:
– Vorhofseptumdefekt: meist ein Defekt am Foramen ovale, das verschlossen sein sollte; aber gelegentlich auch ein Septum-primum-Defekt, der einen Verschluß nicht ermöglicht.
– Ventrikelseptumdefekt: entweder in der Pars muscularis oder in der Pars membranacea des Ventrikelseptums. Die Pars membranacea entsteht im übrigen aus dem Endokardkissen.
– Störungen der Septenbildung in den großen Gefäßen (dazu zählt auch die Transposition von Aorta und Truncus pulmonalis).
– Störung eines offenen Ductus arteriosus (Botalli), der sich postnatal nicht verschließt.

148. Die Aorta hat die dickste Wand, die Wand des Truncus pulmonalis ist schon etwas dünner, und die Wand der V. cava inferior bzw. superior ist am dünnsten. Dieser Umstand spiegelt den Unterschied im hydrostatischen Druck wider, den das Blut bei Passage der einzelnen Gefäßabschnitte aufbaut. Aorta und Truncus pulmonalis haben in ihrer Wand einen hohen Anteil an elastischen Fasern, um die jeweils von den Kammern ausgehenden Pulsationen abzudämpfen («Windkesselfunktion der Aorta»).

149. Da 1. die Entleerung des rechten Vorhofs vorwiegend auf Entspannung und Rückstoß des rechten Ventrikels beruht (und nicht so sehr auf der Kontraktion des rechten Vorhofs); weil 2. das Vorhandensein von Klappen den venösen Rückstrom des Blutes u. U. einschränken könnte.

150. Das Vorkommen eines Foramen ovale beim Feten ermöglicht die Passage sauerstoffreichen Blutes vom rechten zum linken Herzen auf Vorhofebene unter Umgehung der noch funktionslosen Lungenstrombahn. Das Foramen ovale schließt sich unmittelbar nach der Geburt. Dies geschieht durch folgende Mechanismen: in erster Linie Druckanstieg an der linken Herzseite infolge der einsetzenden Atembewegungen, der Belüftung der Lungen sowie der Verminderung des Widerstandes im Lungenkreislauf; so verursacht die vermehrte Füllung des linken Vorhofs das Aneinanderlegen der Wände des Foramen ovale («Kulissenphänomen»; Septum primum) an das Septum secundum. Später verschließt Bindegewebe diese Nahtstelle.
Bleibt das Foramen ovale auch nach der Geburt weiter offen, führt das zu einem ineffektiven Pumpmechanismus und – bei entsprechend großem Defekt – zu einer Vermischung von sauerstoffreichem und sauerstoffarmem Blut (ein Grund für ein sog. «blue baby»).

151. Die Chordae tendineae stellen mit ihrer Verankerung an den Segelklappen sicher, daß die AV-Klappen bei der Kammersystole nicht in die Vorhöfe zurückschlagen können. Die Chordae tendineae verhindern so Klappeninsuffizienzen.

152. Der rechte Vorhof erhält bei Trikuspidalinsuffizienz nicht nur Blut aus den Vv. cavae inferior und superior, sondern auch Blut aus dem rechten Ventrikel. Dies bewirkt eine unzureichende Entleerung des venösen Systems, was eine Lebervergrößerung und ein Anschwellen der Beine (infolge von Flüssigkeitsverlagerung ins subkutane Gewebe; Ödembildung) zur Folge hat. Die Flüssigkeit wird unzureichend abgeleitet, da ein höherer hydrostatischer Druck in den Venen und somit auch in den Kapillaren besteht.

153. Die Pulmonalklappe besitzt drei halbmondförmige Taschen (deren Vorwölbungen gegen die Stromrichtung zeigen); diese taschenförmigen Ausbuchtungen sind an der Basis des Truncus pulmonalis fixiert und öffnen sich während der Kammersystole. Die Trikuspidalklappe besteht aus drei flachen Segeln, die am bindegewebigen Atrioventrikularring des Herzskeletts befestigt und über Chordae tendineae an den Papillarmuskeln des rechten Ventrikels verankert sind. Die Trikuspidalklappe verschließt den rechten Atrioventrikularkanal während der Systole.

154. Die Lungenvenen entwickeln sich zunächst als ein Paar venöser Aussackungen aus dem linken Vorhof. Anschließend teilen sich diese, die ersten Anteile werden in den linken Vorhof eingegliedert und sind nun Bestandteile der Vorhofwand aus glatten Muskelzellen. Gelegentlich werden mehr oder weniger Pulmonalvenenanteile in den linken Vorhof eingegliedert.

155. Die Pumpleistung des linken Herzens wird insuffizient, und die Lungen werden sich mit Blut füllen, wodurch es zu einer unzureichenden Sauerstoffabladung des Blutes kommt. Das wiederum würde zu einer stärkeren Rechtsherzbelastung führen, was im weiteren Verlauf eine Rechtsherzinsuffizienz zur Folge haben könnte.

156. Durch den linken Ventrikel muß – im Vergleich zum rechten Ventrikel – ein größerer Druck aufgebaut werden, um das sauerstofffreie Blut in die Aorta und durch den gesamten Körperkreislauf zu pumpen. Der rechte Ventrikel pumpt das Blut in den Lungenkreislauf. Die Dicke der Kammerwände spiegelt dies wider.

157. Das Herz ist vergrößert, sein Horizontaldurchmesser beträgt das 0,6fache des Thoraxdurchmessers.

158. Da die Lymphgefäße resorbierte kurzkettige Triglyzeride aus den intestinalen Villi abgeben.

159. Das linke Atrium liegt vor dem Ösophagus, und ein vergrößerter linker Vorhof (z. B. bei einer Mitralstenose) kann u. U. den Ösophagus eindrücken.

160. Die A. pulmonalis dextra überkreuzt den Ösophagus und drückt ihn ein.

161. Die Vv. oesophageales erweitern sich und bilden unmittelbar unter der Schleimhaut längsverlaufende variköse Kanäle. Diese Ösophagusvarizen sind durch die Passage von Speisen sehr verletzungsgefährdet.

162. So kann sich das Lumen der Trachea (durch die glatten Muskeln der Paries membranacea) verändern, während es gleichzeitig durch die Knorpelspangen offengehalten wird.

163. Rechter und linker Hauptbronchus entstehen hinter dem Manubrium sterni auf Höhe der Symphysis manubriosternalis.

164. Man sieht bei Inspiration die gelähmte Zwerchfellkuppe am Röntgenschirm höher steigen statt tiefer treten, da sie infolge des erhöhten negativen intrathorakalen Drucks nach oben gezogen wird.

Abdomen und Becken

165. Das Lig. iliolumbale verhindert mit den hinteren Zwischenwirbelgelenken, daß der fünfte Lumbalwirbel auf der Basis ossis sacri nach vorne und unten gleitet oder kippt.

166. Die geschlechtsspezifischen Unterschiede in der Behaarung beginnen sich in der Pubertät auszuprägen. Bei Männern reicht die Behaarung von der Schamregion bis zum Nabel (und kann auch mehr Fläche an der vorderen Bauchwand bedecken); bei Frauen endet die Schambehaarung an der oberen Grenze des Mons pubis.

167. Pathologisch erhöhte Androgenbildung bei Frauen kann zu einem männlichen Behaarungstyp führen; das Fehlen einer Androgen-abhängigen Behaarung kann andererseits auf das Fehlen

von Androgenrezeptoren oder auf eine Störung hinweisen, bei der bei einem genetisch determinierten Mann keine Androgene gebildet werden.

168. Die Muskeln der vorderen Bauchwand kontrahieren sich:
1. bei Ausatmung, besonders am Ende von forcierter Ausatmung.
2. Insbesondere der M. rectus abdominis kontrahiert sich beim Aufrichten des Oberkörpers aus dem Liegen und beim Wiederzurücklegen. Der M. rectus abdominis ist nur nicht beim Aufrechtsitzen an dem Punkt beteiligt, bei dem das Halten des Gleichgewichts lediglich minimalen Aufwand erfordert. Die Kontraktion des M. rectus abdominis wirkt der Schwerkraft beim langsamen Zurücklegen entgegen und liefert aber auch beim Aufstehen die notwendige Kraft.
3. Ehe man den Körper aufzurichten beginnt, atmet man tief ein, und der Larynx ist verschlossen, um intrathorakal das Volumen zu halten. Gleichzeitig kontrahieren sich die Bauchmuskeln, um den hohen intraabdominellen Druck bei Streckung der Wirbelsäule zu halten.
4. Bei Bauchsperre und beim Husten kontrahieren sich die Bauchmuskeln stark.

169. Die Muskeln der vorderen Bauchwand unterstützen und schützen die vordere Bauchwand und helfen mit, das mögliche abdominelle Volumen zu verringern. Wenn sich das Zwerchfell ebenfalls kontrahiert, nimmt der intraabdominelle Druck zu. Der M. rectus abdominis wirkt auch als Beuger der Lendenwirbelsäule.

170. Afferenter und efferenter Schenkel des Bauchdeckenreflexes laufen in den unteren Nn. intercostales (Th6–Th12).

171. Der Reflex ist ein Schutzreflex. – Leichte, nicht wahrgenommene Reize lösen eine Kontraktion der Bauchwand aus, die die inneren Organe schützt.

172. Ein Fehlen des Bauchdeckenreflexes zeigt eine Störung in thorakalen afferenten (sensiblen) oder in efferenten (motorischen) Neuronen oder in spinalen Interneuronen an. Diese vervollständigen den Reflexbogen.

173. Eine Reizung des Peritoneum parietale der vorderen Bauchwand löst starke reflektorische Kontraktionen der Muskeln der vorderen Bauchwand aus. Blut, saures Milieu und Entzündungsherde sind starke Reize für das parietale Peritoneum.

174. Die Hautnerven treten als laterale Gruppe (entlang der vorderen Axillarlinie) und als vordere Gruppen (durch den M. rectus abdominis) am Thorax hervor. Die Innervation des Xiphoids erfolgt über Th6, die des Nabels über Th10 und die der Symphyse über L1.

175. Der Kremasterreflex ist wahrscheinlich ein Schutzreflex, dient aber auch der Kontrolle der Hodentemperatur.

176. Die regelhafte Spermiogenese des Menschen benötigt eine Temperatur, die mehrere Grade niedriger als die Körperkerntemperatur ist. Die Lysosomen von Spermatozyten und Spermatiden sind – wie man weiß – gegenüber höheren Temperaturen empfindlich. Diese Tatsache könnte eher Folge des Descensus testis als dessen Ursache sein, da einige Spezies (wie z.B. die Elefanten) funktionsfähige Hoden im Abdomen besitzen.

177. Der Anulus inguinalis superficialis wird zum einen durch begleitende Sehnenfasern, zum anderen – mehr medial – durch das Lig. reflexum des Lig. inguinale verstärkt.

178. Husten, Bauchpresse (um Harn abzugeben oder zur Defäkation) und das Hebens schwerer Lasten. Die Muskeln der vorderen Bauchwand und das Zwerchfell bewirken den Druckanstieg. Auch die Beckenbodenmuskulatur kontrahiert sich, um die Kontinenz zu sichern.

179. Das erneute Auftreten einer indirekten Hernie, die einmal zurückgedrängt wurde, läßt sich verhindern, indem man beim Husten oder Pressen den Daumen über dem Anulus inguinalis profundus eindrückt. Eine direkte Hernie wird bei diesem Handgriff erneut medial des Daumens zum Vorschein kommen.

180. Eine Leistenhernie erscheint medial des Tuberculum pubicum, eine Schenkelhernie liegt lateral.

181. Der M. rectus abdominalis wird bei Paramedianschnitten eher nach lateral verlagert, da Interkostalgefäße und Interkostalnerv den Muskel von lateral erreichen.

182. Der M. psoas major beugt kraftvoll im Hüftgelenk. Beim Gehen kontrahiert er sich am Ende der Standphase, um die Streckung abzubrechen, sowie am Beginn der Schwungphase, um die Beugung anzustoßen. Nachher, in der eigentlichen Schwungphase, ist nur mehr geringe Muskelkraft erforderlich, da das erzeugte Drehmoment ausreicht. Der M. psoas major kontrahiert sich bei jeder stärkeren Hüftbeugung, wie beim Aufrichten des Oberkörpers aus dem Liegen. Er kontrahiert sich auch bei der Beugung der Lendenwirbelsäule.

183. An der Hüftbeugung ist der M. iliacus mitbeteiligt, an der Beugung der Lendenwirbelsäule nicht.

184. Der M. quadratus lumborum wirkt an der Lateralflexion des Rumpfes in der Lendenwirbelsäule mit und hält die 12. Rippe in ihrer Lage bzw. zieht sie nach abwärts, wodurch er die Atmung unterstützt.

185. Die motorische Innervation des Zwerchfells erfolgt über den N. phrenicus (C3, 4,5); die sensible Innervation des Zwerchfells sowie der bedeckenden Pleura parietalis bzw. des Peritoneum parietale stammt ebenfalls größtenteils aus dem Zwerchfell, aber ein kleiner lateraler Muskelstreifen wird von den unteren Interkostalnerven sensibel versorgt.

186. Neben anderen Dingen auch deshalb, um zu lernen, wie man die Beckenbodenmuskulatur zur gleichen Zeit entspannen kann, während man durch Kontraktion der Bauchwandmuskeln zunehmenden intraabdominellen Druck aufbaut. Das angeborene Reflexgeschehen würde den Beckenboden kontrahieren, wenn der intraabdominelle Druck ansteigt.

187. Diese Gefäßnervenstraße liegt zwischen M. transversus abdominis und M. obliquus internus abdominis.

188. Eine Reizung von beiden Stukturen würde Schmerzen verursachen. Die Irritation aus dem Peritoneum parietale läßt stechende, lokal begrenzte Schmerzen unmittelbar über dem Ort des Geschehens entstehen; Schmerzen aus dem Peritoneum viscerale sind eher stumpf, lassen sich nicht so leicht lokalisieren und werden zur Medianen hin projiziert. Aus dem Vorderdarmbereich strahlen sie ins Epigastrium, aus dem Mitteldarm in die Umbilikalregion und aus dem Enddarm in die suprapubische Region. Bedenken Sie, das Peritoneum viscerale ist – anders als das Peritoneum parietale – unempfindlich gegen Durchtrennung und Verbrennung; aber es reagiert auf Spannung.

189. Auf dem Arteriogramm (Abb. 12-21):
A – A. hepatica propria; B – A. lienalis; C – A. renalis dextra/sinistra; D – A. mesenterica superior; E – A. renalis superior (Ast der A. mesenterica inferior); F – A. iliaca communis; G – A. gastrica sinistra.

Auf dem Venogramm (Abb. 12-22):
A – V. hepatica; B – V. renalis dextra; C – V. iliaca communis dextra/sinistra.

Auf dem Lymphangiogramm (Abb. 12-23):
A – Nn. ll. inguinales; B – Nn. ll. iliaci externi; C – Nn. ll. paraaortales.

190. Die Höhe des Eintritts der viszerosensiblen Fasern in das Rückenmark nimmt schrittweise nach kaudal zu:
Magen (Vorderdarm) auf Höhe Th6, Appendix vermiformis (Mitteldarm) auf Höhe Th10 und Colon descendens auf Höhe Th12.

191. Der Dickdarm hat eine unvollständige Längsmuskelschicht. Diese stellt sich als drei eigenständige Längsmuskelzüge oder Taenien dar. Die Taenien bilden die Haustren des Colons. Appendices epiploicae sind Fettbürzel am antimesenterialen Ende des Colons. Eine A. marginalis verbindet die Stammarterien, die den Dickdarm versorgen (Arkadenbildung). Von diesen Arkaden erreichen aber Endarterien den Darm. Den unterschiedlichen histologischen Aufbau von Dünndarm- und Dickdarmschleimhaut muß man sorgfältig studieren.

192. Der «kardiale Sphinkter» (am Mageneingang) ist eine Region erhöhter Spannung in der Muskelwand. Es läßt sich jedoch kein eindeutiger Sphinkter (wie im Pylorusbereich) abgrenzen. Ferner können der His-Winkel – beim Eintritt des Ösophagus in den Magen – sowie eine Muskelschlinge aus dem rechten Zwerchfellschenkel um den Ösophagus zusätzlich diesen kardialen Sphinkter insbesondere dann unterstützen, wenn plötzlich der intraabdominelle Druck ansteigt.

193. Das Planum transpyloricum ist eine Horizontalebene durch den Mittelpunkt der Verbindungslinie Incisura jugularis und Oberkante Symphyse. Sie trifft die Spitze des Rippenknorpels der 9. Rippe sowie die Unterkante von L9.

194. Die Schleimhaut des Magenfundus produziert vorwiegend Schleim. Die Schleimhaut des Magenkorpus liefert Schleim, saure Bestandteile (HCl aus den Belegzellen), Pepsinogen/Pepsin aus den Hauptzellen sowie einige Enterohormone aus den gastrointestinalen endokrinen Zellen. Die Schleimhaut des Antrum pyloricum gibt Schleim sowie eine Vielzahl von Enterohormonen, insbesondere Gastrin und Somatostatin, ab.

195. Das Foramen epiploicum wird kranial durch die Leberpforte, Porta hepatis, begrenzt; vorne bildet der freie Rand des Omentum minus, das Lig. hepatoduodenale, mit den darin verlaufenden Strukturen (A. hepatica propria, V. portae, Ductus choledochus) die Begrenzung. Kaudal bilden der Bulbus duodeni sowie die A. hepatica propria, da sie ja von der hinteren Bauchwand ins Omentum minus zieht, die Grenze. Dorsal begrenzt die V. cava inferior das Foramen epiploicum.

196. Im oberen Teil des Magenbettes befinden sich linke Niere, oberer Pol der linken Niere und Milz, im unteren Teil Corpus und Cauda pancreatis mit Mesocolon transversum, das daran fixiert ist. Hinter dem Mesocolon transversum liegen Flexura duodenojejunalis und Plexus coeliacus.

197. Die Plicae gastricae laufen vorwiegend als Längsfalten und treten sehr deutlich am Pylorusbereich hervor. Wenn der Magen erweitert ist, sind die Plicae gastricae verstrichen.

198. Die A. lienalis zieht an der hinteren Bauchwand nach links in die Peritonealduplikatur, die die seitliche Begrenzung der Bursa omentalis bildet – das Lig. lienorenale. Von der Milz ziehen Gefäße (Aa. gastricae breves) im Lig. gastrolienale zum Magen. Beide Ligamenta sind medial von Peritoneum der Bursa omentalis und lateral von Peritoneum der eigentlichen Peritonealhöhle bedeckt.

199. Diese arteriovenösen Anastomosen schaffen für Blut aus den Kapillargebieten des Magens Umgehungswege, wenn die viszerale Durchblutung absinkt. Diese Anastomosen sind auch daran beteiligt, den Druck im Pfortaderstromgebiet aufrechtzuerhalten.

200. Die Stimulation sympathischer Nervenfasern zum Magen löst Vasokonstriktion, Verminderung der Peristaltik und erhöhten Sphinktertonus aus.

201. Bei Durchtrennung von Fasern des N. vagus (X) kommt es zur Atonie des Magens und zum Anstieg des Sphinktertonus.

202. Lassen Sie einen Finger am Mesenterium bis zur Anheftung an der hinteren Bauchwand hinuntergleiten (dabei ist vorheriges Entwirren der Dünndarmschlingen unerläßlich). Dann muß (bei gespanntem Mesenterium) das kraniale Ende – bezogen auf die mesenteriale Fixation – das proximale Ende der Darmschlinge sein. (Eine regelhafte Peristaltik muß nicht vorhanden sein.)

203. Ein Appendix vermiformis liegt meist retrozökal. Aber er kann auch ins kleine Becken ziehen (und so bei der Frau nahe von Ovar und Tube zu liegen kommen). Er kann aber auch vor dem terminalen Ileum (dort erhält er Kontakt zur vorderen Bauchwand) oder hinter dem terminalen Ileum liegen.

204. Das lymphatische Gewebe des Appendix vermiformis (auch als «Darmtonsille» bezeichnet) ist insbesondere bei Kindern stark ausgeprägt und häufiger entzündlich verändert. Diese Tatsache kann zu einer Stenose des engen Halses des Appendix vermiformis führen.

205. Am kaudalen Ende liegt das Colon ascendens auf dem M. iliacus, im weiteren Verlauf auf dem M. transversus abdominis/M. quadratus lumborum. Danach liegt es auf dem unteren Pol der rechten Niere, hinter dem rechten Leberlappen und dem Recessus hepatorenalis des großen Netzes.

206. Die linke Kolonflexur liegt in der Regel höher und ist zudem spitzwinkeliger als die rechte Kolonflexur.

207. Das Colon descendens entwickelt sich aus dem Enddarm und wird deshalb von der A. mesenterica inferior versorgt.

208. Im Dickdarm kann man Haustren entsprechend der Verteilung der Längsmuskelbündel sehen. Die Funktion des Dickdarms besteht vornehmlich in der Rückresorption von Flüssigkeit, nicht so sehr in der Verdauung und der Rückresorption von Nahrungsbestandteilen. Aus diesem Grunde ist die Dickdarmschleimhaut dünner und besitzt keine Falten und Zotten; die beiden letztgenannten sind nur im Dünndarm zu finden. Auch darmassoziiertes Lymphgewebe findet man im Dickdarm seltener als im Dünndarm.

209. Hämorrhoiden findet man häufig bei Patienten, die unter starker Verstopfung leiden. Denn eine dauernde starke Bauchpresse verursacht einen erhöhten Druck auf den Abfluß der Rektalvenen.

210. Die Lymphe aus dem Rectum fließt auch über die Nn. ll. iliaci interni (an den Vasa rectalia media gelegen) zu den Nn. ll. sacrales mediales und laterales hinter dem Rectum ab. Wenn die pathologische Schleimhautveränderung nahe der Linea anorectalis liegt, wird die Lymphe zu Nn. ll. inguinales superficiales abgeleitet.

211. Schmerzen bei Appendizitis sind anfangs schwer zu lokalisierende, zentrale Bauchschmerzen (fortgeleitet aus der Reizung von vegetativen Schmerzrezeptoren). Wenn das Peritoneum parietale auch gereizt wird, wird der Schmerz als stechend empfunden und ist in der Region des betroffenen Peritoneum zu lokalisieren – im Regelfall die rechte Fossa iliaca.

212. Bei einem schlanken, asthenischen Patienten ist die Peristaltik der erweiterten Darmschlingen manchmal sichtbar. Die Darmgeräusche werden verstärkt zu hören sein (infolge der Bewegungen des Darminhaltes durch die Peristaltik).

213. Haustren und glatte Schleimhautoberfläche des Colon zeigen ein sehr unterschiedliches Bild zum diskret fingerförmigen Erscheinungsbild der

Dünndarmschleimhaut, die von Falten und Zotten geprägt ist.

214. Das «dreieckige» Erscheinungsbild wird durch die drei Taenien des Colon hervorgerufen.

215. Die zentrale Achse der Gallenblase zieht nach oben, medial und dorsal vom Fundus zum Collum der Gallenblase. Das Collum der Gallenblase biegt dann nach kaudal. Der Übergang von Pars superior zu Pars descendens duodeni liegt unmittelbar hinter und unter der Gallenblase (nur ein Teil des Peritoneums liegt dazwischen). Gallensteine können u. U. über biliodigestive Fisteln direkt ins Duodenum gelangen, wenn sich die entzündlich veränderte Gallenblase an das Duodenum anlegt.

216. Neben der A. hepatica propria kann man im Omentum minus deren Äste finden: A. cystica sowie A. hepatica dextra/sinistra. Ebenso ziehen im Omentum minus nahe der kleinen Kurvatur des Magens A. gastrica sinistra und A. gastrica dextra.

217. Die Gallenblase speichert und konzentriert die Galle; sie gibt sie auf entsprechenden Reiz in das Duodenum ab.

218. Der Ductus choledochus liegt unmittelbar am freien Rand des kleinen Netzes.

219. Portokavale Anastomosen bestehen regelhaft am kaudalen Ende des Ösophagus (zwischen V. gastrica sinistra und Vv. oesophageales) sowie im Bereich des Rectum (zwischen V. rectalis superior und V. rectalis media).

220. V. portae und V. cava inferior liegen am Foramen epiploicum dicht aneinander; hier sind sie nur durch den Zugang in die Bursa omentalis getrennt.

221. Die Gallenblase kontrahiert sich durch das Enterohormon Cholezystokinin (Pankreozymin). Dieses Enterohormon wird aus Zellen der Duodenalschleimhaut nach einer Mahlzeit, insbesondere nach einer fettreichen Mahlzeit, freigesetzt.

222. 1. Nein; 2. nein, unter der Voraussetzung, daß der Ductus hepaticus sinister offen ist; 3. ja.

223. Auch der Pankreasgang würde durch einen Gallenstein verlegt, der den Sphincter oddi verschließt.

224. Übertragene Schmerzen über den N. phrenicus lassen sich im Hautareal von C4, besonders über der rechten Schulter, wahrnehmen.

225. Sympathische, vornehmlich präganglionäre Nervenfasern erreichen den Plexus coeliacus über die Nn. splanchnici major und minor (zusätzlich gibt es kleine Zuschüsse aus L1 und L2). Parasympathische Nervenfasern ziehen aus dem N. vagus (X) (vornehmlich aus seinem dorsalen Stamm) zum Plexus coeliacus.

226. Diese Verschattungen der Abbildung 12-32 sind eine Gruppe von Gallensteinen, die die Gallenblase ausfüllen. Beachten Sie, daß sich die Oberflächen der Steine so gestaltet haben, daß die Steine eng aneinanderliegen.

227. Der Recessus inferior der Bursa omentalis und der Magen liegen vor dem oberen Teil des Corpus pancreatis. Das Mesocolon transversum ist an der unteren Begrenzung des Pankreaskörpers an der hinteren Bauchwand fixiert.

228. Die Pfortader bildet sich aus dem Zusammenfluß von V. splenica und V. mesenterica superior hinter dem Pankreaskopf (an der Grenze von Kopf und Körper der Bauchspeicheldrüse).

229. Die Milz liegt hinter der 9., 10. und 11. Rippe hinter der mittleren Axillarlinie (bei Normalgröße des Organs).

230. Die Milz ist außer am Hilus vollständig von Peritoneum umgeben. An den Rändern des Milzhilus wird die Milz durch das Lig. lienorenale mit der hinteren Bauchwand und durch das Lig. gastrolienale mit der großen Kurvatur des Magens verbunden.

231. Aufgrund eines Pfortaderhochdrucks wird die Milz vergrößert und mit Blut gestaut sein.

232. Der Abgang des Truncus coeliacus aus der Aorta abdominalis liegt in Höhe Th12, der der A. mesenterica superior in Höhe L1.

233. Die A. gastrica sinistra zieht zum kranialen Ende der kleinen Kurvatur des Magens und gibt Äste zum unteren Ende des Ösophagus ab.

234. Die A. splenica gibt die Aa. gastricae breves und die A. gastro-omentalis sinistra zum Magen ab. Letztgenannte versorgt Fundus und große Kurvatur des Magens. Diese Arterien erreichen via Lig. gastrolienale den Magen.

235. Aus der A. gastroduodenalis entspringt die A. gastro-omentalis dextra zur großen Kurvatur des Magens.

236. Ein Fetus ohne Nieren kann die Abfallprodukte seines Stoffwechsels über die Plazenta ausscheiden. Die Menge der Amnionflüssigkeit kann dabei aber gering sein (Oligohydramnie), da der fetale Urin normalerweise in die Amnionflüssigkeit abgegeben wird.

237. Die rechte Niere hat an ihrer Vorderfläche Kontakt mit Leber (getrennt durch den Recessus hepatorenalis, der Teil des Recessus subhepaticus ist), mit rechter Nebenniere, mit Pars descendens duodeni (über dem Nierenhilus), mit Colon ascendens und rechter Kolonflexur sowie am unteren Nierenpol mit Dünndarmschlingen. An der Vorderfläche der linken Niere zeigt sich eine ähnliche Situation: Milz, linke Nebenniere, Corpus/Cauda pancreatis, Flexura duodenojejunalis (über dem Nierenhilus), linke Kolonflexur und Colon descendens sowie ebenfalls am unteren Nierenpol Dünndarmschlingen.

238. Die linke Niere liegt im Regelfall etwas höher als die rechte, die ja unterhalb der Leber liegt.

239. Im a.-p.-Übersichtsbild wird der horizontale Nierendurchmesser verkürzt erscheinen.

240. Der obere Nierenpol liegt medial zum unteren Nierenpol, so daß die Nieren parallel der seitlichen Begrenzung des M. psoas major liegen.

241. Im Röntgenbild läßt sich normalerweise erkennen, daß der obere Pol der linken Niere über 11. und 12. Rippe liegt; daß der obere Pol der rechten Niere in der Regel nicht höher als 12. Rippe bzw. 11. Interkostalraum zu liegen kommt. Vergessen Sie aber nicht, daß sich bei der Atmung die Nieren 2 cm nach oben und nach unten verlagern.

242. Zwerchfell, unterer Abschnitt der Pleurahöhle im Recessus costodiaphragmaticus (insbesondere an der linken Körperseite), Interkostalmuskulatur, sowie tiefe und oberflächliche Körperfaszie.

243. Rechts münden V. ovarica/testicularis sowie V. suprarenalis direkt in die V. cava inferior.

244. Akzessorische Arterien zum unteren Nierenpol sind erhalten gebliebene kaudale Gefäße, die sich beim Aszensus der Nieren in der Embryonalperiode ausgebildet hatten.

245. Bei Miktion komprimiert die Kontraktion der Blasenwandmuskulatur die schräg in die Blasenwand einmündenden Ureteren und verhindert so den Reflux von Harn.

246. Die Schleimhaut des Blasendaches einer entleerten Blase liegt in Falten; die des Blasengrundes bleibt glatt.

247. Mit Hilfe eines Miktionsurogramms kann man den Reflux von Harn in den/die Ureter/en nachweisen, wenn die Einmündung von Ureter in die Harnblase insuffizient ist.

248. Eine Verformung der Vorderwand der Vagina wirkt auch auf die Urethra, die mit der Vorderwand der Vagina fest verwachsen ist. Es kann eine Harninkontinenz, insbesondere bei erhöhtem intraabdominellen Druck, auftreten («Streßinkontinenz»).

249. Aus dem Ductus paramesonephricus (Müller-Gang) entstehen bei der Frau Tuben, Uterus und der obere Abschnitt der Vagina.

250. Die Pars prostatica urethrae entwickelt sich aus der entodermalen Kloake, die Pars spongiosa urethrae aus den ektodermalen Urethrafalten.

251. Das Urothel (Übergangsepithel) läßt keinen Harn durch seine Wand passieren und ist in einem weiten pH-Bereich geschützt. Zudem hat es nennenswerte mechanische Eigenschaften, während es ja dehnbar ist.

252. Der Ureter kreuzt die Spitzen der Processus transversi der Lumbalwirbel, die Iliosakralgelenke und die Spina ischiadica.

253. An der rechten Körperseite die Area nuda der Leber; links die Bursa omentalis und der Magen.

254. Die V. suprarenalis dextra mündet direkt in die V. cava inferior, die V. suprarenalis sinistra in die V. renalis sinistra.

255. An die Zellen des Nebennierenmarks gelangen präganglionäre Fasern aus den Nn. splanchnici majores und ebenso Fasern aus dem Plexus coeliacus. Der vorherrschende Neurotransmitter ist Acetylcholin.

256. 1. Fascia spermatica interna ist Derivat der Fascia transversalis; 2. M. cremaster ist Derivat des M. obliquus internus abdominis; 3. Fascia spermatica externa ist Derivat des M. obliquus externus abdominis.

257. Der N. ilio-inguinalis versorgt sensibel die Haut am vorderen Scrotum und motorisch die Muskelzüge der Tunica dartos.

258. Utriculus prostaticus.

259. Der Ductus deferens kreuzt den N. obturatorius und die Vasa obturatoria, die Fascia obturatoria, die Fascia pelvis über dem M. levator ani und schließlich den Endabschnitt des Ureters.

260. Die Vesiculae seminales produzieren ein Sekret, das für die Motilität und die Ernährung der Spermien von Bedeutung ist. Insbesondere enthält dieses Sekret viel Fruktose und zudem ein Protein, das den Samen koaguliert.

261. Über eine suprapubische Schnittführung läßt sich die Prostata erreichen, ohne dabei Peritoneum zu verletzen. Dabei wird die Harnblase geöffnet, um die Prostata zu erreichen.

262. Die V. testicularis dextra mündet direkt in die V. cava inferior; die V. testicularis sinistra in die V. renalis.

263. Der Plexus pampiniformis hilft bei der Kontrolle der Temperatur des Hodens. Das zurückströmende venöse Blut kühlt das Blut der A. testicularis (Wärmeaustausch im Gegenstromprinzip).

264. Der Plexus prostaticus fließt in die Vv. iliacae internae ab.

265. Die Vv. vertebrales haben direkte, klappenlose Verbindung mit dem Plexus prostaticus.

266. 1. Die Lymphe aus dem Hoden wird über Lymphgefäße in Richtung para-aortale Lymphknoten abgeleitet, die parallel zu den Aa. testiculares verlaufen. 2. Die Lymphe des Scrotum wird in Nn. ll. inguinales superficiales drainiert. 3. Lymphe aus der Prostata und Vesiculae seminales wird zu Nn. ll. iliaci profundi fortgeleitet.

267. Die V. dorsalis penis superficialis mündet in die V. pudenda externa superficialis und so letztlich in die V. saphena magna.

268. Die Tunica albuginea ist eine straffe Bindegewebshülle. Sie umgibt die Corpora cavernosa derart, daß deren Blutfüllung eine Erektion bewirkt.

269. Lymphe aus der Haut des Penis wird in Nn. ll. inguinales superficiales abgeleitet. Lymphe aus der Glans penis wird in einen Lymphknoten im Femoralkanal drainiert.

270. 1. Die Skrotalhaut wird vorne vom N. ilio-inguinalis (L1) und hinten von Rami perineales des N. pudendus (S2, 3, 4) innerviert. 2. Der M. cremaster wird vom Ramus genitalis des N. genitofemoralis (L2) versorgt.

271. Die Erektion ist vornehmlich Folge einer Arteriendilatation, die die Corpora cavernosa und das Corpus spongiosum mit arteriellem Blut füllen. Die Venen sind etwas komprimiert, um so den sofortigen Abfluß des Blutes zu verhindern. Der afferente Schenkel des Erektionsreflexes sind entweder die Stimulation erogener Hautzonen oder «psychische» Stimulation zentraler Zentren. Der efferente Schenkel sind die parasympathischen «Nn. erigentes» (S2, 3, 4), die beidseits des Rectum zum Plexus pelvicus ziehen.

272. Ein Patient mit einer vergrößerten Prostata (Prostatahypertrophie) hat Schwierigkeiten, Wasser zu lassen. Er hat einen dünnen Harnstrahl und Harnträufeln.

273. Die A. testicularis muß geschont werden, so daß die Androgenbildung im Hoden nicht beeinträchtigt wird.

274.

	Männliches Becken	Weibliches Becken
1.	Kartenherzförmig (das Promontorium buckelt sich vor)	Queroval
2.	—	Stärker nach außen geneigt und breiter als beim Mann
3.	—	Die beiden Spinae ischiadicae zeigen nach innen und verkleinern weniger als beim Beckenausgang
4.	Spitzer Winkel	Stumpfer Winkel
5.	—	Weiter als beim Mann
6.	Stärker nach außen orientiert für die größeren Crura des Penis	—
7.	—	Weiter als beim Mann

275. Sie sollten herausfinden, daß – als Folge des kleineren Acetabulum und des relativ größeren Schambeins bei der Frau – der Abstand zwischen Acetabulum und Symphyse größer als die Weite des Acetabulum ist. Beim Mann sind diese Strecken in etwa gleich groß.

276. Das Ovar enthält zum Zeitpunkt der Geburt etwa 1 Million Ova. Bei 35 Lebensjahren mit Ovulation unterliegen etwa 450 Ova einer Ovulation. Ungefähr 15 bis 20 Ova treten jeden Monat in die Entwicklungsreifung ein. In der Regel wird aber nur ein Ovum weiterentwickelt und freigesetzt.

277. Ja. Die Aa. ovaricae entspringen unmittelbar unterhalb der Aa. renales aus der Aorta abdominalis, und die Vv. ovaricae münden in die V. cava inferior (rechte Seite) und in die V. renalis sinistra (linke Seite).

278. Das Führungsband, das beim Mann beim Descensus testis in den Hoden leitet.

279. Das Tubenepithel ist ein hochprismatisches Epithel mit Flimmer. Die Flimmeraktivität bewegt das Ei vorwärts, und seine Sekrete liefern die Ernährungsgrundlage für die befruchteten Eier, wenn sie sich entwickeln.

280. Das hintere Scheidengewölbe hat hinten/oben enge topographische Beziehung zur Excavatio recto-uterina der Peritonealhöhle. Deshalb kann man «Fremdmaterial» (wie z.B. Entzündungssekret) in der Excavatio recto-uterina über die Vagina entfernen.

281. Die A. uterina zieht mit dem Ureter am Beckenboden an der Basis des Lig. latum. Anschließend kreuzt die A. uterina vor den Ureter und zieht danach zwischen die beiden Blätter des Lig. latum nach kaudal.

282. Die Vv. uterinae münden in die Vv. iliacae internae und anastomosieren mit den Vv. ovaricae (siehe 277).

283. Der N. obturatorius liegt dicht beim Ovar. Pathologische Prozesse im Ovar können Schmerzen auslösen, die an die Innenseite des Oberschenkels fortgeleitet werden.

284. Der Beckenboden neigt sich nach unten und nach vorne.

285. Dünndarmschlingen sind häufig in der Excavatio recto-uterina zu tasten; auch findet man dort ab und zu das Colon sigmoideum und einen sehr langen Appendix vermiformis.

286. Im Uterus dieser schwangeren Frau sieht man sich entwickelnde Zwillinge.

287. Der Truncus coeliacus entspringt aus der Aorta abdominalis in Höhe Th12. Seine Hauptäste sind A. gastrica sinistra, A. hepatica communis und A. splenica.

288. Die A. mesenterica superior zieht dorsal des Collum pancreatis und ventral (= vor) des Processus uncinatus des Pankreas.

289. Die A. mesenterica superior versorgt alle Darmabschnitte, die sich aus dem Mitteldarm entwickeln, d.h. sie versorgt den Darm von der Papilla duodeni major bis zur linken Kolonflexur. Ihre Äste geben Äste zum Processus uncinatus des Pankreas und gelegentlich zum rechten Leberlappen und zur Gallenblase ab.

290. Die A. mesenterica inferior geht etwa in Höhe L3 aus der Aorta abdominalis hervor.

291. Die A. uterina versorgt außerdem den oberen Teil der Vagina und die medialen Tubenbezirke.

292. Die A. rectalis media versorgt die muskuläre Schicht von mittlerem und unterem Drittel des Rectum, aber die Schleimhaut nur bis zur Linea anocutanea. Sie anastomosiert mit der A. rectalis superior (aus der A. mesenterica superior) und mit der A. rectalis inferior (aus der A. pudenda interna).

293. Eine unzureichende Versorgung der Glutäalmuskulatur tritt u. U. beim schnellen Treppensteigen oder beim Koitus ein.

294. Das Lig. umbilicale mediale enthält jeweils die rudimentäre A. umbilicalis.

295. Aus dem Zusammenfluß von V. mesenterica superior und V. splenica entsteht die V. portae. Die V. mesenterica inferior mündet in die V. splenica. So münden letztendlich alle Venen aus dem Magen-Darm-Trakt in den Pfortaderkreislauf.

296. Venen, die den Ästen des Truncus coeliacus entsprechen, erreichen die V. portae (V. gastrica sinistra, V. splenica) oder die V. cava inferior (Vv. hepaticae).

297. Die Nn. ll. iliacae externi erreicht die Lymphe aus der gesamten unteren Extremität (inklusive der Regio glutaealis, der äußeren Genitalien, des Analkanals sowie des unteren Abschnitts der vorderen Bauchwand).

298. In die para-aortalen Lymphknoten wird Lymphe aus den Nieren, den Nebennieren, aus Hoden bzw. Ovar und aus der hinteren Bauchwand abgeleitet.

299. Chylus ist die lipidhaltige, Mizellen-reiche Lymphe aus dem Magen-Darm-Trakt nach einer Mahlzeit. Der Chylus bildet den Grundstock der Lymphe, die in die Cisterna fortgeleitet wird – daher der Name Cisterna chyli.

300. Der Ductus thoracicus zieht am Halsansatz hinter A. carotis communis sinistra und V. jugularis interna, um in den linken Venenwinkel zu münden. Der Zusammenfluß von V. subclavia und V. jugularis interna bildet den Venenwinkel. Es gibt weitere, zahlreiche kleine Anastomosen zwischen Lymphe und venösem System.

301. Der N. femoralis liegt lateral (in der Lacuna musculorum). Die Lacuna vasorum mit A. und V. femoralis und tiefen Lymphgefäßen («Rosenmüller-Lymphknoten») liegt medial zum N. femoralis.

302. Die Rami posteriores der Nn. sacrales verlassen über die Foramina sacralia dorsalia das Beckeninnere und innervieren den M. erector spinae (autochthone Rückenmuskulatur). Dieser hat u.a. an der Facies dorsalis des Os sacrum und der darüberliegenden Haut seinen Ursprung.

303. Die willkürliche Schließmuskulatur von Anus und Harnblase wird durch den N. pudendus (S2, 3, 4) über dessen N. rectalis inferior bzw. Nn. perineales innerviert.

304. Die kaudalsten präganglionären sympathischen Nervenfasern verlassen das Rückenmark auf Höhe von L2. Jene zu den lumbalen und pel-vinen Ganglien ziehen über den Truncus sympatheticus nach kaudal.

305. Die beiden Trunci sympathetici ziehen mit dem Lig. arcuatum mediale des Zwerchfells und liegen danach auf dem M. psoas major.

306. Aus den Nn. splanchnici major und minor (thoracici) ziehen präganglionäre sympathische Fasern zum Ganglion coeliacum und zu den anderen unpaaren vegetativen Ganglien des Bauchraums. Deren postganglionäre Fasern versorgen Magen-Darm-Trakt und andere Bauchorgane. Das Nebennierenmark erhält viele präganglionäre Fasern aus N. splanchnicus major und Plexus coeliacus.

307. Plexus coeliacus und Plexus mesentericus superior erhalten präganglionäre parasympathische Fasern aus den beiden Nn. vagi (X).

308. Die Ganglienzellen in Plexus coeliacus und Plexus mesentericus superior sind sympathische Ganglienzellen.

309. Die Stimulation der sympathischen Nerven erzielt eine Verminderung der Peristaltik und der intestinalen Sekretion mit begleitender Sphinkterkontraktion. Konstriktion von Arterien und Venen verringert Blutfluß und Blutvolumen in den Eingeweiden, so daß eine Umverteilung des Blutes in den Körperkreislauf (vornehmlich in die Muskeln) geschieht. So wird die Darmtätigkeit so weit wie möglich zurückgefahren und das Volumen des Körperkreislaufs deutlich erhöht.

310. Der Plexus oesophagealis der beiden Nn. vagi (X) entläßt kaudal Truncus vagalis anterior (überwiegend Fasern des linken N. vagus) und Truncus vagalis posterior (überwiegend Fasern des rechten N. vagus) zum Magen. Diese Trunci vagales anterior und posterior verzweigen sich am Magen, an der Leber und in Plexus coeliacus sowie Plexus mesentericus superior.

311. Eine komplette Durchtrennung der Nn. splanchnici pelvici führt zur Impotenz infolge fehlender, unmöglicher Erektion.

312. Die Prostata liegt über dem M. levator ani und deshalb auf dem Beckenboden.

313. Die V. dorsalis profunda verläuft zwischen Arcus subpubicus und Membrana perinealis und endet im venösen Plexus prostaticus.

314. Der M. bulbospongiosus entleert am Bulbus penis Urin oder Samenflüssigkeit am Ende der Miktion bzw. der Ejakulation.

315. Der austretende Urin würde sich in den Recessus perinealis superficialis und dann weiter Richtung vordere Bauchwand unter die Lamina membranacea der Fascia superficialis entleeren. Da diese Bauchfaszie an der Fascia lata der Oberschenkel (Arcus pubicus) und an der hinteren Begrenzung der Membrana perinealis fest fixiert ist, kann der Harn nicht zu den Oberschenkeln oder in den Analbereich fließen.

316. Das Lig. teres uteri – ein Derivat des (embryonalen) Gubernaculum.

317. Die Stimulation der parasympathischen Nn. Splanchnici pelvici (S2, 3, 4) läßt die glatte Muskulatur des M. sphincter ani internus erschlaffen.

318. Der willkürliche M. sphincter ani externus (quergestreifte Skelettmuskulatur) wird mit seinen drei Anteilen (Pars subcutanea, Pars superficialis, Pars profunda) von Nn. rectales inferiores aus dem N. pudendus (S2, 3, 4) innerviert. Der M. sphincter ani externus verschließt den Analkanal und legt die Analhaut in Falten.

319. Der vordere Anteil von Scrotum bzw. Labium majus pudendi wird vom N. ilio-inguinalis (L1) innerviert.

320. Lymphe aus Rectum und Analkanal oberhalb der Linea anocutanea fließt entlang der A. rectalis superior nach kranial zu Nn. ll. mesenterici inferiores. Lymphe aus der Haut des Analkanals fließt dagegen zu Nn. ll. inguinales superficiales oder parallel zu den Vasa rectalia inferiora zu Nn. ll. iliaci interni.

321. Lymphgefäße aus dem Hoden ziehen parallel dem Verlauf der A. testicularis zu den paraaortalen Lymphknoten. Einige Hodentumoren metastasieren aber auf hämatogenem Weg. Metastasen in den Lungen treten daher häufig auf. Lymphe aus dem Scrotum wird in die Nn. ll. inguinales superficiales abgeleitet. Vergessen Sie aber nicht, daß Tumore und deren Metastasen oft ungewöhnliche Wege der Lymphableitung durch kleine Anastomosen zwischen Lymphgefäßen eröffnen.

Kopf und Hals

322. Die Streckung von Kopf und Hals ist durch die Spannung des Lig. longitudinale anterius sowie durch die Annäherung der Dornfortsätze der Wirbel eingeschränkt.

323. Das Röntgenbild der Abbildung 13-46 zeigt eine Dislokation zwischen 5. und 6. Halswirbel.

324. Eine Läsion des M. sternocleidomastoideus oder seiner Innervation an einer Körperseite führt dazu, daß sich Kopf und Hals in Richtung der Schädigung drehen.

325. In der oberen Gelenkkammer kommt es zu antero-posterioren Gleitbewegungen, die das Mandibulaköpfchen nach vorne gleiten lassen, wenn man den Mund weit öffnet. In der unteren Gelenkkammer werden scharnierartige Bewegungen zwischen Mandibula und Discus articularis ausgeführt.

326. Um die Luxation zu beheben, muß man auf die Molaren beider Seiten kräftig nach unten und hinten drücken; damit können Caput mandibulare und Discus articularis nach hinten über die Eminentia articularis gleiten und wieder in die Fossa glenoidalis gelangen.

327. Der N. auriculotemporalis tritt hinter dem Collum mandibulae hervor, die Chorda tympani des N. facialis unmittelbar hinter dem Kiefergelenk aus der Fissura petrotympanica. Beide Nerven können u. U. geschädigt werden.

328. Die horizontal ausgerichteten Muskelfasern sind die einzigen, die die Mandibula zurückziehen.

329. Der M. pterygoideus medialis hilft beim Kieferschluß. Gemeinsam mit dem M. pterygoideus lateralis zieht er den Unterkiefer nach vorne; beide Mm. pterygoidei führen den Kiefer bei Mahlbewegungen (schräg) nach vorne.

330. Mm. pterygoidei medialis und lateralis führen den Unterkiefer bei gemeinsamer Kontraktion nach vorne.

331. Eine Gaumenspalte ist häufig mit einer abnorm kleinen Mandibula vergesellschaftet, da sich die Zunge, wenn der Unterkieferbogen zu klein ist, zum entsprechenden Zeitpunkt nicht nach kaudal senken kann und sich die Gaumenplatten somit nicht in der Medianen aneinanderlagern können.

332. Die Pigmentation der Haut verschleiern die durchblutungsabhängige Hautfarbe. Doch dies läßt sich umgehen, wenn man stattdessen Conjunctiva und Sclera des Auges betrachtet.

333. Wenn man die Augen sanft schließt, kommen die beiden Augenlider lediglich zusammen. Wenn man die Augen nach oben verdreht, zieht die Kontraktion der Pars orbitalis – Fasern des M. orbicularis oculi – den lateralen Augenwinkel nach medial.

334. Stützpfeiler sind folgende: zwischen Laminae medialis und lateralis des Processus pterygoideus (Os sphenoidale) und die Hinterfläche des Corpus maxillae; zwischen Os zygmaticum und der seitliche Abschnitt des Margo supra-orbitalis (Os frontale); sowie zwischen Processus nasalis der Maxilla und Nasenwurzel.

335. Eine Schädigung des N. facialis (VII) lähmt die mimische Muskulatur. Das Auge ist nicht vollständig geschlossen, die Conjunctiva trocknet aus und ulzeriert. Der Mund läßt sich nicht mehr vollständig verschließen, und am Mundwinkel träufelt Speichel. Die Schwäche des M. buccinator führt beim Essen zu einer Ansammlung von Speisen zwischen Wange und Zahnfleisch.

336. Eine Schädigung des N. ophthalmicus (V/1) führt zum Sensibilitätsverlust an Conjunctiva und Cornea, zum Verlust des Kornealreflexes und zur möglichen Schädigung der Cornea.

337. Bei Fraktur der Lamina cribrosa (Os ethmoidale) tritt Liquor cerebrospinalis mit Blut aus der Nase aus.

338. Eine Septumdeviation kann die natürliche Drainage aus Sinus ethmoidales und Sinus maxillaris versperren.

339. Die Wurzeln von zweitem Prämolar und von den Molaren reichen (insbesondere bei älteren Menschen) in den Sinus maxillaris, so daß eine Wurzelinfektion eine Infektion der Kieferhöhle auslösen kann.

340. Eine Kieferhöhle läßt sich drainieren und spülen, wenn man eine Kanüle in den mittleren Nasengang und durch die seitliche Nasenwand in den Sinus maxillaris legt.

341. Blutungen entstehen häufig aus der Pars cartilaginea des Nasenseptum und lassen sich durch anhaltenden Druck auf die weichen Seitenwände des Naseneingangs gegen das Nasenseptum stoppen.

342. Die Nasenwände sind von sehr gefäßreicher Schleimhaut bedeckt, die die einströmende Luft erwärmt, deshalb sind die reichhaltigen venösen Plexus vorhanden.

343. Das Röntgenbild (Abb. 13-78) ist in Schrägaufnahme erstellt, um die Nasennebenhöhlen zu zeigen. Beide Kieferhöhlen sind unten verschattet und zeigen Flüssigkeitsspiegel.

344. Die Zungenoberfläche ist rauh, da sie mit Geschmacksknospen unterschiedlichen Typs besetzt ist.

345. Die Zunge läßt sich in alle möglichen Richtungen bewegen; diese Wendigkeit ist zum Kauen, Schlucken und Sprechen wichtig.

346. Saurer Zitronensaft stimuliert die Geschmacksknospen. Dadurch wird ein Reflex ausgelöst, der die Speichelsekretion auslöst.

347. Am Mundboden nahe den Öffnungen von Ductus submandibularis und sublingualis.

348. Die starke Fixation der Schleimhaut ist ein Schutz gegen ein Abscheren der Schleimhaut vom Knochen als Folge der starken Kräfte beim Saugen und Schlucken.

349. Die Berührung des weichen Gaumens löst einen «Würgreflex» aus; dabei wird der Gaumen gespannt und hochgezogen, und Zunge sowie Kehlkopf werden wie beim Schlucken ebenfalls nach kranial gezogen.

350. Der M. hyoglossus zieht die Zungenränder nach unten; der M. styloglossus zieht die Zunge nach oben und hinten.

351. Die Zunge kann sich nach hinten verlagern und die Atemwege verlegen. Der Patient muß in Seitenlage gebracht werden, und die Zunge sollte man vorsichtig mit einem Finger im Mund nach vorne ziehen, um die Atemwege offen zu halten.

352. Wegen der zahlreichen Anastomosen zwischen A. alveolaris inferior und A. lingualis.

353. Die Schwellung der Drüse übt auf die sehr straffe Bindegewebskapsel der Glandula parotidea Druck aus, was Schmerzen verursacht.

354. Man setzt jede Vorsichtsmaßnahme ein (auch die elektrische Stimulation jeden Gewebsstückes, das man entfernen will), um Äste des N. facialis (VII) zu schützen, denn ein möglicher Nervenschaden würde unweigerlich zur Lähmung der mimischen Muskulatur führen.

355. Die Schneidezähne sind spezialisiert, Nahrung abzutrennen; die Eckzähne dafür, sie zu packen, und die Mahlzähne, sie zu mahlen.

356. Der Epipharynx (Nasopharynx) wird vom Mesopharynx (Oropharynx) abgeschlossen.

357. Sie werden beim Schluckvorgang angehoben, und der Kehlkopfinnenraum verschließt sich.

358. Zu Beginn des Schluckvorgangs wird die Zungenspitze gegen den harten Gaumen gepreßt. Dies hilft dabei, sicherzustellen, daß der Bissen auch wirklich nach hinten in den Epipharynx gelangt.

359. Bei geöffnetem Mund läßt sich die Zunge nur schwer gegen den harten Gaumen drücken; dies ist jedoch ein erster vorsichtiger Schritt beim Schluckvorgang.

360. Man muß die Sonde unterhalb des unteren Nasengangs in Richtung Nasopharynx führen, da die Tubenöffnung auf Höhe des Meatus nasi inferior liegt.

361. Die Basis von Os sphenoidale und Os occipitale; der Vomer bildet den hinteren Abschnitt des Nasenseptum.

362. Das lymphatische Gewebe um den Epipharynx (Waldeyer-Rachenring) hilft mit, das Eindringen von Bakterien in den Körper auf diesem Weg zu verhindern.

363. Ein spitzer Gegenstand, der die Hinterwand des Mesopharynx durchstößt, ermöglicht das Eindringen von Bakterien in das Spatium retropharyngeum. Die Infektion breitet sich dann u. U. in das hintere Mediastinum und in den Thorax aus.

364. Der M. buccinator entspringt an der Vorderkante der Raphe pterygomandibularis (sowie an Maxilla und Mandibula auf Höhe der Molaren).

365. Der M. salpingopharyngeus öffnet die Tuba auditoria und ermöglicht so den Druckausgleich zwischen Epipharynx und Mittelohr. Dies verhindert Mißempfindungen, wie sie z.B. bei Start und Landung eines Flugzeugs auftreten können.

366. Der Ductus thoracicus, der die Lymphe aus Thorax, Abdomen und unteren Extremitäten sowie von der linken oberen Extremität und der linken Kopf-Hals-Seite aufnimmt, mündet am linken Venenwinkel in das Venensystem. Der Venenwinkel wird von V. jugularis interna und V. subclavia gebildet.

367. (a) Der M. styloglossus (XII) zieht die Zunge nach oben und hinten; (b) der M. genioglossus (XII) schiebt die Zunge gegen den harten Gaumen, während der hintere Zungenbereich vom M. hyoglossus nach unten gezogen wird; (c) der M. tensor veli palatini (N. mandibularis [V/3]) und der M. levator veli palatini (Plexus pharyngeus) spannen und heben den weichen Gaumen gegen den M. constrictor pharyngis superior (Plexus pharyngeus); (d) die Inhaltsgebilde des Kehlkopfes nähern sich durch die

Mm. aryepiglottici transversus und obliquus (N. laryngealis recurrens [X]) an.

368. Die Prominentia laryngea ist bei Männern markanter als bei Frauen. Dies ist ein Testosteron-abhängiges, sekundäres Geschlechtsmerkmal, das zur Zeit der Pubertät auftritt.

369. Das mehrschichtig unverhornte Plattenepithel, das die Stimmfalten bedeckt, hat eine mechanische Festigkeit, die gegen Reibung durch die Luftsäule schützt. Die Epiglottis ist an ihrer Oberfläche und an den Rändern ebenfalls Reibungskräften der Luftsäule ausgesetzt und ebenso mit einem mehrschichtig unverhornten Plattenepithel an diesen Stellen überzogen.

370. Beim Schlucken bewegt sich der Larynx durch infrahyale Muskulatur und Pharynxmuskeln nach oben.

371. Die Hinterwand der Trachea besteht mehr aus Muskeln als aus Knorpelgewebe. Dieser Bauplan bietet vielfältige Möglichkeiten, den Durchmesser der Trachea zu verändern, sowohl bei Ruheatmung als auch bei forcierter Atmung und bei Raumforderung, wenn Nahrungsbissen nach kaudal in den Ösophagus gelangen.

372. Die Oberkante der Membrana quadrangularis bildet die Plica aryepiglottica, die Unterkante die Plica vestibularis.

373. Die Schleimhaut, die die beiden Stimmfalten überzieht, ist fest an deren freiem Rand fixiert. So kann sich eine Schwellung (infolge Entzündung oder eines allergischen Geschehens) nicht ausbreiten, wird sich aber lokal verstärken und u.U. die Atemwege verschließen.

374. M. mylohyoideus, M. stylohyoideus sowie M. constrictor pharyngis medius heben das Zungenbein an.

375. Der N. laryngealis recurrens innerviert den M. crico-arytenoideus posterior («Postikus») und alle anderen inneren Kehlkopfmuskeln mit Ausnahme des M. cricothyroideus.

376. Der M. cricothyroideus kippt und zieht den Schildknorpel auf dem Ringknorpel nach vorne und spannt so die Stimmfalten.

377. Beim Flüstern wird die Pars intermembranacea der Stimmritze durch die Mm. crico-arytenoidei laterales verengt und die Pars intercartilaginea durch die Kontraktion der Mm. crico-arytenoidei posteriores sowie die Entspannung der Mm. interarytenoidei erweitert.

378. Eine Proliferation von ektopischem Schilddrüsengewebe kann die Luftwege verengen: 1. im Mund; 2. an der Stelle, wo sich der Ductus thyroglossus hinter dem Zungenbein nach oben schlingt; und 3. hinter dem Manubrium sterni, wo eine Gewebsproliferation die Schilddrüse schwer einengen kann.

379. Falls sich der Knoten beim Schlucken nach oben bewegt, liegt er entweder in der Schilddrüse selbst, oder er ist mit ihr an der Fascia pretrachealis oder am Kehlkopf fest fixiert.

380. Die inneren Kehlkopfmuskeln werden auf der Seite der Schädigung gelähmt sein, die Stimme wird rauh, und die betroffene Stimmfalte wird in der Medianen liegen.

381. Die Pfeile in Abbildung 13-120 zeigen auf die V. jugularis interna im lateralen Abschnitt der Vagina carotica (Gefäß-Nerven-Straße am Hals).

382. Blut aus einem geplatzten Aneurysma einer intrakraniellen Hirnarterie ergießt sich in den Subarachnoidalraum; man kann dieses Blut in einer Probe von Liquor cerebrospinalis nachweisen, die man mit Hilfe einer Lumbalpunktion gewinnen kann. Eine derartige Blutung läßt auch den intrakraniellen Druck ansteigen. Jeder merkliche Anstieg des intrakraniellen Drucks muß durch Untersuchung des Augenhintergrundes ausgeschlossen werden, ehe man eine Lumbalpunktion durchführt.

383. Eine passive Diffusion von Liquor cerebrospinalis ins kranielle venöse Blut hängt von folgenden Faktoren ab: 1. höherer hydrostatischer Druck des Liquor cerebrospinalis und 2. höherer osmotischer Druck des venösen Blutes infolge vermehrten Plasmaproteingehaltes. Auch findet Pinozytose statt.

384. Eine eingesunkene vordere Fontanelle sieht man häufig bei Dehydratation. Eine erhabene Fontanelle weist auf einen erhöhten intrakraniellen Druck hin.

385. Wenn es zu einem arteriovenösen Shunt im Sinus cavernosus kommt, wird die sofortige und nächstliegende Auswirkung eine Schwellung (d.h. ein Ödem) der Augengewebe sein. Diese werden ja im Regelfall durch den Sinus cavernosus entwässert. Das Auge kann im weiteren Verlauf hervortreten (Exophthalmus), und man kann u.U. sogar Symptome arterieller Pulsationen erkennen.

386. Der Hypophysenhinterlappen entwickelt sich aus dem Hypothalamus und wird mit dem Hypothalamus durch Axone neuroendokriner Zellen verknüpft. Der Hypophysenvorderlappen hat dagegen eine Gefäßbindung durch ein hypothalamisch-hypophysäres Pfortadersystem.

387. Hypophysentumoren wachsen meist nach vorne und nach oben und drücken so auf das Chiasma opticum. Die Fasern des N. opticus (II), die aus den nasalen Anteilen der Retina stammen, kreuzen im Chiasma opticum und sind vorwiegend geschädigt. So entsteht ein Sehverlust in den temporalen Gesichtsfeldern (bitemporale Hemianopsie; Tunnelblick). Tumoren können nach oben wachsen und auf die Basis des Hypothalamus drücken; oder nach unten und in den Sinus sphenoidalis einwachsen.

388. Ein Zug auf einen oder beide N. abducens (VI) führt zur Lähmung des M. rectus lateralis (einseitig oder beidseits). Dieser Augenmuskel lenkt den Bulbus oculi nach lateral und löst so ein mediales Schielen aus.

389. Das Ganglion trigeminale enthält die Perikaryen der sensiblen Trigeminusneurone (mit Ausnahme derer der Propriozeption; diese liegen im mesenzephalen Kerngebiet des N. trigeminus).

390. Blut aus einem rupturierten Ast der A. meningea media sammelt sich im Extraduralraum und erhöht den intrakraniellen Druck. Der Extraduralraum ist infolge der festen Fixation der Dura an der Innenseite der Schädelkalotte primär ein virtueller Raum; erst durch die Blutung aus der A. meningea media eröffnet er sich; dabei bleibt aber die Dura fest an den Schädelnähten fixiert. Eine extradurale Blutung im Bereich des Pterion drückt auf das motorische Sprachzentrum (Broca), wenn dies auf der dominanten Hirnhälfte geschieht, und führt zu einer verwaschenen Sprache. Zudem kann auch der motorische Cortex mit Areal für Finger betroffen sein; dies führt zu unfreiwilligen Fingerbewegungen auf der Gegenseite. Eine Blutung aus dem hinteren Ast der A. meningea media kann auf das Hörzentrum drücken.

391. Abbildung 13-130 zeigt eine Fraktur der Schädelbasis. Die Nerven, die dabei am meisten verletzungsgefährdet sind, sind der rechte N. facialis (VII) und der rechte N. vestibulocochlearis (VIII).

392. Man sieht weiße Sclera sowohl unterhalb als auch oberhalb von Cornea und Iris. Dieser Befund ist pathologisch (Exophthalmus) und weist meist auf eine Volumenzunahme von Gewebe hinter dem Bulbus oculi hin; dies verursacht auch die Protrusio bulbi.

393. Ein fehlender Kornealreflex führt zur Schädigung und Ulzeration der Cornea.

394. Die Pupille der Gegenseite sollte sich auf den Lichtreiz hin auch verkleinern, da die Nervenbahnen, die den Lichtreiz fortleiten, beidseits miteinander verknüpft sind.

395. Falls der Augapfel zu lang ist, lassen sich Gegenstände im Unendlichen nicht mehr durch die Linse auf die Retina projizieren; es kommt zur Kurzsichtigkeit (Myopie). Wenn der Augapfel zu kurz ist, kann nicht einmal eine maximale Krümmung der Linse nahe Objekte fokussieren, und es entwickelt sich eine Hypermetropie.

396. Langdauernde Kompression auf die Venen wird zu einem erhöhten Druck im N. opticus (II) und eventuell zur Erblindung führen. Der Discus nervi optici wird an seinen Rändern unscharf und in seinem Zentrum weiß erscheinen. Dies ist auf die Atrophie der Nervenfasern zurückzuführen.

397. Wenn man Kontaktlinsen trägt, erfolgt die stärkste Lichtbrechung an der Luft/Linsen-Grenze.

398. Eine Behinderung des Kammerwasserabflusses bewirkt ein erhöhtes Volumen und somit einen erhöhten Druck in der vorderen Augenkammer. Dieser erhöhte Druck wird durch das Auge weitergeleitet. Diese Situation erzeugt Schmerzen und im weiteren eine Schädigung der Retina mit der Gefahr der Erblindung, wenn die Erkrankung (Glaukom) nicht rasch diagnostiziert und behandelt wird. Der Kammerwinkel (Angulus iridocornealis) läßt sich durch eine Verengung der Pupillen erweitern, so daß man Parasympathomimetika mit Erfolg einsetzen kann.

399. Wenn die Linse steifer wird, vermindert sich anfangs die Akkommodationsfähigkeit und geht später völlig verloren. So muß man dann Brillen für zwei Sehschärfen (Nah- und Fernbrille) tragen, um nahe und ferne Objekte zu fokussieren.

400. Ein Abriß des Lig. suspensorium an seiner Aufhängung am Bulbus oculi und das Zurücksinken des Augapfels in die Orbita führt zu Doppelbildern, da das Gehirn die beiden überlappenden Bilder nicht zur Deckung bringen kann.

401. Der Zug der Mm. rectus superior und rectus inferior greift medial der vertikalen Achse am Auge an, so daß diese Muskeln natürlich die Cornea nach oben und medial bzw. nach unten und medial bewegen.

402. Die Kontraktion des M. obliquus inferior dreht die Cornea nach oben und lateral.

403. Bei einer Schädigung des N. oculomotorius (III) kann das Oberlid nicht mehr hochgezogen werden, und das Auge bleibt verschlossen. Wenn nur die sympathischen Fasern geschädigt sind (Horner-Syndrom), hängt das Oberlid zwar nicht regelhaft schlaff herab, aber das Auge ist nicht vollständig verschlossen.

404. Die Schädigung des N. oculomotorius (III) einer Seite führt zu Ptosis (M. levator palpebrae superioris), lateraler Deviation des Auges (ungezügelte Wirkung von M. rectus lateralis und M. obliquus superior), Unvermögen eines Blickes nach medial (Mm. recti medialis, superior und inferior) oder nach außen (M. obliquus inferior). Die Pupille wird sich unter diesen Umständen nach Lichteinfall oder bei Nahakkommodation nicht verengen (parasympathische Fasern zum M. sphincter pupillae).

405. Eine Schädigung des N. facialis (VII), die den M. orbicularis oculi lähmt, verhindert den vollständigen Schluß der Augen. Conjunctiva und Cornea trocknen aus und sind so gegenüber Infektionen, Ulzeration und Lichtundurchlässigkeit gefährdet.

406. Der Ductus nasolacrimalis mündet in den unteren Nasengang.

407. Das Anlegen einer Hand hinter dem Ohr vergrößert die tatsächliche Fläche und somit die Klangaufnahme-Fähigkeit der Ohrmuschel. Dies läßt sich noch dadurch verbessern, daß man den Kopf so dreht, daß ein Ohr direkt in Richtung Klangquelle orientiert wird.

408. Knorpel hat keine Blutgefäße. So heben sich nach einem Trauma des äußeren Ohrs mit Quetschung Haut und deren Blutgefäße vom Knorpel ab, der avaskulären Schaden erleidet.

409. Am Infektionsort verursacht ein Infektionsgeschehen eine Zunahme der Gewebeflüssigkeit (Ödem), die sich in die umgebenden Gewebe ausbreitet. Wo die Haut nun fest am Periost oder Perichondrium fixiert ist, kann sich das Ödem nicht ausbreiten, und die betroffenen Gewebe stehen deutlich unter Spannung. Dies verursacht Schmerzen.

410. Wenn man in großer Höhe fliegt, liegt der Kabinendruck in der Regel unter dem Atmosphärendruck am Boden, und der Druck im Mittelohr gleicht sich über die Tuba auditoria an, die sich nur gelegentlich öffnet. Beim Landeanflug steigt der Kabinendruck an, und das Trommelfell wird nach innen gedrückt, was ein Spannungsgefühl und die Empfindung vermittelt, daß das Trommelfell «platzt». Schlucken bewirkt nun, daß die Pharynxmuskulatur, die an der Pars cartilaginea der Tuba auditoria fixiert ist (M. salpingopharyngeus) die Tuba auditoria öffnet und so einen Druckausgleich ermöglicht.

411. M. tensor tympani und M. stapedius sind in Reflexbögen eingebunden, die niedrigfrequente und das gesamte Spektrum umfassende Oszillationen der Gehörknöchelchen dämpfen. Beim Sprechen dämpfen sie die Klangüberleitung zur Cochlea aus dem Kehlkopf des Sprechers selbst. Dabei werden sie noch vor Beginn der Vokalisation aktiviert. Die beiden Muskeln kontrahieren sich, nachdem ein lautes Geräusch von außen ankommt, schützen aber das Innenohr nach länger anhaltendem lauten Lärm.

412. Schädelbasisbrüche in Höhe der mittleren Schädelgrube betreffen oft auch das Dach des Mittelohrs und die venösen Sinus, die an der Pars petrosa des Schläfenbeins liegen. Sie können auch V. jugularis interna oder A. carotis interna rupturieren, deren Blutung durch den Boden des Mittelohrs erfolgt. Blut im Mittelohr tritt via (gerissenes) Trommelfell aus dem äußeren Gehörgang.

413. Eine Mittelohrinfektion kann sich in die Cellulae mastoideae ausbreiten; sie kann auch das dünne knöcherne Dach des Mittelohrs in Richtung Subarachnoidalraum erreichen und somit Liquor cerebrospinalis penetrieren (Meningitis), ebenso weiter in Richtung venöse Sinus auf dem Felsenbein und sogar bis zum Temporallappen oder zum Kleinhirn gelangen.

414. Die Endolymphe hat eine relativ hohe Kaliumkonzentration (144 mM/l) und eine niedrige Natriumkonzentration (16 mM/l) im Vergleich zur Perilymphe (Kalium 5 mM/l; Natrium 150 mM/l).

415. Reize auf den äußeren Gehörgang lösen vagale Reflexe aus, die u.a. auch zu einer erhöhten Peristaltik führen. Seien Sie aber vorsichtig! Wenn man den äußeren Gehörgang von Kindern sehr grob untersucht, können diese erbrechen. Und ältere Menschen mit Herzproblemen haben schon schwere Bradykardien des Herzens erlitten, die aufgrund von kleinen Ursachen, wie z. B. dem Entfernen von Ohrenschmalz, eintraten.

416. Bei Kopfdrehung kommt der M. sternocleidomastoideus vor die Gefäß-Nerven-Straße am Hals (Vagina carotica) zu liegen. Beim Versuch, A. carotis communis und V. jugularis interna zu durchtrennen, streckt und dreht ein Suizidgefährdeter oft seinen Kopf, um den Hals mehr darzustellen. Dadurch wird aber der M. sternocleidomastoideus über die Gefäße gebracht, und so werden die Gefäße geschützt.

417. Die A. thyroidea inferior teilt sich in verschiedene Äste, ehe sie in den unteren Pol der Schilddrüse eintritt. Die Äste durchflechten sich mit dem N. laryngealis recurrens, wenn dieser zum Larynx nach oben zieht. Man muß den Nerven deshalb bei Thyreoidektomien intra-operativ aufsuchen und darstellen.

418. Ein temporärer Verschluß der Aa. vertebrales bzw. der A. basilaris verursacht den Ausfall von Hirnstamm-, Kleinhirn- und Okzipitallappenfunktionen, was u.a. Gleichgewichtsstörungen und Sehstörungen auslöst.

419. Der Verschluß der A. ophthalmica führt zur Erblindung, da die A. centralis retinae eine Endarterie ist. Andere Inhaltsgebilde der Orbita können wahrscheinlich durch Anastomosen überleben, die deren Versorgungsgebiete ausgebildet haben.

420. Der Cortex des ZNS benötigt schneller als andere Gewebe Sauerstoff. Somit schädigt jeder Sauerstoffmangel bzw. Durchblutungsmangel zuerst den zerebralen Cortex. Die A. carotis interna versorgt Abschnitte des Cortex, in denen eher Motorik und Sensorik als optische Wahrnehmung repräsentiert sind. Eine Mangeldurchblutung der A. carotis interna verursacht deshalb Lähmungen und/oder Sensibilitätsstörungen.

421. Bei Halsdrehung bewegen sich Gesicht und Mund bezogen auf Hals und Karotisgefäße merklich. So müssen sich z.B. beim Schlucken Pharynx und Larynx nach oben und unten verschieben können; die geschlängelten Arterien lassen dieses Bewegungsspiel zu.

422. Wegen der ausgedehnten Anastomosen zwischen den Aa. labiales beider Seiten läßt sich eine Blutung durch direkten Druck oder Kompression von linker und rechter A. facialis stoppen, wenn diese die Mandibulakante kreuzen.

423. Die Anastomosen sind in Abbildung 13-168 gezeigt.

424. Der Blutdruck in den venösen Sinus ist von der Körperlage abhängig. Bei aufrechtem Körper wird der hydrostatische Druck negativ.

425. Der hydrostatische Druck des Liquor cerebrospinalis ist höher als der entsprechende Druck in den venösen Sinus, da der Liquor cerebrospinalis aktiv sezerniert wird. Der osmotische Druck des Liquor cerebrospinalis ist dagegen niedriger, da der Liquor cerebrospinalis weniger Proteine und Glukose als das venöse Blut enthält.

426. Die Vagina carotica ist über der V. jugularis interna dünner, da ja die Möglichkeit bestehen muß, sich entsprechend einem erhöhten Durchfluß anzupassen.

427. Eine vergrößerte Tonsilla pharyngea («Polypen») kann die inneren Nasenöffnungen verlegen, so daß das Kind dauernd durch den offenen Mund atmet.

428. 1. Im hinteren Abschnitt der Kopfhaut; 2. im vorderen Abschnitt von Mund und Zunge.

429. An ihrem Ursprung ist die A. carotis interna stenosiert. Lähmung und Sensibilitätsverlust auf der Gegenseite sind meist Folge der Minderdurchblutung an dieser Hemisphäre des Gehirns.

430. In diesem kombinierten Arteriogramm von A. vertebralis und A. carotis interna haben sich die A. cerebri media und ihre Äste nicht mit Kontrastmittel gefüllt. Somit liegt ein Verschluß der A. cerebri media an ihrem Ursprung vor.

431. Die Nase drängt sich medial in das Gesichtsfeld.

432. Der N. abducens (VI) innerviert den M. rectus lateralis, der den Augapfel nach lateral bewegt. Der N. trochlearis (IV) versorgt den M. obliquus superior, welcher den Augapfel nach unten und lateral bewegt. Der N. oculomotorius (III) innerviert die restlichen Mm. bulbi und den M. levator palpebrae superioris. Die Muskeln bewegen den Bulbus oculi nach medial.

433. In der vorderen Schädelgrube.

434. Ein Defekt in beiden temporalen Gesichtsfeldern wird meist durch eine Läsion der nasalen Optikusfasern aus der Retina hervorgerufen, da diese Fasern im Chiasma opticum kreuzen. Diesem Befund liegt meist ein nach kranial wachsender Hypophysentumor zugrunde.

435. 1. Erblindung des rechten Auges; 2. ein Ausfall im linken Gesichtsfeld (den man durch Prüfung des anderen Auges aufdeckt). (s. hierzu a. Abb. 13-178.)

436. 1. Ptosis ist Folge der Lähmung des M. levator palpebrae superioris. 2. Das Auseinanderweichen beider Augen ist Folge der Lähmung von M. rectus medialis, M. rectus superior sowie M. rectus inferior. 3. Die erweiterte Pupille (Mydriasis) beruht auf dem Fehlen der parasympathischen Innervation des M. sphincter pupillae.

437. Eine Schädigung des N. trochlearis (IV) lähmt den M. obliquus superior. Wenn man auf oder über die Horizontale blickt, hat man dann keine Einschränkungen beim Sehen. Blickt man jedoch nach unten, dreht sich der Bulbus oculi, und es kommt zu Doppelbildern.

438. Eine Läsion des N. abducens (VI) löst eine Lähmung des M. rectus lateralis aus. Es kommt deshalb zum Einwärtsschielen mit Doppelbildern.

439. Die Herpesbläschen sind über die Stirn bis zum Scheitel verteilt, ferner über die Augenlider, über die Conjunctiva (ziemlich ernster Befund) und auf der Nase.

440. Wird ein Ton über Knochenleitung, aber nicht über Luftleitung wahrgenommen, dann können äußeres Ohr, Trommelfell, Gehörknöchelchen oder ovales Fenster (Fenestra vestibuli) die Schallschwingungen nicht auf die Cochlea übertragen.

441. Falls eine Entzündung der Kieferhöhle vorliegt, sind die Nn. alveolares superiores betroffen, und es kann zu Schmerzsensationen in den Zähnen des Oberkiefers kommen.

442. Eine Schädigung der parasympathischen Innervation der Tränendrüse vermindert die Tränensekretion. Dies führt zu unzureichender Befeuchtung von Cornea und Conjunctiva, zu geröteten Augen und zu Ulzerationen. Eine Gesichtsverletzung mit einer Jochbeinfraktur kann die parasympathischen Fasern schädigen, die sich dem N. zygomaticus auf ihrem Weg zur Tränendrüse anlagern. Oder die präganglionären, parasympathischen Fasern werden bei einer Läsion des N. facialis (VII) durchtrennt.

443. Der N. lingualis (aus dem N. mandibularis [V/3]) übermittelt Berührungs- und Schmerzempfindungen aus den vorderen zwei Dritteln der Zunge und vom Mundboden. Die sensorischen Fasern der Chorda tympani (die sich dem N. lingualis anlagert) übertragen Geschmacksempfindungen.

444. Der N. lingualis zieht in dieser Region unmittelbar neben dem N. alveolaris inferior. Deshalb sind meist Berührungs- und Geschmacksempfindungen in den vorderen zwei Dritteln der Zunge zusätzlich zur gewünschten Anästhesie der Unterkieferzähne und des Zahnfleisches betroffen. Auch kann zusätzlich ein Hautareal am Kinn (N. mentalis) anästhesiert sein.

445. Die postganglionären, parasympathischen Fasern aus dem Ganglion pterygopalatinum versorgen die Glandula lacrimalis, die Schleimhautdrüsen der Nase, Epipharynx und Gaumen.

446. Die mimische Muskulatur entwickelt sich aus dem Mesoderm des zweiten Kiemenbogens und wandert dann zu ihrem jeweiligen Bestimmungsort aus.

447. Eine Druckschädigung des N. facialis (VII) im Canalis stylomastoideus lähmt die mimischen Muskeln einschließlich M. buccinator und Platysma. Tränen bzw. Speichel fließen aus Augenwinkel und Mundwinkel, und die Nahrung lagert sich bevorzugt im Mundvorhof zwischen Wange und Zahnreihe ab.

448. Neben der Lähmung der mimischen Muskulatur verursacht eine Läsion des N. facialis (VII) im Meatus acusticus internus auf der Seite der Schädigung den Verlust der Tränensekretion, den Verlust des Geschmacks in den vorderen zwei Dritteln der Zunge sowie eine Hyperakusis (verstärkte Schallempfindung).

449. Die Perikaryen des N. cochlearis bilden das Ganglion im Modiolus der Cochlea. Die Perikaryen des N. vestibularis bilden das Ganglion vestibulare am Boden des Meatus acusticus internus.

450. Man kann die Pars spinalis des N. accessorius (XI) durch eine Funktionsprüfung des M. sternocleidomastoideus – kräftige Drehung des Kopfes – oder des M. trapezius – mit Hilfe des Achselzuckens – testen.

451. Die postganglionären, parasympathischen Fasern lagern sich dem N. auriculotemporalis an und verzweigen sich so anschließend in der Glandula parotidea.

452. Eine Reizung des äußeren Gehörgangs beeinflußt den N. vagus (X), was zu einer Bradykardie am Herzen führt.

453. Der N. laryngealis internus durchbricht die Membrana thyrohyoidea und erreicht so den Kehlkopf.

454. Der rechte N. laryngealis recurrens umschlingt die rechte A. subclavia.

455. Es käme zu einer rauhen Stimme. Bei Inspektion des Kehlkopfes zeigt sich eine unbewegliche linke Stimmfalte, deren freies Ende etwa in der Medianen liegt.

456. 1. Beim «Aaah» wird sich eine Hälfte des weichen Gaumens nicht anheben; 2. eine Schwäche des M. trapezius auf der betroffenen Seite; und 3. eine Schwäche des M. sternocleidomastoideus auf der betroffenen Seite.

457. Die rechte Zungenhälfte ist gelähmt und wird u. U. atrophieren. Beim Versuch, die Zunge herauszustrecken, weicht die Zunge zur Seite der Schädigung ab.

Anatomische Grundlagen ausgewählter Reflexe

458. Verlust aller Rückenmarksfunktionen kaudal C3, d. h. Lähmung und Sensibilitätsausfall an oberen Extremitäten, Thorax, Abdomen und Becken. Da das Zwerchfell und die Mm. intercostales gelähmt wären, müßte der Patient dauernd künstlich beatmet werden.

459. Postganglionäre, sympathische Fasern erreichen das Ganglion submandibulare und das Ganglion oticum aus dem Plexus caroticus externus über die A. lingualis bzw. A. maxillaris. Sie ziehen – ohne Umschaltung! – nur durch die genannten parasympathischen Kopfganglien hindurch und verzweigen sich gemeinsam mit den postganglionären, parasympathischen Fasern aus den genannten Ganglien.

460. Die partielle Ptosis erfolgt aus dem Verlust der sympathischen Innervation in Teilen des M. levator palpebrae superioris. Die trockene, gerötete Haut ist Folge der fehlenden sympathischen Kontrollfunktion von Schweißsekretion und Gefäßweite (Vasokonstriktion); die Miosis ergibt sich aus der Lähmung des M. dilatator pupillae, der kein Gegengewicht zum M. sphincter pupillae mehr bildet. Der Enophthalmus ist sehr auffällig und Folge der Ptosis.

461. Zu den Ästen der A. subclavia (Abb. 13-163).

462. Th1 ist meist mitbetroffen mit Folge einer Schwäche und einer Atrophie der kleinen Handmuskeln und eines Sensibilitätsverlustes an der Innenseite der Hand. Wenn der N. phrenicus mitbetroffen ist, wird eine Zwerchfellkuppe gelähmt sein. Ist der N. laryngealis recurrens aus dem N. vagus (X) mitbeteiligt, wird die Stimme rauh werden.

463. Auf dem Röntgenbild sieht man links eine Halsrippe. Die Wurzel Th1 des Plexus brachialis zieht über die Halsrippe (oder über den Bindegewebszügel, der sie mit der ersten Rippe verbindet). Der Nerv wird u. U. in Mitleidenschaft gezogen, wenn der Arm durch das Tragen schwerer Lasten nach unten gezogen wird. Dies führt je nach Schweregrad zu einer Schwäche in den kleinen Handmuskeln, die von Th1 innerviert werden.

Schlüssel zum Gegenstandskatalog
für die Ärztliche Prüfung (GK 1): Anatomie

2.3	**Allgemeine Anatomie des Bewegungs-**	**4**	**Untere Extremität**
	apparates	4.1	Grundkenntnisse der Entwicklung
2.3.1	Knochentypen 14f.		35–39
2.3.4	Knochenwachstum 15	4.2	Knochen 100ff.
2.3.6.1	Fugen 16	4.3	Gelenke
2.3.6.2	Gelenke (Diarthrosen) 16f.	4.3.1	Hüftgelenk 106f.
2.3.7.1	Form- und Strukturmerkmale 15	4.3.2	Kniegelenk 109ff.
2.3.7.2	Allgemeine Muskelmechanik 17f.	4.3.3	Verbindung der Unterschenkelknochen
2.3.7.4	Muskelfunktion 18		113
2.4	Allgemeine Anatomie des Kreislaufsy-	4.3.4	Fußgelenke 113f., 127f.
	stems	4.4	Muskeln
2.4.2	Gliederung des Blutgefäßsystems 19	4.4.1	Muskeln der Hüfte 115ff.
2.4.5	Funktionelle Gliederung des Lymphge-	4.4.2	Oberschenkelmuskeln 118–121
	fäßsystems 20	4.4.3	Unterschenkelmuskeln 124ff.
2.8	Allgemeine Anatomie des Nerven-	4.4.4	Fußmuskeln 128ff.
	systems	4.5	Nerven
2.8.2	Neuronale Gliederung des peripheren	4.5.2	Plexus lumbalis 138ff.
	animalischen Nervensystems 20	4.5.3	Plexus sacralis 141ff.
2.8.3	Neuronale Gliederung des peripheren	4.6	Arterien und Venen 131–136
	vegetativen Nervensystems 20	4.7	Lymphknoten und Lymphgefäße 136f.
2.8.4	Periphere Organisation und Projektion	4.8	Angewandte und topographische Anato-
	25		mie
2.8.6	Nervenfaser 20f.	4.8.2	Regio inguinalis 131, 210, 212ff.
2.9	Haut- und Hautanhangsgebilde	4.8.6	Oberschenkel 118
2.9.1.1	Epidermis 13	4.8.7	Fossa poplitea 109, 121, 125
2.9.1.4	Äußere Beschaffenheit der Haut 13	4.8.8	Regio genus 109ff.
2.9.1.5	Sinnesfunktion der Haut 14, 25	4.8.9	Unterschenkel 124ff.
2.9.2	Behaarung 13, 42	4.8.10	Regio malleolaris 113ff.
2.9.4	Hautdrüsen 13, 42	4.8.11	Fuß 130
		4.8.13	Röntgenanatomie 103ff., 107ff., 111f.,
			114, 128
3	**Obere Extremität**		
3.1	Entwicklung 35–39	**5**	**Kopf und Hals**
3.2	Knochen 43–47	5.1	Entwicklung und Wachstum 284–292,
3.3	Gelenke 48ff.		313, 322f., 339
3.3.2	Schultergelenk 53ff.	5.1.1	Neurocranium 292
3.3.3	Ellenbogengelenk 57ff.	5.1.2	Viscerocranium, Gesicht, Hals 292
3.3.4	Verbindungen der Unterarmknochen	5.1.3	Mißbildungen 294, 313f.
	59, 64f.	5.2	Cranium
3.3.6	Fingergelenke 72ff.	5.2.1	Calvaria 295, 298
3.4.2	Schultermuskeln 54f.	5.2.2	Basis cranii 296–299
3.4.3	Oberarmmuskulatur 60f.	5.2.3	Viscerocranium 294, 299f.
3.4.4	Unterarmmuskulatur 66–71	5.2.4	Kiefergelenk 301, 310f.
3.4.5	Handmuskulatur 74ff.	5.3	Kopf- und Halsmuskeln, Faszien
3.5	Nerven	5.3.1	Gesichtsmuskulatur 315
3.5.2	Pars supraclavicularis 86ff., 400	5.3.2	Kaumuskulatur 311f.
3.5.3	Pars infraclavicularis 88f.	5.3.3	Faszien an Kopf und Hals 309f.
3.5.3.1	Fasciculus lateralis 91ff.	5.3.4	Zungenbein und Zungenbeinmuskulatur
3.5.3.2	Fasciculus medialis 94f.		301
3.5.3.3	Fasciculus posterior 96ff.	5.3.5	Halsmuskulatur 305ff.
3.6	Arterien und Venen 79ff.	5.4	Kopf- und Halseingeweide
3.7	Lymphknoten und Lymphgefäße 83f.	5.4.1	Nasenhöhle 316ff.
3.7.1	Lymphknoten der Achselhöhle 83	5.4.2	Nasennebenhöhlen 319
3.8	Angewandte und topographische Anato-	5.4.3	Mundhöhle 327f.
	mie	5.4.4	Zähne 329
3.8.2	Regio supraclavicularis 48f.	5.4.5	Zunge 326f.
3.8.4	Fossa axillaris 51f.	5.4.6	Speicheldrüsen 325ff., 329f., 391
3.8.6	Oberarm 60f.	5.4.7	Gaumen 323
3.8.7	Fossa cubitalis 59, 67	5.4.8	Isthmus faucium 323f.
3.8.9	Regio carpalis anterior 65, 71, 74f–77	5.4.9	Pharynx 331ff.
3.8.14	Röntgenanatomie 45ff., 49, 53, 55–58,	5.4.11	Larynx 339ff.
	62–65, 81, 83f.		

5.4.13 Schilddrüse 345
5.4.14 Epithelkörperchen 346
5.5 Hirnnerven 383 ff.
5.5.1 Sensorische Nerven 383 f.
5.5.2 Augenmuskelnerven 384–387
5.5.3 N. trigeminus 385, 389–393
5.5.4 N. facialis 393 f.
5.5.5 N. glossopharyngeus 396 f.
5.5.6 N. vagus 398 f.
5.6 Halsnerven 400 f.
5.7 Vegetative Innervation an Kopf und Hals
5.7.1 Pars sympathica 400 f.
5.7.2 Pars parasympathica 397 f.
5.8 Arterien und Venen 372 ff.
5.8.2 A. carotis communis 375
5.8.3 A. carotis interna 375 f.
5.8.4 A. carotis externa 376 f.
5.8.5 V. jugularis interna 379
5.9 Lymphknoten und Lymphgefäße 380 f.
5.10 Angewandte und topographische Anatomie
5.10.1 Oberflächenanatomie von Kopf und Hals 294, 305, 310
5.10.2 Kopfregion 293 ff.
5.10.4 Tiefe Gesichtsregion 312
5.10.5 Spatium peripharyngeum 334 ff.
5.10.7 Bildgebende Verfahren 303 f., 312, 320 f., 330, 336 f., 347, 381 f.

6 Leibeswand
6.1 Rücken
6.1.1 Entstehung der Wirbelsäule 147 f.
6.1.3 Verbindungen der Wirbel 302
6.1.4 Die Wirbelsäule als Ganzes 145 ff., 159 ff.
6.1.6 Nerven und Gefäße 154 ff.
6.1.7 Angewandte und topographische Anatomie 145 ff.
6.2 Brustwand 176
6.2.2 Skelettelemente und Verbindungen 168 ff.
6.2.5 Zwerchfell 176 ff.
6.2.6 Nerven und Gefäße 177 f.
6.2.7 Mamma 173 ff.

7 Brusteingeweide
7.1 Grundzüge der Entwicklung der serösen Höhlen und Organe 163 ff.
7.1.2 Grundzüge der Herzentwicklung und ihre Bedeutung für die Entstehung von Fehlbildungen 190 ff.
7.1.3 Ableitung des Aortenbogens und des Truncus pulmonalis aus embryonalen Aortenbögen 192
7.1.4 Übersicht über die Entwicklung der unteren Atemwege 182 ff.
7.2 Atmungsorgane 182 ff.
7.2.1 Trachea 184
7.2.2 Lungen 183 f.
7.2.3 Pleura 184
7.3 Ösophagus 200
7.4 Thymus 199
7.5 Herz 194 ff.
7.5.1 Gefäße und Nerven 194, 197 f.
7.5.2 Erregungsleitungssystem 197 f.
7.5.3 Perikardhöhle 193
7.6 Arterien, Venen und Lymphgefäße des Thorax 201 f.
7.6.1 Aorta im Thorax 200
7.6.2 V. cava superior und inferior 200 f.
7.6.3 Pulmonalgefäße 185
7.6.4 Lymphgefäße 185

7.7 Nerven 202
7.8 Angewandte und topographische Anatomie 170 ff. ,203 ff.
7.8.2 Projektion der Thoraxorgane auf die Thoraxwand (Skeletotopik) 171 ff.
7.8.3 Gliederung der Thoraxhöhle und Topographie der Thoraxorgane 203 f.
7.8.4 Atemmechanik 170 f.

8 Bauch- und Beckeneingeweide
8.1 Entwicklung der Organe und Entstehung der Situsverhältnisse 224 f.
8.1.1 Grundkenntnisse der Entwicklung der Verdauungsorgane 224 f., 233 f., 242, 247
8.1.2 Grundkenntnisse der Entwicklung der Organe im Retroperitonealraum 250
8.1.3 Grundkenntnisse der Entwicklung der Geschlechtsorgane und des Anorektalkanals und ihrer Bedeutung für die Entstehung von Fehlbildungen 233, 259 f., 264
8.2 Organe des Magen-Darm-Kanals
8.2.1 Magen 227 f.
8.2.2 Duodenum 228 f.
8.2.3 Jejunum, Ileum 234
8.2.4 Caecum und Appendix vermiformis 234 f.
8.2.5 Colon 235
8.2.6 Rectum 236
8.3 Leber, Gallenblase, Pankreas
8.3.1 Leber 242 ff.
8.3.2 Gallenblase 244
8.3.3 Extrahepatische Gallenwege 244
8.3.4 Pankreas 247 ff.
8.4 Milz 248
8.5 Endokrine Organe
8.5.1 Nebenniere 257
8.6 Harnorgane 250 ff.
8.6.1 Niere 250 ff.
8.6.3 Harnleiter 253
8.6.4 Harnblase 254
8.7 Weibliche Geschlechtsorgane
8.7.1 Ovar 266
8.7.2 Tube 266
8.7.3 Uterus 267
8.7.4 Vagina 267
8.7.5 Äußeres Genitale 268, 273
8.8 Männliche Geschlechtsorgane
8.8.1 Hoden 260 f.
8.8.3 Ductus deferens 250 f., 260
8.8.4 Vesicula seminalis 260
8.8.5 Prostata 261
8.8.6 Äußeres Geschlechtsorgane 263, 273
8.9 Arterien 219 ff., 229 f., 236–239, 262
8.10 Venen 219 ff., 230, 236–239, 262
8.10.3 Kavokavale Anastomosen 245
8.10.4 V. portae hepatis 245
8.11 Lymphgefäße und Lymphknoten 245
8.12 Vegetative Nerven
8.12.1 Pars sympathica 231, 239
8.12.2 Pars parasympathica 231, 239 f.
8.13 Peritoneum 223, 226 ff., 235
8.13.1 Peritonealstrukturen 226 ff.
8.14 Angewandte und topographische Anatomie
8.14.1 Oberflächenanatomie, Abdomen 210 f.
8.14.2 Organprojektion auf die Bauchwand, Tastbarkeit 232, 241, 246, 249, 258
8.14.3 Röntgenbilder, Tomogramme 230, 237, 239 f., 246, 248, 255 f., 269, 279 f.

8.14.4 Gliederung der Bauchhöhle, Topographie der Bauchorgane 163 ff., 217 ff., 226 ff.
8.14.5 Gliederung des Cavum pelvis, Topographie der Beckenorgane 163 ff., 217 ff.

9   Zentralnervensystem
9.1   Entwicklung 286
9.1.1   Ausgangsmaterial 286 f.
9.1.2   Rückenmark 154
9.10   Hirn- und Rückenmarkshäute, äußere Liquorräume 348 f.
9.11   Gefäßversorgung
9.11.1 Arterien 372 ff.
9.11.2 Venöse Abflußwege 349 f., 378 ff.
9.11.3 Lymphatische Abflußwege 380 f.
9.12   Röntgen 381 f.

10   Sehorgan
10.1   Orbita 294, 359
10.2   Bulbus oculi 357 f.
10.2.1 Entwicklung 354
10.2.2 Gestalt, Gliederung, Form 357

10.2.3 Bau und mikroskopische Anatomie 358 f.
10.2.4 N. opticus 386
10.2.5 Bewegungsapparat des Bulbus oculi 360 f.
10.3   Schutzeinrichtungen 364, 409 ff.
10.3.1 Augenlid 355
10.3.2 Bindehaut 355, 357
10.3.3 Tränendrüse, Tränenwege 356
10.3.4 Angewandte Anatomie 360

11   Hör- und Gleichgewichtsorgan
11.1   Grundkenntnisse der Entwicklung des Hör- und Gleichgewichtsorgans 365
11.2   Äußeres Ohr 366 f.
11.2.1 Ohrmuschel, äußerer Gehörgang 366
11.3   Mittelohr 367 f.
11.3.1 Paukenhöhle 367 f.
11.3.2 Gehörknöchelchen 367 f.
11.4   Innenohr 369
11.4.1 Labyrinth 369
11.4.2 Gleichgewichtsorgan 369
11.4.3 Hörorgan 369

Register

Abdomen 207ff.
Abdomenübersichtsaufnahme 27f., 211
Acetabulum 101, 208
Achillessehne 121, 123, 125
Achillessehnenreflex 123
Achillessehnenruptur 125
Achondroplasie 294
Achselhöhle 42, 52, 87, 96
– Begrenzungen 52
– Lymphknoten 52
Achsenskelett 147f.
Acromion 44
Adamsapfel 339
Adduktoren (Oberschenkel) 120f.
Adduktorenkanal 120
Adenohypophyse 352
Aderhaut 359
Adnexe 266
Adrenalin 257
Aftermembran 250, 259
Afterverschluß 276
Agonist 18
Akkommodation 360, 410
Akromioklavikulargelenk 48
Allantois 164
Alveolen 182
Amboß 366, 368
Amnion 163
Amnionhöhle 163
Amphioxus 284
Ampulla
– ductus deferentis 261
– membranacea
– – anterior 370
– – lateralis 370
– – posterior 370
– recti 236
– tubae uterinae 266
Analfissuren 277
Analkanal 236
Analmembran 273
Anastomose
– arterielle 378
– portokavale 245
Angulus
– costae 168
– inferior scapulae 44, 51, 168
– iridocornealis 358
– mandibulae 301
– sterni 168, 170, 209
Ansa cercivalis 398
Antagonist 18
Anulus
– femoralis 215
– fibrosus 153, 307
– inguinalis
– – profundus 213ff., 259f.
– – superficialis 212, 214f., 259f.

– tendineus
– – communis 360f.
Aorta 164, 191, 220
– ascendens 193f.
– descendens 178, 194
– dorsalis 192
– ventralis 192
Aortenbogen 192, 194, 196
– embryonaler 192
Aortenisthmusstenose 193
Aortenklappe 196
Apex
– pulmonis 186
– vesicae 253
Aponeurose 18
– musculi bicipitis brachii 60, 67, 80
– palmaris 66f.
– plantaris 128
Apophyse 15
Appendix
– epididymidis 261
– epiploicae 234
– testis 261
– vermiformis 216, 226, 234, 236
Appendektomie 216
Appendizitis 235
Aquaeductus mesencephali 349
Arachnoidea mater
– cranialis 348f.
– spinalis 154, 156
Arcus
– aortae 193f., 196, 203
– atlantis anterior 302
– atlantis posterior 302
– costalis 168, 170, 207
– palatoglossus 317, 323ff., 332
– palatopharyngeus 317, 323ff., 332
– palmaris
– – profundus 75, 79, 81
– – superficialis 75, 79, 81
– plantaris profundus 133
– venosus
– – dorsalis pedis 131
– – jugularis 379
– vertebrae 149, 301
– zygomaticus 296
Area nuda 226, 244
Areola mammae 173
Armknospen 35ff.
Armplexuslähmung 90
Arteria(e)
– alveolaris
– – inferior 326, 376, 378, 392
– angularis 316
– appendicularis 235ff.
– auricularis
– – posterior 316, 335, 376f.

– axillaris 79f., 87, 92, 174
– basilaris 374f.
– brachialis 79ff.
– bronchialis 184
– buccalis 392
– carotis
– – communis 184, 192ff., 199, 203, 309, 335, 343, 372f., 375
– – externa 192, 316, 325, 335, 346, 348, 352, 371, 373, 375f., 392
– – interna 184, 192, 316, 325, 335, 346, 352, 363, 373, 375, 392
– centralis retinae 357f., 362f., 375f.
– cerebelli
– – anterior 374
– – inferior 374
– – posterior 374
– – superior 374
– cerebri
– – anterior 375f.
– – media 352, 375f.
– – posterior 374f.
– cervicalis
– – ascendens 373
– – profunda 374
– – superficialis 373
– choroidea
– – anterior 354
– ciliares 358, 362
– – posteriores 357, 363, 376
– circumflexa
– – femoris 132, 134
– – humeri anterior 79, 81
– – humeri posterior 79, 81
– colica
– – dextra 235, 237
– – media 235, 237
– – sinistra 235, 237
– communicans
– – anterior 375f.
– – posterior 375
– coronaria
– – dextra 193f., 196f.
– – sinistra 193f., 196f.
– cystica 244
– digitales
– – dorsales 75, 81
– – palmares communes 75, 81
– dorsalis
– – clitoridis 278
– – nasi 363
– – pedis 131f.
– – penis 270, 278
– – scapulae 374
– ductus deferentis 262
– epigastrica

– – inferior 178, 218–221, 251, 254
– – superior 178, 218, 220
– ethmoidalis
– – anterior 319, 362f., 376
– – posterior 319, 362f., 376f.
– facialis 316, 319, 325, 328, 335f., 372, 376
– femoralis 119, 131f., 134, 219
– fibularis 132ff.
– gastrica
– – dextra 228, 230, 248
– – sinistra 226, 228f., 248
– gastricae
– – breves 228, 230
– gastroduodenalis 228ff., 248
– gastro-omentalis 227f., 230
– – dextra 227f.
– – sinistra 227f.
– glutaealis
– – inferior 116f., 134, 220, 270
– – superior 116f., 134, 220, 270
– helicinae 262, 278
– hepatica
– – communis 228, 230, 245, 248
– – propria 226f., 229, 243, 245
– hyaloidea 354
– hypophysialis
– – inferior 352, 376
– – superior 352
– ileales 236
– ileocolica 235ff.
– iliaca
– – communis 219f., 251, 270
– – externa 131f., 178, 219ff.
– – interna 134, 219f., 270
– iliolumbalis 219, 221
– infra-orbitalis 376
– intercostales 174, 200
– – anteriores 178
– – posteriores 178, 200, 219
– – superiores 178
– – suprema 178, 219, 374
– interlobulares 253
– interossea
– – anterior 81
– – communis 81
– – posterior 81
– jejunales 236
– labii
– – inferior 316
– – superior 316, 319
– labyrinthi 375
– lacrimalis 362f., 376
– laryngea
– – inferior 345
– – superior 335, 345

– lienalis (splenica) 226–229, 247 f.
– lingualis 325, 336, 376 f.
– lumbalis 219 f., 270, 327, 335
– maxillaris 316, 319, 328, 335, 348, 371, 376 f., 392
– meningea media 335, 348, 352, 376 f., 392
– mesenterica
– – inferior 219, 235, 237 f.
– – superior 219, 224, 226, 229 f., 233, 235, 237 f., 242, 247
– metacarpales palmares 75
– metatarsalis 132 f.
– musculophrenica 178, 218
– mylohyoidea 326
– nutrientes 81
– obturatoria 219 f., 270
– occipitalis 316, 335, 376 f.
– ophthalmica 319, 361 ff., 376
– ovarica 219, 266 f.
– palatina
– – major 319, 326
– palpebrales
– – mediales 363
– pancreaticoduodenalis
– – inferior 229 f., 237, 247
– – superior 229 f., 247
– perforantes 132
– perineales 278
– pharyngea
– – ascendens 328, 335 f., 376 f.
– phrenica
– – inferior 178, 219 f.
– – superior 178
– plantaris
– – lateralis 132 ff.
– – medialis 132 ff.
– pontis 375
– poplitea 131 f.
– profunda brachii 79, 81
– profunda clitoridis 270
– profunda femoris 131 f., 134
– profunda penis 262, 270, 278
– pudenda
– – interna 117, 220, 270, 277 f.
– – externae 96
– pulmonalis 184 f., 192 ff., 196, 204
– – dextra 184 f.
– – sinistra 184 f.
– radialis 75, 79 ff.
– rectalis
– – inferior 237, 270, 277 f.
– – media 270
– – superior 235, 237, 270
– renalis 219, 251
– sacralis
– – lateralis 219 ff.
– – medialis 219
– – mediana 219 f.
– sigmoideae 235, 237
– sphenopalatina 319, 378
– spinalis
– – anterior 374 f.
– – posterior 374 f.
– subclavia 79, 184, 192 ff., 199, 203, 335, 346, 372 f.
– subscapularis 79, 81
– superior cerebelli 374 f.

– supra-orbitalis 316, 362 f., 375
– suprarenalis
– – media 219
– suprascapularis 373 f.
– supratrochlearis 363, 375
– temporalis
– – superficialis 316, 335, 348, 371 f., 376 f., 392
– – profunda 392
– testicularis 219, 251, 254
– thoracica
– – interna 154, 174, 178, 182, 219, 373
– – lateralis 81
– – superior 81
– thyroidea
– – ima 346
– – inferior 335 f., 345 f., 373
– – superior 336, 345 f., 376 f.
– tibialis
– – anterior 132, 134
– – posterior 131–134
– tibiofibularis 113
– transversa cervicis 373
– transversa faciei 316, 377
– ulnaris 75, 79 ff.
– umbilicalis 164, 220
– uterina 266 f.
– vertebralis 154, 307, 335, 371, 373 ff.
– vesicalis
– – inferior 220, 256, 270
– – superior 220, 256, 270
Arterien 19
– (Arm) 80 ff.
– (Bein) 131 ff.
Arterienpulse
– (Arm) 80
– (Bein) 131
Arteriogramm 29, 83 f., 132–135, 222, 237
Arthrogramm (Kniegelenk) 111
Articulatio
– acromioclavicularis 48 f.
– atlanto-axialis 306
– atlanto-occipitalis 306
– calcaneocuboidea 128
– capitis costae 169
– carpometacarpalis 73
– – pollicis 72 ff.
– costotransversaria 169
– coxae 106 f.
– crico-arytenoidea 341 f.
– cricothyroidea 341
– cubiti 57 ff.
– genus 109 ff.
– humeri 53 ff.
– humeroradialis 59
– humero-ulnaris 59
– intercarpales 73
– interphalangeales 74
– metacarpophalangeales II–V 72 f.
– radiocarpalis 62 ff.
– radio-ulnaris 57, 59, 62, 64 f.
– – distalis 62, 64
– – proximalis 57, 59, 62, 64
– sacro-iliaca 100, 157
– sternoclavicularis 48
– sternocostales 169

– subtalaris 113 f., 127
– talocalcaneonavicularis 113 f., 128
– talocruralis 113 f.
– temporomandibularis 301, 310
– zygapophysialis 306
Arytenoidwülste 322
Aschoff-Tawara-Knoten 195, 197
Asymmetrie
– Gesicht 294
Atemhilfsmuskeln 86, 176
Atemmechanik 176 f.
Atemwege
– (Entwicklung) 182
Atlantoaxialgelenk 306 f.
Atlantookzipitalgelenk 306 f.
Atlas 149, 153, 302
Atmung
– Kehlkopfbewegung 344
– paradoxe 187
Atmungsgeräusche 189
Atrioventrikularklappe 195
Atrium 193 f., 196
Auge
– Schutzeinrichtungen 355 f.
– Entwicklung 354
Augenbecher 286, 354
Augenbecherspalte 285, 288, 354
Augenbecherstiel 354
Augenbewegungen 356
Augenbläschen 354
Augenhintergrund 357, 359 f.
Augenhöhle 359
Augenhüllen 358
Augenkammer 357
– vordere 358
– hintere 357
Augenlid 355
Augenmuskeln 361 f.
Augenmuskelnerven 363
Augenplakode 285
Auriculae cordis 194
Auskultation 171, 211
Autochthone Rückenmuskulatur 153 ff.
AV-Knoten 196 f.
Axillarlinie 188
Axis 149, 153, 302

Baker-Zyste 110
Balkenblase 255
Bandhafte 16
Bandscheibe 153 f.
Bandscheibenvorfall 154, 157, 307
Bartholin-Drüsen 276
Basiocciput 297
Basisphenoid 297
Basis cranii
– externa 296
– interna 297 ff.
Bauch 205 ff.
Bauchdeckenreflex 210, 414
Bauchfell 223
Bauchhöhle 217
Bauchmuskulatur 212 f.
Bauchspeicheldrüse 247
Bauchwand
– Innervation 219 ff., 414
– Regionen 210

– schwache Stellen 215 f.
– vordere 212 f.
Bauhin-Klappe (siehe Valva ileocaecalis)
Becken
– geschlechtsspezifische Unterschiede 265
Beckenausgangsebene 208
Beckenboden 273 ff.
Beckeneingangsebene 208
Beckengürtel 100
Beckenübersichtsaufnahme 103 f., 211
Beinknospen 35 f.
Beinlänge 102
Beinlängendifferenz
– relative 102
– tatsächliche 102
Beinvenenthrombose 135
Beugekontraktur 106
Bewegungsabläufe
– obere Extremität 88
– untere Extremität 138
Bewegungsachsen 10
Bewegungsmöglichkeiten 11
– Daumen 72
– Ellenbogengelenk 57
– Hand 66 ff., 72
– Hüfte 106
– Kniegelenk 109
– Schultergelenk 53
– Sprunggelenk 123
– Unterarm 66 ff.
– Wirbelsäule 147
Bifurcatio tracheae 182, 187
Bikuspidalklappe (siehe Valva atrioventricularis)
Bindehaut 355, 357
Bizepssehnenreflex 57, 89
Blinddarmentzündung (siehe Appendizitis)
Blow-out-Fraktur 360
Blutdruckmessung 79
Blutkreislauf
– fetaler 192
Bogengänge 370
Bowman-Membran 358
Brechreflex 415
Bregma 295
Bronchialbaum 185
Bronchialknospe 182
Bronchioli
– terminales 182
Bronchoskopie 189
Bronchus 184
– lobaris 184 f.
– lobularis 185
– principalis 184, 204
– segmentalis 185
Brustbein 168
Brustdrüse 173 ff.
Brustfell 184
Brustfellhöhle 163 f., 184
Brustkorb 176, 178 ff.
Brustmuskeln 176
Brustuntersuchung 174
Brustwand 50 f., 178 ff.
Brustwirbel 150
Bulbus
– aortae 190
– cordis 190
– duodeni 228
– oculi 361

– olfactorius 351
– urethralis 255
– venae jugularis 379
Bulbuswulst 191
Bulla ethmoidalis 317f.
Bursa 17
– infrapatellaris 110
– m. subscapularis 53
– omentalis 223f., 228
– praepatellaris 110
– subacromialis 54
– subtendinea
– suprapatellaris 110

C4-Senke 389
Caecum 226, 233f.
Calcaneus 101f., 113
Calvaria (Schädelkalotte) 295
Camera
– anterior bulbi 357f.
– posterior bulbi 357f.
Canaliculus(i)
– biliferi 244
– cochlearis 369
– lacrimalis 355
Canalis
– adductorius 120
– analis 236
– caroticus 297, 327, 375
– carpi (Karpaltunnel) 71
– hyaloidea 358
– hypoglossi 297f.
– inguinalis 260
– mandibulae 301
– opticus 294, 297f.
– pudendalis 277
– pyloricus 227f.
– semicirculares ossei 369
– spiralis cochleae 369
Capitulum humeri 57
Capsula
– adiposa (Niere) 251f.
– fibrosa (Niere) 252
– lentis 357
Caput
– femoris 101
– fibulae 101f.
– humeri 43
– mandibulae 300, 311
– medusae 87
– radii 43f., 57
Carina
– tracheae 188
Carpus 45
Cartilago
– alaris major 318f.
– arytenoidea 334, 341ff.
– corniculata 341f.
– costalis 168
– cricoidea 293, 332, 334,
  339ff., 343, 346
– cuneiformis 341f.
– septi nasi 299, 318
– thyroidea 293, 332, 334,
  339ff., 343, 346
Caruncula
– lacrimalis 355f.
– sublingualis 324
Cauda
– equina 155f.
– pancreatis 247
Cavitas
– glenoidalis 43f., 51, 53

– infraglottica 340
– laryngis 340
– nasi 316f.
– oris 322ff.
– pelvis 207f.
– peritonealis 217
– pleuralis 183f.
– uteri 267
Cavum
– epidurale 154f., 348
– peritoneale 163f., 223
Cellulae
– ethmoidales (siehe Sinus
  ethmoidalis)
– mastoideae 296
Centrum
– tendineum 177, 218
– – perinei 218, 254, 265,
    275f.
Cervix uteri 267
Chiasma
– opticum 351, 375, 384, 386
Choana 316
Cholangiographie 246
Cholelithiasis 245
Cholezystographie 245f.
Chondrokranium 292
Chorda
– dorsalis 36, 147f., 284f.
– tympani 322, 367, 391, 394
Chordae
– tendineae 195
Choroidea 354, 357ff.
– (Entwicklung) 354
Circulus
– arteriosus
– – cerebri (Willisi) 378
Cisterna
– cerebellomedullaris 349
– chyli 137, 177, 221, 238, 271
– trigeminalis 351
Clavicula 15, 43, 48
Clitoris 273
Clivus 297ff.
Cochlea 369
Colles-Fraktur 65
Colliculus
– seminalis 255
Collum
– anatomicum 44
– chirurgicum 44
– costae 168f.
– femoris 101
– fibulae 101f.
– mandibulae 300f., 311
– radii 44
Colon
– ascendens 225f., 233, 235
– descendens 225, 233, 235
– sigmoideum 226, 233, 235
– transversum 225f., 233, 235
Columna(e)
– anales 276
– vertebralis 145ff.
Computertomographie 31
– Abdomen 258, 279f.
– Augenhöhle 364
– Canalis caroticus 382
– Glandula parotidea 330
– Glandula thyroidea 347
– Hals 347
– Kopf 388, 403ff.
– Mittelohr 370f.

– Nasennebenhöhlen 321
– Ohr 370f.
– Os temporale 395
– Schädelbasisfraktur 353
– Sella turcica 351
– Technik 31
– Thorax 203f.
Concha nasalis
– inferior 294, 317, 327, 355
– media 294, 317, 327
– superior 317, 327
Condylus
– lateralis (Femur) 101, 109
– medialis (Femur) 101, 109
– lateralis (Tibia) 102
– medialis (Tibia) 101f.
Conjunctiva 355, 357
Conus
– arteriosus 195f.
– elasticus 340
– medullaris 156
Copula 289, 322
Cornea 355–358
Cornu
– majus 301, 332
– minus 301
Corpora
– cavernosa 274
Corpus
– cavernosum 262, 274
– ciliare 357ff.
– costae 168f.
– fibulae 102
– gastricum 227
– humeri 43
– mamillare 375
– mandibulae 300f.
– orbitae 361
– ossis pubis 100
– pancreatis 247
– spongiosum 262, 274
– sterni 168
– tibiae 102
– uteri 267
– vertebrae 149, 301
– ventriculare 227
Corti-Organ 168f.
Costa
– fluitans 169
– spuria 169
– vera 169
Cowper-Drüsen 275
Crista
– galli 297ff., 318
– iliaca 50, 101, 209
– intertrochanterica 101
– pubica 100
– terminalis 195
– urethralis 255
Crura
– diaphragmatica 177, 217
– penis 274
Cupula ampullaris 370
Curvatura gastrica
– major 227f.
– minor 227f.
C-Zellen 346

Darm
– Entwicklung 224
Darmbein 100, 208
Darmkanal
– primitiver 224f.

Darmwand
– mikroskopische Anatomie
  234, 237f.
Darmzotten 237
Daumengrundgelenk 72ff.
Defäkation 416
Dens axis 149, 152
Dermatom 14, 38, 89, 139, 284
Dermomyotom 35f.
Desçemet-Membran 358
Descensus
– Hoden 260
Diaphragma 163f., 177, 193,
  199, 218
– Entwicklung 163f.
– sellae 351
– urogenitale 274, 276
Diaphyse 15
Diarthrosen 16f.
Diastole 198
Dickdarm 234
Differenzierung 35
Digitale Subtraktionsangiogra-
  phie (DSA) 33, 83
DIP-Gelenk 70, 74
Diploe (siehe Ossifikation, des-
  male) 15
Discus
– articularis 17
– intervertebralis 153f.
– nervi
– – optici 357, 360, 386
Divertikel 238
Doppelkontrastdarstellung 29,
  230, 232
Dorsalaponeurose 78
Dottergang 164
Dottersack 163
Douglas-Raum (siehe Excavatio
  recto-uterina)
Down-Syndrom 225
Drehgelenk 161
Druckpunkte (Blutung)
– obere Extremität 79
– untere Extremität 132
Drüsen
– apokrine 13
– ekkrine 13
– exokrine 13
– holokrine 13
Ductus
– arteriosus (Botallo) 192
– choledochus 229, 242ff.
– cochlearis 365, 369
– cysticus 244
– deferens 250f., 260
– ejaculatorius 250, 261
– endolymphaticus 365, 369f.
– epididymidis 261
– excretorius 261
– hepaticus 243f.
– lactiferus 174
– lymphaticus dexter 83, 137,
  200, 379, 402
– mesonephricus 259f., 264,
  267
– nasolacrimalis 300, 313,
  317f., 355
– omphaloentericus 163, 233
– pancreaticus 229, 243f., 247
– paramesonephricus 259, 264,
  267
– parotideus 315, 326

– perilymphaticus 369
– reuniens 370
– semicirculares 365, 369f.
– submandibularis 325ff.
– thoracicus 83, 137, 177, 199, 238, 271, 373, 379, 400
– thyroglossus 289, 322
– utriculosaccularis 365
Dünndarm 234
Duodenum
– Anlage 225, 227ff.
– Blutversorgung 229
Dura mater
– cranialis 348, 351
– spinalis 154, 156
Durchleuchtung 28
Dysgnathie 324

Ebenen 10
Edinger-Westphal-Kern 386, 409
Eierstock 266
Eigelenk 62ff.
Eileiter 266
Ejakulation 263, 417
Ektoderm 35, 286
Elektromyographie 23f.
Elle 44, 58f., 63
Ellenbogengelenk 46, 57ff., 59
– Bewegungsumfang 57
Ellenbogengrube 59
Embryonalanlage
– Ausbildung der Körperhöhlen 163ff.
Eminentia pyramidalis 368
Emissionscomputertomographie 31
Endarterien 19
Enddarm 224, 233, 285
Endokard 190f.
Endokardschläuche 191
Endolymphe 369
Endometrium 267
Endoskopie
– Dickdarm 241
– Duodenum 231f.
– Harnblase 256
– Magen 231f.
– Ureter 256
Endoskopische retrograde Chol-angio-Pankreatikographie 246
Entoderm 35, 285
Entwicklung
– Arm 35ff.
– Auge 354
– Bein 35ff.
– Bewegungsapparat 35
– Finger 39
– Gefäße 39
– Gehirn 284ff.
– Körperhöhlen 163ff.
– Mund 322
– Ohr 365
– Schädel 284ff.
– Wirbelsäule 35, 147
Epicondylus
– lateralis (humeri) 44, 59
– medialis (humeri) 44, 59
– lateralis (Femur) 101, 109
– medialis (Femur) 101, 109
Epiduralanästhesie 155

Epiduralraum 348
Epigastrium 210
Epiglottis 332f., 340, 342
Epiglottiswulst 322
Epiorchium 260
Epipharynx 331f.
Epiphyse 15
Epiphysenfuge 15
Epiphysiolysis capitis femoris 105
Epithelgewebe
– respiratorisches 317
Epithelkörperchen (siehe Glandula parathyroidea)
Epitympanon 367
Erb-Lähmung 90
ERCP 246
Erregungsleitungssystem 197f.
Ersatzknochen 15
Eugnathie 324
Eustachio-Röhre 297
Excavatio
– recto-uterina 236, 264f.
– rectovesicalis 236, 254, 262
– vesico-uterina 236, 264f.
Exophthalmus 355, 361
Extremitas
– acromialis 43
– sternalis 43
Extremität
– Entwicklung 35ff., 39, 45
– – Polarisationszone 37
– Innervation 38
– obere 41ff.
– – Skelettelemente 43
– – Streckmuskulatur 69
– Polarität
– – Extensor-/Flexor- 38
– – prä-/postaxiale 38
– – proximal-distale 37
– – Rotation 39
– untere 99ff.
– – Skelettelemente 100f.
Extremitätenknospe 35

Facies
– auricularis 101
– costalis 183
– diaphragmatica 183
– glutaealis 101
– lateralis 102
– lunata 107
– medialis (Tibia) 102
– mediastinalis 183
– poplitea 101
– posterior (Tibia) 102
Fallhand 98
Fallot-Tetralogie 192
Falx cerebri 348
Farbkontrastdopplersonographie 33
Fascia
– abdominalis superficialis 212f.
– axillaris 310
– cremasterica 213, 260
– diaphragmatis pelvis uro-genitalis 274
– endothoracica 186
– lata 118, 131
– pharyngobasilaris 327, 333ff., 392
– spermatica

– – externa 213, 260
– – interna 214, 260
– thoracolumbalis 218, 308
– transversalis 213f.
Fasciculus
– lateralis 87f.
– medialis 87f.
– posterior 87f.
Faserknorpel 16
Faszien 14
Fazialisknie 393
Fazialisparese 394
Feingriff (Hand) 73
Femoralhernien (siehe Schen-kelhernien)
Femoropatellargelenk 109ff.
Femorotibialgelenk 109ff.
Femur 101, 103, 107
Fenestra
– cochleae 367ff.
– ovalis 367ff.
– rotundum 367ff.
– vestibuli 367ff.
Fersenbein 102
Fersenhöcker 102
Fibula 100ff.
Filum terminale 156f.
Fissura
– horizontalis 184, 188
– infra-orbitalis 299
– obliqua 184, 188
– orbitalis
– – inferior 294, 300, 359, 361
– – superior 294, 297f., 351, 359, 361, 386f.
– petrotympanica 311
– pterygomaxillaris 298f.
Flexura
– coli
– – dextra 235
– – sinistra 229, 235
– duodeni
– – inferior 229
– – superior 229
– duodenojejunalis 227, 229
Flügelgaumengrube 390
Fontanellen 293, 295
Fonticulus
– anterior 293, 295
– posterior 293, 295
Foramen
– caecum 289, 322f.
– epiploicum 223f., 227f., 242, 244
– ethmoidale
– – anterius 359
– – posterius 359
– frontale 359
– incisivum 300, 320
– infra-orbitale 294, 300, 359
– infratemporalis 297
– intervertebrale 153
– ischiadicum
– – majus 115f.
– – minus 115f.
– jugulare 297f., 348
– lacerum 297
– magnum 295ff.
– mandibulae 300f.
– mentale 300f.
– obturatum 218
– ovale 191, 297f., 391
– primum 191

– rotundum 298, 381
– sacralia
– – pelvina 150
– secundum 191
– spinosum 297f., 348
– stylomastoideum 297, 394
– supra-orbitale 294f.
– transversarium 149f., 302
– vertebrale
– – emissariae 295
– zygomaticofaciale 359
– zygomatico-orbitale 359
Fornix
– conjuctiva 359
Fossa
– acetabuli 101, 103f.
– condylaris 295
– coronoidea 44
– cranii
– – anterior 297f., 351
– – media 297f., 351
– – posterior 297f., 353
– cubitalis 66, 69, 80
– digastrica 300f.
– hypophysialis 299
– infraclavicularis 51
– infraspinata 44
– infratemporalis 297
– ischio-analis 276f.
– mandibularis 296f., 311
– navicularis 255, 262
– olecrani 44
– ovalis 195
– pterygopalatina 390
– radialis 44
– retrocaecalis 234, 236
– subscapularis 44, 51
– supraspinata 44
Fovea
– centralis 357, 360
– costalis 150
Frakturen
– Os scaphoideum 81
– Radiusfraktur loco typico 65
Frenulum
– linguae 324
– praeputii 262
Fundus
– gastricus 227f.
Funiculus
– spermaticus 119, 212, 214, 260
Fuß 102ff.
– Längsgewölbe 102, 127, 130
– Quergewölbe 102, 127, 130
Fußmuskeln 128f.
Fußpulse 131
Fußsohle 128
Fußwurzelknochen 102

Gähnreflex 413
Gallenblase 243f.
Gallenwege
– extrahepatische 244f.
Ganglien 20
Ganglienzellen 20
Ganglion(a)
– cervicale
– – inferius 180, 384, 400
– – medium 89, 180, 384, 400
– – superius 89, 180, 384, 400

– cervicothoracicum 384, 400
– ciliare 357, 364, 383, 386,
   410
– coeliacum (siehe Plexus
   coeliacus) 20
– geniculi 367, 393
– mesentericum
– – inferius (Plexus hypogastri-
     cus inferior) 20
– – superius (Plexus hypogastri-
     cus superior) 20
– oticum 329, 384, 391
– pterygopalatinum 320, 363,
   384, 390, 394
– spinale 123
– spirale cochleae 369
– stellatum 89, 179f., 384, 400
– submandibulare 325, 328,
   384, 391
– thoracicum 89
– trigeminale (Gasser) 351,
   363
Gaumen
– primärer 323
Gaumenentwicklung 290, 323
Gaumenplatte 323
Gaumenspalte 323
Gefäße 19
Gehirn
– Entwicklung 284ff.
Gehirnschädel (Neurocranium)
   290, 292
Gehörgang
– äußerer 289, 296, 366
Gehörknöchelchen 368
Gelenk 16f.
– Blutversorgung 17
– Ellenbogengelenk 57ff.
– Fingergelenke 72ff.
– Fußgelenke 127
– Handgelenk 62ff.
– Hüftgelenk 106ff.
– Innervation 17
– Kniegelenk 109ff.
– Schultergelenk 53ff.
– Sprunggelenk 113ff.
Gelenkflächen 16f.
Gelenkformen 16
Gelenkhöhle 17
Gelenkkapsel 17
Gelenkmechanik, allgemeine
   10f., 16
Genitalapparat 205
– Entwicklung 259, 273
Genitalhöcker (weiblich) 273
Genitalreflexe 417
Genitalwülste 273
Geschlechtsorgane
– Entwicklung 259, 279
Gesichtsentwicklung 287, 290,
   331
Gesichtsfeld 385f.
Gesichtsmuskulatur 315
Gesichtsschädel (Viscero-
   cranium) 290–299
Gewölbekonstruktion (Fuß)
   130
Gingiva 323f.
Glandula(e)
– anales 277
– areolares 174
– bulbo-urethrales 275
– ceruminosa 366

– lacrimalis 355f., 363
– parathyroidea 289, 345f.
– parotidea 316, 325f., 329f.,
   391
– pituitaria 287, 351f.
– sublingualis 324f., 327, 391
– submandibularis 325ff., 330,
   391
– suprarenalis 219, 257
– tarsales 356, 364
– thyroidea 203, 289, 308, 340,
   345f.
– urethrales 255
– vestibularis major 276
Glans clitoridis 275
Glans penis 262, 273f.
Glaskörper 354
Gleichgewichtsorgan 370
Glomus aorticum 202
Glottis 322
Gonadenanlage 259
Granulationes arachnoideae
   348f., 378
Gratiolet-Strahlung 386
Grenzstrang (siehe Truncus
   sympatheticus)
Grenzstrangganglien 185
Grobgriff (Hand) 73
Gubernaculum testis 214f., 259

Haare 13
Halbwirbelbildung 148
Hallux valgus 127
Halsansatz 401
Halsfaszie 309f.
Halsrippen 90
Halswirbel 149ff.
Haltemuskeln 18
Hammerfinger 70
Hämorrhoiden 239
Hamulus pterygoideus 301
Hand
– Grifformen 73
Handgelenk 46f., 62
– distales 46f.
– proximales 46f., 62–65
Handwurzelknochen 45ff.
Harnblase
– Befestigung 254
– Entwicklung 250
Harnblasenentleerung 255,
   415f.
Harnleiter 250, 253
Harnorgane 250ff.
Harnröhre 253ff.
Harvey, William 80
Hauptachsen 10f.
Haustren 234
Haut 13f., 25
– Behaarung 13, 42
– Blutversorgung 14
– Hautfalten 13, 42
– Hautgefäße 25
– Hautinnervation 14, 25
– Hautleisten 13, 25, 42
– obere Extremität 41
– Spaltlinien 13
– Verhornungsgrad 13
Hautanhangsgebilde 13
Hautdrüsen 13
Hautvenen
– (Arm) 25
– (Bein) 25

Havers-Kanal 15
Head-Zonen 181
Helicotrema 369
Hepar 225f.
Hernia
– epigastrica 216
– femoralis 215
– inguinalis 215
Herz
– Entwicklung 190
– Mißbildungen 192
– Röntgenbild 198f.
– Schichtenbau 190
– Trennwände 191
Herzarterien 194, 196
Herzbeutel 193
Herzdämpfung 170f.
Herzgallerte 190
Herzgrenzen 198
Herzinfarkt 197
Herzklappen 195
Herzkontur 198
Herzkranzgefäße 194, 196
Herzmuskulatur
– quergestreifte 17
Herzohr 194
Herzrand 198
Herzräume 194ff.
Herzschlauch 190
Herzschleife 190
Herzskelett 197
Herzspitzenstoß 170, 198
Herztöne 171
Herzvorwölbung 286
Hiatus
– aorticus 177
– oesophageus 177, 216
– saphenus 131, 136
Hiatushernie 216, 227
Hilton-Linie 236
Hilum pulmonis 184
Hilum renale 251
Hinterhauptsbein 293, 295,
   297f.
Hirnhaut
– harte 348
– weiche 348
Hirnnerven 20, 283f.
Hirnventrikel 349
His-Bündel 197f.
His-Schenkel 198
Hoden
– Descensus 259
Hodenhüllen 260
Horner-Syndrom 36, 90, 401
Hörorgan
– Prüfung 389
Hounsfield, Godfrey 31
Hüftbein 100, 208
Hüftdysplasie 104
Hüftgelenk 106f.
– Beugekontraktur 104
Hüftgelenksluxation
– kindliche 104, 108
Humeroradialgelenk 58f.
Humeroulnargelenk 58f.
Humerus 44
Humor aquosus 357
Husten 344, 414
Hydramnion 200
Hydrozele 263
Hymen 264
Hyoidbogen 291

Hypobranchialkörper 289, 322
Hypopharynx 331, 333
Hypophyse 287, 351f.
– Hinterlappen 287, 352
– Stiel 287, 352
– Tumor 351f.
– Vorderlappen 287, 352
Hypospadie 273
Hypothenarmuskeln 67, 71,
   75ff., 94
Hysterosalpingographie 269

Ileum 233f.
Iliosakralgelenk 100, 157
Incisura
– angularis 227f.
– cardiaca 183f., 227f.
– ischiadica
– – major 100
– – minor 100
– jugularis 340
– radialis 57
– supra-orbitalis 295
– trochlearis 57
Incus 366, 368
Infundibulum
– ventriculi dextri 195f.
Inguinalhernien 215
Inion 295
Injektion
– intraglutäale 117
Inkarzeration 216
Innenknöchel 114
– Fraktur 114
Innenohr
– Entwicklung 365
Inselorgan (Pankreas) 247
Interkostalmuskeln 176
Interkostalraum 176
Intersectiones tendineae 213
In-vitro-Fertilisation 269
Iris 355ff., 359
Ischiokrurale Muskulatur 121
Isthmus
– faucium 323
– uterinae 266

Jejunum 233f.

Kammerwasser 354
Kammerwinkel 358
Karotidensiphon 353
Karotisangiographie 353
Karotissinusreflex 413
Karpaltunnel 71, 92
Karpaltunnelsyndrom 71, 92
Katarakt 359
Kaumuskulatur 311f.
Kehldeckel 332, 342
Kehlkopf 340ff.
Kehlkopfbänder 340ff.
Kehlkopfeingang 340
Kehlkopfgelenke 341
Kehlkopfmuskulatur 342f.
Kehlkopfskelett 341
Keilbeinhöhle (siehe Sinus
   sphenoidalis)
Keimblatt 286
Kiefergelenk
– Bewegungen 310
Kieferreflex 409
Kiemenbögen 192, 284, 286,
   291, 339

Kiemenbogenarterien 286, 291
Kiemenbogenderivate 286, 291, 293
Kiemenbogennerven 284, 286, 291
Kiemenfurchen 290
Kilian-Dreieck 335
Kinesiologie 23
Kleinhirnbrückenwinkel 395
Kloake 250
Kloakenmembran 250
Klumpke-Lähmung 90
Kniegelenk 109ff.
Kniesehnenreflex 118
Kniestreckapparat 120
Knochen 14, 43ff., 48
Knochenbildung 15
– chondrale 15
– desmale 15
– perichondrale 15
Knochengewebe 15
Knochenhaut 15
Knochenkerne 15
Knochenmark 15
Knochenszintigraphie 30
Knochenverbindungen 16
Knochenwachstum 15
Knorpel 16
– elastischer 16
– hyaliner 16
Knorpelgewebe 16
Kolobom 354
Kompartmentsyndrom 133
Kontraktur, ischämische 82
Konuswulst 191
Kopfganglien, parasympathische 383
Kopfgelenke 306
Kornealreflex 411
Koronarangiographie 196
Körperachsen 10
Körperhöhlen 163ff.
– Entwicklung 163f.
Körperliche Untersuchung 23
Körperschwerpunkt 159
Krallenhand 95
Kreislauf
– vorgeburtlicher 191
Kremasterreflex 140, 214, 414f.
Kreuzband
– hinteres 110f.
– vorderes 110f.
Kreuzbandverletzung 110f.
Kreuzbein 150, 207
Kreuzbeinkanal 150
Kreuzwirbel 150
Kyphose 145ff.

Labium
– laterale 101
– majus pudendi 265, 270, 273
– mediale 101
– minus pudendi 265, 273
Labrum
– acetabulare 107
– glenoidale 53f.
Labyrinth 369
Labyrinthi ethmoidales 297
Lagebezeichnungen 10
Lamina
– arcus vertebrae 302
– basilaris 369

– cribrosa 297f., 317ff.
– horizontalis 300
– muscularis mucosae 237
– perpendicularis 297, 300, 317
– praetrachealis fasciae cervicalis 201, 309f., 346
– praevertebralis fasciae cervicalis 309f.
– superficialis fasciae cervicalis 309f.
Lamellenknochen 15
Langerhans-Inseln 247
Längsgewölbe 102, 127
Lanzettfischchen 284
Laryngopharynx 331, 333
Laryngotrachealfurche 182, 289
Larynx 332
Lasègue-Zeichen 157f.
Lauterbur, Paul 32
Leber
– Entwicklung 242
Leberlappen 242
Lebersegmente 242
Leistenhernie 215
– direkte 215
– indirekte 215
Leistenkanal 214f.
Lens 357ff.
Leydig-Zwischenzellen 259
Lichtreflex 409
Lidspalte 359
Lidspaltenmuskeln 359
Lien 242
Ligamentum (a)
– acromioclaviculare 48
– alaria 151, 153, 306
– anococcygeum 218, 254, 265, 268
– anulare radii 57, 59, 64
– apicis dentis 153, 306
– arcuatum laterale 177, 217f.
– arcuatum mediale 177, 217f.
– arcuatum medianum 218
– arteriosum 192ff.
– bifurcatum 128
– calcaneocuboideum (plantare) 128
– calcaneofibulare 113
– calcaneonaviculare plantare 127f., 130
– capitis femoris 107
– cardinale 266, 268
– carpi radiale 65
– carpi ulnare 65
– collaterale
– – fibulare 110f.
– – radiale 59
– – tibiale 110f.
– – ulnare 59
– conoideum 48f.
– coracoacromiale 53f.
– coracoclaviculare 48f.
– coracohumerale 53
– coronaria 110, 243
– costoclaviculare 48f.
– costotransversaria 169
– cricothyroideum
– – medianum 340ff.
– cruciatum 110f.
– – anterius 110f.
– – posterius 110f.

– cruciforme atlantis 151, 306
– falciforme hepatis 163, 224–227, 242ff.
– flavum 151, 153
– fundiforme penis 213f.
– gastrolienale 224, 227f., 242
– glenohumeralia 54
– hepatoduodenale 226
– hepatogastricum 224
– iliofemorale 107
– iliolumbale 158, 207
– inguinale 115, 131, 209f., 212, 217
– interspinale 151, 153
– intertransversarium 151, 156
– ischiofemorale 107
– lacunare 213f.
– laterale 113
– – temporomandibulare 310f.
– latum uteri 264ff.
– lienorenale 224, 226f., 242
– longitudinale
– – anterius 151, 153, 307
– – posterius 151, 153, 306
– mediale (deltoideum) 113
– metacarpalia transversa profunda 74
– metacarpalia transversa superficiale 76
– nuchae 153, 306, 308f.
– ovarii proprium 266
– palpebrale
– – laterale 315, 359f.
– – mediale 315, 359f.
– patellae 110, 118
– pectineale 207, 213
– phrenicolienale 224
– plantare
– – brevis 128
– – longum 128, 130
– popliteum
– – obliquum 110
– pubofemorale 107
– puboprostatica 254
– pubovesicale 254, 268
– pulmonale 184
– radiocarpale palmare 65
– reflexum 214
– sacro-iliaca
– – anteriora 157, 207
– – interossea 100, 157, 207
– – posteriora 157, 207
– sacrospinale 115, 158, 207, 218
– sacrotuberale 115, 158, 207, 218
– sacro-uterinum 266, 268
– sphenomandibulare 310f.
– splenorenale 228
– sternoclaviculare 48
– stylohyoideum 333
– stylomandibulare 310f.
– supraspinale 151, 153
– suspensorium 360
– – ovarii 264
– – penis 213f.
– talocalcaneare
– – interosseum 127
– – laterale 127
– – mediale 127
– talofibulare
– – anterius 113
– – posterius 113

– teres uteri 265f., 268
– tibiofibulare transversum 113
– transversum
– – acetabuli 107
– – atlantis 153, 306
– trapezoideum 48f.
– triangulare 226, 243
– – dextrum 226, 243
– – sinistrum 226, 243
– umbilicale
– – medianum 250
– venosum 243
– vocale 341
Linea
– alba 212ff.
– arcuata 208, 213f.
– aspera 101
– glutaealis
– – anterior 115, 208
– – media 115, 208
– – posterior 115, 208
– intertrochanterica 101
– mylohyoidea 300f.
– nuchalis
– – inferior 295
– – superior 295, 309
– semilunaris 209
Lingula 185
– mandibulae 301
Linse 354, 357
Linsenbläschen 354
Linsenplakode 286, 354
Liquor cerebrospinalis 154, 348f.
Lobus(i)
– caudatus (Hepar) 226, 243f.
– glandulae mammariae 174
– hepatis 243f.
– inferior 184, 188
– medius 184, 188
– quadratus (Hepar) 243f.
– superior 184, 188
Lordose 145
Lumbalpunktion 146
Lungenareale 188
Lungenaufbau 184
Lungenentwicklung 182
Lungengrenzen 170, 184, 188
Lungenhilus 172, 188
Lungenknospen 182
Lungenlappen 184
Lungensegment 185
Lungenspitze 183, 186
Lymphangiographie 20
Lymphe 20
Lymphgefäße 20, 83
Lymphknoten 20, 83
– (Arm) 52, 83
Lymphogramm 84f., 137, 222

Macula
– lutea 357
– sacculi 370
– utriculi 370
Magen 224, 227
– Entwicklung 224
Magengeschwür 230f.
Magenkarzinom 231
Magenkrümmung 227
Magenpförtner 227
Magnetresonanztomographie 32
– Becken 108

– Hüfte 108
– Knie 111f.
– oberes Sprunggelenk 128
– Schulter 56
– Technik 32
– Uterus 269
– Wirbelsäule 157
Malleolus
– lateralis 100ff., 121
– medialis 100ff., 121
Malleus 366ff.
Mamille 173
Mamma
– Entwicklung 173
– lactans 173
Mammakarzinom 174f.
– Lymphabflußwege 175
Mamma-Schatten 171
Mammographie 174
Mandibula 293f., 300f., 308
Mandibularbogen 291, 313f.
Manubrium sterni 168, 308
Margo
– anterior 102
– interosseus 102
– supra-orbitalis 295
Marschfraktur 102
Massa lateralis 149, 302
Maxilla 293f., 299, 359
Maxillabogen 291
Meatus
– acusticus
– – externus 289, 296, 366
– – internus 296, 298, 369
– nasi 317
Meckel-Divertikel 233f.
Meckel-Knorpel 292ff., 314
Medianusgabel 87
Medianuslähmung 92f.
Mediastinum 177, 183, 199
– hinteres 199
– mittleres 199
– vorderes 183, 199
Medioklavikularlinie 188, 209
Medulla
– oblongata 384
– spinalis 154
Meibom-Drüsen 356
Membrana
– atlanto-occipitalis 151, 306f.
– – anterior 151, 153
– – posterior 151, 153
– bucconasalis 313f.
– cricothyroidea 341
– cricovocalis 340, 342
– interossea antebrachii 64
– obturatoria 217
– oropharyngealis 322
– perinei 274
– quadrangularis 340ff.
– suprapleuralis 168, 183, 186, 308
– tectoria 151, 153, 306f., 369
– thyrohyoidea 332, 340ff.
– tympanica 289, 366f.
– – secundaria 369
– vestibularis 369
Ménard-Shenton-Linie 104
Meningen 154
Meniscus
– lateralis 109, 111
– medialis 109, 111
Meniskusverletzung 111

Mesencephalon 384
Mesenteriolum 235
Mesenterium 223, 234
– dorsale 163f., 224, 233
– ventrale 163f., 224f., 233
Mesoappendix 235
Mesocolon
– sigmoideum 235
– transversum 234f.
Mesoderm 35f., 286
– intermediäres 36
– intraembryonales 36
– laterales 289
– paraxiales 284, 288f.
– parietales 36
– viszerales 36
Mesokard 190
Mesopharynx 331, 333
Metacarpus 45f.
Metatarsus 100, 102
Miktionsreflex 415
Milz 224, 248
– Entwicklung 247
Milznische 248
Milzpulpa 248
Milzsinus 248
Milztrabekel 248
Miosis 356
Mitralklappe 196
Mitteldarm 224, 233
Mittelhirnbläschen 314
Moderatorband 195, 197
Modiolus 369
Morbus Perthes 104
Morphogenese 35
Müller-Gang 259f., 264, 267
Müller-Hügel 264
Mumps 329
Mundboden 289
Mundbucht 322
Musculus(i)
– abdominis 155
– abductor
– – digiti minimi (Hand) 75f.
– – digiti minimi (Fuß) 128f., 141
– – hallucis 128f., 141
– – pollicis brevis 75f.
– – pollicis longus 69f.
– adductor
– – brevis 119f., 140
– – hallucis 129, 141
– – longus 118ff., 131, 140
– – magnus 117, 119ff., 140f.
– – pollicis 75, 77
– anconeus 60, 69, 96
– arrectores
– – pilorum 89
– ary-epiglotticus 332, 342
– arytenoideus
– – obliquus 332, 341f.
– – transversus 332, 341f.
– biceps
– – brachii 23, 50, 53f., 60f., 67, 87, 91
– – femoris 117f., 121, 124, 141, 143
– brachialis 60, 67, 87, 91
– brachioradialis 23, 67–70, 96
– buccinator 310, 315, 326f., 392
– bulbospongiosus 263, 274f.

– ciliaris 357ff., 364
– coccygeus 218, 268
– constrictor pharyngis
– – inferior 308, 332–335, 392
– – medius 332–335
– – superior 310, 315, 326f., 332ff., 392
– coracobrachialis 60, 67, 91
– corrugator
– – supercilii 315
– cremaster 213, 260, 263
– crico-arytenoideus
– – lateralis 343
– – posterior 332, 343
– cricopharyngeus 332
– cricothyroideus 343
– dartos 260
– deltoideus 23, 50f., 61, 67, 96
– depressor
– – anguli oris 315
– – labii 315
– – septi 315
– detrusor vesicae 254
– digastricus 308, 312, 325f.
– dilatator pupillae 358, 360
– erector spinae 154f., 205, 209, 308
– extensor
– – carpi
– – – radialis brevis 69f., 96
– – – radialis longus 69f., 96
– – – ulnaris 69f.
– – digiti minimi 69
– – digitorum 69f.
– – – brevis 119, 123f., 143
– – – longus 119, 123f., 143
– – hallucis
– – – brevis 129
– – – longus 119, 123f., 143
– – indicis 69
– – pollicis
– – – brevis 69f.
– – – longus 69f.
– flexor
– – accessorius 129
– – carpi
– – – radialis 23, 65–68, 92
– – – ulnaris 65–68, 94
– – digiti minimi (Hand) 70, 75f.
– – digiti minimi (Fuß) 129, 141
– – digitorum 70
– – – brevis 128f., 141
– – – longus 121, 126, 129, 141
– – – profundus 66ff., 75, 94
– – – superficialis 66ff., 75, 92
– – hallucis
– – – brevis 129, 141
– – – longus 126f., 129, 141
– – pollicis
– – – brevis 75f.
– – – longus 67f.
– gastrocnemius 119, 121, 123–126, 141, 143
– gemelli 116f.
– genioglossus 325f.
– geniohyoideus 325f., 343
– glutaeus

– – maximus 115, 117, 121, 141
– – medius 116f., 121, 141
– – minimus 116f., 141
– gracilis 117, 119ff.
– hyoglossus 325f.
– iliacus 116f., 119, 131, 139, 217
– iliocostalis 155, 308
– iliopsoas 106, 119, 131
– infraspinatus 55
– intercostales 176
– – externi 176
– – interni 176
– – intimi 176
– interossei
– – dorsales (Fuß) 129f., 141
– – palmares 76f., 95
– – plantares (Hand) 76f., 95
– interspinalis 155
– ischiocavernosus 274f.
– latissimus dorsi 50ff., 61, 87, 96
– levator
– – anguli oris 315
– – ani 218, 254, 265, 268
– – labii superioris 315
– – palpebrae superioris 359, 361f., 386
– – prostatae 218
– – scapulae 50, 308f.
– – veli palatini 315, 327f., 332f.
– longissimus 155, 308
– longus
– – capitis 154
– – cervicis 308
– – colli 154
– lumbricales
– – (Hand) 75f., 92
– – (Fuß) 129
– masseter 306, 310f., 325f., 333
– mentalis 315
– multifidi 308
– mylohyoideus 308, 312, 325f., 392
– obliquus capitis
– – inferior 155, 307
– – superior 155, 307
– obliquus
– – inferior 360ff., 386
– – superior 360ff., 387
– obliquus
– – externus abdominis 210, 212ff., 308
– – internus abdominis 210, 212ff., 308
– obturator
– – externus 140
– – internus 116f., 268
– occipitofrontalis 316
– omohyoideus 308, 343, 346
– opponens
– – digiti minimi 75f.
– – pollicis 75f.
– orbicularis
– – oculi 315, 359
– – oris 315
– palatoglossus 327f., 332
– palatopharyngeus 328, 332, 335
– palmaris
– – longus 66f.

– papillares 195
– pectineus 116f., 119f., 131, 139
– pectoralis
– – major 23, 50f., 87
– – minor 50f., 87
– peroneus
– – brevis 119, 121, 123, 125f., 143
– – longus 119, 121, 123, 125f., 128f., 143
– – tertius 123, 143
– piriformis 116f., 218, 268
– plantaris 121, 126
– popliteus 110, 122, 126
– procerus 315
– pronator
– – quadratus 67f., 92
– – teres 66ff., 70f., 80, 92
– psoas
– – major 116f., 119, 131, 139f., 217, 251
– pterygoideus
– – lateralis 311f., 392
– – medialis 311f., 333, 392
– puborectalis 218, 254, 265
– pubovaginalis 218
– quadratus
– – femoris 116f.
– – lumborum 169, 217
– – plantae 129
– quadriceps femoris 117ff.
– rectus
– – abdominis 209f., 213f.
– – capitis
– – – anterior 154, 308
– – – lateralis 154, 308
– – – posterior 155, 307
– – femoris 118f., 139
– – inferior 359–362, 386
– – lateralis 360ff., 387
– – medialis 360ff., 386
– – superior 359–362, 386
– rhomboideus 50
– – major 50
– – minor 50
– rotatores 155, 308
– salpingopharyngeus 332, 335
– sartorius 118f., 121, 131, 139
– scalenus
– – anterior 86, 154, 308f., 346
– – medius 86, 154, 308f.
– – posterior 86, 154, 308f.
– semimembranosus 110, 117f., 121, 141
– semispinalis 155
– semitendinosus 117f., 121, 124, 141
– serratus
– – anterior 50ff., 87
– soleus 119, 121, 123–126, 141
– sphincter
– – ani
– – – externus 276
– – – internus 276
– – hepatopancreaticae (Oddi) 229
– – pupillae 358, 360, 364
– – pylori 227f., 230
– – urethrae 254f., 275
– spinalis 155, 308
– stapedius 367f.

– sternocleidomastoideus 51, 305, 308f., 325, 346
– sternohyoideus 308, 343, 346
– sternothyroideus 308, 343, 346
– styloglossus 325f.
– stylohyoideus 308, 325
– stylopharyngeus 332, 335
– subclavius 87
– subscapularis 51, 53, 87
– supinator 69ff., 96
– supraspinatus 53ff.
– temporalis 306, 311f.
– temporoparietalis 316
– tensor
– – fasciae latae 117, 119f., 141
– – tympani 367f.
– – veli palatini 315, 327f., 333
– teres
– – major 53, 55, 96
– – minor 54f., 96
– thyro-arytenoideus 343
– thyrohyoideus 343
– tibialis
– – anterior 119, 123f., 143
– – posterior 121, 126, 129, 141
– transversus
– – abdominis 210, 212ff., 217, 308
– – perinei
– – – profundus 275
– – – superficialis 274f.
– trapezius 49ff., 305, 309
– triceps
– – brachii 60f., 69, 96
– – surae 121
– uvulae 332
– vastus
– – intermedius 117ff., 139
– – lateralis 117ff., 139
– – medialis 117ff., 139
– vocalis 343
– zygomaticus 315
Muskelaktion 23
Muskelaktivität 23
Muskelanlagen 36
Muskelgewebe 17
– glattes 17
Muskelgruppen 18
Muskelkontraktion 18
Muskeln
– Blutversorgung 19
– Innervation 18, 88, 138
– motorische Einheit 19
Muskelpumpe 136
Muskelreizpunkte 23
Muskel-Sehnen-Verbindung 18
Muskulatur 17
– Faserarchitektur 18
– glatte 17
Muttermund 267
– äußerer 267
– innerer 267
Myelogramm 155, 157
Myokard 190
Myometrium 267
Myotom 35, 146f., 284

Nabelbruch 216
– physiologischer 233

Nabelschleife 164, 233
Nabelschnur 163, 233
Nabelschnurbruch 233
Nachniere 250
Nagelbett 25
Nares
– externae 314, 316
– internae 314, 327
Nase 48f.
Nasennebenhöhlen 314
Nasenvorhof 314
Nasenwülste 313f.
Nasenwurzel
– Dislokation 318
Nasopharynx 316, 331f.
Nebenmilz 248
Nerven 20
– vegetative 20
Nervenfasern 20
– motorische 20
– sensible 20
– sensorische 20
– somatische 20
Nervensystem 20
– autonomes 20
Nervenverletzungen 143, 147
Nervus(i)
– abducens 285, 350ff., 362f., 384–387
– accessorius 284, 336, 350, 353, 384, 396, 398
– alveolaris
– – inferior 390ff.
– auricularis
– – magnus 371, 399
– – posterior 371, 393
– auriculotemporalis 316, 371, 391f.
– axillaris 87, 96f.
– buccalis 391f.
– ciliares
– – brevis 357, 363, 388, 410
– – longi 357, 388
– cutaneus
– – antebrachii
– – – lateralis 80
– – – medialis 80, 87, 94f.
– – – posterior 97
– – brachii
– – – lateralis inferior 91, 97
– – – lateralis superior 91, 97
– – – medialis 87, 94f.
– – – posterior 97
– – femoris
– – – lateralis 138, 140, 221
– – – posterior 116f., 138, 141f.
– – surae
– – – lateralis 142f.
– digitales
– – dorsales 97f.
– – palmares
– – – communes 92
– – – proprii 92
– dorsalis
– – clitoridis 278
– – penis 278
– – scapulae 87
– ethmoidalis 320, 363, 388
– facialis 284, 316, 327, 329, 350, 353, 371, 384, 389, 392f., 411f.
– femoralis 119, 131, 138f., 217, 220f.

– fibularis
– – communis 141ff.
– frontalis 363, 388
– genitofemoralis 140, 222, 415
– glossopharyngeus 284, 323, 325–329, 333f., 336, 350, 384, 396
– – profundus 143
– – superficialis 143
– glutaeus
– – inferior 116f., 138, 141f.
– – superior 116f., 138, 141f.
– hypoglossus 285, 325–328, 350, 353, 384, 398
– iliohypogastricus 219, 221f.
– ilio-inguinalis 140, 219, 221f., 415
– infra-orbitalis 316, 363, 390
– infratrochlearis 363, 388
– intercostales 174, 176–179, 219, 412, 414
– intercostobrachialis 87
– interosseus
– – anterior 92
– – communis 92
– – posterior 80, 92, 96f.
– ischiadicus 117, 121, 138, 141f.
– lacrimalis 316, 363, 388
– laryngealis
– – recurrens 179, 192f., 199, 202, 332ff., 336, 345, 397, 412
– – superior 332, 334, 343, 345, 397, 412
– lingualis 328, 391
– mandibularis 316, 328, 350ff., 363, 371, 389, 391, 409
– massetericus 391
– maxillaris 316, 320, 323, 350ff., 363, 371, 389, 412
– medianus 71, 76, 80, 87, 90ff., 98
– mentalis 316, 391
– musculocutaneus 87, 91
– mylohyoideus 326, 391
– nasociliaris 320, 363, 388
– nasopalatinus 320, 328, 390
– obturatorius 140, 142, 220f.
– – internus 116f., 271
– occipitalis
– – minor 316, 399
– oculomotorius 285, 351f., 361, 363f., 384ff., 410
– olfactorii 284, 314, 350, 384f.
– ophthalmicus 316, 320, 350ff., 362f., 385, 387f., 411
– opticus 284, 350, 357f., 361, 363, 384f.
– palatinus
– – major 320, 326, 328, 390
– – minor 320, 328, 390
– pectoralis
– – lateralis 91
– – medialis 87, 94
– pelvici splanchnici 416
– peroneus
– – profundus 125
– petrosus

– – major 393
– – minor 397
– phrenicus 154, 164, 177, 179, 193, 201f., 399f., 414f.
– plantaris
– – lateralis 129, 141f.
– – medialis 129, 141f.
– praesacralis 272
– pudendus 116f., 142, 220, 263, 271, 277, 416f.
– radialis 80, 87, 96, 98
– rectales
– – inferiores 277
– sacrales 271
– saphenus 139f.
– spinales 154, 156, 177, 307 (vgl. Spinalnerv)
– splanchnicus
– – imus 181
– – major 179, 181, 222, 272
– – minor 179, 181, 222, 272
– – pelvicus 221f., 272
– stapedius 394
– subcostalis 219, 221f.
– supraclaviculares 399f.
– supra-orbitalis 388
– suprascapularis 87f., 97
– supratrochlearis 316, 388
– suralis 142f.
– thoracicus longus 87f., 400
– tibialis 126, 141f.
– transversus colli 399f.
– trigeminus 284, 316, 327, 351f.
– trochlearis 284, 350ff., 362f., 384–387
– ulnaris 71, 77, 80, 87, 90, 94, 98
– vagus 154, 177, 179, 185, 192f., 199, 202, 284, 309, 327, 333f., 336, 343, 350, 371, 384, 396f.
– vestibulocochlearis 284, 350, 353, 365, 369, 384, 389, 395, 411
– zygomaticofacialis 316
– zygomaticotemporalis 316
– zygomaticus 363, 390
Neuralleiste 36, 286ff.
– Zellen 36, 287
Neuralrinne 36
Neuralrohr 36, 285ff.
Neuroblasten 287
Neurocranium 284, 290, 292
Neuroglia 287
Neuroporus
– anterior 285, 287
– posterior 285, 287
Niere 250ff.
– Entwicklung 250
Nierenbecken 253
Nierenhilus 252
Nierenmark 253
Nierenpapillen 253
Nierenpyramiden 253
Niesreflex 411
Nodus lymphaticus/Nodi lymphatici
– axillares 82, 174f.
– bronchopulmonales 185
– cervicales
– – profundi 345, 380
– – superficiales 380

– coeliaci 239
– iliaci 268
– inguinales
– – profundi 268
– – superficiales 136f., 268
– mastoidei 380
– mesenterici 239
– occipitales 380
– para-aortales 239, 268
– paratracheales 345
– parotidei 380
– pectorales 175
– popliteales 136
– submandibulares 380
– submentales 380
– supratrochleares 82
– tracheobronchiales 185
Noradrenalin 257
Nucleus
– Edinger-Westphal 386, 409
– oculomotorius
– – accessorius 386, 409
– pretectalis 409
– pulposus 153, 307

Oberkieferwulst 313
Ösophagus 164, 199f., 203f., 227, 332f., 336
– Entwicklung 164
Ösophagusatresie 200, 339
Ösophagusstenose 339
Ohrbläschen 286, 288, 365
Ohrgrübchen 365
Ohrmuschel 365f.
Ohrmuschelhöcker 313
Ohrplakode 285, 288, 365
Olecranon 44, 59, 69
Omentum
– majus 224ff.
– minus 224–227
Oppositionsbewegung
– Daumen 72
Orbita 359
– Öffnungen 359
Oropharyngealmembran 163, 182, 285
Oropharynx 284, 331, 333
Os
– coccygis 150, 207f.
– coxae 100, 208
– cuboideum 102
– cuneiforme
– – intermedium 102
– – laterale 102
– – mediale 102
– ethmoidale 293f., 297, 359
– – Fraktur 318
– frontale 293–298, 359
– hamatum 45
– hyoideum 292f., 301, 308, 332f., 339f., 343
– ilii 100, 208
– interparietale 295
– ischii 100, 208
– lacrimale 293, 300, 359
– lunatum 45
– metatarsalia 102
– nasale 293f., 299
– naviculare 102, 113
– occipitale 293, 295, 297f.
– parietale 293–296, 298
– pisiforme 45, 67
– pubis 100, 208

– sacrum 150, 207
– scaphoideum 45, 81
– – Fraktur 81
– sphenoidale 293f., 296, 359
– temporale 293–296
– trapezium 45
– trapezoideum 45
– triquetrum 45
– zygomaticum 293f., 298, 301, 359
Ossicula auditoria 366
Ossifikation 15
– desmale 15
– enchondrale 15
Osteoblasten 14
Osteoklasten 15
Osteon 14
Osteozyten 15
Ostium
– – tubae auditoriae 334
– – tympanicum
Ovar 266
Ovarialepithel 266
Ovarialzyklus 266
Ovogenese 266
Ovulation 266

Pacchioni-Granulationen 349
Palatum
– durum 317, 327f.
– molle 317, 327f.
Palma
– manus 75, 77
Palmaraponeurose 66f., 74
Palpation 170
Palpebrae 359
Pankreas 229, 247
– anulare 247
– endokrines 247
– Entwicklung 224, 242, 247
– exokrines 247
Papilla
– duodeni major 229
– fungiformis 322
– lacrimalis 355f.
– mammaria 173
– submandibularis 324
– vallata 322, 324
Paries
– caroticus 367
– jugularis 367
– labyrinthicus 367
– mastoideus 367
– membranaceus 367
Patella 101, 109, 119
Patellarsehnenreflex 118, 139
Paukenhöhle 367
– Anlage 289
Pecten ossis pubis 100, 208
Pediculus arcus vertebrae 149, 302
Penis 255, 262
Pericardium
– fibrosum 193
– serosum 193
Perikard 183, 190, 193
Perikardhöhle 163f., 190, 193
Perilymphe 369
Periodontium 330
Periorchium 260
Peritonealhöhle 163f., 223
Peritonealverhältnisse 223
Peritoneum 223, 253

Perkussion 169f., 210f.
– Technik 169
Pfortaderhochdruck 245
Phalanges 43, 45, 100f.
Pharynx 190, 331f.
– embryonaler 289f., 331
Pheromone 385
Phlebogramm 135f.
Pia mater
– – cranialis 348f.
– – spinalis 156
Pinzettengriff (Hand) 73
PIP-Gelenk 74
Planum
– subcostale 210
– supracristale 209f.
– transpyloricum 209f.
Pleura 184
– parietalis 179, 184
– visceralis 179, 184
Pleuraerguß 179
Pleuragrenzen 188
Pleurahöhle 183f.
Pleuraspalt 178, 184
Pleuroperikardialmembran 164
Pleuroperitonealkanal 163, 182
Pleuroperitonealmembran 164
Plexus 19
– aorticus abdominalis 256
– – thoracicus 181
– brachialis 52, 86ff., 87f., 154, 400
– – Läsionen 89f.
– cardiacus 181, 202
– cervicalis 399f.
– choroideus 349
– coeliacus 230, 272
– hypogastricus
– – inferior 239, 256, 263, 272
– – superior 239, 256, 263, 272
– lumbalis 138ff., 272
– lumbosacralis 138ff.
– mesentericus 272
– – inferior 272
– – superior 272
– myentericus 239
– oesophagealis 181, 272
– pampiniformis 262f.
– pharyngealis 328, 336
– pharyngeus 397
– praesacralis 256
– prostaticus 262
– pterygoideus 319, 379
– pulmonalis 181, 185, 202
– renalis 256
– sacralis 138ff., 222, 271
– subareolaris 174
– submammarius 174
– submucosus 239
– tympanicus 397
– venosus vertebralis 154
Plica(e)
– alares 110
– ary-epiglottica 333, 340ff.
– caecalis 236
– glosso-epiglottica 322, 332f.
– interureterica 254
– malleolaris
– – anterior 368
– – posterior 368
– pharyngo-epiglottica 341
– spiralis 244
– sublingualis 324

– tracheo-oesophagealis 339
– transversales recti 236
– umbilicalis
– vestibularis 340 f.
– vocalis 340 f.
Pneumothorax 179, 186, 188
Polarisationszone 37
Poren 24, 42
Portalgefäße
– hypothalamisch-hypophysäre 352
Praeputium 262, 273
Prä-Sertolizellen 259
Primitivknoten 285
Primitivstreifen 285
Processus
– ciliares 302, 358 f.
– clinoideus
– – anterior 298, 351
– – inferior 297
– – posterior 298
– – superior 297
– condylaris 300 f.
– coracoideus 44, 51
– coronoideus 43 f., 59 f., 300 f.
– costalis 150
– lateralis 368
– mamillaris 150
– mastoideus 295 ff.
– muscularis 342
– pterygoideus 297, 301, 317, 326 f.
– spinosus 149 f., 302
– styloideus 293, 297, 326, 333
– – radii 44
– – ulnae 44
– transversus 149 f., 302
– uncinatus 247
– vaginalis testis 214 f.
– vocalis 342
– xiphoideus 168, 207
– zygomaticus 296
Progressionszone 37
Prominentia laryngea 305, 339
Promontorium 150, 208
Pronation 11, 62 f.
Prosencephalon 190
Prostata 261 f.
Protuberantia occipitalis externa 295
Pterion 296, 348
Ptosis 362
Pulmonalgefäße 195
Pulmonalklappe 195
Puls
– A. radialis 80
– A. ulnaris 80
Pulsionsdivertikel 333, 335
Puncta lacrimalia 356
Pupille 355 ff., 359
Purkinje-Fasern 197 f.
Pylorospasmus 227
Pylorus 227
Pylorusstenose 227

Quergewölbe 102, 127
Querschnittslähmung 156

Rachen 332
Radialislähmung 98
Radialispuls 80
Radiatio optica 386

Radioulnargelenk
– distales 62, 64
– proximales 57, 62, 64
Radius 43 f.
Radiusfraktur loco typica 65 (Colles-Fraktur)
Radix
– anterior 87
– mesenterii 226, 234
– posterior 87
Randleiste
– apikale ektodermale 37
Raphe
– mylohyoidea 326
– palpebralis
– – lateralis 315
– pharyngis 333
– pterygomandibularis 310, 315, 326, 333
Rathke-Tasche 285 f.
Recessus
– axillaris 53
– costodiaphragmaticus 165, 172, 177, 184, 188, 198
– diaphragmaticus 183
– epitympanicus 367
– hepatorenalis 228
– ileocaecalis
– – inferior 236
– – superior 236
– inferior omentalis 228
– lienalis 228
– paraduodenalis 229
– pharyngeus 333
– piriformis 332 ff., 340 ff.
– spheno-ethmoidalis 319
– superior omentalis 228
– tubotympanicus 365
Regio
– analis 273, 276
– cervicalis
– – anterior 310
– – lateralis 310
– epigastrica 210
– hypochondriaca 210, 249
– inguinalis 131, 210
– lateralis 210
– perinealis 274
– pubica 210
– umbilicalis 210
– urogenitalis 273 ff.
Reichert-Knorpel 294
Rektalvenen 239
Rektusscheide 214
Rete
– testis 261
– venosum dorsale manus 82
Retina 84, 86, 88 f.
– (Aufbau) 354, 359
– Blutversorgung 25, 359
Retinaculum
– extensorum (Hand) 68 f.
– extensorum (Fuß) 119, 125, 130
– flexorum (Hand) 66 f., 71, 92
– flexorum (Fuß) 126, 130
Riechgrube 314
Riechplakode 285, 288, 313 f.
Riechzellen 385
Rippenfraktur 176, 187
Röntgen, Wilhelm Conrad 27
Röntgenuntersuchung
– Technik 27

Röntgen
– Becken 103 f.
– Dickdarm 240 f.
– Dünndarm 239 ff.
– Ellenbogen 46, 58
– Fuß 105
– Gallenwege 248 f.
– Gaumen 336 f.
– Halswirbelsäule 304, 312
– Hand 46 f., 62 ff.
– Harnblase 256 f.
– Hypophyse 351
– Kehlkopf 344, 347
– Kiefergelenk 312
– Knie 109
– Magen 230 ff.
– Nasennebenhöhlen 320
– Niere 256 f.
– Ösophagus 201
– Orbita 364
– Schädel 303 f.
– Schultergürtel 45
– Sella turcica 351
– Thorax 171 f., 186 f.
– Tränenapparat 364
– Unterarm 62 ff.
– Urethra 256 f.
– Wirbelsäule 151 ff.
Rotatorenmanschette 54 f.
Ruheatmung 170

Sacculus 365, 370
– laryngis 340 f.
Saccus
– lacrimalis 318, 355 f.
Sattelgelenk 72, 74
Scala
– media 369
– tympani 369
– vestibuli 369
Scapula 43 f., 48
– alata 90
Scarpa-Faszie 212
Schädel (Cranium) 293
– Entwicklung 290, 292
– Neugeborenes 293
Schädelbasis 292
– Bruch 353
– Öffnungen 292
Schädelknochen 293, 295
Scheidengewölbe 267
Scheidenprolaps 216
Scheidenvorhof 264
Schenkelhalsbrüche 107
Schenkelhernien 215 f.
Schilddrüsenszintigraphie 347
Schlemm-Kanal 357 f.
Schluckakt 337 f., 343
Schluckauf 177, 414
Schluckreflex 412
Schlundbögen 331
Schlunddarm 285, 331
Schlundfurchen 290, 331
Schlundtaschen 290, 331
Schlußbiß 324
Schlußrotation (Kniegelenk) 111
Schrittzyklus 160
Schubladenphänomen 111
Schulterblatt 43 f.
Schultergelenk 53 ff.
– Bewegungsumfang 53
Schultergürtel 44, 46, 48

Schulterkontur 53
Schulterluxation 55, 96
Schwebephase 160
Schweißdrüsen 13, 42
Schwungphase 160
Schwurhand 92
Sclera 354 f.
Sehachse 357
Sehnen
– Ruptur 61
Sehnenscheiden
– Hand 76
– tarsale 130
Sehzentrum
– primäres 386
Sella
– turcica 298, 317, 350 f.
Septum
– aorticopulmonale 191
– interventriculare 191
– nasi 299, 317 f.
– oesophagotracheale 182
– palmare
– – intermedium 78
– – laterale 77
– – mediale 77
– primum 191
– secundum 191
– transversum 164 f.
– urorectale 250, 259, 273
Sialogramm
– Glandula parotis 330
– Glandula submandibularis 330
Singultus 177, 414
Sinus
– anales 276
– aortae 197
– cavernosus 348, 350 f., 363, 376, 387
– coronarius 195 f.
– ethmoidalis 317 ff., 363
– frontalis 317 ff., 363
– lactiferus 174
– marginalis 195
– maxillaris 299 f., 317 ff., 326
– obliquus 196
– – pericardii 196
– petrosus
– – inferior 299, 348, 350 f.
– – superior 299, 348, 350 f.
– rectus 348, 350
– sagittalis
– – inferior 348, 350
– – superior 299, 348 ff.
– sigmoideus 299, 348, 350
– sphenoidalis 299, 317 f.
– sphenoparietalis 350
– tarsi 127
– transversus 196, 348, 350
– – pericardii 196
– urogenitalis 250
– venosus 164, 190 f.
– – sclerae 357 f.
Sinusknoten 195, 197
Sitzen 159 ff.
Skalenuslücke 86
Skalenusmuskeln 86
Skelettalter 15
Skelettmuskulatur 18
Sklerotom 35 f., 147 f., 284
Skoliose 147
Somiten 35 f.

Sonographie 29
– Gallenblase 246
– Uterus 269
Spannungspneumothorax 187
Spatium
– perinei superficialis 274
– retropharyngeum 334
– subarachnoidale 349, 357
– subdurale 349
Speichelreflex 412
Spina
– bifida 149
– iliaca
– – anterior
– – – inferior 100 f., 208
– – – superior 100 f., 119, 208 f.
– – posterior
– – – inferior 101, 208
– – – superior 101, 208
– ischiadica 101, 208 f.
– mentalis 301
– scapulae 44
Spina bifida 149
– ossis sphenoidalis 297
Spinalanästhesie 155
Spinalganglion 87
Spinalkanal 156
Spinalnerv 14, 19 f., 87, 89,
138, 154, 156
Spontanpneumothorax 187
Sprunggelenk 127
– oberes 113 f., 127
– unteres 113 f., 127
Standbein 160
Standphase 160
Stapediusreflex 411
Stapes 366, 368
Stehen 159 ff.
Steißbein 150
Steißwirbel 150
Sternoklavikulargelenk 48
Sternum 168
Stimmbildung 344
Subarachnoidalraum 154, 349
Subduralraum 154, 349
Sulcus
– atrioventricularis 194
– anterior 194
– coronarius 194
– costae 169
– intertubercularis 43
– laryngotrachealis 339
– nervi radialis 44
– nervi ulnaris 44
– popliteus 101
– sinus transversi 298
– terminalis 322
– urogenitalis 273
Supination 11, 62 f.
Surfactant 182
Sustentaculum tali 113, 128
Sutura
– coronalis 292, 295, 298
– frontalis 298
– lambdoidea 295
– parieto-occipitalis 293, 295
– sagittalis 293, 295, 298
Suturen 293, 295
Symphysis
– mandibulae 301
– pubica 208, 254
Synarthrosen 16
Synchondrosen 16

Synchondrosis
– manubriosternalis 170
– xiphosternalis 168
Syndesmosen 16
Syndesmosis tibiofibularis 113
Synergist 18
Systole 198
Szintigraphie 30
– Knochen 30
– Schilddrüse 347
– Technik 30

Tabatière 70, 81
Taenia
– libera 234
– mesocolica 234
– omentalis 234
Talgdrüsen 13
Talus 101 f., 113
Tarsus 100, 102
– inferior 355, 359
– superior 355, 359
Tegmen tympani 297
Tela submucosa 237
Tenon-Kapsel 359 f.
Tentorium cerebelli 348 f., 351
Testis 261
Thenarmuskeln 67, 71, 75 ff.,
92 f.
Thorax 167 ff.
Thoraxübersichtsaufnahme
27 f., 171, 198
Thoraxuntersuchung 168
Thymusanlage 289
Tibia 102
Tibialis-anterior-Syndrom 133
Tibiaplateau 102
Tomographie 28
Tonhöhe 344
Tonsilla
– lingualis 325, 381
– palatina 323, 325, 332 f., 381
– pharyngealis [adenoidea]
325, 332, 381
Tonsillaranlage 289
Tonsillarbucht 289
Torus
– tubarius 317, 332
Trabekelsystem, Knochen 15,
103
Trachea 193, 201, 333, 340
Tracheobronchialrinne 322
Tractus
– iliotibialis 115, 119
– olfactorius 317, 351
Tränenapparat 355 f., 364
Tränendrüse 355 f.
Tränenflüssigkeit 355 f.
Tränennasengang 355 f.
Tränenpunkt 355 f.
Tränensack 355 f.
Tränensekretionsreflex 411
Tragelinien 159
Tragus 366
Trendelenburg-Zeichen 116
Trigonum
– colli
– – anterior 309
– – lateralis 309
– femorale 131
– vesicae 254, 261
Trikuspidalklappe 195
Trizepssehnenreflex 57, 89

Trochanter
– major 100 f.
– minor 100 f.
Trochlea
– humeri 44, 57, 59
– tali 102
Truncus
– arteriosus 190 f.
– brachiocephalicus 193 f.
– coeliacus 219, 228, 238,
242
– costocervicalis 374
– inferior 87 f., 90
– lumbalosacralis 141, 220 ff.,
263, 271
– lymphaticus subclavius 83,
175
– – dexter 381
– – sinister 381
– medius 87 f., 90
– pulmonalis 191, 193 f.
– superior 87 f., 90
– sympatheticus 179 f., 221 f.,
239, 245, 263, 336, 346, 384,
400
– thyrocervicalis 335, 346, 373
– vagalis
– – anterior 228, 245
– – posterior 228, 245
Tuba
– auditoria 289, 297, 317,
332 ff., 367 f.
– uterina 266
Tuber
– ischiadicum 100 f., 208, 220
– omentale 247
Tuberculum
– adductorium 100 f., 109
– anterius 302
– corniculatum 332
– cuneiforme 332
– dorsale 44, 69
– iliacum 209
– impar 289, 322
– infraglenoidale 43 f.
– majus 43 f.
– minus 43 f.
– musculi scaleni 168 f.
– pharyngeum 332 ff.
– posterius 302
– pubicum 100, 208 f., 260
– supraglenoidale 43 f., 60
– tibiale (Goerdii) 119
Tuberositas
– deltoidea 44
– glutaealis 101
– radii 44
– tibiae 100, 102, 109 f., 118
Tubuli
– seminiferi 261
Tunica
– adventitia 234
– albuginea 260 f.
– conjunctiva 355 ff.
– dartos 212
– mucosa 234, 237
– muscularis 234, 237
– serosa 234
– submucosa 234
– vaginalis testis 214 f., 269

Ulcus
– ventriculi 230 f.

Ulna 44, 58 f., 63
Ulnarislähmung 95
Ultimobranchialkörper 289
Ultraschalldiagnostik
– Technik 30
Umbo membranae tympani
367
Ureter 226, 250, 253
Ureterknospe 250
Uretermündung 253
Urethra 253 f.
– feminina 255
– masculina 255
Urkeimzelle 259
Urniere 250
Urnierengang (Wolff-Gang)
250
Urnierenkanälchen 250
Urogenitalapparat 205, 250 ff.
Urogenitalfalten 273
Urogenitalmembran 273
Urogramm 29, 255, 257
Uterovaginalkanal 264
Uterus 266 f.
– Halteapparat 268
Uterusprolaps 268
Utriculus 365, 369
– prostaticus 255
Uvula palatina 324

Vagina(e) 267
– bulbi 359 f.
– carotica 37, 202
– tendinum (Hand) 76
Vaginalplatte 264
Valleculae 332 f., 341
Valva
– atrioventricularis 195
– ileocaecalis 226, 234
– mitralis 195
– tricuspidalis 195
Valvulae
– anales 236, 276
Variationsbreite 10
Varikozele 263
Varizen 136
Vena(e)
– angularis 363, 379
– auricularis posterior 316, 379
– axillaris 82
– azygos 179, 194, 199 f.
– basilica 80, 82
– brachiocephalica 179, 193 f.,
199, 201
– cardiaca magna 196
– cardinalis communis 164,
203, 373
– cava
– – inferior 164, 191,
193–196, 199, 201, 204,
219, 221, 227, 229, 243,
271
– – superior 179, 191, 193 f.,
196, 199, 201, 204, 373, 379
– centralis retinae 357
– cephalica 80, 82
– cerebri magna 438
– ciliaris 358
– comitantes 83, 134
– communicantes 82, 136
– digitales dorsales 82
– diploicae 349, 379
– emissariae 348, 379

– epigastrica inferior 219, 251
– facialis 316, 320, 325, 348, 363, 379
– femoralis 119, 131, 135 f., 219
– gastrica
– – sinistra 199, 238
– gastro-omentalis 228 ff.
– glutaealis
– – inferior 116
– – superior 116
– hemiazygos 178 f., 200
– – accessoria 178 f.
– hepaticae 219, 243
– iliaca 135
– – interna 271
– – externa 135, 271
– intercostalis 174
– – suprema 179
– jugularis
– – anterior 316, 379 f.
– – externa 316, 372 f., 379
– – interna 83, 184, 193, 199, 309, 316, 325, 327, 343, 346, 373, 379
– labialis 316
– lingualis 327, 379
– lumbalis 219
– mediana cubiti 80, 82
– mesenterica
– – inferior 238
– – superior 229, 237 f.
– metacarpales dorsales 82
– nasofrontalis 379
– occipitalis 316, 379
– ophthalmica 320, 348
– – inferior 362 f.
– – superior 362 f.

– perforantes 136
– phrenicae
– – inferiores 219
– poplitea 135 f.
– portae 221, 226 f., 229 f., 238, 243, 245
– portales hypophysiales 352
– pulmonales 184 f., 193
– rectalis
– – inferior 239
– – superior 238
– renales 219, 251 f.
– retromandibularis 316, 319, 379
– sacralis mediana 219
– saphena
– – magna 131, 135 f., 219
– – parva 131, 135 f.
– splenica 229, 238
– subclavia 82 f., 184, 316, 343, 346, 373, 379
– superiores cerebri 348 f.
– supra-orbitalis 363, 379
– suprarenalis 219, 252
– – media(e) 219
– supratrochlearis 363, 379
– temporalis superficialis 316, 379
– thoracica interna 179
– thyroidea
– – inferior 201, 346
– – media 346
– – superior 346
– umbilicalis 164, 242
– vertebralis 174, 380
– vorticosa 357, 363
Venen 19
– oberflächliche (Bein) 135

– tiefe (Bein) 135
Venenklappen 20
Venenwinkel 83
Venogramm 135 f., 222
Ventilebene 195
Ventilpneumothorax 187
Ventriculus
– laryngis 340 f.
– lateralis 349
– quartus 349
– tertius 349
Ventrikel (Herz) 190, 193 f., 204
Ventrikelsystem 349
Verdauungstrakt 205
Vertebra
– cervicalis 301 f.
– lumbalis 207
– prominens 146 f., 149, 169, 302
– thoracica 169
Vesica
– fellea (biliaris) 225, 242 ff.
– urinaria 226, 251, 253
Vestibulum
– laryngis 333, 340
– nasi 314, 318
– vaginae 267, 273
Viscerocranium 290, 292, 294, 299
Volkmann-Kontraktur 82
Vomer 296, 300, 317
Vorderdarm 224
– Entwicklung 224
Vorhof (Herz) 190, 193 f.

Wirbel
– (Unterscheidungsmerkmale) 146 f.

Wirbelsäule
– (Bewegungsmöglichkeiten) 145
– Entwicklung 147 f.
– Fehlbildungen 148
– (Krümmungen) 145 f.
Wolff-Gang 259 f., 264, 267
Würgereflex 413

Zähne 324, 329
– Entwicklung 329
Zahnformel 329
Zahnhalteapparat 329 f.
Zahnkrone 329
Zahnpapille 329
Zahnpulpa 329
Zahnschmelz 329
Zahnwurzel 329
Zahnzement 329
Zölom
– extraembryonales 233
– intraembryonales 163, 233
Zonulafasern 359
Zugkräfte 23
Zunge
– Entwicklung 322
Zungenpapillen 322
Zungenwulst 289
Zungenwurzel 322
Zwei-Punkt-Diskrimination 25
Zwerchfell 176, 217, 223
– Entwicklung 163 f.
Zwerchfellkuppel 177
Zwerchfell-Öffnungen 177 f.
Zwerchfell-Rippenwinkel 177
Zwischenwirbelscheibe 153 f.

Otto Bucher / Hubert Wartenberg

Cytologie, Histologie und mikroskopische Anatomie des Menschen

12., vollständig überarbeitete Auflage 1997.
496 Seiten, 598 (z.T. vierfarbige) Abbildungen, 68 Tabellen, gebunden
DM 98.– / Fr. 85.– / öS 715.–
(ISBN 3-456-82785-7)

Mit dieser Neuauflage des «Bucher» werden den Zeichnungen farbige Aufnahmen von licht-mikroskopischen Präparaten zur Seite gestellt, um so dem Bedürfnis vieler Leser nach Vergleichs-möglichkeiten mit den heute in den Kursen der Histologie angebotenen Farbwiedergaben der Präparate nachzukommen.
Eine Anordnung der Abbildungen, Schemata und Tabellen und eine Zuordnung des beschreiben-den Textes, die das Arbeiten wie mit einem Atlas insbesondere während des Kurses erleichtert, erlaubte die Reduzierung des Buchumfangs, wobei die auf den neuen Stand des Wissens gebrach-te Darstellung der Strukturzusammenhänge im Mittelpunkt steht. Weiter veranschaulichen elektronenmikroskopische Abbildungen feinstrukturelle und molekularbiologische Zusammen-hänge, ohne daß die Grundlagen für das Verständnis der histologischen und mikroskopisch-anatomischen Diagnose verloren gehen, die in den bisherigen Auflagen das Fundament des Bu-ches waren.

Pressestimmen zur 11. Auflage:

«Die klare Gliederung und das exzellente didaktische Geschick der Autoren lassen einen guten Einstieg in dieses komplexe Themengebiet zu. – Eine konkurrenzlose Darstellung, die ihresgleichen sucht!»
(Med. Journal)

«... ein Histologie-Buch ohnegleichen: In zahlreichen Abbildungen ergänzt oder erneuert (EM-Bilder), ist es noch informativer geworden. Viele Tabellen stellen Fakten anschaulich dar, immer wieder sind mehrfarbige Zeichnungen eingefügt, um Sachverhalte zu veranschaulichen. Allein vom Durchblättern des Buches bekommt man Lust auf Histologie, beim Lesen erfreut die verständliche Darstellung des Stoffes. Dieses phantastische Histologie-Buch kann als Standardlektüre für den Histo-Kurs, aber auch als Ergänzung in der Pathologie unbedingt empfohlen werden. Unbedingter Buch-Tip.»
(Nuntius Medicus)

Verlag Hans Huber
Bern Göttingen Toronto Seattle

http://www.HansHuber.com